Infecções e Doenças Genitais Causadas por
HPV

Infecções e Doenças Genitais Causadas por

HPV

Diagnóstico e Tratamento

JOSEPH MONSONEGO

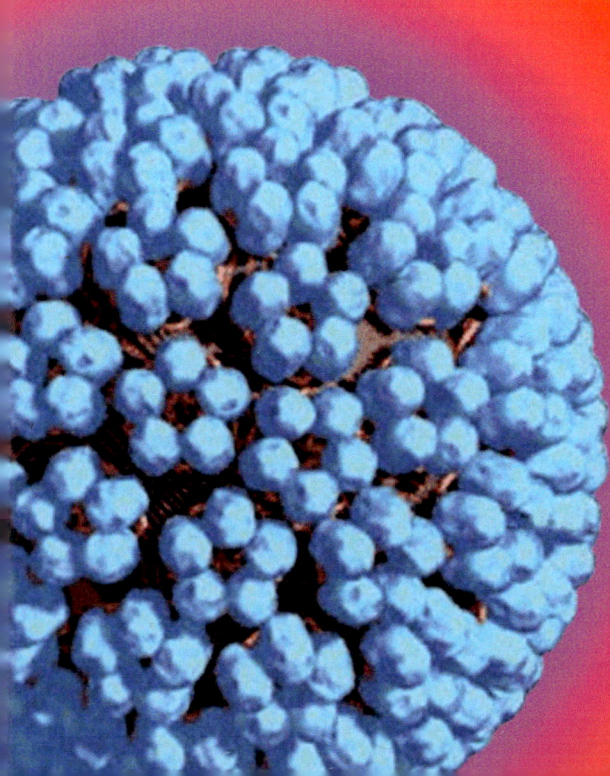

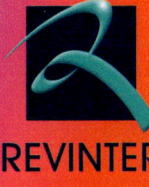

REVINTER

Infecções e Doenças Genitais Causadas por HPV – Diagnóstico e Tratamento
Copyright © 2010 by Livraria e Editora Revinter Ltda.

ISBN 978-85-372-0251-7

Todos os direitos reservados.
É expressamente proibida a reprodução
deste livro, no seu todo ou em parte,
por quaisquer meios, sem o consentimento
por escrito da Editora.

Tradução:
SANDRA LOGUERCIO (Caps. 1 ao 25, 53, 56 ao 60)
Tradutora – Levallois – Perrent, França
CAROLINA HUANG (Caps. 26 ao 52, 54 e 55)
Tradutora , SP

Revisão Técnica:
DANIELLE DE CARVALHO BITTENCOURT SODRÉ
Médica Graduada pela Universidade Federal do Rio de Janeiro (UFRJ)
Residência Médica em Ginecologia e Obstetrícia pela Secretaria Municipal de Saúde do Rio de Janeiro (SMS/RJ), Instituto Municipal da Mulher Fernando Magalhães (IMMFM) e Hospital Geral de Jacarepaguá (HGP)
Título de Especialista em Ginecologia e Obstetrícia (TEGO)

> **Nota**: A medicina é uma ciência em constante evolução. À medida que novas pesquisas e experiências ampliam os nossos conhecimentos, são necessárias mudanças no tratamento clínico e medicamentoso. Os autores e o editor fizeram verificações junto a fontes que se acredita sejam confiáveis, em seus esforços para proporcionar informações acuradas e, em geral, de acordo com os padrões aceitos no momento da publicação. No entanto, em vista da possibilidade de erro humano ou mudanças nas ciências médicas, nem os autores e o editor nem qualquer outra parte envolvida na preparação ou publicação deste livro garantem que as instruções aqui contidas são, em todos os aspectos, precisas ou completas, e rejeitam toda a responsabilidade por qualquer erro ou omissão ou pelos resultados obtidos com o uso das prescrições aqui expressas. Incentivamos os leitores a confirmar as nossas indicações com outras fontes. Por exemplo e em particular, recomendamos que verifiquem as bulas em cada medicamento que planejam administrar para terem a certeza de que as informações contidas nesta obra são precisas e de que não tenham sido feitas mudanças na dose recomendada ou nas contra-indicações à administração. Esta recomendação é de particular importância em conjunto com medicações novas ou usadas com pouca freqüência.

Título original:
Traité des infections et pathologies génitales à papillomavirus
Copyright © by Springer-Verlag, France, Paris.

Livraria e Editora REVINTER Ltda.
Rua do Matoso, 170 – Tijuca
20270-135 – Rio de Janeiro – RJ
Tel.: (21) 2563-9700 – Fax: (21) 2563-9701
livraria@revinter.com.br – www.revinter.com.br

Apresentação
Uma nova era para a prevenção do câncer do colo uterino

J. Monsonego

Este tratado chega no momento em que a prevenção do câncer do colo uterino toma um caminho decisivo. Mais de 30 anos de pesquisas ativas em epidemiologia, biologia molecular e virologia se concretizaram por meio de novos instrumentos de diagnóstico e de detecção ainda mais precisos, tendo à disposição vacinas profiláticas muito eficazes contra a doença. Esta obra tem como objetivo trazer esclarecimentos sobre isto e lançar as bases das novas práticas clínicas.

Apesar do considerável sucesso registrado pela detecção precoce para a prevenção do câncer do colo uterino, o esfregaço não respondeu a todas as esperanças depositadas nele para reduzir em ampla escala a incidência deste câncer.

No baixo aparelho genital, os papilomavírus (HPV) 16 e 18 são mais freqüentes, mais virulentos e responsáveis por dois terços dos cânceres do colo uterino no mundo. Os condilomas acuminados induzidos pelos HPV 6 e 11 afetam quase 5% dos rapazes e das moças com menos de 25 anos. O tratamento geralmente é longo e difícil. A extensão e o peso da infecção de papilomavírus são consideráveis. O impacto psicológico e emocional das patologias associadas ao HPV é considerável.

O fato de que estas lesões sejam a conseqüência última da infecção crônica por HPV dá a extraordinária oportunidade de preveni-las pela vacinação. A vacina HPV é a primeira apresentada como uma imunização anticâncer. Na verdade, vacinas profiláticas para proteger das lesões précancerosas e cancerosas associadas aos HPV deveriam salvar vidas, reduzir intervenções caras e trazer ganhos individual e coletivo significativos.

As tentativas clínicas das vacinas antipapilomavírus (vacinas quadrivalentes 6, 11, 16, 18 Gardasil® e 16, 18 Cervarix®) se mostraram notavelmente eficazes para a prevenção dos pré-cânceres e dos cânceres do colo uterino no caso do Gardasil® e do Cervarix®, e para as displasias da vagina, da vulva e dos condilomas acuminados no caso do Gardasil®. Nunca houve nada igual na história da vacinação antiinfecciosa em termos de eficácia.

A maior eficácia da vacinação é demonstrada nas jovens (virgens) que nunca foram expostas ao vírus e somente para as lesões associadas aos tipos virais da vacina. Dados preliminares indicam que a vacinação é eficaz nas mulheres que eliminaram naturalmente, no passado, o vírus. Ela não apresenta efeito terapêutico nem para as lesões nem para as mulheres portadoras do vírus sadias. Não se deve ignorar o impacto da vacinação na proteção das lesões pré-cancerosas e cancerosas da vagina e da vulva. Estas últimas são, certamente, menos freqüentes do que aquelas do colo uterino, mas não contam com uma detecção precoce, e os tratamentos, marcados por recidivas, podem ser traumatizantes. Dados sobre a proteção cruzada, capaz de aumentar a eficácia da vacina, são esperados em breve.

Na prática, a eficácia das vacinas é limitada por dois fatores: todos os pré-cânceres e os cânceres não são exclusivamente induzidos pelos HPV 16 e 18 e é necessário vacinar as jovens antes do contato com o vírus. Na verdade, adiar o período de benefício ideal da vacina levaria à perda da proteção que se poderia esperar. No entanto, na perspectiva clínica, é preciso interpretar os resultados das tentativas com olhar crítico. Assim, é raro ficar exposto a todos os tipos virais da vacina, sendo uma proteção sempre possível com relação aos outros tipos de vírus que não foram encontrados. Por outro lado, o benefício da vacinação nos indivíduos expostos aos tipos virais da vacina aumenta com o tempo comparado à população placebo. Finalmente, nas jovens de 14 a 25 anos, a *clearance* é alta e a infecção por HPV 16 e 18 é pouco freqüente na população geral.

Vacinação antes ou depois das relações sexuais coloca em jogo conceitos de benefício coletivo ou individual e argumentos de eficiência mais do que de eficácia.

Os efeitos indesejáveis geralmente são menores. Um plano nacional e internacional de monitoração e de avaliação do risco vacinal já foi traçado. Ele permitirá medir em alguns anos o benefício da vacinação por faixa etária.

Questões práticas deverão ser resolvidas: emergência de novos genótipos virais, necessidade de vacinar os homens, duração da proteção, importância da proteção cruzada, acessibilidade da vacinação nos países pobres.

Se a vacinação fosse deixada à iniciativa individual e sem cobertura vacinal suficiente, o benefício de redução da freqüência do câncer do colo seria pouco perceptível. As políticas vacinais não serão as mesmas em países pobres, onde a doença representa uma das principais causas de mortalidade entre as mulheres, e em países ricos, onde os programas da detecção reduziram consideravelmente a freqüência deste câncer.

Em termos de saúde pública, se o benefício último da prevenção do câncer do colo exigir vários anos de observação e um grande número de indivíduos vacinados, não se deve ignorar que o impacto individual na redução das lesões pré-cancerosas será considerável em um prazo relativamente curto após a vacinação, em média dois a quatro anos depois.

A instauração de uma vacinação sistemática das meninas de 9 a 15 anos com recuperação progressiva dos grupos de jovens com idade de 16 a 26 anos corresponde, atualmente, ao posicionamento do produto definido em sua AMM *(Autorisation de mise sur le marché)** pela Agência Européia do Medicamento. As recomendações francesas estipulam aplicação sistemática de vacina tetravalente (Gardasil®) para todas as jovens de 14 anos, com uma recuperação até 23 anos para aquelas que não tiveram relações sexuais há menos de um ano.

Em termos de saúde pública, o sucesso da vacinação será perceptível quanto à aceitabilidade e ao grau de implicação dos profissionais. Um vasto programa para educação dos pacientes e de formação dos profissionais responsáveis será necessário. Como as vacinas não previnem todos os HPV associados ao câncer do colo, a detecção é mantida no ritmo e nas condições fixadas. Vacinação e detecção, ações complementares e sinérgicas, constituem, a partir de então, os novos padrões de prevenção da doença.

A disponibilização das vacinas antipapilomavírus é uma formidável vitória para a saúde das mulheres desde o exame de Papanicolaou há mais de 50 anos. Ela inaugura uma nova era de prevenção do câncer do colo que deverá ser inscrita, a partir de então, nos métodos de prevenção. No entanto, medimos todos os esforços que devem, ainda, ser desenvolvidos em termos de educação, de informação e de formação. A mudança cultural necessária para passar do modelo curativo ao preventivo em populações não doentes continua sendo um tema importante tanto para os profissionais quanto para os pacientes.

Este tratado chega, neste sentido, em um momento em que os questionamentos e os obstáculos a serem superados são consideráveis.

Esta obra, fruto da colaboração exemplar entre todos os autores especialistas, clínicos, epidemiologistas, biologistas, citopatologistas e virologistas, todos envolvidos com o tratamento da doença, permite-nos trazer à tona conhecimentos novos e, esperamos, úteis para melhor compreensão da doença.

Queremos agradecer especialmente ao conjunto dos autores por seu excelente trabalho, sua disponibilidade e seu entusiasmo.

N. do T.: Documento oficial que autoriza a comercialização de um produto.

Prefácio

J.-C. Boulanger

Joseph Monsonego é um apaixonado a serviço de uma causa: a luta contra o câncer do colo uterino. Isto resulta, hoje, na publicação de uma obra única: *Infecções e Doenças Genitais Causadas por HPV – Diagnóstico e Tratamento*, que, com certeza, marcará época.

Com este título, propõe uma verdadeira obra enciclopédica, que mostra a situação atual desta infecção e das suas conseqüências, desde as lesões pré-cancerosas até o câncer invasivo. Cada um encontrará aqui respostas para perguntas sobre todas as facetas desta infecção.

Ficaria cansativo detalhar todo o sumário, então nos limitaremos a ressaltar os pontos-chave desta obra.

A primeira parte é essencial para a compreensão da patologia, explicando as convergências e diferenças fundamentais entre HPV de baixo e de alto riscos.

Depois, seguem-se os meios de detecção, e esta parte, à imagem de todo o livro, é exaustiva, lembrando os métodos bem conhecidos, como o por Captura Híbrida e a PCR, e os mais recentes, que testemunham a constante evolução da pesquisa: genotipagem, interferência de RNA mensageiro, marcadores moleculares, técnicas ainda desconhecidas para a maioria de nós. Estas técnicas são promissoras, pois os métodos atuais de detecção do HPV são extremamente sensíveis, mas pouco específicos, o que limita suas indicações na prática cotidiana. Estas novas técnicas talvez sejam a solução que se esperava para um uso rotineiro, pois a sensibilidade ao teste do HPV para a detecção das patologias induzidas por vírus é quase perfeita; o desafio atual é encontrar um método com boa especificidade sem alteração da sensibilidade, que permita substituir o rastreamento citológico, observando igualmente o colo uterino tratado.

A anatomocitopatologia das lesões cervicais é, então, considerada antes de um longo capítulo colposcópico extremamente completo. Depois, segue-se a descrição das lesões vulvares associadas aos HPV benignos, aos pré-cancerosos e ao câncer.

Um excelente esclarecimento sobre os exames, ponto atual, novas perspectivas e orientações, vem antes da parte terapêutica. Os problemas médico-legais são abordados nesta parte, uma novidade muito útil, uma vez que, embora não sejam tão numerosos, começam a aparecer na França.

A parte terapêutica é estruturada de forma muito prática para o clínico, onde se veem separados o tratamento dos exames de Papanicolaou anormais e o tratamento das lesões. Fala-se, também, do câncer invasivo, mas apenas dos estágios precoces e do tratamento conservador.

Por fim, é apresentada a parte sobre a vacina profilática com os resultados mais recentes, mas ainda com desenvolvimentos interessantes em torno do tema. Assim, são abordados os problemas práticos acarretados por esta vacina: educação e informação, a integração ao calendário vacinal, o impacto nos programas de detecção e as lições oriundas da vacinação para hepatite B.

Se fosse preciso resumir em uma frase a apresentação desta obra, poderia-se dizer que não há pergunta que possa ser feita sobre o HPV e suas implicações em patologia cervicovaginal e vulvar que não encontre resposta neste livro.

Colaboradores

Agostini Aubert, Service de gynécologie-obstétrique, Hôpital de la Conception, 147, boulevard Baille, 13005 Marseille.

Alain Sophie, Service de bactériologie-virologie-hygiène, EA 3175 « Biologie Moléculaire et Cellulaire des Microorganismes, CHU Dupuytren, 2, avenue Martin Luther King, 87042 Limoges Cedex.

Baldauf Jean-Jacques, Département de gynécologie-obstétrique, Hôpital de Hautepierre, Avenue Molière, 67098 Strasbourg Cedex.

Bats Anne Sophie, Service de chirurgie gynécologique et cancérologique, Hôpital Européen Georges Pompidou, 20, rue Leblanc, 75015 Paris.

Baulon Emmanuelle, Département de gynécologie-obstétrique, Hôpital de Hautepierre, Avenue Molière, 67098 Strasbourg Cedex.

de Belilovsky Clarence, Institut Alfred Fournier, 25 boulevard Saint Jacques 75014 Paris.

Benmoura Marie-Dominique, 10 square de Stalin-grad, 13001 Marseille.

Bensaid Chérazade, Service de chirurgie gynécologique et cancérologique, Hôpital Européen Georges Pompidou, 20, rue Leblanc, 75015 Paris.

Birembaut Philippe, CHU de Reims, Laboratoire Pol Bouin, Unité fonctionnelle de biologie cellulaire, Hôpital Maison Blanche, 45 rue Cognacq-Jay, 51092 Reims Cedex.

Blanc Bernard, Service de gynécologie-obstétrique, Hôpital Ambroise Paré, 1, rue d'Eylau, 13006 Marseille.

Bogers John-Paul, Applied Molecular Biology Research Group (AMBIOR), Laboratory for cell and tissue Research, University of Antwerp, Groenenborgerlaan 171, 2020 Antwerpen, Belgique.

Bory Jean-Paul, Institut Mère Enfant, Alix de Champagne, CHU de Reims, 51092 Reims Cedex.

Boulanger Jean-Charles, Centre de gynécologie-obstétrique, CHU d'Amiens, 124, rue Camille Desmoulins, 80054 Amiens Cedex 1.

Bourgault Villada Isabelle, Service de dermatologie, CHU Ambroise Paré, 9, avenue Charles de Gaulle, 92104 Boulogne-Billancourt Cedex.

Bousarghin Latifa, INSERM U618, Equipe «vectorisation, virus, vaccins», Laboratoire membre de l'IFR 136 Agents transmissibles et infectiologie, Faculté de Pharmacie Ph. Maupas, 31 avenue Monge, 37200 Tours.

Breugelmans J. Gabrielle, 10, rue Rosset, 69004 Lyon.

Briolat Jenny, CHU de Reims, Laboratoire Pol Bouin, Unité fonctionnelle de biologie cellulaire, Hôpital Maison Blanche, 45, rue Cognacq-Jay, 51092 Reims Cedex.

Castaigne Damienne, Institut Gustave Roussy, 39, rue Camille Desmoulins, 94805 Villejuif Cedex.

Chopin Nicolas, Institut Gustave Roussy, 39, rue Camille Desmoulins, 94805 Villejuif Cedex.

Chouinard Marie-Josée, CHR Rimouski, 150 Ave Rouleau, Rimouski, Québec, G5L5T1, Canada.

Clavel Christine, CHU de Reims, Laboratoire Pol Bouin, Unité fonctionnelle de biologie cellulaire, Hôpital Maison Blanche, 45 rue Cognacq-Jay, 51092 Reims Cedex.

Collinet Pierre, Service de chirurgie gynécologique, Clinique de Gynécologie, Hôpital Jeanne de Flandre, CHRU Lille 59037 Lille Cedex.

Coursaget Pierre, INSERM U618, équipe «vectorisation, virus, vaccins», laboratoire membre de l'IFR 136 Agents transmissibles et infectiologie, Faculté de Pharmacie Ph. Maupas, 31 avenue Monge, 37200 Tours.

Dalstein Véronique, CHU de Reims, Laboratoire Pol Bouin, Unité fonctionnelle de biologie cellulaire, Hôpital Maison Blanche, 45, rue Cognacq-Jay, 51092 Reims Cedex.

Denis François, Laboratoire de bactériologie-virologie-hygiène, CHU Dupuytren, 2, avenue Martin Luther King, 87042 Limoges Cedex.

Diebold Berger Sophie, Laboratoire Viollier Weintraub 22, chemin Beau-Soleil, 1206 Genève, Suisse.

Douvier Serge, Service de gynécologie-obstétrique, Médecine fœtale et stérilité conjugale, CHU Dijon, 10, boulevard Maréchal de Lattre de Tassigny, BP 77908, 21079 Dijon Cedex.

Duport Nicolas, Institut de Veille Sanitaire, 12 rue du Val d'Osne, 94415 Saint-Maurice Cedex.

Duvillard Pierre, Institut Gustave Roussy, 39, rue Camille Desmoulins, 94805 Villejuif Cedex.

Estrade Jean-Philippe, Service de gynécologie-obstétrique, Hôpital de la Conception, 147, boulevard Baille, 13385 Marseille Cedex 5.

Faucher Philippe, Service de chirurgie gynécologique, Maternité Aline de Crépy, Hôpital Bichat Claude Bernard, 46 rue Henri Huchard, 75018 Paris.

Fleury Maxime, INSERM U618, Équipe Vectorisation, virus, vaccins, Laboratoire membre de l'IFR 136 Agents transmissibles et infectiologie, Faculté de Pharmacie Ph. Maupas, 31 avenue Monge, 37200 Tours.

Franco Edouardo L, Division of Cancer Epidemiology, McGill University, 546 Pine Avenue West, Montréal, Canada.

Froment Nicolas, 21 rempart St Thiebault, BP 30158, 57009 Metz Cedex 01.

Gondry Jean, Centre de gynécologie obstétrique CHU Amiens, 124, rue Camille Desmoulins, 80054 Amiens Cedex 1.

Gouy Sébastien, Institut Gustave Roussy, 39, rue Camille Desmoulins, 94805 Villejuif Cedex.

Graesslin Olivier, Institut Mère Enfant, Alix de Champagne, CHU de Reims, 51092 Reims Cedex.

Haie-Meder Christine, Institut Gustave Roussy, 39, rue Camille Desmoulins, 94805 Villejuif Cedex.

Halfon Philippe, Virologie, Laboratoire Alphabio, 23, rue de Friedland 13006 Marseille. Maladies Infectieuses, Hôpital Ambroise Paré, 1, rue Eylay, 13006 Marseille.

Halioua Bruno, Institut Fournier, 25, boulevard Saint Jacques, 75014 Paris.

Hantz Sébastien, Service de bactériologie-virologie-hygiène, EA 3175 «Biologie Moléculaire et Cellulaire des Microorganismes», CHU Dupuytren, 2, avenue Martin Luther King, 87042 Limoges Cedex.

Heard Isabelle, Unité de biologie de la reproduction, Groupe Hospitalier Pitié-Salpêtrière, 83 boulevard de l'Hôpital, 75013 Paris.

Judlin Philippe, Service de gynécologie-obstétrique, Clinique Universitaire de gynécologie-obstétrique, Maternité Régionale de Nancy, 10, rue du docteur Heydenreich CS74213, 54042 Nancy Cedex.

Junger Marie, Service de chirurgie gynécologique et cancérologique, Hôpital Européen Georges Pompidou, 20, rue Leblanc, 75015 Paris.

Labbé Sylvain, Centre de Pathologie Atlantique, 158-160, boulevard Émile Delmas, 17024 La Rochelle Cedex.

Lachowsky Michèle, consultante Hôpital Bichat, 17, rue Carducci 75019 Paris.

Larousserie Florence, Service de chirurgie gynécologique et cancérologique, Hôpital Européen Georges Pompidou, 20, rue Leblanc, 75015 Paris.

Lécuru Fabrice, Service de chirurgie gynécologique et cancérologique, Hôpital Européen Georges Pompidou, 20, rue Leblanc, 75015 Paris.

Le Frère Belda Marie-Aude, Service d'anatomopathologie, Hôpital Européen Georges Pompidou, 20, rue Leblanc, 75015 Paris.

Leroy Jean-Louis, Service de gynécologie-obstétrique, Université de Lille II, 59045 Lille Cedex. Consultant de gynécologie au CH de Tourcoing.

Lhommé Catherine, Institut Gustave Roussy, 39, rue Camille Desmoulins, 94805 Villejuif Cedex.

Lolerie Véronique, Digene France, 1, rue de la Pépinière, 75008 Paris.

Mahé Cédric, Performance Evaluation and Policy Unit, The Global fund to Fight AIDS, Tuberculosis and malaria, 8 Chemin du Blandonnet, 1214 Vernier, Genève, Suisse.

Marchetta Jacques, Service de gynécologie-obstétrique. CHU d'Angers, 4, rue Larrey, 49100 Angers.

Mathevet Patrice, Service de gynécologie-obstétrique, Hôpital Edouard Herriot, Place d'Arsonval, 69437 Lyon Cedex 03.

Mergui Jean-Luc, Service de gynécologie-obstétrique, Hôpital Tenon, 4, rue de la Chine, 75020 Paris.

Meurice François, VP Clinical & Medical Affairs, Europe, GSK Biologicals, Rue de l'Institut, 89, B-1130 Rixensart, Belgique.

Mo LingZhao, EA3181, IFR 133, Université de Franche-Comté. Laboratoire de biologie cellulaire et moléculaire, CHU J Minjoz, boulevard Alexandre Fleming, 25030 Besançon Cedex.

Monsonego Joseph, Département de Colposcopie, FMP Paris, Institut Européen du Col. 174 rue de Courcelles, 75017 Paris.

Morice Philippe, Institut Gustave Roussy, 39 rue Camille Desmoulins, 94805 Villejuif Cedex.

Mougin Christiane, EA3181, IFR 133, Université de Franche-Comté. Laboratoire de biologie cellulaire et moléculaire, CHU Jean Minjoz, boulevard Alexandre Fleming, 25030 Besançon Cedex.

Nos Claude, Service de chirurgie gynécologique et cancérologique, Hôpital Européen Georges Pompidou, 20, rue Leblanc, 75015 Paris.

Paris Laurent, avocat, Cournot Association d'Avocats, 91, rue du Faugbourg Saint-Honoré, 75008 Paris.

Pautier Patricia, Institut Gustave Roussy, 39, rue Camille Desmoulins 94805 Villejuif Cedex.

Plante Marie, CHUQ-Hôtel-Dieu, 11 Côte du Palais, Québec (Québec), G1R2J6, Canada.

Polena Viola, Service de gynécologie-obstétrique, Hôpital Tenon, 4 rue de la Chine, 75020 Paris.

Prétet Jean-Luc, Laboratoire de biologie cellulaire et moléculaire, CHU Jean Minjoz, Boulevard Fleming, 25030 Besançon Cedex.

Quéreux Christian, Institut Mère Enfant, Alix de Champagne, CHU de Reims, 51092 Reims Cedex.

Querleu Denis, Institut Gustave Roussy, 39, rue Camille Desmoulins 94805 Villejuif Cedex.

Riethmuller Didier, Service de gynécologie-obstétrique – CHU Saint Jacques, 2, Place Saint-Jacques 25030 Besançon Cedex.

Rimailho Jacques, Service de chirurgie générale et gynécologique, Hôpital de Rangueil, 1, avenue Jean-Poulhès, TSA 50032, 31059 Toulouse Cedex 9.

Roy Michel, Hôtel-Dieu de Québec, 11, Côte du Palais, Québec (Québec), G1R2J6, Canada.

Sahebali Shaira, Applied Molecular Biology Research Group (AMBIOR), Laboratory for cell and tissue Research, University of Antwerp, Groenenborgerlaan 171, 2020 Antwerpen, Belgique.

Sancho-Garnier Hélène, Epidaure, Département de Prévention, CRIC Val d'Aurelle, 34298 Montpellier Cedex 5.

Saunier Maëlle, EA3181, IFR 133, Université de Franche-Comté, Laboratoire de biologie cellulaire et moléculaire, CHU J Minjoz, boulevard Alexandre Fleming, 25030 Besançon Cedex.

Sevestre Henri, Service central d'anatomie et de cytologies pathologiques, Hôpital Nord CHU, 2 place Victor Pauchet 80054 Amiens Cedex 1.

Touzé Antoine, INSERM U618, Equipe «vectorisation, virus, vaccins», laboratoire membre de l'IFR 136 Agents transmissibles et infectiologie, Faculté de Pharmacie Ph. Maupas, 31 avenue Monge, 37200 Tours.

Tranbaloc Pascal, Centre de pathologie, 19, rue de Passy 75016 Paris.

Trottier Helen, Division of Cancer Epidemiology, McGill University, 546 Pine Avenue West, Montreal, Canada.

Uzan Catherine, Institut Gustave Roussy, 39, rue Camille Desmoulins, 94805 Villejuif Cedex.

Vandepitte Johan, Labo Lokeren-Campus Riatol, Amerikalei 62-64, 2000 Antwerpen, Belgique.

Verhoest Patrick, Centre de gynécologie-obstétrique, CHU d'Amiens, 124 rue Camille Desmoulins, 80054 Amiens Cedex 1.

Weil-Olivier Catherine, Université Paris VII, place Jussieu, 75005 Paris.

Weintraub Jonathan, Laboratoire Viollier Weintraub, 22, chemin Beau-Soleil 1206 Genève, Suisse.

Zafrani Yaëlle, Institut Gustave Roussy, 39, rue Camille Desmoulins, 94805 Villejuif Cedex.

Zerat Laurent, Laboratoire Lavergne, 10, rue Bellini, 75116 Paris.

Sumário

PARTE I
Infecções por HPV de alto e de baixo riscos – convergências e diferenças fundamentais

1 Biologia, o essencial para o clínico 3
J.-L. Prétet ◆ M. Saunier ◆ L.-Z. Mo ◆ C. Mougin

2 Epidemiologia e história natural 11
J. Monsonego

3 Imunologia comparada 31
I. Bourgault Villada

4 Abordagem psicológica. 37
M. Lachowsky

PARTE II
Métodos de detecção dos HPV – Tendências e aplicações

5 Tecnologia de Captura Híbrida 43
V. Lolerie

6 Métodos de PCR – Contribuição do Amplicor e da genotipagem 47
V. Dalstein ◆ J. Briolat ◆ P. Birembaut ◆ C. Clavel

7 Tecnologia voltada ao RNA mensageiro 55
C. Clavel ◆ V. Dalstein ◆ J. Briolat ◆ P. Birembaut

8 Marcadores Moleculares 63
J.-J. Bogers ◆ S. Sahebali ◆ J. Vandepitte

9 Indicações e lugar do teste de HPV na prática clínica 71
J. Monsonego

PARTE III
Contribuição do diagnóstico morfológico em citopatologia

10 Terminologia anatomopatológica 81
N. Froment

11 Esclarecimentos sobre a citologia em fase líquida 87
S. Labbé

12 Teste de HPV e outros testes disponíveis que utilizam o líquido dos exames preventivos . . . 95
J. Weintraub ◆ S. Diebold Berger

13 Diagnóstico histopatológico das lesões cervicais 105
P. Tranbaloc

PARTE IV

Rastreio do câncer do colo uterino na França – Conhecimentos atuais

14 Detecção do câncer do colo uterino – Progressos recentes e perspectivas 119
J. Monsonego

15 Situação atual do câncer do colo uterino e de seu rastreio na França 137
N. Duport

16 Desempenhos e limites do rastreio dos cânceres do colo uterino na França 145
H. Sancho-Garnier

17 Contribuição do teste do HPV 151
D. Riethmuller

18 Recomendações da ANAES e futuras orientações 159
P. Judlin

19 Orientações do plano câncer na França 165
C. Mahé

20 Problemas médico-legais 173
L. Paris

PARTE V

Contribuição das novas tecnologias em patologia cervical – Conhecimentos atuais e valor clínico

21 Utilidade clínica da genotipagem 181
J. Monsonego

22 Imunomarcação de moléculas – P16 e marcadores de proliferação 187
H. Selvestre

23 Novas gerações de testes de HPV 193
V. Dalstein

24 Poderes e restrições dos testes diagnósticos da infecção por papilomavírus em biologia médica 197
P. Halfon

25 Indicações, interpretação do teste de HPV e dos marcadores moleculares 205
J. Monsonego

PARTE VI

Tomada de decisão em patologia cervical

26 Padrão de qualidade em anatomia e citopatologia – Correlações cito-histológicas . 217
L. Zerat

27 Manejo do esfregaço anormal – Aporte da colposcopia, do teste do HPV e dos marcadores moleculares na prática clínica ... 223
J. Monsonego

28 Manejo dos esfregaços de baixo grau (LSIL) .. 241
J.-P. Bory ◆ C. Quéreux

29 Avaliação e conduta após um esfregaço HSIL 245
J.-L. Leroy

30 Tomada de decisão diante de atipias glandulares 251
F. Lécuru ◆ M.-A. Le Frère Belda ◆ A.-S. Bats
C. Bensaid, M. Junger ◆ F. Larousserie ◆ C. Nos

31 Acompanhamento das pacientes tratadas por lesões de alto grau do colo uterino 257
V. Polena ◆ J.-L. Mergui

32 Modalidades de manejo das NIC de baixo grau 265
M.-D. Benmoura

33 Tratamento das NIC de alto grau 269
J. Rimailho

34 Manejo atual do carcinoma invasor do colo uterino (exceto recidiva) 277
P. Morice ◆ Y. Zafrani ◆ C. Uzan
S. Gouy ◆ P. Pautier ◆ C. Lhommé
P. Duvillard ◆ D. Castaigne ◆ C. Haie-Meder

35 Tratamento conservador nos cânceres do colo uterino 291
Y. Zafrani ◆ N. Chopin ◆ C. Uzan ◆ S. Gouy
P. Duvillard ◆ D. Castaigne ◆ C. Haie-Meder
D. Querleu ◆ P. Morice

PARTE VII

Patologia cervical em imagem – Tendências em colposcopia

36 Zona de transformação normal através dos anos e avaliação da junção escamocolunar... 307
C. Quéreux ◆ J.-P. Bory ◆ O. Graesslin

37 Classificações colposcópicas............. 313
J. Gondry

38 Do condiloma ao câncer................. 319
J.-L. Leroy

39 Digitalização de imagens – Aporte da informática........................... 327
J.-C. Boulanger ◆ P. Verhoest

40 Como escapar das armadilhas em colposcopia?........................... 335
J. Marchetta

41 Exploração da endocérvice.............. 341
S. Douvier

42 Patologia genital ligada à infecção por HPV nas mulheres HIV-positivas........... 347
I. Heard

43 Colposcopia e gravidez................. 361
B. Blanc ◆ A. Agostini ◆ J.-P. Estrade

44 Carcinoma microinvasor e invasor......... 365
J.-J. Baldauf ◆ E. Baulon

45 Adenocarcinoma do colo................ 371
P. Collinet

46 Aspectos colposcópicos das lesões associadas ao HPV – Pranchas em Cores..... 379
J. Monsonego

PARTE VIII

Patologia vulvar por HPV e condilomas acuminados – A patologia revisitada

47 Epidemiologia, manejo terapêutico e impacto econômico..................... 385
J.-G. Breugelmans

48 Condilomas acuminados genitais externos... 393
J. Monsonego

49 Diagnóstico de neoplasias intra-epiteliais vulvares (NIV)......................... 405
C. de Belilovsky

50 Patologia vulvar pré-neoplásica induzida por HPV – As NIV......................... 411
J.-L. Leroy

51 Conselhos práticos perante os condilomas acuminados genitais..................... 419
B. Halioua

52 Carcinoma invasor da vulva.............. 425
M. Roy ◆ M. Plante ◆ M.-J. Chouinard

PARTE IX

Vacinas HPV profiláticas – Conhecimentos atuais, impacto e perspectivas

53 Vacinação profilática para HPV, conhecimentos atuais, modalidades práticas e novos desafios......................... 435
J. Monsonego

54 Imunogenicidade e tolerância............ 469
P. Coursaget ◆ A. Touzé ◆ L. Bousarghin ◆ M. Fleury

55 Avaliação e acompanhamento da eficácia vacinal.............................. 475
P. Mathevet

56 Educação e informação................. 479
P. Faucher

57 Integrar a vacinação HPV aos outros programas – Aceitabilidade das vacinas HPV. 487
C. Weil-Olivier

58 Vacinação profilática contra o HPV – O que já sabemos e quais são as principais questões em aberto?.................... 497
F. Meurice

59 Vacina HPV e saúde pública – As lições da vacinação da hepatite B.................. 505
F. Denis ◆ S. Hantz ◆ S. Alain

60 Impacto potencial da vacinação HPV nos programas de rastreio do câncer do colo uterino. 515
H. Trottier ◆ E.-L. Franco

Índice Remissivo....................... 523

PARTE I

Infecções por HPV de alto e de baixo riscos – convergências e diferenças fundamentais

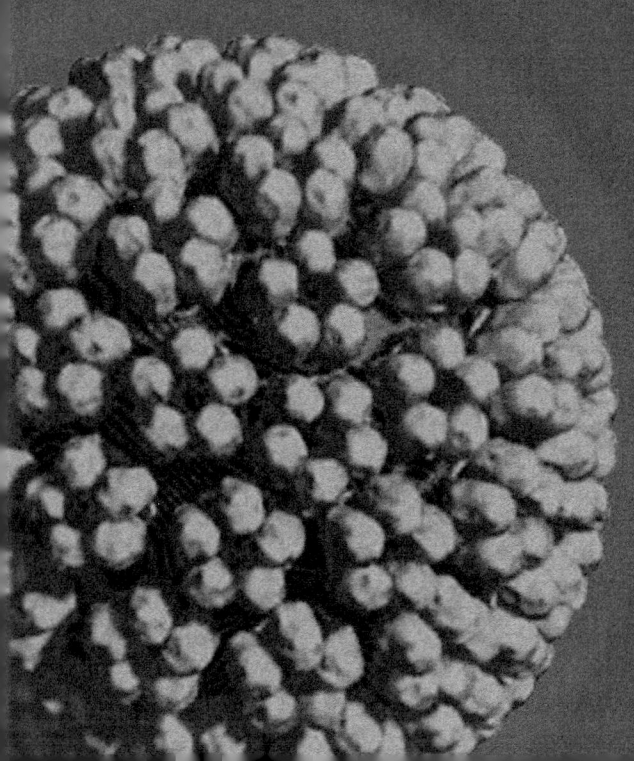

1 Biologia, o essencial para o clínico

J.-L. Prétet ◆ M. Saunier ◆ L.-Z. Mo ◆ C. Mougin

RESUMO

Os papilomavírus humanos (HPV) pertencem a uma família de vírus descoberta recentemente e chamada de *Papillomaviridae*. Distinguem-se vírus de tropismos cutâneo e mucoso. Entre os HPV mucosos, aqueles ditos de baixo risco oncogênico (HPV 6, 11) são responsáveis por lesões anogenitais benignas, e os HPV de alto risco oncogênico (como HPV 16 ou 18) são associados às lesões pré-cancerosas e cancerosas do colo uterino.

Os HPV são pequenos vírus nus cujo genoma circular é constituído por um DNA de dupla hélice de aproximadamente 8.000 pares de bases. Esse genoma codifica várias proteínas precoces implicadas na replicação do DNA viral (E1 e E2), na regulação da expressão dos genes virais (E2), na formação dos vírions (E4) e, no caso dos HPV de alto risco particularmente, nos fenômenos de imortalização e de transformação celular (E5, E6, E7). Duas proteínas tardias (L1 e L2) que compõem o capsídeo são igualmente codificadas pelo DNA viral.

Os HPV infectam as células-tronco do epitélio pluriestratificado da ectocérvice. O ciclo de multiplicação completo dos HPV comporta várias fases que ocorrem durante a diferenciação epitelial. É uma expressão seqüencial dos genes virais que permite a replicação do DNA viral, depois a produção de novos vírions infecciosos. Somente o DNA dos HPV de alto risco pode se integrar ao genoma celular. Esse acontecimento leva à superexpressão das duas oncoproteínas virais, E6 e E7, cuja ação combinada é necessária à imortalização, depois à transformação da célula.

PONTOS-CHAVE

1. Os papilomavírus humanos (HPV) pertencem a uma grande família de vírus chamada *Papillomaviridae*.
2. São vírus nus de DNA de dupla hélice que infectam epitélios e que são responsáveis por lesões benignas (HPV de baixo risco) ou malignas (HPV de alto risco).
3. O ciclo de multiplicação completo dos HPV depende da diferenciação das células epiteliais e exige uma expressão seqüencial dos genes virais.
4. Depois da infecção, o *clearance* viral é feito dentro de 8 a 16 meses. Essa duração varia em função de genótipos.
5. A realização de uma resposta imunológica eficaz tem realmente um papel importante no *clearance* viral.
6. As infecções podem estar latentes. Nesse caso, são mais freqüentemente assintomáticas e podem ser reativadas no momento de uma imunodepressão.
7. Somente o DNA dos HPV de alto risco pode se integrar ao genoma da célula hospedeira. Isso resulta na expressão de duas oncoproteínas virais, E6 e E7, responsáveis pela imortalização e pela transformação das células.

Introdução

A biologia dos HPV é um campo de investigação imenso que ainda apresenta muitos aspectos a serem pesquisados. As manifestações clínicas das infecções pelos papilomavírus humanos, indo da simples verruga plantar ao carcinoma epidermóide do colo uterino, são o reflexo da diversidade desses vírus e de suas propriedades biológicas. Por razões históricas, os conhecimentos sobre a biologia dos HPV dizem respeito sobretudo aos HPV mucosos de alto risco e, mais recentemente, aos HPV de baixo risco. Este capítulo tem como objetivo mostrar as convergências e as diferenças fundamentais entre esses dois grupos de vírus. Por uma razão de coerência temática, a biologia dos HPV cutâneos, que é totalmente original e que apresenta um interesse crescente no universo dos HPV, não será abordada.

Família dos papilomavírus

Os papilomavírus foram descobertos por técnicas moleculares na metade dos anos de 1970 (1-3), e já havia sido sugerido que a diversidade das lesões observadas pudesse estar relacionada à diversidade genética desses vírus. Os papilomavírus pertencem à grande família dos *Papillomaviridae* dos quais 118 genótipos foram totalmente caracterizados e seqüenciados em 2004 (4). A detecção de seqüências moleculares parciais permite pensar que um grande número de representantes dessa família (no mínimo, 100) ainda está por ser identificado. Os papilomavírus são vírus ubiqüitários, muito antigos e muito estáveis, que evoluíram com seus respectivos hospedeiros. Muitas espécies animais abrigam papilomavírus, tais como os bovinos, os caprinos, os eqüinos, os roedores, os pássaros, os répteis e o Homem. É neste último que a maioria dos genótipos foi identificada, e contamos 96 HPV (no caso do *Human PapillomaVirus*) e 22 papilomavírus animais. Não foi relatado nenhum caso de contaminação cruzada entre espécies animais, o que sugere ser cada papilomavírus específico de seu hospedeiro.

Os papilomavírus são epiteliotróficos e infectam os epitélios cutâneos e mucosos. No plano clínico, são responsáveis por tumores benignos ou malignos.

Classificação dos papilomavírus

A classificação atual repousa em identidades de seqüência que codificam a proteína maior de capsídeo L1, a proteína mais conservada. Distinguimos 16 gêneros que possuem menos de 60% de identidade e são designados por uma letra grega (de *alfa* a *pi*). Esses gêneros se subdividem em espécies que apresentam de 60 a 70% de identidade em L1 e são numerados com a ajuda de um algarismo arábico. No quadro das espécies, encontramos os "tipos clássicos" de papilomavírus que compartilham entre 71 e 89% de identidade de seqüência em L1 (4). Podemos, em seguida, distinguir em subtipos que apresentam uma diferença de 2 a 10% em relação ao tipo e variantes cuja diferença não passa de 1 a 2%.

Essa classificação coincide, às vezes, com as propriedades biológicas dos vírus, mas inúmeras exceções persistem. Entretanto, tradicionalmente se distinguem os HPV cutâneos dos HPV mucosos em função do local de infecção preferencial e os HPV de alto risco dos HPV de baixo risco em função de seu potencial oncogênico. Assim, certos vírus são responsáveis por lesões benignas, tais como as verrugas plantares ou palmares (HPV 1, HPV 2), ou, ainda, condilomas genitais (HPV 6, HPV 11). Outros estão na origem de lesões pré-cancerosas e cancerosas de pele (HPV 5, HPV 8 associados a uma genodermatose rara, a epidermodisplasia verruciforme) ou das mucosas (principalmente HPV 16 e HPV 18). Estima-se que 80 a 90% dos condilomas genitais externos sejam associados aos HPV 6 e HPV 11, e mais de 70% dos cânceres do colo uterino, aos HPV 16 e HPV 18 (Tabela 1-1).

Tabela 1-1 – Manifestações clínicas dos principais tipos de HPV mucosos

HPV mucosos	Tipos principais	Outros tipos	Expressão clínica
HPV de baixo risco	6, 11	42, 43, 44, 55	Condilomas externos genitais Papilomatose laríngea Tumores de Buschke-Löwenstein
HPV de alto risco	16, 18	31, 33, 35, 39, 45, 51, 52, 56, 58, 59, 66, 68	Câncer do colo uterino e lesões precursoras Carcinomas – pênis, vulva, vagina, ânus Condilomas planos Doença de Bowen

Organização estrutural e genômica

Os papilomavírus são vírus nus, portanto muito resistentes às condições do meio. Particularmente, eles são pouco sensíveis ao calor ou ainda ao cloro usado nas piscinas. São pequenos vírus de 52 a 55 nm de diâmetro cujo capsídeo é composto de 72 capsômeros que se organizam em uma simetria icosaédrica. O genoma viral é constituído por um DNA circular de dupla hélice de, aproximadamente, 8.000 pares de bases. As seqüências que codificam as proteínas virais são reagrupadas em um único filamento de DNA em fases abertas de leitura (ORF) cujo número varia em função dos genótipos (Fig. 1-1). ORF codificam (i) proteínas precoces ou E *(de Early)* e (ii) proteínas tardias ou L *(de Late)*. As principais propriedades biológicas das proteínas codificadas pelas diferentes ORF estão resumidas na Tabela 1-2.

Quando é expressa *in vitro*, sozinha ou em associação com L2, a proteína L1 se auto-reúne para formar pseudopartículas virais. Estas apresentam morfologia e propriedades antigênicas similares àquelas dos vírions nativos e estão na base das vacinas profiláticas atuais.

Finalmente, uma região não codificante, ainda, chamada LCR *(Long Control Region)*, está implicada no controle da replicação do DNA viral e no controle da transcrição dos genes virais.

Tabela 1-2 – Propriedades biológicas das proteínas dos HPV de baixo e de alto riscos

Proteína	HPV de baixo risco	HPV de alto risco
E1	Ativação da replicação do DNA viral	
E2	Localização nuclear: ativação da replicação do DNA viral em sinergia com E1 repressão da transcrição de E6 e de E7	
		Localização citoplasmática: indução de apoptose, de instabilidades genômicas
E4	Maturação dos vírions	
E5		Estimulação da proliferação celular: reciclagem dos receptores pelo EGF e pelo PDGF Inibição da expressão da membrana do MHC de classe I
E6	Ligação de p53: repressão de sua atividade transcricional	
		Proteína oncogênica, favorece a degradação de p53 pelo proteossoma
E7	Ligação de p130: favorece a entrada em ciclo das células	
		Proteína oncogênica, favorece a degradação da proteína de suscetibilidade ao retinoblastoma p105Rb
L1	Proteína maior de capsídeo Autojunção, se produzida *in vitro*	
L2	Proteína menor de capsídeo	

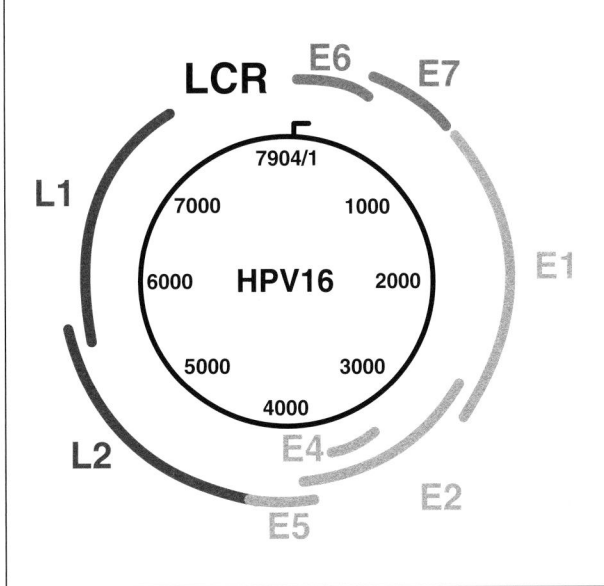

Fig. 1-1. Esquema da organização genômica do HPV 16. Oito fases abertas de leitura que codificam as proteínas precoces (E1, E2, E4, E5, E6 e E7) e as proteínas tardias (L1 e L2) estão representadas.

Modelos de estudo dos HPV

Sendo a produção de novos vírions estreitamente dependente do estado de diferenciação das células epiteliais, é particularmente difícil reproduzir *in vitro*, em modelos simples de cultura celular, o ciclo completo de multiplicação dos HPV de baixo ou de alto riscos. Isso limitou naturalmente o estudo das propriedades biológicas desses vírus que foram, em parte, elucidadas com a ajuda de linhagens celulares. Desde então, sistemas de cultura organotípica, a partir de células primárias ou de linhagens estabelecidas, que sustentam um ciclo viral completo, foram explicados (5). Esses modelos permitiram dissecar e compreender melhor as diferentes etapas do ciclo viral, bem como as diferentes fases do processo de transformação.

As propriedades de junção da proteína maior de capsídeo L1 em pseudopartículas virais (VLP para *Virus Like Particle*) permitiram resolver os problemas relacionados à produção difícil de partículas virais. Sua utilização permitiu trazer elementos de resposta referentes a mecanismos de entrada dos HPV (6). Com efeito, esses VLP foram usados para "infectar" linhagens celulares e caracterizar as interações vírus/célula e seguir seu tráfico intracelular. Por outro lado, os VLP foram úteis para corrigir testes sensíveis de dosagem dos anticorpos circulantes de forma a fazer avançar estudos soroepidemiológicos (7). Finalmente, o recente desenvolvimento industrial desses VLP está na base de duas vacinas profiláticas que visam a uma imunização contra os genótipos 16 e 18, no caso de uma das vacinas, e contra os genótipos 16, 18, 6 e 11, no caso da outra. As tentativas clínicas de fase 3 em curso são muito animadoras, pois essa vacinação mostra uma eficácia de 100% contra o desenvolvimento de lesões de alto grau associadas aos HPV 16 ou 18 (8, 9).

- **Ciclo de multiplicação viral** (Fig. 1-2)

Após transmissão por contato sexual, os HPV vão infectar as células-tronco do epitélio de Malpighi. As células-alvo poderiam ser atingidas diretamente pelo vírus na zona de junção entre o epitélio de Malpighi da ectocérvice e o epitélio glandular da endocérvice. Sugere-se igualmente que o vírus atinja as células-alvo *via* microlesões presentes no colo uterino.

Entrada celular

Os mecanismos de entrada dos papilomavírus humanos ainda estão longe de estar perfeitamente elucidados. A ausência de sistema simples de replicação *in vitro* limitou as investigações relativas ao processo de entrada e de tráfico intracelular. Foi graças ao uso de pseudopartículas virais que se podem apreender melhor as interações vírus-células. Os receptores usados seriam específicos dos tipos de HPV. Sulfatos de heparinas favoreceriam a fixação dos vírus na membrana celular (10-12), e uma integrina seria necessária à entrada dos papilomavírus. A título de exemplo, o HPV 6 parece usar a integrina α6β1 ou α6β4, mas não o HPV 11 ou o HPV 33. Muito recentemente, foi relatado que a laminina 5, uma proteína da lâmina basal e ligante das integrinas, seria capaz de pegar vírions HPV 11 ou VLP HPV 11 e facilitaria sua interação com células epiteliais que exprimem a integrina alfa-6 (13). Depois, a internalização dos vírus foi feita por endocitose, graças a sistemas que dependem das clatrinas para os HPV 16 ou 58, ou por sistemas que dependem dos cavéolos para o HPV 31 (14). Os vírions são,

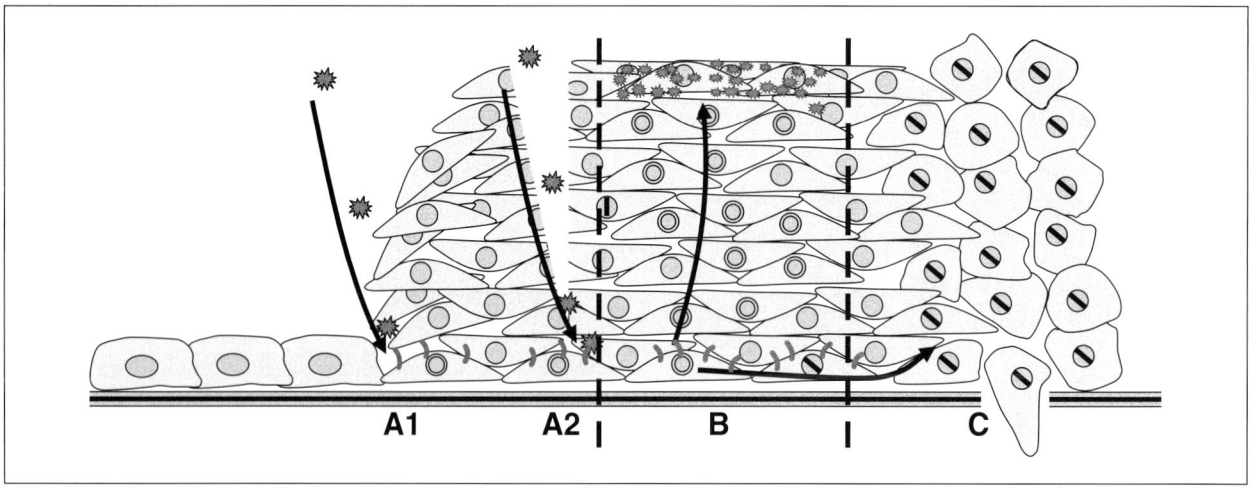

Fig. 1-2. Ciclo de multiplicação dos HPV. A infecção das células-tronco epiteliais pelos HPV pode ocorrer diretamente na zona de junção (A1) ou por causa de uma microlesão presente na ectocérvice (A2). Os vírions têm como alvo as células-tronco que possuem um(alguns) receptor(es) *ad hoc*. O genoma viral é replicado na forma epissomal no núcleo das células epiteliais (círculos). À medida que vai ocorrendo a diferenciação epitelial, as proteínas tardias de HPV são produzidas e permitem a junção dos vírions. Estes são liberados de forma concomitante à descamação das células epiteliais. (C) A integração do DNA viral (traço nos núcleos) é uma característica dos HPV de alto risco. Ela leva a uma expressão maior de E6 e de E7, oncoproteínas virais responsáveis pela perda de pontos de controle do ciclo celular. No fim, é a ação combinada de E6 e de E7 que é responsável pela imortalização, depois pela transformação da célula infectada por um HPV de alto risco.

então, transportados para o núcleo *via* rede protéica do citoesqueleto (microtúbulos e/ou microfilamentos de actina). O desnudamento é feito pouco antes da entrada do DNA viral no núcleo onde a replicação pode começar.

Replicação do DNA viral

A multiplicação limitada do genoma viral nas células-tronco fica sob o controle das proteínas precoces E1 e E2. Isso permite obter de 50 a 100 cópias de DNA viral por célula e constitui a fase de estabelecimento. Essa etapa do ciclo de multiplicação é chamada de não produtiva, pois não há produção de vírions. Essa fase ocorre durante a fase S do ciclo celular.

Em seguida, vem uma fase de conservação dos genomas virais, que corresponde à conservação de um número constante de genomas de HPV conforme vão se dando as divisões celulares. Ela é observada nas camadas basais e suprabasais do epitélio. Os genomas de HPV novamente sintetizados se distribuem, como o DNA celular, em cada célula-filha. A proteína E2 desempenha um papel essencial na segregação dos genomas virais durante a divisão celular (15).

À medida que as células epiteliais se diferenciam, uma fase de amplificação do DNA viral, por meio de um mecanismo de replicação de tipo "círculo rolante", poderia intervir (16). De forma concomitante, a transcrição dos genes tardios é ativada realmente por fatores celulares implicados na diferenciação epitelial. Esses fatores nem sempre são identificados. A expressão das proteínas L1 e L2 nas camadas mais superficiais do epitélio permite, então, a encapsidação do genoma e a produção de novos vírions infecciosos. Esses vírions são, finalmente, liberados no meio exterior com as células descamantes. A mucosa fica então muito infectante, e o risco de transmissão dos HPV, nessa fase, é muito grande.

O ciclo viral é estreitamente dependente do ciclo celular. Para manter as células em ciclo, as proteínas E7 e E6 são expressas em uma taxa baixa. A proteína E7 dos HPV de baixo e de alto riscos leva à degradação de p130, uma proteína reguladora do ciclo celular, necessária à conservação das células em fase de quiescência (17). Por outro lado, a proteína E6 dos HPV de baixo e de alto riscos se liga à p53 e inibe sua atividade transcripcional, o que limita sua capacidade de interromper o ciclo celular em G1 ou em G2/M (18).

Clearance e latência da infecção

A maioria das infecções é controlada por mecanismos que não foram, ainda, perfeitamente elucidados. Dessa forma, estima-se que o *clearance* viral é feito em 8 a 16 meses, e essa duração poderia ser diferente em função dos genótipos considerados (19, 20). O *clearance* dos HPV de baixo risco é da ordem de 3 a 6 meses, enquanto a dos HPV de alto risco é de 12 a 16 meses. O fato de se dar uma resposta imunológica eficaz desempenha realmente um papel importante no *clearance* viral e limitaria, igualmente, as posteriores infecções reincidentes pelos mesmos genótipos.

Em certos casos, a infecção viral pode estar latente e uma proteína oriunda da tradução de um pequeno transcrito de fusão E8^E2C poderia ser responsável por esse fenômeno, limitando muito fortemente a replicação do DNA viral (21). Se esse tipo de infecção é assintomático, ele pode ser reativado durante um período de imunodepressão, por exemplo, levar a uma repetição da replicação/produção viral e, por fim, ao aparecimento de lesões no colo uterino.

■ Integração dos papilomavírus e da carcinogênese

A integração do genoma dos HPV com o da célula hospedeira é um acontecimento próprio aos HPV de alto risco. É também um evento "terminal" no ciclo desses vírus, pois, uma vez integrado seu genoma, a multiplicação viral não pode mais ocorrer.

A integração exige, inicialmente, a linearização do genoma viral, que se opera mais freqüentemente no nível das fases abertas de leitura E1 e E2. Seguem-se anomalias de expressão da proteína E2 (ausência de expressão, proteína truncada, proteína inativa) que não inibe mais a expressão das oncoproteínas virais E7 e E6. É a expressão contínua e concomitante de E7 e de E6 que está na origem da imortalização e da transformação das células infectadas (Fig. 1-3) (22).

A proteína E7 é composta por 98 aminoácidos, e vários estudos mostraram que ela se ligava com uma grande afinidade às proteínas supressoras de tumor da família pRb e, particularmente, a p105Rb hipofosforilada (23, 24). Essa ligação favorece a dissociação dos complexos p105Rb-E2F, levando à liberação dos fatores de transcrição E2F, o que favorece a entrada da célula em fase S. Mais recentemente, foi observado que E7 levava à degradação de p105Rb pelo proteossoma e que essa degradação era necessária para a imortalização das células e para a indução de anomalias quando da mitose (22).

A proteína E6, em cooperação com E7, desempenha também um papel importante na imortalização e na trans-

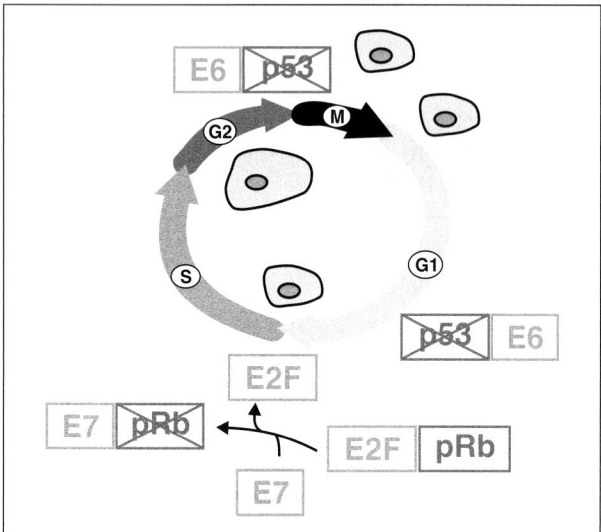

Fig. 1-3. Mecanismos moleculares da carcinogênese induzida pelos HPV de alto risco. O ciclo celular é regulado no nível de vários pontos de controle. A p105Rb controla a transição G1/S, seqüestrando o fator de transcrição E2F. E7 dos HPV de alto risco seqüestra e leva à degradação de p105Rb hipofosforilada, o que provoca a liberação de E2F que pode, a partir de então, ativar os genes responsáveis pela entrada e pela progressão da célula na fase S. A proteína guardiã do genoma p53 exerce um controle sobre o ciclo celular nas fases G1 e G2. Ela pode provocar a parada do ciclo celular para, por exemplo, permitir a reparação de anomalias genéticas e evitar sua transmissão para as células-filhas ou ainda provocar a apoptose da célula, se os danos ao DNA forem muito graves. Na presença de E6, p53 é ubiquitinada, depois rapidamente degradada pelo proteossoma. O genoma se torna a sede de anomalias genéticas que vão sendo acumuladas durante as divisões celulares.

formação das células (24). A E6 tem a propriedade de interagir com inúmeras proteínas celulares, e a primeira identificada foi a proteína supressora de tumor p53. Essa proteína, que sofre mutação em mais de 50% dos cânceres humanos, é selvagem nos cânceres do colo do útero. A meia-vida de p53 é reduzida consideravelmente nas células infectadas pelos HPV de alto risco. Com efeito, E6 favorece a degradação de p53 em associação com a ubiquitina ligase E6AP (E6 *Associated Protein*). E6AP garante a etiquetagem de p53 por moléculas de ubiquitina, que constituem um sinal de degradação pelo proteossoma 26S. Por outro lado, E6 é capaz de seqüestrar p53 no citoplasma sem degradá-la, mas bloqueando sua atividade de fator de transcrição essencial na regulação do ciclo celular. Por fim, uma parte importante da atividade imortalizadora de E6 passa pela recombinação de outras proteínas celulares. E6 ativa, particularmente, a transcrição do gene hTERT que codifica a subunidade catalítica limitante do telômero, favorecendo sua atividade e, portanto, a conservação dos telômeros durante as divisões sucessivas (25). E6 interage também com inúmeras outras proteínas com domínio PDZ, implicadas na regulação do ciclo celular ou na aderência.

Assim, a ação combinada das oncoproteínas virais E6 e E7 leva a uma proliferação celular que não é mais controlada. Essa proliferação é acompanhada por um acúmulo de anomalias genéticas que pode levar à imortalização, depois à transformação da célula.

O papel de E6 e de E7 na carcinogênese conduzida pelos HPV de alto risco está hoje bem determinado. No entanto, outros mecanismos entram em jogo. Com efeito, o DNA viral se integra ao genoma celular e isso de forma aleatória. A mutagênese insercional é muito rara. Porém, uma integração próxima ou em um oncogene ou antioncogene celular já foi descrita e pode contribuir para o processo de imortalização (26).

Referências

1. Gissmann L, Hausen HZ (1976) Human papilloma virus DNA: physical mapping and genetic heterogeneity. Proc Natl Acad Sci USA 73:1310-3
2. Orth G, Favre M, Croissant O (1977) Characterization of a new type of human papillomavirus that causes skin warts. J Virol 24:108-20
3. zur Hausen H (1977) Human papillomaviruses and their possible role in squamous cell carcinomas. Curr Top Microbiol Immunol 78:1-30
4. De Villiers EM, Fauquet C, Broker TR et al. (2004) Classification of papillomaviruses. Virology 324:17-27
5. Delvenne P, Hubert P, Havard L et al. (2003) Modeles expérimentaux in vitro des HPV. In: Aubin F, Prétet JL, Mougin C (eds) Papillomavirus humains: Biologic et pathologic tumorale. EM Inter, TEC et DOC Lavoisier, Paris, p. 77
6. Bousarghin L, Touzé A, Sizaret PY, Coursaget P (2003) Fixation, internalisation et trafic cellulaire des papillomavirus. In: Aubin F, Prétet JL, Mougin C (eds) Papillomavirus humains: Biologic et pathologic tumorale. EM Inter, TEC et DOC Lavoisier, Paris, p. 25
7. Coursaget P, Combita AL, Bousarghin L et al. (2003) Serologic anti-HPV. In: Aubin F, Prétet JL, Mougin C (eds) Papillomavirus humains: Biologic et pathologic tumorale. EM Inter, TEC et DOC Lavoisier, Paris, p. 211
8. Villa LL, Costa RI., Petta CA et al. (2005) Prophylactic quadrivalent human papillomavirus (types 6, 11, 16, and 18) LI virus-like particle vaccine in young women: a randomised double-blind placebo-controlled multicentre phase II efficacy trial. Lancet Oncol 6:271-8
9. Harper DM, Franco EL, Wheeler CM et al. (2006) Sustained efficacy up to 4.5 years of a bivalent LI virus-like particle vaccine against human papillomavirus types 16 and 18: follow-up from a randomised control trial. Lancet 367:1247-55
10. Joyce JG, Tung JS, Przysiecki CT et al. (1999) The LI major capsid protein of human papillomavirus type 11 recombinant virus-like particles interacts with heparin and cell-surface glycosaminoglycans on human keratinocytes. J Biol Chem 274:5810-22
11. Combita AL, Touze A, Bousarghin L et al. (2001) Gene transfer using human papillomavirus pseudovirions varies according to virus genotype and requires cell surface heparan sulfate. FEMS Microbiol Lett 204:183-8
12. Giroglou T, Florin L, Schafer F et al. (2001) Human papillomavirus infection requires cell surface heparan sulfate. J Virol 75:1565-70
13. Culp TD, Budgeon LR, Marinkovich MP et al. (2006) Keratinocyte-secreted laminin 5 can function as a tran sient receptor for human papillomaviruses by binding virions and transferring them to adjacent cells. J Virol 80:8940-50
14. Bousarghin L, Touzé A, Sizaret PY, Coursaget P (2003) Human papillomavirus types 16, 31, and 58 use different endocytosis pathways to enter cells. J Virol 77:3846-50
15. Lehman CW, Botchan MR (1998) Segregation of viral plasmids depends on tethering to chromosomes and is regulated by phosphorylation. Proc Natl Acad Sci USA 95:4338-43
16. Flores ER, Lambert PF (1997) Evidence for a switch in the mode of human papillomavirus type 16 DNA replication during the viral life cycle. J Virol 71: 7167-79
17. Zhang B, Chen W, Roman A (2006) The E7 proteins of low- and high-risk human papillomaviruses share the ability to target the pRB family member p130 for degradation. Proc Natl Acad Sci USA 103:437-42
18. Thomas MC, Chiang CM (2005) E6 oncoprotein represses p53-dependent gene activation via inhibition of protein acetylation independently of inducing p53 degradation. Mol Cell 17:251-64
19. Ho GY, Bierman R, Beardsley L et al. (1998) Natural history of cervicovaginal papillomavirus infection in young women. N Engl J Med 338:423-8
20. Franco EL, Villa LL, Sobrinho JP et al. (1999) Epidemiology of acquisition and clearance of cervical human papillomavirus infection in women from a high-risk area for cervical cancer. J Infect Dis 180:1415-23
21. Stubenrauch F, Hummel M, Iftner T, Laimins LA (2000) The E8E2C protein, a negative regulator of viral transcription and replication, is required for extrachromosomal maintenance of human papillomavirus type 31 in keratinocytes. J Virol 74:78-1186
22. Munger K (2003) Oncoprotéines virales E6 et E7. In: Aubin F, Prétet JL, Mougin C (eds) Papillomavirus humains: Biologic et pathologic tumorale. EM Inter, TEC et DOC Lavoisier, Paris, p. 57
23. Dyson N, Howley PM, Munger K, Harlow E (1989) The human papilloma virus-16 E7 oncoprotein is able to bind to the retinoblastoma gene product. Science 243:934-7
24. Munger K, Werness BA, Dyson N et al. (1989) Complex formation of human papillomavirus E7 proteins with the retinoblastoma tumor suppressor gene product. EMBO J 8:4099-105
25. Gewin L, Galloway DA (2001) E box-dependent activation of telomerase by human papillomavirus type 16 E6 does not require induction of c-myc. J Virol 75:7198-201
26. Reuter S, Bartelmann M, Vogt M et al. (1998) APM-1, a novel human gene, identified by aberrant co-transcription with papillomavirus oncogenes in a cervical carcinoma cell line, encodes a BTB/POZ-zinc finger protein with growth inhibitory activity. EMBO J 17:215-22

2 Epidemiologia e história natural

J. Monsonego

RESUMO

A pesquisa do agente causal serviu de base para o sucesso da luta contra a maioria das doenças infecciosas. Os estudos epidemiológicos sobre a infecção pelo HPV estabelecem o papel desses vírus como fator causal independente das neoplasias intra-epiteliais cervicais (*Cervical Intraepithelial Neoplasia*, NIC) e do câncer de colo uterino. Esses dados também provam o valor potencial do teste HPV no domínio clínico.

As associações importantes, relatadas na literatura, podem ser resumidas da seguinte maneira: estudos dos casos-controle estabeleceram que a maioria das mulheres portadoras de NIC tem um HPV detectável em proporções significativamente mais elevadas do que os controles; a detecção do HPV está associada a um risco de neoplasia cervical no mínimo dez vezes mais alto do que nos indivíduos HPV negativos; quanto maior for o grau da displasia, mais forte será a prevalência da infecção de HPV; o risco relativo de associação de uma NIC 3 com o HPV é de 40%; a porcentagem das NIC atribuída a uma infecção de HPV é de, no mínimo, 90%; a detecção dos HPV em mulheres que têm exames de Papanicolaou normais é um fator indicativo de maior risco de detecção de NIC futuras; finalmente, o risco de progressão de lesões relacionadas aos HPV pode ser correlato aos tipos virais (1).

Considerando a associação muito forte que existe entre os HPV e as neoplasias e a possibilidade de que alguns tumores HPV negativos possam representar raros exemplos de detectabilidade reduzida, a infecção viral foi proposta como o evento precursor mais ou menos distante capaz de levar ao câncer do colo uterino.

PONTOS-CHAVE

1. Os HPV são transmitidos por contato sexual. O preservativo nem sempre protege de uma exposição aos HPV.
2. A infecção é muito freqüente nas jovens. Ela é normalmente silenciosa. Durante sua vida, 70% das mulheres foram expostas no mínimo uma vez aos HPV. De 5 mulheres expostas aos HPV de risco, somente uma guardará o vírus persistente, e 80% vão eliminá-lo espontaneamente *(clearance)* em um prazo de 1 a 2 anos em função da resposta de seu sistema imunológico.
3. A freqüência dos HPV é menor nas mulheres com mais de 30 anos, se comparadas às mais jovens.
4. Em média 10% das mulheres, após 30 anos, têm resultado positivo para os HPV AR. (AR = alto risco).
5. A maioria dos indivíduos HPV AR+ não desenvolve displasia (NIC) ou câncer.
   a. A maioria das infecções de papilomavírus desenvolvidas antes dos 30 anos é resolvida espontaneamente (infecções transitórias, *clearance* dos HPV).
   b. Três a 10% das mulheres não conseguem eliminar o DNA viral. A presença persistente desse DNA, papilomavírus de risco observado mais freqüentemente após os 30 anos, é um fator de risco de progressão para as neoplasias cervicais e câncer do colo uterino.
6. Comparados a outros tipos virais, os HPV 16 e 18 são os mais freqüentes e os mais persistentes. Ao contrário de outros tipos virais, sua presença provoca um risco significativo de lesões pré-cancerosas atual ou futuro e aumenta de forma linear com a gravidade das lesões.
7. O câncer do colo uterino é uma complicação rara de uma infecção comum.
8. A persistência do vírus antecede o surgimento das lesões e é um marcador de risco mais pertinente do que a presença instantânea deste. Esta indica a incapacidade imunológica de eliminar naturalmente o vírus.
9. As mulheres HPV AR positivos persistentes correm o risco de lesões pré-cancerosas mesmo na ausência de anomalias citológicas.
10. Os HPV de risco são a causa única e necessária para o desenvolvimento dos pré-cânceres e cânceres do colo uterino e do trato genital inferior. As proteínas dos genes virais transformantes, E6 e E7, interferem nas proteínas inibidoras do ciclo celular responsáveis pelas anomalias morfológicas das células epiteliais.
11. O teste HPV negativo é mais preciso que o exame de Papanicolaou para determinar a ausência de patologia.
12. A presença de HPV não é um marcador de comportamento sexual particular.

Dados epidemiológicos. Transmissão

Entre os genótipos de HPV (quase 120), em torno de 20 apresentam um tropismo genital. Entre estes, distinguem-se os HPV ditos de "alto risco" (HPV 16, 18, 31, 33, 35, 39, 45, 51, 52, 56 e 58) e os HPV ditos de "baixo risco" (HPV 6, 11, 42, 43 e 44). Muitos estudos mostraram que as mulheres infectadas pelos HPV de alto risco têm um grande risco de progressão para uma NIC se comparadas àquelas infectadas pelos HPV de baixo risco, e uma incidência marcada de cânceres do colo uterino, se comparadas às mulheres não infectadas (2-7).

A distribuição desses tipos varia com a geografia mundial. Em uma série de cânceres invasivos provenientes de 22 países (América, Europa, África, Ásia), a prevalência de HPV 16 é predominante (50-60%), seguida daquela de HPV 18 (10-12%), de HPV 31 e 45 (4-5% cada um), de HPV 33 (3%), e assim por diante. Na América do Norte e na Europa, aproximadamente 70% dos cânceres de colo uterino estão associados aos HPV 16-18 e, no sudeste da Ásia, os HPV 18 são encontrados com uma freqüência de 32% (8).

A via sexual representa a via tradicional de transmissão (9-11). As infecções pelo HPV, excepcionais nas mulheres virgens, são muito freqüentes nas jovens na fase de atividade sexual (12-14). São majoritárias entre as infecções sexualmente transmissíveis. Sete de cada 10 mulheres depararar-se-iam com o HPV ao menos uma vez ao longo de sua vida sexual. Em uma série de estudantes americanas com idade de 18 a 20 anos, mostrou-se que o DNA dos HPV é encontrado em 28% da população, ao passo que anticorpos anti-herpes e anticlamídia são encontrados somente em 3% das jovens; *Trichomonas vaginalis* raramente foi observado (0,2% dos casos estudados) (15).

O papel dos HPV na epidemiologia das neoplasias intra-epiteliais é um dos mais fascinantes avanços de nossos conhecimentos sobre os processos de carcinogênese do colo uterino destes últimos anos. Hoje conhecemos com precisão os mecanismos moleculares pelos quais os HPV agem no desenvolvimento das neoplasias (15a).

Infecção por HPV

A infecção genital por HPV é uma das infecções sexualmente transmissíveis mais freqüentes. Enquanto os primeiros estudos que usavam a PCR em condições não satisfatórias indicavam uma taxa de prevalência da infecção de, aproximadamente, 80%, bem como variações consideráveis para os genótipos de HPV nas mulheres sadias e naquelas que apresentavam uma patologia genital, os estudos mais recentes que usam PCR mais específicas indicam, na verdade, que menos de 10% das mulheres sadias, após 35 anos, são portadoras de HPV.

A exposição aos HPV acontece mais freqüentemente na mulher jovem, pouco depois do início de sua atividade sexual. A taxa de infecção por HPV na mulher jovem fica entre 19 e 49%.

A prevalência da infecção de HPV depende da idade: o pico de prevalência fica entre 20 e 25 anos; essa prevalência diminui em seguida muito sensivelmente (16-18) (Fig. 2-1a-c). Esse pico de prevalência corresponde exatamente àquele das atipias citológicas (coilócitos) causadas pelos HPV.

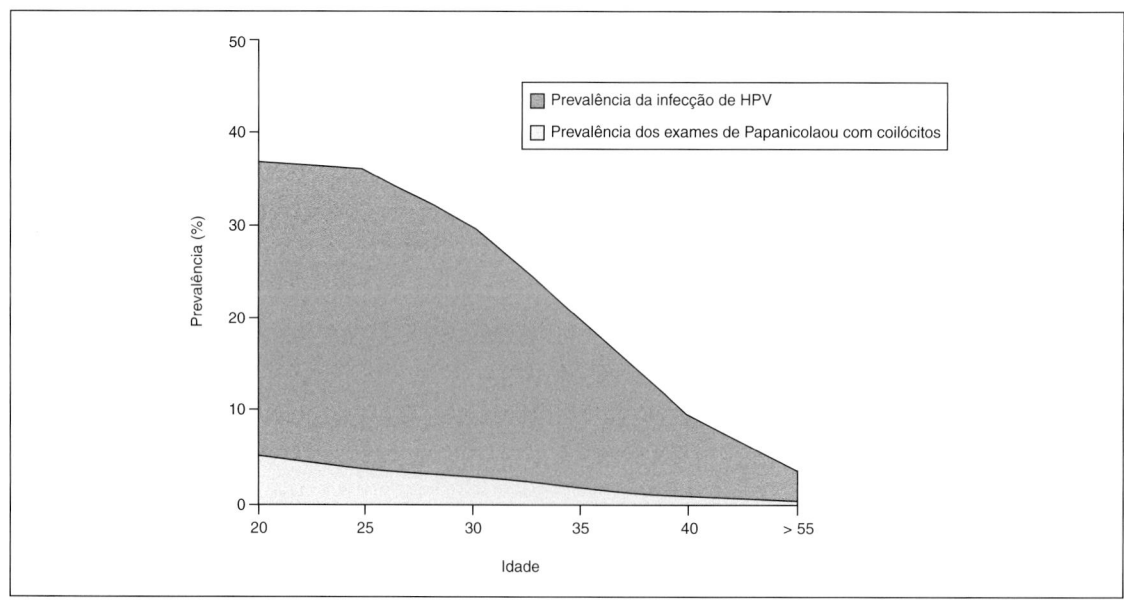

Fig. 2-1a. Freqüência da infecção por HPV e das atipias coilocitóticas de acordo com a idade.

Epidemiologia e história natural

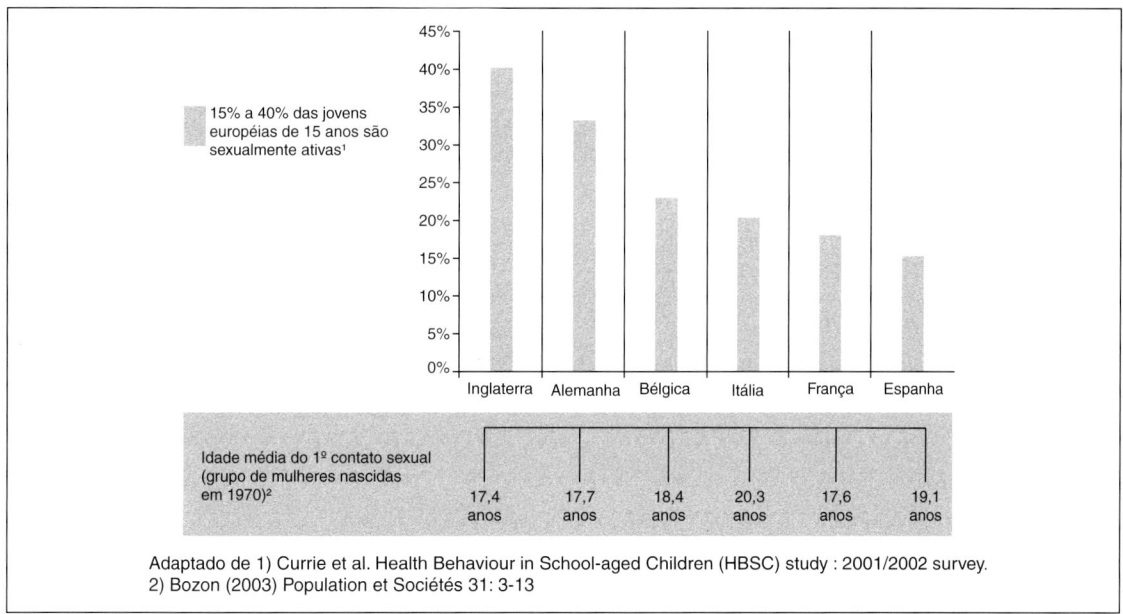

Fig. 2-1b. Porcentagem de jovens meninas com idade de 15 anos que já tiveram uma relação sexual (2001/2002).

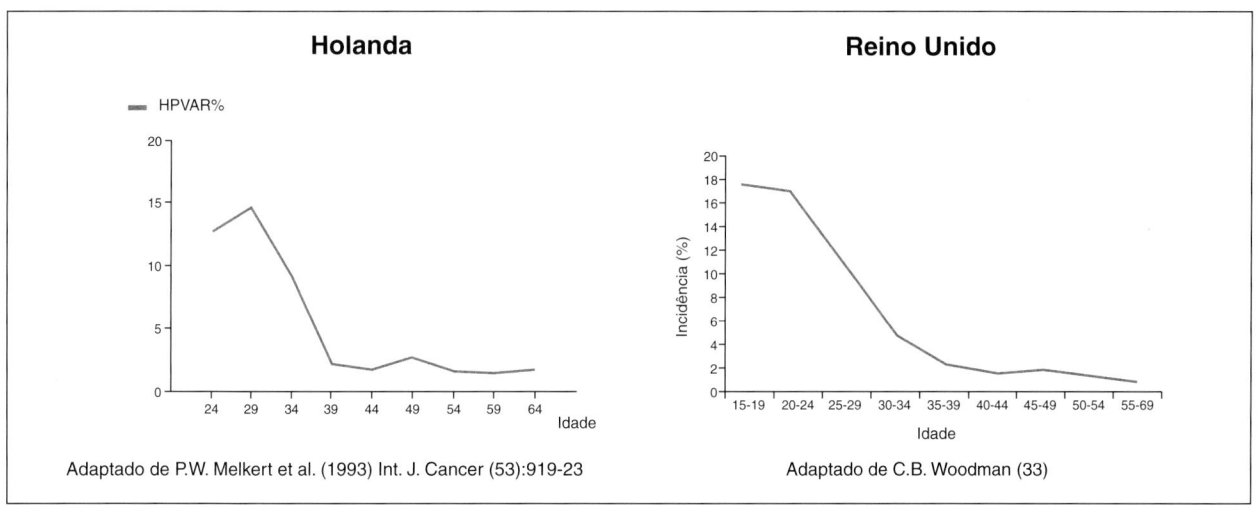

Fig. 2-1c. Prevalência da infecção por HPV de acordo com a idade na Holanda e no Reino Unido.

Demonstrou-se, por outro lado, que a presença de HPV nas jovens é extremamente correlata ao número de parceiros sexuais (Fig. 2-2) e parece ser verdade que mais de 50% das mulheres em atividade sexual estão ou estiveram expostas aos HPV. A partir de uma amostra de 242 jovens com idade de 15 a 19 anos e incluídas no máximo 6 meses após sua primeira relação sexual, Collins demonstra, por meio de um acompanhamento de 3 anos, que o risco de exposição ao HPV após a primeira relação é de 46%, e os HPV de risco são os mais freqüentes (14).

Como a transmissão se dá por contato, e não pelo esperma ou pelo sangue, o preservativo pode proteger o homem, mas não a mulher, de uma eventual autotransmissão (15b).

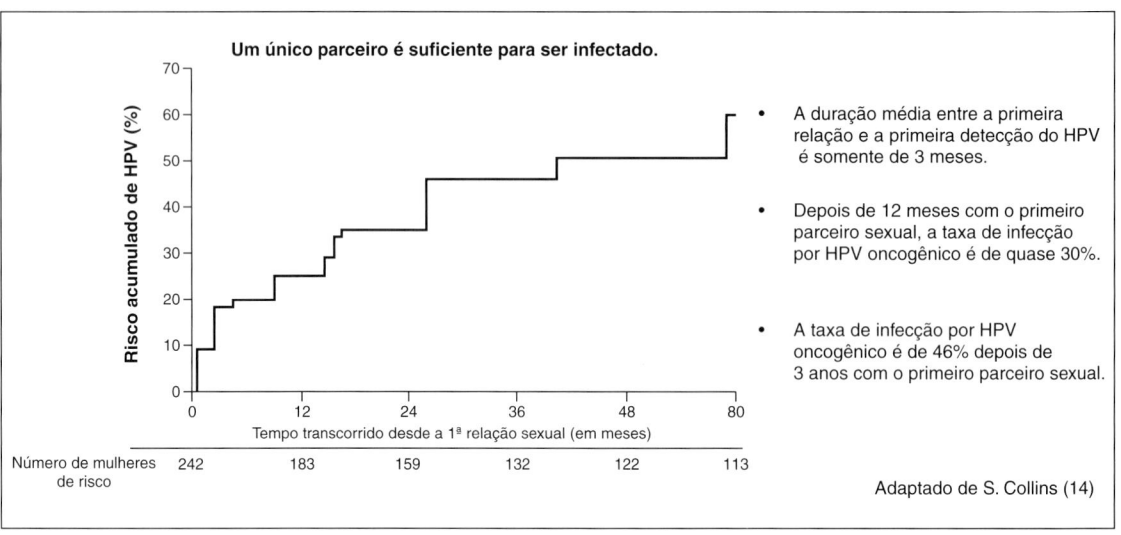

Fig. 2-2. Risco acumulado de infecção por HPV depois da primeira relação.

A diminuição da taxa de prevalência com a idade reflete a aquisição de uma imunidade aos diferentes tipos de HPV, mas pode corresponder à diminuição do número de parceiros. Ela sugere que uma grande proporção das infecções por HPV é transitória. No entanto, se a aquisição de uma imunidade natural específica for responsável pelo desaparecimento dos vírus com a idade, não sabemos se isso corresponde a uma eliminação do vírus ou simplesmente à não-detecção pelas técnicas habituais de uma pequena quantidade de vírus residual. Assim, a detecção do DNA dos HPV na mulher após 30 anos reflete normalmente a persistência da infecção que é, com freqüência, correlata a uma forma clínica. Da mesma forma, a infecção por HPV 16 ou 18 e uma carga viral alta são significativamente correlatas mais à presença de lesões do que a uma forma latente (19, 20). O acompanhamento por longo período das mulheres por tipagem viral, que usa métodos ultra-sensíveis, nem sempre confirma a progressão desses casos em NIC. Somente os métodos que detectam os tipos 16 e 18 e/ou uma carga viral alta permitiriam prever mais especificamente o risco de lesão atual ou futura.

Neoplasias cervicais

A maioria dos estudos confirma um aumento muito sensível da incidência e da prevalência das NIC. A média de idade das mulheres portadoras de NIC diminuiu, sugerindo que os HPV sejam adquiridos também em idade precoce. Essas observações coincidem com o aumento de incidência dos casos de câncer do colo nas mulheres jovens, antes dos 40 anos, em certos países (21).

Apesar do sucesso atribuído ao exame citológico de massa na diminuição da incidência do câncer do colo uterino, um aumento da incidência dos carcinomas *in situ* está sendo observado nos Estados Unidos a cada ano, totalizando 200 a 300% de aumento nas últimas décadas. Além disso, mesmo nos países onde o exame do câncer do colo uterino provou sua eficácia pela diminuição de sua incidência, os dados recentes relativos à idade mostraram, particularmente na Inglaterra e nos Estados Unidos, um aumento dos cânceres do colo nas jovens nas faixas etárias dos 25-29 anos e dos 30-34 anos (22); essa tendência não parece, porém, ser confirmada em outros lugares. O aumento de incidência do câncer do colo parece limitado ao tipo de câncer do colo que é o menos bem detectado, qual seja, o adenocarcinoma do colo. Mesmo nos países onde o exame mostrou sua eficácia, a incidência desse câncer não diminuiu. Nos países desenvolvidos, sua incidência é estimada em 2/100.000, ao passo que a do carcinoma epidermóide é, em média, de 10/100.000 (23). Por outro lado, o aumento de risco de câncer do colo uterino, qualquer que seja o tipo de câncer, foi observado quando os intervalos do exame passavam de dois anos. As mulheres que fazem um exame a cada 3 anos têm um maior risco (multiplicado por 3,9) de desenvolver um câncer do colo uterino, se comparadas àquelas examinadas todos os anos, e esse risco aumenta 13 vezes no caso das mulheres cujo intervalo é de mais de 10 anos. Em compensação, o risco de desenvolver um câncer do colo uterino é muito pequeno no caso das mulheres que seguem, sem interrupção, um calendário de exame muito regular dos 20 aos 65 anos (1,4/100.000).

Infecção por HPV e neoplasias cervicais

No mundo, 2/3 dos cânceres do colo uterino devem-se aos HPV 16 e 18 (Fig. 2-3).

Na Europa, quase 70% dos cânceres do colo uterino são associados aos HPV 16-18. No sudeste da Ásia, os HPV 18 estão presentes em quase 32% dos casos, ao passo que, na América do Norte e na África, os HPV 45 são detectados, em média, em 13% dos cânceres do colo uterino (7, 8).

Os dois fatores de risco tradicionais desse câncer são a idade precoce das primeiras relações e o número de parceiros sexuais (24, 25). O risco diminui gradualmente no alto do gráfico (Fig. 2-1a-c). Isso sugere a vulnerabilidade da zona de transformação do colo em uma idade precoce. Nas primeiras relações, essa vulnerabilidade está relacionada provavelmente à imaturidade da zona de transformação do colo e à metaplasia de Malpighi ativa na jovem, deixando essa zona sensível exposta a um agente sexualmente transmissível. Não se pode excluir o papel das modificações hormonais e sua conseqüência para a imunidade. Entretanto, a associação com a idade precoce das primeiras relações é mais freqüentemente relacionada ao número de parceiros sexuais. O que não significa dizer que um único parceiro não seja suficiente para ficar exposto e aumentar o risco (Fig. 2-3). A associação entre a atividade sexual e o desenvolvimento das NIC foi relatada como diretamente correlata ao risco da infecção cervical por HPV nas jovens (32, 33, 34). Na Europa, de 15 a 40% das mulheres com 15 anos são sexualmente ativas (Fig. 2-1b). O papel do parceiro masculino influencia o risco (26-30). A identificação dos homens com mais de uma parceira que correm o risco de desenvolver NIC na esposa sugere um fator etiológico sexualmente transmitido. Dessa forma, a atividade da vida sexual da mulher e de seu parceiro, em termos de risco de desenvolvimento de câncer do colo uterino, é compreendida atualmente como a conseqüência da exposição à infecção aos HPV. Assim como a idade precoce das primeiras relações como fator de risco de câncer do colo é somente o reflexo da aquisição precoce dos HPV, o número de parceiros sexuais também traduz a exposição repetida aos HPV. Assim, a exposição a um único parceiro sexual está associada à detecção do DNA dos HPV por PCR em 21% dos casos, a exposição a 10 parceiros ou mais é significativamente correlata a um aumento do rastreio de, aproximadamente, 69%.

Apesar da freqüência relativa da infecção de HPV na jovem, as NIC nessa idade são relativamente raras (Fig. 2-4a, b) (17, 24, 25). No entanto, as NIC 3 continuam sendo freqüentes nas jovens, o pico de freqüência é estimado em 4/1.000 entre 25-29 anos (Fig. 2-4b). Assim, entre 15 e 25 anos, a freqüência da infecção por HPV é de 30 a 35%, a das atipias coilocitóticas é de, aproximadamente, 4%, a das NIC 3 é de 1%, e os cânceres do colo uterino são praticamente inexistentes. Nas mulheres que têm resultados normais no exame de Papanicolaou, a prevalência da infecção por HPV diminui com a idade: passa de 30% entre os 15 e 25 anos para 10% depois dos 30 anos. Da mesma forma, a prevalência da infecção por HPV conforme as atipias coilocitóticas observadas nos exames preventivos diminui com a idade, passando de 4%, entre 15 e 20 anos, a menos de 1% depois dos 55 anos (Fig. 2-1a-d). Ao contrário, a incidência das NIC 3 aumenta com a idade. Nota-se um pico entre 25 e 29 anos e uma diminuição, em seguida, provavelmente devida em parte a uma regularidade de exame insuficiente depois dos 30 anos. Assim, entre 15 e 20 anos, a prevalência das NIC 3 fica em 0,01% para chegar, entre 25 e 30 anos, a uma taxa de 0,1% e diminuir para aproximadamente 0,01% depois dos 55 anos. Da mesma forma, a incidência do câncer do colo uterino aumenta no alto do gráfico até a faixa dos 35-39 anos e continua aumentando muito levemente depois dessa idade. Nos países desenvolvidos, é avaliada em, aproximadamente, 0,1 para 100.000 entre 15 e 20 anos, 10 para 100.000 entre 35 e 39 anos e 12 para 100.000 por volta dos 55 anos (Fig. 2-4a).

Por volta dos 40 anos, a prevalência da infecção por HPV é de, aproximadamente, 10%, a das atipias coilocitóticas de 1%, a das NIC 3 de 0,1% e a do câncer invasivo de 0,01%.

Na menopausa, observa-se em certos países o aumento da prevalência da infecção por HPV, que poderia ser explicado pelas modificações hormonais e por sua conseqüência imunológica, talvez também pela atrofia e pelo risco de microtraumatismos maiores que favorecem a penetração dos HPV.

O risco de desenvolver um câncer do colo uterino durante a vida é estimado em 4% nos países em desenvolvimento e em 1% nos países desenvolvidos.

A relação câncer/infecção por HPV é estimada em 1 para 1.000 aos 40 anos. Porém, na ausência de exame, pode-se pensar que a relação infecção HPV/câncer do colo se-

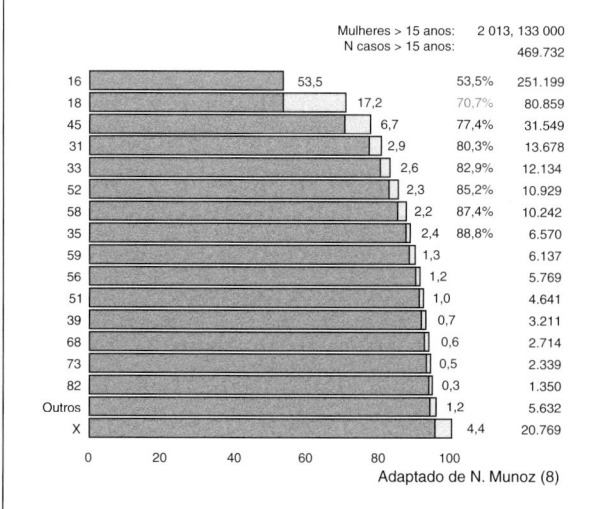

Fig. 2-3. Distribuição mundial dos HPV nos cânceres do colo do útero.

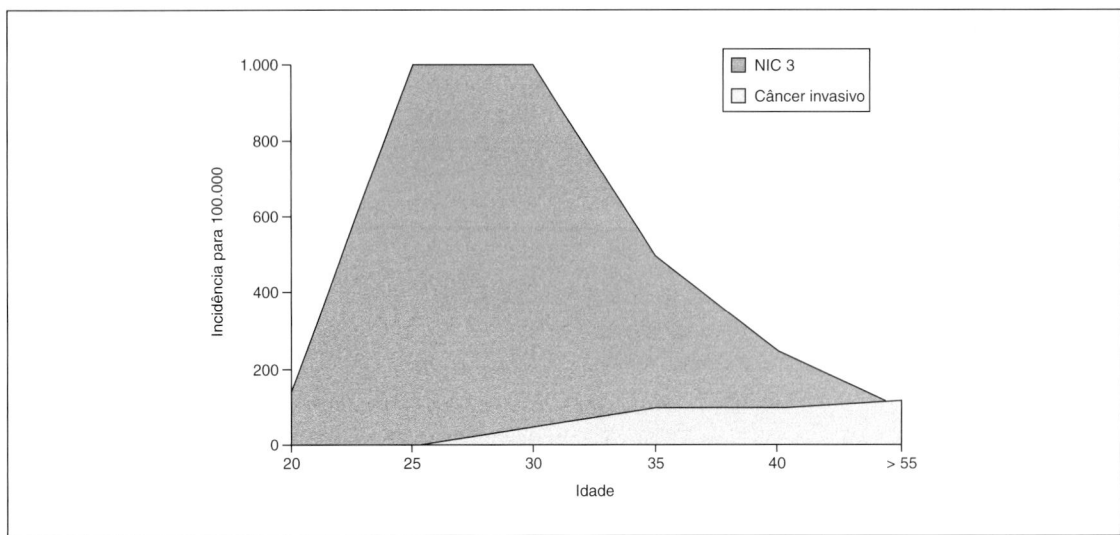

Fig. 2-4a. Incidência das NIC 3 e do câncer invasivo do colo do útero conforme a idade.

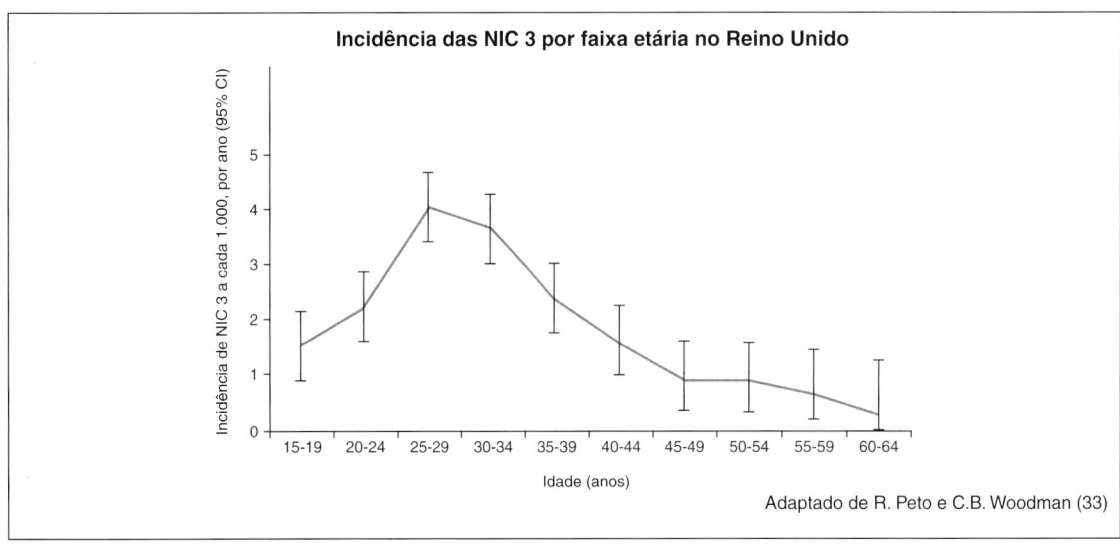

Fig. 2-4b. As lesões de alto grau aparecem em uma idade relativamente jovem.

ria de 10 a 50 vezes maior, ou seja, em termos de relação direta, 1 câncer para 100 a 20 infecções (1-5%).

Tudo isso sugere que a maioria das infecções por HPV, especialmente na jovem, é transitória, mas que o impacto da infecção por HPV no desenvolvimento das neoplasias do colo uterino é grande.

■ Indicadores prognósticos da infecção por HPV de risco

Há 10 anos, concepções errôneas sobre a infecção por HPV prevaleceram após estudos que utilizavam testes de detecção, especialmente por PCR, muito contestáveis em relação à sua *performance*. Essas raras publicações deixaram no ar algumas idéias falsas, mas ainda presentes na cabeça dos profissionais. Assim, é comum se ouvir dizer que a infecção por HPV é muito difundida ou ubiqüitária, sobretudo os HPV de risco, ou mesmo que os HPV 6-11 são comumente detectados nos cânceres do colo uterino quando, na verdade, o potencial carcinogênico dos HPV não está estabelecido. Essas diferentes idéias falsas devidas a testes inadequados deixaram no ar a dúvida sobre a real vantagem da tipagem viral na prática clínica. Somente uma parte das mulheres expostas aos HPV, particularmente no período de vulnerabilidade do colo (15-25 anos), corre risco de desenvolver um câncer do colo uterino mais tarde na ausência de preventivo (relação 1/100 a 1/20). Vê-se claramente que as mulheres não são todas biológica e imunologicamente iguais diante dessa infecção.

Vários fatores são considerados como indicadores prognósticos para o desenvolvimento sincrônico e metacrônico de neoplasias cervicais. Os tipos virais, a idade, a persistência e a carga viral estão entre os mais importantes.

Idade

A taxa de detecção do DNA dos HPV está intimamente ligada à idade (17, 24, 25, 31-33) (Figs. 2-5 e 2-6). O pico de detecção é observado entre 20 e 24 anos, e depois dos 35 anos as taxas ficam abaixo de 10%. Para os HPV de risco, a detecção é marcada pelas mesmas flutuações: menos de 10% antes dos 25 anos, menos de 5% após 35 anos e menos de 2% após 55 anos. Isso confirma que a maioria das infecções por HPV e particularmente pelos HPV de risco é transitória antes dos 35 anos, e a proporção das mulheres atingidas por essa infecção depois dos 35 anos é aquela das que têm uma infecção persistente pelos HPV de risco e para as quais uma lesão cervical atual ou futura tem grande probabilidade de ser detectada. Dessa forma, antes dos 35 anos, a prevalência elevada (25% HPV, 10% HPV de risco) leva a supor um valor preditivo baixo do teste HPV (avaliado em apenas 20%) para detectar uma lesão subjacente. Depois dos 55 anos, a baixa prevalência da infecção (4% HPV, 2% HPV de risco) indica um valor preditivo do teste em detec-

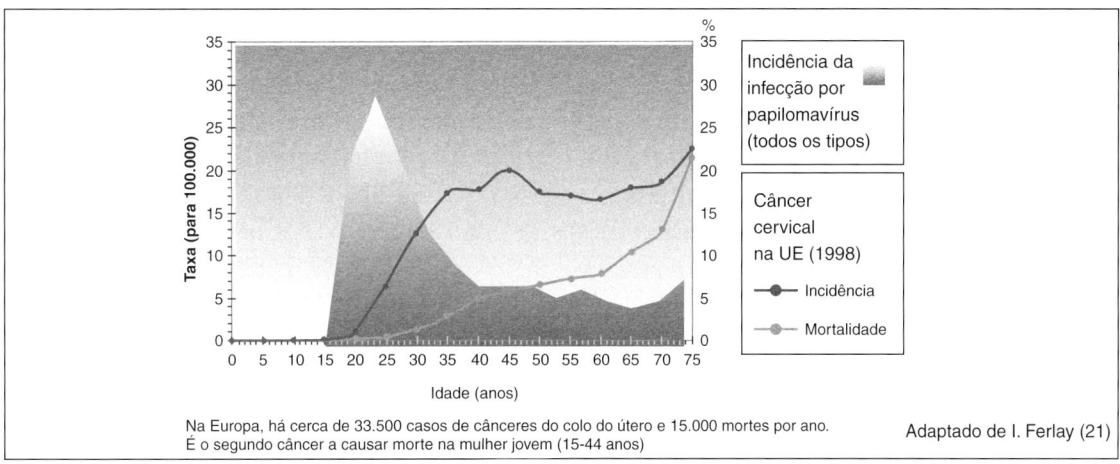

Fig. 2-5. Freqüência da infecção por HPV, das NIC 3 e do câncer invasivo conforme a idade.

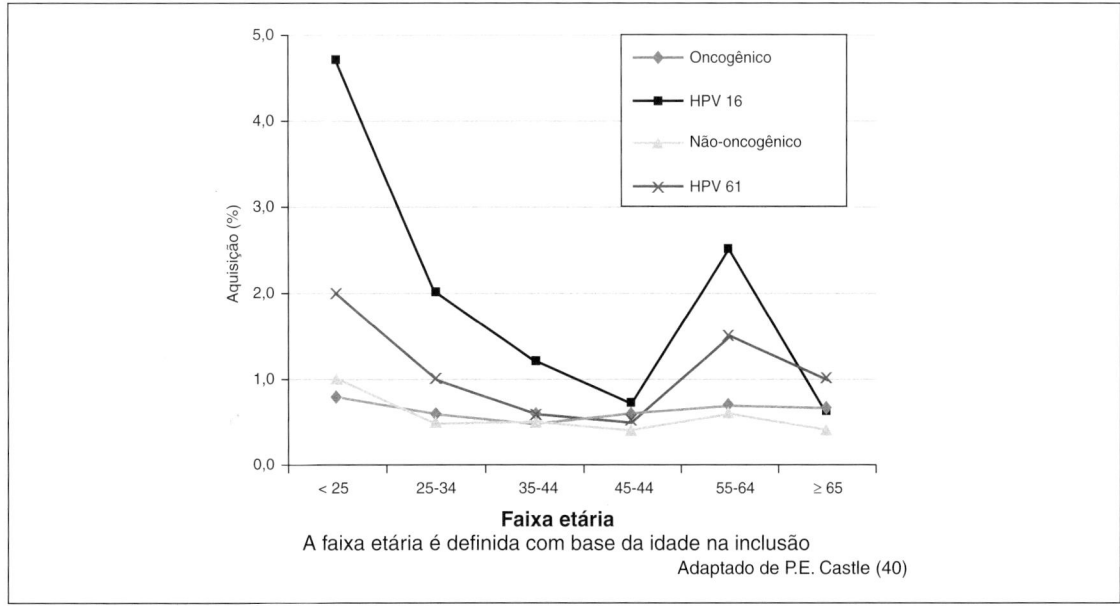

Fig. 2-6. Aquisição dos papilomavírus conforme os genótipos e a idade.

tar uma lesão subjacente da ordem dos 90%. Finalmente, entre 35 e 55 anos, com uma prevalência da infecção muito moderada (10% HPV, 5% HPV de risco), o valor preditivo positivo é da ordem de 70%, o que é totalmente aceitável para reconhecer o interesse da tipagem HPV comparada a outros testes de detecção.

Tipo viral

Foi mostrado que as mulheres que adquiriram papilomavírus de risco (16 ou 18) correm maior risco de desenvolver neoplasias cervicais comparadas às controles ou àquelas que estiveram em contato com outros tipos virais. Em uma população de 1.662 mulheres com exame Papanicolaou normal, acompanhadas por 46 meses, Rozendaal *et al.* mostraram que aquelas identificadas como portadoras de HPV de risco tinham um risco de desenvolver uma NIC 3 multiplicado por 115 (34). A infecção por HPV de risco antecedia o desenvolvimento das NIC de alto grau. Além disso, certas variantes de HPV 16 ou 18 parecem conferir um risco maior em relação a outras. Os tipos 16 e 18 são os mais prevalentes nas mulheres com um esfregaço cervical normal na Europa, ao passo que variações geográficas podem ser observadas na Ásia ou na África subequatorial (35). Enquanto o tipo 16 representa apenas 26,3% dos LSIL e 45% dos HSIL, conforme uma recente metanálise, a razão HPV 16 câncer/LSIL é de 2 (36), é de 1,21 para a razão câncer/HSIL (37). Mais recentemente, foi mostrado que o risco em 10 anos de desenvolver uma NIC 3 ou um câncer é de 17,2% para a infecção por HPV 16 e de 13,6% para o HPV 18 (38, 39). A exposição é predominante para HPV 16 comparado aos outros tipos de HPV de risco (40).

Os estudos de prevalência indicam que a infecção por HPV de risco é mais freqüente, mais durável e está mais freqüentemente relacionada aos comportamentos sexuais do que a dos HPV de baixo risco (41-44).

O fato de que a infecção por HPV de risco esteja muitas vezes relacionada ao número de parceiros sexuais leva a pensar que a transmissibilidade sexual é mais freqüente do que no caso dos HPV de baixo risco, cuja transmissibilidade por contato não-sexual é conhecida. A prevalência mais marcada para a infecção de HPV de risco no homem também pode ser a causa disso.

Persistência viral

Recentemente, foi demonstrado que o risco relativo de uma associação entre a persistência da infecção por HPV e o desenvolvimento de uma NIC está estreitamente relacionado à idade (> 35 anos) e ao tipo de HPV, sendo que a persistência com os mesmos tipos de HPV de risco representa o risco mais alto (45-51). As mesmas observações foram feitas nas mulheres HIV+ e podem explicar a incidência maior dessas lesões nessa população. O risco de desenvolver uma lesão de alto grau está relacionado à persistência da infecção por HPV de risco, ao passo que a regressão está associada mais freqüentemente à ausência de HPV de risco (Tabela 2-1a). No entanto, não há consenso acerca da definição exata da persistência e a partir de qual momento exato pode-se afirmar a persistência viral. A Tabela 2-1b mostra muito bem que, nas mulheres que têm uma infecção incidente ou prevalente de HPV, com idades entre 20 e 34 anos, a porcentagem de persistência diminui com o tempo, e em 24 meses a persistência é inferior a 20%.

Para Koutsky *et al.* (52), o risco relativo de desenvolver uma lesão de alto grau nas mulheres que têm um exame Papanicolaou normal e uma positividade para HPV 16 ou 18 é de 11, comparado ao das mulheres de exame Papanicolaou normal e negativas para HPV. Ho *et al.* (45) observaram um risco relativo de 37,2 para a ocorrência de uma NIC nas mulheres que apresentam uma infecção persistente por um HPV de risco em relação àquelas negativas para HPV em duas consultas sucessivas; os fatores de risco de persistência da infecção por HPV durante mais de 6 meses eram a presença de HPV de risco na consulta anterior e a infecção com vários tipos virais. Wallin *et al.* (52) demonstraram, em um estudo prospectivo, que a infecção persistente por um HPV de risco antecede bastante o aparecimento do câncer invasivo do colo uterino.

Tabela 2-1a – Persistência viral e risco de lesão

	OR-RR SIL/NIC
• V. Dalstein (2003)/JL Bory (2002) • C. Meijer/M. Nobbenhuis (1999) • G. HO (1998) • E. Franco (1998) • L. Koutsky (1992)	237/NIC 2-3 327/NIC 3 37,2/SIL 20,6/SIL 1/NIC 2-3 OR Ca invasivo
• K. L. Wallin/J. Dillner (1999)	16,4

Tabela 2-1b – Persistência da infecção por HPV nas mulheres sem câncer do colo do útero

Autores	Nº pts	Idade média	Tipo de infecção	% persistente em		
				6 meses	12 meses	24 meses
Woodman et al.	1.075	20 anos	Infecções incidentes[1]	24%	4%	< 1%
Moscicki et al.	618	20 anos	Infecções prevalentes[2]	50%	30%	10%
Ho et al.	608	20 anos	Infecções incidentes[3]	–	30%	8%
Ahdieh et al.[3]	439	32 anos	Incidentes e prevalentes	47%	36%	19%
Sun et al.[3]	231	34 anos	Incidentes e prevalentes	50%	35%	18%
Richardson et al.[3]	635	23 anos	Infecções incidentes[1]	–	62%	–

[1] Somente as mulheres HPV negativas foram controladas.
[2] Somente as mulheres HPV positivas foram controladas.
[3] A persistência é definida como a detecção do mesmo tipo de HPV em consultas sucessivas.

A persistência é predominante para HPV 16 comparado aos outros tipos virais de risco (Fig. 2-7).

A elevada persistência das NIC nas mulheres HIV soropositivas parece ser explicada por uma alta taxa de persistência da infecção por HPV de risco nessa população em comparação com às mulheres HIV negativas (53).

Carga viral

Uma alta carga viral é um indicador de NIC subjacente. Cuzick *et al.* mostraram que uma alta carga HPV 16 em preventivos de displasia leve tem um valor preditivo de 100% para detectar uma lesão de alto grau subjacente (54). Enquanto a sensibilidade do exame Papanicolaou em detectar uma lesão de alto grau é de 56%, a detecção de um HPV 16 permite revelar uma lesão de alto grau subjacente em 75% dos casos. O valor preditivo positivo para as lesões de alto grau é de 35% para a citologia e de 42% para os HPV de risco. Mais recentemente, Castle (20) mostrou, por meio de um acompanhamento de um grupo de 20.810 mulheres durante 10 anos, que uma carga viral semiquantitativa superior a 20 em Captura Híbrida 2 aumentava o risco relativo em 2,7 no desenvolvimento de uma lesão de NIC 3 ou de um câncer.

Fatores ligados ao hospedeiro

O papel da imunidade é sustentado pelos dados sobre o risco de NIC e de câncer do colo uterino nos imunodeprimidos (paciente HIV+, transplantados sob imunodepres-

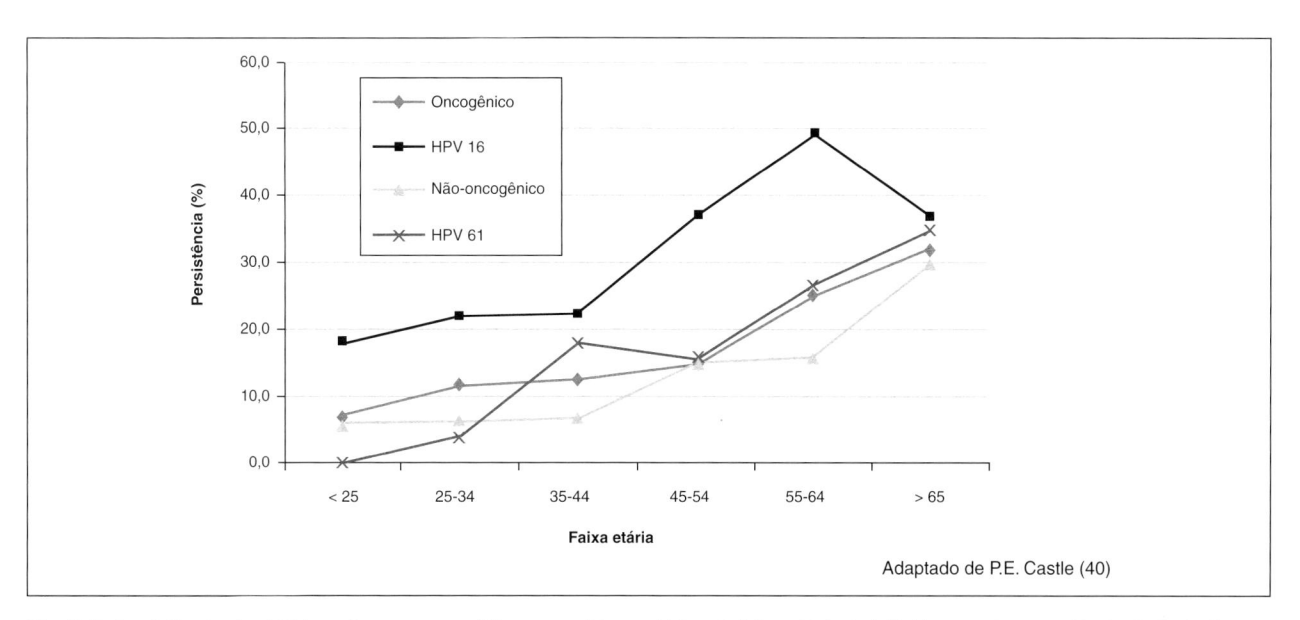

Fig. 2-7. Persistência dos HPV conforme os genótipos e as faixas etárias. A faixa etária é definida com base na idade de inclusão.

sores). O sistema HLA tem certamente um papel importante no processo. É por isso que co-fatores, que poderiam ser diferentes dependendo da região geográfica, seriam necessários para a carcinogênese. Dados epidemiológicos confirmam que o comportamento sexual e a imunodepressão estão estreitamente relacionados com o risco de desenvolvimento do câncer do colo do útero.

Comportamento sexual

O número de parceiros e a idade da primeira relação sexual são, de fato, fatores determinantes da infecção por HPV oncogênico e, sobretudo, das lesões que estão associadas a ela (10, 12, 13, 15, 44). O risco de desenvolver um câncer de colo uterino é três vezes maior nas mulheres que têm 10 parceiros diferentes em comparação àquelas que têm apenas um único parceiro. As mulheres que tiveram sua primeira relação antes dos 16 anos apresentam um risco duas vezes maior do que aquelas que tiveram sua primeira relação após os 20 anos. A freqüência dos cânceres cervicais também é maior em uma população feminina cujos parceiros apresentam antecedentes de lesões genitais ou de DST. A duração de uso de contraceptivos orais está associada a um risco maior de desenvolvimento de uma neoplasia do colo uterino. As inúmeras gravidezes, causadas por modificações hormonais e imunológicas de traumatismos no parto aumentariam o risco de desenvolver um câncer cervical. Por fim, a incidência do câncer do colo uterino é notavelmente menor nos países muçulmanos, e os cânceres penianos são quase ausentes. Isso foi atribuído em parte à circuncisão.

Status *imunológico*

A perturbação das defesas imunológicas local e geral é considerada como um dos principais co-fatores endógenos implicados na carcinogênese cervical (55). Com efeito, a prevalência das infecções genitais por HPV oncogênicas e das lesões cervicais que estão associadas a estas é muito maior nos indivíduos transplantados renais e/ou em diálise, se comparados aos imunocompetentes. Nessa população, um exame precursor das lesões é feito por preventivo semestral e por colposcopia anual.

Em mulheres infectadas pelo HIV, a prevalência das infecções de HPV também é maior, e é por falta de *clearance* viral que se favorece a persistência da infecção. As lesões associadas ao HPV surgem mais precocemente nas mulheres HIV+ do que nas mulheres imunocompetentes, assim como progridem mais rapidamente para uma HSIL, ou mesmo para um câncer invasivo, e reincidências são igualmente mais freqüentes após tratamento.

A infecção por HPV é considerada uma infecção oportunista nos pacientes HIV+. A associação HIV e HPV levou, aliás, os CDC *(Centers for Disease Control)* nos Estados Unidos a acrescentarem o câncer invasivo do colo uterino à lista de doenças definidoras de AIDS. No entanto, desde que os tratamentos anti-retrovirais estão sendo prescritos e que se observa uma restauração imunológica, a infecção HPV parece menos agressiva do que no passado.

■ História natural da infecção de HPV e das NIC

História natural das NIC

Uma revisão completa dos aspectos moleculares da história natural da infecção de HPV foi feita (56).

A terminologia das NIC e sua correlação com os HPV são indicadas na Tabela 2-2.

No exame histológico dos carcinomas infiltrantes do colo uterino, os patologistas do início do último século constataram a presença de lesões tumorais não-infiltrantes, sem ruptura da lâmina basal, próximas das lesões cancerosas invasoras. Elas foram chamadas de "câncer *in situ*", e a teoria estabelecida na época, e ainda aceita hoje, era de que essas lesões antecediam a invasão tumoral. Além disso, em inúmeros casos, observam-se NIC 1 e NIC 2 próximas dos cânceres *in situ* ou de NIC 3. Dessa forma, a seqüência por muito tempo proposta na história natural dos carcinomas epidermóides do colo uterino é a seguinte:

Metaplasia de Malpighi → NIC 1 → NIC 2 → NIC 3 (ou carcinoma *in situ*) → Câncer infiltrante.

Essa "história natural" da gênese das lesões cervicais permitiu que se detectassem lesões precoces e fez com que diminuísse imensamente a mortalidade resultante do câncer do colo uterino nas populações examinadas, graças a tratamentos precoces, mas talvez às vezes abusivos.

A idéia de que o câncer *in situ* antecede o câncer infiltrante se tornou um paradigma que justifica o tratamento sistemático dessas lesões e se tornou agora, por outro lado, contrário a toda ética de deixar evoluir esse tipo de carcinoma *in situ* a fim de testar uma hipótese inversa. Não temos, porém, atualmente, uma idéia muito precisa sobre o risco real de progressão dos cânceres *in situ* para o câncer infiltrante. Pequenas séries de pacientes "negligenciados" mostraram que o câncer *in situ* podia regredir espontaneamente em 10 a 30% dos casos e que progredia realmente para a invasão tumoral em 12 a 70% dos casos (57).

A progressão do NIC 1 para o NIC 3 e depois para o câncer infiltrante é amplamente admitida. Há discordâncias importantes, no entanto, entre os estudos que avaliam a evolutividade das lesões devidas principalmente a modos diferentes de avaliação do acompanhamento. A maioria dos estudos considera que 10 a 15% das NIC 1 não trata-

Tabela 2-2 – Classificação OMS 2003

Lesões benignas: verruga genital	HPV de baixo risco	
Condiloma plano		
NIC	HPV de baixo ou alto risco	NIC baixo grau
NIC 1 (displasia leve)		
NIC 2 (displasia moderada)		NIC alto grau
NIC 3 (displasia grave/CIS)		
Carcinoma epidermóide microinvasivo	HPV de alto risco	
Carcinoma epidermóide invasivo		

das vão se transformar depois em NIC 2-3. No mínimo 60% das NIC 1 regredirão espontaneamente, e 30% em média vão persistir (57-59). O risco de progressão de NIC 1 para uma NIC 3 ou para uma lesão mais grave foi avaliado em 1% ao ano, enquanto o risco de progressão de uma NIC 2 para uma lesão mais marcada era de 16% em 2 anos e de 25% em 5 anos (60). Na verdade, a porcentagem de regressões é certamente maior se forem consideradas as mulheres com um único preventivo que mostre lesões de baixo grau no início. Em seus trabalhos mais importantes, Barron e Richart (61, 62) consideraram que 50% das NIC 1 desenvolviam uma NIC 3 dentro de 5 anos. Esse trabalho serviu de base para a conduta a ser tomada diante das NICs há mais de 30 anos. De fato, Barron e Richart fizeram seu estudo a partir de uma população selecionada de NIC 1 que persistia há, aproximadamente, 2 a 3 anos, aspecto que não pode ser desprezado quando se sabe que a maioria das NIC 1 regride espontaneamente nos 2 primeiros anos após o diagnóstico. Ora, como vimos, os números da literatura não vão todos na mesma direção, e devem-se considerar, antes de tudo, as NIC 1 como lesões estritamente benignas com um potencial de evolução para uma lesão de alto grau ou um câncer *in situ* muito limitado. A história natural das NIC 1 é, em geral, paralela à história natural das infecções de HPV. Não se justifica tratar sistematicamente essas lesões, as quais irão regredir de maneira espontânea na maioria dos casos.

História natural da infecção de HPV de risco

Durante os anos de 1960 a 1970, os dados epidemiológicos mostraram que a doença é transmitida por contato sexual e inspiraram a pesquisa para identificar um agente microbiano como fator etiológico das neoplasias cervicais. Nessa época, os dados disponíveis indicavam que a infecção genital com o vírus herpes simples (HSV) era a culpada.

Embora esses vírus tenham mostrado seu papel carcinogenético *in vitro* e *in vivo*, a ligação com o câncer do colo uterino era apenas indireta. Nos anos de 1980, a atenção se voltou progressivamente para um novo candidato, o HPV, com a emergência de fortes evidências provenientes da biologia molecular que implicavam certos tipos de vírus como agentes responsáveis pela transformação. O risco relativo da associação entre o HPV e o câncer do colo uterino é de duas a três vezes superior, se comparado ao de outros fatores de risco fortes de câncer. Em 1995, a AIPC classificou os HPV 16 e 18 como agentes carcinogênicos nos seres humanos (63). No entanto, a infecção por papilomavírus é relativamente freqüente na população geral. Estima-se que aproximadamente 7 de cada 10 mulheres foram expostas, no mínimo, uma vez durante sua vida aos HPV. Admite-se que, sem intervenção, uma de cada 5 mulheres expostas aos HPV pode desenvolver um câncer de colo uterino. A exposição a esses vírus acontece por contato sexual na mulher jovem, geralmente nas primeiras relações (10, 12-14). A prevalência da infecção antes dos 30 anos é estimada em 30% em média. Ela diminui progressivamente com a idade para chegar a uma média de 10% entre 30 e 50 anos e a 5% depois dos 50 anos (Fig. 2-8) (24, 64). Os tipos 16 e 18 são os mais prevalentes nas mulheres com preventivos cervicais normais na Europa, ao passo que variações geográficas podem ser observadas na Ásia ou na África subequatorial (35). Enquanto o tipo 16 só apresenta 26,3% das LSIL e 45% das HSIL, de acordo com uma recente metanálise, a razão HPV 16 câncer/LSIL é de 2 (36), ela é de 1,21 para a razão câncer/HSIL (37). Mais recentemente, mostrou-se que o risco de desenvolver em 10 anos uma NIC 3 ou um câncer é de 17,2% para a infecção de HPV 16 e de 13,6% para o HPV 18 (38). A exposição e a persistência são as mais predominantes no caso do HPV 16, se comparado a outros tipos de HPV de risco (40). Todos esses dados reforçam a medida racional da vacinação preventiva contra os HPV 16 e 18. A maioria das mulheres expostas aos HPV desenvolve

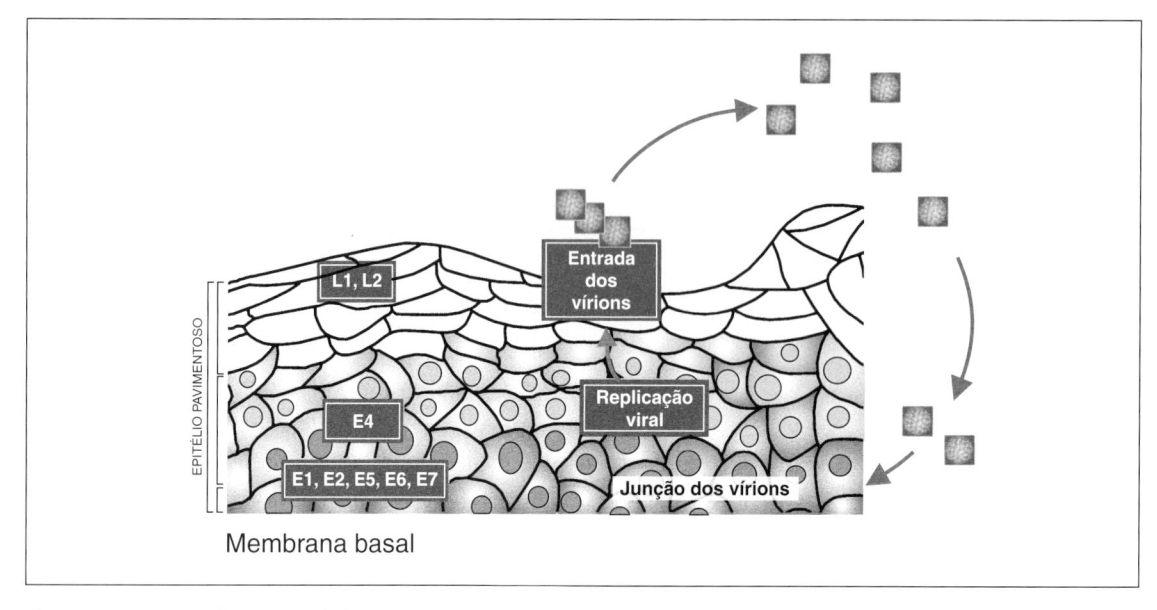

Fig. 2-8. Expressão dos genes virais.

uma imunidade natural liminar para escapar do vírus. Esse "*clearance*" dos HPV é observado, em geral, em um prazo de 9 a 12 meses (64-66). Um número limitado de mulheres manterá os papilomavírus "latentes ou quiescentes" durante meses, ou mesmo anos. Elas podem desenvolver, então, em caso de persistência da infecção, uma lesão intra-epitelial, que, não sendo detectada, poderia resultar em um câncer anos mais tarde, se a detecção não fosse realizada ou tivesse fracassado (48-52).

A Figura 2-9 resume a história natural da infecção de HPV e do câncer do colo uterino.

■ Mecanismo de carcinogênese

Esse assunto foi detalhado no primeiro capítulo da obra *Biologie, l'essentiel pour le clinicien*, de J.-L. Prétet.

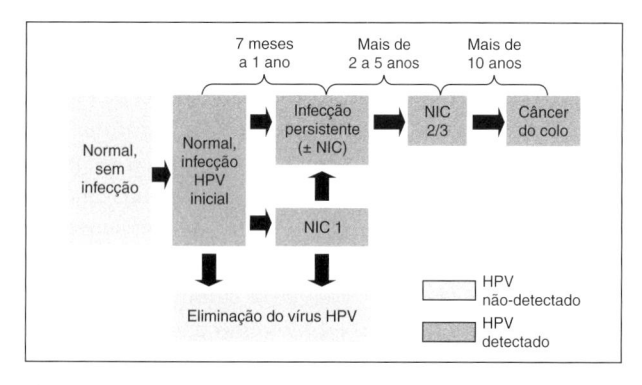

Fig. 2-9. História natural do câncer do colo uterino.

O meio biológico das células infectadas pelos HPV de risco é determinante na expressão ou não dos genes virais transformantes. Nesse meio biológico muito particular, deverão ainda ser feitas pesquisas moleculares sobre uma série de co-fatores exógenos ou endógenos (dentre os quais os fatores hormonais e imunológicos) para compreender os mecanismos de interação entre a célula hospedeira, seu genoma e os genes transformantes dos HPV de risco (Fig. 2-9).

A aquisição sexual dos HPV é o elemento determinante observado com maior freqüência nas primeiras relações. Com efeito, a prevalência e a incidência dos HPV são particularmente altas na jovem sexualmente ativa e são proporcionais ao número de parceiros sexuais.

O caráter de intermitência, de ressurgimento, de forma transitória ou persistente da infecção de HPV é uma das características dessa infecção. Quatro fatores de risco importantes condicionam em seguida o aparecimento de uma displasia: os tipos virais (HPV 16-18), o número de cópias de DNA viral (carga viral), a resposta imunológica do hospedeiro diante das proteínas virais implicadas na expressão das lesões e, finalmente, os fatores de meio ambiente, que são os hormônios e o tabaco essencialmente.

No início, os genes E6-E7 são reprimidos pelo controle intra e intercelular (Figs. 2-9, 2-10a e b, 2-11). Alguns indivíduos desenvolvem lesões puramente virais, chamados condilomas planos ou lesões cervicais de baixo grau (displasia leve). Nesse tipo de lesão, os HPV de tipo 16 chegam à maturação e seu genoma sempre é extracromossômico; são sobretudo os genes virais implicados na síntese do capsídeo que são expressos (ORF L1-L2) nas camadas

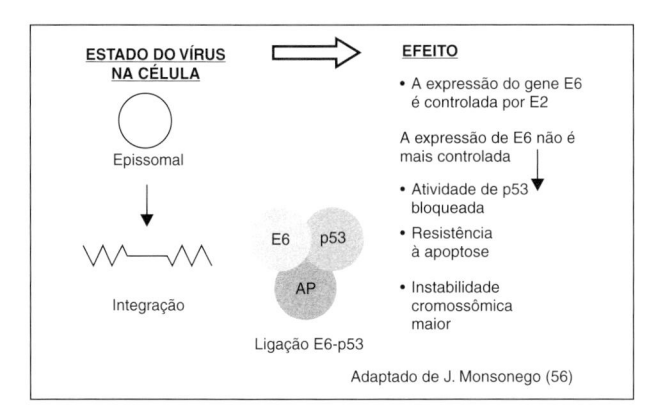

Fig. 2-10a. Como a integração aumenta o risco de transformação.

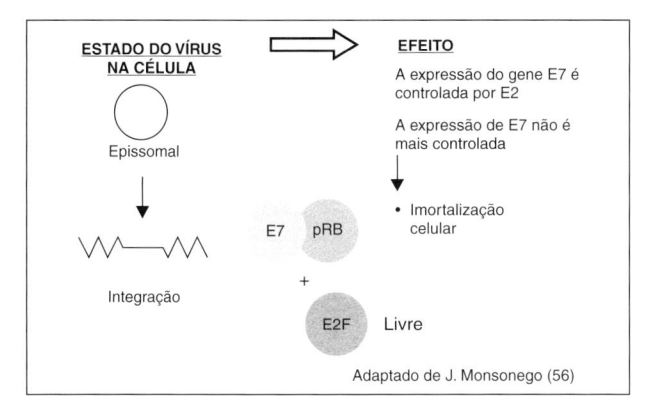

Fig. 2-10b. Como a integração aumenta o risco de câncer.

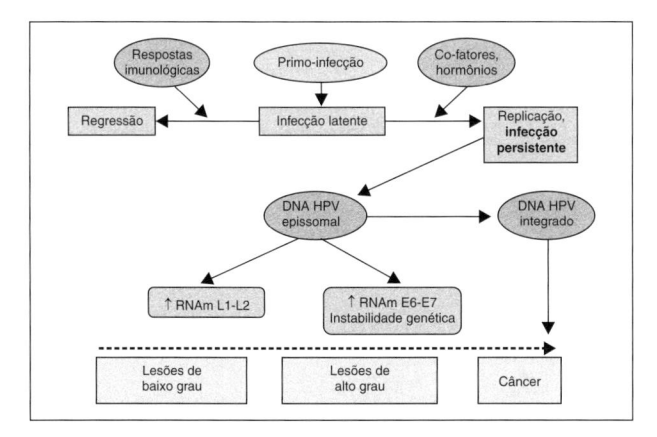

Fig. 2-11. Impacto dos co-fatores na carcinogênese do colo uterino.

diferenciadas do epitélio de Malpighi. Nesse estágio, as proteínas E6-E7 são produzidas em pequenas quantidades, permitindo seu reconhecimento antigênico e seu controle. Quando a lesão se torna uma lesão de alto grau (displasia grave ou carcinoma *in situ*), assiste-se progressivamente à expressão dos genes virais E6-E7, mas os vírus, cujo DNA é sempre extracromossômico, não chegam à maturação; encontram-se, na maioria das vezes, no estado epissomal (imaturo). Nessa fase, o controle intercelular (macrófagos, imunidade à mediação celular) da transcrição dos genes E6-E7 fica difícil.

Trata-se aí de lesões de risco cujas características lembram o crescimento das células imortalizadas *in vitro*. Essa imortalização deve ser assimilada, na realidade, às lesões com instabilidade gênica. Esta é, aliás, confirmada pela aneuploidia, que é tradicionalmente observada em 90% dessas lesões de risco. A produção insuficiente das moléculas específicas do complexo principal de histocompatibilidade (MHC) ou a falta de apresentação dos peptídeos E6-E7 acarretam um nível alto de síntese das proteínas E6-E7. À medida que os genes E6-E7 são expressos em grande quantidade, eles fixam com o tempo as proteínas pRB e p53 e bloqueiam, assim, a função supressiva da transformação; é então que se constata a integração do DNA viral dos HPV ditos de risco ao genoma das células hospedeiras, e esse fenômeno sempre está associado à cancerização. Quando a lesão invasora se tornava agressiva e se generalizava, podia-se pensar que havia ocorrido uma mutação dos genes p53 e pRB, normalmente na ausência de HPV, mas isso não é mais confirmado hoje em dia. As mutações são observadas nos cânceres tanto negativos quanto positivos para os HPV. No estágio das lesões pré-cancerosas, certos co-fatores contribuem para a amplificação do DNA dos HPV (hormônios etc.). Os fatores imunológicos e o sistema HLA podem explicar as regressões ou a estabilidade de certas lesões.

Em certos casos, o DNA viral não se replica, não se integra. Fala-se de infecções latentes assintomáticas que não levam a nenhuma anomalia citológica ou colposcópica. Essas infecções latentes constituem reservatórios virais a partir dos quais os HPV podem retomar seu ciclo de replicação após um acontecimento externo (imunodepressão, por exemplo), integrar-se e provocar lesões do colo uterino.

A Figura 2-11 ilustra o impacto dos co-fatores na carcinogênese do colo uterino.

A Tabela 2-3 recapitula os dados clínicos e biológicos das lesões cervicais de HPV.

Para concluir, lembremos que o processo de transformação dos cânceres positivos do colo uterino para HPV requer a expressão de genes virais específicos e que esta só é observada normalmente após um longo período, sugerindo interações biológicas complexas e individuais entre o DNA viral e o genoma celular.

Tabela 2-3 – Aspectos clínicos, biológicos das neoplasias cervicais

	NIC 2-3	Câncer do colo do útero	Condilomas acuminados
DNA HPV	16-18 os mais freqüentes	16-18 os mais freqüentes	6-11
Colposcopia	Anomalias da zona de transformação	Vasos atípicos, ulcerações, brotamentos	Proliferação regular sem necrose
Histologia	Hiperplasia intra-epitelial, mitoses atípicas, coilocitose na superfície	Infiltração do estroma pelo processo neoplásico, coilocitose na superfície	Coilocitose, multinucleação, paraceratose, papilomatose. Ausência de mitose atípica
DNA ploidia	Aneuploidia (50-80%)	Aneuploidia (–95%)	Diploidia (–80%)
Estado do DNA viral	Epissomal (++) nas células basais e intermediárias, vírions na superfície	Integrado ao genoma das células tumorais	Vírions nas células diferenciadas
Expressão dos genes virais	E6-E7 (+) nas células basais indiferenciadas. E1-E2-E4-E5 (+) L1-L2 (+) nas células diferenciadas	E6-E7 (+++) nas células tumorais E2 (–) L1-L2 (–)	L1-L2 (+++) nas células diferenciadas. E6-E7-E2-E1 nas células diferenciadas
Ligação com as proteínas dos genes supressores (p53-pRb)	Rara. Nas células indiferenciadas (hibridização *in situ*)	Constante, nas células cancerosas de E6 e de E7 com p53 e pRb respectivamente	Ausente ou não específica
Controle da expressão das proteínas E6-E7	Macrófagos. Imunidade de mediação celular	Falta de apresentação dos antígenos virais ao sistema MHC	Imunidade de mediação celular

(+): *presença*; (–): *ausência*.

■ Respostas imunológicas anti-HPV

A questão é tratada no capítulo seguinte "Imunologia comparada" de I. Bourgault Villada. As Figuras 2-12 a 2-14 e a Tabela 2-4 resumem esses mecanismos.

O desenvolvimento de lesões pré-cancerosas do colo uterino mostra uma queda imunológica diante dos papilomavírus, que é própria de cada um e é mais marcada nos casos de HPV 16 e 18. A maioria das infecções de HPV da jovem com menos de 30 anos é, portanto, transitória, ao passo que aquelas observadas após a idade de 30 anos são mais freqüentemente persistentes e podem resultar em lesões. Os tipos 16 e 18 são mais freqüentemente persistentes do que os outros tipos virais. Dessa forma, a presença instantânea dos HPV no colo uterino não significa a presença de uma lesão; pode tratar-se também de um aparecimento silencioso.

Ao contrário, demonstrou-se claramente que a persistência do DNA viral depois dos 12 ou 18 meses de in-

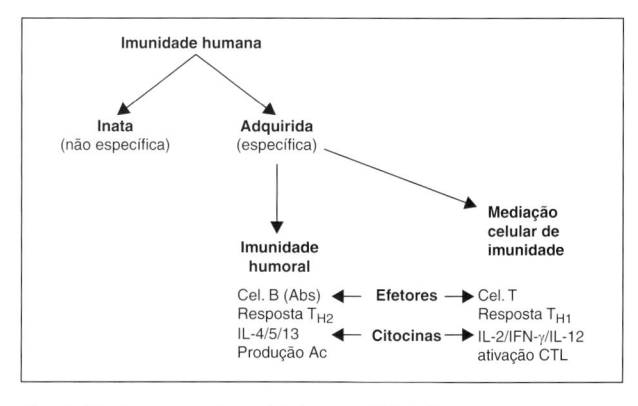

Fig. 2-12. Respostas imunitárias aos HPV: síntese.

Epidemiologia e história natural

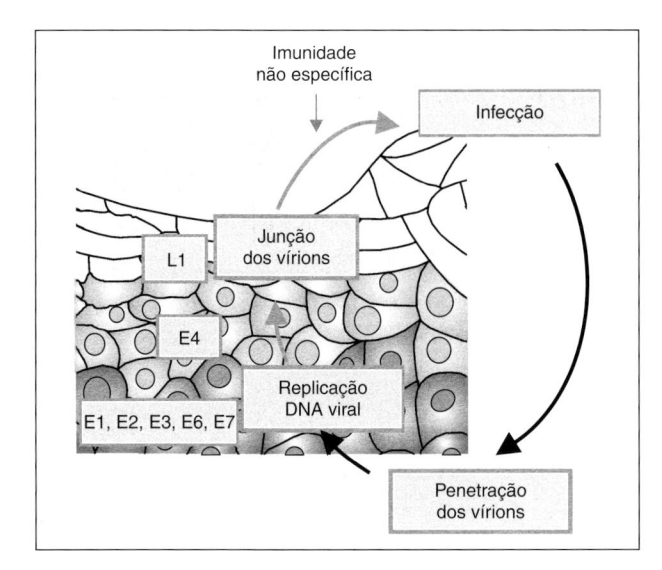

Fig. 2-13. Resposta imune aos HPV.

Tabela 2-4 – Imunidade específica aos HPV

Imunidade humoral	Imunidade de mediação celular
Pode ser medida	Difícil de ser avaliada
Essencialmente contra L1	E6 e E7 são os alvos principais
Impede a penetração dos vírus no epitélio	• Implicada na eliminação natural dos vírus oncogênicos • A infecção subclínica pode persistir

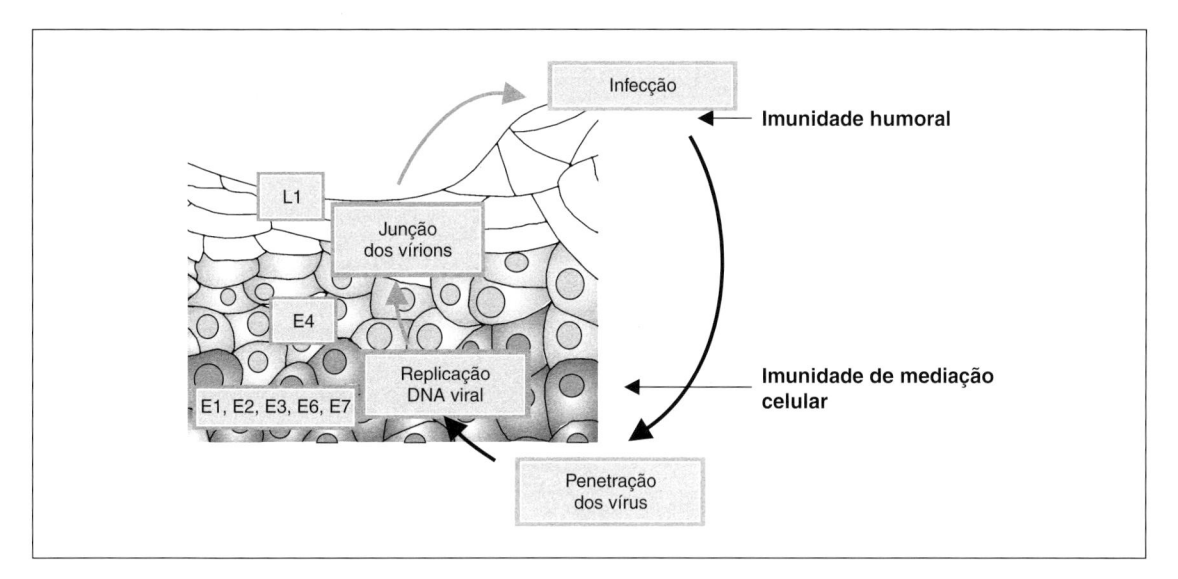

Fig. 2-14. Respostas imunes aos HPV.

tervalo é um bom indicador de lesão atual ou futuro. Esse fenômeno é mais marcado para a infecção por HPV 16 e 18. O risco relativo de desenvolver uma lesão anos mais tarde é avaliado de 11 a 350. Essa persistência viral se traduz pela expressão de certos genes virais, particularmente dos genes E6 e E7 dos HPV de risco somente, cujo papel na imortalização das células é demonstrado por sua ação sobre as proteínas inibidoras do ciclo celular. A ligação específica da proteína E7 com produtos do gene inibidor do ciclo celular pRB é responsável pela proliferação celular. A ligação da proteína E6 à proteína p53 degrada esta última, acarretando uma disfunção no processo de apoptose.

■ Conclusão. Diferenças fundamentais entre a infecção por HPV de baixo e de alto riscos

Para concluir este capítulo sobre a infecção por papilomavírus, é fundamental que o clínico compreenda as diferenças essenciais entre a infecção por papilomavírus de baixo e de alto riscos, tanto nos planos epidemiológico, morfológico, clínico, imunológico quanto oncogênico. A Tabela 2-5 resume de forma didática os elementos mais característicos dessa diferença.

Tabela 2-5 – Diferenças fundamentais entre a infecção por HPV de baixo e de alto riscos

	Características	HPV de baixo risco	HPV de alto risco
Epidemiologia	Manifestações clínicas	Condilomas acuminados (CA)	Neoplasias intra-epiteliais Câncer
	Transmissão	Contato sexual Contato não sexual	Contato sexual
	Alvos mais freqüentes quanto às lesões	15-25 anos	20-70 anos
	Pico de prevalência Infecção/Doença	24 anos 25 anos (HPV) (CA)	25 anos 35 anos 45 anos (HPV) (NIC 3) (câncer)
	Prazo médio de aparecimento das lesões após exposição aos vírus	2 a 8 meses	18 meses – 5 anos 15-20 anos (NIC 3) (câncer)
	Transmissibilidade viral	Forte	Fraca
	Expressão clínica	Condilomas acuminados genitais (homens-mulheres) • Multifocais – Pluricêntricas • Locais: vulva e períneo++, ânus, vagina-colo	Neoplasias intra-epiteliais (NIE) (mulheres) • (5% dos homens envolvidos) • Local privilegiado ZT colo = NIC • NIVA; NIV, NIA mais raras
	Particularidades	• Extensão – associação IST • Recidivas 30% • Tratamentos múltiplos de eficácia relativa (resposta completa em 1 ano 50-70%) • 20% persistente após 1 ano de tratamento	Unifocal NIC 1-2-3 +++ Raramente multifocal Tratamentos eficazes no colo: taxas de sucesso depois de: • tratamento destruidor 90% • remoção cirúrgica 95%
Clínica	Oncogênicas	NÃO	SIM
	Imunológicas	Imunidade natural específica de tipo muito pouco protetora, queda da imunidade	Imunidade natural específica de tipo melhor
	Risco de lesão após contato	• 50% dos indivíduos desenvolvem CA após contatos • Em um prazo inferior ou igual a 8 meses	• 80% dos indivíduos expostos eliminam o vírus espontaneamente (infecção transitória) • 20% são infecções persistentes • 20% para as NIC 3 em um prazo de 5 a 10 anos • 5% para os casos de cânceres do colo uterino – em um prazo de 15 a 20 anos e sem intervenção de exame • 1% para os cânceres com intervenção de exame

CA; condilomas acuminados; NIE: neoplasias intra-epiteliais; ZT: zona de transformação; IST: infecções sexualmente transmissíveis.

Infecção por papilomavírus de baixo risco

Essa infecção é responsável pelos condilomas acuminados. Os papilomavírus 6 e 11 são os mais prevalentes. Mais raramente, encontram-se papilomavírus 42, 44, 50, 53 e 83. A transmissão é feita por contato sexual e, às vezes, por contato não sexual, especialmente a partir de um lençol ou de uma superfície suja com o revestimento genital externo. Foram relatadas igualmente uma auto ou heterotransmissão a partir de verrugas digitais por ocasião de toques ou da higiene íntima. Na verdade, o preservativo não garante uma proteção. Os jovens de 15 a 25 anos são o alvo mais freqüente para o desenvolvimento dessas lesões. A prevalência das verrugas genitais, cuja população geral é avaliada em 1% nos jovens de 15 a 25 anos, é da ordem de 10%. O pico de prevalência para a infecção fica em torno dos 24 anos, e o das verrugas genitais, em torno dos 25 anos. O prazo médio de surgimento das lesões após a exposição ao vírus é curto: estima-se que entre 2 e 8 meses após o contato infectante. Considerando a extensão dessas lesões e a importância da replicação viral em sua superfície, a transmissibilidade viral de um indivíduo a outro quando dos contatos sexuais é grande. Estima-se em aproximadamente 50% o risco de se desenvolver condilomas acuminados quando um dos parceiros é portador.

Os condilomas acuminados atingem igualmente os jovens dos dois sexos. As lesões são normalmente plurifocais, e estudos são multicêntricos. O local mais freqüentemente atingido na mulher é a vulva em seu território cutâneo ou mucoso. A extensão ao períneo e à região perianal é comum. Mesmo na ausência de relações por via anal, o desenvolvimento de verrugas genitais intra-anais é comum, pois os vírus sobem pelo canal anal por contigüidade e penetram facilmente no epitélio através dos atritos mucosos dos microtraumatismos da defecação. Quando a superfície das lesões genitais externas é superior a 10 cm², a probabilidade de lesões intra-anais é de 50%. As lesões podem se estender igualmente ao terço inferior das paredes vaginais e mais excepcionalmente à vagina superior e à zona de transformação do colo uterino. A condilomatose anogenital florida não é rara, sendo observada comumente nos mais jovens na primo-infecção e nos casos de imunodeficiência (gravidez, imunodeprimidos, sujeitos sob imunossupressores). A associação com outras infecções sexualmente transmissíveis é possível.

O tratamento dos condilomas acuminados é complexo. Os tratamentos destruidores químicos ou físicos, ou as remoções cirúrgicas, nem sempre dão resultados satisfatórios. As recidivas são estimadas, em média, em 30%. Normalmente, 20% das lesões desaparecem ao final de um ano após vários tratamentos. Vinte por cento continuarão a reaparecer, depois de vários tratamentos, passado esse período.

A imunidade natural é, em geral, protetora diante da infecção de papilomavírus de baixo risco. A queda da imunidade resultante do desenvolvimento das lesões acuminadas é estimada em 50%.

Os papilomavírus de baixo risco não têm capacidade de transformação, as proteínas E6 e E7 desses vírus não interferem com as proteínas inibidoras do ciclo celular, com exceção da doença de Buschke-Lowenstein, que é um tumor de desenvolvimento locorregional. Após exposição aos HPV de baixo risco, estima-se em 50% a probabilidade de desenvolver lesões acuminadas.

Infecção por papilomavírus de alto risco

Ela é responsável por neoplasias intra-epiteliais ou displasias e pelo câncer. O local mais freqüentemente atingido é a zona de transformação do colo uterino. Vários tipos virais têm um tropismo genital. Os tipos 16 e 18 são aqueles encontrados com maior freqüência nas lesões imediatamente pré-cancerosas (NIC 3) e nos cânceres. A transmissão desse vírus ocorre por contato sexual. As mulheres de 20 a 70 anos constituem o alvo dessas lesões. O pico de prevalência da infecção fica em torno dos 25 anos, o das NIC 3 em torno dos 35 anos e no caso do câncer do colo uterino em torno dos 45 anos. O prazo médio de surgimento das lesões após exposição é estimado entre 2 e 5 anos para as NIC 3, e entre 15 e 20 anos para o câncer do colo uterino sem intervenção de exames. A transmissibilidade viral ao homem a partir de lesão cervical é baixa, isso em face de uma replicação viral atenuada, ou mesmo nula, nas displasias avançadas e de uma superfície de contato com as partes genitais do homem muito limitada.

A expressão clínica das infecções duradouras se traduz por modificações das células da zona de transformação, que são os condilomas planos e as neoplasias intra-epiteliais. As mulheres são mais suscetíveis a essa infecção cervical do que os homens. Nessa situação, somente 5% dos homens são portadores de lesão por HPV na região genital quando a mulher apresenta uma neoplasia intra-epitelial cervical. O local privilegiado da infecção duradoura por HPV de risco é a zona de transformação do colo uterino. Mais raramente, as lesões podem se situar na vagina ou na vulva ou ainda se apresentar em um quadro de lesões plurifocais.

Diferentemente dos condilomas acuminados, o cuidado e o tratamento das NIC são coroados de sucesso em mais de 90% dos casos com os tratamentos convencionais. Os tratamentos destruidores e de remoção cirúrgica dão respectivamente 90 e 95% de respostas completas.

A infecção duradoura por papilomavírus de risco após 2 anos, especialmente para os HPV 16 e 18, tem como conseqüência a expressão dos genes virais transformantes E6 e E7 cujos produtos protéicos têm como particularidade interferir nas proteínas de regulação do ciclo celular p53 e pRb, na origem da instabilidade genética das displasias. Se não houver intervenção nesse estágio, a integração do DNA viral com o DNA das células displásicas origina a transformação depois de um tempo estimado em mais de 20 anos.

No plano imunológico, a imunidade natural diante dos papilomavírus de risco é melhor do que diante dos papilomavírus de baixo risco. Estima-se que 80% dos indivíduos expostos vão eliminar espontaneamente seus vírus, especialmente nas jovens, antes dos 30 anos. As infecções são, portanto, mais freqüentemente transitórias. Vinte por cento, em média, desenvolverão uma infecção persistente depois de 24 meses. Essa persistência é a prova de uma queda de imunidade que está na origem do desenvolvimento das lesões pré-cancerosas e cancerosas. Não há atualmente marcadores capazes de medir essa desigualdade biológica.

Após contato da zona de transformação do colo uterino com os papilomavírus de risco, estima-se o risco de desenvolvimento da lesão em 20% para as NIC 3 em um prazo de 5 a 10 anos, de 5% para o câncer do colo em um prazo de quinze a vinte anos, e isso sem intervenção de exame, e em 1% para o câncer do colo uterino nas mulheres submetidas ao exame.

Referências

1. Bosch FX, Lorincz A, Munoz N et al. (2002) The causal relation between human papillomavirus and cervical cancer. J Clin Pathol 55:244-65
2. Schiffman MH, Bauer HM, Hoover RN et al. (1993) Epidemiologic evidence showing that human papillomavirus infection causes most cervical intraepithelial neoplasia. J Natl Cancer Inst 85:958-64
3. Bosch FX, Manos MM, Munoz N et al. (1995) Prevalence of human papillomavirus in cervical cancer: a worldwide perspective. International biological study on cervical cancer (IBSCC) Study Group. J Natl Cancer Inst 87:796-802
4. Kjaer SK, van den Brule AJ, Bock JE et al. (1996) Human Papillomavirus - the most significant risk determinant of cervical intraepithelial neoplasia. Int J Cancer 65:601-6
5. zur Hausen H (2000) Papillomaviruses causing cancer: evasion from host-cell control in early events in carcinogenesis. J Natl Cancer Inst 92:690-8
6. Walboomers 1M, Jacobs MV, Manos MM et al. (1999) Human papillomavirus is a necessary cause of invasive cervical cancer worldwide. J Pathol 189:12-9
7. Munoz MD, Bosch MD, de Sanjosé MD et al. for the International Agency for research on Cancer Multicenter Cervical Cancer Study Group (2003) Epidemiologic Classification of Human Papillomavirus Types Associated with Cervical Cancer. N Engl J Med 348:518-27
8. Munoz N, Bosch FX, Castellsague X et al. (2004) Against which human papillomavirus types shall we vaccinate and screen? The international perspective. Int J Cancer 111:278-85
9. Hildesheim A, Gravitt P, Schiffman MH et al. (1993) Determinants of genital human papillomavirus infection in low-income women in Washington, D.C. Sex Transm Dis 20:279-85
10. Anderson RM (1999) Transmission dynamics of sexually transmitted infections. In: Holmes KK, Mardh P-A, Sparling PF et al. eds. Sexually Transmitted Diseases. New York, McGraw-Hill, 25-37
11. Franco E, Villa L, Ruiz A, Costa M (1995) Transmission of cervical human papillomavirus infection by sexual activity: differences between low and high risk types. J Infect Dis 172:756-63
12. Winer RL, Kiviat NB, Hughes JP et al. (2005) Development and duration of human papillomavirus lesions, after initial infection. J Infect Dis 1 191:731-8.
13. Kjaer S, Van den Brule A, Bock j et al. (1997) Determinants for genital human papillomavirus (HPV) infection in 1000 randomly chosen young Danish women with normal Pap smear: are there different risk profiles for oncogenic and nononcogenic HPV types? Cancer Epidemiol Biomar 6:799-805
14. Collins S, Mazloomzadeh S, Winter H et al. (2002) High incidence of cervical human papillomavirus infection in women during their first sexual relationship. BJOG 109:96-8
15. Winer RL, Lee SK, Hughes JP et al. (2003) Genital human papillomavirus infection: incidence and risk factors in a cohort of female university students. Am J Epidemiol 157:218-26. Erratum in: Am J Epidemiol 157:858
15a. Monsonego J (2006) Infections à papillomavirus. État des connaissances pratiques et prevention vaccinate. Paris, Springer
15b. Winer RL, Hughes JP, Feng Q et al. (2006) Condom use and the risk of genital human papillomavirus Infection in young women. New Engl J Med 355: 1388-9
16. Remmink At, Walboomers JM, Helmerhorst TJ et al. (1995) The presence of persistent high-risk HPV genotypes in dysplastic cervical lesions is associated with progressive disease: natural history up to 36 months. Int J Cancer 61:306-11
17. Ho GY, Biermal R, Beardsley L et al. (1998) Natural history of cervicovaginal papillomavirus infection in young women. N Engl J Med 338:423-8
18. Richardson H, Kelsall G, Tellier P et al. (2003) The natural history of type-specific human papillomavirus infections in female university students. Cancer Epidemiology, Biomarkers & Prevention 12:485-90
19. Clifford GM, Smith IS, Aguado T, Franceschi S (2003) Comparison of HPV type distribution in high-grade cervical lesions and cervical cancer: a meta-analysis. Br J Cancer 89:101-5

20. Castle PE, Schiffman M, Scott DR *et al.* (2005) Semiquantitative human papillomavirus type 16 viral load and the prospective risk of cervical precancer and cancer. Cancer Epidemiol Biomarkers Prev 14:1311-6
21. Ferlay L, Bray F, Pisani P, Parkin M (2004) GLOBOCAN 2002: cancer incidence, mortality and prevalence world-wide IARC CanceBase. N° 5, version 2.0. Lyon IARC Press
22. Quinn M, Babb P, Jones J, Allen E (1999) Effect of screening on incidence of and mortality from cancer of cervix in England: evaluation based on routinely collected statistics. BM J 318:904-8
23. Wang SS, Sherman ME, Hildesheim A *et al.* (2004) Cervical adenocarcinoma and squamous cell carcinoma incidence trends among white women and black women in the United States for 1976-2000. Cancer 100:1035-44
24. Koutsky L (1997) Epidemiology of genital human papillomavirus infection. Am J Med 102:3-8
25. Schiffman M, Kruger Kjaer S (2003) Natural history of anogenital human papillomavirus infection and neoplasia. J Natl Cancer Institute Monographs 31:14-9
26. Lajous M, Mueller N, Cruz-Valdez A *et al.* (2005) Determinants of prevalence, acquisition, and persistence of human papillomavirus in health Mexican military men. Cancer Epidemiology, Biomarkers & Prevention 14:1710-6
27. Shin HR, Franceschi S, Vaccarella S *et al.* (2004) Prevalence and determinants of genital infection with papillomavirus, in female and male university students in Busan, South Korea. Journal of Infectious Diseases 190:468-76
28. Lazcano-Ponce E, Herrero R, Munoz N *et al.* (2001) High prevalence of human papillomavirus infection in Mexican males: Comparative study of penile-urethral swabs and urine samples. Sexually Transmitted Diseases 28:277-80
29. Baldwin S, Wallace D, Papenfuss M *et al.* (2003) Human papillomavirus infection in men attending a sexually transmitted disease clinic. J Infect Dis 187:1064-70
30. Baldwin SB, Wallace DR, Papenfuss MR *et al.* (2004) Condom use and other factors affecting penile human papillomavirus detection in men attending a sexually transmitted disease clinic. Sex Trans Dis 31:601-7
31. Brown D, Shew M, Qadadri B *et al.* (2005) A longitudinal study of genital human papillomavirus infection in a cohort of closely followed adolescent women. J Infect Dis 191:182-92
32. Moscicki AB, Shiboski S, Broering J *et al.* (1998) The natural history of human papillomavirus infection as measured by repeated DNA testing in adolescent and young women. J Pediatr 132:277-84
33. Woodman CB, Collins S, Winter H *et al.* (2001) Natural history of cervical human papillomavirus infection in young women: a longitudinal cohort study. Lancet 357:1831-6
34. Rozendaal L, Westerga J, van der Linden JC *et al.* (2000) PCR based high risk HPV testing is superior to neural net-work based screening for predicting incident CIN 3 in women with normal cytology and borderline changes. J Clin Pathol 53:606-11
35. Clifford GM, Gallus S, Herrero R *et al.* (2005) IARC HPV Prevalence Surveys Study Group. Worldwide distribution of human papillomavirus types in cytologically normal women in the International Agency for Research on Cancer HPV prevalence surveys: a pooled analysis. Lancet 366:991-8
36. Clifford GM, Rana RK, Franceschi S *et al.* (2005) Human papillomavirus genotype distribution in low-grade cervical lesions: comparison by geographic region and with cervical cancer. Cancer Epidemiol Biomarkers Prev 14:1157-64. Review
37. Khan MJ, Castle PE, Lorincz AT *et al.* (2005) The elevated 10-year risk of cervical precancer and cancer in women with human papillomavirus (HPV) type 16 or 18 and the possible utility of type-specific HPV testing in clinical practice. J Natl Cancer Inst 97:1072-9
38. Franceschi S (2005) The IARC commitment to cancer prevention: the example of papillomavirus and cervical cancer. Recent Results Cancer Res 166:277-97. Review
39. Castle PE, Solomon D, Schiffman M, Wheeler CM for the ALTS Group (2005) Human Papillomavirus Type 16 infections and 2-Year absolute risk of cervical precancer in Women with equivocal or mild cytologic abnormalities. J Natl Cancer Inst 97:1066-71
40. Castle PE, Schiffman M, Herrero R *et al.* (2005) A prospective study of age trends in cervical human papillomavirus acquisition and persistence in Guanacaste, Costa Rica. J Infect Dis 191:1808-16.
41. Richardson H, Franco E, Pintos J *et al.* (2000) Determinants of low-risk and high-risk cervical human papillomavirus infections in Montreal university students. Sexually Transmitted Diseases 27:79-86
42. Giuliano A, Papenfuss M, Abrahamsen M, Inserra P (2002) Differences in factors associated with oncogenic and nononcogenic human papillomavirus infection at the United States-Mexico border. Cancer Epidemiology, Biomarkers & Prevention 11:930-4
43. Herrero R, Castle P, Schiffman M *et al.* (2005) Epidemiologic profile of type-specific human papillomavirus infection and cervical neoplasia in Guanacaste, Costa Rica. J Infect Dis 191:1796-807
44. Rousseau M, Franco E, Villa L *et al.* (2000) A cumulative case-control study of risk factor profiles for oncogenic and nononcogenic cervical human papillomavirus infections. Cancer Epidemiol Biomar 9:469-76
45. Ho GY, Burk RD, Klein S *et al.* (1995) Persistent genital human papillomavirus infection as a risk factor for persistent cervical dysplasia. J Natl Cancer Inst 87:1365-71
46. Nobbenhuis MA, Helmerhorst TJ, van den Brule AJ *et al.* (2001) Cytological regression and clearance of high-risk human papillomavirus in women with an abnormal cervical smear. Lancet 358:1782-3
47. Schlecht NF, Kulaga S, Robitaille J *et al.* (2001) Persistent human papillomavirus infection as a predictor of cervical intraepithelial neoplasia. JAMA 286:3106-14
48. Cuschieri KS, Cubie HA, Whitley MW *et al.* (2005) Persistent high risk HPV infection associated with

development of cervical neoplasia in a prospective population study. J Clin Pathol 58:946-50
49. Dalstein V, Riethmuller D, Pretet JL et al. (2003) Persistence and load of high-risk HPV are predictors for development of high-grade cervical lesions: a longitudinal French cohort study. Int J Cancer 106:396-403
50. Bory JP, Cucherousset J, Lorenzato M et al. (2002) Recurrent human papillomavirus infection detected with the hybrid capture II assay selects women with normal cervical smears at risk for developing high grade cervical lesions: a longitudinal study of 3,091 women. Int J Cancer 102:519-25
51. Kjaer SK, Munk C, Winther JF et al. (2005) Acquisition and persistence of human papillomavirus infection in younger men: a prospective follow-up study among Danish soldiers. Cancer Epidemiol Biomarkers Prev 14:1528-33
52. Wallin KL, Wiklund F, Angstrom T et al. (1999) Type-specific persistence of human papillomavirus DNA before the development of invasive cervical cancer. N Engl J Med 341:1633
53. Wang SS, Hildesheim A (2003) Viral and host factors in human papillomavirus persistence and progression. J Natl Cancer Inst Monogr 31:35-40
54. Cuzick J (2002) Role of HPV testing in clinical practice. Virus Res 89:263-9
55. Castellsague X, Bosch FX, Munoz M (2002) Environmental cofactors in HPV carcinogenesis. Virus Res 89:191-9
56. Monsonego J (1996) Papillomavirus et cancer du col de l'utérus. Médecine/Sciences 12:733-42
57. Ostor AG (1993) Natural history of cervical intraepithelial neoplasia: a critical review. Int J Gynecol Pathol 12:186-92
58. Nasiell K, Nasiell M, Vaclavinkova V (1983) Behavior of moderate cervical dysplasia during long-term follow-up. Obstet Gynecol 61:609-14
59. Nasiell K, Roger V, Nasiell M (1986) Behavior of mild cervical dysplasia during long-term follow-up. Obstet Gynecol 67:665-9
60. Holowaty P, Miller AB, Rohan T, To T (1999) Natural history of dysplasia of the uterine cervix. J Natl Cancer Int 91:252-8
61. Barron BA, Richart RM (1968) A statistical model of the natural history of cervical carcinoma based on a prospective study of 557 cases. J Natl Cancer Inst 41:1343-53
62. Richart RM, Barron BA (1969) A follow-up study of patients with cervical dysplasia. Am J Obstet Gynecol 105:386-93
63. IARC Working Group, Human Papillomavirus (1995) IARC Monographson the evaluation of carcinogenics risk to humans Vol. 64. Lyon: International Agency for Research on Cancer
64. Monsonego J (2003) Infections génitales à papillomavirus (HPV): mise au point, nouveaux concepts et applications. In: Michel Segondy Infections virales sexuellement transmissibles » Guide Médi/BIO 149:176
65. Richardson H, Abrahamowicz M, Tellier PP et al. (2005) Modifiable risk factors associated with clearance of type-specific cervical human papillomavirus infections in a cohort of university students. Cancer Epidemiol Biomarkers Prev 14:1149-56
66. Giuliano A, Harris R, Sedjo R et al. (2002) Incidence, pre-valence and clearance of type-specific human papillomavirus infections: The Young Women's Health Study. J Infect Dis 186:462-9
67. Frazer I. H, Thomas R, Zhou J et al. (1999) Potential strategies utilised by papillomavirus to evade host immunity. Immunol Rev 168:131
68. Charbonnier AS, Kohrgruber N, Kriehuber E et al. (1999) Macrophage inflammatory protein 3alpha is involved in the constitutive trafficking of epidermal langerhans cells. J Exp Med 190:1755
69. Coleman N, Birley HD, Renton AM et al. (1994) Immunological events in regressing genital warts. Am J Clin Pathol 102:768
70. Ghosh AK, Moore M (1992) Tumour-infiltrating lympho-cytes in cervical carcinoma. Eur J Cancer 28A:1910
71. Evans EM, Man S, Evans AS, Borysiewicz LK (1997)Infiltration of cervical cancer tissue with human papillo mavirus-specific cytotoxic T-lymphocytes. Cancer Res 57:2943
72. Hong K, Greer CE, Ketter N et al. (1997) Isolation and characterization of human papillomavirus type 6-specific T cells infiltrating genital warts. J Virol 71:6427
73. Evans C, Bauer ST, Grubert C et at. (1996) HLA-A2-restricted peripheral blood cytolytic T lymphocyte response to HPV type 16 proteins E6 and E7 from patients with neoplastic cervical lesions. Cancer Immunol Immunother 42:151
74. Nakagawa M, Stites DP, Farhat S et al. (1997) Cytotoxic T lymphocyte responses to E6 and E7 proteins of human papillomavirus type 16: relationship to cervical intraepithelial neoplasia. J Infect Dis 175:927
75. Ressing ME., van Driel WJ, Celis E et al. (1996) Occasional memory cytotoxic T-cell responses of patients with human papillomavirus type 16-positive cervical lesions against a human leukocyte antigen-A *0201-restricted E7-encoded epitope. Cancer Res 56:582
76. Rangel R, Rocha, L, Ramirez JL et al. (1995) Generation of memory CD4+, CD8+, CD45RO+ and CD16- lymphocytes activated with IL-2, INF-gamma, and TNF-alpha with specific cytotoxicity against autologous cervical cancer cells in a mixed leukocyte-tumour cell culture. Eur Cytokine Netw 6:195
77. Valdespino V, Gorodezky C, Ortiz V et al. (2005) HPV 16-specific cytotoxic T lymphocyte responses are detected in all HPV16-positive cervical cancer patients. Gynecol Oncol 96:92
78. Hopfl R, Heim K, Christensen N et al. (2000) Spontaneous regression of CIN and delayed-type hypersensitivity to HPV-16 oncoprotein E7. Lancet 356:1985

3 Imunologia comparada

I. Bourgault Villada

RESUMO

Os linfócitos T CD4+ e CD8+ desempenham um grande papel na regressão espontânea das lesões por HPV. Os linfócitos T CD4+ são essenciais para essa regressão e não são mais detectáveis quando as lesões evoluem para formas agressivas.

A imunidade em relação ao HPV 16 é, no mínimo, tão eficaz quanto aquela relativa aos HPV não-oncogênicos.

PONTOS-CHAVE

1. A imunidade por mediação celular desempenha um papel capital na defesa natural contra os HPV.
2. As respostas imunológicas em relação aos HPV oncogênicos são, no mínimo, tão eficazes quanto aquelas obtidas para os HPV não-oncogênicos.
3. Essas respostas são difíceis de serem evidenciadas, pois se desenvolvem dentro mesmo dos epitélios.

Respostas imunológicas à infecção por HPV

A particularidade dos HPV é ter como alvo os queratinócitos basais dos epitélios de Malpighi queratinizados ou não. Após uma brecha no epitélio (Fig. 3-1), a penetração dos HPV nos queratinócitos é feita graças a receptores que lhes são próprios, bem identificados para alguns HPV (como a integrina alfa-6 para o HPV 6), não tão bem identificados para outros (glicosaminoglicanas, sindecano-1, sulfato de heparana para HPV 16). Os antígenos virais, depois de sua penetração no queratinócito, podem então aparecer na superfície dessas células na forma de peptídeos de pequeno tamanho (8 a 11 aminoácidos) associados às moléculas HLA de classe I ou de peptídeos maiores (13 a 25 aminoácidos) associados às moléculas HLA de classe II presentes nos queratinócitos infectados.

A estimulação do sistema imunológico (linfócitos T), inicialmente sem efeito contra o HPV, passa obrigatoriamente por uma apresentação do antígeno aos linfócitos T, por células que apresentam o antígeno da linhagem das células dendríticas (CD), incluindo as células de Langerhans presentes nos epitélios de Malpighi. As células de Langerhans têm a propriedade de poder fixar as partículas virais inteiras graças aos receptores dos HPV que se apresentam em sua superfície (1, 2). Elas têm também a propriedade de internalizar partículas virais, como foi mostrado *in vitro* para as células dendríticas na presença de partículas virais vazias (3, 4). As células de Langerhans apresentam, em suma, a capacidade de migrar para os órgãos linfóides que drenam os locais envolvidos e transportam, conseqüentemente, seja partículas virais inteiras, seja corpos apoptóticos de queratinócitos. Após terem captado o antígeno, as células de Langerhans sofrem transformações, e a expressão de CCR7 em sua superfície lhes permite migrar pela atração da quimiocina MIP-3 beta (5). Uma vez nesses órgãos linfóides, as próprias células de Langerhans, ou mesmo *via* outras células dendríticas, apresentam esses antígenos aos linfócitos T CD4+ e, ao mesmo tempo, aos T CD8+ (Fig. 3-2). Os linfócitos T assim estimulados adquirem a propriedade, por sua vez, via um jogo de síntese de quimiocinas e de expressão de moléculas de superfície, de migrar através da circulação sanguínea, dessa vez para os epitélios infectados, e entrar em contato com os queratinócitos infectados. O papel dos linfócitos T na eliminação dos queratinócitos infectados, embora ainda não tenha sido demonstrado de modo formal, é destruir esses queratinócitos, seja por citoxicidade direta, seja pela interação da molécula Fas-L presente nos linfócitos T e da molécula Fas presente nos que-

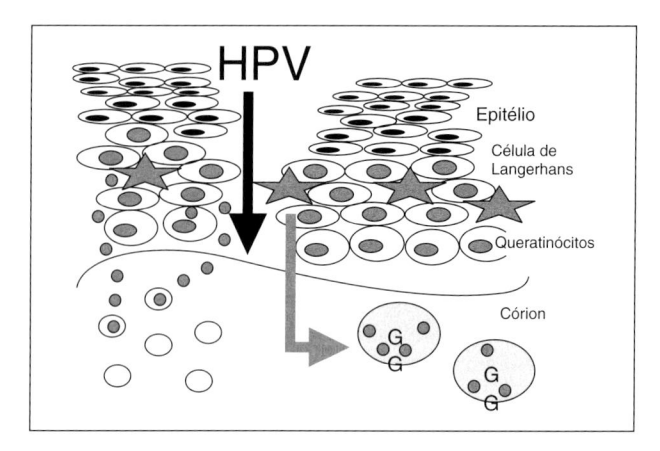

Fig. 3-1. Penetração dos antígenos virais.

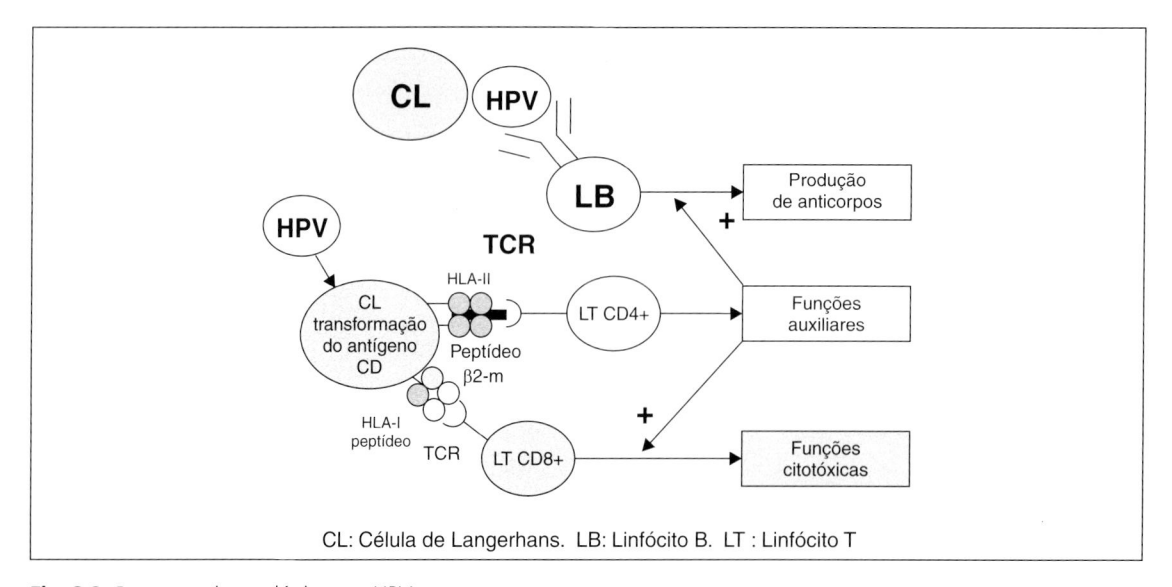

Fig. 3-2. Respostas imunológicas ao HPV.

ratinócitos infectados ou tumorais, seja, ainda, graças à síntese pelos linfócitos T de citocinas, como a TNF-α. O reconhecimento dos queratinócitos infectados pelos linfócitos T ativados é favorecido pela síntese de IFN-γ, que permite aumentar a expressão de moléculas HLA de classes I e II na superfície dos queratinócitos. Compreende-se, a partir do conjunto desses mecanismos, que os linfócitos T tenham, às vezes, dificuldades em ser estimulados pelos antígenos virais (antígenos virais intraqueratinócitos, ausência de viremia e má atuação no sistema imunológico) e sobretudo a dificuldade em mostrar *in vitro* essa resposta imunológica a partir dos linfócitos periféricos circulantes (PBMC), efetuando-se o essencial das reações *in situ*, no local da infecção.

Imunologia comparada

O estudo de Woodman de 2001 (6) relativo a uma população de 1.075 jovens com idade de 15 a 19 anos, HPV negativas, incluindo exames de Papanicolaou normais e acompanhamentos durante 3 a 5 anos, mostrou uma incidência acumulada de infecções cervicais por HPV em 44% dos casos em 3 anos, e 60% dos casos em 5 anos. Entre os HPV encontrados e identificados, os HPV oncogênicos são os mais freqüentes (17% dos casos), os HPV 6 e 11 sendo encontrados apenas em 4,1% dos casos. Nas mulheres com menos de 30 anos, a prevalência da infecção por HPV oncogênicos parece duas vezes maior do que a infecção por HPV não-oncogênicos (7). Outro estudo epidemiológico feito no departamento de Somme (França) mostrou que, entre 3.832 mulheres com idade entre 20 e 62 anos que tinham passado por exames preventivos entre 2000 e 2001, a detecção do DNA viral de um HPV oncogênico era positiva em 14% das coletas em exame genital (8). O resultado positivo chega ao máximo nas adolescentes e nas jovens com menos de 25 anos. Aproximadamente 70% das infecções são transitórias e curam dentro de 1 a 3 anos. Entre as 30% das mulheres portadoras de HPV persistente, 25% apresentarão uma displasia de baixo grau que progredirá para displasia de alto grau em 40% dos casos, expondo então ao risco de câncer invasivo do colo uterino (0,5% das mulheres inicialmente testadas) (9, 10). As respostas imunológicas e especialmente as respostas celulares T são, portanto, muito importantes na regressão dessas doenças induzidas por vírus.

Os linfócitos T foram evidenciados *in situ* por imunomarcadores aplicados em biopsias de verrugas regressivas (11), de NIC (12, 13) e de cânceres cervicais invasivos (14-16). Tratava-se de linfócitos T CD4+ e CD8+ com uma predominância de linfócitos T CD4+ no epitélio das verrugas, dos linfócitos T CD8+ no epitélio das NIC, bem como no tumor e no córion dos cânceres invasivos. A função citotóxica dos linfócitos T CD8+ infiltrante foi mostrada por meio da evidenciação de granzima B e de TIA-1 no citoplasma desses linfócitos durante cânceres invasivos (17) por testes LISA (18), bem como pela marcação desses linfócitos por meio de tetrâmeros HLA-B8/peptídeo E7-E15 de HPV 16 (19). A função dos linfócitos T CD4+ *in situ* foi caracterizada igualmente em condilomas: proliferações dos linfócitos T CD4+ em relação a L1 de HPV 6 (20) de perfil Th1 (síntese de IL-2, IFN-γ e TNF-α) em pacientes tratadas por IFN-α e γ e responsivas (21, 22). Em cânceres invasivos, sínteses de TNF-α e de IFN-γ foram igualmente observadas (23, 24). Citocinas supressivas como o IL-10 e o TGFb aparecem em maior quantidade *in situ* em NIC de alto grau e em cânceres invasivos (25, 26).

No sangue, a porcentagem de linfócitos T circulantes específicos de HPV 16 em mulheres infectadas é extremamente pequena (1/1.250 a 1/20.000), conforme foi mostrado com a ajuda de marcadores de linfócitos periféricos por tetrâmeros HLA-A2/peptídeo E7 11-20 (27). Os estudos das respostas imunológicas celulares T CD8+ foram feitos, em sua maioria, a partir dos PBMC de mulheres portadoras de HPV e assintomáticas, com uma NIC ou um câncer invasivo do colo uterino. Essas respostas são geralmente fracas, e poucas publicações as relatam, o que reflete a dificuldade em evidenciá-las. Nas mulheres infectadas por HPV 16, CTL foram mostradas em 66% dos casos (28), ao passo que, em NIC, somente 28% das pacientes tinham CTL (28-31) e, em cânceres invasivos, a porcentagem de pacientes com CTL subia para 60% (17, 18, 31-33). As respostas imunológicas T CD4+ são avaliadas por testes de proliferação medida por incorporação de timidina tritiada e pela síntese de IL-2. Em um estudo longitudinal, proliferações positivas relativas a peptídeos de E6 e de E7 de HPV 16 foram evidenciadas quando da regressão de lesões de NIC com eliminação de HPV 16 (34). Tsukui (35) mostrou uma diminuição da porcentagem de pacientes tendo PBMC que sintetizam IL-2 após estimulação por peptídeos de E6 e de E7 em função do grau das lesões cervicais e, especialmente, quando da evolução para o câncer invasivo, esta última observação tendo sido feita igualmente por Luxton (36) e por Gruijl (37). Em 50% dos indivíduos que se tornaram HPV 16 negativos, respostas proliferativas em relação a E2 também foram comprovadas (38, 39). Intradermorreações, que são o reflexo de uma reação de hipersensibilidade retardada (resposta CD4+), praticadas com 5 longos peptídeos de E7, foram positivas em 8/11 mulheres que têm uma NIC regressiva, de duas a cada 30 pacientes tendo NIC progressivas e em nenhuma das 7 pacientes com um câncer invasivo (40). Embora essa série seja pequena, esses resultados sugerem uma atividade linfocitária CD4+ fundamental para a regressão das lesões.

A conclusão do conjunto dessas experiências é que a resposta linfocitária T específica CD8+ contra HPV 16 é difícil de ser detectada entre os linfócitos T circulantes. A resposta linfocitária T CD4+ parece estar mais presente em infecções assintomáticas (35), em lesões de baixo grau do que em NIC 3 e desaparece quando da evolução para o câncer invasivo. A atividade anti-HPV 16 observada a partir dos linfócitos periféricos poderia ser o ápice da atividade linfocitária ocorrida *in situ*.

As respostas imunológicas podem ser modificadas igualmente por um tratamento imunomodulador, como o imiquimod. Em um estudo de pacientes com verrugas e soronegativas para o HIV, as taxas de respostas foram de 62% de respostas completas, 24% de respostas parciais e de 24% de não-respostas (41). Em NIV3, as taxas de respostas são menores: 41% de respostas completas, 31% de respostas parciais e 27% de não-respostas (42-47).

É difícil, portanto, concluir, ao analisar o conjunto desses resultados, a eficácia das respostas imunológicas específicas ao HPV 16 em comparação com aquelas relativas ao HPV 6, ainda mais à medida que se sabe tão pouco acerca da imunidade anti-HPV 6, tendo sido esta bem menos estudada e documentada. Outro dado deve ser levado em conta: a ausência de maturação das células de Langerhans na presença de proteínas de capsídeo (VLP) de HPV 16, o que levaria a uma má atuação dos antígenos virais de HPV 16 com os linfócitos T (48). Mas essa experiência não foi realizada com VLP de HPV 6. Considerando que, no colo uterino, as infecções por HPV oncogênicos são, no mínimo, duas vezes mais freqüentes do que aquelas por HPV não-oncogênicos, e que somente 0,5% das mulheres infectadas progredirão até a NIC de alto grau, a imunidade anti-HPV 16 parece ser, na maioria dos casos, portanto, eficaz.

Referências

1. Frazer IH, Thomas R, Zhou J *et al*. (1999). Potential strategies utilised by papillomavirus to evade host immunity. Immunol Rev 168:131-42
2. Price AA, Cumberbatch M, Kimber I *et al*. (1997) Alpha 6 integrins are required for Langerhans cell migration. Adv Exp Med Biol 417:129-32
3. Da Silva DM, Velders MP, Nieland JD *et al*. (2001) Physical interaction of human papillomavirus virus-like particles with immune cells. Int Immunol 13:633-41
4. Lenz P, Day PM, Pang YY *et al*. (2001) Papillomavirus-like particles induce acute activation of dendritic cells. J Immunol 166:5346-55
5. Charbonnier AS, Kohrgruber N, Kriehuber E *et al*. (1999) Macrophage inflammatory protein 3alpha is involved in the constitutive trafficking of epidermal langerhans cells. J Exp Med 190:1755-68
6. Woodman CB, Collins S, Winter H *et al*. (2001) Natural history of cervical human papillomavirus infection in young women: a longitudinal cohort study. Lancet 357:1831-6
7. Richardson H, Franco E, Pintos J *et al*. 2000. Determinants of low-risk and high-risk cervical human papillomavirus infections in Montreal University students. Sex Transm Dis 27:79-86
8. Boulanger JC, Sevestre H, Bauville E *et al*. (2004) [Epidemiology of HPV infection]. Gynecol Obstet Fertil 32:218-23
9. Clavel C, Masure M, Bory JP *et al*. (2001) Human papillomavirus testing in primary screening for the detection of high-grade cervical lesions: a study of 7932 women. Br J Cancer 84:1616-23
10. Moscicki AB, Shiboski S, Hills NK *et al*. (2004) Regression of low-grade squamous intra-epithelial lesions in young women. Lancet 364:1678-83
11. Coleman N, Birley HD, Renton AM *et al*. (1994) Immunological events in regressing genital warts. Am J Clin Pathol 102:768-74
12. Tay SK, Jenkins D, Maddox P *et al*. (1987) Lymphocyte phenotypes in cervical intraepithelial neoplasia and human papillomavirus infection. Br J Obstet Gynaecol 94:16-21
13. Monnier-Benoit S, Mauny F, Riethmuller D *et al*. (2006) Immunohistochemical analysis of CD4+ and CD8+ T-cell subsets in high risk human papillomavirus-associated pre-malignant and malignant lesions of the uterine cervix. Gynecol Oncol 102:22-31
14. Ferguson A, Moore M, Fox H (1985) Expression of MI-IC products and leucocyte differentiation antigens in gynaecological neoplasms: an immunohistological analysis of the tumour cells and infiltrating leucocytes. Br J Cancer 52:551-63
15. Dietl JA, Horny HP, Buchholz F (1991) Lymphoreticular cells in invasive carcinoma of the uterine cervix: an immunohistological study. Int J Gynaecol Obstet 34:179-82
16. Ghosh AK, Moore M (1992) Tumour-infiltrating lymphocytes in cervical carcinoma. Eur J Cancer 28A: 1910-6
17. Bontkes HJ, de Gruijl TD, Walboomers JM *et al*. (1997) Assessment of cytotoxic T-lymphocyte phenotype using the specific markers granzyme B and TIA-1 in cervical neoplastic lesions. Br J Cancer 76: 1353-60
18. Evans EM, Man S, Evans AS *et al*. (1997) Infiltration of cervical cancer tissue with human papillomavirus-specific cytotoxic T-lymphocytes. Cancer Res 57:2943-50
19. Daneri-Navarro A, Del Toro-Arreola S, Sanchez-Hernandez PE *et al*. (2005) Immunosuppressive activity of proteases in cervical carcinoma. Gynecol Oncol 98:111-7

20. Hong K, Greer CE, Ketter N et al. (1997) Isolation and characterization of human papillomavirus type 6-specific T cells infiltrating genital warts. J Virol 71: 6427-32
21. Arany ITyring SK (1996) Status of local cellular immunity in interferon-responsive and -nonresponsive human papillomavirus-associated lesions. Sex Transm Dis 23:475-80
22. Arany ITyring SK (1996) Activation of local cell-mediated immunity in interferon-responsive patients with human papillomavirus-associated lesions. J Interferon Cytokine Res 16:453-60
23. Hohn H, Pilch H, Gunzel S et al. (2000) Human papillomavirus type 33 E7 peptides presented by HLA-DR*0402 to tumor-infiltrating T cells in cervical cancer. J Virol 74:6632-6
24. Hohn H, Pilch H, Gunzel S et al. (1999) CD4+ tumor-infiltrating lymphocytes in cervical cancer recognize HLADR-restricted peptides provided by human papillomavirus-E7. J Immunol 163:5715-22
25. Giannini SL, Hubert P, Doyen J et al. (2002) Influence of the mucosal epithelium microenvironment on Langerhans cells: implications for the development of squamous intraepithelial lesions of the cervix. Int J Cancer 97: 654-9
26. Hazelbag S, Kenter GG, Gorter A et al. (2004) Prognostic relevance of TGF-beta1 and PAI-1 in cervical cancer. Int J Cancer 112:1020-8
27. Youde SJ, Dunbar PR, Evans EM et al. (2000) Use of fluorogenic histocompatibility leukocyte antigen-A*0201/HPV 16 E7 peptide complexes to isolate rare human cytotoxic T-lymphocyte-recognizing endogenous human papillomavirus antigens. Cancer Res 60:365-71
28. Nakagawa M, Stites DP, Farhat S et al. (1997) Cytotoxic T lymphocyte responses to E6 and E7 proteins of human papillomavirus type 16: relationship to cervical intraepithelial neoplasia. J Infect Dis 175:927-31
29. Evans C, Bauer S, Grubert T et al. (1996) HLA-A2-restricted peripheral blood cytolytic T lymphocyte response to HPV type 16 proteins E6 and E7 from patients with neoplastic cervical lesions. Cancer Immunol Immunother 42:151-60
30. Nimako M, Fiander AN, Wilkinson GW et al. (1997) Human papillomavirus-specific cytotoxic T lymphocytes in patients with cervical intraepithelial neoplasia grade III. Cancer Res 57:4855-61
31. Ressing ME, Sette A, Brandt RM et al. (1995) Human CTL epitopes encoded by human papillomavirus type 16 E6 and E7 identified through in vivo and in vitro immunogenicity studies of HLA-A*0201-binding peptides. J Immunol 154: 5934-43
32. Rangel R, Rocha L, Ramirez JL et al. (1995) Generation of memory CD4+, CD8+, CD45RO+ and CD16- lymphocytes activated with IL-2, INF-gamma, and TNF-alpha with specific cytotoxicity against autologous cervical cancer cells in a mixed leukocyte-tumour cell culture. Eur Cytokine Netw 6: 195-202
33. Valdespino V, Gorodezky C, Ortiz V et al. (2005) HPV 16-specific cytotoxic T lymphocyte responses are detected in all HPV16-positive cervical cancer patients. Gynecol Oncol 96:92-102
34. Kadish AS, Ho GY, Burk RD et al. (1997) Lymphoproliferative responses to human papillomavirus (HPV) type 16 proteins E6 and E7: outcome of HPV infection and associated neoplasia. J Natl Cancer Inst 89:1285-93
35. Tsukui T, Hildesheim A, Schiffman MH et al. (1996) Interleukin 2 production in vitro by peripheral lymphocy tes in response to human papillomavirus-derived peptides: correlation with cervical pathology. Cancer Res 56:3967-74
36. Luxton JC, Rowe AJ, Cridland JC et al. (1996) Proliferative T cell responses to the human papillomavirus type 16 E7 protein in women with cervical dysplasia and cervical carcinoma and in healthy individuals. J Gen Virol 77 (Pt 7):1585-93
37. de Gruijl TD, Bontkes HJ, Walboomers JM et al. (1998) Differential T helper cell responses to human papillomavirus type 16 E7 related to viral clearance or persistence in patients with cervical neoplasia: a longitudinal study. Cancer Res 58:1700-6
38. de Jong A, van der Burg SH, Kwappenberg KM et al. (2002) Frequent detection of human papillomavirus 16 E2-specific T-helper immunity in healthy subjects. Cancer Res 62:472-9
39. Welters MJ, de Jong A, van den Peden SJ et al. (2003). Frequent display of human papillomavirus type 16 E6-specific memory t-Helper cells in the healthy population as witness of previous viral encounter. Cancer Res 63:636-41
40. Hopfl R, Heim K, Christensen N et al. (2000) Spontaneous regression of CIN and delayed-type hypersensitivity to HPV-16 oncoprotein E7. Lancet 356:1985-6
41. Cusini M, Salmaso F, Zerboni R et al. (2004) 5% Imiquimod cream for external anogenital warts in HIV-infected patients under HAART therapy. Int J STD AIDS 15:17-20
42. Le T, Hicks W, Menard C et al. (2006) Preliminary results of 5% imiquimod cream in the primary treatment of vulva intraepithelial neoplasia grade 2/3. Am J Obstet Gynecol 194:377-80
43. Wendling J, Saiag P, Berville-Levy S et al. (2004) Treatment of undifferentiated vulvar intraepithelial neoplasia with 5% imiquimod cream: a prospective study of 12 cases. Arch Dermatol 140:1220-4
44. Marchitelli C, Secco G, Perrotta M et al. (2004) Treatment of bowenoid and basaloid vulvar intraepithelial neoplasia 2/3 with imiquimod 5% cream. J Reprod Med 49:876-82
45. Todd RW, Etherington IJ, Luesley DM (2002) The effects of 5% imiquimod cream on high-grade vulval intraepithelial neoplasia. Gynecol Oncol 85:67-70
46. Jayne CJ, Kaufman RH (2002) Treatment of vulvar intraepithelial neoplasia 2/3 with imiquimod. J Reprod Med 47:395-8
47. van Seters M, Fons Gvan Beurden M (2002) Imiquimod in the treatment of multifocal vulvar intraepithelial neoplasia 2/3. Results of a pilot study. J Reprod Med 47:701-5
48. Fausch SC, Da Silva DM, Rudolf MP et al. (2002) Human papillomavirus virus-like particles do not activate Langerhans cells: a possible immune escape mechanism used by human papillomaviruses. J Immunol 169:3242-9

4 Abordagem psicológica

M. Lachowsky

RESUMO

Sigla por muito tempo desconhecida do grande público, os HPV surgiram na paisagem da mídia à luz dos avanços médicos de envergadura: a confirmação de seu papel preponderante na gênese do câncer do colo uterino e sobretudo a descoberta de uma vacina contra o câncer. Apesar das provas científicas, a álgebra desses vírus ainda é, em grande parte, desconhecida para nossos pacientes: a seqüência das contaminações, a seqüela tardia gravíssima, mas evitável, a necessidade da detecção, a observação em longo prazo, as modalidades de tratamento etc., tantas zonas obscuras que devem ser esclarecidas pelos profissionais da área. Da mesma forma a vacinação vai exigir não somente informações precisas, mas também resseguros, sobretudo no clima atual em que a dúvida/desconfiança dos "usuários" vai ao encontro do incontestável princípio da precaução dos cientistas. Além disso, estamos aqui no coração de problemas que, se estão sempre nas entrelinhas em nossas consultas de ginecologia, em inúmeros casos tomam outra coloração: a sexualidade, o casal, tendo como corolário sentimentos de culpabilidade e de vergonha. Acrescenta-se a isso, para a vacinação, a relação mãe-filha, o dever parental... Então como falar disso, como ajudar a falar disso? Eis algumas perguntas sem respostas! Dessa forma, é capital refletir sobre uma abordagem psicológica, e quase psicossocial, dessas consultas cujo objetivo é, no mínimo, duplo: tranqüilizar explicando e tratar explicando, também, em um clima de confiança de compreensão bilaterais. Mas esse não é sempre o caso em qualquer prática médica digna desse nome?

PONTOS-CHAVE

1. A lesão de HPV pela qual nós tratamos a paciente ou pela qual nos contentamos em acompanhá-la não é um câncer, e não tornar-se-á um câncer, graças à paciente... e a nós também.
2. Datação = missão impossível. Isso pode datar de anos atrás, muito antes de seu atual parceiro.
3. Persistente com freqüência, mas, ao contrário de outros vírus, como o herpes, por exemplo, a doença pode também desaparecer.
4. Isso é tratado, conforme o estágio e o momento da descoberta, daí as diferentes modalidades.
5. A vacinação existe, ela previne o câncer do colo uterino, é eficaz, mas o exame preventivo de Papanicolaou não perdeu sua importância e nem deve perder nada de seu rigor.

"Não se deve dizer tudo, pois seria tolice; mas o que se diz, é preciso que seja na medida para que se pense a respeito, de outra forma é maldade." Montaigne

HPV, iniciais cada vez mais freqüentemente encontradas, mas talvez também cada vez menos compreensíveis para nossas pacientes. Com efeito, se para o médico a descoberta desse vírus é um avanço da ciência (1), ele representa para as mulheres um mergulho no desconhecido. Vitória da medicina contra o câncer do colo uterino, ela é vivida, na verdade, como uma derrota inesperada pelas pacientes: misteriosas, portanto perigosas, essas iniciais não preveriam nada de bom para quem é atingido pela doença. Descobertas muito tarde, de etiologia duvidosa, mas de origem sexual, atingindo essencialmente as mulheres, preparando a chegada do câncer e devendo ser erradicadas antes mesmo de aparecer, eis tantas noções estranhas para vírus que não são igualmente em número restrito. Nada de surpreendente que essas situações demandem uma reflexão especial, ou principalmente uma abordagem especial, daí a importância ainda grande da qualidade da relação médico-paciente (2, 4). Isso ainda mais na medida em que, na qualidade de ginecologistas, não somente vemos o que nem mesmo a proprietária dos órgãos em questão consegue ver, mas somos os únicos a ter esse direito de olhar. Regiões em princípio escondidas, por tanto tempo consideradas vergonhosas pela medicina e tão difíceis de denominar que o falar popular e a gíria lhes deram um número surpreendente de epítetos, afinal é toda a intimidade de uma mulher que é revelada para nós, tendo no entanto dificuldade em falar a respeito. Sabemos bem que nossas realidades anatômicas têm na verdade uma relação muito distante com a geografia imaginária de nossas pacientes. Essa vulva, essa vagina e esse famoso colo uterino, objeto de toda nossa solicitude aqui, que representação fazem, destes afinal, essas mulheres? Aliás, fazem alguma representação disso? Elas têm dificuldade em situá-los, em individualizá-los em relação ao conjunto do aparelho genital, e o elo do colo com o útero nem sempre lhes é aparente. Tomo como prova os "colos da vagina" dos quais falamos às vezes, ou os telefonemas angustiados de pacientes que "sentiram alguma coisa de anormal" quando de uma higiene particularmente intensa. E muitas delas não ficam muito seguras com o órgão em questão por meio dos exames de Papanicolaou, que lhes parecem, todavia, as únicas verdadeiras garantias de sua saúde ginecológica. É interessante constatar, de fato, que, se o câncer de mama continua sendo, e com razão, o grande terror das mulheres, elas reivindicam com mais freqüência os exames de Papanicolaou do que as mamografias. Talvez isso tenha a ver com o caráter invisível e impalpável do colo, em oposição à aparente legibilidade de um seio sobre o qual elas acreditariam ter um poder, ou ao menos um papel, de detecção. Desconhecido, portanto misterioso, portanto perigoso, é preciso que elas confiem em nós para ter notícias a respeito! Assim como do preventivo, aliás, essa estranha mensagem do corpo, que continuaria sendo perfeitamente indecifrável para sua proprietária, sem esse médico ao mesmo tempo mediador e decodificador.

"E então, doutor, o que o senhor acha de meu colo uterino?"

Pergunta sem dúvida menos ingênua do que parece, pois nossas respostas são carregadas de sentido para nossas pacientes. Como elas recebem nossas avaliações sobre seus colos não muito bonitos, um pouco sujos, com um muco escuro, quando ela não é hostil, mas isso é uma outra história. Mas se em medicina, como em toda ação humana, não há risco zero, a ferida pelas palavras é um risco que podemos diminuir. Bastaria provavelmente tentar prestar mais atenção em nossas próprias palavras. Montaigne não escreveu que a fala é daquele que a escuta?

"E essa colposcopia, é o quê? Isso dói?"

"Bem, trata-se simplesmente de um exame de seu colo feito pelo microscópio. Não tenha medo, isso não vai lhe machucar."

"Pois é, doutor, mas uma de minhas amigas me disse que ela sentiu dor..."

"Sim, provavelmente fizeram uma coleta nela, é verdade que isso muitas vezes é necessário, mas não é muito ruim."

"Mas se é o que o senhor chama de biopsia, isso quer dizer que o senhor procura alguma coisa de grave, de maligno mesmo?"

Diálogo clássico que antecede freqüentemente a colposcopia, e nossa pesquisa nem sempre se situa imediatamente nesse nível. A dificuldade reside especialmente nesses diferentes níveis de gravidade, nesses estados intermediários cujo potencial e o ritmo de evolução ainda nos escapam. Como então ser claros com nossas pacientes quando não somos conosco mesmo, o que elas sentem muito bem. Nossas dúvidas só podem aumentar sua angústia, e esse *"pequeno laser"*, que não passaria de uma prevenção, certamente não as satisfaz plenamente. Mas, e a nós satisfaz?

Inquietude, angústia e dúvidas, o cortejo que acompanha a colposcopia em busca do câncer acompanha também a colposcopia dos danos virais das doenças sexualmente transmissíveis. Também, mas de outra forma, pois se acrescentam aí dificuldades de compreensão e dúvidas, e se misturam a estas as preocupações com o corpo e com o coração (3).

Com efeito, retomemos os exames de Papanicolaou: tudo estava claro antes da convenção de Bethesda e a cotação de 1 a 4 era falada por qualquer mulher, as ASC-US ou outras siglas são infinitamente menos conhecidas, aliás foi preciso para os biologistas, assim como para os clínicos, um certo tempo de adaptação! O paradoxo está em toda parte, pois a medicina progrediu assim e nós vemos menos lesões de alto grau, menos cânceres... mas nossas pacientes estão cada vez mais perturbadas. É difícil, para elas, entender que a descoberta desses estranhos HPV não é sinônimo de gravidade maior, na medida em que elas leram e ouviram, por um lado, que essas lesões podiam evoluir para o câncer e, por outro, que não havia câncer nesse nível sem HPV!

Elas ficaram sabendo, pois, de muitas coisas inquietantes.

Elas foram contaminadas antes dos 20 anos, mas é por volta dos 30 que a lesão vai chamar a atenção e provavelmente será por volta dos 50 que falar-se-á de câncer! Então, elas resumem assim:

- Patologia das mulheres de 30 anos.
- Contaminação antes dos 20 anos.
- Desaparecimento possível da lesão em 80% dos casos (por que umas e não as outras?), mas persistência do vírus.
- Sem sintomas, sem data de início.
- Pré-câncer... evitável.
- Câncer depois dos 50 anos.
- *"Isso é incompreensível, injusto, e mesmo chocante!"*

E pior, o médico lhes recomenda ver o lado bom das coisas, acrescentando: nem todos os HPV são oncogênicos, tradução de portadores de riscos de câncer, e se encontramos mais lesões, normalmente elas são de baixo grau, portanto curáveis... exceto aquelas que não são de baixo grau. Eis o que parece cada vez menos claro, é preciso admitir. Além disso, como falar *"disso"* que não se define senão por conseqüências deselegantes, quase obscenas: *"isso"* descama, *"isso"* queima, *"isso"* escorre, e *"isso"* vem de onde e de quem?

Com que palavras? Pois nem sempre falamos a mesma linguagem, nossas pacientes e nós. Que palavras? As palavras grosseiras, as palavras médicas:

- Para a paciente, a vulva se chama sexo, o colo raramente é nomeado.
- Ela vem por "alguma coisa" de seu interior, ou mesmo do exterior, que ela tem dificuldade em ver e em situar, e mais dificuldade ainda em verbalizar e definir.

E a verruga?

- As "cristas de galo" de antigamente?
- Na vulva, mesmo em torno do ânus?... *"Mas a gente não faz isso assim, eu lhe garanto, ou muito raramente!"*
- Como mostrar, como falar a respeito?
- Como convencê-"la" a se consultar?
- O que vão fazer "com ela"?

Na verdade, através dessas armadilhas surgem os grandes questionamentos que, para além da saúde, resumida pela espada de Dâmocles do câncer, dizem respeito a dois terrenos da feminilidade: sexualidade e maternidade.

Poucas afecções são tão deletérias para um casal quanto aquelas causadas pelos HPV. Do condiloma ao câncer, é o casal que é posto e reposto em questão. As verrugas genitais são visíveis, podem ser invasoras a ponto de ultrapassar a esfera genital externa, são tão constrangedoras quanto chocantes, e o fato de ser às vezes a única a tê-las agrava ainda mais, trazendo vergonha e culpabilidade. Mesmo que os dois parceiros sejam portadores, a pergunta persiste: por quem o "escândalo" chegou? Além disso, o tratamento é longo, sofrido, com freqüência irritante... pouco propício a uma melhora das relações não somente sexuais, mas amorosas.

Da mesma forma, como minimizar o grande desconhecido: sem datação possível, ninguém sabe quando a contaminação ocorreu, o que significa sobretudo com quem, com qual parceiro. O atual geralmente é tão fora de questão quanto um antigo, talvez já esquecido... Pode-se ver aí um elemento tranqüilizador para o casal, mas no fundo isso não é verdade, pois, para a mulher, esse sentimento de ter, sem que soubesse, se tornado perigosa não somente para si mesma, mas para os outros reforça o sentimento de vergonha e de culpabilidade trazido facilmente por qualquer problema relacionado à sexualidade. Se as primeiras relações não ocorreram em um bom clima, a situação parecerá, para nossa paciente, ainda mais difícil de aceitar. Se dúvida e desconfiança podem se instalar na relação do casal, outro sentimento também pode surgir: o medo. Medo do outro, medo pelo outro, mas também por si, medo do abandono, da perda, e tudo isso por que e devido a quem? A seu próprio "erro"? Palavras pesadas para uma afecção tão freqüente, para vírus com sigla atualmente bem repertoriada, para lesões detectáveis e curáveis? Não, e cada vez menos na era da Internet e da informação em tempo real, pois todos esses elementos agitam e perturbam profundamente nossas pacientes em um registro íntimo, freqüentemente do não-dito, por essência dificilmente comunicável.

O ginecologista tem aí um papel capital e polimorfo, de pedagogo certamente, pois será preciso explicar (o inexplicável?), mas também de apoio, de acompanhamento, para ajudar a paciente a "administrar" essa injustiça do acaso, essa desigualdade entre os seres humanos, que fará com que o mal desapareça em uma pessoa e sua virulência seja mantida em outra. Operam aqui nossa escuta, nossas atitudes, toda essa comunicação não-verbal que contribui para estabelecer um vínculo forte durante a consulta:

- Favorece a criação de uma relação de empatia, de confiança: o *immediacy* dos anglo-saxões.
- Permite melhor compreensão em vista da transmissão da mensagem, preparando um reforço positivo do discurso.
- Não poderia se desprezar seu impacto na adesão aos tratamentos.

Ora, esses tratamentos também trazem, por sua vez, alguns problemas: são tão variados e variáveis em função das lesões, de seu grau como de sua situação, da idade e da paridade, que as comparações entre mulheres as espantam também. Com ou sem hospitalização, com meios de nomes mal conhecidos, com ou sem anestesia... como ficar tranqüila, segura de ter sido "bem tratada", apesar de todos os consentimentos esclarecidos? Às vezes será preciso voltar a eles, sempre cuidá-los; então como saber se não há mais risco? Enfim, tantas perguntas que deveriam ser respondidas antes mesmo que pudessem ser formuladas. Mas há muitas outras quanto à situação mais grave das mulheres em relação a dos homens, quanto ao risco de contaminação apesar do uso do preservativo, por exemplo. Assim como a inutilidade de um tratamento masculino sempre espanta, a simples observação sem tratamento proposto em alguns casos a nossas pacientes as alegra e as inquieta ao mesmo tempo.

Quanto à preocupação atual mais geral, a que diz respeito à vacinação, maior ainda, aliás, do que à da vacina. Com exceção dos temores mal dissipados que haviam sido suscitados pela vacina da hepatite B, é sobretudo o eventual calendário de vacina que não é fácil de ser aceito ou mesmo compreendido. Mesmo que a prevenção da rubéola tenha funcionado, a de uma doença sexualmente transmissível parece menos evidente para a mãe de uma adolescente de 12-14 anos. Principalmente quando se tem que convencer essa mulher de menos de 40 anos que já é muito tarde para ela... Sem dúvida, essa é uma questão de tempo de geração que o futuro deve amenizar.

Não esqueçamos que nossa paciente tem outras fontes de informações e de esclarecimentos, e que a comunicação é, nos dias de hoje, múltipla e multiplicada:

- Médico/ginecologista – paciente.
- Ginecologista – colposcopista.
- Paciente – mídia+++.
- Paciente – paciente(s).
- Paciente – parceiro(s)+++.

Portanto, tudo repousa, mais do que nunca, na qualidade do diálogo singular, no clima de confiança no qual este ocorre: a consulta é uma negociação, e exige que os parceiros se ouçam, cada um com seu saber. Cabe ao médico conduzi-la:

- De modo simples, sem infantilizar.
- De modo claro, sem ridicularizar.
- Com tato, sem intrusão.
- De modo honesto, sem dramatizar.

Convém permitir a eles que expressem seus sentimentos de culpabilidade, de responsabilidade, de punição por "erros" não conhecidos ou não cometidos, essa velha noção de erro que, na verdade, dizia respeito praticamente só às mulheres, porém grávidas das obras dos homens!

Tranqüilizá-las, devolver a confiança nelas mesmas, não é certamente o mais fácil nesse terreno da sexualidade, mas deve fazer parte de nossa terapêutica.

■ Conclusão

"Sua vulva, seu colo uterino mostram certa irritação, talvez uma lesão. E penso que seria sábio fazer outras investigações, portanto vou fazer um exame mais aprofundado, ou lhe encaminhar a um colega mais especializado. Mas não precisa se preocupar."

Quantas vezes dizemos coisas assim e quantas vezes pensamos que podíamos ter feito melhor?

Antes de qualquer coisa, talvez, mostrando-nos menos autoritários: propor uma consulta em vez de impô-la – mesmo que se trate de uma necessidade médica – deixa à paciente ao menos uma aparência de livre-arbítrio. Isso alivia, sem dúvida, um pouco a urgência, portanto o perigo. E falemos sobre isso, do perigo: será que esse clássico e realmente banal *"Não precisa se preocupar"*, dito antes mesmo que ela possa ter compreendido se havia ou não necessidade de se preocupar, não desperta ainda mais ansiedade? Se sentimos necessidade de tranqüilizá-la antes, não seria por um risco que nós, médicos, seríamos os únicos, nesse momento, a perceber e sobretudo a avaliar? Quanto ao casal, como ajudá-lo a se manter?

Aqui reside, aliás, o problema de qualquer exame e de todo tratamento que, exagerando um pouco, inquietam as pacientes e tranqüilizam os médicos. Como muito pertinentemente escreveu Nicole Alby, informar sobre um risco é suscitar a demanda de uma garantia. Além disso, nós também não temos dúvidas e incertezas, o que aliás percebem muito bem nossas pacientes? Uma garantia, uma garantia novamente, mas que, em nossa profissão de ginecologista, ainda vem junto com um verdadeiro contrato de confiança. E se em medicina, como em toda ação humana, não há risco zero, a ferida pelas palavras é um risco que podemos e devemos evitar ou, no mínimo, diminuir (4).

Busquemos, portanto, ser simples, claros e honestos em nossa informação, mas também sem brutalidade sob o pretexto de "dever de informação", tomemos tempo para falar e para ouvir (5). Talvez isso também seja uma forma de vacina!

Referências

1. Munoz N (2000) Human papillomavirus and cancer: the epidemiological evidence. J Clin Virol 19:1-5
2. Mimoun S (ed.) (1999) Traité de gynécologie psychosomatique. Flammarion Médecine Science, Paris
3. Canguilhem G (1999) Le normal et le pathologique. Quadrige, PUF, Paris
4. Lachowsky M, Winaver D (eds.) (2007) La consultation de gynécologie psychosomatique, Elzevier, Paris
5. Lachowsky M (2005) Un temps pour les femmes, Odile Jacob, Paris

PARTE II

Métodos de detecção dos HPV – Tendências e aplicações

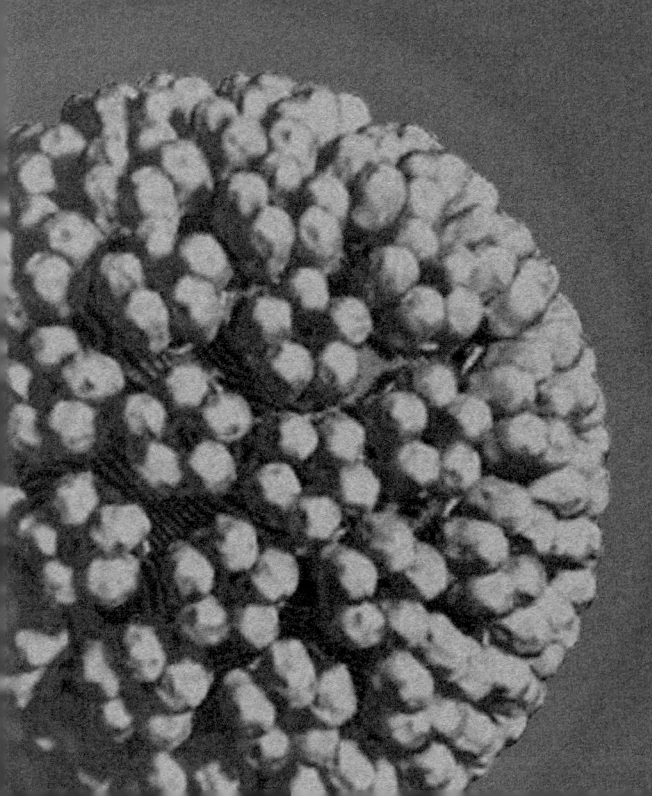

5 Tecnologia de captura híbrida 2

V. Lolerie

RESUMO

O teste de CH2 HPV AR é comercializado desde 1998 por Digene a fim de melhorar o rastreamento do câncer do colo uterino.

Na França, a detecção do DNA HPV AR é reembolsada pelo Estado desde 2004, quando um exame de Papanicolaou indica ASC-US.

Outras indicações, tais como o acompanhamento das lesões NIC 2+ tratadas ou o rastreamento primário combinado (citologia + teste de HPV AR) para as mulheres com mais de 30 anos, estão sendo estudadas.

Outros testes Digene que estão sendo desenvolvidos, tais como o Probe Set (detecção dos HPV de tipos 16, 18 e 45) ou a genotipagem pela tecnologia Luminex, permitirão, em um futuro muito próximo, tratar as pacientes diagnosticadas com uma infecção persistente por HPV AR de forma talvez diferente.

PONTOS-CHAVE

1. O teste de CH2 HPV AR de Digene permite detectar o DNA viral de 13 tipos de HPV oncogênicos ou de alto risco, dentre os quais aqueles mais freqüentemente encontrados nos cânceres do colo uterino.
2. O teste de CH2 HPV AR foi validado clinicamente em acompanhamentos de grupos nas indicações de triagem das citologias ASC-US, em pós-conização e rastreamento primário combinado para as mulheres com 30 anos ou mais.
3. Outros testes em desenvolvimento por Digene permitirão identificar as mulheres que correm maior risco de evolução no grupo daquelas que apresentam uma infecção persistente.

Introdução

O grupo Digene Corporation, desde 1995, é líder na área do rastreamento do papilomavírus humano de alto risco (HPV AR), agente causal do câncer do colo uterino. Digene Corporation desenvolveu e patenteou a tecnologia conhecida como captura de híbridos versão 2 ou Captura Híbrida 2 (CH2), permitindo a detecção de 13 tipos de HPV de alto risco e de 5 tipos de HPV de baixo risco.

Teste de Captura Híbrida 2 HPV AR

Atualmente, o câncer do colo uterino atinge 3.400 mulheres e mata mais de 1.000 a cada ano na França (1). Há mais de 10 anos, foi claramente demonstrado que a persistência de papilomavírus humanos oncogênicos (HPV oncogênicos ou de alto risco – AR) é o agente causal do câncer do colo uterino. Esses vírus, que proporcionam a mais freqüente das infecções sexualmente transmissíveis, são detectados em 99,7% dos cânceres do colo uterino (2). Na maioria das vezes, essa infecção é assintomática, e o vírus é eliminado em um período médio de, aproximadamente, 12 meses. Somente as mulheres que têm infecção persistente correm um risco maior de desenvolver lesões pré-cancerosas. O teste Digene CH2 HPV AR rastreia uma infecção por papilomavírus de alto risco, presença do DNA viral de 13 tipos de HPV 16, 18, 31, 33, 35, 39, 45, 51, 52, 56, 58, 59, 68 encontrados na quase totalidade dos cânceres. O teste de CH2 HPV AR é realizado a partir de uma coleta feita na zona de junção da endocérvice e ectocérvice, seja por uma citoescova específica para a busca do DNA dos HPV (dispositivo chamado *Cervical sampler* de Digene), seja a partir do resíduo celular de um exame de Papanicolaou feito em meio líquido validado pela técnica CH2 (Fig. 5-1).

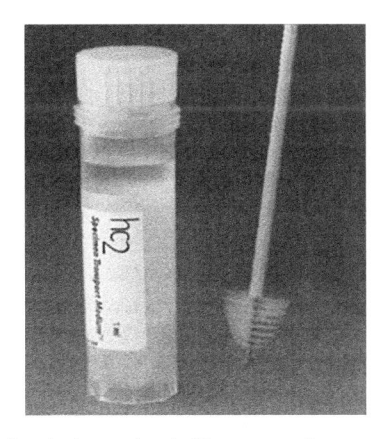

Fig. 5-1. A *Cervical sampler* de Digene ou citoescova.

A tecnologia de CH2 é baseada em uma hibridização em fase líquida do DNA HPV AR com uma sonda RNA complementar do alvo a ser encontrado; o heterodúplex formado DNA/RNA é então detectado por um par de anticorpos específicos e por uma amplificação de sinal por quimioluminescência. Um conjunto de pontos de calibração e de controles de qualidade permite validar cada série de testes (Fig. 5-2).

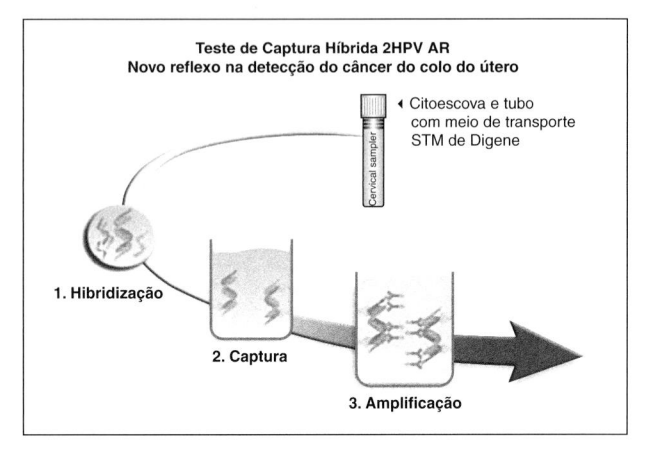

Fig. 5-2. A tecnologia de Captura Híbrida 2.

A quimioluminescência emitida é medida por um luminômetro (DML 2000), expressa em RLU (*Relative Ligth Unit*) e pelo *software* que possibilita dar o resultado do paciente em qualitativo, isto é, positivo (presença de HPV AR) ou negativo (ausência de HPV AR) em relação ao valor-base clínico de 1 pg/ml, ou seja, 5.000 cópias/amostra testada.

Esse valor-base clínico representa a quantidade mínima de vírus que confere um fator de risco para a paciente.

Inúmeros estudos mostraram o alto valor preditivo negativo, próximo dos 100%, do teste de CH2 HPV AR. Uma mulher que apresenta o resultado de CH2 HPV AR negativo tem um risco quase nulo de desenvolver um câncer de colo uterino nos anos seguintes (3-6).

Indicações do teste de CH2 HPV AR

O teste de CH2 HPV AR é o único licenciado pela FDA (Food and Drug Administration, EUA) em triagem das citologias ASC-US, desde 2000, e em rastreamento primário combinado (teste de HPV AR associado à citologia) para as mulheres com mais de 30 anos, desde 2003.

Na França, o teste de CH2 HPV AR (e também o pacote que permite detectar 5 tipos de HPV BR6. 11.42. 43.44) foi registrado pela AFSSAPS (Agência Francesa de Segurança Sanitária dos Produtos de Saúde) em 1998, depois marcado CE em 2003. A pesquisa do DNA dos HPV AR é reembolsada pelo seguro de saúde pública francês na indicação da triagem das citologias ASC-US desde 2004.

Automatização do teste de CH2 HPV AR

Um autômato, o Sistema de Captura Rápida (*Rapid Capture System* ou RCS), foi desenvolvido por Digene Corporation para responder às demandas relativas aos HPV feitas em rastreamento. Este trata 384 pacientes em menos de 7 horas, desde a etapa de desnaturação até a etapa de revelação. O RCS é marcado CE e licenciado pela FDA nos Estados Unidos (Fig. 5-3).

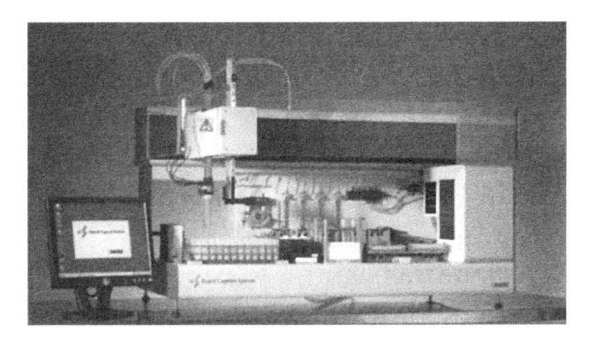

Fig. 5-3. O *Sistema de Captura Rápida* ou RCS.

Uma automatização dos procedimentos de tratamento das amostras de citologia em fase líquida está sendo desenvolvida. O autômato, chamado *Sample Processing Automation,* permitirá a realização das bases celulares a partir do volume residual dos frascos de citologia líquida (Fig. 5-4).

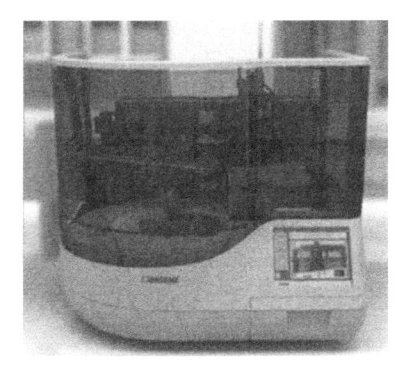

Fig. 5-4. O *Sample Processing Automation.*

Pesquisas em andamento

A partir dos novos dados bibliográficos recentes quanto à vacinação do HPV profilática das jovens ou à infecção persistente de certos tipos oncogênicos, tais como os tipos 16 e 18 nas mulheres infectadas, a Digene Corporation desenvolve novos testes de diagnóstico que permitirão a detecção dos tipos virais individuais ou com maior risco, tais como os HPV 16, 18 e 45 responsáveis por mais de 73% dos cânceres (7).

O teste Probe Set HPV 16/18/45 permite, segundo a tecnologia de CH2, definir um grupo de mulheres com mais chance de desenvolver lesões no grupo das pacientes identificadas como sendo CH2 HPV AR positivas e/ou com citologia normal (8).

Os testes de genotipagem em tecnologia luminosa permitirão no futuro acompanhar as pacientes rastreadas pelo teste de CH2 HPV AR positivas e definir novas estratégias de tratamento. Esse novo teste de genotipagem detectará os tipos HPV BR6, 11 para o acompanhamento vacinal das verrugas genitais e os tipos HPV AR 16, 18, 26, 31, 33, 35, 39, 45, 51, 52, 56, 56, 58, 59, 66, 68, 73, 82 para as lesões pré-cancerosas e cancerosas (Fig. 5-5) (9).

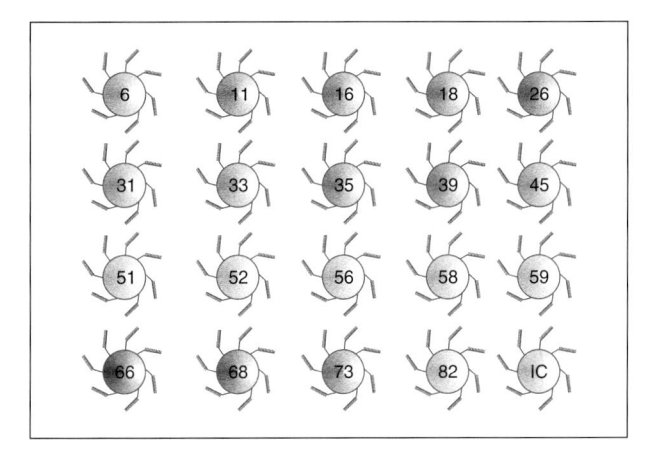

Fig. 5-5. Tecnologia Luminex para a genotipagem dos HPV BR e AR.

▪ Conclusão

Atualmente, com as ferramentas de detecção, como o teste de CH2 HPV AR e a citologia, a prevenção secundária se torna mais eficaz. A chegada das vacinas profiláticas contra os HPV 16 e 18 permitirá realizar uma prevenção primária mais eficaz (jovens virgens vacinadas). A vacinação e a detecção citológica e virológica devem ser complementares e sinérgicas na prevenção do câncer do colo uterino. Em um futuro muito próximo, a Digene Corporation terá desenvolvido novos testes na área da infecção por HPV a fim de definir novas estratégias de tratamento das mulheres positivas após um teste de CH2 HPV AR de detecção e um teste de segunda intenção, tal como o teste **Probe Set** HPV 16/18/45.

Referências

1. Duport N (2006) Données épidémiologiques sur le cancer du col de l'utérus/état des connaissances. InVs
2. Walboomers J, Jacobs M, Manos M *et al.* (1999) Human papillomavirus is a necessary cause of invasive cervical cancer worldwide. J Pathol 189:12-9
3. Clavel C, Masure M, Bory JP *et al.* (2001) Human papillomavirus testing in primary screening for the detection of high-grade cervical lesions: a study of 7932 women. BJC 89:1616-23
4. Cuzick J, Szarewski A, Cubie H *et al.* (2003) Management of women who test positive for high-risk types of human papillomavirus: the HART study. The Lancet 362:1866-7
5. Dalstein V, Riethmuller D, Sautière JL *et al.* (2004) Detection of cervical recancer and cancer in a hospital population: benefits of testing for human papillomavirus EJC 40:225-32
6. Ronco G, Segnan N, Giorgi-Rossi P *et al.* (2006) Human Papillomavirus Testing and Liquid-Based Cytology: Result and Recruitment from the New technologies for Cervical Cancer 7. Randomized Controlled Trial. J Nail Cancer Inst 98:765-74
7. Bosch X, de Sanjose S (2003) Chapter 1: Human Papillomavirus and Cervical Cancer- Burden and Assessment of Causality. J Nat! Cancer Inst 31
8. Khan M, Castle P, Lorincz A *et al.* (2005) The Elevated 10-Year Risk of Cervical Precancer and Cancer in Women With Human papillomavirus (HPV) Type 16 or 18 and the Possible Utility of Type-Specific HPV Testing in Clinical Practice. J Natl Cancer Inst 97:1072-9
9. Howell *et al.*, Clearwater (2005) Poster

6 Métodos de PCR – Contribuição do Amplicor e da genotipagem

V. Dalstein ◆ J. Briolat ◆ P. Birembaut ◆ C. Clavel

RESUMO

Os métodos de PCR representam, atualmente, com a captura híbrida, uma técnica de referência para a detecção do DNA dos HPV. Eles partem do uso de sistemas de amostras de largo espectro que permitem responder à grande diversidade dos genótipos do HPV. Os produtos de amplificação obtidos podem, então, ser objeto seja de uma detecção global para um *pool* de HPV, como é o caso para o teste Amplicor® HPV, seja de uma detecção específica de tipo, isto é, uma genotipagem. O teste Amplicor® HPV permite detectar qualitativamente 13 HPV de alto risco e representa uma alternativa ao teste de Captura Híbrida 2, com uma sensibilidade mais aguçada. As técnicas de genotipagem, que se multiplicaram recentemente, devem ser adaptadas ao uso em diagnóstico em termos de espectro de HPV útil na detecção e com limite de sensibilidade, e devem igualmente ser validados em situação de infecção múltipla ou de integração do genoma viral ao genoma da célula hospedeira. A multiplicação das técnicas disponíveis para a detecção dos HPV convida a uma reflexão sobre a padronização, bem como sobre a estratégia de uso dessas diferentes abordagens, nos contextos da detecção primária, do acompanhamento das infecções persistentes, do controle da vacinação HPV ou da observação pós-conização.

PONTOS-CHAVE

1. A grande diversidade dos genótipos de HPV exige que sejam usados sistemas de amostras de largo espectro para a amplificação por PCR.
2. Os produtos de amplificação obtidos por PCR podem ser objeto seja de uma detecção global para um *pool* de HPV, seja de uma detecção específica de tipo, isto é, uma genotipagem.
3. A sensibilidade de uma amplificação por PCR para os diferentes tipos HPV pode variar de forma significativa em caso de infecção múltipla.
4. O teste Amplicor® HPV (Roche Diagnostics) detecta os mesmos 13 HPV de alto risco detectados pelo teste de Captura Híbrida 2 (Digene).
5. Os diferentes métodos de genotipagem disponíveis possuem espectros de HPV diferentes e demandam uma validação rigorosa em termos de limites de sensibilidade e de desempenho em caso de infecção múltipla ou de integração do genoma viral ao genoma da célula-hospedeira.

Introdução

A detecção dos papilomavírus humanos de alto risco oncogênico (HPV AR) está quase se tornando um dos elementos-chave da estratégia de detecção e de prevenção do câncer do colo uterino. De fato, os esforços de pesquisa sobre a história natural dessa patologia esclareceram o papel causal necessário desses vírus no desenvolvimento do câncer do colo uterino (1-3), e os progressos técnicos permitiram a confecção precisa de sistemas de detecção particularmente eficazes.

Hoje, mais de uma centena de genótipos HPV foram caracterizados, dos quais uma quarentena infecta as mucosas anogenitais. Na base de seu potencial oncogênico, esses vírus foram classificados em HPV de alto risco oncogênico (16, 18, 31, 33, 35, 39, 45, 51, 52, 56, 58, 59, 68, 73, 82), potencialmente de alto risco (26, 53, 66) ou de baixo risco oncogênico (6, 11, 40, 42, 43, 44, 54, 61, 70, 72, 81, 89) (4, 5).

O diagnóstico das infecções genitais por HPV se baseia atualmente exclusivamente na detecção dos ácidos nucléicos virais, pois a cultura desses vírus é extremamente complexa, e a pertinência diagnóstica da sorologia HPV é limitada. Se o DNA dos HPV pode ser detectado pelas técnicas já antigas de *Southern blotting* ou de hibridação *in situ* (6), os métodos de PCR *(Polymerase Chain Reaction)* se impuseram há mais de 15 anos, ao lado dos métodos de hibridização em fase líquida (ver capítulo anterior). A PCR permite uma amplificação exponencial da seqüência de DNA-alvo, o que resolve o problema da pequena quantidade de DNA viral presente nas amostras biológicas. Por outro lado, é uma técnica sensível, rápida e parcialmente automatizável, adaptável ao uso em diagnóstico. No contexto da detecção dos HPV, a concepção de um teste de PCR deve responder imperativamente às exigências relacionadas à diversidade genotípica desses vírus, à freqüência das infecções múltiplas, bem como à particularidade das amostras biológicas a serem analisadas.

Características da coleta

A detecção do DNA dos HPV pode ser feita em esfregaços cervicais (isto é, em células provenientes do epitélio do colo uterino, coletadas por esfoliação com a ajuda de uma citoescova adequada) ou ainda em uma coleta tecidual do colo (biopsia ou peça operatória), fresca ou fixa e incluída em parafina.

No caso de um esfregaço genital, as células devem ser colocadas em um meio de transporte que permita que se mantenha a integridade dos ácidos nucléicos virais. Dispositivos específicos destinados à busca dos HPV estão disponíveis, como, por exemplo, o *Specimen Transport Medium*® (Digene). Além disso, dois meios destinados à citologia em meio líquido são homologados pelo diagnóstico molecular dos HPV: Preserv-Cyt® (ThinPrep, Cytyc) e SurePath® (TriPath Imaging). Eles garantem a estabilidade da amostra e permitem, assim, realizar o exame citológico e a busca dos HPV na mesma coleta.

No caso de coleta tecidual, é possível realizar uma busca do HPV a partir de uma amostra fixada, mas é preferível trabalhar a partir de amostra fresca ou congelada.

Extração dos ácidos nucléicos

Todas as técnicas de amplificação por PCR exigem uma etapa prévia de extração dos ácidos nucléicos. Há uma larga variedade de técnicas disponíveis, cuja escolha dependerá da origem e da qualidade do material clínico a ser testado, bem como do sistema diagnóstico considerado (7). O tipo de extração escolhido e os métodos de purificação usados condicionarão a sensibilidade da técnica de amplificação usada posteriormente.

Amplificação dos ácidos nucléicos-alvos

Além da amplificação dos genes-alvos, qualquer reação de PCR deve integrar, idealmente, a amplificação de 3 tipos de controle: um controle negativo (geralmente a tampa ou a água usada para ajustar o volume da mistura reacional) atestando a ausência de contaminação; um controle positivo (geralmente um gene celular, como aquele da β-globina) atestando a qualidade da amostra (celularidade suficiente); um controle interno (p. ex., uma matriz de DNA sintética, acrescida em uma quantidade à amostra na tampa de lisado pouco antes da extração), permitindo avaliar a eficácia da extração, bem como a funcionalidade da amplificação, particularmente a ausência de inibidores de PCR.

Os iniciadores específicos de um tipo de HPV são escolhidos de maneira que amplifiquem especifica e exclusivamente esse HPV (8). Conseqüentemente, com essa estratégia, é necessário realizar múltiplas PCR específicas de tipo paralelamente na mesma amostra. Esse método é cansativo e caro, além de só permitir detectar os HPV de seqüência conhecida para os quais existe um par de iniciadores validado (Tabela 6-1).

A grande diversidade dos genótipos de HPV levou, portanto, ao desenvolvimento dos genótipos de iniciadores de amplo espectro, permitindo a amplificação de inúmeros genótipos do HPV conhecidos ou desconhecidos (9). Esses

Tabela 6-1 – Complementaridade entre as seqüências de iniciadores GP6 e MY11 e as seqüências dos HPV 6, 11, 16, 18 e 33

GP6	3'-ACTAAATGTCAAATAAAAAG-5'	MY11	3'-CGKGTCCCSGTATTRTTACC-5'
Seqüência complementar	5'-TGATTTACAGTTTATTTTTC-3'	Seqüência complementar	5'-GCMCAGGGWCATAAYAATGG-3'
Seqüência HPV 6	5'-TGATTTACAATTT**A**TTTTTC-3'	Seqüência HPV 6	5'-GCCCAGGGACATAACAATGG-3'
Seqüência HPV 11	5'-TGATTTACAGTTTATTTTTC-3'	Seqüência HPV 11	5'-GCTCAGGGACATAACAATGG-3'
Seqüência HPV 16	5'-TGATTTACAGTTTATTTTTC-3'	Seqüência HPV 16	5'-GCACAGGGCCATAATAATGG-3'
Seqüência HPV 18	5'-TGATTTGCA**G**TTTATTTTTC-3'	Seqüência HPV 18	5'-GCACAGGGTCATAACAATGG-3'
Seqüência HPV 33	5'-TGAT**C**TACAGTTT**G**TTTTTC-3'	Seqüência HPV 33	5'-GCACAGGGTCATAATAATGG-3'

Os nucleotídeos indicados em **negrito** correspondem a pares desemparelhados; os nucleotídeos sublinhados correspondem às posições degeneradas (Código UIB: K = G ou T; S = C ou G; R = A ou G; M = A ou C; W = A ou T; Y = C ou T).

iniciadores devem ser destinados a uma região muito conservada entre os diferentes genótipos de HPV e que não corra risco de ser deletada ou modificada em caso de integração do genoma viral ao genoma da célula hospedeira. Sendo a região L1 a mais conservada do genoma viral e estando suficientemente afastada da região E2 (ponto de quebra mais freqüente em caso de integração), vários sistemas de iniciadores de amplo espectro foram desenhados nessa região, segundo diferentes estratégias (Tabela 6-2).

Tabela 6-2 – Características dos diferentes sistemas de iniciadores de largo espectro disponíveis para a amplificação por PCR dos HPV

Nome do sistema de iniciadores	Zona-alvo do genoma viral	Tamanho médio do amplicon
MY09/11 et PGMY09/11	L1	450 pb
Teste Amplicor	L1	165 pb
GP5+/GP6+	L1	150 pb
SPF$_{10}$	L1	65 pb

A primeira estratégia comporta um par de iniciadores que apresenta uma complementaridade estrita somente com um ou com alguns HPV. Para compensar os desemparelhamentos com os outros tipos de HPV, a PCR é realizada com uma temperatura de hibridização dos iniciadores inferior à temperatura ideal. O sistema GP5/GP6 (9, 10), que foi melhorado por uma extensão dos iniciadores em 3' tornando-se GP5+/GP6+ (11), é um exemplo dessa abordagem.

A segunda estratégia comporta um par de iniciadores que apresenta nucleotídeos degenerados para compensar as variações intertípicas de seqüência no local de hibridização. O que significa que, em certas posições, o nucleotídeo incorporado durante a fabricação dos iniciadores é variável e depende dos acasos da síntese. Para esse tipo de iniciador, não é preciso abaixar a temperatura de hibridização. O sistema MY09/MY11 é um exemplo de iniciadores degenerados (12). Esse tipo de abordagem traz o inconveniente de que a síntese dos iniciadores não é reprodutível, e leva a uma mistura de oligonucleotídeos capaz de variar enormemente de um lote de fabricação para outro, ainda que cada lote de iniciadores deva ser cuidadosamente testado e validado em termos de eficácia de amplificação de cada genótipo do HPV (13).

A terceira estratégia consiste em combinar vários iniciadores anversos (sentido) e vários iniciadores reversos (anti-sentido) visando à mesma região do genoma. Esses iniciadores não comportam posição degenerada, mas podem conter, eventualmente, uma inosina em certas posições, nucleotídeo capaz de se unir a quatro outros nucleotídeos A, T, C ou G. O uso de uma mistura bem definida de iniciadores não degenerados apresenta a vantagem de uma grande reprodutibilidade de síntese e de poder usar uma temperatura de hibridização ideal nos ciclos de PCR, evitando as amplificações não-específicas. Os sistemas PGMY09/PGMY11 (13) (mistura de 5 iniciadores anversos e de 13 iniciadores reversos) ou SPF10 (14) são exemplos desse tipo de abordagem.

Por outro lado, os iniciadores usados podem ser marcados com a biotina e resultarão, portanto, em produtos de amplificação biotinilados, o que facilitará sua detecção posterior.

A maioria dos sistemas de iniciadores de largo espectro disponíveis no momento visa à região L1. No entanto, sistemas que visam às regiões E6/E7 começam a surgir. Com efeito, essas regiões que codificam os oncogenes virais nunca são deletadas, mesmo em caso de integração do genoma viral ao genoma da célula hospedeira, e sua seqüência nucleotídica apresenta poucas variações (15).

Em caso de infecção múltipla, esses iniciadores de largo espectro teoricamente são capazes de amplificar todos os tipos de HPV presentes ao longo da mesma reação. Porém, podem ocorrer fenômenos de competição entre as diferentes matrizes presentes e a eficácia da PCR não será normalmente equivalente para cada um dos tipos HPV presentes, sendo alguns HPV amplificados de modo preferencial.

Juntamente com as escolhas dos iniciadores, o tamanho do produto de amplificação também é um fator importante. De maneira geral, a eficácia de uma reação de PCR diminui quando o tamanho do amplicon aumenta. Além disso, se se quer trabalhar em material biológico cujo DNA é potencialmente degradado (como as biopsias fixas e incluídas em parafina), a eficácia e a sensibilidade de uma PCR que gera amplicons de pequeno tamanho serão maiores do que as de uma PCR que gera amplicons de maior tamanho (14, 16).

Detecção e análise dos produtos de amplificação

Os produtos de PCR podem ser facilmente detectados pela técnica padrão de eletroforese em gel de agarose. No entanto, em um contexto de diagnóstico, é indispensável garantir a especificidade do resultado. Dessa forma, métodos de revelação mais elaborados foram aperfeiçoados com base, em sua maioria, no uso de sondas específicas diversamente marcadas, que vêm a se hibridizar com os produtos de amplificação graças à complementaridade das seqüências nucleotídicas. Permitindo, seja a detecção global de um *pool* de HPV definidos, seja a genotipagem dos diferentes HPV presentes (Tabela 6-3).

Detecção de um *pool* de HPV por hibridização em microplaca

A fim de aumentar o fluxo de análises no quadro de um teste diagnóstico, a hibridização com sondas oligonucleotídicas específicas pode ser realizada em formato de microplaca (17, 18). O teste Amplicor® HPV (Roche Diagnostics), disponível na Europa desde abril de 2004, é a primeira marca comercial de detecção de um *pool* de HPV com base

Tabela 6-3 – Espectro dos HPV detectados por diferentes métodos de genotipagem

Designação do sistema de genotipagem (fabricante ou referência)	HPV de alto risco*	HPV provavelmente de alto risco	HPV de baixo risco	HPV de risco indeterminado
Inno-Lipa® (InnoGenetics)	**16, 18, 31, 33, 35, 39, 45, 51, 52, 56, 58, 59, 68**	53, 66	6, 11, 40, 42, 43, 44, 54, 70	74
Linear Array (Roche Diagnostics)	**16, 18, 31, 33, 35, 39, 45, 51, 52, 56, 58, 59, 68**, 73, 82	26, 53, 66	6, 11, 40, 42, 54, 61, 70, 72, 81, CP6108	55, 62, 64, 67, 69, 71, 83, 84, IS39
PappilloCheck® (Greiner Bio One)	**16, 18, 31, 33, 35, 39, 45, 51, 52, 56, 58, 59, 68**, 73, 82	53, 66	6, 11, 40, 42, 43, 44, 70	
Clinical Arrays® HPV (Genômica)	**16, 18, 31, 33, 35, 39, 45, 51, 52, 56, 58, 59, 68**, 73, 82	26, 53, 66	6, 11, 40, 42, 43, 44, 54, 61, 70, 72, 81, 89	62, 71, 83, 84, 85
Multiplex Human Papillomavirus Genotyping (Schmitt 2006)	**16, 18, 31, 33, 35, 39, 45, 51, 52, 56, 58, 59, 68**, 73, 82	66	6, 11, 42, 43, 44, 70	

*Os 13 HPV de alto risco mais comuns aparecem em negrito.

em uma técnica de PCR. Ele permite a detecção dos 13 HPV de alto risco mais comuns (16, 18, 31, 33, 35, 39, 45, 51, 52, 56, 58, 59, 68). A amplificação é feita graças a uma mistura de iniciadores biotinilados (5 iniciadores anversos e 7 iniciadores reversos), visando à parte L1 do genoma HPV, e leva a um amplicon de, aproximadamente, 165 pares de bases. Depois de uma etapa de desnaturação, uma mistura de sondas específicas que reconheça os 13 HPV alvos, imobilizadas nos poços da microplaca, permite revelar produtos de amplificação biotinilados por reação enzimática, fazendo intervir a avidina-HRP e seu substrato. A intensidade da reação colorimétrica é avaliada por leitura da densidade óptica a 450 nm. O sistema permite a amplificação concomitante de um controle interno, o gene da beta-globina, cuja presença será detectada em poços separados. A sensibilidade analítica desse teste qualitativo é da ordem de 100 cópias/PCR, qualquer que seja o genótipo HPV presente. Alguns estudos que utilizam o Amplicor já foram publicados (19, 20). As comparações de Amplicor com o teste de Captura Híbrida 2 mostram uma alta concordância e uma sensibilidade clínica comparável para esses dois testes diagnósticos (21, 22).

Detecção por PCR em tempo real

O princípio de amplificação usado pela PCR em tempo real é o mesmo daquele da PCR convencional, é o sistema de detecção dos produtos de amplificação que difere: liga-se ao par de iniciadores um marcador fluorescente do material amplificado, seja um agente intercalante do DNA (não específico do alvo), seja uma sonda específica marcada por um fluoróforo. A fluorescência emitida será proporcional à quantidade de alvo presente no meio reacional. A aparelhagem, acoplando um termociclador a um fluorímetro, permite então medir a fluorescência de cada ciclo de amplificação e traçar assim a curva exponencial da intensidade de fluorescência em função do número de ciclos. A PCR em tempo real possui vantagens consideráveis em relação à PCR convencional: rapidez, desaparecimento da etapa pós-PCR de análise dos amplificantes, volumes reacionais reduzidos.

O uso da PCR em tempo real para a detecção dos HPV foi essencialmente dedicado a objetivos de quantificação para medir a carga viral. Com efeito, a PCR em tempo real permite determinar o ciclo limite a partir do qual a amplificação exponencial começa. Sendo esse ciclo limite proporcional à quantidade inicial de DNA-alvo, ele permite ter acesso à quantificação do número de cópias de DNA-alvo, por intermédio de uma curva de escala estabelecida com a ajuda de diluições limites de uma solução de DNA HPV de concentração conhecida. Tal quantificação requer uma eficácia de PCR ideal e só permite, em geral, quantificar um ou dois alvos simultaneamente dentro de uma mesma PCR multicomplexa, pois a competição entre as diferentes reações leva rapidamente a um viés de quantificação. O recurso a uma PCR específica de tipo (23, 24) é mais adequado, portanto, à determinação da carga viral de um dado tipo de HPV do que uma PCR de largo espectro com iniciadores genéricos (25, 26). Se a pertinência da carga viral HPV como marcador prognóstico fosse a vir determinada, sua determinação certamente só seria considerável em prática comum para um número limitado de tipos de HPV.

Genotipagem por hibridização reversa em tiras

O princípio da hibridização reversa *(reverse line blotting)* se baseia, por um lado, no contato dos produtos de amplificação em fase líquida e, por outro, das sondas oligonucleotídicas específicas imobilizadas em um suporte sólido de tipo membrana de náilon. Vários sistemas para a genotipagem dos HPV foram descritos, com base nos iniciadores PGMY09/ 11 (27-29) (nome comercial: Linear Array®, Roche Diagnostics), SPF10 (30-32) (nome comercial: Inno-Lipa®, InnoGenetics) ou ainda GP5+/6+ (33) (sem nome comercial disponível atualmente). Esses sistemas comportam tiras em que as diferentes sondas HPV são depositadas de acordo com bandas paralelas. Os produtos de hibridização presentes são revelados por reação colorimétrica ou quimioluminescente. A correspondência entre as posições das faixas que surgem e os genótipos HPV é determinada pela leitura visual de acordo com uma tira de referência. Em razão do formato dessas tiras, os testes disponíveis são limitados à detecção de 40 genótipos, no máximo, e são submetidos às imprevisibilidades da leitura visual. Por outro lado, esses testes são pouco adequados às grandes séries.

Genotipagem por marcas de DNA

O princípio das marcas de DNA é muito próximo daquele da hibridização reversa, o que difere é o suporte em que são fixadas as sondas: estas são depositadas na forma de *spots* circulares em um suporte plástico normalmente de forma quadrada, de alguns milímetros de lado. A marca pode ser colocada em uma lâmina ou no fundo de um tubo adequado. A tecnologia das marcas, em constante evolução, permite o depósito de inúmeros *spots* de oligonucleotídeos em uma superfície muito reduzida. Dessa forma, ela permite multiplicar os *spots* para um mesmo tipo de HPV, geralmente no mínimo três por genótipo. A leitura é automatizada com a ajuda de um sistema de leitura óptica. Os sistemas PapilloCheck® (Greiner BioOne) e Clinical Arrays HPV® (Genomica) são dois exemplos de sistemas de marcas que contam com um marcador CE-IVD, disponíveis hoje no mercado para a genotipagem dos HPV. Outros sistemas de marcas foram recentemente descritos na literatura (16, 34-37). Eles apresentam a vantagem de não precisarem da leitura visual e são mais fáceis de serem usados do que as hibridizações em tiras, portanto potencialmente adequados a séries maiores.

Genotipagem por técnica Luminex

A tecnologia de *array* em suspensão Luminex é baseada em bolinhas de poliestireno de 5,6 μm de diâmetro, que são marcadas em seu centro por 2 fluoróforos distintos, presentes em razões variáveis. Isso permite obter um jogo de quase 100 bolinhas, tendo cada uma um espectro de absorção específica. Diferentes moléculas podem ser acopladas a essas bolinhas, particularmente sondas oligonucleotídicas. É possível assim combinar até 100 sondas diferentes marcadas com a ajuda dessas bolinhas, para identificar simultaneamente as seqüências de interesse no seio de uma reação multiplexa. Exemplos de genotipagem HPV com a ajuda dessa tecnologia foram descritos recentemente (38, 39). Esses métodos do futuro parecem mais sensíveis do que a hibridização reversa e são totalmente adequados às grandes séries.

■ Conclusão

A PCR é uma técnica de referência para a detecção dos HPV e permite particularmente esperar graus de sensibilidade muito baixos. Sua utilização exige, como qualquer técnica de biologia molecular aplicada ao diagnóstico, uma validação rigorosa e controles adequados, especialmente quanto ao sistema de iniciadores de largo espectro usado. As atuais estratégias, que visam geralmente à região L1 do genoma viral, poderiam evoluir para iniciadores que visam à região E6/E7, que apresenta uma forte identidade de seqüência entre os HPV de alto risco e não é deletada em caso de integração do genoma viral.

O teste Amplicor® HPV (Roche Diagnostics), baseado em uma PCR HPV de largo espectro, é um teste eficaz para a detecção em *pool* dos 13 HPV de alto risco mais freqüentes, que se posiciona como uma técnica alternativa ao teste de Captura Híbrida 2 (Digene). Sua sensibilidade analítica é maior do que a da captura Híbrida 2, o que leva a questionar o grau de detecção mais pertinente no contexto da detecção das lesões (pré-)cancerosas do colo uterino, pois isso não se traduz necessariamente por uma sensibilidade clínica aumentada (40). Alguns primeiros estudos mostraram uma concordância satisfatória entre os dois testes. No entanto, seria interessante identificar as razões das discordâncias entre essas duas técnicas, para tentar reduzi-las e alcançar uma padronização ótima das técnicas de detecção dos HPV em *pool*.

O uso da genotipagem no quadro da detecção e do tratamento das lesões (pré-)cancerosas do colo uterino exige abordagens um pouco diferentes daquelas que foram usadas até o momento no contexto dos estudos epidemiológicos sobre as infecções por HPV, em que é pertinente detectar todos os tipos de HPV possíveis e alcançar uma sensibilidade elevada. Os sistemas de genotipagem, baseados em diversas técnicas de revelação após amplificação por PCR, multiplicaram-se muito recentemente, o que acarreta inevitáveis discordâncias. Isso exigirá, em um futuro próximo, que se reflita sobre uma padronização rigorosa em termos de escolha dos HPV a serem detectados e de sensibilidade a ser alcançada. Finalmente, será indispensável validar essas diferentes técnicas no quadro das infecções múltiplas, que podem representar até 50% das infecções em certas populações, pois a sensibilidade de detecção de um dado HPV pode estar fortemente influenciada pela presença de outros HPV, em razão das competições que operam ente os diferentes HPV quando da reação de amplificação.

Em suma, a multiplicação das técnicas disponíveis, de *pool* ou de genotipagem, exigirá que se defina o lugar de cada uma dessas técnicas nos diferentes contextos, que são a detecção primária, o acompanhamento das infecções persistentes, o controle da vacinação HPV, a observação pós-conização, bem como os objetivos a serem atingidos em cada uma dessas situações em termos de espectro de HPV pertinentes a serem detectados, de grau de sensibilidade e de controle das interferências em caso de infecções múltiplas.

Referências

1. Bosch FX, Lorincz A, Munoz N et al. (2002) The causal relation between human papillomavirus and cervical cancer. J Clin Pathol 55:244-65
2. Walboomers JM, Jacobs MV, Manos MM et al. (1999) Human papillomavirus is a necessary cause of invasive cervical cancer worldwide. J Pathol 189:12-9
3. zur Hansen H (2002) Papillomaviruses and cancer: from basic studies to clinical application. Nat Rev Cancer 2:342-50
4. de Villiers EM, Fauquet C, Broker TR et al. (2004) Classification of papillomaviruses. Virology 324:17-27
5. Munoz N, Bosch FX, de Sanjosé S et al. (2003) Epidemiologic classification of human papillomavirus types associated with cervical cancer. N Engl J Med 348:518-27
6. Clavel C, Binninger I, Boutterin MC et al. (1991) Comparison of four non-radioactive and 35S-based methods for the detection of human papillomavirus DNA by in situ hybridization. J Virol Methods 33:253-66

7. Molijn A, Kleter B, Quint W et al. (2005) Molecular diagnosis of human papillomavirus (HPV) infections. J Clin Virol 32(Suppl 1)S43-S51
8. Shibata DK, Arnheim N, Martin WJ (1988) Detection of human papilloma virus in paraffin-embedded tissue using the polymerase chain reaction. J Exp Med 167:225-30
9. Snijders PJ, van den Brule AJ, Schrijnemakers HF et al. (1990) The use of general primers in the polymerase chain reaction permits the detection of a broad spectrum of human papillomavirus genotypes. J Gen Virol 71(Pt 1):173-81
10. van den Brule AJ, Snijders PJ, Gordijn RL et al. (1990) General primer-mediated polymerase chain reaction permits the detection of sequenced and still unsequenced human papillomavirus genotypes in cervical scrapes and carcinomas. Int J Cancer 45:644-9
11. de Roda Husman AM, Walboomers JM, van den Brule AJ et al. (1995) The use of general primers GP5 and GP6 elongated at their 3' ends with adjacent highly conserved sequences improves human papillomavirus detection by PCR. J Gen Virol 76 (Pt 4):1057-62
12. Resnick RM, Cornelissen MT, Wright DK et al. (1990) Detection and typing of human papillomavirus in archival cervical cancer specimens by DNA amplification with consensus primers. J Natl Cancer Inst 82:1477-84
13. Gravitt PE, Peyton CL, Alessi TQ et al. (2000) Improved amplification of genital human papillomaviruses. J Clin Microbiol 38:357-61
14. Kleter B, Van Doorn LJ, ter Schegget J et al. (1998) Novel short-fragment PCR assay for highly sensitive broad-spectrum detection of anogenital human papillomaviruses. Am J Pathol 153:1731-9
15. Morris BJ (2005) Cervical human papillomavirus screening by PCR: advantages of targeting the E6/E7 region. Clin Chem Lab Med 43:1171-7
16. Park TC, Kim CJ, Koh YM et al. (2004) Human papillomavirus genotyping by the DNA chip in the cervical neoplasia. DNA Cell Biol 23:119-25
17. Jacobs MV, Snijders PJ, van den Brule AJ et al. (1997) A general primer GP5+/GP6(+)-mediated PCR-enzyme immunoassay method for rapid detection of 14 high-risk and 6 low-risk human papillomavirus genotypes in cervical scrapings. J Clin Microbiol 35:791-5
18. Kornegay JR, Shepard AP, Hankins C et al. (2001) Nonisotopic detection of human papillomavirus DNA in clinical specimens using a consensus PCR and a generic probe mix in an enzyme-linked immunosorbent assay for-mat. J Clin Microbiol 39:3530-6
19. Monsonego J, Bohbot JM, Pollini G et al. (2005) Performance of the Roche AMPLICOR human papillomavirus (HPV) test in prediction of cervical intraepithelial neoplasia (CIN) in women with abnormal PAP smear. Gyne co l O nco l 99:160-8
20. van Ham MA, Bakkers JM, Harbers GK et al. (2005) Comparison of two commercial assays for detection of human papillomavirus (HPV) in cervical scrape specimens: validation of the Roche AMPLICOR HPV test as a means to screen for HPV genotypes associated with a higher risk of cervical disorders. J Clin Microbiol 43:2662-7
21. Sandri MT, Lentati P, Benini E et al. (2006) Comparison of the Digene HC2 assay and the Roche AMPLICOR human papillomavirus (HPV) test for detection of high-risk HPV genotypes in cervical samples. J Clin Microbiol 44:2141-6
22. Poljak M, Fujs K, Seme K et al. (2005) Retrospective and prospective evaluation of the Amplicor HPV test for detection of 13 high-risk human papillomavirus genotypes on 862 clinical samples. Acta Dermatoven APA 14:147-52
23. Josefsson AM, Magnusson PK, Ylitalo N et al. (2000) Viral load of human papilloma virus 16 as a determinant for development of cervical carcinoma in situ: a nested case-control study. Lancet 355:2189-93
24. Ylitalo N, Sorensen P, Josefsson AM et al. (2000) Consistent high viral load of human papillomavirus 16 and risk of cervical carcinoma in situ: a nested case-control study. Lancet 355:2194-8
25. Strauss S, Desselberger U. Gray 11 (2000) Detection of genital and cutaneous human papillomavirus types: differences in the sensitivity of generic PCRs, and consequences for clinical virological diagnosis. Br J Biomed Sci 57:221-5
26. Cubic HA, Seagar AL, McGoogan E et al. (2001) Rapid real time PCR to distinguish between high risk human papillomavirus types 16 and 18. Mol Pathol 54:24-9
27. Gravitt PE, Peyton CL, Apple RJ et al. (1998) Genotyping of 27 human papillomavirus types by using L1 consensus PCR products by a single-hybridization, reverse line blot detection method. J Clin Microbiol 36:3020-7
28. Coutlee F, Gravitt P, Richardson H et al. (1999) Nonisotopic detection and typing of human papillomavirus DNA in genital samples by the line blot assay. The Canadian Women's HIV study group. J Clin Microbiol 37:1852-7
29. Vernon SD, Unger ER, Williams D (2000) Comparison of human papillomavirus detection and typing by cycle sequencing, line blotting, and hybrid capture. J Clin Microbiol 38:651-5
30. Kleter B, van Doorn LJ, Schrauwen L et al. (1999) Development and clinical evaluation of a highly sensitive PCR-reverse hybridization line probe assay for detection and identification of anogenital human papillomavirus. J Clin Microbiol 37:2508-17
31. Melchers WJ, Bakkers JM, Wang J et al. (1999) Short fragment polymerase chain reaction reverse hybridization line probe assay to detect and genotype a broad spectrum of human papillomavirus types. Clinical evaluation and follow-up. Am J Pathol 155:1473-8
32. Quint WG, Scholte G, Van Doorn LJ et al. (2001) Comparative analysis of human papillomavirus infections in cervical scrapes and biopsy specimens by general SPF(10) PCR and HPV genotyping. J Pathol 194:51-8
33. van den Brule AJ, Pol R, Fransen-Daalmeijer N et al. (2002) GP5+/6+ PCR followed by reverse line blot analysis enables rapid and high-throughput

identification of human papillomavirus genotypes. J Clin Microbiol 40:779-87

34. Albrecht V, Chevallier A, Magnone V *et al.* (2006) Easy and fast detection and genotyping of high-risk human papillomavirus by dedicated DNA microarrays. J Virol Methods 137:236-44

35. Kim KH, Yoon MS, Na YJ *et al.* (2006) Development and evaluation of a highly sensitive human papillomavirus genotyping DNA chip. Gynecol Oncol 100:38-43

36. Klaassen CH, Prinsen CF, de Valk HA *et al.* (2004) DNA microarray format for detection and subtyping of human papillomavirus. J Clin Microbiol 42:2152-60

37. Choi YD, Jung WW, Nam JH *et al.* (2005) Detection of HPV genotypes in cervical lesions by the HPV DNA Chip and sequencing. Gynecol Oncol 98: 369-75

38. Schmitt M, Bravo IG, Snijders PJ *et al.* (2006) Bead-based multiplex genotyping of human papillomaviruses. J Clin Microbiol 44:504-12

39. Wallace 1, Woda BA, Pihan G (2005) Facile, comprehensive, high-throughput genotyping of human genital papillomaviruses using spectrally addressable liquid bead microarrays. J Mol Diagn 7:72-80

40. Snijders PJ, van den Brule AJ, Meijer CJ (2003) The clinical relevance of human papillomavirus testing: relationship between analytical and clinical sensitivity. J Pathol 201:1-6

7 Tecnologia voltada ao RNA mensageiro

C. Clavel ◆ V. Dalstein ◆ J. Briolat ◆ P. Birembaut

RESUMO

O câncer do colo uterino é uma complicação rara de uma infecção freqüente por HPV AR, mais freqüentemente transitória nas jovens. O aumento da expressão das oncoproteínas virais E6 e E7 dos HPV AR é a maior causa da transformação maligna do epitélio cervical. Atualmente, essa infecção por HPV é evidenciada por um teste HPV DNA cujo objetivo é detectar, o mais cedo possível, as mulheres com uma infecção persistente, realmente com risco de desenvolver lesões cervicais de alto grau. Por outro lado, trata-se de aumentar agora a especificidade desse teste HPV DNA: sendo o desafio, entre outros, de gerir as mulheres com exame de Papanicolaou normal que apresentam uma infecção HPV DNA positiva mais ou menos transitória. Desse modo, novos marcadores, sobretudo virais, estão sendo estudados, como a genotipagem, a carga viral ou, ainda, a expressão viral.

A expressão dos HPV AR é relativa ao estudo dos RNAm E6/E7 de HPV AR, que traduz o início e a conservação dos estados pré-canceroso e canceroso. As limitações do estudo desses transcritos foram, por muito tempo, de ordem metodológica. O meio de coleta, a extração e a estocagem dos RNA são importantes, e as tecnologias moleculares analíticas recentes, fortes: NASBA *(Nucleic Acid Sequence Based Assay)*, TMA *(Transcription-Mediated Amplification)*, RT-PCR *(Reverse-Transcriptase Polymerase Chain Reaction)* ou ainda RT-PCR em tempo real (quantitativa: Q-RT-PCR). As duas primeiras técnicas são comercializadas, cada uma com suas recomendações químicas e técnicas específicas. Há, atualmente, dois *kits* HPV RNA: PreTect HPV Proofer® (Norchip, Klokkarstua, Noruega) que permitem detectar os RNAm E6/E7 de 5 dos HPV AR separadamente (tipos 6, 18, 31, 33 e 45) e o mais recente, APTIMA® HPV Assay (Gen-Probe, São Diego, Canadá, Estados Unidos), que permite a detecção global de 14 tipos de RNAm E6/E7 de 14 HPV AR.

Os resultados dos primeiros estudos são promissores. Nos cânceres cervicais, a sensibilidade dos testes DNA e RNA é sensivelmente a mesma. Diferentemente, o problema da forte prevalência dos HPV DNA nos exames de Papanicolaou normais, nesses dois tipos, ASC-US e LSIL, poderia ser resolvido pelo estudo dos transcritos E6/E7, cuja sensibilidade é inferior ao teste HPV DNA, mas cuja especificidade e o VPP são superiores. Em suma, as mulheres com exame de prevenção normal sem HPV AR e sobretudo sem transcritos E6/E7 têm um risco muito menor de desenvolver uma displasia. Um teste RNAm tem o potencial de identificar imediatamente uma mulher com risco de ver sua infecção persistir, sem repetir o teste. O risco de desenvolver um HSIL é, portanto, maior nas mulheres que apresentam uma infecção por HPV AR DNA persistente e RNAm transformante, sobretudo com a persistência dos RNAm E6/E7. Em todos os casos, estudos longitudinais com o acompanhamento de pacientes são necessários para validar completamente esses testes.

PONTOS-CHAVE

1. Somente as infecções por HPV AR persistentes são de risco.
2. Inúmeras recomendações científicas internacionais validadas já existem quanto aos novos modos de detecção do câncer do colo uterino em amplas populações.
3. A sensibilidade do teste HPV DNA é superior àquela da citologia (detecção NIC 2+).
4. A sensibilidade do teste HPV RNA é inferior àquela do teste HPV DNA nos exames de Papanicolaou normais, de tipo ASC-US ou ainda LSIL.
5. A especificidade e o VPP do teste HPV RNA são superiores àqueles do teste HPV DNA.
6. O teste HPV RNA tem um valor diagnóstico e prognóstico promissor; atualmente amplos estudos de acompanhamento são necessários.

Introdução

Infecção por HPV

A infecção persistente por papilomavírus humano oncogênicos, ditos de alto risco (HPV AR), constitui o risco maior de desenvolver um câncer do colo uterino, e 80% das mulheres serão infectadas por um HPV ao longo de sua vida (1). Essas infecções freqüentes são assintomáticas e transitórias, sobretudo nas jovens (prevalência dos HPV nas mulheres com menos de 30 anos: de 25 a 60% e nas mulheres com mais de 30 anos: de 5 a 10%) (1-3). Esses HPV AR correspondem a um espectro limitado de 13 a 18 tipos de HPV AR (tipos 16, 18, 31, 33, 35, 39, 45, 51, 52, 56, 58, 59, 68, mas também 73, 82 e, provavelmente, 26, 53 e 66) (4, 5). Nos cânceres do colo, os HPV 16 e 18 são principalmente encontrados, seguidos, conforme os países, dos HPV 31, 33, 45, 52, 58 etc. No total, o câncer do colo uterino é uma complicação rara de **uma infecção freqüente por HPV AR, mais freqüentemente transitória.**

A integração viral por HPV AR é uma etapa-chave para a carcinogênese cervical, mas seu impacto precoce ou tardio e seu potencial elo com a carga viral ainda não estão bem compreendidos. A integração é descrita, assim, em exames de Papanicolaou normais ou que apresentem suspeita de LSIL (*Low grade Squamous Intraepithelilal Lesion* ou lesão intra-epitelial escamosa de baixo grau). Ela é tradicionalmente encontrada nos cânceres cervicais, mas estimada entre 5 e 100% nas lesões pré-cancerosas de tipo HSIL (*High grade Squamous Intraepithelilal Lesion* ou lesão intra-epitelial escamosa de alto grau), com variações entre os tipos de HPV AR. Quando da **integração viral**, a região precoce E2 é cortada, acarretando uma perda de sua função repressiva em E6/E7, um desajuste da transcrição E6/E7 e, provavelmente, um aumento da estabilidade desses transcritos (6, 7). O aumento da expressão das oncoproteínas virais E6 e E7 dos HPV AR é, portanto, a maior causa da transformação maligna do epitélio cervical (3, 8). Essas oncoproteínas E6 e E7 se ligam, modulam e mesmo degradam outras proteínas, como supressores de tumores p53 e pRb, respectivamente. Os diversos pontos de controle do ciclo celular e os fenômenos de apoptose, assim perturbados, levam a uma instabilidade genômica e ao aumento do risco de transformação maligna (9).

Teste HPV DNA

Na prática, essa infecção por HPV é evidenciada atualmente por um **teste de HPV DNA**. Os testes de DNA mais usados detectam um **coquetel de 13 HPV AR** (Captura Híbrida 2,® Digene e Amplicor HPV,® Roche), em que um resultado positivo representa a presença de 1 a 13 desses HPV AR. O valor desse tipo de teste é bem reconhecido desde 2000, tanto na triagem e na clarificação de exame de Papanicolaou anormais quanto na detecção primária das lesões pré-cancerosas e cancerosas do colo uterino (10-13). A excelente sensibilidade do teste de HPV AR permite selecionar as mulheres com risco, que apresentam, assim, uma infecção recidiva, ou seja, 2 exames de Papanicolaou HPV AR positivos em, aproximadamente, um ano. A noção de persistência de uma infecção é precisamente conhecida quando de uma genotipagem de HPV, determinando a presença de um ou de vários tipos de HPV AR presentes (multiinfecções). Ao contrário, o excelente valor preditivo de um teste de HPV AR negativo (próximo de 100%) seleciona, por sua vez, as mulheres de baixo risco, para as quais o exame de Papanicolaou pode ser mais espaçado (de 3 a 5 anos, ao longo do estudo) (14, 15). Na prática atual e oficial, a triagem dos exames preventivos atípicos com ASC-US *(Atypical Squamous Cells of Undetermined Significance)* pelo teste HPV é reconhecida e recomendada nos Estados Unidos desde 2000 e, na França, desde 2004. Por outro lado, a detecção primária também é proposta nos Estados Unidos nas mulheres com mais de 30 anos desde 2003, mas sempre ao longo de estudo na Europa. Mais recentemente, os especialistas internacionais recomendam fortemente o acompanhamento pós-conização com um teste HPV de 6 meses (mais sensível do que um exame preventivo para detectar uma lesão recorrente) ou propõem ainda localizar rapidamente as mulheres com mais risco, portadoras de HPV 16 e/ou 18 (16-19).

Aumentar a especificidade do teste HPV

O objetivo é, portanto, detectar o mais precocemente possível as mulheres com risco de desenvolver lesões de alto grau realmente. Novos marcadores, principalmente virais, estão sendo estudados (18, 19). A **genotipagem** se revela interessante, desse modo, para identificar as mulheres com maior risco (com uma infecção por HPV 16 e/ou 18 positivos), para a determinação de uma infecção por HPV AR persistente e, por fim, para o controle das vacinas profiláticas futuramente. Numerosos *kits* comerciais já existem, mas nenhum deles foi validado pela FDA atualmente. A natureza do meio líquido da coleta citológica no início, os volumes de coletas para a extração de DNA e a PCR *(Polymerase Chain Reaction)*, a escolha da posição dos oligonucleotídeos para as PCR múltiplas variáveis, o tamanho do amplicon formado, a escolha do termociclador, as sondas para a hibridização e os diversos modos de detecção ainda não estão padronizados, uma vez que cada sistema comercial estabelece suas próprias recomendações.

Outros parâmetros virais, tais como a integração, a carga e a expressão virais, são atualmente muito estudados juntamente com diversos sistemas de PCR "casa". A análise prática da **integração dos HPV** é incompleta e ainda não é realizável como rotina (20). Por outro lado, os estudos de **carga viral** HPV e suas conclusões têm normalmente interpretações complexas (7, 21). Com efeito, na literatura, a natureza das coletas e das populações estudadas, a escolha da metodologia e o relatório dos resultados variam muito (número de células inicialmente impossível de saber, variações devidas à escolha das citoescovas e do meio líquido de coleta, do volume usado para a extração de DNA, do tipo de extração de DNA, dos oligonucleotídeos para a PCR em tempo real, da tecnologia Taqman ou SYBR® Green ou outra, com relatórios de resultados em cópias virais por 100 ng, ou por célula, ou por genoma equivalente, ou por ml etc.). Em suma, não existe ainda um *kit* comercializado para estudar a carga viral ou a integração viral por HPV.

Outro parâmetro muito interessante diz respeito à **expressão viral com o estudo dos RNAm E6/E7**, que traduz a atividade viral "direta" e que corresponde à iniciação e à conservação dos estados pré-canceroso e canceroso. Nos cânceres cervicais, a detecção qualitativa (ou mesmo quantitativa) dos transcritos E6/E7 dos HPV AR poderia servir, portanto, de avaliação específica do risco de progressão e de transformação maligna, especialmente em mulheres que apresentam exames de Papanicolaou significativos de ASC-US e de LSIL ou ainda com exames de Papanicolaou normais HPV positivos (3, 22-26). Sessenta a 80% das inúmeras infecções por HPV são transitórias e são eliminadas naturalmente em, aproximadamente, um ano, o que torna o teste RNA mais específico em teoria do que a detecção de DNA. O objetivo é, pois, detectar infecções ativas e potencialmente persistentes, sobretudo em mulheres jovens e o mais cedo possível de uma maneira geral (24, 25, 27).

Teste HPV RNA (RNAm E6/E7 de HPV AR)

Introdução

As limitações do estudo desses transcritos foram por muito tempo de ordem metodológica. Para os estudos RNA, a natureza da coleta, da extração do RNA e a pertinência tecnológica são decisivas. A qualidade da coleta cervical e do meio ainda é mais importante do que para o DNA, pois os RNAm são muito frágeis e podem se degradar rapidamente. Esses meios de coleta (com ou sem fixador), seu estoque (em temperatura ambiente ou a 4°C) e os protocolos de extração dos RNA devem ser precisamente determinados e padronizados, o que não é o caso atualmente.

As tecnologias moleculares analíticas recentes e fortes são de tipo **NASBA** *(Nucleic Acid Sequence Based Assay),* ou **TMA** *(Transcription-Mediated Amplification),* ou RT-PCR *(Reverse-Transcriptase Polymerase Chain Reaction)* ou ainda **RT-PCR em tempo real (quantitativa: Q-RT-PCR)**; as duas primeiras são comercializadas, apresentando cada uma suas recomendações químicas e técnicas específicas. **Atualmente, existem dois *kits* HPV AR**. O sistema Pre-Tect HPV Proofer® (NorChip, Klokkarstua, Noruega) permite detectar os RNAm E6/E7 de HPV AR de 5 HPV AR separadamente (tipos 16, 18, 31, 33 e 45). O segundo sistema, o mais recente, é o *kit* APTIMA® HPV Assay (Gen-Probe, São Diego, CA, Estados Unidos), que permite a detecção global de 14 tipos de RNAm E6/E7 de 14 HPV AR (sem diferenciá-los). Em todos os casos, estudos longitudinais com o acompanhamento de pacientes (especialmente o acompanhamento de exames de prevenção normais HPV positivos) são necessários para validar esses testes; os estudos são mais numerosos atualmente com o sistema de Norchip.

Tecnologia RNA HPV (RT-PCR, Q-RT-PCR, NASBA, TMA)

Coletas

Os meios líquidos de citologia são usados atualmente para realizar os estudos citológicos HPV DNA e, ao mesmo tempo, os de RNAm. Preservcyt® (ThinPrep, Cytyc) é o mais usado e se mostrou eficaz, mas o estoque da coleta deve ser limitado no tempo à temperatura ambiente ou com uma extração de RNA rápida (28). Estocar esses meios a 4°C parece mais sensato. Após extração, o estoque dos RNA é, em geral, realizado a −80°C e, mesmo nessas condições, a análise deve ser rápida, não mais de um mês para a PCR em tempo real, por exemplo (23, 28). Finalmente, os testes que detectam o RNA comportam muito menos risco de criar contaminações RNA, pois os RNAm são extremamente adaptáveis, sobretudo à temperatura ambiente.

RT-PCR e Q-RT-PCR

Esse método permite o estudo de pequenas quantidades celulares e foi usado, assim, para detectar uma expressão oncogênica precoce E6/E7 de HPV 16 (29) ou E7 de HPV 16 ou 18 (30). Certas equipes quantificaram em tempo real seus RT-PCR E7 (30) ou E6/E7 de HPV 16 e/ou 18, relataram uma prevalência de transcritos de 47% nos HSIL e de 46% nas biopsias (31); sendo os casos negativos provavelmente devidos a outros HPV.

Lamarcq *et al.* encontraram 0% de transcritos nos exames de Papanicolaou normais (30). Scheurer *et al.* (23) quantificam RNAm de E7 de HPV 16 e 18, por *Reverse Transcriptase-PCR* em tempo real (em fluorescência de tipo SybrGreen) para detectar uma prevalência total de RNAm E7 de 31% com um aumento da prevalência de transcritos HPV indo de 27% nos tecidos histologicamente normais a 40% nos LSIL e 37% nos HSIL. As diferenças quantitativas de transcritos em tecidos normais e HSIL eram mais significativas para o HPV 18 do que para o tipo 16. Em suma, as populações estudadas foram, sobretudo, transversais e mostraram melhor especificidade para o teste RNA e sensibilidade superior para o teste DNA. Estudos longitudinais são necessários.

NASBA (Nucleic Acid Sequence Based Amplification)

Trata-se de um antigo sistema de amplificação mais potente do que aquele da PCR. O sistema comercializado correspondente atualmente é PreTect HPV Proofer® (Norchip AS, Klokkarstua, Noruega). É o primeiro *kit* HPV RNA comercializado que permite a análise da expressão específica dos RNAm E6/E7 de 5 HPV AR de 5 tipos: 16, 18, 31, 33 e 45, os mais freqüentes nos cânceres do colo uterino (4, 32, 33). Esse teste em microplacas é baseado na **sinergia de duas tecnologias: o sistema de amplificação NASBA isotermo** (que permite a amplificação de moléculas de RNA simples fita) combinado à detecção em tempo real dos RNA-alvos *via* sondas **fluorescentes de tipo Beacon** (que se hibridizam com as moléculas monofilamentares). Essas duas técnicas constituem um teste rápido, muito específico e fácil de ser usado.

As sondas Beacon são uma nova categoria de sondas de hibridização que se tornam fluorescentes quando da hibridização. Elas possuem uma estrutura caule-anel e contêm um fluoróforo e um *quencher*. A fixação da seqüência de anel específica com sua seqüência complementar de ácido nucléico alvo, produzida ao longo da reação NASBA, provoca uma reação do caule e a emissão de um sinal fluorescente durante a excitação ao longo da onda adequada. A formação de novas moléculas de RNA é medida em tempo real por controle contínuo do sinal em um leitor fluorescente.

A reação NASBA é uma técnica de amplificação isotérmica de ácidos nucléicos que se baseia na ação conjunta de 3 enzimas (transcriptase reversa AMV, RNase-H e T7 RNA polimerase) e no uso de iniciadores oligonucleotídicos específicos de um alvo com um dos iniciadores comportando, em sua extremidade 5', a seqüência promotora da T7 RNA polimerase. A reação de amplificação ocorre a 41°C e dá moléculas de RNA monofilamentares como produto final, sendo os alvos RNA amplificados em mais de um bilhão de vezes em aproximadamente 2 horas. Na prática, a primeira reação de transcrição reversa é, inicialmente, linear, depois cada molécula de RNA novamente sintetizada serve então de alvo e é convertida como a molécula de RNA-alvo original em uma molécula de DNA, contendo um promotor T7 funcional; uma fase de amplificação cíclica inicia-se, então, em seguida e resulta da síntese exponencial de moléculas de RNA. A presença de RNA permite, pois, a hibridização das sondas Beacon que se abrem e emitem fluorescência. Essa reação é mais forte do que a PCR (amplificação exponencial) e evita as contaminações em DNA. A amplificação é medida em tempo real no leitor de microplaca FLx 800 (BIOTEK) com um conjunto de *softwares* PreTect Analysis Software (Nor-Chip AS) (3, 22, 24-27, 31).

TMA

O sistema APTIMA® HPV Assay (Gen-Probe) detecta os RNAm E6/E7 de 14 HPV AR (tipos 16, 18, 31, 33, 35, 39, 45, 51, 52, 56, 58, 59, 66, 68) em exames de Papanicolaou em meio líquido (Preservcyt®, ThinPrep®, Cytyc). O método de captura TMA isotérmico *(Transcription-Mediated Amplification)* amplifica um alvo RNA (ou DNA) um bilhão de vezes em 15-30 minutos (100 a 1.000 cópias por ciclo) (PCR: 2 cópias por ciclo). Essa técnica utiliza duas enzimas (RNA polimerase e transcriptase reversa). Após a amplificação TMA, a detecção é realizada pelo teste HPA *(Hybridization Protection Assay)*, usando uma sonda DNA específica, marcada com um detector molecular: o éster de acridínio emite um sinal quimioluminescente. Essa sonda marcada se hibridiza com o amplicon do RNA. A separação das sondas hibridizadas daquelas não-hibridizadas é feita no meio através de uma reação que destrói eletivamente o éster de acridínio da sonda não-hibridizada. O mesmo éster na sonda hibridizada, em contrapartida, é protegido na dupla hélice e poderá se tornar quimioluminescente com os reativos apropriados. Trata-se de uma reação química homogênea, produzindo-se os TMA e HPA em um único e mesmo tubo, sem transferência de reativos, sem etapa de lavagem, com um risco, portanto, minimizado de contaminações. A leitura final é feita por luminômetro. Finalmente, existe um autômato Gen-Probe TIGRIS® para o sistema APTIMA de alta velocidade (500 a 1.000 reações de 8 a 12 horas). O método de captura TMA pode ser usado na instrumentação DTS® e em um autômato TIGRIS® DTS®. Um estudo preliminar em 459 ASC-US, LSIL e HSIL coletados em meio Preservcyt® não mostrou nenhum crescimento com HPV de baixo risco. As taxas de transcritos observados eram de 35% para ASC-US, de 70% para LSIL e de 95% para HSIL (34).

Resultados obtidos

Generalidades

Os estudos atuais comparam a prevalência HPV DNA (PCR genérica e específica) e HPV RNA (RNAm E6/E7 do sistema HPV Pretect HPV Proofer® principalmente) em estudos de conjuntos transversais, ou mesmo com um acompanhamento de 2 anos. O desafio é avaliar um risco de progressão ou não em exames de Papanicolaou HPV DNA positivos: de tipo ASC-US, que indicam LSIL, ou ainda normais. Esses diferentes exames de prevenção, com ou sem discordâncias citológicas, colposcópicas e histológicas, continuam sendo, de fato, uma preocupação maior no quadro da detecção das lesões pré-cancerosas e cancerosas cervicais. Sendo a expressão de E6/E7 de HPV AR imprescindível para o desenvolvimento do câncer do colo uterino, a detecção dos RNAm E6/E7 é um avanço tecnológico complementar na carcinogênese cervical com a análise da expressão ou da atividade viral. Assim, a **diferença de detecção de DNA ou de RNAm E6/E7 de HPV AR** é explicada pelas diferenças de atividade viral. A integração afeta, dessa forma, a expressão de RNAm com a perda de E2 e a transcrição de E6/E7 desajustada. Em exames de Papanicolaou suspeitos de LSIL e de HSIL, a expressão de E7 pode variar dependendo das camadas epiteliais. Assim, nas infecções latentes e/ou em via de regressão, as oncoproteínas E6/E7 são mais detectadas nas camadas basais epiteliais, enquanto as displasias graves descrevem essas oncoproteínas em todo o epitélio (35). A detecção dos transcritos E6/E7 significaria, pois, a possibilidade de persistência e de progressão de uma lesão (26). Ao contrário, uma infecção latente pode ser explicada pela presença de DNA sem RNAm E6/E7.

Os 5 HPV AR do sistema PreTect HPV Proofer® ou os 14 HPV AR do teste APTIMA® correspondem aos HPV mais freqüentes nos cânceres cervicais, mas certamente devem ser consideradas especificidades por países (24). O sistema Norchip já mostra a possibilidade de unir 3 HPV AR: HPV 35, 52 e 58 (26), mas isso não altera muito os resultados. Os resultados falsos negativos e falsos positivos são minimizados, sem reação cruzada entre HPV de alto e de baixo riscos. Alguns raros casos de câncer não detectados (teste HPV DNA) são descritos em casos de deleção de L1. Por fim, a apresentação em tubos fechados elimina o risco de contaminação pelos amplicons.

HSIL e cânceres

Esse tipo de teste RNA permite identificar infecções persistentes de risco que comportam, por sua vez, infecções transformantes. No diagnóstico de **HSIL e de câncer**, a prevalência dos RNAm E6/E7 e aquela do DNA HPV são similares (3, 24). Esse teste RNA poderia também ser proposto em pós-tratamento de conização para detectar uma persistência ativa da infecção, assim como o teste HPV DNA (22). Assim, um estudo norueguês de 204 **cânceres cervicais invasivos** confirmados (22, 26) mostrou uma prevalência DNA global de 97% (por diferentes técnicas DNA) e de 92% para PCR específicos de tipos HPV. A detecção de RNAm E6/E7 era positiva em 89% das biopsias com os 5 HPV AR (16, 18, 31, 33) e de 92% com 3 tipos de transcritos complementares (HPV 16, 18, 31, 33, 35, 45, 52 e 58).

Quanto às **multiinfecções** de HPV AR e especialmente nos cânceres cervicais invasivos, esse número de multiinfecções parece menor do que nas lesões pré-cancerosas (26) e deve ainda ser esclarecido. Em multiinfecções por HPV DNA, um ou dois transcritos diferentes são, em geral, detectáveis. No entanto, um transcrito de um único tipo HPV AR parece, com freqüência, predominante, correspondendo *a priori* à integração desse HPV. Um HPV presente no estado epissomal não mostra, ou mostra muito pouco, transcritos (3). Nos cânceres invasivos, a comparação HPV DNA/RNA é, pois, interessante para tentar compreender a predominância oncogênica de certos HPV em relação a outros (p. ex., de infecções por HPV DNA de tipos 31 e 35, ou ainda 16, 18 e 31 que mostram RNAm de tipos 31 e 16 "predominantes", respectivamente) (3, 26).

Exames de Papanicolaou normais, ASC-US, LSIL

As diferenças entre os testes HPV DNA e RNA aparecem, claramente, nas mulheres HPV positivas, que apresentam exames de Papanicolaou normais, ou ainda ASC-US ou LSIL, em que a prevalência do teste HPV RNA é inferior àquela do HPV DNA (por PCR genérica e tipos específicos). É preciso esclarecer que uma PCR genérica pode não identificar HPV que apresentem uma baixa carga viral, parecendo o uso de PCR específica de tipos mais confiável (26). Na literatura, o uso combinado do teste HPV RNA para ASC-US e LSIL é pertinente e promissor com uma boa especificidade no diagnóstico de lesões pré-neoplásicas e um melhor valor preditivo do resultado positivo. Mais uma vez, estudos de acompanhamento mais longos são necessários (3, 24).

Assim, um estudo de Molden *et al.*, que trata de **4.136 mulheres com mais de 30 anos, tendo passado por 2 anos de acompanhamento** (24), mostra, em resumo, 4% de exames de Papanicolaou anormais, 3% de mulheres positivas por PreTect HPV Proofer®, 4,4% por PCR específica (dos 5 mesmos tipos HPV AR) e 10,4% de mulheres positivas por PCR genérica (GP5+/6+). Nos exames de Papanicolaou normais, ou ASC-US, ou LSIL, a taxa de detecção dos HPV era significativamente mais alta na PCR genérica GP5+/6+ do que no teste RNA PreTect HPV Proofer®. Dessa forma, as porcentagens de mulheres positivas nos testes PreTect HPV Proofer®, PCR específicas e PCR genérica eram, respectivamente, de 2,4; 3,6 e 9,3% nos exames de Papanicolaou normais, de 21,1; 24,6 e 47,4% em exames de Papanicolaou tipo ASC-US, de 30; 50 e 75% nos exames de Papanicolaou que indicavam LSIL, de 52,52 e 64% nos que indicavam HSIL. Nos exames de Papanicolaou HSIL (NIC 2+), a sensibilidade de PreTect HPV Proofer® era de 85,7% *versus* 92,9% para a PCR GP5+/6+, sua especificidade de 88,9% *versus* 66,7%, seu VPP de 92,3% *versus* 81,3% e seu VPN de 80% *versus* 85,7%.

Outro estudo de Molden *et al.* (25), tratando de 77 **exames de Papanicolaou de tipo ASC-US ou LSIL** de mulheres acompanhadas durante 2 anos, mostrou 54,6% de mulheres HPV DNA positivas (com GP5+/6+) e 23,4% de mulheres HPV RNAm positivas. A sensibilidade dos 2 testes era de 85,7% para a detecção de NIC 2+ durante o acompanhamento. A especificidade PreTect HPV Proofer® de 84,9% era maior do que aquela da PCR genérica de 50%. As mulheres PreTect Proofer® HPV positivas apresentavam 69,8 vezes mais risco de serem diagnosticadas com uma NIC 2+ nos 2 anos de acompanhamento do que as mulheres negativas para esse teste. As mulheres com resultado positivo no teste HPV DNA por PCR genérica apresentavam 5,7 vezes mais risco de serem diagnosticadas com uma NIC 2+ nos 2 anos de acompanhamento do que as mulheres por PCR genérica negativas. Molden *et al.* consideram aqui, nessa pequena série, que as ASC-US e as LSIL HPV DNA positivas são clinicamente equivalentes, concluindo que o risco acumulado de NIC 2+ era equivalente para as LSIL (27,6%) e as ASC-US HPV positivas (26,7%) (3, 36).

Por outro lado, outro estudo de Cuschieri *et al.* (22) analisa **54 mulheres com exames de Papanicolaou normais HPV positivos** (sem lesão), com um acompanhamento de 2 anos, repetindo a genotipagem HPV pelo teste DNA PCR e RNAm PreTect Proofer®. A detecção de transcritos E6/E7 era menos sensível, porém mais específica do que a detecção de HPV DNA, para a detecção de uma lesão nos 2 anos. As mulheres HPV DNA e RNAm positivas desde o início eram significativamente sujeitas a uma **persistência da infecção por HPV** comparadas àquelas unicamente HPV DNA positivas.

Finalmente, um estudo recente realizado em **283 mulheres jovens, com menos de 30 anos** (3), apresentando exames de Papanicolaou normais, mostrou uma forte prevalência HPV DNA importante de 32,5% (em PCR genérica) com 20,8% de mulheres HPV DNA positivas com os 5 HPV AR freqüentes (PCR específicas) e 14,5% eram positivas no teste PreTect HPV Proofer® (64,4% de positividade RNAm E6/E7, dentre as quais 32% de transcritos de HPV 16 das mulheres HPV DNA positivas em PCR específica). Em suma, nesses exames de prevenção, a expressão de RNAm E6/E7 é observada em 2/3 dos casos HPV DNA positivos (qualquer que seja a idade). Em mulheres jovens sem lesão, **a repetição de teste RNAm HPV** pode indicar infecções por HPV persistentes transformantes com maior risco de desenvolver uma displasia grave (3).

Resumindo, com uma sensibilidade e um VPN similares, mas com melhor especificidade e VPP do que a PCR genérica, esse teste PreTect HPV Proofer®, associado à patologia, parece **melhorar**, portanto, **a triagem das mulheres que apresentam exames de Papanicolaou normais HPV positivos ou ainda que indiquem presença de ASC-US ou de LSIL**, prevendo melhor a existência de um risco de NIC 2+ do que um teste HPV DNA por PCR genérica. Protocolos de acompanhamento diferentes poderiam, portanto, ser propostos para mulheres HPV RNA positivas ou negativas, fazendo *a priori* com que menos mulheres RNA positivas retornem à consulta do que mulheres HPV DNA positivas. Esses estudos devem ser confirmados, ainda, em uma escala maior.

■ Conclusão

O teste HPV DNA já permite detectar mais precocemente as NIC 2+ e reduzir o número de cânceres ao final. As técnicas moleculares disponíveis se tornam e tornar-se-ão cada vez mais específicas por meio do uso de marcadores virais diretos ou indiretos. Esses novos testes ainda fazem parte do arsenal da pesquisa, e nem todos foram validados por amplos estudos clínicos e menos ainda apresentam uma nomenclatura. O estudo da expressão viral é promissor, pois se trata de detectar RNAm E6/E7 essenciais ao desenvolvimento de lesões cervicais e que comprovam diretamente a atividade viral. Os estudos relativos aos cânceres cervicais invasivos mostram que essas técnicas RNAm são muito promissoras, e amplos estudos de acompanhamento são necessários agora. O problema da forte prevalência dos HPV DNA nos exames de Papanicolaou normais, nos exames para ASC-US e para LSIL poderia ser resolvido com o estudo dos transcritos E6/E7 com um valor diagnóstico e prognóstico vantajoso sobre o teste DNA HPV. Em compensação, as mulheres com exames de Papanicolaou normais sem HPV AR e, melhor ainda, sem transcritos E6/E7, têm um risco muito pequeno de desenvolver uma displasia. O risco de desenvolver um HSIL é, portanto, maior nas mulheres que apresentam uma infecção por HPV AR DNA persistente e RNAm transformante, sobretudo com uma persistência da expressão dos RNAm E6/E7, uma vez que tais oncoproteínas antecedem o desenvolvimento das LSIL e HSIL. O estudo da persistência da infecção por HPV para identificar mulheres com risco pode ser realizado, assim, por meio da repetição de 2 testes HPV DNA (ou de genotipagem) em, aproximadamente, um ano de intervalo ou potencialmente por um único teste RNAm E6/E7, mais indicativo dessa persistência e do risco do desenvolvimento de uma lesão. Pode-se em seguida conceber a realização de um teste HPV RNA nas mulheres com genótipos HPV 16 e/ou 18, 31, 33, 45 positivas ou ainda usar o sistema de Gen-Probe após um teste HPV DNA global positivo. Além disso, a chegada das vacinas profiláticas exigirá controles vacinais paralelamente à detecção que deverá continuar. Novas recomendações, incluindo o emprego de todos esses testes HPV, serão necessárias. Enfim, a educação das mulheres e dos médicos em relação aos HPV e à natureza majoritariamente benigna das infecções por HPV continua sendo capital.

Referências

1. Bosch FX, Lorincz A, Munoz N et al. (2002) The causal relation between human papillomavirus and cervical cancer. J Clin Pathol 55:244-65
2. Bosch FX, Munoz N (2002) The viral etiology of cervical cancer. Virus Res 89:183-90
3. Molden T, Kraus I, Karlsen F et al. (2006) Human papillomavirus E6/E7 mRNA expression in women younger than 30 years of age. Gynecol Oncol 100:95-100
4. Clifford GM, Gallus S, Herrero R et al. (2005) Worldwide distribution of human papillomavirus types in cytologically normal women in the International Agency for Research on Cancer HPV prevalence surveys: a pooled analysis. Lancet 366:991-8
5. Munoz N, Bosch FX, de SS et al. (2003) Epidemiologic classification of human papillomavirus types associated with cervical cancer. N Engl J Med 348:518-27
6. Hudelist G, Manavi M, Pischinger KI et al. (2004) Physical state and expression of HPV DNA in benign and dysplastic cervical tissue: different levels of viral integration are correlated with lesion grade. Gynecol Oncol 92:873-80
7. Andersson S, Safari H, Mints M et al. (2005) Type distribution, viral load and integration status of high-risk human papillomaviruses in pre-stages of cervical cancer (CIN). Br J Cancer 92:2195-200
8. Wang-Johanning F, Lu DW, Wang Y et al. (2002) Quantitation of human papillomavirus 16 E6 and E7 DNA and RNA in residual material from ThinPrep Papanicolaou tests using real-time polymerase chain reaction analysis. Cancer 94:2199-210
9. Munger K, Howley PM (2002) Human papillomavirus immortalization and transformation functions. Virus Res 89:213-28
10. Monsonego J, Bosch FX, Coursaget P et al. (2004) Cervical cancer control, priorities and new directions. Int J Cancer 108:329-33
11. Cuzick J, Clavel C, Petry KU et al. (2006) Overview of the European and North American studies on HPV testing in primary cervical cancer screening. Int J Cancer 119:1095-101
12. Wright TC, Jr., Schiffman M (2003) Adding a test for human papillomavirus DNA to cervical-cancer screening. N Engl J Med 348:489-90
13. Cuzick J (2002) Role of HPV testing in clinical practice. Virus Res 89:263-9
14. Cuzick J, Szarewski A, Cubie H et al. (2003) Management of women who test positive for high-risk types of human papillomavirus: the HART study. Lancet 362:1871-6
15. Clavel C, Cucherousset J, Lorenzato M et al. (2004) Negative human papillomavirus testing in normal smears selects a population at low risk for developing high-grade cervical lesions. Br J Cancer 90:1803-8
16. Bosch X, Harper D (2006) Prevention strategies of cervical cancer in the HPV vaccine era. Gynecol Oncol 103:21-4
17. Cox T, Cuzick J (2006) HPV DNA testing in cervical cancer screening: From evidence to policies. Gynecol Oncol 103:8-11
18. Meijer CJ, Snijders PJ, Castle PE (2006) Clinical utility of HPV genotyping. Gynecol Oncol 103:12-7
19. von Knebel-Doeberitz M, Syrjanen KJ (2006) Molecular markers: how to apply in practice. Gynecol Oncol 103:18-20
20. Peitsaro P, Johansson B, Syrjanen S (2002) Integrated human papillomavirus type 16 is frequently found in cervical cancer precursors as demonstrated by a novel quantitative real-time PCR technique. J Clin Microbiol 40:886-91
21. Ylitalo N, Sorensen P, Josefsson AM et al. (2000) Consistent high viral load of human papillomavirus 16 and risk of cervical carcinoma in situ: a nested case-control study. Lancet 355:2194-8
22. Cuschieri KS, Whitley MJ, Cubie HA (2004) Human papillomavirus type specific DNA and RNA persistence-implications for cervical disease progression and monitoring. J Med Virol 73:65-70
23. Scheurer ME, Tortolero-Luna G, Guillaud M et al. (2005) Correlation of human papillomavirus type 16 and human papillomavirus type 18 e7 messenger RNA levels with degree of cervical dysplasia. Cancer Epidemiol Biomarkers Prev 14:1948-52
24. Molden T, Kraus I, Karlsen F et al. (2005) Comparison of human papillomavirus messenger RNA and DNA detection: a cross-sectional study of 4,136 women > 30 years of age with a 2-year follow-up of high-grade squamous intraepithelial lesion. Cancer Epidemiol Biomarkers Prev 14:367-72

25. Molden T, Nygard JF, Kraus I *et al.* (2005) Predicting CIN2+ when detecting HPV mRNA and DNA by PreTect HPV-proofer and consensus PCR: A 2-year follow-up of women with ASCUS or LSIL Pap smear. Int J Cancer 114:973-6
26. Kraus I, Molden T, Holm R *et al.* (2006) Presence of E6 and E7 mRNA from human papillomavirus types 16, 18, 31, 33, and 45 in the majority of cervical carcinomas. J Clin Microbial 44:1310-7
27. Lie AK, Risberg B, Borge B *et al.* (2005) DNA- *versus* RNA-based methods for human papillomavirus detection in cervical neoplasia. Gynecol Oncol 97:908-15
28. Cuschieri KS, Beattie G, Hassan S *et al.* (2005) Assessment of human papillomavirus mRNA detection over time in cervical specimens collected in liquid based cytology medium. J Virol Methods 124:211-5
29. Sotlar K, Selinka HC, Menton M *et al.* (1998) Detection of human papillomavirus type 16 E6/E7 oncogene transcripts in dysplastic and nondysplastic cervical scrapes by nested RT-PCR. Gynecol Oncol 69:114-21
30. Lamarcq L, Deeds J, Ginzinger D *et al.* (2002) Measurements of human papillomavirus transcripts by real time quantitative reverse transcription-polymerase chain reaction in samples collected for cervical cancer screening. J Mol Diagn 4:97-102
31. Kraus I, Molden T, Erno LE *et al.* (2004) Human papillomavirus oncogenic expression in the dysplastic portio ; an investigation of biopsies from 190 cervical cones. Br J Cancer 90:1407-13
32. Clifford GM, Smith IS, Aguado T *et al.* (2003) Comparison of HPV type distribution in high-grade cervical lesions and cervical cancer: a meta-analysis. Br J Cancer 89:101-5
33. Clifford GM, Smith IS, Plummer M *et al.* (2003) Human papillomavirus types in invasive cervical cancer world-wide: a meta-analysis. Br J Cancer 88:63-73
34. Dockter J, Wu Y WTSAKDGC (2006) Preliminary evaluation of the APTIMA HPV Assay for the detection of Human Papillomavirus in liquid Pap specimens. 23rd International Papillomavirus Conference 230
35. Middleton K, Peh W, Southern S *et al.* (2003) Organization of human papillomavirus productive cycle during neoplastic progression provides a basis for selection of diagnostic markers. J Virol 77:10186-201
36. Cox IT, Schiffman M, Solomon D (2003) Prospective follow-up suggests similar risk of subsequent cervical intraepithelial neoplasia grade 2 or 3 among women with cervical intraepithelial neoplasia grade 1 or negative colposcopy and directed biopsy. Am J Obstet Gynecol 188:1406-12

8 Marcadores moleculares

J.-J. Bogers ◆ S. Sahebali ◆ J. Vandepitte

RESUMO

As técnicas de detecção molecular são cada vez mais usadas na área da morfologia tradicional, para aumentar a precisão dos diagnósticos relativos à detecção do câncer cervical e do tratamento geral do câncer.

Não somente a detecção e a tipagem do HPV se tornam um novo padrão clínico, mas também a identificação e a detecção dos outros marcadores moleculares ganham igualmente importância, o que torna seu papel na carcinogênese mais relevante.

Mais do que considerar essas técnicas e esses desenvolvimentos como estranhos à morfologia, sustentamos que a integração desses novos métodos dentro das práticas clínicas e morfológicas existentes possibilitará diagnósticos mais completos e mais precisos, em benefício de todos. Neste capítulo, propomos um panorama dos diferentes tipos de marcadores moleculares, bem como métodos de detecção usados regularmente.

PONTOS-CHAVE

1. Os marcadores moleculares detêm informações complementares para a morfologia, permitindo diagnósticos mais precisos. Isso melhorará o tratamento geral da paciente individual.
2. O uso dos marcadores depende do objetivo clínico: detecção, diagnóstico, acompanhamento etc.
3. A combinação de certos marcadores pode levar a um resultado sinérgico.
4. O uso dos métodos de detecção depende do objetivo clínico e do tipo de material disponível para os testes, o que depende igualmente do objetivo clínico e do contexto.

Introdução

No tratamento clínico do câncer cervical, a histologia e a citologia desempenham um papel importante. Sua contribuição para a detecção e para o diagnóstico não pode ser supervalorizada. Mesmo quando se tornou evidente, ao final dos anos de 1970, que a doença era provocada por uma etiologia viral, dezenas de anos se passaram antes que o processo de carcinogênese se tornasse suficientemente claro para os clínicos aproveitarem os novos conhecimentos (1, 2). O HPV não foi reconhecido como sendo o único fator etiológico durante um longo período, e a identificação dos tipos oncogênicos específicos foi um processo difícil (3, 4). Atualmente, os testes para a detecção e a identificação do HPV fazem parte do tratamento clínico. Com a compreensão crescente da carcinogênese do câncer cervical escamoso, observou-se que a infecção por HPV em si não equivale ao carcinoma cervical. Uma infecção persistente por um HPV de tipo oncogênico é necessária, e o vírus deve levar igualmente a modificações epigenéticas, e genéticas por uma expressão viral oncogênica. Na maioria dos casos, o genoma viral é incorporado ao genoma hospedeiro, mas as modificações epigenéticas também podem ser expressas na forma epissomal. Um simples processo de detecção e de identificação de HPV poderia, portanto, não ser suficiente para melhorar o diagnóstico clínico e o tratamento posterior da paciente. A realização de vacinas terapêutica e profilática contra o HPV agravará essa situação.

A onda de novas técnicas de diagnóstico molecular gerada pelo *Human Genome Project* (5, 6) levou a inúmeras possibilidades interessantes e gratificantes para a integração da biologia molecular na medicina clínica. No caso do carcinoma cervical, será possível observar as modificações epigenéticas específicas provocadas pelo HPV, tais como a irregularidade dos processos de ciclos celulares particulares, a aglomeração das mutações, o potencial invasivo maior e os outros sinais de doença progressiva (7). As proteínas ou os nucleotídeos que sinalizam essas mudanças importantes dos processos celulares são os marcadores moleculares ou os biomarcadores. A integração da informação biológica molecular na morfologia possibilitará a realização de diagnósticos mais precisos e melhores, bem como um tratamento individualizado da paciente.

As investigações e os tratamentos em excesso poderão, assim, ser evitados, bem como a ansiedade da paciente, e os gastos poderão ser diminuídos. Marcadores podem se mostrar úteis em cada etapa do tratamento da paciente: a prevenção e a detecção, o diagnóstico e o acompanhamento.

O HPV interfere nos processos celulares básicos

Em uma infecção normal (p. ex., não-carcinogênica), o HPV usa o sistema de replicação da célula para multiplicar e criar novas partículas infecciosas. O vírus não age no sentido de tornar o ciclo celular irregular, pois interromperia a propagação de suas partículas. O que parece não ocorrer muito bem no caso de uma infecção oncogênica é o fato de que o vírus, em vez de interferir unicamente nos processos de replicação, ativa o processo inteiro de proliferação celular (1, 8). Os efeitos da atividade oncogênica do HPV podem ser identificados, observando-se os níveis de ativação, de quantidade e de presença dos marcadores moleculares, das proteínas específicas, bem como o RNA e o DNA do vírus e do hospedeiro (1, 2, 8).

A célula do câncer cervical pode ser percebida como uma quimera vírus-hospedeiro, sendo que provavelmente as duas partes contribuam para o processo oncogênico. Poderia ser possível identificar os primeiros efeitos da infecção, tais como o aumento da proliferação celular e a mudança do ciclo celular, ao contrário dos efeitos tardios, tais como o acúmulo de mutações genômicas, um potencial invasivo maior etc. Quando da realização das vacinas profiláticas e terapêuticas, será necessário acompanhar seus resultados. Nesse caso, também, os marcadores moleculares poderão se mostrar úteis (Fig. 8-1).

Detecção, tipagem e integração do HPV

Já que o HPV representa o único fator etiológico do câncer cervical, a primeira etapa lógica seria verificar a presença da infecção. A simples presença do HPV na célula hospedeira pode ser detectada buscando-se partes de seu DNA. É isso que é feito atualmente quando dos procedimentos de detecção e de diagnóstico, recorrendo-se a algumas técnicas já testadas nas clínicas. A técnica da captura híbrida permite detectar um grupo de tipos de HPV com uma pertinência clínica (9, 10, 11). A detecção de L1, a seqüência de codificação para a proteína capsídeo principal, é possível por PCR (a técnica por reação em cadeia da polimerase), por imunoistoquímica ou por uma hibridização *in situ*, pois é conservada em todos os tipos (12, 13, 14, 15). A detecção das seqüências E6 e E7 é outra possibilidade, pois se trata das especificidades de tipo, permitindo identificar diretamente o tipo exato de HPV (16, 17). A carga viral pode ser facilmente determinada com a ajuda do número de cópias de DNA HPV por cópia de genoma hospedeiro (representado pelo gene interno da β-globina) (18, 19). A integração de HPV ao

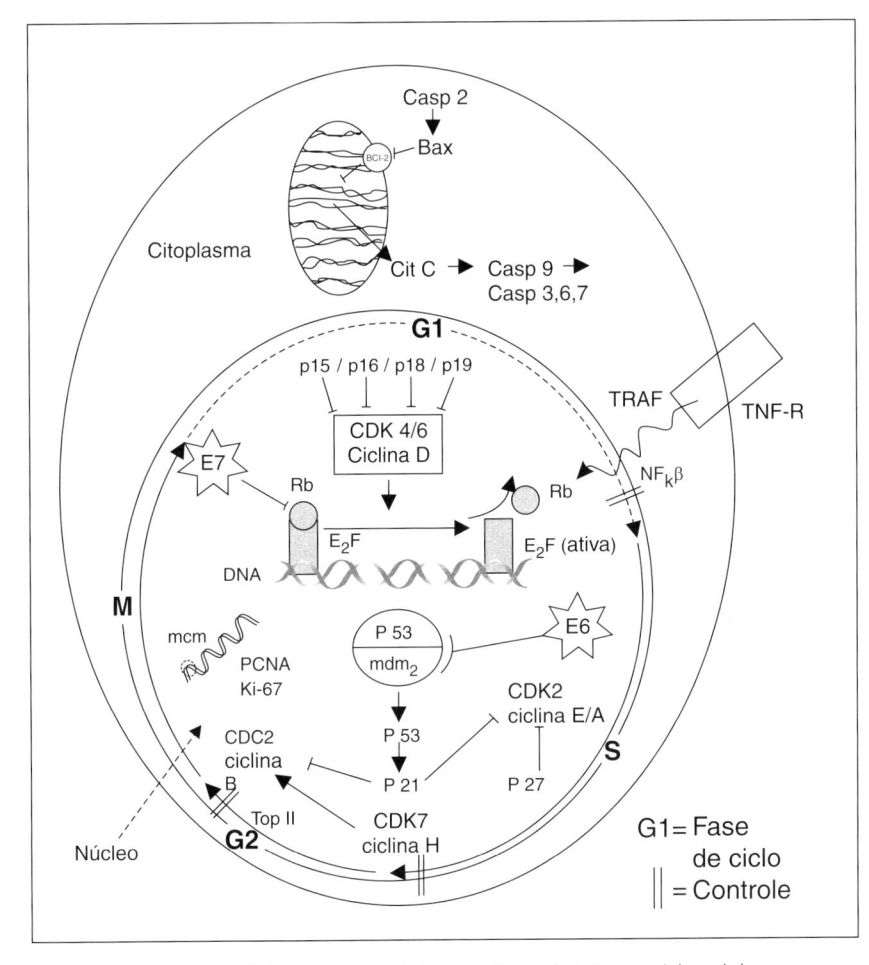

Fig. 8-1. Os pontos mais importantes de interferência de HPV no ciclo celular.

genoma hospedeiro provoca, freqüentemente, mudanças da seqüência de codificação E2, que não será mais identificada pela técnica de reação em cadeia da polimerase. A seqüência E6 permanecerá intacta, pois necessária na carcinogênese, e poderá ser detectada pelos iniciadores da técnica de reação em cadeia da polimerase. Uma taxa de E2/E6 pode ser avaliada para calcular o número de cópias E2 deturpadas, indicando, portanto, o número de cópias virais integradas (20).

■ Entrada de ciclo celular e alta regulação da proliferação celular

Vários marcadores são ativados ou regulados no mais alto nível quando a célula entra no ciclo celular (fase G1) e se prepara para a divisão celular. A função específica de alguns desses marcadores não foi inteiramente elucidada, mas a maioria é considerada como tendo um papel importante na preparação do DNA genômico para a divisão celular. Os marcadores bem conhecidos no contexto de um carcinoma cervical ou de outros cânceres são o antígeno Ki-67 (ou a subunidade MIB-1) e o antígeno nuclear de proliferação celular (PCNA). O antígeno Ki-67 é altamente regulado durante toda a duração do ciclo celular. Sua função exata é desconhecida (21, 22). O PCNA é um fator auxiliar para o DNA-polimerase e é um gene ativo na reparação e na reaplicação do DNA. Ele pode ser detectado ao longo de todo o ciclo celular, com níveis mais altos durante a fase S (2). A detecção de uma expressão ou de uma atividade maior desses marcadores é uma indicação de proliferação maior na displasia ou na irregularidade oncogênica. A proliferação maior deve, evidentemente, ser distinguida da proliferação normal, pois cada tecido ou órgão apresenta uma certa quantidade de proliferação celular. Essa distinção representa atualmente um problema para inúmeros testes, para os quais nenhum ponto de comparação foi estabelecido, mesmo que a utilização da imunoistoquímica e da imunocitoquímica para MIB-1 já tenha ilustrado uma alta correlação entre a expressão aumentada desse marcador e a displasia maior (23, 24). Os resultados dos testes podem ser usados como um complemento para os testes HPV e morfológicos, para estabelecer um diagnóstico correto.

■ Pontos de controle do ciclo celular, da reparação e da transcrição do DNA

As moléculas que têm funções específicas relacionadas à manipulação do DNA durante a divisão celular são conhecidas por serem influenciadas pelo HPV. A irregularidade de sua função pode gerar mutações e falhas não corrigidas no genoma. O acúmulo de mutações levará à progressão da carcinogênese. Esses marcadores são, portanto, extremamente importantes para a detecção e podem dar um sinal de alerta nas primeiras fases da carcinogênese.

As diferentes proteínas MCM, que constituem o complexo pré-replicativo necessário para o início da replicação DNA (as MCM2 e MCM5 são mais conhecidas nesse contexto), e a proteína geminin a foram observadas como sendo muito irregulares em caso de displasia maior (25, 26).

O processo de divisão e de replicação é interrompido em vários momentos durante o ciclo celular, e verificações são realizadas para eliminar qualquer desvio. Essas verificações são realizadas com a ajuda dos procedimentos celulares específicos, implicando um número de proteínas. A irregularidade desses procedimentos pelo HPV pode ser detectada por meio da observação de funções ou de expressões aberrantes dessas proteínas (ou de suas seqüências nucleotídicas correspondentes). Um dos caminhos dos pontos de controle mais bem conhecido é aquele da proteína do gene Rb (retinoblastoma), fosforilada pelos complexos Ciclina D/CDK4 (fase G1) e Ciclina E/CDK2 (fase S). Durante o processo de fosforilação, a proteína de gene reguladora E2F, ativa em vários sistemas de regulação e de anéis de retroação, fica em pausa. Essas interações são interrompidas pela E7, o que leva à irregularidade das diferentes proteínas, tais como a p16^{INK4a} (8, 27), ao imobilizar a proteína do gene Rb e ao regular em alto nível a E2F.

A topoisomerase II é uma proteína nuclear, relativa ao ponto de controle do ciclo celular G2/M, um acontecimento posterior no ciclo celular. Ela é solicitada também para a segregação dos cromossomas das células-filhas ao final da replicação do DNA (28). A interferência de E7 no caminho de acesso Rb influencia a expressão desse marcador de uma forma similar àquela descrita pela p16^{INK4a}. Duas formas existem: alfa e beta, sendo a primeira (TOP2a) particularmente ligada à carcinogênese. O marcador é associado à progressão da NIC 2 para a NIC 3 (29).

A detecção dessas mudanças permite identificar as infecções HPV que geram uma progressão da carcinogênese. Isso permitirá aos clínicos localizar as infecções que exigem uma intervenção terapêutica, para evitar ou interromper o desenvolvimento de um câncer invasivo na paciente. Vários estudos nessa área indicam a possibilidade de tal abordagem. Um *kit* de imunocitoquímica está disponível comercialmente para os testes relativos à regulação em alto nível da p16^{INK4a} (30, 31) (Fig. 8-2). Os TOP2a e MCM2 foram combinados em um *kit* similar, permitindo detectar a indução aberrante de fase S e relacioná-la às lesões pouco diferenciadas (32). Os resultados podem ser correlatos à histologia e aos resultados de testes HPV e integrados a um diagnóstico exaustivo.

A E6 provoca a ativação transcricional da transcriptase reversa da telomerase humana (hTERT), e a atividade da telomerase aumenta com a displasia maior e a malignidade (33, 34). Essa atividade mantém as repetições teloméricas no término do cromossoma, permitindo às células que evi-

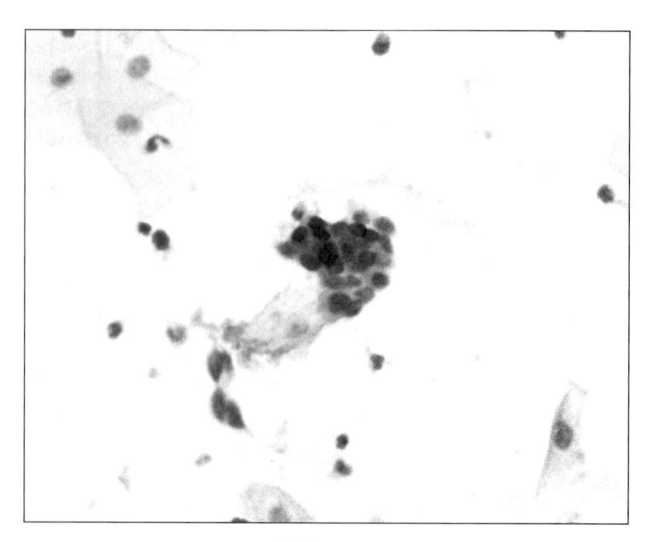

Fig. 8-2. Expressão de p16^{INK4a} em um caso de HSIL.

tem a senescência de replicação e que se tornem imortais (34). O protocolo da amplificação da repetição telomérica (TRAP), usado para a detecção de hTERT, não é adequado a um uso em espécimes de citologia cervical, mas há uma possibilidade de realizar testes conforme a técnica de inversão da cadeia de reação de transmissão-polimerização enzimática RT-PCR para detectar as hTERT RNAm (2, 33, 35). Talvez ele não seja o marcador de diagnóstico ideal, mas pode ser útil, por exemplo, no acompanhamento das lesões bem diferenciadas (35).

▪ Apoptose

Em caso de detecção de um problema durante o controle de um ciclo celular, a célula será programada para iniciar a morte celular prevista, a fim de evitar a divisão celular aberrante, que acarretaria a presença de células anormais ou malignas. A apoptose é desencadeada em cascata, compreendendo vários elementos. Os elementos mais conhecidos são as famílias Bcl-2, os citocromos c, p53 e as caspases, que foram analisados no contexto de diferentes cânceres (8). Os HPV oncogênicos interrompem essa cascata de várias formas, acarretando o fenótipo imortal das células cancerosas cervicais. A E6, por exemplo, deteriora a p53 e várias outras proteínas por meio de um esquema de ligação PDZ e da formação de uma ubiquitina ligase celular associada à E6AP (34). A degradação da p53 ocorre através da degradação proteassomal e da poliubiquitinação no complexo. Isso protege as células da apoptose provocada por TNF e ativa a NF-κB. Pareceria impossível, no entanto, afastar essa influência e forçar as células malignas para a apoptose, usando, por exemplo, as novas tecnologias das interferências RNA (36). Tais ações terapêuticas seriam amplamente facilitadas se seu alvo fosse mais bem conhecido.

▪ Detecção dos marcadores moleculares

Há várias formas de detectar as proteínas e os nucleotídeos descritos previamente (RNA e DNA), que desempenham um papel essencial na carcinogênese do câncer cervical. Alguns desses métodos foram usados na medicina clínica durante certo período. Os outros são relativamente novos no quadro clínico e talvez mais bem conhecidos em outras áreas, tais como a genética, a biologia molecular, a bioquímica etc. Certos métodos podem não ser familiares aos patologistas e aos citologistas, pois não são usados com freqüência na morfologia, sendo mais bem conhecidos por microbiologistas, biólogos clínicos, hematologistas etc. (Tabela 8-1).

A integração dessas técnicas pode melhorar de maneira significativa a qualidade de diagnóstico morfológico. Por exemplo, no caso do diagnóstico das malignidades hematológicas, a integração dos resultados morfológicos, da imunoistoquímica e da citometria de fluxo poderia levar a um diagnóstico mais preciso. Nestes últimos anos, essa tendência aumentou em função de testes genéticos para falhas genéticas específicas e de translocações.

O substrato é uma problemática importante na determinação das técnicas a serem usadas. Por exemplo, não é possível realizar todos os testes em tecidos inteiros. Alguns exigem tecidos ou material celular específico. Vários testes não podem ser realizados em tecidos conservados no formol. A conservação deve ser considerada previamente. Isso poderia implicar adaptações do contexto morfológico. Porém, o controle de qualidade e a padronização poderiam contar com uma combinação das técnicas.

▪ Detecção e identificação das proteínas

Várias dessas técnicas já são conhecidas há algum tempo. Elas podem ser rápidas, fáceis e não muito caras. Às vezes são menos precisas ou específicas, mas sobretudo nos casos em que não há correlação linear entre a expressão RNA e DNA e o nível de proteínas, constituindo de qualquer modo uma abordagem gratificante.

▪ Imunoistoquímica

Essa técnica é bem conhecida no contexto morfológico. As proteínas podem ser visualizadas em tecidos intactos (ou em espécimes citológicas: imunocitoquímica), tornando essa técnica popular na histologia, já que a morfologia do tecido é preservada. Ao marcar uma proteína (antígeno) com uma marca colorida ou fluorescente (anticorpo marcado), ela poderá ser visualizada nas células. A técnica é específica, mas tem suas desvantagens. Por exemplo, é impossível fornecer a quantificação exata da proteína. Além disso, as amostras de tecidos dificilmente podem estar disponíveis em certos contextos, por exemplo, na detecção. Os *kits* 67/MIB-1, TOP2, MCM2 e p16^{INK4a} são alguns dos marcadores mais conhecidos no momento, que podem ser testados. Como dito anteriormente, vários *kits* padronizados de imunocitoquímica estão disponíveis para a detecção de alguns desses marcadores (30, 32).

▪ Ensaio de um imunoabsorvente ligado às enzimas (ELISA)

Todas as variantes desse método permitem, em geral, detectar a presença de um antígeno ou de um anticorpo, usando um anticorpo para ligar a substância em questão. Um segundo anticorpo é ligado a uma enzima que emitirá, por sua vez, um sinal de cor ou fluorescente, se a substância buscada estiver presente. Esse sinal é analisado de maneira espectrofotométrica. A intensidade do sinal corresponde à quantidade de proteína, fornecendo, assim, um meio de quantificação. Essa técnica é mais usada na imunologia,

Tabela 8-1 – Marcadores moleculares e seus principais métodos de detecção

	Marcadores moleculares	Técnica de detecção
HPV	L1	PCR, HIS, CH
	E2	PCR
	E6	PCR
	E7	PCR
		PCR
Célula cervical	Ki-67/MIB-1	CH
	PCNA	CH
	MCM (2, 5, 7)	CH
	Ciclinas (A, D, E)	CH
	p16^{INK4a}	CH
	Topoisomerase IIa	CH
	Telomerase	TRAP

ainda que ela possa também ser usada na histologia. Uma versão específica é o protocolo da amplificação da repetição telomérica (TRAP), uma dosagem de enzima funcional baseada na PCR.

Imunoprecipitação

A proteína, que é um elemento de um complexo, é precipitada para o exterior de uma solução ou de um extrato celular, usando um anticorpo insolúvel. O complexo pode ser em seguida analisado de maneira espectrofotométrica, por técnica de transferência etc.

Imunoblot (técnica de transferência Western Blot)

Com essa técnica, os lisados celulares ou de tecido indicam as proteínas desnaturadas que podem ser separadas por uma massa com gel (eletroforese em gel). O resultado é transferido para uma membrana de nitrocelulose e visualizado, usando anticorpos específicos para a proteína envolvida. Com o desenvolvimento das técnicas mais fáceis e mais rápidas, seu uso clínico foi diminuindo, mas se trata de um teste muito específico, considerado muitas vezes como um padrão para as outras técnicas de detecção das proteínas.

Detecção e identificação dos nucleotídeos

Vamos tratar mais especificamente da biologia celular. Já faz algum tempo que se conhece a detecção do DNA, e importantes avanços foram feitos depois da experiência do *Human Genome Project* (5, 6). As mudanças e as falhas diretas do genoma podem ser identificadas mais facilmente do que há dez anos. Recentemente, a detecção e a identificação do RNA passaram a ganhar mais atenção. O RNA detém várias funções importantes na célula, além de estabelecer o elo entre o genoma e as proteínas para as quais ele cria os códigos. Várias técnicas usadas para detectar os nucleotídeos são muito específicas para a detecção do DNA e do RNA e se tornaram extremamente padronizadas e automatizadas. Diversas técnicas diferem apenas em função das adaptações necessárias para tratar o RNA, uma vez que ele apresenta uma hélice única e um nucleotídeo diferente em relação ao DNA.

Técnicas de transferência Southern Blot e Northern Blot

O DNA ou o RNA de um lisado celular é fracionado em função do tamanho da eletroforese em gel e transferido para uma membrana de nitrocelulose. A incubação com uma sonda específica RNA ou DNA detectará a seqüência em questão. A principal diferença está na etapa de desnaturação no Southern Blot, que indica o DNAss para permitir a incubação com a seqüência-teste.

Técnica de reação em cadeia da polimerase (PCR)

A PCR se tornou uma técnica com várias variantes de aplicação, tais como a PCR quantitativa, a PCR em tempo real e a PCR **combinada**. Para a RT PCR, uma enzima transcriptase reversa produz um DNAc complementar a partir de uma seqüência de RNA. Esta é, então, amplificada por PCR e identificada pela técnica de transferência (se a identidade da seqüência ainda não for conhecida). Para amplificar o DNA, a etapa da transcriptase reversa pode ser simplesmente eliminada. Dessa forma, um número muito reduzido de cópias de hélices RNA ou DNA pode ser detectado de um modo extremamente específico e reativo. As técnicas se tornam cada vez mais automatizadas e menos pesadas quando são usadas nos períodos iniciais da doença. O substrato preferido é o tecido fresco ou congelado, mas melhoras foram feitas para realizar, por exemplo, uma PCR em uma espécie citológica e mesmo em tecidos conservados em formol ou em parafina. A etapa mais recente é o desenvolvimento das micromatrizes em que os *escores* dos marcadores carcinogênicos específicos podem ser detectados.

Captura híbrida (CH)

Essa técnica de amplificação do sinal é baseada na hibridização do DNA das células lisadas com sondas RNA. No contexto atual, as sondas detectarão o DNA viral, mas a técnica pode ser usada também para detectar outras seqüências. Os híbridos formados DNA RNA são imobilizados pelos anticorpos que cobrem a superfície sólida. O resultado final é um sinal quimioluminescente amplificado.

Hibridização *in situ* (HIS)

Uma seqüência RNA ou DNA específica é detectada no tecido, usando uma seqüência complementar marcada RNA ou DNA. Essa seqüência complementar pode ser visualizada da mesma maneira que por meio da imunoistoquímica, usando uma cor ou uma marcação fluorescente. Ela apresenta, portanto, desvantagens e vantagens similares. Uma desvantagem é a impossibilidade de realizar uma detecção do tipo específico de HPV e de calcular a carga viral ou o estado de integração (9, 10).

Amplificação baseada nas seqüências de ácidos nucléicos (NASBA)

Trata-se de um método de amplificação isotermo que usa o RNA de hélice única como um modelo; o RNA complementar de hélice única era amplificado quando da reação com 3 enzimas específicas (AMV-RT, RNase H e polimerase T7 RNA). A etapa de transcrição reversa separada não é necessária para formar o DNAc como para a PCR. Os estudos indicaram que essa técnica pode ser usada com sucesso para detectar o RNA viral, e um *kit* de teste está disponível comercialmente (37, 38). A formação de novas moléculas RNA é determinada em tempo real por meio do acompanhamento permanente do sinal fluorescente em um leitor. A análise de dados e as relações são automatizadas.

Referências

1. Zur Hausen (2002) H. Papillomaviruses and cancer: from basic studies to clinical application. Nat Rev Cancer 2:342-50
2. Baldwin P, Laskey R, Coleman N (2003) Translational approaches to improving cervical screening. Nat Rev Cancer 3:217-26
3. Walboomers JM, Jacobs MV, Manos MM et al. (1999) Human papillomavirus is a necessary cause of invasive cervical cancer worldwide. J Pathol 189:12-9
4. Bosch FX, Lorincz A, Munoz N et al. (2002) The causal relation between human papillomavirus and cervical cancer. J Clin Pathol 55:244-65
5. McPherson JD, Marra M, Hillier L et al. (2001) A physical map of the human genome. Nature 409:934-41
6. Lander ES, Linton LM, Birren B et al. (2001) Initial sequencing and analysis of the human genome. Nature 409:860-921
7. Natkunam Y, Mason D (2006) Prognostic immunohistologic markers in human tumors: why are so few used in clinical practice? Lab Invest 86:742-7
8. Alberts B (ed) (2002) Molecular biology of the cell 4th ed. Garland science, New York
9. Farthing A, Masterson P, Mason WP, Vousden KH (1994) Human papillomavirus detection by hybrid capture and its possible clinical use. J Clin Pathol 47:649-52
10. Shiffrnan MH, Kiviat NB, Burk RD et al. (1995) Accuracy and interlaboratory reliability of human papillomavirus DNA testing by hybrid capture. J Clin Microbiol 33:545-50
11. Arbyn M, Sasieni P, Meijer CJ et al. (2006) Chapter 9: clinical applications of HPV testing: A summary of meta-analyses. Vaccine 21:S78-89
12. Resnick RM, Cornelissen MT, Wright DK et al. (1990) Detection and typing of human papillomavirus in archival cervical cancer specimens by DNA amplification with consensus primers. J Natl Cancer Inst 82:1477-84
13. Jacobs MV, de Roda Husman AM et al. (1995) Group-specific differentiation between high- and low-risk human papillomavirus genotypes by general primer-mediated PCR and two cocktails of oligonucleotide probes. J Clin Microbiol 33:901-5
14. Melsheimer P, Kaul S, Dobeck S, Bastert G (2003) Immunocytochemical detection of HPV high-risk type LI capsid proteins in LSIL and HSIL as compared with detection of HPV LI DNA. Acta Cytol 47:124-8
15. Syrjanen SM, von Krogh G, Syrjanen KJ (1987) Detection of human papillomavirus DNA in anogenital condylomata in men using in situ DNA hybridisation applied to paraffin sections. Genitourin Med 63:32-9
16. Johnson MA, Blomfield PI, Bevan IS et al. (1990) Analysis of human papillomavirus type 16 E6-E7 transcription in cervical carcinomas and normal cervical epithelium using the polymerase chain reaction. J Gen Virol 71:1473-9
17. Morris BJ (2005) Cervical human papillomavirus screening by PCR: advantages of targeting the E6/E7 region. Clin Chem Lab Med 43:1171-7
18. Moberg M, Gustaysson 1, Wilander E, Gyllensten U (2005) High viral loads of human papillomavirus predict risk of invasive cervical carcinoma. Br J Cancer 92:891-4
19. Bigras G, de Marval F (2005) The probability for a Pap test to be abnormal is directly proportional to HPV viral load: results from a Swiss study comparing HPV testing and liquid-based cytology to detect cervical cancer precursors in 13,842 women. Br J Cancer 93:575-81
20. Choo KB, Pan CC, Han SH (1987) Integration of human papillomavirus type 16 into cellular DNA of cervical carcinoma: preferential deletion of the E2 gene and invariable retention of the long control region and the E6/E7 open reading frames. Virology 161:259-61
21. Gerdes J, Lemke H, Baisch H et al. (1984) Cell cycle analysis of a cell proliferation-associated human nuclear antigen defined by the monoclonal antibody Ki-67. J Immunol 133:1710-5
22. Brown DC, Gatter KC (2002) Ki67 protein: the immaculate deception? Histopathology 40:2-11
23. Keating JT, Ince T, Crum CP (2001) Surrogate biomarkers of HPV infection in cervical neoplasia screening and diagnosis. Adv Anat Pathol 8:83-92

24. Sahebali S, Depuydt CE, Segers K *et al.* (2003) Ki-67 immunocytochemistry in liquid-based cytology: useful as an adjunctive tool? J Clin Pathol 56:681-6
25. Laskey R (2005) The Croonian Lecture 2001 hunting the asocial cancer cell: MCM proteins and their exploitation. Philos Trans R Soc Lond Biol Sci 360:1119-32
26. Malinowski DP (2005) Molecular diagnostic assays for cervical neoplasia: emerging markers for the detection of high-grade cervical disease. Biotechniques suppl:17-23
27. Von Knebel Doeberitz M (2002) New markers for cervical dysplasia to visualise the genomic chaos created by abbe-rant oncogenic papillomavirus infections. Eur J Cancer 38:2229-42
28. Pommier Y (1993) DNA topoisomerase I and II in cancer chemotherapy: update and perspectives. Cancer Chemother Pharmacol 32:103-8
29. Branca M, Giogi C, Ciotti M *et al.* (2006) Over-expression of topoisomerase II alpha is related to the grade of cervical intraepithelial neoplasia (CIN) and high-risk human papillomavirus (HPV), but does not predict prognosis in cervical cancer or HPV clearance after cone treatment. Int J Gynecol Pathol 25:383-92
30. Klaes R, Friedrich T, Spitkovsky D *et al.* (2001) Overexpression of p16 (INK4A) as a specific marker for dysplastic and neoplastic epithelial cells of the cervix uteri. Int J Cancer 92:276-84
31. Sahebali S, Depuydt CE, Segers K *et al.* (2004) P16INK4a as an adjunct marker in liquid-based cytology. Int J Cancer 108:871-6
32. Kastan M, Bartek J (2004) Cell-cycle checkpoints and cancer. Nature 432:316-23
33. Jarboe EA, Thompson LC, Heinz D *et al.* (2004) Telomerase and human papillomavirus as diagnostic adjuncts for cervical dysplasia and carcinoma. Hum Pathol 35:396-402
34. James MA, Lee JH, Klingelhutz AJ (2006) Human papillomavirus type 16 E6 activates NF-kappaB, induces cIAP-2 expression, and protects against apoptosis in a PDZ bin-ding motif-dependent manner. J Virol 80:5301-7
35. Tsezou A, Oikonomou P, Kollia P *et al.* (2005) The role of human telomerase catalytic subunit mRNA expression in cervical dysplasias. Exp Biol Med 230:263-70
36. Jiang M, Milner J (2002) Selective silencing of viral gene expression in HPV-positive human cervical carcinoma cells treated with siRNA, a primer of RNA interference. Oncogene 21:6041-8
37. Compton J (1991) Nucleic acid sequence-based amplification. Nature 350:91-2
38. Kraus I, Molden T, Erno LE *et al.* (2004) Human papillomavirus oncogenic expression in the dysplastic portio; an investigation of biopsies from 190 cervical cones. Br J Cancer 90:1407-13

9 Indicações e lugar do teste de HPV na prática clínica

J. Monsonego

RESUMO

Está claramente comprovado que a infecção com certos tipos de papilomavírus de risco (HPV AR) é uma condição necessária para o desenvolvimento dos pré-cancêres e do câncer do colo uterino. Esse fato foi mostrado pelos estudos epidemiológicos em largas séries que avaliaram os fatores de risco de câncer do colo nos indivíduos que tinham neoplasias intra-epiteliais cervicais (NIC) ou displasias. Os mecanismos moleculares que vão da replicação viral à integração ao DNA dos núcleos até a transformação celular são bem conhecidos.

Os HPV AR, transmitidos por contato sexual, são prevalentes na população geral e particularmente nas jovens entre 15 e 25 anos, período privilegiado de exposição aos vírus. O *clearance* desses vírus é alto, o que demonstra a capacidade imunológica natural para erradicá-los espontaneamente. Somente as mulheres que mantiverem os vírus persistentes correm o risco de desenvolver NIC atuais ou futuras. A história natural da doença é um longo processo que revela tolerância imunológica aos HPV de um número limitado de indivíduos expostos. Essa desigualdade imunológica, diante dos HPV AR, torna legítimo o uso de vacinas HPV profiláticas.

A associação entre HPV AR e câncer do colo uterino suscitou o desenvolvimento de métodos sensíveis de detecção do DNA viral em prática clínica. Esses métodos estão disponíveis atualmente para uso clínico.

O teste HPV é considerado hoje em dia como a abordagem preferencial de tratamento das mulheres que apresentam um exame de Papanicolaou ambíguo (ASC-US) no líquido da citologia ou em uma coleta separada. Recomendações recentes indicam a possibilidade de propor esse teste para outros usos clínicos, em especial para a detecção primária.

PONTOS-CHAVE

1. A presença de HPV de risco não significa lesões de NIC ou câncer.
2. Não procurar somente os HPV de risco.
3. A genotipagem permitirá avaliar a persistência viral além de 12 a 18 meses.
4. Não usar o teste HPV em exame primário antes dos 30 anos, após exame de Papanicolaou HSIL, AGC, ASC-H ou câncer.
5. Nenhum tratamento deve ser iniciado com base somente no critério da presença dos HPV AR.
6. A realização dos exames de prevenção ASC-US comporta três opções:
   - exame de controle dentro de 6 e 12 meses: na ausência de anomalia, passar para o ritmo de acompanhamento normal. Essa abordagem é fácil, mas não permite esclarecer a situação, pois muitos exames de prevenção continuam revelando ASC-US, e as lesões de alto grau subjacentes ao exame para ASC-US nem sempre são claramente identificadas no exame de controle;
   - a colposcopia imediata é eficaz para reconhecer as lesões de alto grau subjacentes aos exames ASC-US (sensibilidade 90%). No entanto, a prática da colposcopia para todas as mulheres que tenham um ASC-US vai reconhecer anomalias visuais que correspondem a modificações subnormais do colo uterino (especificidade inferior a 50%). As biopsias destinadas às modificações menores em colposcopia levam a diagnósticos de NIC 1. Esta é pouco reprodutível (concordância diagnóstica: 50%). A colposcopia pode, então, gerar sobrediagnósticos e sobretratamentos;
   - opção teste de HPV: os estudos randômicos atualmente disponíveis (estudos ALTS) concluem que:
     - a sensibilidade do teste HPV para identificar as lesões de alto grau subjacentes ao exame ASC-US é 12% superior à sensibilidade do exame de controle. Essa sensibilidade é avaliada em 96%. É idêntica quando se realizam 2 exames de controle com 6 meses de intervalo;
     - as pacientes ASC-US, HPV positivas, são avaliadas em 45%; entre elas, 20% têm lesões de alto grau histologicamente confirmadas. O perfil biológico e morfológico das ASC-US HPV positivas é idêntico àquele das mulheres que têm uma LSIL. A prática do teste HPV nas pacientes ASC-US desconhecia 1% de lesões de alto grau subjacentes.

Papilomavírus: o fator de risco mais forte do câncer (1, 2)

Admite-se claramente hoje em dia que os papilomavírus (HPV) considerados de risco são os agentes responsáveis pelas lesões pré-cancerosas e pelo câncer do colo uterino (3). Comparado aos outros fatores de risco de câncer, especialmente ao tabaco, ou mesmo ao vírus da hepatite B, os papilomavírus de risco são reconhecidos como o fator de risco mais forte para o desenvolvimento do câncer (o risco relativo do câncer do pulmão relacionado ao tabaco é estimado em 10, o do câncer do fígado relacionado à hepatite B, em 50, e o do câncer do colo uterino relacionado aos HPV, em 300 a 500) (3).

Deve ficar claro, porém, que a infecção por papilomavírus é relativamente freqüente na população geral. Estima-se, aproximadamente, que 7 mulheres de cada 10 foram expostas ao menos uma vez durante sua vida aos HPV. Admite-se que 1 mulher a cada 20 expostas aos HPV pode desenvolver um câncer do colo uterino. A exposição a esses vírus ocorre na jovem por contato sexual, geralmente quando de suas primeiras relações.

A prevalência da infecção antes dos 30 anos é estimada em 30% em média. Ela diminui progressivamente com a idade para chegar a uma média de 10% entre 30 e 50 anos e a 5% depois dos 50 anos (Fig. 9-1) (4). A maioria das mulheres expostas aos HPV passa por processos imunológicos para eliminá-los. Esse *clearance* dos HPV é observado, em geral, em um prazo de 8 a 12 meses (4). Um número limitado de mulheres manterá os papilomavírus "latentes ou quiescentes" durante meses, ou mesmo anos. Elas podem então desenvolver, em caso de persistência da infecção, uma lesão pré-cancerosa que, se não detectada, poderá resultar em um câncer anos depois, caso a detecção não tenha sido feita (5-9).

Em outras palavras, o desenvolvimento de lesões pré-cancerosas do colo uterino é a comprovação de uma perda imunológica diante dos papilomavírus, que é própria a cada indivíduo. Não somos iguais, portanto, diante desses vírus, e tampouco temos atualmente os meios para explicar essa diferença.

A maioria das infecções por HPV da jovem com menos de 30 anos é transitória, portanto, ao passo que aquelas observadas após essa idade são mais freqüentemente persistentes e podem resultar em lesões.

Dessa forma, a presença instantânea dos HPV na região do colo uterino não significa a presença de uma lesão, a pessoa pode ser simplesmente uma portadora sadia de HPV. Ao contrário, já se demonstrou claramente que a persistência do DNA viral em 12 ou 18 meses de intervalo é um bom indicador lesional atual ou futuro. O risco relativo de desenvolver uma lesão anos mais tarde é avaliado de 11 a 350. Essa persistência viral se traduz pela expressão de certos genes virais, particularmente os genes E6 e E7 dos HPV de risco, cujo papel na imortalização das células é demonstrado por sua ação sobre as proteínas inibidoras do ciclo celular (10).

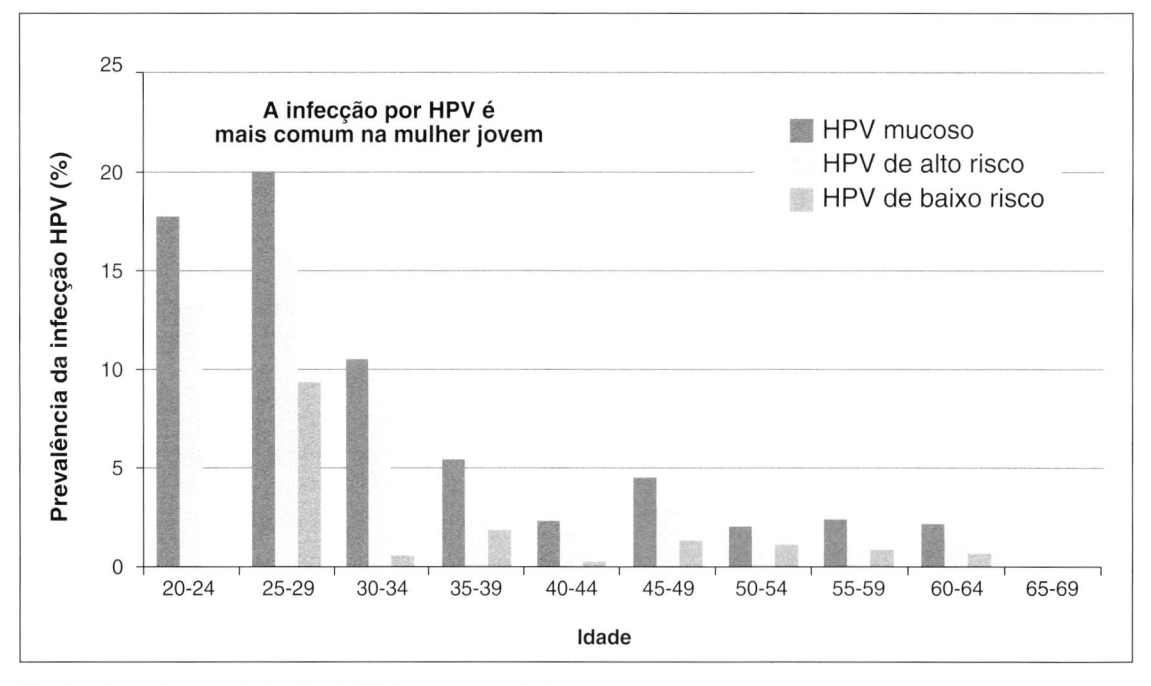

Fig. 9-1. Prevalência da infecção do HPV segundo a idade.

Teste de HPV: quatro circunstâncias potenciais de uso

Considerando que os papilomavírus são agentes necessários ao desenvolvimento das lesões cancerosas e pré-cancerosas do colo uterino e que não há praticamente lesão significativa ou de risco sem HPV (11), foi então possível propor pesquisar o DNA desses vírus por um teste biológico.

O teste de HPV, que usa a Captura Híbrida 2 (12) ou a PCR (13), é robusto, reprodutível e objetivo.

O teste HPV pode ser usado em quatro circunstâncias:

- Em primeira intenção, na detecção primária do câncer do colo uterino.
- Em segunda intenção:
  - na triagem do exame de Papanicolaou ambíguo (ASC-US);
  - no acompanhamento de mulheres tratadas para NIC ou daquelas que apresentam uma NIC 1 não tratada;
  - nas situações de discordância.

Uso recomendado do teste de HPV na triagem dos exames de Papanicolaou equivocados (ASC-US)

Indicação reembolsada

Com base em um amplo estudo randômico, o teste HPV é recomendado atualmente para as mulheres que apresentam um exame de prevenção ambíguo (ASC-US) (14, 15). Um único teste de HPV com indicação permite instantaneamente reconhecer a maioria das NIC de alto grau (NIC HSIL) subjacentes aos ASC-US; esse estudo é mais sensível do que uma colposcopia ou dois exames de Papanicolaou sucessivos (16, 17).

Com base no estudo ALTS, amplo estudo randômico, o teste HPV é recomendado atualmente em triagem primária para as mulheres que apresentam um exame de Papanicolaou ambíguo (ASC-US). Essa é a única indicação reembolsada hoje pelo seguro de saúde francês.

Os exames para detecção de ASC-US são pouco reprodutíveis. Eles representam de 1,5 a 8% dos esfregaços de detecção, mas menos de 3% nos laboratórios franceses. Cinco a 17% das mulheres que apresentam ASC-US nesse exame têm uma HSIL subjacente (5) e 0,1 a 0,2%, um câncer invasivo. O tratamento deve ser pertinente, portanto, e sobretudo deve-se evitar qualquer tipo de ansiedade e de desconforto.

Opções de tratamento das mulheres que apresentam ASC-US em seus exames de prevenção são agora bem definidas (5)

- *A opção pelo exame de prevenção é simples e pouco custosa.* Ela apresenta, porém, o inconveniente de ser menos sensível para reconhecer as lesões de alto grau subjacentes (0,67-0,85) (1, 2). Até 30% de HSIL podem passar despercebidas pelo exame de Papanicolaou de prevenção. É a razão pela qual essa opção só é válida depois de 2 exames de prevenção negativos com 6 meses de intervalo antes de passar para um exame regular. No estudo ALTS, o exame de prevenção tem uma sensibilidade para as NIC 3+ de 83% em 4-6 meses e 95% em 8-12 meses. No entanto, a indicação da colposcopia permanece, se os exames de prevenção de 4-6 meses mostrarem sempre resultados de atipias de tipo ASC-US.

- *A opção da colposcopia, quando praticada de maneira sistemática, comporta limites*, especialmente após exame de prevenção ASC-US. Esses limites estão relacionados à sua variabilidade intra e interobservadores (1), sua fraca reprodutibilidade com os resultados histológicos obtidos pela eletrossecção ou pela biopsia dirigida. Isso pode acarretar, em certas circunstâncias e especialmente no caso das NIC 1, cuja concordância diagnóstica entre patologistas é inferior a 40%, um sobrediagnóstico, um sobretratamento, um estresse para as pacientes e um gasto extra inútil.

- *A opção pelo teste HPV para os tipos de risco é recomendada atualmente* pela grande sensibilidade do teste em identificar as lesões de alto grau ($\geq 95\%$) e seu valor preditivo negativo ideal ($\geq 99\%$) (14, 15, 16).

Quando o teste HPV é feito em células residuais do meio líquido de um exame preventivo, evitando uma nova consulta, a abordagem parece ter melhor custo/benefício do que a opção pelo exame de prevenção ou a colposcopia imediata.

A opção pela triagem com o teste HPV é tão sensível quanto a colposcopia imediata para reconhecer as lesões de NIC 3, mas tem a vantagem de só encaminhar 50% das mulheres com um resultado ASC-US no exame de prevenção para a colposcopia, reduzindo dessa forma os riscos de sobrediagnóstico e de sobretratamento relacionados às biopsias em colposcopia.

No estudo ALTS (19), o teste HPV tem uma sensibilidade instantânea de 92% para as NIC 3+, ao passo que é de 83% em 4-6 meses para o exame de prevenção, e de 95% em 8-12 meses. O risco de NIC 2-3+ nas pacientes com ASC-US e HPV- é de 1,1%, 1,2% ou 0,74% conforme os autores. Essa pequena taxa comparada à citologia de controle é amplamente a favor do teste HPV. Ao contrário, as taxas de NIC 2-3+ descobertas após colposcopia e biopsias, para as pacientes HPV AR+, são de 20,1%, 15% e 17%, enquanto são de 7% para todas as pacientes ASC-US, o que justifica a prática da colposcopia somente nas mulheres com ASC-US/HPV AR+.

Na França, a ANAES (Agence Nationale d'accréditation et d'évaluation en santé) estabeleceu o teste HPV como opção de tratamento para mulheres que apresentam ASC-US no exame preventivo (1) (Fig. 9-2). Essa opção do teste HPV após o resultado ASC-US, e a prática de uma colposcopia, unicamente nas mulheres HPV AR positivo, é atualmente considerada por nossos colegas norte-americanos e europeus (2) reunidos em conferência de especialistas, respectivamente em 2002 e 2003, como o método a ser privilegiado em relação aos exames de Papanicolaou ou à colposcopia imediata.

Nos casos de exames preventivos anormais, não há indicação do teste de HPV em primeira intenção para a triagem.

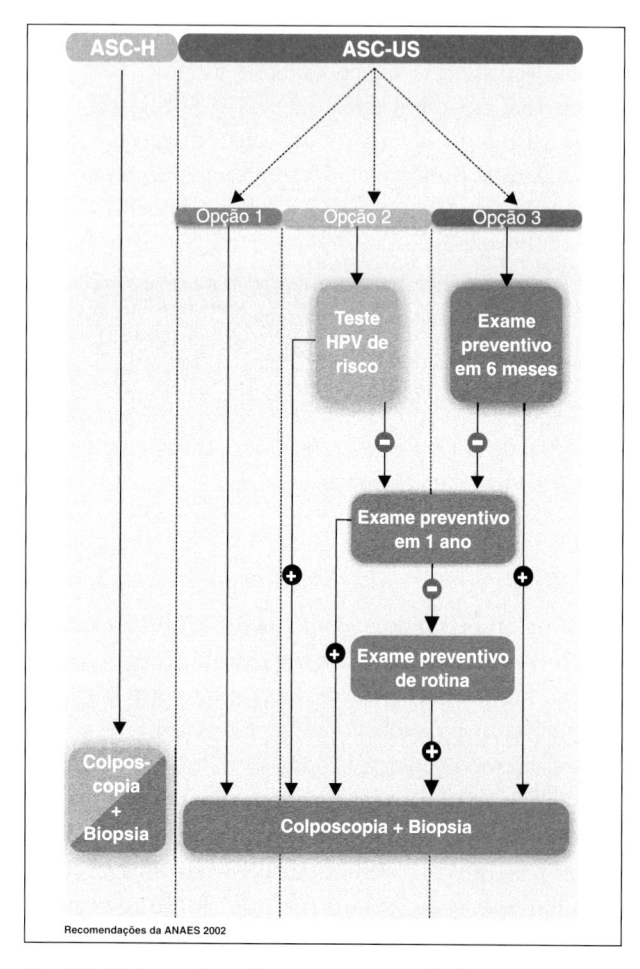

Fig. 9-2. Tratamento após exame com resultado ASC-US/ASC-H.

Se não houver nenhuma dúvida em praticar uma colposcopia imediata após o exame com resultado HSIL/carcinoma, ASC-H, AGC sem outra alternativa possível, para os exames preventivos com resultado ASC-US, a colposcopia é uma opção entre outras. Após o exame indicando LSIL, o debate sempre recai sobre a importância do teste de HPV nas mulheres com mais de 40 anos (1, 2).

■ Uso do teste de HPV na detecção primária

Os estudos realizados muito amplamente pelo mundo, dos quais se reconhecem hoje em dia várias milhares de pacientes recrutadas, permitiram chegar a duas noções fundamentais (18-23):

- O valor preditivo negativo do teste para as lesões de alto grau ou pré-cancerosas, isto é, uma capacidade desse teste quando é negativo em indicar que não há lesão subjacente superior a 99%. Em outras palavras, a ausência de papilomavírus em um exame preventivo exclui quase sempre, e com toda segurança, a presença de uma lesão pré-cancerosa, o que não pode ser afirmado somente pelo exame preventivo convencional. De fato, o teste de HPV negativo permite tranqüilizar instantaneamente e por muito tempo quanto à ausência de lesões subjacentes.
- A sensibilidade do teste para as lesões de alto grau ou pré-cancerosas, isto é, uma capacidade desse teste, quando é positivo, em não desconhecer uma lesão pré-cancerosa superior a 95%, o que somente o exame de Papanicolaou de detecção não permite afirmar, já que sua sensibilidade é inferior a 66%.

Contribuição dos estudos atuais: modular a detecção em função do risco

Os estudos realizados recentemente na França (18, 19), na Grã-Bretanha (20) e na Alemanha (23) com grandes populações confirmam amplamente esses dados. Através de milhares de mulheres avaliadas, os experimentos confirmam que um teste combinado comportando um exame de Papanicolaou com um teste HPV aumenta a sensibilidade da detecção convencional em aproximadamente 25 a 30%, levando a sensibilidade de detecção a quase 100%. Pode-se dizer, portanto, que a prática do teste combinado Papanicolaou e HPV dá uma proteção máxima em relação ao câncer do colo uterino para a maioria das mulheres que se submetem a ele.

A introdução do teste de HPV na detecção associado ao Papanicolaou permitiria modular o ritmo de detecção em função do risco (Fig. 9-2) (24).

A todas as mulheres com menos de 30 anos, por ser a prevalência da infecção por HPV alta e freqüentemente transitória, continuará sendo proposto um exame de Papanicolaou regular como base da detecção.

Após a idade de 30 anos, a prevalência da infecção por HPV de risco cai para 10-15% (é preciso aproximar esse número aos 5% das anomalias observadas em citologia), sendo possível propor um teste combinado:

- Noventa por cento das mulheres terão um exame preventivo negativo e um teste HPV negativo. À totalidade dessa população, em razão de um valor preditivo negativo do teste superior a 95%, é possível propor um ritmo de detecção a cada 3 anos e com toda segurança em relação a uma proteção máxima.
- Aos 10% restantes, será possível concentrar os esforços de detecção nessa população pela realização de uma colposcopia nas mulheres que apresentam um exame de Papanicolaou LSIL+ e naquelas que apresentam ASC-US HPV de alto risco. As mulheres caracterizadas por um "esfregaço negativo HPV positivo" são observadas e tratadas em colposcopia unicamente em caso de persistência dos HPV por mais de 12 meses.
- Para aumentar o valor preditivo positivo nesse grupo, a genotipagem HPV 16-18 e a carga viral alta são marcadores confiáveis de lesões de NIC subjacentes (25).
- Uma detecção menos freqüente e mais sensível seria de grande importância para as populações de risco cuja observância na detecção é muito aleatória.

Quando o exame de Papanicolaou for realizado em suspensão líquida, é possível praticar um teste de HPV nas células residuais do exame. Essa coleta única tem a vantagem de não encaminhar a paciente ao laboratório para o teste viral; deve, todavia, respeitar as regras estritas para ser confiável.

Teste de HPV pode substituir o exame de Papanicolaou?

O estudo recente randômico HART que trata de 10.358 mulheres é convincente nesse sentido (20). Oitocentos e vinte e cinco mulheres, ou seja, 8% do conjunto de mulheres que apresentam uma citologia ASC-US ou um teste HPV positivo foram randomizadas (colposcopia imediata ou observação, seguida de uma colposcopia em 6 a 12 meses).

Nenhuma paciente com ASC-US-HPV negativo desenvolveu lesões. Nove pacientes que tiveram uma NIC de alto grau no grupo de observação tiveram um teste de HPV positivo durante toda a duração do estudo. Ainda que o número de pacientes com perda de acompanhamento fosse alto nesse estudo, esse trabalho único traz argumentos tangíveis para propor o teste de HPV em primeira intenção na detecção e a citologia em segunda intenção em caso de HPV positivo.

Os estudos de Clavel (19) e de Schiffman (22) confirmam esses dados. No entanto, no momento atual, essa tendência não parece se confirmar quando há uma ampla adesão ao exame de Papanicolaou para detecção (26).

Interesse econômico?

A literatura econômica internacional indica que a pesquisa de HPV associada à citologia melhora os resultados da detecção por um custo razoável, ou mesmo inferior (27). O crescimento da sensibilidade da detecção e o aparecimento em um prazo relativamente longo de lesões induzidas pelo HPV justificariam a redução da freqüência da detecção. Os custos atuais da detecção são enormes, gerando de 5 a 8% das detecções positivas dos exames complementares, dos acompanhamentos e dos tratamentos às vezes inúteis.

A introdução do teste de HPV na detecção permitiria considerar economias de saúde. Os modelos macroeconômicos realizados até o presente momento mostram que métodos de detecção mais sensíveis podem ser mais eficazes e menos dispendiosos do que o exame de Papanicolaou convencional quando esses métodos são realizados em intervalos menos freqüentes.

Contribuição da genotipagem na detecção

Os testes de HPV disponíveis baseados na busca de um coquetel de papilomavírus de risco (testes de Captura Híbrida® 2 e Amplicor®) são reprodutíveis, seguros e muito sensíveis. No entanto, sua especificidade limitada e seu baixo valor preditivo podem levar a sobrediagnósticos e a sobretratamentos. A persistência viral, que é um bom indicador lesional, não demonstra precisão, quando utilizados testes coquetéis, e não há consenso para definir o momento exato de uma persistência. Para aumentar a especificidade da detecção, os estudos começam a se interessar pela genotipagem, especialmente na população com exame de Papanicolaou normal de HPV coquetel positivo.

Vários estudos mostraram que as mulheres HPV 16 positivo têm um risco maior de desenvolver uma NIC 3+ em comparação com outros tipos virais (29, 30). O HPV 18 é o genótipo mais freqüente no adenocarcinoma *in situ* (31). Os HPV 16 e 18 são os genótipos mais prevalentes nos cânceres epidermóides (32).

A infecção por HPV 16 e 18 parece ser mais freqüentemente persistente do que para os outros tipos de risco: ela sugere um valor preditivo positivo maior para esses genótipos em comparação com outros tipos de HPV de risco (33). Assim, na população com mais de 30 anos que apresenta um exame de Papanicolaou negativo HPV coquetel positivo, é possível aumentar muito sensivelmente o valor preditivo positivo pela realização de um segundo teste coquetel em 12 meses, sendo que a persistência obriga a solicitar uma colposcopia mesmo que o exame preventivo seja normal. Essa abordagem tem o inconveniente de perder de vista as pacientes que não retornariam para o segundo teste. A genotipagem permite, instantaneamente, encaminhar à colposcopia as pacientes positivas para os HPV 16 ou 18. Esse percurso ainda está sendo avaliado.

Os testes de genotipagem estão disponíveis (PCR, Linear Array, chips etc.), mas ainda não foram definitivamente validados para esse uso.

Teste de HPV no acompanhamento

No acompanhamento das mulheres tratadas em virtude da presença de NIC

O teste de HPV tem vantagens já demonstradas (1, 2):

- As pacientes HPV negativo com citologia normal (2/3 a 3/4 casos) retornam rapidamente para um acompanhamento de rotina (diminuição considerável do custo do acompanhamento).
- O teste de HPV permite concentrar a observação nas pacientes HPV positivo e/ou com citologia anormal (1/4 a 1/3 das pacientes): caracterização de uma subpopulação realmente de risco de invasão.
- Ele aumenta a sensibilidade da detecção das lesões residuais e a especificidade da colposcopia.
- Melhora a detecção das recidivas verdadeiras, diagnosticando a presença persistente do HPV.
- Ele não dá conta das margens, cuja análise é, às vezes, difícil com as técnicas modernas de ressecção por eletrocirurgia (além do que as ressecções são cada vez mais econômicas em razão da pouca idade em média apresentada pelas pacientes quando do surgimento dessas lesões e da idade média elevada da primeira gravidez).

Diante de um resultado histológico ambíguo (metaplasia de Malpighi imatura ou uma NIC 1 discordante com a colposcopia ou a citologia)

O teste de HPV de segunda intenção permite fazer o controle de qualidade histopatológico. Está provado que o teste de HPV de segunda intenção melhora a especificidade da colposcopia e a predição das anomalias significativas, particularmente nas situações em que as modificações da zona de transformação não são marcadas (1, 2).

Conclusão

A detecção do câncer do colo uterino aborda uma nova era em que, progressivamente, será buscado o agente viral causal do câncer do colo, os HPV de risco, mais do que as anomalias morfológicas das células do colo induzidas pela infecção. As novas técnicas de biologia molecular permitirão uma avaliação precisa das lesões e do risco.

O teste de HPV combinado ao exame de Papanicolaou evitaria 1.000 cânceres do colo uterino, aproximadamente, por ano na França (2).

A introdução de um teste hipersensível de detecção, como o teste de HPV, só é concebida com o intervalo da detecção nas mulheres que não são de risco. A ausência de HPV confere uma proteção segura e duradoura, que somente a realização do exame preventivo imediato não consegue garantir.

Os estudos econômicos de impacto da introdução desse teste em larga escala devem ser realizados, mas não devem ser um freio para seu uso nem para a avaliação séria de seu reembolso.

Nas mulheres vacinadas, a detecção será mantida, sua ação protetora será complementar e sinérgica àquela da vacinação.

Recomendações atuais

As recomendações atuais francesas (ANAES, 2003) indicam que é possível solicitar um teste de HPV para tratar as mulheres que têm um exame preventivo com resultado ASC-US, mas somente irão para a colposcopia as pacientes de alto risco HPV positivo. As pacientes HPV negativo podem ser objeto de um acompanhamento habitual em um ano. Essas recomendações não indicam orientação preferencial, elas não sugerem nada em relação ao tratamento das pacientes HPV positivo e colposcópico normal ou com uma NIC 1.

As recomendações americanas (ASCCP) e européias (EUROGIN) sugerem que, quando o exame de Papanicolaou foi realizado em suspensão líquida e o resultado voltou com ASC-US, a opção de HPV é a preferencial entre as 3 alternativas previamente citadas. Por outro lado, quando uma paciente ASC-US HPV positivo for objeto de uma colposcopia e essa colposcopia for normal, as recomendações indicam que é possível acompanhar essa paciente seja por um exame de Papanicolaou em 6 e 12 meses, seja por um teste de HPV em 12 meses. As duas abordagens são igualmente eficazes para identificar as lesões de alto grau capazes de se desenvolverem.

O lugar do teste de HPV nas lesões de baixo grau é relativo. Com efeito, 83% das lesões de baixo grau são HPV positivas. A vantagem da triagem nessas condições é limitada. No entanto, admite-se que, após os 40 anos, a prevalência da infecção por HPV para as LSIL é inferior a 60%. Nessas condições, haveria um interesse relativo pelo teste HPV nessa paciente.

Não há lugar para o teste de HPV nas pacientes que apresentam um exame de Papanicolaou ASC-H, HSIL, AGC e os cânceres: a colposcopia imediata é a regra.

Conselhos às pacientes

Os HPV são transmitidos por contato sexual. O preservativo nem sempre protege de uma exposição aos HPV.

- A infecção é muito freqüente nas jovens. Normalmente é silenciosa. Setenta por cento das mulheres foram expostas ao menos uma vez aos HPV. Em 5 mulheres expostas aos HPV de risco, 1 somente manterá o vírus persistente e 80% vão eliminá-lo espontaneamente *(clearance)* em um prazo de 1 a 2 anos, em razão da resposta de seu sistema imunológico.
- A prevalência dos HPV é menor nas mulheres com mais de 30 anos em comparação com a prevalência nas jovens.
- Dez a 15% das mulheres, após a idade de 30 anos, são positivas para os HPV AR.
- A maioria dos indivíduos HPV AR+ não desenvolve NIC 2-3 ou câncer.
- Nos países desenvolvidos, onde as mulheres se submetem ao exame e à detecção precoce regularmente, a presença de HPV AR não é um fator de risco de câncer do colo uterino. A ausência de exame preventivo é o fator principal para o desenvolvimento de um câncer do colo uterino.
- Nos países em desenvolvimento onde não são oferecidos às mulheres exames preventivos precoces, os HPV AR são fortes fatores de risco do câncer do colo. Apenas nessa situação a relação HPV/câncer do colo uterino é de 5/1.
- As mulheres HPV AR positivos persistentes correm risco de desenvolver lesões pré-cancerosas, mesmo na ausência de anomalias citológicas.

Referências

1. Monsonego J (2006) Emerging Issues on HPV Infections: From Science to Practice. Karger Basel
2. Monsonego J (2006) Infections A Papillomavirus: Etat des connaissances, pratiques et prevention vaccinale. Springer, Paris
3. Bosch FX, Lorincz A, Munoz N et al. (2002) The causal relation between human papillomavirus and cervical cancer. J Clin Pathol 55:244-65
4. Franco EL, Villa LL, Sobrinho JP et al. (1999) Epidemiology of acquisition and clearance of cervical human papillomavirus infection in women from a high-risk area for cervical cancer. J Infect Dis 180: 1415-23
5. Koutsky LA, Holmes KK, Critchlow CW et al. (1992) A cohort study of the risk of cervical intraepithelial neoplasia grade 2 or 3 in relation to papillomavirus infection. N Engl J Med 327:1272-8
6. Ho GY, Burk RD, Klein S et al. (1995) Persistent genital human papillomavirus infection as a risk factor for persistent cervical dysplasia. J Natl Cancer Inst 87:1365-71
7. Dalstein V, Riethmuller D, Pretet JL et al. (2003) Persistence and load of high-risk HPV are predictors for development of high-grade cervical lesions: a longitudinal French cohort study. Int J Cancer 106:396-403
8. Bory JP, Cucherousset J, Lorenzato M et al. (2002) Recurrent human papillomavirus infection detected with the hybrid capture II assay selects women with normal cervical smears at risk for developing high grade cervical lesions: a longitudinal study of 3,091 women. Int J Cancer 102:519-25
9. Wallin KL, Wiklund F, Angstrom T et al. (1999) Type-specific persistence of human papillomavirus DNA before the development of invasive cervical cancer. N Engl J Med 341:1633-8
10. Monsonego J (1996) Papillomavirus et cancer du col de l'utérus. Médecine/Sciences 12:733-44
11. Walboomers JM, Jacobs MV, Manos MM et al. Human papillomavirus is a necessary cause of invasive cervical cancer worldwide. J Pathol 189:12-9
12. Monsonego J, Pintos J, Semaille C et al. (2006) Human papillomavirus testing improves the accuracy of colposcopy in detection of cervical intraepithelial neoplasia. Int J Gynecol Cancer 16:591-8
13. Monsonego J, Bohbot JM, Pollini G et al. (2005) Performance of the Roche AMPLICOR human papillomavirus (HPV) test in prediction of cervical intraepithelial neoplasia (CIN) in women with abnormal PAP smear. Gynecol Oncol 99:160-8
14. Solomon D, Schiffman M, Tarrone R (2001) Comparison of three management strategies for patients with atypical squamous cells of undetermined significance. J Natl Cancer Inst 93:293-9
15. Wright TC Jr, Cox JT, Massad LS et al. (2002) 2001 Consensus Guidelines for the management of women with cervical cytological abnormalities. JAMA 287:2120-9
16. Cox JT, Schiffman M, Solomon D (2003) Prospective follow-up suggest similar risk of subsequent cervical intraepithelial neoplasia grade 2 or 3 among women with cervical intraepithelial neoplasia grade 1 or negative colposcopy and directed biopsy. Am J Obstet Gynecol 188:1406-12
17. Guido R, Schiffman M, Solomon D, Burke L (2003) Postcolposcopy management strategies for women refer-red low-grade squamous intraepithelial lesions or human papillomavirus DANN-positive atypical

squamous cells of undetermined significance: a two-year prospective study. Am J Obstet Gynecol 188:1401-5
18. Clavel C, Cucherousset J, Lorenzato M (2004) Negative human papillomavirus testing in normal sàears selects a population at low risk for developing high grade cervical lesions. Br J Cancer 90:1803-8
19. Clavel C, Masure M, Bory JP et al. (2001) Human papillomavirus testing in primary screening for the detection of high-grade cervical lesions: a study of 7932 women. Br J Cancer 84:1616-23
20. Cuzick J, Szarewski A, Cubie H et al. (2003) Management of women who test positive for high-risk types of human papillomavirus: the HART study. Lancet 362:1871-6
21. Nobbenhuis MA, Walboomers JM, Helmerhorst TJ et al. (1999) Relation of human papillomavirus status to cervical lesions and consequences for cervical-cancer screening: a prospective study. Lancet 354:20-5
22. Schiffman M, Herrero R, Hildesheim A et al. (2000) HPV DNA testing in cervical cancer screening. Results from women in a high-risk province of Costa Rica. JAMA 283:87-93
23. Petry KU, Menton S, Menton M et al. (2003) Inclusion of HPV testing in routine cervical cancer screening for women above 29 years in Germany: results for 8466 patients. Br J Cancer 88:1570-7
24. Wright JD, Schiffman M, Solomon D et al. (2004) Interim guidance for the use of human papillomavirus DNA testing as an adjunct to cervical cytology for screening. Obstet Gynecol 103:304-9
25. Castle PE, Solomon D, Schiffman M, Wheeler CM (2005) Human papillomavirus type 16 infections and 2-year absolute risk of cervical precancer in women with equivocal or mild cytologic abnormalities. J Natl Cancer Inst 97:1066-71
26. Evaluation de l'intérêt de la recherche des papillomavirus humains dans le dépistage des lesions précancéreuses du col de l'utérus, ANAES, Evaluation technologique, Paris, mai 2004
27. Goldie SJ, Kim JJ, Wright TC (2004) Cost-effectiveness of human papillomavirus DNA testing for cervical cancer screening in women aged 30 years or more. Obstet Gynecol 103:619-31
28. Marteau TM (1989) Psychological costs of screening. BMJ 299:527
29. Castle PE, Solomon D, Schiffman M, Wheeler CM (2005) Human papillomavirus type 16 infections and 2-year absolute risk of cervical precancer in women with equivocal or mild cytologic abnormalities. J Natl Cancer Inst 20:1066-71
30. Khan MJ, Castle PE, Lorincz AT et al. (2005) The elevated 10-year risk of cervical precancer and cancer in women with human papillomavirus (HPV) type 16 or 18 and the possible utility of type-specific HPV testing in clinical practice. J Natl Cancer Inst 20:1072-9
31. Castellsague X, Diaz M, de Sanjose S et al. (2006) Worldwide human papillomavirus etiology of cervical adenocarcinoma and its cofactors: implications for screening and prevention. J Natl Cancer Inst 98:303-1
32. Munoz N, Bosch FX, de Sanjose S et al. (2003) Epidemiologic classification of human papillomavirus types associated with cervical cancer. N Engl J Med 348:518-27
33. Monsonego., Cuzick J, Cox TC et al. (2006) EUROGIN 2006 Expert's Consensus Report Innovations in cervical cancer prevention Science, Practice and Action Gynecology-Oncology 103:7-24
34. Villa LL, Costa RL, Petta CA et al. (2005) Prophylactic quadrivalent human papillomavirus (types 6, 11, 16, and 18) L1 virus-like particle vaccine in young women: a randomised double-blind placebo-controlled multicentre phase II efficacy trial. Lancet Oncol 6:271-8
35. Harper DM, Franco EL, Wheeler CM et al. (2006) Sustained efficacy up to 4.5 years of a bivalent L1 virus-like particle vaccine against human papillomavirus types 16 and 18: follow-up from a randomised control trial. Lancet 367:1247-55
36. Franco, EL, Cuzick J, Hildesheim A, de Sanjose S (2006) Issues in Planning Cervical Cancer Screening in the Era of HPV Vaccination. Vaccine S3/171-S3/77
37. Monsonego J, Pollini G, Evrard MJ et al. (2007) Syrjanen Rp16INK4a Immunocytichemistry in liquid-based cytology (LBC) samples gives added value in management of women with equivocal pap smear. Acta Cytol. In press
38. Kraus I, Molden T, Holm R et al. (2006) Presence of E6 and E7 mRNA from human papillomavirus types 16, 18, 31, 33, and 45 in the majority of cervical carcinomas. J Clin Microbiol 44:1310-7

PARTE III

Contribuição do diagnóstico morfológico em citopatologia

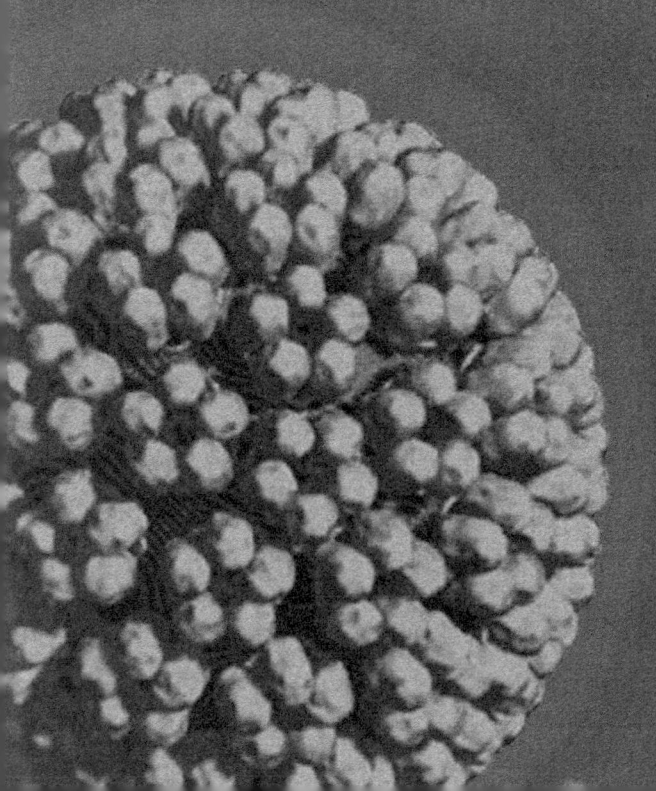

10 Terminologia anatomopatológica

N. Froment

RESUMO

A infecção por transmissão sexual do HPV é o fator determinante e essencial das lesões epiteliais do colo uterino. A identificação desse fator determinante não é, todavia, sinônimo de lesão. Atualmente, somente as técnicas morfológicas permitem assegurar um diagnóstico e tomar decisões terapêuticas. Desde os anos de 1960, as nomenclaturas das lesões ficaram cada vez mais precisas, resultando, em 2003, na publicação da classificação OMS dos tumores ginecológicos (1). O uso da terminologia apresenta um caráter obrigatório, pois as investigações diagnósticas e protocolos terapêuticos decorrem intimamente dela.

Outros fatores, especialmente ambientais, imunológicos e hormonais, favorecem a persistência do vírus e a progressão da infecção celular em uma neoplasia cervical, acessível ao diagnóstico histopatológico e citopatológico.

PONTO-CHAVE

O diagnóstico citológico e histopatológico deve ser redigido de acordo com uma nomenclatura precisa, que será a base de eventuais procedimentos diagnósticos complementares e, sobretudo, a chave para indicações terapêuticas. É indispensável individualizar bem as lesões intra-epiteliais de baixo grau (NIC 1) das lesões de alto grau (NIC 2-3) no tratamento das pacientes.

Nomenclatura das lesões

A classificação histológica das lesões do colo uterino foi estabelecida com base em um consenso suficientemente amplo para que a terminologia da OMS definida em 2003 fosse adotada em todos os relatórios de exames citológicos e histológicos.

Tumores de Malpighi e seus precursores

Essas lesões, benignas ou malignas, se desenvolvem a partir do revestimento epidermóide (ou de Malpighi) do colo uterino.

Carcinoma de Malpighi (epidermóide)

Define-se como um carcinoma invasivo composto de células de Malpighi. Seu grau de diferenciação é variável. Ele pode vir acompanhado da coexistência de lesões não-invasivas na superfície do colo uterino ou nos recessos glandulares.

Os cânceres de Malpighi aparecem moderadamente diferenciados em aproximadamente 60% dos casos. As outras formas se distribuem entre cânceres bem diferenciados e pouco diferenciados.

A OMS recomenda subdividir os cânceres de Malpighi em dois subtipos, queratinizante e não-queratinizante, e reservar o quadro dos cânceres pouco ou totalmente indiferenciados aos cânceres de pequenas células, de origem neuroendócrina.

Inúmeras variedades histológicas são assim identificadas:

- Carcinoma queratinizante.
- Carcinoma não-queratinizante.
- Carcinoma basalóide.
- Carcinoma verrucoso.
- Carcinoma condilomatoso.
- Carcinoma papilar.
- Carcinoma de tipo linfoepitelioma.
- Carcinoma de tipo transicional.

O *carcinoma epidermóide microinvasivo* é definido como uma lesão precoce, comportando uma invasão inicial do córion, sem invasão vascular linfática. Ele apresenta somente um pequeno risco de metástase ganglionar locorregional (7, 8). Ele corresponde a um estádio IA da FIGO, definindo tanto a expansão em superfície, inferior a 7 mm, quanto a invasão em profundidade, inferior a 5 mm. Existe, porém, um aumento significativo do risco metastático ganglionar regional quando a invasão do córion atinge entre 3 mm e 5 mm de profundidade. Uma invasão com menos de 3 mm corresponde a um risco de invasão ganglionar local com menos de 1%. Ele duplica e passa a 2% para as lesões que infiltram o córion em uma profundidade superior a 3 mm e inferior a 5 mm. Admite-se, portanto, poder separar o estádio IA1, cuja profundidade de invasão é inferior a 3 mm em relação à membrana basal, do estádio IA2, referente às lesões cuja profundidade de invasão fica compreendida entre 3 mm e 5 mm.

Neoplasias intra-epiteliais cervicais

Esse conceito foi desenvolvido por Richart (2) para caracterizar os precursores dos carcinomas de Malpighi do colo uterino. A evolução dos conhecimentos relativos ao papilomavírus permitiu separar as lesões capazes de transformação maligna daquelas que não evoluirão. Foi demonstrado que a exposição aos HPV 16 pode levar a uma lesão de alto grau em um prazo relativamente curto. Esse risco diminui fortemente na 4ª e na 5ª décadas de vida, uma vez que se desenvolveu a imunidade contra o HPV e sua eliminação do trato genital.

No plano histológico, as neoplasias intra-epiteliais são convencionalmente divididas em três graus, NIC 1, NIC 2 e NIC 3, em função da maturação do epitélio, da ascensão das figuras de mitoses e das atipias citonucleares. Essa subdivisão é relativamente artificial, pois o processo biológico do desenvolvimento dessas lesões é contínuo, e a indicação é de subdividi-las em duas categorias, as lesões de Malpighi intra-epiteliais de baixo grau (LMIEBG ou LGSIL) e as lesões de Malpighi intra-epiteliais de alto grau (LMIEAG ou HGSIL). Essa atitude tende a ser amplamente adotada para a designação das lesões citológicas. Essas noções substituíram a terminologia de displasia (3) proposta em 1953, por Reagan, e que deveria ser abandonada.

A NIC de grau 1 é uma lesão intra-epitelial de baixo grau (LGSIL). O diagnóstico das lesões citológicas correspondentes é baseado em critérios nucleares: a anisocariose e o hipercromatismo são moderados, e a relação nucleoplasmática permanece inferior a 1/3. A cromatina continua sendo finamente granulosa e bem distribuída. Os limites citoplasmáticos são claros.

A NIC de grau 2 corresponde a uma lesão intra-epitelial de alto grau (HGSIL). A anisocitose e a anisocariose são mais marcadas, e a relação nucleoplasmática pode chegar a 50%. O hipercromatismo permanece moderado, e a cromatina é distribuída de modo irregular. A forma dos citoplasmas pode ser mais irregular.

A NIC de grau 3 corresponde também a uma lesão intra-epitelial de alto grau (HGSIL). A relação nucleoplasmática ultrapassa 2/3, e os nódulos são hipercromáticos. A cromatina se condensa em porções distribuídas de modo irregular. Quanto maior a extensão em superfície da lesão, maior o risco de microinvasão (5).

O *carcinoma epidermóide in situ* não é realmente individualizado da NIC 3. Ele comporta células dissociadas ou organizadas em agregados sinciciais. O citoplasma não é muito abundante nem muito visível. Os nódulos são muito cromáticos e arredondados.

Lesões de Malpighi benignas

Esse *condiloma acuminado*, lesão freqüentemente associada aos tipos HPV 6 e 11, corresponde a uma lesão em alto relevo, papilomatose com hiperacantose e coilocitose.

O *papiloma de Malpighi* também é uma lesão em alto relevo e papilar, sem atipia citológica nem aspecto coilocitário.

O *pólipo fibroepitelial* não parece correlato a uma infecção por HPV.

Tumores glandulares e seus precursores

Adenocarcinoma

Corresponde aos carcinomas de diferenciação glandular desenvolvidos a partir do epitélio endocervical.

Aproximadamente 50% dessas lesões são exofíticas ou polipóides. As demais se apresentam como nódulos ulcerantes, às vezes, na região do colo uterino. A infiltração maciça adquire um aspecto de barril. O aspecto pode ser cribriforme ou tubular. A imunoistologia pode permitir distinguir os adenocarcinomas endocervicais (receptor estrógeno negativo, vimentina negativo e antígeno carcinoembrionário positivo) dos adenocarcinomas do endométrio (receptor estrógeno positivo, vimentina positivo e antígeno carcinoembrionário negativo).

Quinze por cento das pacientes não apresentam lesão macroscopicamente visível.

Adenocarcinoma mucinoso

Corresponde a uma forma de adenocarcinoma cujas células encerram uma grande quantidade de muco.

A forma endocervical corresponde a 70% dos adenocarcinomas do colo uterino. A maioria é moderadamente diferenciada, as atipias são marcadas e as mitoses numerosas. Em citologia, as células são agrupadas em conjuntos, com recobrimentos nucleares. Os citoplasmas são vacuolizados. Os núcleos têm uma cromatina distribuída de modo irregular e um nucléolo bem visível.

A forma intestinal se parece com um adenocarcinoma cólico. O aspecto intestinal pode ser difuso ou focal.

A forma de células dissociadas em células em *anéis com pedra* constitui freqüentemente um componente pouco diferenciado de um adenocarcinoma mucinoso ou mucoepidermóide.

O *adenocarcinoma com desvio mínimo* corresponde a uma forma muito diferenciada e rara de adenocarcinoma, em que as glândulas tumorais são citologicamente benignas, mas anormalmente localizadas em profundidade na parede do colo uterino. Essas glândulas são irregulares em tamanho e em forma.

Essa forma dificulta o diagnóstico diferencial com lesões benignas, como a hiperplasia glandular. O diagnóstico pode ser impossível com uma simples biopsia.

O *adenocarcinoma viloglandular* se parece com o adenoma viloso do cólon. A lesão ocorre na jovem. A associação com uma NIC é freqüente.

Adenocarcinoma endometrióide

Essas formas correspondem a 30% dos adenocarcinomas do colo e têm uma arquitetura tubuloglandular característica dos adenocarcinomas endometriais dos quais devem estar separados.

Adenocarcinoma de células claras

De arquitetura sólida, papilar ou microcística, ele é composto por células claras, ricas em glicogênio. Essa forma é observada nas mulheres cuja mãe foi exposta ao dietilestilbestrol (síndrome DES).

Adenocarcinoma papilar seroso

Raro na região do colo uterino, ele é morfologicamente idêntico ao câncer seroso do ovário ou do endométrio, com o qual compartilha o mau prognóstico.

Adenocarcinoma mesonéfrico

Essa variante, muito rara, se desenvolve a partir dos vestígios mesonéfricos do colo uterino. É composta por estruturas tubulares contornadas por células cúbicas não-mucossecretantes. Essas estruturas contêm uma secreção acidófila e hialina.

Outras variantes

O *carcinoma adenoescamoso*, que comporta um duplo componente, de Malpighi e glandular de tipo endocervical.

O carcinoma de células vitrosas corresponde a uma forma pouco diferenciada do carcinoma adenoescamoso. Trata-se de uma lesão agressiva.

O carcinoma adenóide cístico se parece com o carcinoma adenóide cístico salivar. É mais freqüente nas mulheres negras e após os 60 anos.

O carcinoma adenóide com células basais é uma lesão rara que atinge, em geral, as mulheres com mais de 50 anos. A lesão, de descoberta geralmente fortuita, é composta por pequenos acúmulo de células basais que se desenvolvem à margem de uma NIC ou de um carcinoma de pequenas células.

Adenocarcinoma microinvasivo

Essa entidade é controversa, considerando a dificuldade de sua identificação histológica segura, pela evidenciação de uma infiltração limitada do estroma.

Adenocarcinoma in situ

Mais freqüentemente de tipo endocervical do que endometrial ou intestinal, parece com freqüência relacionado a uma infecção por HPV 18. As células das glândulas normais ficam parcial ou totalmente colonizadas e são substituídas por células que mostram atipias evidentes. Elas perdem sua mucossecreção; os nódulos são hipercromáticos; não há reação estromal, e a lesão é normalmente bem delimitada pelo tecido normal.

O diagnóstico dessas lesões, com freqüência, é difícil. Em 30 a 50% dos casos, elas estão associadas a lesões de Malpighi.

Tumores neuroendócrinos

Esses tumores constituem um grupo cujo ponto comum é a expressão dos marcadores neuroendócrinos. Sua classificação é similar àquela usada em outros órgãos, indo das lesões benignas ou pouco agressivas até os tumores de alto grau de malignidade:

- O carcinóide.
- O carcinóide atípico.
- O carcinoma neuroendócrino de grandes células.
- O carcinoma de pequenas células.

Tumores mesenquimatosos

Esses tumores benignos ou malignos são raros. Sua classificação é idêntica àquela das lesões conjuntivas encontradas em outras localizações.

■ Regras do exame citológico

A partir dos 5 tipos propostos por Papanicolaou, em 1943, inúmeras nomenclaturas das lesões epiteliais do colo uterino foram usadas. Em 1967, Richart introduziu a noção de neoplasia intra-epitelial cervical (NIC). Em 1988, a conferência de consenso de Bethesda propôs um quadro de resposta em vista do aperfeiçoamento dos resultados do exame citológico das lesões do colo uterino. A nomenclatura proposta se sobrepõe ao conceito proposto por Richart (4). Essa nomenclatura foi revisada em 1991 e em 2001 para incluir as lesões identificadas como relacionadas ao HPV. Diferentemente dos tipos de Papanicolaou, a classificação citológica atual estabelece uma correlação com os dados da histologia (6) (Tabela 10-1).

O consenso de Bethesda considera o resultado de exame citopatológico como um relatório de consulta médica. Ele prescreve o abandono do sistema de Papanicolaou (Tabela 10-2).

Em 2001, o sistema de Bethesda introduz na nomenclatura de citologia, além disso, a noção de atipias de origem indeterminada (9): ASC-US denomina assim as anomalias citológicas epiteliais de causa indeterminada (viral, inflamatória, mecânica, hormonal etc.). O termo ASC-H designa as atipias suspeitas, mas não obrigatoriamente de uma lesão de Malpighi intra-epitelial de alto grau. Esses 2 tipos de atipias devem desencadear um procedimento diagnóstico complementar, cuja busca de papilomavírus oncogênico é o pivô.

Tabela 10-1 – Sistema Bethesda 2001 (Disponível em CIRC: http://screening.iarc.fr)

Tipo de coleta
- Esfregaço convencional ou
- Preparação em meio líquido (esfregaço colhido em meio líquido) ou
- Outro método

Avaliação da qualidade da coleta
- Satisfatória (descrever a presença ou a ausência de elementos da zona de transformação ou glandulares endocervicais e de qualquer outro indicador de qualidade, como a presença de sangue ou de inflamação escondendo parcialmente células etc.)
- Não satisfatória (explicitar a razão)
- Amostra rejeitada, não técnica (explicitar a razão)
- Amostra técnica e interpretada, mas insuficiente para uma avaliação das anomalias epiteliais (explicitar a razão)

Avaliação (facultativa) do ambiente geral da coleta
- Estado trófico da mucosa
- Nota inflamatória

A presença de microrganismos
- *Trichomonas vaginalis*
- Elementos micelianos, evocando a *Candida*, por exemplo
- Anomalias da flora vaginal remetendo a uma infecção vaginal bacteriana
- Bactérias de tipo *Actinomyces*
- Modificações celulares remetendo a herpes simples

A presença de outras modificações não-neoplásicas
- Modificações reacionais:
  - inflamação
  - irradiação
  - presença de um dispositivo intra-uterino
- Presença de células glandulares benignas pós-histerectomia
- Atrofia

Outros
- Células endometriais em uma mulher com idade de 40 anos ou mais

Anomalias das células de Malpighi
- Atipias das células de Malpighi (ASC)
  - de significação indeterminada (ASC-US)
  - não permitindo excluir uma lesão de Malpighi intra-epitelial de alto grau (ASC-H)
- Lesões de Malpighi intra-epiteliais de baixo grau (LSIL), reunindo as lesões outrora denominadas lesões por HPV, condiloma, displasia leve, NIC 1
- Lesões de Malpighi intra-epiteliais de alto grau (HSIL), reunindo as lesões outrora denominadas: displasias moderadas e graves, NIC 2, NIC 3 e CIS
  - dependendo do caso, presença de elementos levando à suspeita de um processo invasivo (sem outra precisão)
- O carcinoma de Malpighi

Anomalias das células glandulares
- Atipias das células glandulares (AGC)
  - endocervicais (sem outra indicação ou comentário)
  - endometriais (sem outra indicação ou comentário)
  - sem outra indicação
- Atipias das células glandulares a favor de uma neoplasia
  - endocervicais ou
  - sem outra indicação
- Adenocarcinoma endocervical *in situ* (AIS)

(Continua)

Tabela 10-1 – Sistema Bethesda 2001 (Disponível no site: http://screening.iarc.fr) *(Cont.)*

- Adenocarcinoma
  - endocervical
  - endometrial
  - extra-uterino
  - sem outra indicação

Outras lesões malignas (explicitar)
Informar se a busca dos HPV foi realizada
Notas e recomendações (opcional)

Tabela 10-2 – Terminologia das lesões pré-invasivas do colo uterino

Lesão histológica (Richart, 1990)	Categoria de HPV	Comparação das nomenclaturas		
		Displasia CIS (Reagan, 1953)	Lesão de Malpighi intra-epitelial	SIL (*Squamous Intraepithelial Lesion* VS)
Condiloma acuminado	Baixo risco	–	LMIEBG	LGSIL
Papiloma epidermóide	Baixo risco	–	LMIEBG	LGSIL
Condiloma plano	Baixo e alto riscos	–	LMIEBG	LGSIL
NIC 1	Baixo e alto riscos	Displasia leve	LMIEBG	LGSIL
NIC 2	Alto risco	Displasia moderada	LMIEHG	HGSIL
NIC 3	Alto risco	Displasia grave	LMIEHG	HGSIL
Carcinoma *in situ*	Alto risco	CIS	LMIEHG	HGSIL

Referências

1. Tavassoli FA, Devilee P (eds.) (2003) World Health Organization Classification of Tumors. Pathology and Genetics of Tumors of the Breast and Female Genital Organs. IARC Press, Lyon
2. Richart RM (1973) Cervical intraepithelial neoplasia. Pathol Annu 8:301-2
3. Vacher-Lavenu MC (1999) Terminologie anatomopathologique des lésions dysplasiques du col utérin: Évolution conceptuelle. Rev Fr Gynécol Obstét 14:58-62
4. Richart RM (1990) A modified terminology for cervical intraepithelial neoplasia. Obstet Gynecol 75:131-3
5. Tidbury P, Singer A, Jenkins D (1992) CIN 3: The role of lesion size in invasion. Br J Obstet Gynaecol 99:583-6
6. Frappart L, Fontanière B, Lucas E, Sankaranarayanan R (2004) Histopathology and Cytopathology of the Uterine Cervix - Digital Atlas; IARC Cancer Base n° 8
7. Shepherd JH (1996) Cervical and vulva cancer: changes in FIGO definitions of staging. Br J Obstet Gynaecol 103:405-6
8. Cervix uteri (2002) In: American Joint Committee on Cancer: AJCC Cancer Staging Manual. 6th ed. New York, NY, Springer, p. 259-65
9. Boulanger JC, Sevestre H (2006) ASCUS: état des lieux. Gynécol Obstét Fertil 34:44-8
10. Reagan JW, Seiderman IB, Saracusa J (1953) The cellular morphology of carcimona *in situ* and dysplasia of the uterine cervix. Cancer 4:255-60

11 Esclarecimentos sobre a citologia em fase líquida

S. Labbé

RESUMO

O exame colposcópico começa com a invenção do microscópio, em 1600.

A citologia clínica existe desde a metade do século XIX. Ela passou por grandes mutações tecnológicas. Se, inicialmente, as dispersões eram vistas em estado fresco, a invenção da coloração muda tudo.

Atualmente, surgiram três elementos que mudaram completamente a citologia clínica:

- a noção de falsos negativos e a necessidade de sua diminuição;
- a noção de garantir a qualidade;
- uma tecnologia nova, a citologia em fase líquida.

O futuro passa por:
- uma padronização da coleta;
- uma padronização da coloração;
- uma padronização da leitura, graças à leitura assistida por computador;
- uma melhora da reprodutibilidade diagnóstica.

Nesse sentido, a leitura assistida por computador parece uma via para o futuro.

PONTOS-CHAVE

1. A citologia clínica é fonte de falsos negativos.
2. A busca por uma segurança de qualidade permitiu reduzir a freqüência dos falsos negativos.
3. O surgimento da citologia em fase líquida permitiu melhora dos resultados, mas deixa lugar para incertezas.
4. O desenvolvimento de processos de padronização e a leitura assistida por computador constituem uma via para o futuro que está sendo explorada.

A citologia clínica existe há muito tempo, isto é, desde a metade do século XIX. Ela passou por mutações tecnológicas muito grandes. Fazer esclarecimentos a respeito disso em 2006 é um desafio interessante.

■ Tudo começa com a invenção do microscópio

Foram Hans Jansen e seu filho Zacharias que, em 1600, inventaram o primeiro microscópio com lentes bicôncavas para a ocular e biconvexas para a objetiva. Esse aparelho chegava então a aumentar G x 60. Foi um grego letrado, Demesianos, quem lhe deu o nome de *microscopium*. Os primeiros trabalhos mais conhecidos foram os de Leeuwenhoek, em 1673, associado ao do Dr. Regnerus de Graaf (que descobriu o folículo ovariano, em 1672). A lente de Leeuwenhoek permitia um aumento de 275 (ele morreu sem dar o segredo dessa criação). Esse autor descreve os espermatozóides de cachorro e de homem em 1677. Vale lembrar que o aperfeiçoamento por meio de parafusos foi feito por Robert Hooke, em 1665.

Se o século XVII foi bastante explosivo, o século XVIII foi silencioso (duas pessoas, no entanto, devem ser mencionadas: Hertel, que inventou o espelho "iluminador" em 1712, e Beeldsnyder, que produziu a primeira lente acromática em 1791). Na época, o poder de resolução era pequeno e provocava grandes distorções em grande aumento. Foi o início da era do "globulismo".

Abbé, Zeiss e Schott produzem o primeiro microscópio moderno em 1882. Ele comporta o sistema de iluminação de Abbé, um condensador regulável, um diafragma e uma objetiva apocromática.

A citologia se desenvolve, por sua vez, na segunda metade do século XIX, aproveitando ao mesmo tempo as descobertas técnicas aqui descritas.

Início da citologia clínica

Foi Johanes Muller o verdadeiro iniciador da citologia clínica (1). Seu papel na eclosão dessa disciplina foi tão preponderante no século XIX quanto o de Papanicolaou no século XX. Em 1838, ele publica *Sur la nature et les caractéristiques structurales du cancer et ces croissances morbides qui peuvent être confondues avec lui*.* Em 1843, Julius Vogel realiza os dois primeiros diagnósticos citológicos de tumor maligno. Em 1850, Lebert é o precursor das citopunções.

De 1857 a 1861, ele publicou seu *Traité de l'Anatomie Pathologique*.**

Em 1867, começa a citologia ginecológica com os trabalhos de Pouchet (Paris) sobre as mudanças da citologia vaginal durante o ciclo na mulher. Fora dos documentos de Donné, Pouchet e Gluge, praticamente nada foi publicado sobre a citologia ginecológica durante o século XIX. Foi preciso esperar o ano de 1928 com o romeno Babès (2) e 1941 com Papanicolaou (3) para que aparecessem os primeiros verdadeiros trabalhos na área da citologia cervicovaginal.

Mas o que viam nossos antecessores em seus microscópios?

Inicialmente, as dispersões eram vistas em estado fresco. Depois, a polarização (1834) veio ajudá-los. Em seguida, apareceram os corantes vitais (azul de metileno). Em 1903, Labbé (4), depois seu aluno Malloizel, em 1907, utilizaram o **metil-eocianina** ou a **hemateína-eosina laranja** (coloração muito próxima daquela de Papanicolaou). Papanicolaou inventou sua coloração em 1917; Shorr a simplificou e tornou mais reprodutível em 1940.

A fixação ainda não está muito bem esclarecida nessa época, mas, a partir de Papanicolaou, a mistura álcool-éter passa a ser clássica. Depois dessa mistura veio a laca capilar. Chegamos agora à fixação líquida.

Três elementos surgiram e revolucionaram a citologia clínica:

- A noção de falsos negativos e a necessidade de diminuí-los.
- A noção de garantir a qualidade.
- Uma tecnologia nova, a citologia em fase líquida.

A noção de falsos negativos surgiu durante os anos de 1980 e se desenvolveu a partir daí.

Desde 1985, Gay *et al.* (5) já chamavam a atenção para o problema dos falsos negativos em citologia cervical uterina. Em 1989, Koss publicou um artigo muito comentado, em que o exame preventivo é apresentado com uma sensibilidade que passa dos 70% e como um exame de qualidade baixa a medíocre, responsável por inúmeros falsos negativos (6).

O que é um falso negativo (FN)? Para um teste, um FN é definido como um teste negativo ao passo que o indivíduo encontra-se doente. De acordo com o método matemático usado para dada estrutura, a proporção de falsos negativos varia de 3 a 60 ou 70% (7). Na verdade, a defini-

---

*N. do T.: Sobre a natureza e as características estruturais do câncer e dos crescimentos mórbidos que podem ser confundidos com ele.

**N. do T.: Tratado da Anatomia Patológica.

ção do FN é muito mais complexa. Ela deve levar em conta a qualidade do exame e o diagnóstico a partir do qual se considera que sua não-descoberta apresenta implicações clínicas.

Devem-se, portanto, distinguir os erros diagnósticos (ED) dos erros de amostragem (EA).

Os EA estão diretamente relacionados ao coletador: há uma lesão clínica, mas nenhuma célula anormal é encontrada. Para Gay et al. (5), os EA são responsáveis por 63% dos FN.

Deve-se observar ainda que os EA ainda não estão bem definidos: ausência de células anormais ou presença de raras células anormais?

Os ED são metade erros de rastreamento e metade erros de interpretação. Nos erros de rastreamento, as células estavam lá, mas não foram vistas; nos erros de interpretação, as células foram vistas, porém mal catalogadas (às vezes pode-se questionar se se trata de FN). Os erros de rastreamento são diretamente proporcionais ao número de células anormais presentes. Assim, Mitchell e Medley (8) mostram que há 27,3 vezes mais FN quando o exame contém menos de 50 células anormais do que nos exames que apresentam, no mínimo, 200 células anormais.

Por outro lado, qual é o nível diagnóstico dos FN? Para Diane Davey (7), "um falso negativo é definido como um diagnóstico contributivo em uma série de diagnósticos negativos, ao passo que o diagnóstico de referência é ou uma lesão intra-epitelial ou um câncer". Isso significa que um FN é um exame considerado negativo quando contém inúmeras células malignas. Outros fatores devem ser levados em conta no FN, e sobretudo os exames preventivos devem ser satisfatórios no sentido de Bethesda (9).

É importante, portanto, efetuar sua classificação. Assim, em caso de ASC-US (*Atypical Squamous Cells of Undetermined Significance*), as células anormais "esquecidas" não deveriam ser consideradas como FN.

Chega-se assim à real definição de FN: "Um exame preventivo originalmente tratado como negativo ou normal em que uma releitura encontra um número suficiente de células cancerosas ou displásicas (SIL). Essas células devem ser verificáveis por mais de um citologista experiente que releia o exame sem saber das hipóteses iniciais. O ideal seria que a lesão fosse confirmada por biopsia ou por outro exame de confirmação" (7).

Na França, o primeiro estudo sobre os falsos negativos aparece em 1999 (10). Ele mostra uma proporção de FN de 6,88% quando se fixa o limite lesional em ASC-US.

Uma tecnologia nova aparece juntamente com a noção de controle de qualidade, interpenetrando-se. É o surgimento da citologia em base líquida (CBL).

Validada em 1996 nos Estados Unidos, ela é objeto de publicações desde 1992 com métodos como Autocyte® (11), Cytorich® (12) e ThinPrep® (13, 14). A sociedade Cytyc Corp., que produz ThinPrep, é atualmente líder no mercado norte-americano.

Antes mesmo de avaliar se a CBL é melhor ou não, é interessante saber se o estudo do resíduo celular após realização de uma primeira lâmina tem valor diagnóstico melhor. O estudo feito por Massarani-Wafai *et al.* (15) mostra que o diagnóstico permanece imutável em 77,8% dos casos. Os elementos diagnósticos não foram encontrados em 18,5% dos casos. Nenhum dos casos de lesão de baixo grau continha células displásicas de alto grau no segundo exame por esfregaço. A confecção de uma segunda lâmina a partir de um frasco de CBL apresenta, portanto, pouco interesse.

O estudo de Hoel *et al.* (16), que tratava de 58 casos, sugeriu, porém, que quando se encontra uma dificuldade diagnóstica na primeira leitura, mais freqüentemente para concluir um ASC-US (42/58), uma segunda lâmina podia resolver a dúvida, chegando com freqüência a requalificar o exame com resultado ASC-US em lesão de baixo grau (13/18). Quando o diagnóstico citológico considerado é aquele de lesão de baixo grau ou de alto grau, a contribuição de uma segunda lâmina é desprezível. Nesse mesmo estudo, a quantificação das células anormais que permitem o diagnóstico mostra que a segunda lâmina, em 62% dos casos, difere muito pouco dos outros casos.

É importante notar que a CBL não pode ser realizada em lâminas de vidro comum. Trata-se de lâminas específicas, pré-tratadas, que devem, portanto, ter a melhor adesão possível.

As lâminas de Cytyc são recobertas por uma camada de cinco átomos, cuja natureza constitui ainda, evidentemente, um segredo. É essa microcamada que lhe permite ter uma aderência homogênea e forte.

A comparação com lâminas S/P Micro Slide, S/P Puscher, S/P Colorfrost, Menzel Superfrost Sayag, Sail Brand, Fischer Plus, Newcomer Poly-L-Lysine mostra uma diferença relativa à aderência em relação às lâminas ThinPrep® de 81 a 23%, aparecendo sempre com vantagem a de ThinPrep® (17).

CBL é melhor do que exame preventivo clássico (PC)?

É espantoso constatar que, a partir do ano 2000, quase todas as publicações dizem respeito ao sistema ThinPrep®. O único comparável é aquele do Klinkhamer, em 2003 (18). Este constata que o sistema Autocyte® não é tão bom quanto o exame preventivo clássico. Em contrapartida, a sensibilidade de ThinPrep® é melhor, sendo acompanhada de uma diminuição da especificidade, se o limiar diagnóstico for ASC-US. Não há diminuição da especificidade, se esse limiar for fixado na região de lesão intra-epitelial de baixo grau.

As metanálises surgidas até julho de 2003 permitiram estabelecer a sensibilidade e a especificidade da CBL em relação àquelas do exame preventivo tradicional.

O estudo de Berstein (19), surgido em 2001, mostrou que o método ThinPrep® é melhor do que o exame clássico tanto no que diz respeito à qualidade da preparação quanto ao diagnóstico para as lesões de baixo e de alto graus. Em compensação, essa metanálise mostra que não há diferença quanto à porcentagem de ASC-US. O sobrecusto da técnica não é avaliado.

A importante revisão realizada pela AHCPR *(Agency for Health Care Policy Research),* citada por Braly *et al.* em 2001 (20), afirma que a introdução do TP permite melhorar em 60%, aproximadamente, a sensibilidade do teste: ele recupera 40% dos falsos negativos da citologia clássica. A metanálise de Abulafia *et al.* (21), em 2003, reúne 24 estudos que comparam os dois métodos com controles histológicos. Ela avalia a sensibilidade relativa do PC em 68% contra 76% para o TP, e a especificidade relativa em 79% para o PC e 86% para o TP.

O estudo de Rowe, em 2002 (22), relata uma série de 53.419 exames por esfregaço ThinPrep® em que 100% dos casos negativos eram relidos. Dez por cento destes (5.368) foram considerados como patológicos, sabendo-se que os erros de leitura foram considerados como tais a partir do diagnóstico de ASC-US para cima. Esse estudo mostra uma proporção de falsos negativos igual a 13%, com 84,3% de ASC-US, 14,4% de lesões de baixo grau e 1,2% de lesões de alto grau.

Essa proporção diminui para a 6,7%, se o limiar deixar de ser fixado na noção de ASC-US, mas passar a ser o diagnóstico de lesão de baixo grau. Esses números são comparáveis àqueles obtidos para o PC, o que poderia significar que as células não são mais fáceis de serem diagnosticadas em CBL do que em PC.

Em contrapartida, é inegável que a real vantagem da CBL é a melhora da qualidade da coleta cervical uterina.

Todas essas metanálises podem, entretanto, ser criticadas: prevalência diferente das lesões nos dois braços, CBL e PC, estudo padrão-ouro determinado somente pela comparação da taxa de lesões detectadas por cada técnica citológica e não validada por um controle histológico ou somente por histologia realizada em um grupo selecionado de pacientes.

Deve-se notar, todavia, que a biopsia apresentada como o padrão-ouro não está isenta de falha. Assim, Stoler e Schiffman mostraram (23) que a reprodutibilidade diagnóstica das biopsias sob colposcopia é de 44% para as NIC 1, e que as NIC 1 tinham sido subavaliadas em 46% dos casos.

Surgiram novos estudos que corrigem a ausência de controle histológico. Dessa forma, o estudo de Schlederman (24), em 2006, mostra um aumento da detecção das NIC 1 de 75%, um aumento do Valor Preditivo Positivo (VPP) da NIC 2 que passa de 77,1% para 87,9% e uma redução dos falsos positivos da citologia de 34,1%.

Alguns estudos concluem que a CBL não apresenta melhores desempenhos do que o PC. Assim, para Moseley (25), a CBL não mostra superioridade em relação à citologia clássica, mas esse autor estima que novos estudos são desejáveis.

A CBL entra na França no início de 1999. Logo ela suscita uma polêmica sobre os desempenhos.

Em seu estudo, Monsonego *et al.* (26) mostram a vantagem da CBL, permitindo diagnosticar 29% a mais de casos ASC-US e 39% de casos de lesões intra-epiteliais de baixo ou de alto grau. Para esses autores, a CBL apresenta, além disso, a vantagem de diminuir claramente o número de exames preventivos não satisfatórios.

A Sociedade Francesa de Citologia Clínica realizou um estudo, cujos resultados, publicados em 2003, concluem que a CBL não traz nada em relação à citologia clássica (27). Um dos co-autores, com opinião contrária à conclusão, abandona essa sociedade de especialistas. Seis anos mais tarde, todos os autores fazem a CBL com ThinPrep®, e essa mesma sociedade científica propõe um curso pós-universitário sobre o assunto!

A última metanálise, publicada em *Lancet* em janeiro de 2006, relata que a CBL não é melhor, mas equivalente ao PC (28). E. Davey *et al.* reconhecem, no entanto, que essa técnica permite efetuar exames complementares, especialmente uma tipagem HPV, o que não é o caso do PC.

Uma situação em particular é pouco abordada: a dos carcinomas glandulares endocervicais. Essa patologia está em constante aumento nos Estados Unidos. Esse aumento parece estar relacionado ao melhor conhecimento dos aspectos morfológicos e, portanto, a um diagnóstico melhor.

A publicação de Schorge, em 2002 (29), mostra que a CBL é melhor do que o PC com, respectivamente, uma sensibilidade de 87,1% contra 55,5%. A recente publicação de Ramsaroop e Chu (30) vai nesse sentido, com uma melhora do VPP que passa de 28,8% para o PC a 50,9% para ThinPrep®.

O único estudo de conotação negativa é aquele de Wang, em 2002 (31), que não encontra diferença de especificidade entre o método ThinPrep® e o PC. Em contrapartida, esse estudo ressalta a maior proporção de lesões glandulares nos exames preventivos diagnosticados como AGUS com o método ThinPrep®.

Além da qualidade intrínseca da CBL, é importante saber se todos falam da mesma coisa e, portanto, qual é a concordância interobservador.

No estudo de Chieng *et al.* (32), dezenove leitores de uma experiência profissional de 12 anos, em média, releram 40 lâminas em pares que correspondiam a 20 casos de citologia clássica e convencional, classificando-as em Normal, Modificações celulares benignas, ASC-US, Lesão de Malpighi intra-epitelial de baixo grau, Lesão de Malpighi intra-epitelial de alto grau, segundo os critérios de Bethesda.

A concordância interobservador foi boa, com um K de 0,842 para o método ThinPrep e de 0,819 para a citologia convencional. No entanto, mesmo que pareça pequena, a diferença entre os dois é significativa (p < 0,001). Por ordem de freqüência, a concordância interobservador para as lesões de alto grau era de 87%, para as lesões de baixo grau de 59%, para os esfregaços considerados normais de 44% e, finalmente, para as ASC-US de 37% (32).

No estudo de Adams, sobre a reprodutibilidade dos diagnósticos citológicos de lesões de baixo e de alto graus por 4 observadores em exames preventivos convencionais (69) e lâminas TP (40), o κ era de 0,48 para convencional e claramente melhor em 0,63 com o ThinPrep® (33).

Um dos problemas não resolvidos da citologia é aquele relativo às ASC-US. A melhora da morfologia celular relacionada à CBL permite aumento do diagnóstico das lesões intra-epiteliais, mas igualmente do diagnóstico de ASC-US, sem modificação da razão ASC-US/lesão de baixo grau. O número de ASC-US diagnosticado pode ser assim multiplicado por 1,68, o que corresponde a um aumento de 60% (34). Esse aumento não corresponde ao surgimento de falsos positivos, se a relação ASC-US/lesões de baixo grau for conservada e permanecer inferior a 3, tal como indicado desde 1994 por D. Davey (35).

Em 2001, o estudo ALTS já prescrevia a associação da citologia à tipagem HPV como melhor estratégia diagnóstica das ASC-US (36), noção confirmada em 2003 pelo mesmo grupo (37).

Outra abordagem de melhora diagnóstica foi explorada, a imunocitoquímica e, especialmente, a detecção por exame de Papanicolaou da sobreexpressão da proteína 16. Essa proteína é sobreexpressa nos carcinomas cervicais uterinos e nos processos displásicos (38, 39).

Desde 2002, Bibbo (40) descreve o procedimento de detecção desta para a citologia em fase líquida. Essa técnica poderia ter sido usada na triagem das ASC-US (41). No entanto, a interpretação das imagens nem sempre é fácil, sobretudo graças a uma marcação de elementos, tais como as células em metaplasia de Malpighi ou em metaplasia tubária. Dá-se preferência à triagem das ASC-US por triagem HPV do que a esta, mesmo que se evoque atualmente a possibilidade de uma observação da p16 por método biológico.

Que futuro temos pela frente?

Na França, significa uma população-alvo de 7 a 8 milhões de exames preventivos por ano com um número suficiente de patologistas para lê-los e uma exigência de qualidade diagnóstica incontestável. É também uma luta de poder entre os defensores do "tudo biologia" e os irredutíveis da citologia sem concessões.

A CBL permite um ganho de tempo calculado em 1 minuto por lâmina (42) e proporciona mais conforto de leitura, com uma melhora de rentabilidade de, no mínimo, 30% (43). Ela é mais cara e deve, portanto, ser acompanhada de uma melhora da sensibilidade e da especificidade.

Essa melhora passa por:

- Uma padronização da coleta.
- Uma padronização da coloração.
- Uma padronização da leitura, graças à leitura assistida por computador.
- Uma melhora da reprodutibilidade diagnóstica.

A padronização da coleta já é feita graças ao uso da escova *(cervex brush)*. A padronização da coloração é efetiva em caso de leitura informatizada, já que se trata, então, de um equivalente de coloração de Feulgen, ou seja, de uma coloração que permite um início de quantificação da quantidade de DNA por medida de densidade óptica. A padronização da leitura é possível graças à leitura assistida por computador.

A idéia não é nova. Ao final dos anos de 1990, o sistema PAPNET havia se aventurado nesse sentido (44-46), mas sua complexidade, seu custo e o modo de transmissão das coletas provocaram seu abandono.

Atualmente, a triagem por reconhecimento automático das lesões não está pronta e rejeita muitos casos.

A padronização da coloração, mencionada anteriormente, permite uma leitura assistida por computador: trata-se do Imager® de Cytyc Corp. O Imager escolhe 22 campos, os mais patológicos, e os apresenta de forma aleatória para cada exame preventivo, para que o leitor não adquira hábitos "padronizados". O problema não está mais na busca do campo diagnóstico, mas, ao contrário, no próprio diagnóstico. Resulta daí um ganho de produtividade, já que, de rotina, é possível ler 110 casos por dia em vez de 60, ou mesmo chegar até 200 casos (47). É igualmente um ganho em termos de fadiga, uma vez que o leitor não precisa mais fazer rastreamento. A platina motorizada e a marcação automática das zonas patológicas são, de fato, grandes vantagens ergonômicas.

Para Biscotti, esse tipo de leitura é mais sensível na detecção das lesões a partir do limiar de ASC-US (82% vs. 75,6% para o rastreamento manual) e equivale, se deslocado o limiar lesional, ao nível das lesões de baixo grau.

Dziura et al. chegam à mesma constatação (48), reconhecendo que o Imager® se concentra nas células de pequeno tamanho, isto é, nas imagens de metaplasia jovem. Esses autores reconhecem a necessidade de uma aprendizagem, a fim de não se deixar impressionar pelo computador. Um ponto notável, porém, é a acuidade diagnóstica do sistema, pois numerosas lesões de alto grau foram diagnosticadas, e só havia entre 1 e 10 células na lâmina.

Lozano (49) confirma, em uma série de 40.000 casos, que o aumento de detecção das lesões de alto grau está diretamente relacionado à identificação das pequenas células isoladas, sobretudo se se trata de elementos raros. Se, em um primeiro momento, o diagnóstico de ASC-US aumentar consideravelmente, esse aumento dá lugar em seguida a uma diminuição. Trata-se de um efeito de aprendizagem ligado à nova coloração e à focalização do sistema sobre os elementos de pequeno tamanho.

Apesar do surgimento de um estudo contraditório (50), o futuro da citologia está diretamente relacionado ao desenvolvimento e à difusão desse tipo de tecnologia.

Fica claro que se a citologia permite um diagnóstico confiável, rápido e sobretudo mais barato do que a tipagem do HPV, seu emprego na estratégia de detecção pode ser rediscutido.

Fica claro igualmente que, se a citologia não contribui em nada para com a biologia, sobretudo quanto à genotipagem, seu futuro se torna inútil. Resta saber se apenas a associação genotipagem/vacina é suficiente para vencer o câncer do colo uterino.

■ Referências

1. Grunze H, Spriggs A I (1980) History of Clinical Cytology. G.I.T. Verlag Ernst Giebeler
2. Babes A (1928) Diagnostic du cancer du col uterin par les frottis. Presse med 36:451
3. Papanicolaou GN, Traut HF (1941) The diagnostic value of vaginal smears in carcinoma of the uterus. Amer J Obstet Gynecol 42:193
4. Labbé M (1903) Le Cytodiagnostic. Les actualités médicales, JB Baillière, Paris
5. Gay JD, Donaldson LD, Goellner JR (1985) False negative results in cervical cytologic studies. Acta Cytol 29:1043-6
6. Koss LG (1989) The Papanicolaou test for cervical cancer detection: a triumph and a tragedy. JAMA 261:737-43
7. Davey D (1997) Quality and liability issues with the Papanicolaou smears. Arch Pathol Lab Med 121:267-9
8. Mitchell H, Medley G (1995) Differences between Papanicolaou smears with correct and incorrect diagnoses. Cytopathol 6:368-75
9. Solomon D, Nayar R (eds) (2004) The Bethesda system for reporting cervical cytology. Definitions, criteria and explanatory notes. 2nd ed. Springer-Verlag, New York
10. Labbé S, Petitjean A (1999) Faux négatifs et assurance de qualité en cytologie cervico-utérine. Ann Pathol 5:457-62
11. Howell LP, Davis RL, Belk TI et al. (1998) The AutoCyte preparation system for gynecologic cytology. Acta Cytol 42:171-77
12. Geyer JW, Hancock F, Carrico C, Kirkpatrick M (1993) Preliminary evaluation of Cyto-Rich: an improved auto-mated cytology preparation. Diagn Cytopathol. 9:417-22
13. Roberts JM, Gurley AM, Thurloe JK et al. (1997) Evaluation of the ThinPrep Pap test as an adjunct to the conventional Pap smear. Med J Aust 167:466-69
14. Hutchinson ML, Agarwal P, Denault T et al. (1992) A new look at cervical cytology: ThinPrep multicenter trial results. Acta Cytol 36:499-504
15. Massarani-Wafai R, Bakhos R, Wojcik EM, Selvaggi SM (2000) Evaluation of Cellular Residue in the ThinPrep® PreservCyt TM Vial Diagn Cytopathol 23:208-11
16. Hoel D, Wagner J, De Las Casas L (2001) Utility of additional slides from residual PreservCyt material in difficult ThinPrep gynecologic specimens: a prospective study of 58 cases, Diagn Cytopathol 25:141-7
17. Lapen DC, Papillo J (1998) Performance optimization of the ThinPrep® Processor: Effect of microscope slides. Diagn Cytopathol 19:388-91
18. Klinkhamer PJ, Meerding WJ, Rosier PF, Hanselaar AG (2003) Liquid-based cervical cytology Cancer 99:263-71
19. Bernstein SJ, Sanchez-Ramos L, Ndubisi B (2001) Liquid-based cervical Cytologic smear study and conventional Papanicolaou smears: A metaanalysis of prospective studies comparing cytologic diagnosis and sample adequacy. Am J Obstet Gynecol 185:308-17
20. Braly P, Sedlacek T, Kinney W et al. (2001) Reporting the potential benefits of new technologies for cervical cancer screening. J Low Tract Dis 5:73-81
21. Abulafia O, Pezzullo JC, Sherer DM (2003) Performance of ThinPrep liquid- based cervical cytology in comparison with conventionally prepared

Papanicolaou smears: A quantitative survey. Gynecol Oncol 90:137-44
22. Rowe LR, Marshall CJ, Bentz JS (2002) One Hundred Percent Thorough Quality Control Rescreening of liquid based Monolayers in Cervicovaginal Cytopathology. Cancer (Cancer Cytopathol) 96:325-9
23. Stoler MH, Schiffman M (2001) Interobserver reproducibility of cervical cytologic and histologic interpretations. Realistic estimates from the ASCUS-LSIL Triage study. JAMA 285:1500-5.
24. Schlederman D, Ejersbo D, Hoelund B (2006) Improvement of diagnostic accuracy and screening conditions with liquid-based cytology. Diagn Cytopathol 34:780-5
25. Moseley RP. Paget S (2002) Liquid-based cytology: is this the way forward for cervical screening? Cytopathology 13:71-82
26. Monsonego J, Autillo–Touati A, Bergeron C et al. (2001) Liquid-based cytology for primary cervical cancer screening: a multi-centre study. Br J Cancer 84:360-66
27. Coste J, Cochand-Priollet B, de Cremoux P et al. (2003) Conventional Pap smears, monolayers and HPV DNA testing for cervical cancer screening. Results of the independent study of the French Society of Clinical Cytology. Brit Med J 326:733-6
28. Davey E, Barratt A, Irwig L et al. (2006) Effect of study design and quality on unsatisfactory rates, cytology classifications, and accuracy in liquid-based versus conventional cervical cytology: a systematic review. Lancet 367:122-32
29. Schorge JO, Saboorian MH, Hynan L, Ashfaq R (2002) ThinPrep® Detection of Cervical and Endometrial Adenocarcinoma A retrospective cohort study. Cancer (Cancer cytopathol) 96:338-43
30. Ramsaroop R, Chu I (2006) Accuracy of diagnosis of atypical glandular cells – Conventional and Thinprep. Cytopathol 34:614-19
31. Wang N, Emancipator S N, Rose P et al. (2002) Histologic follow-up of atypical endocervical cells. Liquid-based thin-layer preparation vs conventional Pap smear. Acta Cytol 46:453-7
32. Chieng DC, Talley LI, Roberson J et al. (2002) Variability Comparison between Liquid-Based and Conventional Preparations in Gynecologic Cytology. Cancer (Cancer Cytopathology) 96:67-73
33. Adams KC, Absher KJ, Brill YM et al. (2002) Reproducibility of subclassification of squamous intraepithelial lesions: conventional *versus* ThinPrep Paps. J Lower Gen Tract Dis 7:202-8
34. Weintraub J, Morabia A (2000) Efficacy of a liquid-based thin layer method for cervical cancer screening in a population with a low incidence of cervical cancer. Diagn Cytopathol. 22:52-9
35. Davey DD, Naryshkin ML, Nielsen ML, Kline TS (1994) Atypical squamous cells of undetermined significance: interlaboratoy comparison and quality assurance monitors. Diagn Cytopathol 11:390-6
36. Solomon D, Schiffman M, Tarone R for the ALTS group (2001) Comparison of three management strategics for patients with atypical squamous cells of undetermined significance: baseline results from a dandomized trial. J. Natl Cancer Instit 4:292-9
37. The ASCUS–LSIL Triage Study (ALTS) Group (2003) Results of a randomized trial on the management of cytology interpretations of atypical squamous cells of undetermined significance. Am J Obstet Gynecol 188:1383-92
38. Klaes R, Friedrich T, Spitkovsky D et al. (2001) Overexpression of p I6 INK4A as a specific marker for dysplastic and neoplastic epithelial cells of the cervix uteri. Int J Cancer 92:276-84
39. Klaes R, Benner A, Friedrich T et al. (2002) P16 INK4A Immunohistochemistry improves interobserver agreement in the diagnosis of cervical intraepithelial neoplasia. Am. J Surg Pathol 26:1389-99
40. Bibbo M, Klump WJ, DeCecco J, Kovatich A (2002) Procedure for immunocytochemical detection of p16 INK4A Antigen in Thin Layer Liquid-based specimens. Acta Cytol 46:25-9
41. Nieh S, Chen S-F, Chu T-Y et al. (2003) Expression of P16 INK4A in Papanicolaou smears containing atypical squa mous cells of undetermined significance from the uterine cervix. Gynecologic Oncology 91:201-8
42. Dowie R, Stoykova B, Crawford et al. (2006) Liquid-based cytology can improve efficiency of cervical smear readers: evidence from timing surveys in two NHS cytology laboratories. Cytopathol 17:65-72
43. Doyle B, O'Farrell C, Mahoney E et al. (2006) Liquid-based cytology improves productivity in cervical cytology screening. Cytopathol 17:60-4
44. Koss LG, Lin E, Schreiber K et al. (1994) Evaluation of the PAPNET cytology screening system for quality control of cervical smears. Amer J Clin Pathol 101:220-29
45. Kok MR, Boon MS, Boon ME (1996) Effects of applying neural networks in cervical screening: lower over-treattments rates and less over-diagnosis for patients with mild/moderate dysplastic smears. J Cell Pathol, 1:109-14
46. PRISMATIC project management team (1999) Assessment of automated primary screening on PAPNET of cervical smears in the PRISMATIC trial. Lancet 353:1381-5
47. Biscotti CV, Dawson AW, Dziura B et al. (2005) Assisted primary screening using the automated ThinPrep Imaging System. Am J Clin Pathol 123:281-7
48. Dziura B, Quinn S, Richard K (2006) Performance of an imaging system vs manual screening in the detection of squamous intraepithelial lesions of the uterine cervix. Acta Cytol 50:309-11
49. Lozano R (2007) Comparison of computer-assisted and manual screening of cervical cytology. Gynecol Oncol 104:134-8
50. Bolger N, Heffron C, Regan I et al. (2006) Cervical cytology. Implementation and evaluation of a new automated interactive image analysis system. Acta Cystol 50:483-91

12 Teste de HPV e outros testes disponíveis que utilizam o líquido dos exames preventivos

J. Weintraub • S. Diebold Berger

RESUMO

O desenvolvimento concomitante da citologia em meio líquido para o rastreio do carcinoma do colo uterino e das técnicas de amplificação dos ácidos nucléicos para a detecção do DNA dos vírus e das bactérias criou a possibilidade de uma abordagem diagnóstica nova e sobretudo eficaz. Com efeito, a combinação dessas duas técnicas permite, a partir de uma única amostra, a realização de múltiplas análises diferentes, altamente sensíveis e específicas.

Mais precisamente, na área das doenças do colo uterino associadas ao HPV, o teste de Captura Híbrida HC2 (Digene) realizado sobre material citológico residual do frasco de amostragem tem hoje um papel maior na gestão das pacientes que apresentam um diagnóstico de ASC-US e, mais amplamente, na detecção em mulheres com 30 anos ou mais. As técnicas de PCR, atualmente em processo de validação e comercialização, acrescentam a possibilidade de realizar a tipagem do HPV. A vantagem da tipagem, diante de diferentes problemas clínicos, foi demonstrada em estudos recentes. Assim, a avaliação do risco de progressão para HSIL ou do risco de recidiva após uma conização é, a partir daí, possível para cada paciente.

As técnicas de amplificação dos ácidos nucléicos (PCR) praticadas com o material citológico residual mostraram sua eficácia no rastreio das infecções de *Chlamydia trachomatis* e *Neisseria gonorrhoeae* e, especialmente, sua alta sensibilidade analítica, fundamental para detectar a presença do agente patogênico no maior número de pacientes infectadas.

Raras publicações forneceram dados sobre o teste PCR combinado à citologia em meio líquido para a detecção dos vírus CMV e HSV ou aquele dos agentes bacterianos implicados na infertilidade feminina.

Como conclusão, as técnicas de amplificação dos ácidos nucléicos com material residual de citologia em meio líquido oferecem à microbiologia, atualmente, métodos eficazes, sensíveis e específicos que permitem responder a inúmeras questões de ordem diagnóstica ou prognóstica. Essas técnicas estão se tornando o padrão em termos de melhores práticas na área da saúde da mulher.

PONTOS-CHAVE

O material citológico residual em meio líquido é uma fonte de DNA bem preservada, adequada às análises de biologia molecular.

1. O uso do material residual nos frascos é particularmente eficaz, pois várias análises podem ser realizadas a partir de uma única amostragem.
2. As técnicas de amplificação dos ácidos nucléicos são as mais eficazes para o diagnóstico das doenças infecciosas, de origem viral ou bacteriana.
3. A detecção de HPV no material citológico residual tem interesse clínico na triagem das pacientes que apresentam um diagnóstico citológico de ASC-US e para a observação das pacientes a partir de 30 anos.
4. Nem todos os tipos HPV AR (alto risco) têm o mesmo risco relativo de resultar em progressão para HSIL (NIC 2 ou NIC 3) ou para câncer.
5. A genotipagem (identificação dos tipos precisos de HPV) é útil para a identificação das pacientes com risco de progressão.
6. A genotipagem é necessária após conização para distinguir uma recidiva da aquisição de uma nova lesão.
7. A identificação do tipo HPV 18 em uma paciente permite orientar sua observação a fim de detectar especialmente eventuais lesões glandulares.
8. A genotipagem é útil para o acompanhamento das pacientes após vacinação contra HPV 16 e HPV 18.

A detecção por PCR do DNA de *C. trachomatis* e *N. gonorrhoeae* em uma amostra de células em meio líquido é um instrumento diagnóstico sensível e específico.

Introdução

O usuário da técnica de citologia em meio líquido dispõe atualmente de uma vantagem indiscutível em relação à citologia convencional por dispersão: a de poder obter vários testes diagnósticos a partir de uma única amostra.

O material celular abundante e bem preservado, recolhido por essa técnica inicialmente usada somente para o exame citológico, permitiu, além disso, o desenvolvimento de toda uma série de testes complementares possível com a mesma amostra. Assim, o excelente estado de preservação do DNA fornecido por esse método foi o elemento-chave desse desenvolvimento.

Com efeito, o campo de aplicação principal desses testes é a evidenciação do DNA de agentes infecciosos virais ou bacterianos. Trata-se, portanto, ou de um instrumento diagnóstico de doenças infecciosas ou de um meio, entre outros, de observação das pacientes que sofrem com uma infecção associada ao HPV. Sobre esta última questão, testes específicos permitem a detecção e a tipagem do genoma do papilomavírus humano (HPV), oferecendo assim ao profissional uma maneira de triar as pacientes que apresentam anomalias citológicas mínimas ou duvidosas, adaptar as estratégias de rastreio de acordo com a idade da paciente (30 anos ou mais) ou, finalmente, classificar as pacientes em termos de risco de progressão para uma lesão de alto grau HSIL (NIC 2 ou NIC 3). As demais análises dizem respeito, fundamentalmente, a *Chlamydia trachomatis* e a *Neisseria gonorrhoeae*, no caso das doenças sexualmente transmissíveis, mas também ao citomegalomavírus e ao vírus do herpes simples para as infecções fetais e, por fim, a *Ureaplasma urealyticum*, *Mycoplasma hominis* e *Mycoplasma genitalium* nas esterilidades.

Validação

Um teste diagnóstico deve fornecer uma informação significativa. O caráter recente do desenvolvimento dos testes descritos anteriormente explica que, para muitos deles, sua aplicação ainda está sendo validada. Ainda que complexo e dispendioso, esse processo é justificado, porém, pela necessidade de determinar até que ponto o resultado de um teste positivo atesta a presença da doença (sensibilidade) e o de um teste negativo, sua ausência (especificidade). Para certos testes diagnósticos, o percurso ainda é complicado pela ausência de teste de referência (padrão-ouro).

Os testes baseados na técnica PCR têm alta sensibilidade analítica (capacidade de detectar um número extremamente pequeno de cópias de DNA). Essa sensibilidade elevada do teste pode, no entanto, não encontrar seu equivalente em termos de sensibilidade ou de significância clínicas (1). Por exemplo, para *C. trachomatis*, seguramente é muito útil poder evidenciar mesmo um número muito pequeno de microrganismos; em compensação, a presença de um número muito pequeno de cópias de DNA de HPV não significa necessariamente doença clínica.

Por outro lado, esses testes devem ser confiáveis e reprodutíveis dentro de diversas populações e em diferentes condições: um mesmo teste, repetido na mesma amostra, deve produzir o mesmo resultado. Ele deve igualmente fornecer uma informação precisa em situações clínicas diferentes, dentro de populações de coleta muito diferentes.

Todos esses pontos são retomados pelos procedimentos de certificação exigidos em vista da atribuição das autorizações, tais como "CE-IVD" na Europa ou "Approbation FDA" nos Estados Unidos, pelos responsáveis governamentais da saúde.

Teste de HPV

A presença do HPV é um elemento importante da prevenção do câncer do colo uterino. Os seguintes pontos, objetos de amplos consensos, devem ser considerados:

- Estudos epidemiológicos concordantes de biologia molecular demonstraram a presença do vírus em 100% dos cânceres invasivos nas diferentes populações analisadas no conjunto do globo (2).
- O risco relativo de desenvolvimento de um tumor invasivo varia com o tipo de vírus implicado (3).
- A detecção da doença associada ao vírus em sua fase pré-invasiva oferece a possibilidade de intervir e de interromper assim o desenvolvimento para um câncer invasivo; enquanto a detecção das lesões pré-invasoras ainda é, no momento atual, baseada em métodos morfológicos, parece se tornar cada vez mais evidente que o rastreio primário dos tipos diferentes de HPV de alto risco (HPV AR) é mais eficaz e economicamente mais rentável (4).
- A procura de HPV AR, por sua alta sensibilidade, permite um aumento significativo da detecção das lesões de alto grau (NIC 2 ou NIC 3) nas pacientes que apresentam anomalias citológicas de significação indeterminada no exame preventivo de detecção (5). Além disso, esse teste também melhora a eficácia do rastreio nas mulheres com 30 anos ou mais (6).
- A padronização e a validação de novas técnicas de genotipagem deveriam permitir a classificação das pacientes em função de seu risco de progressão para uma lesão de alto grau (NIC 2 ou NIC 3) (7).

O conjunto dessas análises é facilitado pelo uso do material citológico residual em meio líquido, obtido no quadro de um programa de rastreio.

■ Testes diagnósticos para HPV

O DNA do HPV é detectado atualmente por técnicas de hibridização dos ácidos nucléicos após amplificação do sinal (SA) (CH2, Digene Corp, Gaithersburg Md.) ou por amplificação do alvo (PCR). O uso do teste CH2 no material citológico residual contido nos frascos ThinPrep® (Cytyc Corp, Boxborough, Ma.) é aprovado pela FDA há 2 anos. Várias técnicas da PCR que usam diferentes *conjuntos* de sondas foram padronizadas e algumas comercializadas (SPF10-INNO LiPA®, Innogenetics, Ghent, Bélgica; Amplicor® e Linear Array®, Roche Molecular Diagnostics, Basel, Suíça).

■ Teste de HPV AR CH2

O procedimento do teste CH2 descrito a seguir se baseia na hibridização com uma sonda RNA seguida de amplificação, depois de detecção do sinal por quimioluminescência. A validade e a reprodutibilidade do teste CH2 foram amplamente demonstradas (8) e a metodologia validada em diversas populações no mundo inteiro. Alguns limites técnicos surgiram, no entanto (9). Assim resultados "falsos negativos" podem ser gerados quando se está na presença de uma lesão de alto grau de tamanho muito reduzido ou de uma amostra citológica de pouca celularidade. "Falsos positivos" para HPV de alto risco devidos a reações cruzadas com subtipos de HPV de baixo risco foram igualmente observados.

■ Teste CH2 na prática clínica

A evidenciação do DNA de HPV AR pelo teste de CH2 foi reconhecida como um marcador substituto, podendo indicar a presença de uma lesão de alto grau (NIC 2/3) nas pacientes que apresentam um diagnóstico de ASC-US. No estudo ALTS, a sensibilidade de detecção das pacientes portadoras de um HSIL (NIC 2 ou NIC 3) pelo teste CH2 era próximo de 100% (5).

O risco para que uma paciente com um diagnóstico citológico de ASC-US apresente uma lesão intra-epitelial significativa é avaliado entre 5 e 10%. O custo-benefício dessa abordagem para o diagnóstico de HSIL foi demonstrado (5).

Em nosso laboratório, as amostras citológicas em meio líquido que mostram no exame morfológico anomalias citológicas são submetidas ao teste de HPV.

Esse teste (teste reflexo) sistemático em caso de ASC-US foi realizado entre 1997 e 2005 pela técnica de CH2, em um ritmo de 3.000 análises por ano. Sessenta por cento dos casos se revelaram positivos para HPV de alto risco, sendo que esse número variava pouco ao longo dos anos em questão (dados não publicados, J. Weintraub).

O valor preditivo negativo (VPN) para a presença de HSIL de um resultado combinando exame citológico negativo (sem anomalia) e a ausência de HPV detectado pelo teste de CH2 aproxima-se de 100% nas mulheres com 30 anos ou mais. O risco de desenvolver uma lesão significativa nos 3 anos seguintes com um duplo resultado negativo é inferior a 1% (6). Assim a proporção de adaptar o intervalo de rastreio ao nível de risco, tal como é avaliado por esse duplo teste em meio líquido, é decorrente dessas observações (6).

A utilidade do valor preditivo positivo do teste de HPV AR também foi demonstrada em estudos de acompanhamento prolongado de grandes grupos de pacientes das séries ALTS e de Portland (10, 11). As pacientes testadas com resultado positivo para um HPV AR pelo teste CH2 têm um risco de 25% de desenvolver HSIL nos anos seguintes a essa análise (10, 11). Esse nível de risco é similar àquele das pacientes que apresentam LSIL (NIC 1).

■ Teste de HPV de tipo PCR

Esse tipo de teste por PCR foi usado na pesquisa para estudar a epidemiologia molecular e a patogênese de HPV associada às lesões anogenitais e cervicais. A ausência, porém, de padronização e de validação limitou até recentemente sua utilização clínica mais ampla. O conjunto de sondas GP5+/6+ foi validado e empregado em múltiplos estudos na Holanda, incluindo o estudo POBASCAM (12, 13). Os esforços para a comercialização desses testes por PCR deram frutos: os testes para genotipagem INNO LiPA®, Amplicor® e Linear Array estão atualmente disponíveis no mercado (14). O teste Amplicor® é certificado na Europa para o uso diagnóstico *in vitro* (CE-IVD). Estudos de validação estão disponíveis (15).

Usados nas células preservadas em meio líquido, esses testes por PCR podem mostrar alguns limites relacionados às sequências-alvo escolhidas ou à presença de inibidores no líquido de fixação. Diferenças de estabilidade do DNA e do RNA podem ser encontradas com os diversos líquidos de fixação (16). Finalmente, ainda há questões a serem resolvidas sobre a significância clínica de um teste positivo em pacientes que revelam somente um pequeno número de cópias de seqüências virais por esses métodos extremamente sensíveis.

■ Testes de PCR para a tipagem de HPV e prática clínica

Esses testes autorizam a identificação individual dos múltiplos tipos existentes de HPV. A utilidade potencial da genotipagem em prática clínica comum baseia-se nas seguintes observações:

- O risco de um diagnóstico citológico ou histológico grave (HSIL) é correlato à genotipagem viral (17).
- As pacientes positivas para o tipo 18 têm um risco maior de lesões glandulares. Essas pacientes deveriam contar, portanto, com um algoritmo de tratamento que oferecesse uma observação intensificada da endocérvice (18).
- As pacientes nas quais se descobrem um HPV do tipo 16 têm um risco significativamente alto de progressão para uma HSIL dentro de 2 a 10 anos após a detecção viral (11, 19, 20). O risco de progressão também está relacionado, nesse caso, ao tipo de vírus (21, 22). Ao contrário, as pacientes em que o teste se torna negativo apresentam pouco risco de progressão (23).
- A genotipagem pode ser usada para documentar a persistência de uma infecção, encontrando-se um mesmo tipo viral em uma série de testes realizados repetidamente. Demonstrou-se que essa persistência constitui um fator de risco de progressão, e se sabe hoje que esse risco é correlato à persistência do mesmo tipo de vírus oncogênico (21, 24).
- Após uma extração por cirurgia de alta freqüência ou conização a frio, essa genotipagem pode ser usada para predizer o risco de recidiva, demonstrando a presença do mesmo tipo de HPV AR. O risco de recaída ou de recidiva é correlato à perenidade de um mesmo tipo viral (25, 26).
- A genotipagem é o único método capaz de fornecer um real acompanhamento das vacinações iniciadas contra os vírus HPV 16 e 18, marcando, por exemplo, a aquisição de outros tipos de vírus de alto risco oncogênico não inclusos na preparação vacinal (27).

A genotipagem demonstra, assim, sua utilidade crescente no tratamento clínico. Pode permitir que seja efetuada uma classificação das pacientes, com base em seu nível de risco, tanto o de apresentar uma lesão subjacente já existente quanto o de progredir para uma lesão grave (HSIL), e isso em função do tipo viral identificado. A dificuldade em identificar clínica e morfologicamente os adenocarcinomas da endocérvice e a associação relativamente freqüente deste ao HPV 18 sugerem que a observação das pacientes portadoras do tipo 18 deveria ser modificada. Por outro lado, as infecções em que se somam múltiplos tipos de HPV devem ser individualizadas e sua significação clínica estudada.

Concluindo, podemos dizer que novos algoritmos de tratamento devem ser desenvolvidos com base no conhecimento do genótipo viral e levando-se em conta parâmetros tais como o risco relativo relacionado ao tipo e à persistência da infecção viral.

■ Distribuição dos diferentes tipos de HPV nas pacientes com anomalias citológicas de significação indeterminada (ASC-US) em Genebra (Suíça)

Como sabemos, as pacientes que combinam um diagnóstico de ASC-US e um teste HPV AR positivo têm um risco maior de apresentar uma HSIL concomitante ou de desenvolver uma ao longo dos 24 meses que se seguem a esse resultado (19). No entanto, os tipos de HPV AR não apresentam o mesmo potencial oncogênico no surgimento do câncer invasores (3). Especialmente o risco relativo associado aos vírus HPV 16 e 18 é superior àquele de todos os outros HPV de alto risco oncogênico; os estudos mostram, de fato, que esses dois tipos estão implicados em 70 a 80% dos cânceres invasivos (3). No estudo apresentado aqui, a determinação dos tipos de HPV AR foi feita em pacientes portadoras de uma ASC-US, com o objetivo de avaliar a proporção daquelas que são infectadas pelos tipos 16 ou 18 e, conseqüentemente, com maior risco de progredir para uma HSIL (NIC 2 ou NIC 3).

O estudo ocorreu em um período de 12 meses, de outubro de 2005 a 2006. As amostras citológicas foram coletadas com PreservCyt (ThinPrep®). Após análise morfológica, a detecção e a tipagem do HPV foram realizadas no material citológico residual contido nos frascos das pacientes que revelavam um diagnóstico de ASC-US. A tipagem foi realizada ou pelo teste SPF10-INNO LiPA® (Innogenetics), ou pelo sistema Linear Array assay (Roche). No total, 1.289 amostras citológicas consecutivas não selecionadas foram analisadas. A média de idade das pacientes era de 36 anos, em uma escala compreendida entre 16 e 84 anos. As 65,7% das pacientes com ASC-US tinham 30 anos ou mais. Seiscentos e quarenta e nove (50,3%) das 1.289 amostras testadas eram positivas para 1 ou vários tipos de HPV AR. A idade média das pacientes no grupo HPV AR positivo era de 33,5 anos, ao passo que a das pacientes do grupo HPV AR negativo era de 38,7 anos. Essa diferença se revelou estatisticamente significativa (p < 0,05, teste Chi-quadrado). No grupo positivo para HPV AR, 51,6% das pacientes tinham 30 anos ou mais.

Quatrocentos e vinte e seis das 649 amostras continham um único tipo de HPV AR, ao passo que 223 demonstravam a presença de vários tipos de HPV AR. As pacientes com infecção de múltiplos tipos eram significativamente mais jovens do que aquelas com um tipo de HPV único.

Um total de 17 tipos de HPV AR foi avaliado. Sua distribuição para o conjunto dos casos positivos é ilustrada a seguir (Fig. 12-1). O tipo HPV 16 se mostrou o mais freqüente, seja em valor absoluto em relação ao número total de amostras testadas (160/649), seja em relação à soma dos números de todos os outros tipos virais repertoriados (160/1.184).

Entre os 223 casos de infecções múltiplas, o número de tipos de HPV AR identificados era de 2 (132 casos), 3 (48 casos), 4 (17 casos), 4 (4 casos) ou 7 (1 caso). Alguns tipos de HPV, como o 16 e o 31, eram detectados com maior freqüência nas infecções de um único tipo, ao passo que outros, como os tipos 53 e 59, se mostravam mais freqüentemente implicados nas infecções de tipos múltiplos (Fig. 12-2).

A freqüência dos diferentes tipos de HPV AR em função da idade das pacientes foi avaliada. Esta variava segundo o tipo de HPV AR. Em geral, ela mostrava uma rápida ascensão, a obtenção de um pico situado entre 25 e 45 anos, seguida de uma lenta regressão depois dos 45 anos (Fig. 12-3).

Esses resultados demonstram que as infecções por HPV nas pacientes ASC-US variam em relação ao(s) tipo(s) virais. Em nosso estudo, aproximadamente 70% das infecções por HPV AR diziam respeito ao HPV 16, 18 ou os dois, tipos de HPV comumente associados a um alto risco de progressão para um câncer invasor. Inversamente, uma proporção significativa de pacientes ASC-US/HPV AR apresentava infecções por vírus oncogênicos associados a um risco relativo menor em termos de progressão para um câncer invasor e sem associação demonstrada com o

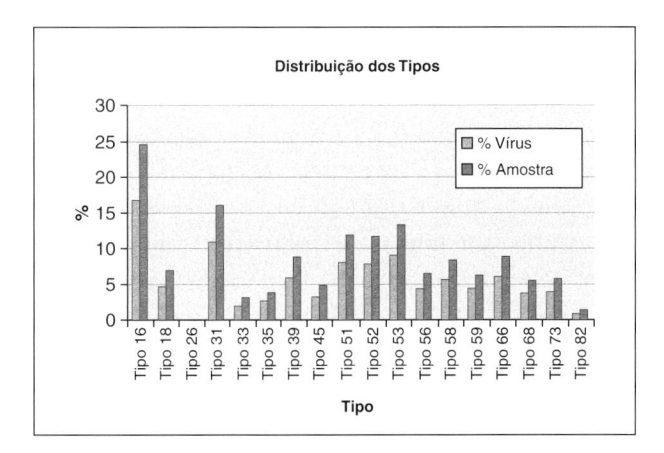

Fig. 12-1. A distribuição e a proporção dos tipos de HPV AR em relação ou ao número das amostras avaliadas (n = 649) ou ao número total de tipos de HPV diferentes detectados (n = 1.184).

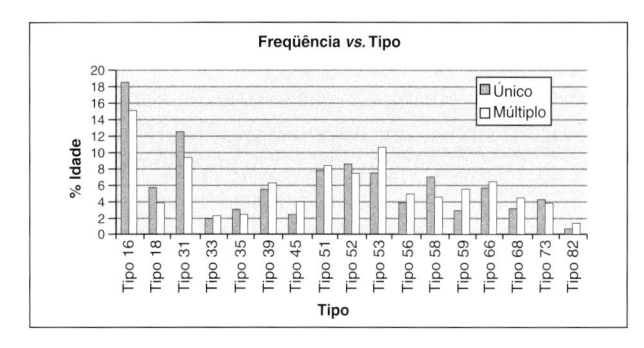

Fig. 12-2. Freqüência e distribuição de todos os tipos de HPV AR encontrados nas infecções de tipo único ou múltiplos nas amostras de pacientes que apresentam um diagnóstico de ASC-US (n = 1.184).

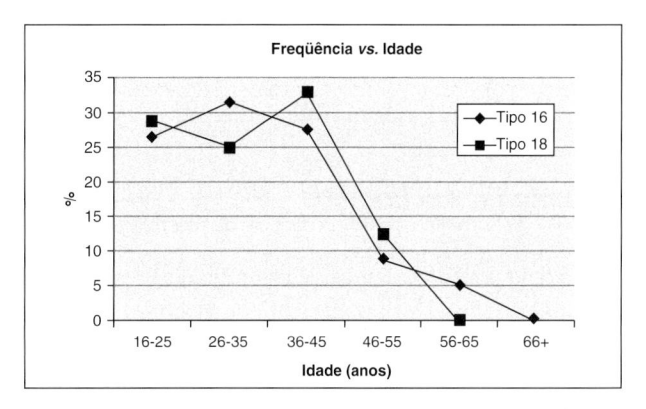

Fig. 12-3. A distribuição de HPV tipos 16 e 18 em relação à idade das pacientes.

desenvolvimento do adenocarcinoma da endocérvice. Isso ilustra que nem todas as pacientes desse grupo têm um risco homogêneo de progressão. Os algoritmos de tratamento deveriam, por isso, ser adaptados ao nível de risco de cada paciente. Estratégias de observação com base na avaliação do risco permitiriam assim levar a um emprego mais bem adaptado e focalizado dos recursos médico e reduzir ainda mais a ocorrência das HSIL e do câncer invasor.

■ Detecção das doenças sexualmente transmissíveis e citologia em meio líquido: *Chlamydia trachomatis/Neisseria gonorrhoeae*

Questões genéricas

C. trachomatis e *N. gonorrhoeae* são responsáveis pelas infecções transmitidas sexualmente mais freqüentes. Os testes diagnósticos disponíveis atualmente para a comprovação desses microrganismos podem ser realizados em diferentes tipos de coletas, incluindo a escovação endocervical e uretral ou a coleta urinária, em função da situação clínica a ser avaliada. Recentemente, demonstrou-se nas mulheres que o material residual de uma coleta citológica cervical representava uma importante fonte de material biológico para os testes existentes.

Os métodos usados atualmente são baseados na cultura bacteriana, na imunofluorescência direta e, desde os anos de 1990, na hibridização dos ácidos nucléicos com amplificação do alvo (seqüências nucléicas) ou do sinal (híbrido). Esses testes de hibridização para a pesquisa do DNA de *C. trachomatis* e *N. gonorrhoeae* podem também ser realizados no material residual de uma coleta citológica em meio líquido (p. ex., ThinPrep®, PreservCyt®) e se mostram sensíveis e específicos. Essa abordagem particularmente eficiente permite considerar a possibilidade de múltiplos testes a partir de uma única amostra.

Chlamydia trachomatis

A infecção por *C. trachomatis* é um problema significativo de saúde pública. Nos Estados Unidos, estima-se em 1 milhão de novos casos por ano segundo o CDC (*Centers for Disease Control and Prevention*) (28). No Reino Unido, a prevalência de *C. trachomatis*, estimada por cultura e imunofluorescência direta, fica, nas mulheres, entre 4 e 16% na população estudada (29). A maioria dos casos (84%) é detectada em mulheres entre 15 e 24 anos. Na França, a prevalência da doença foi medida em 2,6% pela rede RENACHLA (30). Estima-se que 75% das infecções são assintomáticas e levam, na ausência de tratamento, a uma síndrome inflamatória pélvica ou a uma infecção das vias genitais superiores, que podem acarretar complicações, como gravidez ectópica, infertilidade de origem tubária e dores pélvicas crônicas. Por outro lado, 50% das mulheres grávidas portadoras desse agente darão à luz a uma criança infectada (28). As infecções por *C. trachomatis* são facilmente dominadas por uma antibioticoterapia adaptada, que associa uma relação custo/benefício muito vantajosa em termos de tratamento. O órgão americano de medicina preventiva (*US Preventive Services Taskforce*) recomenda enfaticamente, por isso, o rastreio de *C. trachomatis* nas mulheres sexualmente ativas, com idade de 25 anos ou menos (28).

Como em outras áreas da microbiologia, as técnicas de biologia molecular, especialmente os testes de amplificação das seqüências nucléicas ou de detecção dos híbridos, são capazes, hoje em dia, de completar e, em certas situações clínicas, substituir os métodos de detecção preexistentes para o diagnóstico das infecções por *C. trachomatis* (31).

Aspectos técnicos. Origem da amostra

A fonte da coleta exerce grande influência no desempenho da análise, e o tipo da amostra pode fazer variar sensibilidade e especificidade do teste de detecção de *C. trachomatis*. As amostras mais freqüentes são extraídas das escovações da endocérvice, dos **absorventes uretrais** e das coletas de urina. Nas mulheres, os resultados mais eficazes são observados quando o material é obtido por escovação da endocérvice (32). Recentemente, as técnicas realizadas com o material citológico ecto e endocervical residual de uma coleta fixada em meio líquido (ThinPrep®, PreservCyt®) obtiveram resultados similares (33-35). Contrariamente à sua rápida degradação em uma amostra urinária, o DNA de *C. trachomatis* continua sendo estável no líquido de fixação citológica (Preserv-Cyt®) e isso durante um prazo de, no mínimo, 5 meses (36).

Aspectos técnicos. Métodos de detecção

A escolha do método de detecção tem igualmente uma influência importante no desempenho da análise. Comparativamente aos métodos padrões (cultura, IFD, ELISA, sonda DNA), os testes de amplificação dos ácidos nucléicos (NAAT) do alvo (PCR) ou do sinal de amplificação (SA) são mais rápidos, e têm, ao mesmo tempo, uma sensibilidade maior e uma especificidade considerada equivalente ou superior (34, 38). Uma alta sensibilidade analítica é primordial para a detecção de *Chlamydia*, pois a presença de microrganismos, mesmo em pequeno número, é clinicamente significativa.

Atualmente, um dos métodos NAAT padronizados, comercializado e validado para a detecção de *C. trachomatis*, é o sistema Amplicor® (Roche Molecular Diagnostics): ele se baseia em uma técnica de PCR múltipla ao mesmo tempo para *C. trachomatis* e *N. gonorrhoeae*, em que o analisador COBAS/AMPLICOR amplifica automaticamente os ácidos nucléicos alvos e detecta os amplicons que resultam destes. A título de controle interno, esse sistema incorpora o gene repórter da β-globulina, permitindo avaliar o estado de conservação do DNA e medir sua concentração adequada (39). O uso do sistema de detecção Amplicor® com o material citológico residual colhido em meio líquido (ThinPrep® PreservCyt®) recebeu a aprovação pela FDA em 2003, ressaltando assim a pertinência dessa abordagem e sua reprodutibilidade (37).

O desempenho do teste Amplicor® foi comparado àquele obtido pela cultura bacteriana no quadro de um estudo multicêntrico, em que a prevalência de *C. trachomatis* na população variava de 2,1 a 15,1% segundo os locais. A especificidade do método NAAT testado no material de escovação endocervical foi avaliada em 99,4% (39).

Também existe um teste de hibridização CH2 (Digene), com amplificação do sinal para a detecção de *C. trachomatis*, que também foi avaliado. Os resultados iniciais que validaram esse teste têm como base um estudo multicêntrico em que seus desempenhos eram comparados àqueles da leitura bacteriana e do teste de IFD. Um estudo posterior, em seguida, comparou os desempenhos dos testes CH2 e Amplicor®, com resultados similares em termos de sensibilidade e de especificidade (40).

Aplicação das técnicas NAAT (de hibridização dos ácidos nucléicos) ao material citológico residual em meio líquido

Não dispomos, no momento, de estudos de avaliação do teste de CH2, sobretudo comparando-o com o teste Amplicor®, com material citológico residual em meio líquido. Em nosso laboratório, o uso do teste CH2 sobre esse tipo de material foi validado pelo teste Amplicor®, empregado então como teste de referência. Depois desse teste de validade, um total de 3.138 análises foi realizado pelo teste CH2 de 2002 a dezembro de 2006, e um total de 2.705 análises foi feito pelo Amplicor®. A proporção dos resultados positivos variou entre 2 e 6% por ano.

Quanto à nossa série analisada pelo teste CH2, a interpretação dos resultados foi inicialmente dificultada pela existência, ao lado dos casos claramente positivos ou negativos, de uma categoria de resultados equivocados. Ainda que a literatura sugira que um número significativo desses casos equivocados se mostre positivo quando são testados novamente, só observamos em nosso laboratório uma única amostra positiva entre os 89 casos equivocados, testados duas vezes pelo método Amplicor® (J. W. não publicado). A interpretação dos resultados obtidos pelo teste CH2 foi redefinida pelo fabricante, permitindo a eliminação dessa categoria equivocada.

Neisseria gonorrhoeae

Assim como para *C. trachomatis*, testes de hibridização dos ácidos nucléicos (alvo e sinal) foram adaptados para permitir a detecção de uso diagnóstico desse germe (45-47). Esses testes geralmente são comercializados juntos. Vários estudos publicados mostram a maneira de se realizar esses testes NAAT para *N. gonorrhoeae* no resíduo citológico em meio líquido (48). Geralmente, esses testes NAAT demonstram sua vantagem em termos de sensibilidade e de rapidez. No entanto, contrariamente à detecção de *C. trachomatis*, limites referentes ao uso e à interpretação dos resultados aparecem para *N. gonorrhoeae*. Essas técnicas não podem fornecer dados particularmente sobre a sensibilidade à antibioticoterapia de subtipos de *N. gonorrhoeae* identificados.

Por outro lado, resultados falsos negativos podem ser gerados em virtude da ausência de seqüências-alvo específicas para certos subtipos de *N. gonorrhoeae*. Graças a isso, a aplicação da metodologia NAAT para a evidenciação de *N. gonorrhoeae* deve ser avaliada com precaução, e os resultados positivos fornecidos precisam ser confirmados por um teste complementar de metodologia diferente ou com o uso de um conjunto de sondas diferente.

Citomegalovírus (CMV) e vírus do herpes simples (HSV)

O uso do material citológico residual para a detecção do DNA dos CMV e do herpes foi objeto de poucos estudos (relatos de caso), mas que demonstram, todavia, a validade dessa abordagem. Publicações individuais relataram a evidenciação do DNA do CMV no material citológico residual coletado no fixador SurePath® (Tripath, Carolina do Norte, Estados Unidos) (42) e do DNA herpético em 3 pacientes no material coletado em PreservCyt® (ThinPrep®) (43).

Ureaplasma urealyticum, Mycoplasma hominis e *Mycoplasma genitalium*

Esses agentes estão implicados em certos casos de infertilidade feminina (44). Atualmente, não há publicações relativas à sua detecção em material citológico residual. Em nosso laboratório, realizamos com sucesso a detecção desses 3 microrganismos por técnica de PCR nesse tipo de material (Thin-Prep®, Preservcyt®). (Comunicação pessoal do Dr. C. Schaeffer.)

■ Conclusão

Como pode ser observado na área da microbiologia em geral, a comprovação de microrganismos patogênicos foi enormemente facilitada pelo desenvolvimento das técnicas de hibridização/amplificação dos ácidos nucléicos (NAAT) que detectam o DNA desses agentes infecciosos. As condições de coleta e de conservação do material citológico cervical, realizadas pela técnica de citologia em meio líquido, oferecem uma fonte ideal de DNA bem preservado, utilizável para múltiplas investigações, sobretudo no quadro de infecções específicas.

Estudos com objetivos diagnósticos ou de avaliação prognóstica podem ser previstos, como aconteceu com a genotipagem do HPV. Os resultados obtidos dessas análises terão, provavelmente, um impacto significativo no tratamento terapêutico e ajudarão realmente a redefinir e a melhorar os padrões de tratamento.

Referências

1. Snijders PJ, van den Brule AJ, Meijer CJ (2003) The clinical relevance of human papillomavirus testing: relation-ship between analytical and clinical sensitivity. J Pathol 201:1-6
2. Walboomers JM, Jacobs MV, Manos MM et al. (1999) Human papillomavirus is a necessary cause of invasive cervical cancer worldwide. J Pathol 189:12-9
3. Munoz N, Bosch FX, de Sanjose S et al. (2003) Epidemiologic classification of human papillomavirus types associated with cervical cancer. N Engl J Med 348:518-27
4. Cuzick J, Clavel C, Petry KU et al. (2006) Overview of the European and North American studies on HPV testing in primary cervical cancer screening. Int J Cancer 119:1095-101
5. The ASCUS-LSIL Triage Study (ALTS) Group (2003) Results of a randomised trial on the management of cytology interpretations of atypical squamous cells of undetermined significance. Am J Obstet Gynecol 188:1383-92
6. Goldie SJ, Kim JJ, Wright TC (2004) Cost-effectiveness of human papillomavirus DNA testing for cervical cancer screening in women aged 30 years or more. Obstet Gynecol 103:619-31
7. Kjaer SK, van den Brule AJC, Paull G et al. (2002) Type specific persistence of high risk human papillomavirus (HPV) as an indicator of high grade cervical squamous intraepithelial lesions in young women: population based prospective follow up study. BMJ 325:572-9
8. Castle PE, Wheeler CM, Solomon D et al. (2004) Interlaboratory reliability of Hybrid Capture 2. Am J Clin Pathol 122:238-45
9. Castle PE, Schiffman M, Burk RD et al. (2002) Restricted cross-reactivity of hybrid capture 2 with nononcogenic human papillomavirus types. Cancer Epidemiol Biomarkers Prev 11:1394-9
10. Castle PE, Schiffman M, Wheeler CM (2004) Hybrid capture 2 viral load and the 2 year cumulative risk of cervical intraepithelial neoplasia grade 3 or cancer. Am J Obstet Gynecol 191:1590-7
11. Khan MJ, Castle PE, Lorincz AT et a). (2005) The elevated 10 year risk of cervical precancer and cancer in women with human papillomavirus (HPV) type 16 or 18 and the possible utility of type-specific HPV testing in clinical practice. J Natl Cancer Inst 97:1072-9
12. Snijders PJ, van den Brule AJ, Jacobs MV et al. (2005) HPV DNA detection and typing in cervical scrapes. Methods Mol Med 119:101-4
13. Bulkmans NW, Rozendaal L, Snijders PJ et al. (2004) POBASCAM, a population based randomized controlled trial for implementation of high risk HPV testing in cervical screening, design, methods, and baseline data of 44,102 women. lot J Cancer 110:94-101
14. van Hamont D, van Ham MA, Bakkers JM et al. (2006) Evaluation of the SPF10-INNO LiPA human papillomavirus (HPV) genotyping test and the Roche linear array HPV genotyping test. J Clin Microbiol 44:3122-9
15. van Ham MA, Bakkers JM, Harbers GK et al. (2005) Comparison of two commercial assays for the detection of human papillomavirus (HPV) in cervical scrape specimens: validation of the Roche AMPLICOR HPV test as a means to screen for HPV genotypes associated with a higher risk of cervical disorders. J Clin Microbiol 43:2662-7
16. Powell N, Smith K, Fiander A (2006) Recovery of human papillomavirus nucleic acids from liquid-based cytology media. J Virol Methods 137: 58-62
17. Castle PE, Sadorra M, Garcia F et al. (2006) Pilot study of a commercialized human papillomavirus (HPV) genotyping assay: comparison of HPV risk group to cytology and histology. J Clin Microbiol 44:3915-7
18. Brink AA, Snijders P1, Meijer CJ et al. (2006) HPV testing in cervical screening. Best Pract Res Clin Obstet Gynaecol 20:253-66
19. Castle PE, Solomon D, Schiffman M et al. (2005) Human papillomavirus type 16 infections and the 2 year absolute risk of cervical precancer in women with equivocal or mild cytologic abnormalities. J Natl Cancer Inst 97:1066-71
20. Winer RL, Kiviat NB, Hughes JP et al. (2005) Development and duration of human papillomavirus lesions, after initial infection. J Infect Dis 191:731-8
21. Wheeler CM, Hunt WC, Schiffman M et al. (2006) Human papillomavirus genotypes and the cumulative 2-year risk of cervical precancer. J Infect Dis 194:1291-9
22. Koutsky LA, Holmes KK, Critchlow CW et al. (1992) A cohort study of the risk of cervical intraepithelial neoplasia grade 2 or 3 in relation to papillomavirus infection. N Engl J Med 327:1272-8
23. Nobbenhuis MA, Helmerhorst TJ, van den Brule AJ et al. (2001) Cytological regression and clearance of high risk human papillomavirus in women with an abnormal cervical smear. Lancet 358:1782-3
24. Cuschieri KS, Cubie HA, Whitley MW et al. (2005) Persistent high risk hpv infection associated with development of cervical neoplasia in a prospective population study. J Clin Pathol 58:946-50
25. Kreimer AR, Guido RS, Solomon D et al. (2006) Human papillomavirus testing following loop electrosurgical excision procedure identified women at risk for posttreatment cervical intaepithelial neoplasia grade 2 or grade 3 disease. Cancer Epidemiol Biomarkers Prev 15:908-14
26. Gok M Coupe VM, Berkhof J et al. (2006) HPV16 and increased risk of recurrence after treatment for CIN. Gynecol Oncol Dec6 Epub
27. Meijer CJ, Snijders P1, Castle PE (2006) Clinical utility of HPV genotyping Gynecologic Oncology 103:12-7

28. Anonymous (2001) US Preventive Services Task Force. Screening for Chlamydia infection. Recommendations and rationale. Am J Preventive Med 20:90-4
29. Anonymous (1998) CMOs Expert Advisory Group. *Chlamydia trachomatis:* Summary and conclusions of CMO's Expert Advisory Group. London: Department of Health p 4
30. Goulet V, Laurent F, Bianchi A (1999) Les Chlamydioses uro-génitales en France en 1997. Réseau RENACHLA 16 p. 61
31. Morse SA (2001) New tests for bacterial sexually transmitted diseases. Curr Opin Infect Dis 14:45-51
32. Van der Pol B, Quinn TC, Gaydos CA (2000) Multicenter evaluation of the AMPLICOR and automated COBAS AMPLICOR CT/NG tests for detection of *Chlamydia* trachomatis J Clin Microbiol 38:1105-12
33. Lentrichia BB, Hecht SS, Lapen D et al. (1998) Potential for routine concurrent determination of Chlamydia and cervical abnormalities by single fluid-based sampling Prim Care Update Ob Gyn 5:149-50
34. Inhorn SL, Wand PJ, Wright TC t al. (2001) *Chlamydia trachomatis* and pap testing from a single fluid-based sample. A multicenter study. J Reprod Med 46:237-42
35. Bianchi A, Moret F, Desrues JM et al. (2002) PreservCyt transport medium for the detection of *Chlamydia tracho*matis by the COBAS Amplicor CT/NG test: results of a preliminary study and future implications. J Clin Microbiol 40:1749-54
36. Hopwood J, Mallinson H, Hodgson E et al. (2004) Liquid based cytology: examination of its potential in a Chlamydia screening program. Sex Transm Infect 80:371-3
37. US FDA 6 juin 2002
38. Johnson et al. (2002) Screening tests to detect *Chlamydia trachomatis* and Neisseria gonorrhoeae infections using Roche Diagnostics Corp COBAS/AMPLICOR automated system.
39. Van der Pol B Quinn TC Gaydos CA et al. (2000) Multicenter evaluation of the AMPLICOR and automated AMPLICOR/COBAS CT/NG tests for the detection of *Chlamydia trachomatis* J Clin Microbiol 38:1105-12
40. Schachter J Hook EW III McCormack et al. (1999) Ability of the Digene hybrid capture II test to identify *Chlamydia trachomatis* and Neisseria gonorrhoeae in clinical specimens. J Clin Microbiol 37:3668-72
41. Girdener JL, Cullen AP, Salama TG et al. (1999) Evaluation of the Digene hybrid capture test II CT-ID for the detec tion of *Chlamydia trachomatis* in endocervical specimens. J Clin Microbiol 37:1579-81
42. Van der Pol B (2002) COBAS AMPLICOR: an automated PCR system for the detection of C. *trachomatis* and N. *gonorrhoeae*. Expert Rev Mol Diagn 2:379-89
43. Schachter J, Hook EW 3rd, McCormack WM et al. (1999) Ability of the Digene hybrid capture II test to identify *Chlamydia trachomatis* and Neisseria gonorrhoeae in cervical specimens. J Clin Microbiol 37:3668-71
44. Van der Pol B, Williams JA, Smith NJ et al. (2002) Evaluation of the Digene Hybrid capture I1 assay with the rapid capture system for the detection of *Chlamydia trachomatis* and *Neisseria gonorrhoeae*. J Clin Microbiol 40:3558-64
45. Koumans EH, Black CM, Markowitz LE et al. (2003) Comparison of methods for detection of *Chlamydia trachomatis* and Neisseria gonorrhoeae using commercially available nucleic acid amplification tests and a liquid pap smear medium. J Clin Microbiol 41:1507-11
46. Whiley DM, Tapsall JW, Sloots TP (2006) Nucleic acid amplification testing for Neisseria gonorrhoeae: an ongoing challenge. J Clin Microbiol 41:1507-11
47. Lum G, Garland SM, Tabrizi S et al. (2006) Supplemental testing is still required in Australia for samples positive for Neisseria gonorrhoeae by nucleic acid detection tests. J Clin Microbiol 44:4292-4
48. Sekhon HS, Press RD, Schnodt WA et al. (2004) Identification of cytomegalovirus in a liquid based gynaecologic sample using morphology, immunohistochemistry, and DNA real-time PCR detection. Diagn cytopathol 30:411-7
49. Fiel-Gan MD, Villamil CF, Mandavilli SR et al. (1999) Rapid detection of HSV from cytologic specimens collected into ThinPrep fixative. Acta cytol 43:1034-8
50. Guven MA, Dilek U, Pata 0 et al. (2006) Prevalence of *Chlamydia trachomatis, Ureaplasma urealyticum,* and *Mycoplasma* hominis infections in the unexplained infer-tile woman. Arch Gynecol Obstet 10; Epub

13 Diagnóstico histopatológico das lesões cervicais

P. Tranbaloc

RESUMO

Os papilomavírus estão diretamente implicados na gênese de neoplasias de Malpighi ou glandulares cervicais.

Os precursores do carcinoma epidermóide que se infiltra no colo uterino são bem definidos morfologicamente, mas são difíceis, às vezes, de gerar um diagnóstico diferencial. A coilocitose é característica do condiloma, mas lesões distróficas ou inflamatórias não-específicas podem simular histologicamente uma infecção por HPV. As modificações arquiteturais e citológicas permitem identificar e classificar uma NIC; porém, certas NIC 2 e 3 podem ser confundidas com uma metaplasia de Malpighi imatura. Quanto à definição do carcinoma microinvasor, isso continua sendo assunto de debate e, às vezes, é difícil diferenciar um carcinoma microinvasor de um autêntico carcinoma infiltrante de tamanho muito pequeno.

A única lesão precursora do adenocarcinoma infiltrante do colo uterino, bem caracterizada histologicamente, é o adenocarcinoma *in situ*. Para as outras lesões descritas, o patologista não dispõe de critérios morfológicos precisos de identificação. Graças à arquitetura do tecido glandular normal, as biopsias raramente permitem afirmar a invasão, e uma conização diagnóstica geralmente é necessária. Enfim, é preciso saber identificar as lesões glandulares benignas que podem simular histologicamente um adenocarcinoma *in situ* ou infiltrante.

É no exame microscópico que repousa o diagnóstico das lesões cervicais induzidas pelos papilomavírus humanos. Estes últimos podem ser responsáveis por lesões de Malpighi muito diversas desde o condiloma exofítico até o carcinoma epidermóide infiltrante, passando pelos diversos graus de neoplasias intra-epiteliais. Os papilomavírus estão implicados, igualmente, na gênese do adenocarcinoma cervical.

Essas diferentes lesões cervicais são bem individualizadas morfologicamente, mas há, no entanto, armadilhas diagnósticas e diagnósticos diferenciais que devem ser conhecidos.

PONTOS-CHAVE

1. A interpretação das biopsias exige um mínimo de informações clínicas.
2. A comparação dos aspectos citológicos e histológicos ajuda no diagnóstico.
3. As distrofias e as inflamações não-específicas podem simular uma infecção por HPV ou uma NIC 1 (displasia leve).
4. Metaplasia imatura e NIC 2 ou 3, às vezes, são difíceis de serem diferenciadas.
5. O diagnóstico diferencial entre um carcinoma microinvasor e um autêntico carcinoma epidermóide infiltrante de tamanho pequeno, às vezes, é delicado.
6. Os êmbolos vasculares neoplásicos não devem ser confundidos com artefatos de retração.
7. A única lesão precursora do adenocarcinoma infiltrante bem definida morfologicamente é o adenocarcinoma *in situ*.
8. A biopsia não permite, normalmente, afirmar o caráter invasivo de uma neoplasia glandular. Em geral, uma conização diagnóstica é necessária.
9. Diversas lesões glandulares benignas podem simular um adenocarcinoma.
10. O patologista não deve hesitar, em momentos de dificuldade, em solicitar a opinião de um colega.

Terminologia e diagnóstico

Lesões de Malpighi

Condiloma cervical

Ele se traduz histologicamente por uma hiperplasia de grau variável do epitélio de Malpighi. Este comporta com freqüência uma papilomatose na forma de eixos conjuntivo-vasculares levantando o epitélio. A isso se associam distúrbios de maturação do tipo paraceratose na superfície do revestimento. Esse último abriga às vezes células disceratóticas. Sobretudo, a coilocitose é indispensável para se fazer o diagnóstico (Fig. 13-1). O coilócito (1) é uma célula superficial ou intermediária caracterizada por vacuolização citoplasmática perinuclear com citoplasma periférico densificado, associado a um núcleo com volume aumentado e cromatina irregular. Observam-se, às vezes, células binucleadas ou multinucleadas (2). Essas lesões elementares são de intensidade variável. A hiperplasia epitelial e a papilomatose são muito marcadas em caso de condiloma exofítico, provocando uma lesão vegetante de aspecto polipóide. Algumas vezes, a hiperplasia mal é perceptível, e o relevo do epitélio cervical é pouco modificado, daí o nome de verruga "plana" (3) usado para designar a lesão. Ao contrário, múltiplas franjas conjuntivovasculares podem surgir na superfície de pequenos espículos, formando o condiloma espiculado. Muito mais raramente, vê-se uma hiperplasia com desenvolvimento interno com dano das glândulas endocervicais, constituindo o condiloma endofítico.

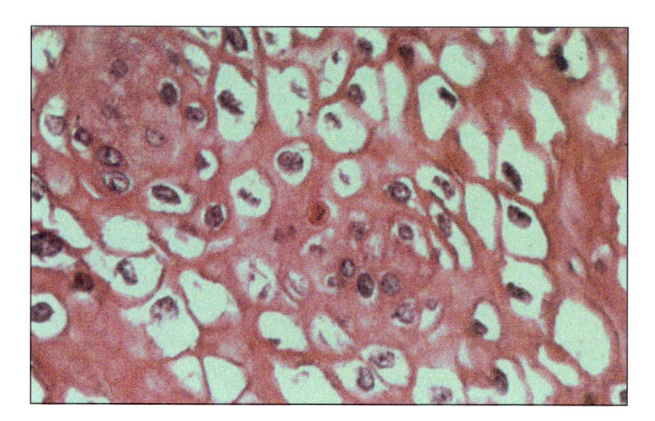

Fig. 13-1. Infecção por HPV: coilocitose.

Classificações histológicas das lesões pré-cancerosas do colo uterino

Diversas classificações histológicas das lesões pré-cancerosas do colo uterino foram propostas há 50 anos. Inicialmente, quatro grupos lesionais foram identificados: a displasia leve, moderada, grave e o carcinoma *in situ* (4). Mais tarde, Richart (5) introduziu o termo neoplasia cervical intra-epitelial (NIC), reduzindo essas lesões em três graus, de 1 a 3, em função de sua gravidade. A displasia leve corresponde à NIC 1, e a displasia moderada, à NIC 2. A displasia grave e o carcinoma *in situ* constituem uma única entidade, a NIC 3. A classificação citológica de Bethesda (6) propõe, por sua vez, dois grupos patológicos: a lesão de Malpighi intra-epitelial de baixo grau (reunindo infecção por HPV e NIC 1) e a lesão de Malpighi intra-epitelial de alto grau, correspondendo às NIC 2 e 3. Essa classificação, dedicada inicialmente aos aspectos citológicos, foi, em seguida, proposta pela histologia (7).

NIC 1 ou displasia leve

Caracteriza-se por anomalias arquiteturais e uma perda de polaridade pouco marcadas do epitélio cervical. Ele apresenta um aumento discreto dessa celularidade. Observa-se hiperplasia das camadas basais cujas células apresentam, às vezes, anomalias nucleares. As mitoses ficam limitadas às camadas profundas. A parte média e superficial do epitélio normalmente é sede de uma coilocitose que justifica agrupar o condiloma e a NIC 1 no mesmo conjunto de lesões de baixo grau.

NIC 2 ou displasia moderada

Comporta anomalias mais marcadas do que na displasia leve e envolve a metade ou dois terços da altura do epitélio. As mitoses não ultrapassam as camadas médias. Na superfície, persistem sinais de diferenciação. No terço superficial, observa-se geralmente coilocitose.

NIC 3 ou displasia grave

Apresenta uma desorganização arquitetural que envolve a totalidade do epitélio com perda completa da diferenciação e desaparecimento da polaridade. A densidade celular é muito marcada (Fig. 13-2), e mitoses, numerosas, às vezes anormais (8), podem ser observadas ao longo de todas as camadas do epitélio. As células apresentam anomalias características. Seu núcleo fica realmente maior em termos de volume, hipercromático e de contornos irregulares. A coilocitose freqüentemente está ausente. Em função do tamanho das células que constituem esse epitélio e de eventuais sinais de maturação, descrevem-se formas de pequenas ou grandes células e variedades queratinizadas.

Condilomas e displasias instalam-se de forma privilegiada ao nível da zona de transformação (9). Quando lesões de graus variados são observadas, especialmente em uma peça de conização, estas têm uma distribuição topográfica preferencial. As lesões menos graves são observadas,

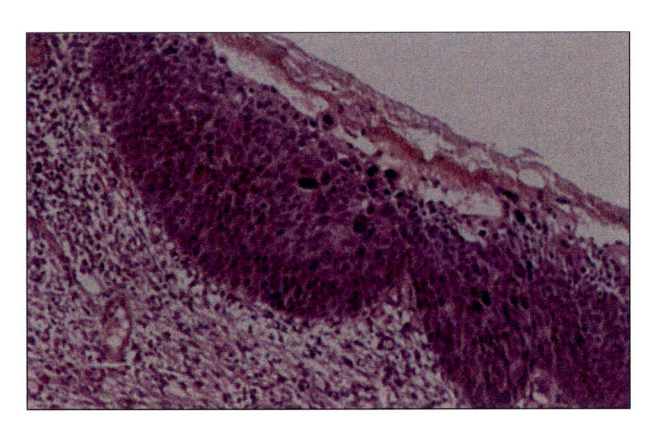

Fig. 13-2. NIC 3.

sobretudo, na periferia, na direção da ectocérvice, ao passo que as lesões vão ficando cada vez mais graves na direção do canal endocervical. Essa topografia lesional justifica a forma em cone das remoções cirúrgicas cervicais, que permitem retirar o epicentro da lesão. Ela permite compreender a importância do estado do recorte superior endocervical. A observação dessas lesões variadas que se situam às vezes na proximidade de um carcinoma epidermóide infiltrante é um argumento a favor da noção de *continuum* lesional. Na história natural das lesões cervicais, a progressão da NIC 1 para a NIC 3, depois para o câncer invasivo, é admitida. Ela fornece um modelo sedutor em cancerologia, já que a detecção das lesões precursoras e seu tratamento permitiram uma diminuição muito grande da mortalidade por câncer do colo uterino. Diversos autores estudaram a regressão e a progressão das lesões precursoras (10-13), e se sabe que o risco de progressão para o câncer invasivo aumenta claramente com o grau do precursor, daí o interesse de uma detecção precoce. Entretanto, a taxa muito alta de regressão espontânea das NIC 1 leva a pensar que se trata de lesões com potencial muito fraco de agressividade, colocando em causa seu papel de precursora (14), ainda mais à medida que as NIC 2 ou 3 se desenvolvem normalmente de modo espontâneo (15). Ao lado do conceito de progressão contínua, outra alternativa é um modelo constituído por dois grupos de lesões com potencial de evolução distinto, as lesões de baixo grau, por um lado, e de alto grau, por outro. Suas principais características se opõem. As lesões de baixo grau, geralmente policlonais (16), se caracterizam por anomalias epiteliais menores e por uma atividade mitótica reduzida. Qualquer variedade de HPV pode estar implicada em sua gênese. As lesões não comportam anomalia do conteúdo em DNA. Elas são poliplóides ou diplóides. Ao contrário, as lesões de alto grau, monoclonais (17), revelam anomalias epiteliais maiores, freqüentemente com mitoses anormais (18). Os HPV oncogênicos são incriminados, eles são aneuplóides (19,

20). Mais do que uma sucessão de transformações morfológicas progressivas, é a persistência de um HPV oncogênico que poderia sustentar esse potencial de agressividade (21-23).

Microinvasão

A etapa posterior corresponde à microinvasão. Dentro da lesão intra-epitelial surge um clone celular mais agressivo, que vem romper a membrana basal cuja membrana, normalmente, separa o revestimento epitelial do conjuntivo. Essa microinvasão "estromal iniciante" ou *early stromal invasion* se caracteriza pelo rompimento da membrana basal com uma protrusão epiteliomatosa na direção do conjuntivo, geralmente mais bem diferenciada do que a NIC 3 da qual provém, o que permite sua identificação. O conjuntivo do entorno aloja infiltrados inflamatórios mononucleares. No estágio da microinvasão constituída, os condutos epiteliomatosos, separados do componente intra-epitelial, são individualizados no tecido conjuntivo (Fig. 13-3). Examinam-se o nível de profundidade, avaliado em milímetros, em relação ao revestimento de superfície ou ao plano das glândulas colonizadas, bem como a extensão em largura da lesão. Segundo a definição atual da Federação Internacional de Ginecologia Obstétrica (FIGO), o carcinoma microinvasor de estágio IA1 inclui as lesões de profundidade compreendidas entre 0 e 3 mm e cuja largura não passa dos 7 mm. O estágio IA2 corresponde a uma invasão de 3 a 5 mm de profundidade e fica limitado a 7 mm de largura. Esses elementos condicionam o risco de metástase ganglionar. Em caso de profundidade ≤ 3 mm, o risco é < 1%. Se a microinvasão ficar entre 3 e 5 mm, o risco é de 2% (24).

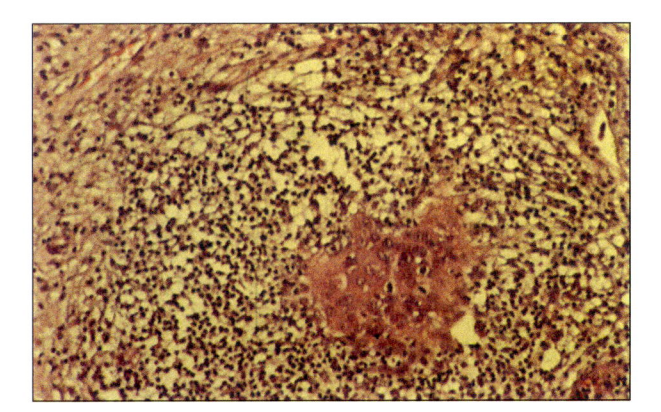

Fig. 13-3. Carcinoma microinvasor.

Carcinoma epidermóide infiltrante

É definido pela presença de maciços ou de pilares confluentes e anastomosados, dispostos dentro de um estroma fibroso ou inflamatório (Fig. 13-4). As células tumorais, freqüentemente de tamanho médio, com citoplasma bastante abundante, têm membranas citoplasmáticas geralmente bem visíveis. Seu núcleo é de aspecto variável com contornos regulares ou irregulares, monomorfos ou com uma anisocariose. A cromatina é densa (hipercromatismo) ou distribuída em montes irregulares. Os nucléolos são proeminentes. As figuras de mitoses são freqüentes, às vezes, anormais. Podem-se encontrar focos de necrose. Classificações de histoprognósticos foram propostas em função do grau de diferenciação do tumor. Elas parecem ter pouca influência sobre o prognóstico (25, 26). Conforme o tipo celular observado, descrevem-se diversas variedades de carcinoma epidermóide infiltrante: o carcinoma com grandes células queratinizadas, o carcinoma com grandes células não-queratinizadas e o carcinoma indiferenciado com pequenas células. A variedade queratinizada comporta globos duros que correspondem a células queratinizadas de disposição concêntrica. A forma com pequenas células é constituída de maciços de células de pequeno tamanho com relação nucleocitoplasmática alta. Ela deve ser diferenciada do carcinoma neuroendócrino. Este último, muito agressivo (27), elabora diferentes peptídeos que permitem o diagnóstico por imunoistoquímica (28). Ele pode estar associado ao HPV, sobretudo ao HPV 18 (29). Às vezes um carcinoma epidermóide pouco diferenciado pode comportar algumas células com vacúolos de mucossecreção sem estrutura glanduliforme. No máximo, podem-se observar, dentro de um mesmo tumor, espaços do tipo carcinoma epidermóide associados a um contingente adenocarcinomatoso: é o carcinoma adenoescamoso. Sua variedade pouco diferenciada constitui o carcinoma com células vitrosas (30), tumor raro, com prognóstico desfavorável.

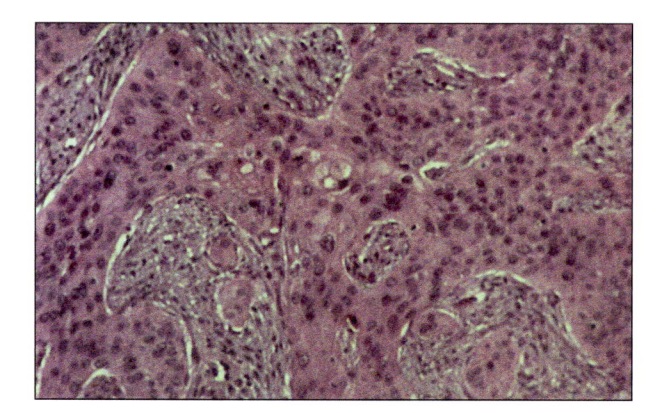

Fig. 13-4. Carcinoma epidermóide infiltrante.

Lesões glandulares

Os adenocarcinomas do colo uterino, cuja freqüência está aumentando, representam 15% dos cânceres do colo uterino. A infecção por HPV e especialmente o HPV 18 (31) são incriminados por sua gênese. São, com freqüência, observados na jovem e diagnosticados, em geral, tardiamente, no estágio de invasão constituída. O adenocarcinoma *in situ* é considerado a lesão precursora.

Adenocarcinoma in situ

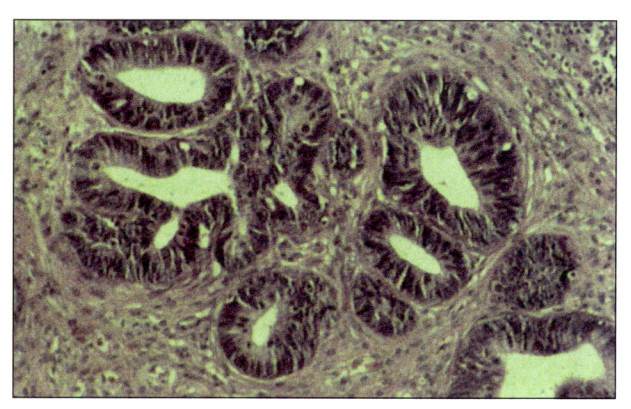

O adenocarcinoma *in situ* endocervical corresponde a uma entidade bem caracterizada do ponto de vista histológico. O revestimento epitelial cilíndrico endocervical e as glândulas endocervicais, normalmente contornados por um epitélio cilíndrico bem diferenciado e mucossecretante, tornam-se limitados por um epitélio que comporta sinais de transformação epiteliomatosa. Ele é pluriestratificado, constituído de células com núcleo hipercromático (Fig. 13-5) com imagens de mitoses. Descrevem-se diversas variedades de adenocarcinoma *in situ* em função do tipo celular observado (32), endocervical, intestinal ou endometrial. A variedade endocervical é a mais freqüente. Essa classificação não tem nenhuma influência no prognóstico. O adenocarcinoma *in situ* diz respeito, geralmente, à junção escamocilíndrica e à zona de transformação. Ele se estende ao longo do canal endocervical, chegando a 1 a 1,5 cm de comprimento, podendo atingir até 3 cm. Às vezes é multifocal. A distribuição preferencial da lesão na zona de transformação na jovem permite, sob reserva de uma exérese *in sano*, um tratamento conservador (33). A conização é mais indicada do que a exérese por alça diatérmica, que dá mais cirurgias não *in sano* e recaídas.

Fig. 13-5. Adenocarcinoma *in situ* endocervical.

Adenocarcinoma infiltrante

No adenocarcinoma infiltrante, o caráter invasivo da proliferação glandular se traduz por modificações arquiteturais. O tecido conjuntivo localizado entre as glândulas desaparece. Elas se tornam justapostas e constituem maciços com cavidades glandulares, que formam imagens ditas cribriformes ou poliadenóides. Às vezes, entre as glândulas neoplásicas, encontra-se estroma fibroso, diferente do tecido conjuntivo da mucosa endocervical normal. Finalmente, a topografia das glândulas carcinomatosas, encastradas profundamente para além das criptas glandulares, indica, às vezes, a infiltração.

Juntamente com seu caráter mais ou menos bem diferenciado, os adenocarcinomas do colo uterino são classificados em função de seus aspectos arquiteturais e citológicos. O adenocarcinoma endocervical, que representa 70% dos adenocarcinomas do colo uterino, é constituído de tubos glandulares que se parecem com as glândulas endocervicais normais. Os outros grupos expressam as inflexões morfológicas do epitélio de Müller, cujas potencialidades de diferenciação são variadas. O carcinoma endometrióide se parece com um câncer do endométrio. O adenocarcinoma de células claras (34), associado ou não a uma exposição *in utero* ao DES, tem seu nome inspirado na clareza das células tumorais ricas em glicogênio. O adenocarcinoma seroso apresenta, por sua vez, aspectos semelhante dos cânceres ovarianos. O carcinoma colóide mucoso, como o do cólon, comporta células tumorais em forma de anel de sinete. Variedades raras também são descritas. Citemos o carcinoma mesonéfrico (35), desenvolvido graças aos vestígios embrionários, o cilindroma de aspecto idêntico ao cilindroma das glândulas salivares e o adenocarcinoma tubuloviloso ou viloglandular de prognóstico excelente (36), constituído de longas vegetações papilares. E, por fim, "o adenoma maligno" ou adenocarcinoma com "desvio mínimo" (37), como seu nome indica, é um adenocarcinoma extremamente bem diferenciado.

■ Armadilhas diagnósticas e diagnóstico diferencial

As lesões pré-cancerosas e cancerosas do colo uterino, de Malpighi ou glandulares, suscitam, às vezes, dificuldades diagnósticas. Os limites do exame de Papanicolaou são bem conhecidos em patologia cervical, mas as biopsias que permitem afirmar o diagnóstico também são, às vezes, de interpretação delicada. Para facilitar a tarefa do patologista, é fundamental que o clínico forneça ao patologista um mínimo de informações clínicas: aspectos colposcópicos e anterioridades citológicas ou histológicas. Uma imagem histológica observada em dado momento fica em um contexto clínico e deve poder, caso necessário, ser comparada aos documentos anteriores citológicos e/ou histológicos.

Lesões de Malpighi

O diagnóstico de infecção por HPV e/ou por displasia leve (NIC 1) em histologia nem sempre é fácil. Como no exame de Papanicolaou, às vezes há o problema do diagnóstico diferencial entre coilocitose e atipias de natureza distrófica ou reacional. A menopausa pode acarretar clarificações citoplasmáticas distróficas. Uma fixação inadequada em histologia pode ocasionar um aspecto pseudocoilocitário com uma clarificação citoplasmática sem modificação nuclear (38). Uma cervicite não-específica pode levar a uma exocitose de polimorfonucleares no epitélio com o contato das células irregulares. Trata-se de atipias epiteliais "reacionais", que não devem ser confundidas com uma coilocitose (Fig. 13-6) ou com uma displasia leve. A coilocitose é mais ou menos marcada, e o número reduzido de coilócitos pode tornar difícil o diagnóstico.

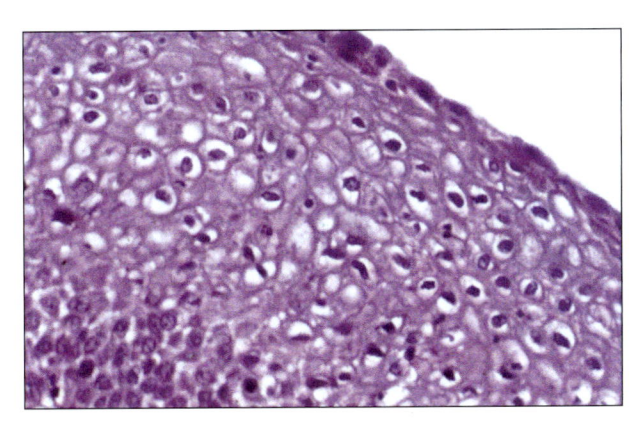

Fig. 13-6. Cervicite não-específica: exocitose de leucócitos polimorfonucleares e pseudocoilócitos.

Diversos estudos mostraram bem, por outro lado, que a reprodutibilidade entre os patologistas, para as lesões de baixo grau, não é satisfatória (39, 40).

Para as displasias moderada (NIC 2) e grave (NIC 3), em compensação, a concordância geralmente é boa. Essas lesões, no entanto, podem trazer reais problemas de diagnóstico diferencial, especialmente com uma metaplasia de Malpighi imatura. Em citologia, o termo ASC-H (41) (classificação de Bethesda de 2001) mostra bem esse problema. Trata-se de imagens difíceis de serem caracterizadas, cujo significado é incerto, mas que não permitem eliminar uma lesão de alto grau. Pode-se hesitar entre um processo fisiológico e uma lesão de alto grau, pois, nos dois casos, o epitélio é pouco diferenciado, constituído de células do tipo basal. Se as anomalias nucleares forem discretas e não houver mitose anormal, o diagnóstico de NIC 2 ou 3 pode se tornar muito difícil. Finalmente, quando uma displasia se manifesta em um epitélio pouco espesso, de aparência metaplásica, a lesão, denominada às vezes por alguns de metaplasia imatura atípica (42), pode ser de difícil classificação.

Quando hesitamos entre uma lesão distrófica, uma metaplasia ou uma autêntica lesão de alto grau, temos diversos meios à nossa disposição para chegar a uma conclusão. Primeiramente, é importante reler as lâminas da citologia que justificam a biopsia. A comparação de dois exames permite, às vezes, definir. Pode-se recorrer aos recortes no bloco de parafina no qual está inclusa a biopsia e conseguir uma imagem mais evidente para o diagnóstico. O teste de HPV traz igualmente um complemento muito útil de informação, sobretudo se for negativo, pois se pode ficar tranqüilo em função de seu forte valor preditivo negativo. Se der positivo e se tratar de uma jovem com menos de 30 anos, seu significado se torna mais aleatório. Pode-se recorrer a diferentes técnicas. A imunoistoquímica pode trazer uma ajuda considerável. Os marcadores de proliferação celular (43) (MIB 1 ou Ki67) em um colo normal ou distrófico resultam normalmente em uma marcação nuclear limitada às camadas profundas do epitélio. Diante de uma imagem ambígua, uma marcação nas camadas médias ou superficiais permite orientar para uma lesão intra-epitelial, sem que se possa, no entanto, definir entre baixo e alto graus. Cortes tangenciais, além disso, podem ocasionar falsos positivos. Em compensação, a evidenciação de uma proteína inibidora de quinase ciclina dependente ou p16 (INK4a) se mostra muito útil (44). É um bom marcador de alto grau (45, 46), contanto que a marcação seja difusa e intensa, ao mesmo tempo citoplasmática e nuclear (Fig. 13-7a e b). É interessante em caso de biopsias exíguas, especialmente nos materiais de curetagem endocervical que utilizam geralmente muito pouco material. A busca de uma anomalia da quantidade de DNA ou aneuploidia, marcador da lesão de alto grau (47), que pode ser indicada por citometria de fluxo ou por análise de imagem, é um outro meio utilizável pelo patologista, mas é necessário dispor de um morfômetro. Por fim, a evidenciação em corte dos HPV oncogênicos pode ser feita por hibridização *in situ*. Ela apresenta a vantagem de visualizar os HPV no próprio seio da lesão, dando uma imagem homogênea que traduz uma forma epissomal benigna (Fig. 13-8) ou, ao contrário, manchada, em caso de HPV integrado (48). Essa técnica, apesar de sedutora, pois específica, não é, porém, muito sensível (49).

O carcinoma microinvasor pode ser observado ocasionalmente em biopsia, mas é sempre a conização que confirmará o diagnóstico. Deve-se buscar, particularmente, a microinvasão (cortes seriados) em caso de NIC 3 com maturação ceratótica e necrose (50), e diante de uma importante colonização dos ductos excretores das glândulas endocervicais com infiltrados linfóides densos no córion adjacente. Não se devem confundir os aglomerados epiteliomatosos de microinvasão com imagens de colonização glandular pela NIC 3. O caráter mais bem diferenciado (do que o componente *in situ*) e o limite irregular e não circular das colunas permitem normalmente reconhecer os focos microinvasivos. Diante de uma coluna exígua e isolada, antes de afir-

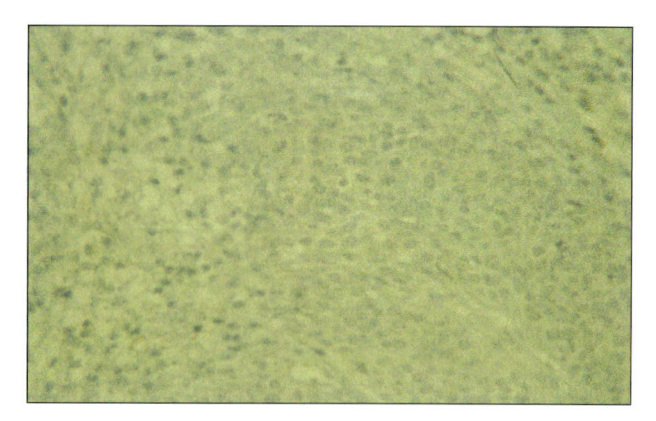

Fig. 13-7a. p16: metaplasia imatura.

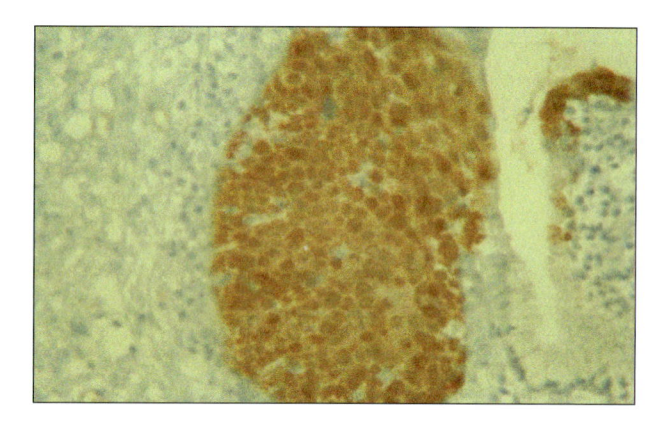

Fig. 13-7b. p16: lesão de alto grau.

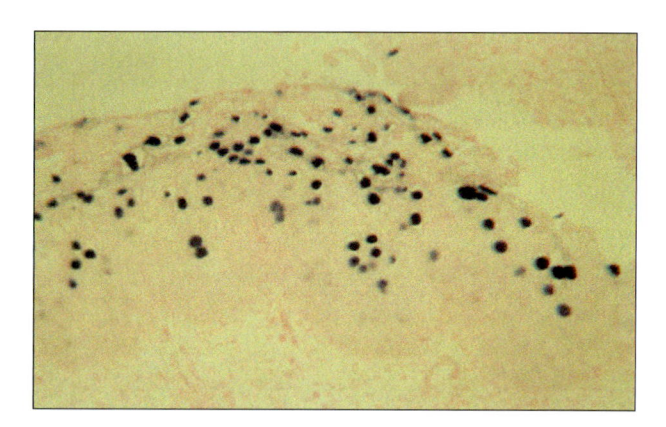

Fig. 13-8. Hibridização *in situ* – lesão de baixo grau: marcação nuclear homogênea.

mar a microinfiltração, é preciso eliminar uma imagem de inclusão epitelial induzida por biopsias anteriores e que possam simular um carcinoma microinvasor. Os problemas levantados pelo carcinoma microinvasor estão longe de serem resolvidos, e sua definição é sempre sujeita à discussão. A classificação da FIGO não reconhece a microinvasão estromal iniciante como uma entidade à parte (51) e não considera a existência de êmbolos vasculares sanguíneos ou linfáticos. No entanto, para alguns autores, a presença de êmbolos (52-54) faz com que seja excluído o diagnóstico de microinvasão. Por outro lado, é preciso ser muito prudente quanto ao diagnóstico de êmbolos vasculares, com a ajuda de marcadores das células endoteliais por imunoistoquímica, pois as imagens de falsos êmbolos por artefatos de retração tecidual são muito freqüentes. Isso permite lembrar, se necessário, quanto os aspectos técnicos e a qualidade do material confiado ao patologista são condições prévias indispensáveis a uma interpretação histológica satisfatória. Pode ser ilusório poder definir com base em uma conização o estado das margem da cirurgia em caso de peça mal fixada, fragmentada ou alterada demais por uma exérese por alça diatérmica.

O diagnóstico de um carcinoma infiltrante com base em biopsia nem sempre é simples, enquanto, paradoxalmente, o aspecto do colo pode ser evidente para o clínico. As biopsias devem ser suficientemente profundas para que se possa dispor de córion suficiente a fim de se certificar da infiltração. Nem sempre é o caso, o que é bem compreensível, uma vez que o colo frágil sangra com facilidade, e o clínico não está disposto a remover um fragmento muito grande. Em uma peça de conização, pode ser difícil diferenciar um carcinoma microinvasor de um autêntico carcinoma pequeno infiltrante. Uma lesão que mede 7 mm de largura e 5 mm de profundidade é um carcinoma microinvasor. Se atinge 6 mm de profundidade, é um carcinoma infiltrante. Compreendem-se as dificuldades que os patologistas podem encontrar, pois somente a dimensão da lesão interessa e não se dá conta de sua arquitetura. Dessa forma, em uma lesão microinvasiva, a "confluência" dos aglomerados, que, no entanto, caracteriza normalmente o carcinoma infiltrante, não é um critério de invasão. Com efeito, na maioria dos estudos, esse aspecto não tem influência no prognóstico (55-57).

Finalmente, como se viu, certos carcinomas epidermóides muito bem diferenciados e exofíticos, como o carcinoma verrucoso (58), pobres em atipias nucleares, podem simular uma lesão benigna ou um condiloma exofítico.

Lesões glandulares

Se comparado às neoplasias de Malpighi (59), onde as lesões intra-epiteliais são freqüentes em relação a carcinomas infiltrantes, fica-se chocado com a raridade do adenocarcinoma *in situ* em comparação com os adenocarcinomas invasivos. Cada série publicada só comporta poucos casos (60). São as dificuldades do diagnóstico precoce que explicam esse paradoxo. Elas são relacionadas a diferentes fatores. A topografia endocervical da lesão a torna menos acessível, ainda mais à medida que ela pode atingir, no início, as glândulas endocervicais, respeitando o epitélio de superfície da endocérvice, não sendo possível, por meio do exame de Papanicolaou, descobri-la. As células descamam pouco, e os carcinomas glandulares muitas vezes não são nem diferenciados, próximos do tecido cilíndrico normal, o que é uma fonte complementar de dificuldade diagnóstica.

O adenocarcinoma do colo uterino, do ponto de vista histológico, traz três dificuldades diagnósticas: a definição dos precursores, o diagnóstico de infiltração e o diagnóstico diferencial com as lesões benignas.

Definição dos precursores

Retomando a terminologia usada para os precursores do carcinoma de Malpighi, alguns autores descreveram displasias epiteliais glandulares (61). Alguns usaram o termo hiperplasia atípica (62) para descrever lesões que se parecem com o adenocarcinoma *in situ*, mas que comportam menos atipias nucleares e poucas mitoses. Outros retomaram a terminologia de Richart, usando o termo *Cervical Intraepithelial Glandular Neoplasia* ou NIGC (63). Nessa classificação, a displasia glandular corresponde a uma NIGC 1 ou 2 e o adenocarcinoma *in situ*, a uma NIGC 3. Nunca se observa coilocitose na região dessas lesões, pois o epitélio glandular normal, diferentemente do epitélio de Malpighi, não é estratificado e não permite a expressão do efeito citopatogênico relacionado ao HPV nas camadas médias e superficiais do revestimento. Se uma progressão das lesões da displasia glandular leve para o adenocarcinoma infiltrante parece lógica, os patologistas se deparam com a ausência de critérios morfológicos precisos dessas lesões. O diagnóstico de displasia glandular ou de hiperplasia atípica continua, portanto, subjetivo. Ele corresponde a um epitélio cujas células possuem anomalias nucleares, mas que não são suficientemente marcadas para que se possa fazer o diagnóstico de adenocarcinoma. O único precursor incontestável do adenocarcinoma infiltrante é o adenocarcinoma *in situ* ou NIGC 3. Normalmente ele é descoberto em uma conização realizada para uma NIC de Malpighi com a qual é freqüentemente associado (64). É muito importante, pois, diante de uma NIC de Malpighi patente, examinar bem o fragmento conizado, para não deixar de diagnosticar uma eventual patologia glandular associada. A variedade habitual do adenocarcinoma *in situ* é identificável muito facilmente, pois as glândulas patológicas limitadas por um epitélio em transformação epiteliomatosa, dediferenciado e basófilo, contrastam com as glândulas endocervicais normais e mucossecretantes. A variedade "intestinal", no entanto, que conserva sua mucossecreção, pode mais facilmente passar despercebida. O adenocarcinoma *in situ,* às vezes, é observado em biopsia, mas uma conização sempre é necessária para eliminar uma infiltração.

Diagnóstico de infiltração

Na região da mucosa de Malpighi normal, o epitélio, limitado por uma membrana basal, repousa em um abundante córion. Podem-se visualizar, assim, facilmente as diferentes etapas morfológicas da progressão neoplásica: NIC, ruptura da membrana basal, microinvasão estromal iniciante, microinvasão constituída e, por fim, carcinoma epidermóide infiltrante. Na região da mucosa endocervical, as glândulas são muito ramificadas, e há muito pouco tecido conjuntivo entre elas. Mesmo que se descrevam adenocarcinomas microinvasivos (65), é preciso admitir que os critérios diagnósticos são subjetivos e pouco reprodutíveis. Assim, somente duas entidades permanecem bem definidas na prática: o adenocarcinoma *in situ* e o infiltrante. Em biopsia, pode-se ter dificuldades para afirmar o caráter invasor de uma neoplasia glandular, e uma conização diagnóstica geralmente é necessária. Além disso, diante de um adenocarcinoma infiltrante, nem sempre é fácil, contando-se somente com vistas morfológicas, eliminar localização secundária de um carcinoma endometrial, sobretudo na mulher idosa e ainda mais se há, como já dissemos, variedades endometrióides. A imunoistoquímica nos traz uma ajuda, pois a neoplasia endocervical geralmente é positiva para o antígeno carcinoembrionário (CEA) e para a p16 (46). Por fim, entre as variedades histológicas anteriormente mencionadas, a melhor das diferenciações do adenoma maligno ou do adenocarcinoma com desvio mínimo torna seu diagnóstico evidentemente difícil. O prognóstico muito precário de antigamente atribuído a essa lesão rara está relacionado, ao que tudo indica, a seu diagnóstico tardio demais (66).

Diagnóstico diferencial com as lesões benignas

O adenocarcinoma cervical traz problemas de diagnóstico diferencial com inúmeros processos benignos e, evidentemente, é fundamental conhecê-los.

A endocérvice é de origem de Müller e embriologicamente os canais de Müller originam o epitélio ovariano, tubário, endometrial e endocervical. Não surpreende, portanto, que o epitélio endocervical possa se transformar em um epitélio tubário. Ele perde seu caráter mucossecretante e passa a ter cílios. Essa metaplasia tubária (67) é freqüente e provoca AGUS *(Atypical Glandular Cells of Undetermined Significance)* em exame de Papanicolaou. Na histologia, o diagnóstico é mais fácil. O epitélio pode vir a ser uma preocupação graças à basofilia relacionada ao desaparecimento da secreção, mas as células não apresentam atipias, e os cílios são bem visíveis no ápice das células (Fig. 13-9).

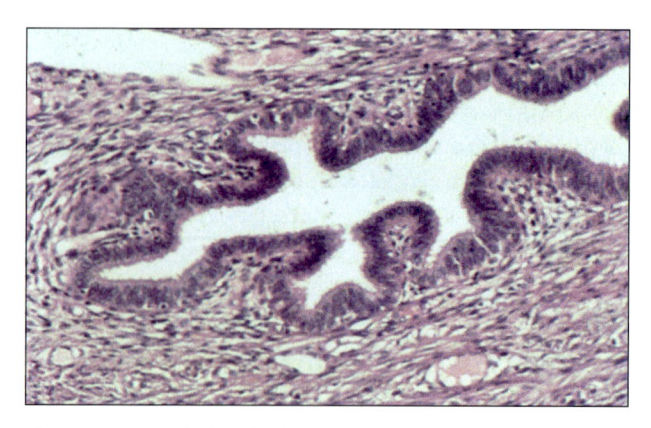

Fig. 13-9. Metaplasia tubária.

Em caso de cervicite marcada, atipias epiteliais glandulares reacionais à inflamação podem evocar uma proliferação epiteliomatosa. Elas são mais facilmente reconhecidas em histologia. O córion é povoado por células inflamatórias polimorfonucleares que se misturam (exocitose) ao epitélio glandular. Podem-se associar a isso as atipias glandulares pós-, em que as células comportam anomalias nucleares em um citoplasma freqüentemente vacuolizado.

As atipias de Arias Stella classicamente observadas na região do endométrio em caso de gravidez intra-uterina ou ectópica dizem respeito, às vezes, às glândulas endocervicais e podem simular um adenocarcinoma. Essa armadilha é clássica, mas a imagem é facilmente reconhecida em histologia.

Os vestígios mesonéfricos (68) são impressionantes, pois são ancorados freqüentemente na estrutura conjuntiva do colo uterino. Essa topografia pode lembrar, em uma peça de conização, uma lesão infiltrante, mas na região desses resquícios embrionários, não há nenhuma atipia. A imunoistoquímica nos ajuda nesse caso, pois a lesão é negativa para a CEA e para a p16 (69).

É sobretudo a hiperplasia microglandular (70) que constitui a armadilha diagnóstica mais temível. Trata-se de uma lesão observada mais freqüentemente na jovem, sob tratamento estroprogestativo, podendo regredir com a interrupção do tratamento. Ela se apresenta, às vezes, na forma de um pólipo ou de um ectrópio polipóide podendo ser preocupante clinicamente.

No exame histológico, a lesão pode ser associada a um adenocarcinoma. Ela é constituída de uma proliferação de tubos glandulares de tamanho pequeno, estreitamente sobrepostos (Fig. 13-10). As células epiteliais dos tubos glandulares geralmente têm um núcleo monomorfo, mas existem, às vezes, atipias. A imunoistoquímica pode ajudar no diagnóstico, revelando uma negatividade para a CEA (71) e para a p16 (72). Fala-se, na patogenia, do papel desempenhado por uma hiperplasia das células de reserva subcilíndricas com diferenciação glandular, constituindo microglândulas. A hiperplasia microglandular é uma lesão de natureza benigna sem potencialidade evolutiva para um adenocarcinoma. Ela é rara enquanto entidade anatomoclínica, mas aparece com freqüência como microfoco de descoberta histológica fortuita, se procurada atentamente nas conizações ou nas histerectomias (73).

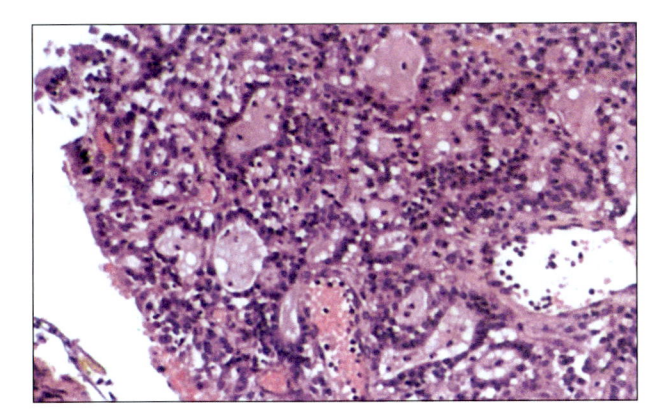

Fig. 13-10. Hiperplasia microglandular.

Conclusão

Os papilomavírus humanos provocam, na região do colo uterino, lesões de Malpighi e glandulares que correspondem a entidades muito variadas, bem características morfologicamente, mas acarretando, às vezes, difíceis problemas de diagnóstico diferencial. Apesar dos diversos instrumentos diagnósticos dos quais dispõe, o patologista deve ficar plenamente consciente de seus limites, e não hesitar, caso necessário, diante de um diagnóstico difícil, em solicitar a opinião de um colega. Será graças a uma colaboração estreita com o clínico, associada a um bom conhecimento das armadilhas e dos diagnósticos diferenciais, que ele poderá fazer um diagnóstico histológico confiável, que permitirá, por sua vez, um tratamento adequado das pacientes.

Referências

1. Koss LG, Durfee GR (1956) Unusual patterns of squamous epithelium of the uterine cervix: cytologic and pathologic study of koilocytotic atypia. Ann N Y Acad Sci 63:1245-61
2. Prasad CJ, Sheets E, Selig AM et al. (1993) The binucleate squamous cell: histologic spectrum and relationship to low-grade squamous intraepithelial lesions. Mod Pathol 6:313-7
3. Meisels A, Fortin R, Roy M (1977) Condylomatous lesions of the cervix. II. Cytologic, colposcopic and histopathologic study. Acta Cytol 21:379-90
4. Reagan JW, Seidemann IL, Saracusa Y (1953) The cellular morphology of carcinoma in situ and dysplasia or atypical hyperplasia of the uterine cervix. Cancer 6:224-34
5. Richart RM (1973) Cervical intraepithelial neoplasia. Pathol Annu 8:301-28
6. (1990) The 1988 Bethesda System for reporting cervical/vaginal cytologic diagnoses: developed and approved at the National Cancer Institute Workshop in Bethesda, Maryland, December 12-13, 1988. Hum Pathol 21:704-8
7. Richart RM (1990) A modified terminology for cervical intraepithelial neoplasia. Obstet Gynecol 75:131-3
8. Mounts MJ, Pieters WJ, Hollema H (1992) Three-group metaphase as a morphologic criterion of progressive cervical intraepithelial neoplasia. Am J Obstet Gynecol 167:591-5
9. Richart RM (1965) Colpomicroscopic studies of the distribution of dysplasia and carcinoma in situ on the exposed portion of the human uterine cervix. Cancer 18:950-4
10. Holowaty P, Miller AB, Rohan T (1999) Natural history of dysplasia of the uterine cervix. J Natl Cancer Ins' 91:252-8
11. McIndoe WA, McLean MR, Jones RW et al. (1984) The invasive potential of carcinoma in situ of the cervix. Obstet Gynecol 64:451-8
12. Nasiell K, Nasiell M, Vaclavinkova V (1983) Behavior of moderate cervical dysplasia during long-term follow-up. Obstet Gynecol 61:609-14
13. Nasiell K, Roger V, Nasiell M (1986) Behavior of mild cervical dysplasia during long-term follow-up. Obstet Gynecol 67:665-9
14. Kiviat NB, Critchlow CW, Kurman RJ (1992) Reassessment of the morphological continuum of cervical intraepithelial lesions: does it reflect different stages in the progression to cervical carcinoma? IARC Sci Puhl:59-66
15. Koutsky LA, Holmes KK, Critchlow CW et al. (1992) A cohort study of the risk of cervical intraepithelial neoplasia grade 2 or 3 in relation to papillomavirus infection. N Engl J Med 327:1272-8
16. Chuaqui R, Silva M, Emmert-Buck M (2001) Allelic deletion mapping on chromosome 6q and X chromosome inactivation clonality patterns in cervical intraepithelial neoplasia and invasive carcinoma. Gynecol Oncol 80:364-71
17. Enomoto T, Haba T, Fujita M et al. (1997) Clonal analysis of high-grade squamous intra-epithelial lesions of the uterine cervix. Int J Cancer 73:339-44
18. Pieters WJ, Koudstaal J, Ploem-Zaayer JJ et al. (1992) The three-group metaphase as a morphologic indicator of high-ploidy cells in cervical intraepithelial neoplasia. Anal Quant Cytol Histol 14:227-32
19. Fu YS, Huang I, Beaudenon S et al. (1988) Correlative study of human papillomavirus DNA, histopathology and morphometry in cervical condyloma and intraepithelial neoplasia. Int J Gynecol Pathol 7:297-307
20. Monsonego J, Valensi P. Zerat L et al. (1997) Simultaneous effects of aneuploidy and oncogenic human papillomavirus on histological grade of cervical intraepithelial neoplasia. Br J Obstet Gynaecol 104:723-7

21. Cuzick J, Szarewski A, Terry G et al. (1995) Human papillomavirus testing in primary cervical screening. Lancet 345:1533-6
22. Nobbenhuis MA, Walboomers JM, Helmerhorst TJ et al. (1999) Relation of human papillomavirus status to cervical lesions and consequences for cervical-cancer screening: a prospective study. Lancet 354:20-5
23. Kjaer S, Hogdall E, Frederiksen K t al. (2006) The absolute risk of cervical abnormalities in high-risk human papillomavirus-positive, cytologically normal women over a 10-year period. Cancer Res 66:10630-6
24. Ostor AG (1995) Pandora's box or Ariadne's thread? Definition and prognostic significance of microinvasion in the uterine cervix. Squamous lesions. Pathol Annu 30:103-36
25. Stock RJ, Zaino R, Bundy BN et al. (1994) Evaluation and comparison of histopathologic grading systems of epithe lial carcinoma of the uterine cervix: Gynecologic Oncology Group studies. Int J Gynecol Pathol 13:99-108
26. Yuan CC, Wang PH, Lai CR et al. (1998) Prognosis-predicting system based on factors related to survival of cervical carcinoma. Int J Gynaecol Obstet 63:163-7
27. Abeler VM, Holm R, Nesland JM et al. (1994) Small cell carcinoma of the cervix. A clinicopathologic study of 26 patients. Cancer 73:672-7
28. Gersell DJ, Mazoujian G, Mutch DG et al. (1988) Small-cell undifferentiated carcinoma of the cervix. A clinicopathologic, ultrastructural, and immunocytochemical study of 15 cases. Am J Surg Pathol 12:684-98
29. Lizano M, Berumen J, Guido MC et at. (1997) Association between human papillomavirus *type* 18 variants and histopathology of cervical cancer. J Natl Cancer Inst 89:1227-31
30. Maier RC, Norris HJ (1982) Glassy cell carcinoma of the cervix. Obstet Gynecol 60:219-24
31. Riethdorf S, Riethdorf L, Milde-Langosch K et al. (2000) Differences in HPV 16- and HPV 18 E6/E7 oncogene expression between *in situ* and invasive adenocarcinomas of the cervix uteri. Virchows Arch 437:491-500
32. Jaworski RC (1990) Endocervical glandular dysplasia, adenocarcinoma *in situ*, and early invasive (microinvasive) adenocarcinoma of the uterine cervix. Semin Diagn Pathol 7:190-204
33. Shipman SD, Bristow RE (2001) Adenocarcinoma *in situ* and early invasive adenocarcinoma of the uterine cervix. Curr Opin Oncol 13:394-8
34. Hanselaar A, van LM, Schuurbiers O et al. (1997) Clear cell adenocarcinoma of the vagina and cervix. An update of the central Netherlands registry showing twin age incidence peaks. Cancer 79:2229-36
35. Clement PB, Young RH, Keh P et al. (1995) Malignant mesonephric neoplasms of the uterine cervix. A report of eight cases, including four with a malignant spindle cell component. Am J Surg Pathol 19:1158-71
36. Hopson L, Jones MA, Boyce CR et al. (1990) Papillary villoglandular carcinoma of the cervix. Gynecol Oncol 39:221-4
37. Silverberg SG, Hurt WG (1975) Minimal deviation adenocarcinoma ("adenoma malignum") of the cervix: a reappraisal. Am J Obstet Gynecol 121:971-5
38. Ward BE, Burkett B, Petersen C et al. (1990) Cytologic correlates of cervical papillomavirus infection. Int J Gynecol Pathol 9:297-305
39. Ismail SM, Colclough AB, Dinnen JS et al. (1989) Observer variation in histopathological diagnosis and grading of cervical intraepithelial neoplasia. BMJ 298:707-10
40. Robertson AJ, Anderson JM, Beck JS et al. (1989) Observer variability in histopathological reporting of cervical biopsy specimens. J Clin Pathol 42:231-8
41. Sherman ME, Tabbara SO, Scott DR et al. (1999) "ASCUS, rule out HSIL": cytologic features, histologic correlates, and human papillomavirus detection. Mod Pathol 12:335-42
42. Crum CP, Egawa K, Fu YS et al. (1983) Atypical immature metaplasia (AIM). A subset of human papilloma virus infection of the cervix. Cancer 51:2214-9
43. Kruse AJ, Baak JP, Helliesen T et al. (2002) Evaluation of MIB-1-positive cell clusters as a diagnostic marker for cervical intraepithelial neoplasia. Am J Surg Pathol 26:1501-7
44. Klaes R, Benner A, Friedrich T et al. (2002) p16INK4a immunohistochemistry improves interobserver agreement in the diagnosis of cervical intraepithelial neoplasia. Am J Surg Pathol 26:1389-99
45. Ishikawa M, Fujii T, Saito M et al. (2006) Overexpression of p16 INK4a as an indicator for human papillomavirus oncogenic activity in cervical squamous neoplasia. Int J Gynecol Cancer 16:347-53
46. O'Neill CJ, McCluggage WG (2006) p16 expression in the female genital tract and its value in diagnosis. Adv Anat Pathol 13:8-15
47. Bocking A, Nguyen VQ (2004) Diagnostic and prognostic use of DNA image cytometry in cervical squamous intraepithelial lesions and invasive carcinoma. Cancer 102:41-54
48. Qureshi MN, Rudelli RD, Tubbs RR et al. (2003) Role of HPV DNA testing in predicting cervical intraepithelial lesions: comparison of HC HPV and ISH HPV. Diagn Cytopathol 29:149-55
49. Hesselink AT, van den Brule AJ, Brink AA et al. (2004) Comparison of hybrid capture 2 with *in situ* hybridization for the detection of high-risk human papillomavirus in liquid-based cervical samples. Cancer Feb 102:11-8
50. al-Nafussi AI, Hughes DE (1994) Histological features of CIN3 and their value in predicting invasive microinvasive squamous carcinoma. J Clin Pathol 47:799-804
51. Burghardt E, Ostor A, Fox H (1997) The new FIGO definition of cervical cancer stage IA: a critique. Gynecol Oncol 65:1-5
52. Buckley SL, Tritz DM, Van LL et al. (1996) Lymph node metastases and prognosis in patients with stage IA2 cervical cancer. Gynecol Oncol 63:4-9
53. Sedlis A, Sall S, Tsukada Y et al. (1979) Microinvasive carcinoma of the uterine cervix: a clinical-pathologic study. Am J Obstet Gynecol 133:64-74

54. van NJ, Jr., Greenwell N, Powell DF et al. (1983) Microinvasive carcinoma of the cervix. Am J Obstet Gynecol 145:981-91
55. Hasumi K, Sakamoto A, Sugano H (1980) Microinvasive carcinoma of the uterine cervix. Cancer 45:928-31
56. Roche WD, Norris HJ (1975) Microinvasive carcinoma of the cervix. The significance of lymphatic invasion and confluent patterns of stromal growth. Cancer 36:180-6
57. Simon NL, Gore H, Shingleton HM et al. (1986) Study of superficially invasive carcinoma of the cervix. Obstet Gynecol 68:19-24
58. Kashimura M, Tsukamoto N, Matsukuma K et al. (1984) Verrucous carcinoma of the uterine cervix: report of a case with follow-up of 6 1/2 years. Gynecol Oncol 19:204-15
59. Boddington MM, Spriggs Al, Cowdell RH (1976) Adenocarcinoma of the uterine cervix: cytological evidence of a long preclinical evolution. Br J Obstet Gynaecol 83:900-3
60. Friedell GH, Tucker TC, McManmon E et al. Incidence of dysplasia and carcinoma of the uterine cervix in an Appalachian population. J Natl Cancer Inst 1992 (84):1030-2
61. Bousfield L, Pacey F, Young Q et al. (1980) Expanded cytologic criteria for the diagnosis of adenocarcinoma *in situ* of the cervix and related lesions. Acta Cytol 24:283-96
62. Hopkins MP, Roberts JA, Schmidt RW (1988) Cervical adenocarcinoma *in situ*. Obstet Gynecol 71:842-4
63. Gloor E, Hurlimann J (1986) Cervical intraepithelial glandular neoplasia (adenocarcinoma *in situ* and glandular dysplasia). A correlative study of 23 cases with histologic grading, histochemical analysis of mucins, and immunohistochemical determination of the affinity for four lectins. Cancer 58:1272-80
64. Colgan TJ, Lickrish GM (1990) The topography and invasive potential of cervical adenocarcinoma *in situ*, with and without associated squamous dysplasia. Gynecol Oncol 36:246-9
65. Ostor A, Rome R, Quinn M (1997) Microinvasive adenocarcinoma of the cervix: a clinicopathologic study of 77 women. Obstet Gynecol 89:88-93
66. Hirai Y, Takeshima N, Haga A et al. (1998) A clinicocytopathologic study of adenoma malignum of the uterine cervix. Gynecol Oncol 70:219-23
67. Oliva E, Clement PB, Young RH (1995) Tubal and tuboendometrioid metaplasia of the uterine cervix. Unemphasized features that may cause problems in differential diagnosis: a report of 25 cases. Am J Clin Pathol 103:618-23
68. Ferry JA, Scully RE (1990) Mesonephric remnants, hyperplasia, and neoplasia in the uterine cervix. A study of 49 cases. Am J Surg Pathol 14:1100-11
69. McCluggage WG, Ganesan R, Hirschowitz L et al. (2006) Ectopic prostatic tissue in the uterine cervix and vagina: report of a series with a detailed immunohistochemical analysis. Am J Surg Pathol 30:209-15
70. Young RH, Scully RE (1989) Atypical forms of microglandular hyperplasia of the cervix simulating carcinoma. A report of five cases and review of the literature. Am J Surg Pathol 13:50-6
71. Speers WC, Picaso LG, Silverberg SG (1983) Immunohistochemical localization of carcinoembryonic antigen in microglandular hyperplasia and adenocarcinoma of the endocervix. Am J Clin Pathol J79:105-7
72. Cameron RI, Maxwell P, Jenkins D et al. (2002) Immunohistochemical staining with MIB1, bcl2 and p16 assists in the distinction of cervical glandular intraepithelial neoplasia from tubo-endometrial metaplasia, endometriosis and microglandular hyperplasia. Histopathology 41:313-21
73. Brown LJ, Wells M (1986) Cervical glandular atypia associated with squamous intraepithelial neoplasia: a premalignant lesion? J Clin Pathol 39:22-8

PARTE IV

Rastreio do câncer do colo uterino na França – Conhecimentos atuais

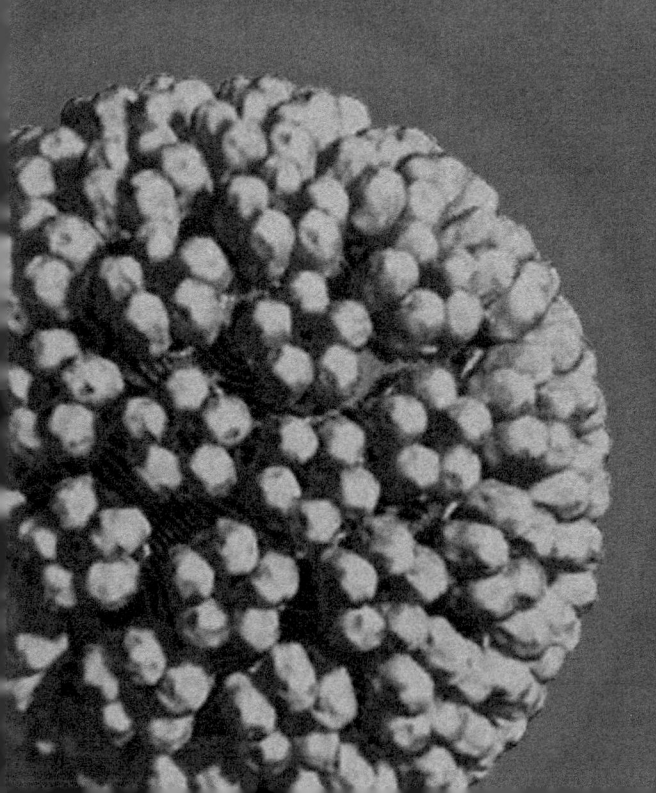

14 Detecção do câncer do colo uterino – Progressos recentes e perspectivas

J. Monsonego

RESUMO

O câncer do colo uterino ocupa o segundo lugar dos cânceres em mulher no mundo. Sua incidência varia muito de um país para outro em função dos fatores de risco, mas também do acesso a exames de rastreio.

É um dos raros cânceres humanos que podem ser evitados.

Apesar do sucesso considerável registrado pelo rastreio citológico para preveni-lo, o exame preventivo não satisfez todas as esperanças nele depositadas para reduzir em larga escala sua incidência.

O teste de HPV no rastreio primário abre uma perspectiva promissora de proteção excelente. A sensibilidade do teste para as lesões de alto grau é superior a 95%, e o valor preditivo negativo é superior a 99%.

O rastreio do câncer do colo uterino entra em uma nova era em que, progressivamente, serão buscados o agente viral causal do câncer do colo, os HPV de risco, mais do que as anomalias morfológicas das células do colo provocadas pela infecção. As novas técnicas em biologia molecular vão permitir uma avaliação precisa das lesões e do risco.

O teste de HPV combinado ao exame de prevenção evitaria, aproximadamente, 1.000 casos de câncer do colo uterino por ano na França.

PONTOS-CHAVE

1. Com mais de 500.000 casos anuais e 270.000 mortes, o câncer do colo uterino é a segunda causa de câncer na mulher no mundo. Na Europa, onde muitos países estabeleceram um programa de rastreio, a doença fica em terceiro lugar dos cânceres femininos em incidência.

2. Na França, o câncer do colo atinge de 3.400 a 4.500 mulheres e mata de 1.000 a 1.600 a cada ano. Desde sua introdução, o exame preventivo de rastreio transformou o câncer do colo de uma doença mortal em uma afecção rara.

3. Apesar do sucesso considerável registrado pelo rastreio citológico para preveni-lo, o exame preventivo não satissfez todas as expectativas nele depositadas para reduzir em larga escala sua incidência. As principais razões devem-se às dificuldades em garantir uma cobertura perfeita da população examinada e em responsabilizar as mulheres por uma observação regular, uma vez que o sucesso do rastreio depende do respeito absoluto ao calendário de 25 a 65 anos.

4. Em 1/3 dos casos, os cânceres invasivos são observados na população regularmente examinada, e isso ocorre graças a uma sensibilidade insuficiente do exame. Em 5% dos casos, os cânceres são observados nos indivíduos cujo tratamento, após um resultado de exame preventivo anormal, foi inadequado.

5. A contribuição do teste de HPV no rastreio primário abre uma perspectiva promissora de proteção excelente. A sensibilidade do teste para as lesões de alto grau é superior a 95%, e o valor preditivo negativo é superior a 99%.

6. De fato, o teste de HPV é o único teste disponível que permite imediatamente, quando negativo, tranqüilizar a mulher por muito tempo em relação à ausência de risco. Sobre esses dois pontos, somente o exame preventivo imediato de rastreio não permite responder com segurança, pois sua sensibilidade é inferior a 66%. As estratégias de rastreio baseadas em um teste combinado, associando exame de Papanicolaou e teste de HPV, após os 30 anos, foram validadas por recomendações européias e americanas.

7. As vacinas de HPV profiláticas, desde então disponíveis na França, e cuja proteção esperada contra o câncer do colo uterino é de 70%, não modificam a prática de rastreio que se seguirá a elas.

Introdução

O câncer do colo uterino ocupa o segundo lugar dos cânceres da mulher no mundo; sua incidência varia muito de um país para outro em função dos fatores de risco, mas também do acesso a exames de rastreio.

Três publicações recentes fazem uma revisão completa sobre o assunto (1, 2, 2a). Durante a vida de uma mulher, o risco de desenvolver câncer do colo uterino após a exposição ao HPV é estimado em 4% para as mulheres nos países desenvolvidos, de 0,93% na Europa e de 0,77% nos Estados Unidos (Tabela 14-1).

O câncer do colo uterino é um dos raros cânceres humanos evitáveis. Com efeito, sua prevenção é baseada no diagnóstico muito precoce das lesões benignas ou pré-cancerosas cujo tratamento impossibilita, em princípio, o desenvolvimento de um câncer.

Com base na prática regular do exame preventivo que consiste em extrair as células do colo uterino, a análise morfológica das modificações dessas células é seguida da realização de um exame mais preciso, a colposcopia, que localiza as anomalias na superfície do epitélio cervical. O diagnóstico e o tratamento, que se seguem a isso, permitem, teoricamente, evitar o desenvolvimento de um câncer invasivo.

Esse percurso que vai do rastreio à prevenção é único para o local do colo uterino. Isso, evidentemente, não pode ser usado em outros locais, como o seio, por exemplo, cujo instrumento de rastreio baseado na mamografia não permite evitar o câncer, mesmo se esta foi realizada em um ritmo muito freqüente, pois seu objetivo é detectar o câncer em um estágio inicial.

Essa seqüência relativamente simples *a priori* é, na realidade, um processo complexo cujo sucesso só se tornou possível por se respeitar rigorosamente uma ampla cobertura da população examinada, com um ritmo de rastreio regular inscrito em um calendário preciso de 18 a 70 anos, com uma coleta adequada e uma análise morfológica rigorosa das células do exame de Papanicolaou, com uma colposcopia eficaz e com biopsias que se seguem a um tratamento adequado das lesões pré-cancerosas identificadas (3).

Câncer do colo uterino na França e no mundo

Na França

Na França, o estudo da evolução das taxas de incidência e de mortalidade desse câncer mostra uma diminuição regular dos cânceres invasivos. O rastreio individual se desenvolveu amplamente, em particular com os contraceptivos orais que foram colocados à venda nos anos de 1960.

Números

Em 2000, a incidência do câncer do colo uterino foi estimada em 3.387 novos casos. Ele fica em 21º lugar na lista dos cânceres analisados e representa 2,9% do conjunto dos novos casos de câncer na mulher, o que o deixa em 8º lugar dos cânceres femininos. A taxa de incidência padronizada é de 8 para 100.000. Com, aproximadamente, 1.000 mortes por ano, o câncer do colo uterino fica em 5º lugar nas estatísticas de mortes do sexo feminino (4).

Em 2000, observou-se uma freqüência crescente desse câncer a partir de 20 anos com um pico nas mulheres de 40 anos, seguido de uma diminuição até os 50 anos. Aos 40 anos, a taxa chega a atingir 20 para 100.000 e se estabiliza em torno de 17 para 100.000 nas mulheres de mais idade.

A mortalidade é pequena antes dos 70 anos (5 para 100.000) e aumenta em seguida nas mulheres com mais de 85 anos. A incidência aumenta até os 40 anos, e a mortalidade, até os 50 anos.

A incidência do câncer do colo uterino diminuiu ao longo dos 20 últimos anos. Entre 1980 e 2000, a taxa anual média de evolução da incidência era de -2,88%. O número de novos casos passou de 4.879, em 1980, para 3.387, em 2000. Ao mesmo tempo, a mortalidade diminuiu para menos de 4,44% por ano.

As taxas de incidência variam significativamente de uma região para outra. De 10 para 1.000 no Haut-Rhin (região francesa da Alsácia), menos de 6 para 1.000 no Tarn (região francesa dos Pirineus).

Com exceção da Dinamarca, a incidência dos cânceres invasivos do colo uterino nos países da União Européia varia entre 5 e 10 para 100.000.

As variações de incidência estão relacionadas, principalmente, com as diferenças de acesso ao exame de rastreio. Na Finlândia, onde o rastreio é organizado há muitos anos, as

Tabela 14-1 – Risco de câncer do colo uterino ao longo da vida de uma mulher

Região	Risco de câncer do colo	Riscos de mortes por câncer do colo
Estados Unidos	0,77	0,27
União Européia	0,93	0,34
Populações não detectadas	4,0	2,0

Adaptado de Lag Ries, Cancer Stat Rev, 2004.

taxas de incidência ficam próximas de 4 para 100.000. Na França, o rastreio só é organizado em 3 departamentos há somente 10 anos, mas a prática do rastreio individual que se desenvolveu a partir dos anos de 1960 contribuiu para a diminuição regular dos casos de câncer.

O aumento de incidência nos grupos mais jovens encontrados no Reino Unido não é observado na França. O impacto do rastreio nessa faixa etária e o melhor acompanhamento ginecológico observando as modificações dos comportamentos sexuais na França, podem fornecer uma explicação.

Rastreio do câncer do colo uterino

Na França, o rastreio do câncer do colo uterino não é organizado. Cabe à iniciativa individual das mulheres, na ausência de sintoma, consultar um médico para a realização desse rastreio.

Cinco a seis milhões de exames preventivos são realizados todo ano na França em uma população-alvo de, aproximadamente, 16 milhões. Oitenta por cento dos exames são feitos pelo método tradicional do exame de Papanicolaou. Vinte por cento dos exames preventivos são feitos em suspensão líquida. O ritmo médio de rastreio é de, aproximadamente, 18 meses a 2 anos nas mulheres com idade entre 20 a 65 anos (Tabela 14-2) (5, 6). De acordo com uma pesquisa do seguro de saúde na França, estima-se que a participação nesse rastreio seja de, aproximadamente, 60%, mas diferenças geográficas importantes são relatadas (5). Dados do InVS (instituto francês de vigilância sanitária) indicam que a não-participação é mais freqüentemente observada nos meios desfavorecidos e nas mulheres com mais de 50 anos (5, 6). Pode-se antecipar que o desinteresse progressivo pelo tratamento hormonal da menopausa leve a um descaso crescente em relação aos exames de rastreio do câncer do colo uterino após a menopausa.

A freqüência anual dos exames anormais é avaliada em 5-6%. Os exames ditos ambíguos (ASC-US) dizem respeito a, aproximadamente, 2 a 3% das mulheres rastreadas, ou seja, 150.000 a 180.000 de exames todos os anos (3). Os exames ditos de baixo grau (LSIL) representam 1,5 a 1,8%, ou seja, 110.000 mulheres por ano. Os exames de alto grau (HSIL) representam por volta de 1% da população rastreada, ou seja, 60.000 casos anuais. O câncer invasivo é estimado em 0,06%, ou seja, 3.400 casos por ano. Partindo do princípio de que 80% das lesões de alto grau evoluem para câncer em um prazo normalmente longo (7), compreende-se a importância do rastreio do câncer do colo uterino com base no diagnóstico precoce. Com efeito, na ausência de um rastreio precoce, são 50.000 cânceres do colo uterino que observaríamos por ano, o que tornaria a freqüência desse câncer comparável àquela do câncer de mama.

Avaliação do exame de rastreio

Uma pesquisa de saúde realizada na França em 2000 revela que, entre 85,1% das mulheres de 18 anos ou mais que tenham declarado em 2000 ter realizado um preventivo ao longo da sua vida, 85,6% o haviam realizado nos últimos 3 anos. No entanto, a freqüência de exame varia muito de uma população para outra, e uma parte não desprezível não realiza o preventivo, sobretudo as mulheres em situação de precariedade e após a menopausa (6).

Em 2000, o seguro de saúde registrou 5.405.402 exames preventivos, dos quais 95% entre as mulheres de 20 a 69 anos. A taxa de atividade do exame é, em média, de 27 para 100 mulheres. Essa taxa diminui significativamente depois dos 50 anos. Esses dados são distribuídos entre os departamentos de maneira desigual. Eles variam igualmente nos departamentos onde há um programa de rastreio organizado (Bas-Rhin, na Alsácia, Doubs, na Franche-Comté, Isère, nos Alpes franceses, Martinica) (6) (Fig. 14-1).

No período de 1998-2000, a taxa de cobertura é de 53,6%. Essa taxa é estável de 20 a 49 anos. Ela passa dos 60% entre os 20 e 49 anos e diminui significativamente de 50 a 69 anos.

O ritmo preconizado do rastreio é de 3 anos após 2 exames preventivos normais com 1 ano de intervalo. Entre 1988 e 2000, somente 27% das mulheres haviam realizado um preventivo nos 3 anos anteriores e 46% haviam realizado 2 exames, ao passo que 42,9% haviam realizado um preventivo em um prazo de 25 a 48 meses (6).

A disparidade de realização dos exames na França deve-se, fundamentalmente, à oferta desigual de tratamentos. Parece haver um impacto real do comprometimento individual e um impacto extra quando a gratuidade do exame está associada. Os resultados de uma análise recente mostram que 31% das mulheres não fizeram o preventivo re-

Tabela 14-2 – Tempo médio entre 2 exames preventivos consecutivos

Tempo médio (meses)	Porcentagem de mulheres (efetivo)
[0-6]	1,20% (53)
[7-12]	6,00% (256)
[13-24]	45,50% (1.948)
[25-48]	42,90% (1.839)
> 48	4,30% (136)
	100.000% (4.282)*

*As 4.282 mulheres de EPAS que tiveram, no mínimo, 2 exames reembolsados entre 1995 e 2000.
Fonte: Assurance maladie (EPAS) – InVS.

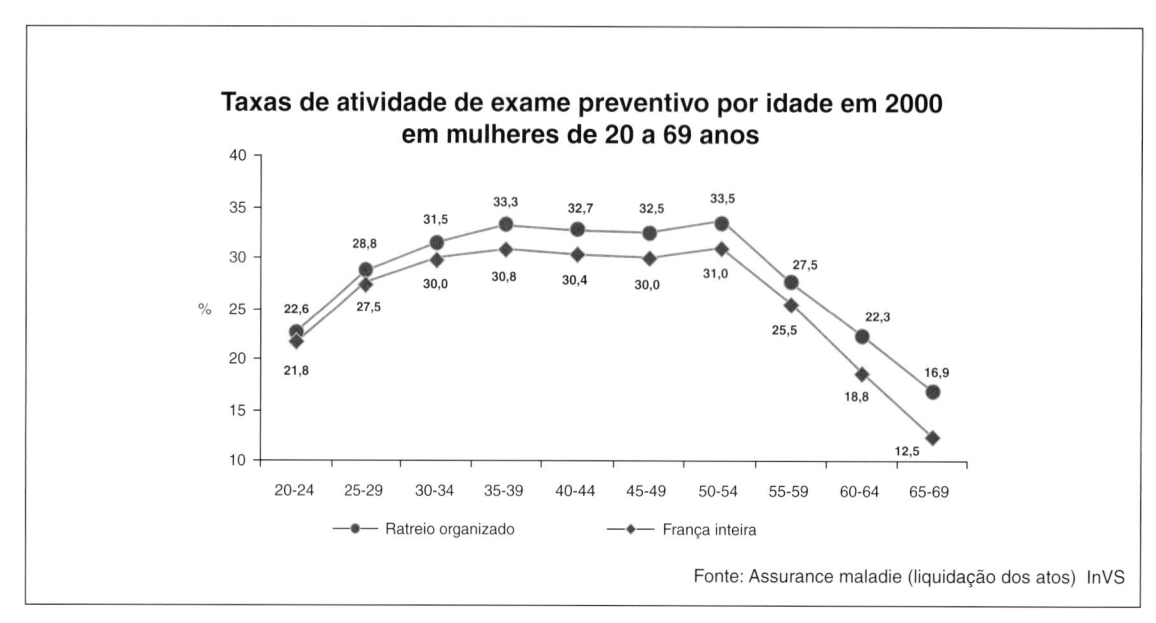

Taxas de atividade de exame preventivo por idade em 2000 em mulheres de 20 a 69 anos

Fonte: Assurance maladie (liquidação dos atos) InVS

Fig. 14-1. Comparação: rastreio individual/rastreio "organizado".

embolsado durante 6 anos e não foram acompanhadas, portanto, com regularidade.

Na Europa

Na União Européia, a incidência do câncer do colo uterino diminuiu nesses 30 últimos anos. Essa diminuição teve como conseqüência uma baixa da mortalidade de 30 a 60%. Na Inglaterra, essa diminuição foi ainda mais acentuada a partir dos anos de 1980 com a criação do programa de convocação e reconvocação (Fig. 14-2). Nos 15 países membros da União Européia, as taxas geralmente são baixas, variam entre 4 e 15/100.000 (Fig. 14-3). No leste europeu, as incidências são mais altas. Essas variações traduzem

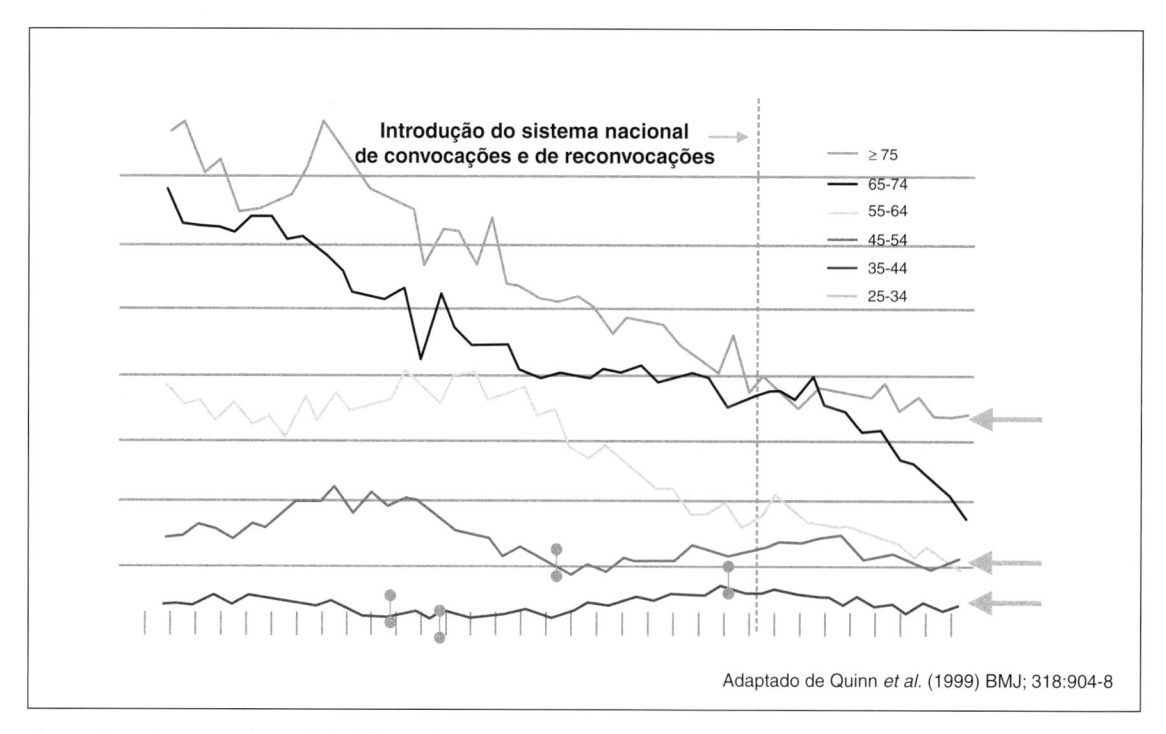

Adaptado de Quinn *et al.* (1999) BMJ; 318:904-8

Fig. 14-2. Inglaterra: variação da incidência do câncer do colo uterino nos três últimos anos e de acordo com a idade.

O prognóstico do câncer do colo uterino continua sendo medíocre na Europa, com uma taxa de sobrevivência em 60% sem melhora entre 1978 e 1989. Considerando a totalidade da União Européia, contam-se, em 2002, 64.895 casos anuais e 28.548 mortes, ou seja, aproximadamente 80 mulheres que morrem a cada dia desse câncer (Fig. 14-4, Tabela 14-3).

Para tomar alguns exemplos, a Finlândia tem um programa organizado caracterizado por uma taxa de cobertura elevada, um sistema de convocações e reconvocações, formação dos profissionais, um registro nacional e a comunicação dos resultados à paciente mesmo se eles forem negativos. O exame de rastreio inicia-se aos 30 anos e se estende até os 60 anos, com um intervalo de 5 anos. A incidência em 2002 era de 6,2/100.000, e a mortalidade, de 3,1/100.000.

A Itália criou um programa de rastreio organizado com base na convocação e reconvocação para as mulheres com idade entre 25 e 64 anos, a cada 3 anos. O clínico geral é quem dá início ao processo, a formação dos profissionais faz parte do programa. Os resultados sempre são comunicados à paciente, e também há um registro nacional. Em 2002, a incidência era estimada em 11,6/100.000, e a mortalidade, em 4/100.000.

Na Alemanha, o exame de rastreio é voluntário, começa em média aos 20 anos e não tem limite de idade superior. A freqüência é anual, sendo que alguns seguros lançam convites a suas pacientes. Os ginecologistas são autorizados a ler os exames preventivos. Nesse país, a sensibilidade do exame de Papanicolaou é uma das mais baixas. Existem registros em escala regional, mas as informa-

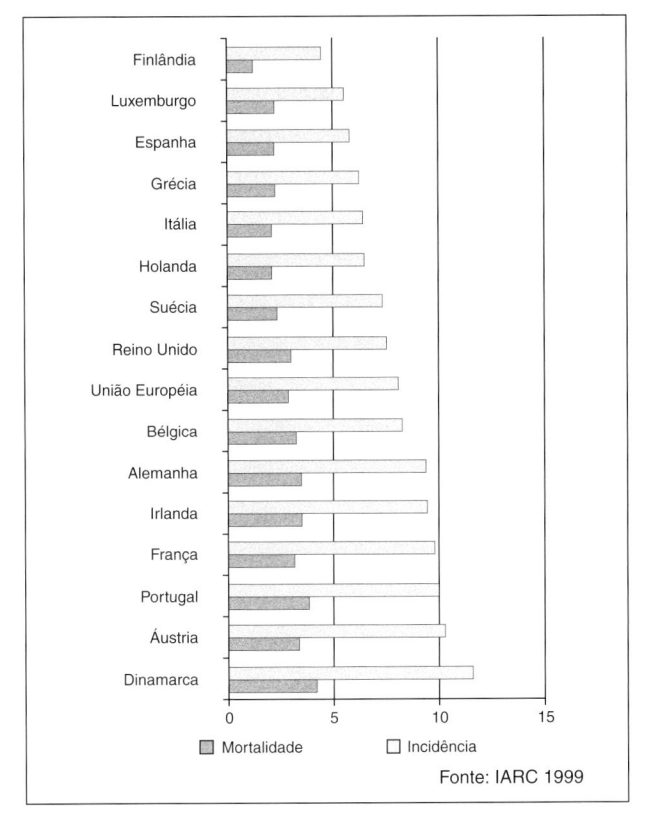

Fig. 14-3. Incidência e mortalidade (câncer invasor). Padrão da população mundial.

as diferenças de acesso aos exames de rastreio, uma heterogeneidade na qualidade dos programas de rastreio, especialmente em relação à cobertura e à observação e, provavelmente, fatores de risco variáveis.

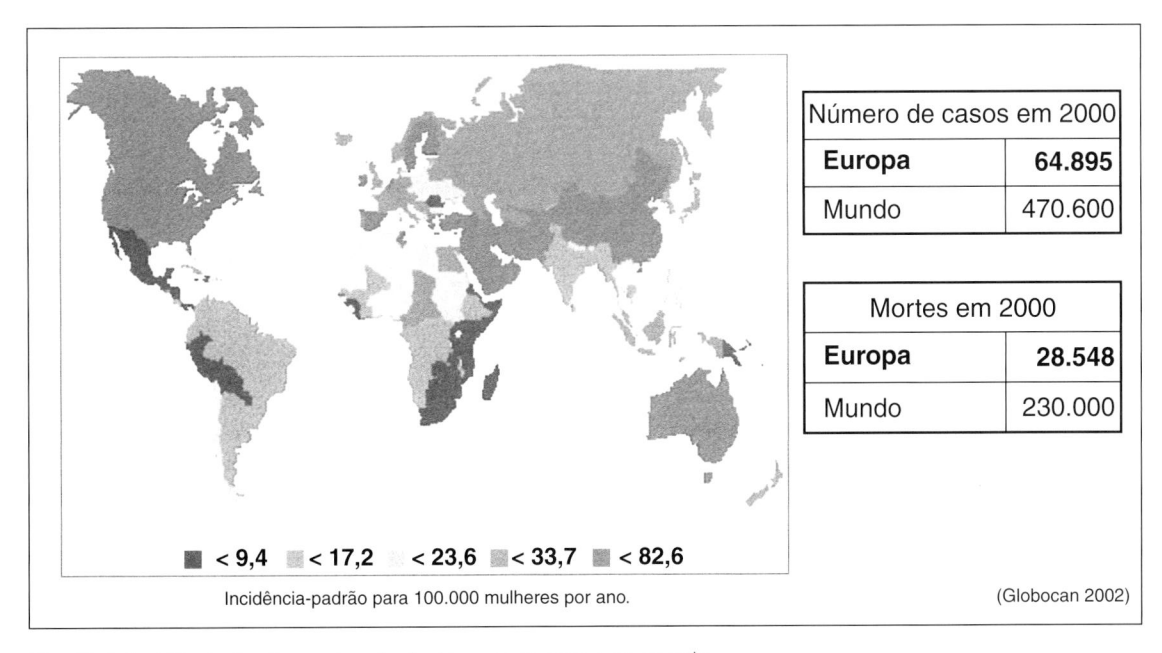

Fig. 14-4. Incidência do câncer do colo do útero na Europa e no mundo.

Tabela 14-3 – Incidência e mortalidade do câncer do colo nos países da União Européia

	Recomendações		% examinadas regularmente	Câncer cervical Mortalidade/100.000	Câncer cervical Incidência/100.000
	Faixa etária (anos)	Intervalo (anos)			
Bélgica	25-64	3	58	3,4	9,3
Dinamarca	23-59	3	75	5,0	12,6
Grã-Bretanha	20-64	3 a 5	83	3,1	8,3
Finlândia	30-60	5	93	1,8	4,3
França	25-65	3	69	3,1	9,8
Alemanha	20-85	1	50	3,8	10,8
Itália	25-64	3	53-74	2,2	8,1
Holanda	30-60	5	77	2,3	7,3
Espanha	20-64	3 a 5	49,6	2,2	7,6
Suécia	23-60	3	83	3,1	8,2

ções não são uniformizadas. A incidência era, em 2002, de 14,7/100.000, e a mortalidade, de 7,1/100.000.

Na Polônia, não há um programa organizado. A idade do exame preventivo é fixada de 25 a 59 anos anualmente, e a chamada para o exame é oportunista. Existe um registro nacional, mas não contém informações específicas sobre o câncer do colo uterino. A incidência era, em 2002, estimada em 24,8/100.000, e a mortalidade, em 11,5/100.000.

No mundo

O câncer do colo uterino é a segunda causa de cânceres femininos no mundo e representa, aproximadamente, 10% da totalidade dos cânceres (Fig. 14-5). Em 2002, estimava-se em 493.000 o número de cânceres invasivos, 83% desses cânceres eram observados nos países em desenvolvimento (8, 9). As zonas de risco para o câncer do colo uterino ficam situadas na África do Sul e do leste, nas Caraíbas e na América Central, onde a incidência média é superior a 30 para 100.000 mulheres por ano. A cada ano, estimam-se 273.000 mortes das quais 3/4 são registradas nos países em desenvolvimento. Em geral, há uma correlação entre incidência e mortalidade, e certas regiões têm uma taxa de mortalidade anormalmente alta, como a África. Menos de 50% das mulheres com câncer do colo uterino nos países em desenvolvimento sobrevivem por mais de 5 anos (Fig. 14-6); ele atinge geralmente multíparas em período de atividade genital. Nos países desenvolvidos, a taxa de sobrevivência em 5 anos é de, aproximadamente, 66%. Em 2002, o câncer do colo uterino ficava em sétimo lugar dos cânceres nos países desenvolvidos, onde são recenseados 83.000 casos, ao passo que, nos países em desenvolvimento, esse câncer fica em segundo lugar, com 410.000 novos casos. Após 5 anos de acompanhamento para câncer invasivo, a taxa de sobrevivência é estimada de 40-65% segundo os países em questão. Com a perspectiva de duplicação da população feminina nos próximos 50 anos, prevê-se que quase 1 milhão de mulheres desenvolverão câncer do colo uterino em 2050, principalmente nos países em desenvolvimento.

A principal causa de câncer nos países em desenvolvimento está relacionada com a ausência de exame e de infra-estruturas médicas. Outras causas são levantadas, sobretudo a prevalência da infecção por papilomavírus, as condições nutricionais e as condições sociais e econômicas desfavoráveis, bem como os comportamentos sexuais, especialmente nos homens.

■ Exame de rastreio do câncer do colo uterino, forças e limites

História dos exames preventivos das mulheres que desenvolvem câncer invasivo do colo uterino, problemática do rastreio

Ainda que o câncer do colo uterino possa ser evitado e que sua prevenção seja eficaz, observa-se sempre em inúmeros países, onde o rastreio está presente, a persistência de um número incompreensível de casos (9, 10). Para compreender e orientar nossos esforços nesse sentido, é útil conhecer a história dos exames preventivos nas mulheres que apresentam um câncer do colo uterino. Os dados da literatura, as pesquisas realizadas na França e as informações pontuais

Detecção do câncer do colo uterino – Progressos recentes e perspectivas

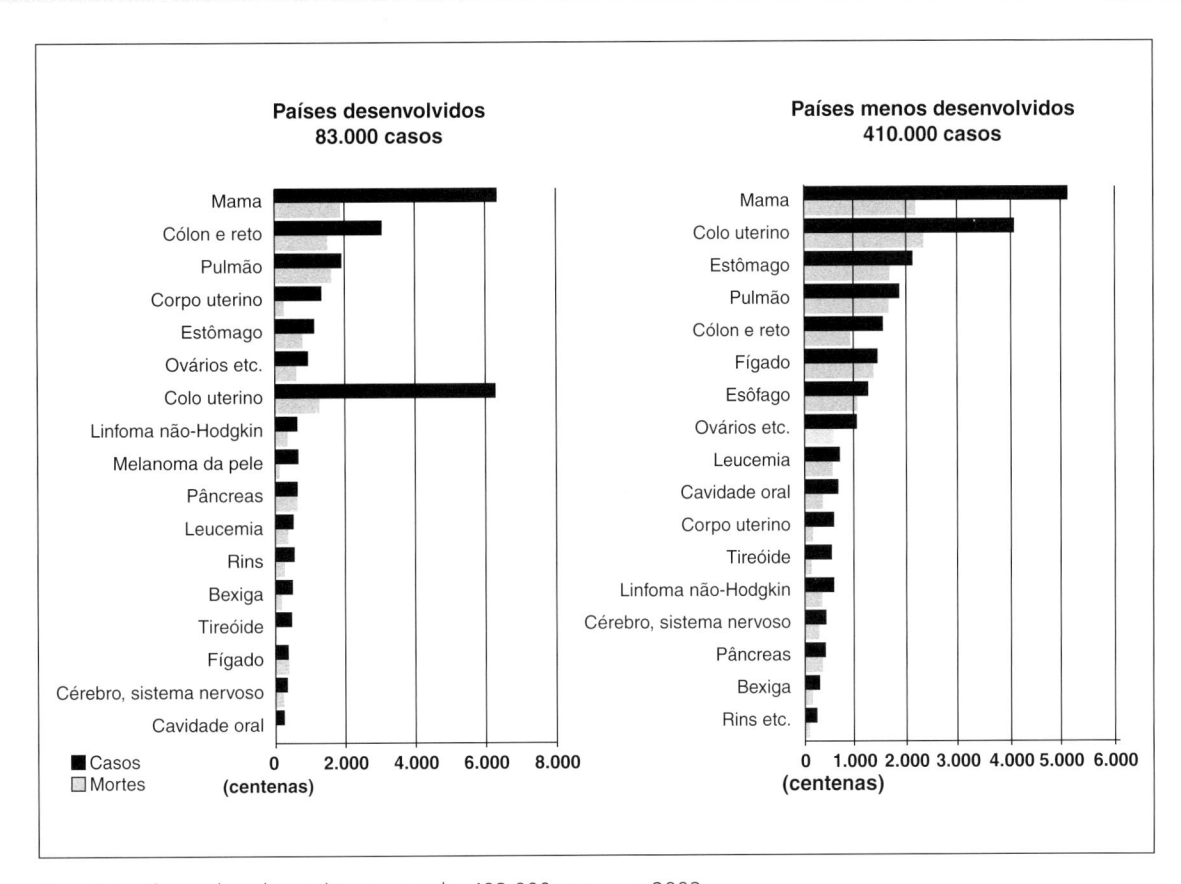

Fig. 14-5. Câncer do colo uterino no mundo: 493.000 casos em 2002.

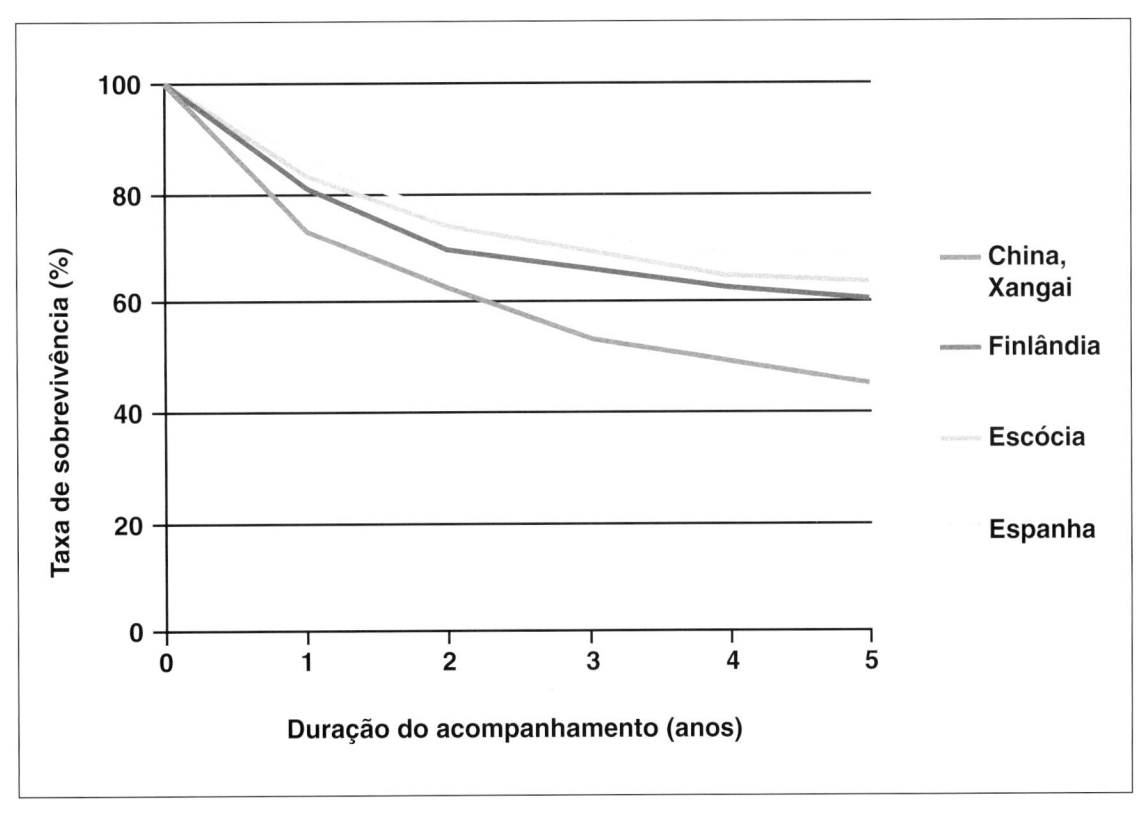

Fig. 14-6. Câncer do colo uterino: taxa de sobrevivência.

que provêm dos centros anticancerosos permitem reconhecer 3 grandes razões para esses fracassos (10-16).

A primeira é a não participação, a não observância no rastreio com uma freqüência regular ou a ausência de exame preventivo, que são observadas em 55 a 65% dos casos (11-13). A eficácia do rastreio com base no exame de Papanicolaou só pode existir se este for feito com uma freqüência regular. Os esforços a serem desenvolvidos para educar as mulheres no sentido de compreender a importância de um calendário preciso (17) de exames preventivos, considerando que um exame normal imediato não é garantia de um colo normal, mas antes uma seqüência de exames realizada em um ritmo regular e próximo, a necessidade de convocar e aumentar a participação das mulheres, especialmente aquelas que pertencem aos meios desfavorecidos e aquelas com mais de 55 anos, integram as prioridades que vêm sendo constantemente clamadas há 20 anos. A organização do exame preventivo e o programa de educação e de informação que poderia acompanhá-lo são decisões que dependem da responsabilidade das autoridades sanitárias. O Plano Câncer lançado na França anuncia claramente hoje em dia *sua prioridade* nessa área e tem como objetivo uma cobertura de 80% da população (18).

Diz-se muito freqüentemente que as observações de câncer do colo se resumem quase exclusivamente à falta de realização de exame de prevenção. Isso é verdade em parte, já que se admite que 30% em média dos cânceres observados são em mulheres acompanhadas regularmente, tendo realizado um exame preventivo a cada 2 ou 3 anos (12). Essa armadilha traz à tona o problema da sensibilidade do teste por exame de Papanicolaou. Isso representa, na França, 1.000 a 1.200 casos de cânceres invasivos anuais observados em mulheres cujos exames regulares eram normais antes do surgimento do câncer. Essa situação é inadmissível para um câncer considerado evitável e cujo rastreio precoce sempre é possível. A sensibilidade do teste no processo de rastreio é um problema médico-legal que depende da responsabilidade médica. É nessa área que as inovações podem dar uma resposta tangível e perceptível.

Menos de 5% dos cânceres invasivos são observados nas mulheres cujo tratamento das lesões pré-cancerosas identificadas é inadequado, e é, evidentemente, em relação aos esforços de formação dos profissionais que deverão ser tomadas ações para melhorar tal situação (19, 20).

Limites do exame preventivo com base no exame de Papanicolaou

O exame de Papanicolaou foi introduzido nos anos de 1950. Esse teste único permitiu, desde sua criação, uma queda de 70% dos casos de cânceres invasivos do colo uterino (21). No entanto, há 50 anos, ele não foi objeto de nenhuma mudança.

O exame preventivo convencional é incontestavelmente um instrumento eficaz de rastreio. Porém, sua sensibilidade é inferior a 70% (22). Em outras palavras, um exame de resultado normal nem sempre significa colo uterino normal. Os falsos negativos do esfregaço vaginal são avaliados de 1,5 a 25% (23). As anomalias do colo às vezes estão presentes, mas não são detectadas na lâmina, o que tranqüiliza o médico e a paciente, mas permite com que uma lesão evolua, podendo se tornar invasora. A paciente, portanto, é tranqüilizada de modo ilusório por esse exame silencioso. Basta que seu próximo exame – por ter sido tranqüilizada e não alertada – ocorra depois do tempo previsto para que ela seja confrontada com uma situação já muito tardia.

Todo o exame preventivo comporta também falsos positivos. Eles são estimados em 2 a 8% dos exames (24). Trata-se de resultados anormais em que anomalias são relatadas na lâmina, mas não estão presentes no colo uterino. Esses falsos positivos acarretam, evidentemente, um estresse para as pacientes, geram exames complementares inúteis e, às vezes, sobretratamentos.

Finalmente, 2 a 3% dos exames mostram anomalias ditas ambíguas para as quais não é possível dizer algo sobre a existência ou não de lesões (25). Esses resultados ambíguos também geram estresse, exames, acompanhamentos, tratamentos inúteis e sobrecusto.

A análise morfológica sempre comporta alguns obstáculos por excesso ou falta. Admite-se claramente que os diagnósticos baseados na interpretação do olho humano têm seus limites e que uma parte de não-reprodutibilidade diagnóstica e de subjetividade possa estar relacionada com essa interpretação. De fato, os resultados do exame preventivo nem sempre são o espelho exato do que se passa no colo uterino (24).

Em uma revisão recente tratando de uma população de 60.000 mulheres nos países onde o exame citológico é bem implantado, J. Cuzik mostrou que a sensibilidade do exame de Papanicolaou para as NIC 2+ é de 53% (48,6-57,4%), mas varia consideravelmente de 18,6% em Jena, na Alemanha, para 76,7% no estudo HART, na Inglaterra. A especificidade global é de 96,3% (96,1-96,5%) (26).

Proposições empíricas foram feitas para superar os obstáculos associados ao rastreio citológico. Propôs-se diminuir a taxa de falsos negativos reduzindo o intervalo entre o exame de Papanicolaou (13). A idéia de realizar exames com mais freqüência para alcançar mais cedo um resultado falsamente negativo fazia sentido. Um recente estudo sobre ampla população mostrou que a prática de um preventivo todos os anos comparada à do exame a cada 3 anos permitiria evitar 30% dos cânceres invasivos observados na população acompanhada, o que, na França, se traduziria por, aproximadamente, 400 cânceres invasivos do colo evitados.

No entanto, a maior freqüência dos exames em um ritmo anual não resolveria totalmente a ocorrência de cânceres nas mulheres examinadas regularmente (13).

A outra proposta foi a de que, para reduzir os falsos negativos da citologia, podia-se realizar uma colposcopia em todas as mulheres que apresentam exames anormais, inclusive resultados ambíguos (27). Esse percurso, se pertinente para detectar as lesões pré-cancerosas, não é para o diagnóstico das lesões menores, pois falha pela falta de especificidade, sobretudo para as NIC 1, cujo diagnóstico histológico é pouco reprodutível e encontrado com muita freqüência nessas situações (28). Ele pode acarretar, portanto, sobrediagnósticos e sobretratamentos.

■ Aperfeiçoamento da sensibilidade do rastreio

Para melhorar a sensibilidade do rastreio, certo número de inovações foi proposto.

Exame preventivo em suspensão líquida

O princípio consiste em colher as células na superfície do colo uterino e transferi-las para um meio líquido adequado. O procedimento consiste em randomizar a amostra, em eliminar desse líquido o muco, o sangue e os glóbulos brancos que podem atrapalhar a interpretação. As células são, em seguida, transferidas para uma camada fina que permita assim uma interpretação mais facilitada das anomalias citológicas. Com as técnicas validadas, demonstrou-se que se consegue melhorar a qualidade das amostras e também o desempenho diagnóstico do rastreio citológico (29-32) (Tabela 14-4). Outra vantagem da técnica é a possibilidade de verter líquido sobre as células residuais para fazer a busca dos papilomavírus, evitando assim uma nova consulta para a realização de nova coleta.

Em um estudo duplo-cego multicêntrico realizado na França, em 1999, abrangendo uma população de 5.500 mulheres, demonstrou-se claramente que o exame em suspensão líquida ThinPrep tem uma sensibilidade relativa de 17% superior àquela do exame convencional (83% *vs.* 66%) (33). A maioria dos estudos disponíveis atualmente confirma esses dados (Tabela 14-4). Uma metanálise recente parece contestar esses dados (2). Uma crítica completa dessa publicação foi feita (34).

Vejamos algumas observações sobre esse assunto.

Primeiramente, qualquer que seja o tipo de documento referente à citologia em meio líquido, metanálise ou publicação, é capital diferenciar os tipos de técnicas usadas, diferenciação que não é absolutamente feita nessa metanálise.

Além disso, também é indispensável, nos critérios de uma metanálise, dar conta dos tipos de protocolos usados, qual seja, em *split sample* (amostra compartilhada), onde a amostra do exame convencional é feita primeiramente e o restante da amostra é virado no frasco de coleta para citologia em meio líquido, ou "diretamente no frasco", isto é, estudo de grupos. Essa questão não é de maneira alguma observada nessa metanálise, o que faz dela um viés muito importante, pois o conjunto dos estudos ditos *high quality* são feitos em *split sample*, desfavorecendo portanto os desempenhos do segundo teste, ou seja, a citologia em meio líquido.

Não há padrões internacionais para definir um estudo como *high quality* ainda mais na medida em que as conclusões a partir dos 5 estudos selecionados:

- Não diferenciam as técnicas.
- Não diferenciam os protocolos.
- Apresentam um protocolo inadequado (resultado citológico após análise de conizações em tecidos patológicos) (17).

Tabela 14-4 – Preventivo ThinPrep: resultados de estudos recentes

Ano	Autor	Nº Casos	ASC-US	LSIL	HSIL
2001	Não publicado	10.226	–	64,7%	60%
2000	Weintraub	39.864	52%	3,41 OR	1,86 OR
2000	Monsonego	5.600	29%	50%	18%
		15% (ASC-US/LSIL)			
1999	Diaz Rosario	56.339	39%	72%	103%
1998	Carpenter	2.727	45%	57%	26%
1999	Guidos	9.583	70%	287%	233%
1998	Dupres	19.351	18%	43%	33%
1998	Papillo	8.541	22%	88%	55%

- Usam instrumentos de coleta não adequados (**espátula de Ayres**).
- Têm um número de pacientes muito reduzido (Ferenczy, 364 pacientes).
- Baseiam-se em material que não é mais usado (Ferenczy).
- Para alguns, a avaliação não diz respeito à citologia em meio líquido, mas à tipagem HPV.

Se tomamos como base o conjunto dos dados, as conclusões são totalmente diferentes daquelas mencionadas, uma vez que:

- Notam-se 39% de aumento de rastreio nas lesões de alto grau a favor da citologia em meio líquido (0,69% em convencional contra 0,95% em citologia líquida).
- Notam-se 79% de aumento no rastreio das lesões de baixo grau a favor da citologia em meio líquido (1,49% em convencional contra 2,67% em citologia líquida).
- Pode-se perguntar por quais razões esses resultados não foram levados em consideração.

A conclusão é baseada unicamente nos 5 estudos ditos *high quality* que representam menos de 2% dos dados evocados neste artigo.

Essa metanálise vai ao encontro, nessas conclusões, do conjunto da literatura internacional (mais de 100 publicações internacionais com mais de 2 milhões de pacientes incluídas para o ThinPrep Pap test® e 372 referências sobre Medline) e outras metanálises já publicadas.

Quanto à taxa de exames preventivos não satisfatórios (lâminas não legíveis), menciona-se nessa análise que não há diferença significativa. Os estudos considerados não são adequados a esse tipo de avaliação, pois os protocolos *split sample* sempre acarretam exames não satisfatórios por falta de células endocervicais sobre a segunda técnica, nesse caso o teste em meio líquido. Em contrapartida, se levarmos em consideração os dados do Reino Unido, que contam hoje com uma experiência de mais de 2 milhões de pacientes em exame por citologia em meio líquido, as taxas de exames preventivos não satisfatórias (lâminas não legíveis) passarão de 9 a 2%, o que é muito significativo.

Sabe-se bem que as metanálises não avaliam de maneira perfeita as tecnologias ou os tratamentos. Os maiores problemas das metanálises são, com freqüência, conclusões excessivas e uma falta de precisão.

Viu-se que a citologia em meio líquido – novo padrão de preventivo nos Estados Unidos e no Reino Unido – especialmente pelo método ThinPrep e SurePath, ao aumentar muito sensivelmente a qualidade do exame, permite uma melhora significativa da qualidade das amostras do colo uterino, sendo esse aumento substancial da sensibilidade concomitante a uma perfeita conservação da especificidade. Deve-se destacar, finalmente, o conceito "uma coleta, vários testes" introduzido pela citologia em meio líquido.

No entanto, os preventivos líquidos não permitem obter uma sensibilidade de 100% e não resolvem os problemas relativos aos exames de resultado ambíguo que continuam ainda relacionados com a interpretação morfológica (28).

Se o rastreio do câncer do colo provou sua eficácia, observa-se sempre um número significativo de cânceres invasivos, especialmente nas mulheres jovens que foram observadas regularmente por preventivos considerados normais até o momento. Essa situação, que representa aproximadamente 1.000 casos anuais na França, continua sendo um problema de saúde pública para o qual a responsabilidade médico-legal dos especialistas está em jogo. Será que temos instrumentos hoje em dia para tranqüilizar totalmente as pacientes que apresentam um teste de resultado negativo? A resposta provavelmente é positiva. Ela passa pelo conhecimento da infecção por papilomavírus e pela introdução desse teste na prática clínica.

Papel dos papilomavírus

Admite-se claramente hoje em dia que os papilomavírus (HPV) ditos de risco são os agentes responsáveis pelas lesões pré-cancerosas e pelo câncer do colo uterino (35). Comparados a outros fatores de risco de câncer, especialmente ao tabaco, ou mesmo ao vírus da hepatite B, os papilomavírus de risco são reconhecidos como o fator de risco mais forte para o desenvolvimento do câncer (o risco relativo do câncer do pulmão relacionado com o tabaco é avaliado em 10, o do câncer do fígado relacionado com a hepatite B é avaliado em 50, aquele do câncer do colo relacionado com o HPV é avaliado de 300 a 500 (35).

Deve-se esclarecer, no entanto, que a infecção por papilomavírus é relativamente freqüente na população geral: estima-se que, aproximadamente, 7 de cada 10 mulheres foram expostas ao menos uma vez, durante sua vida, aos HPV (36). Admite-se que uma de cada 20 mulheres expostas aos HPV pode desenvolver um câncer do colo uterino. A exposição a esses vírus se dá através do contato sexual na mulher jovem, com freqüência nas primeiras relações (36).

A prevalência da infecção antes dos 30 anos é estimada em 30% em média. Ela diminui progressivamente com a idade para chegar a uma média de 10% entre 30 e 50 anos e 5% depois dos 50 anos (Fig. 14-7) (36, 37). A maioria das mulheres expostas aos HPV apresenta processos imunológicos para se livrar deles. Esse *clearance* dos HPV é observado, em geral, em um prazo de 12 a 18 meses (37). Um número limitado de mulheres manterá os papilomavírus "latentes ou quiescentes" durante meses, ou mesmo anos. Elas podem então desenvolver, em caso de persistên-

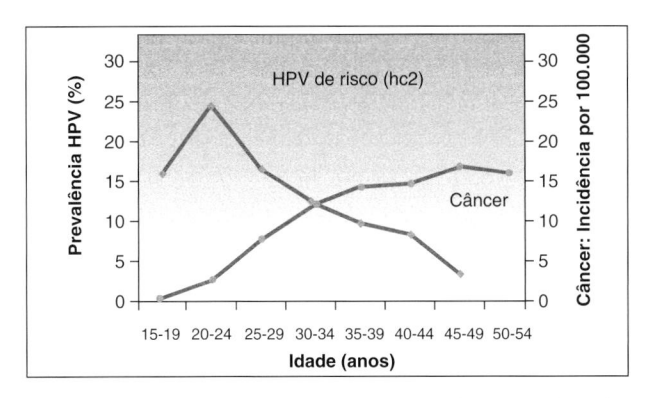

Fig. 14-7. Prevalência da infecção por HPV e do câncer do colo. Incidência conforme a idade.

cia da infecção, uma lesão pré-cancerosa que, se não detectada, poderia resultar em um câncer anos mais tarde, caso o exame preventivo não fosse realizado (38-45).

Em outras palavras, o desenvolvimento de lesões pré-cancerosas do colo é a testemunha de uma perda imunológica diante dos papilomavírus, que é própria de cada um. Não somos iguais, portanto, diante desses vírus, mas ainda não temos hoje em dia como tornar objetiva essa deficiência.

A maioria das infecções por HPV da mulher jovem com menos de 30 anos é, pois, transitória, enquanto aquelas observadas após os 30 anos são mais freqüentemente persistentes e podem resultar em lesões (46).

Desse modo, a presença imediata dos HPV no nível do colo uterino não significa a presença de uma lesão, pode tratar-se de uma presença sadia.

Ao contrário, demonstrou-se claramente que a persistência do DNA viral em 12 ou 18 meses de intervalo é um bom indicador lesional atual ou futuro. O risco relativo de se desenvolver uma lesão anos mais tarde é estimado de 11 a 350. Essa persistência viral se traduz pela expressão de certos genes virais, especialmente os genes E6 e E7 dos HPV de risco, cujo papel na imortalização das células é demonstrado por sua ação sobre as proteínas inibidoras do ciclo celular (47).

Contribuição do teste de HPV

Considerando que o papilomavírus constitui um agente necessário ao desenvolvimento das lesões cancerosas e pré-cancerosas do colo uterino e que não há praticamente lesão significativa ou de risco sem HPV (48), foi possível propor a busca do DNA desses vírus por um teste biológico.

O teste de HPV que recorre à Captura Híbrida 2 (49) ou à PCR (50) é um teste simples, reprodutível e objetivo.

Apoiando-se em um amplo estudo randômico, o teste de HPV é recomendado atualmente para as mulheres que apresentam um exame preventivo ambíguo (ASC-US) (51, 52). Somente o teste de HPV nessa indicação permite reconhecer imediatamente a maioria das NIC de alto grau subjacentes aos ASC-US. Nesse estudo, ele é mais sensível do que uma colposcopia ou dois preventivos sucessivos (53, 54).

Combinado com o exame de rastreio, esse teste permite amenizar as dificuldades e os obstáculos do exame convencional.

Os estudos realizados muito amplamente pelo mundo, dos quais se reconhecem hoje vários milhares de pacientes convocadas, permitiram chegar a duas noções fundamentais (55-62):

- O valor preditivo negativo do teste para as lesões de alto grau ou pré-cancerosas, isto é, a capacidade que o teste tem, quando negativo, de indicar que não há lesão subjacente, é superior a 99%. Em outras palavras, a ausência de papilomavírus em um teste de HPV exclui quase sempre e com toda certeza a presença de uma lesão pré-cancerosa, o que não pode ser afirmado pela realização somente do preventivo convencional. De fato, o teste de HPV negativo permite tranqüilizar instantaneamente e por muito tempo acerca da ausência de lesões subjacentes.
- A sensibilidade do teste para as lesões de alto grau ou pré-cancerosas, ou seja, a capacidade que o teste tem, quando positivo, de não desconhecer uma lesão pré-cancerosa é superior a 95%, o que somente o exame de rastreio não permite afirmar, já que sua sensibilidade é inferior a 66%.

Teste de HPV e rastreio primário

Contribuição dos estudos atuais

Os estudos realizados recentemente na França (55, 56), na Grã-Bretanha (57) e na Alemanha (62) em grandes populações confirmam fortemente esses dados. Por meio de milhares de mulheres avaliadas, os experimentos confirmam que um teste combinado comportando um exame de Papanicolaou e um teste de HPV aumenta a sensibilidade do rastreio convencional em, aproximadamente, 25 a 30%, levando a sensibilidade de detecção a quase 100% (Tabela 14-5). É permitido dizer, portanto, que a prática do teste combinado Papanicolaou e HPV dá uma proteção máxima em relação ao câncer do colo uterino para a maioria das mulheres que se submetem a ele.

A revisão recente de J. Cuzick *et al.* com base em 60.000 mulheres mostra que a sensibilidade do teste de HPV para as NIC 2+ é de 96,1% (94,2-97,4%). Esta varia com a idade. A especificidade global é de 90,7% (90,4-95,1%) e varia de 76,5% nas jovens a 95,5% nas mulheres com mais idade. Nas mulheres com mais de 35 anos, a especificidade é de 93,3% (92,9-93,6%).

Tabela 14-5 – Desempenho do teste de HPV e do preventivo para as NIC 3+

População	Nº	Prev. NIC 3	Sensibilidade			Especificidade		
			Preventivo	HPV + preventivo	HPV	Preventivo	HPV	HPV + preventivo
Portland	10.031	0,58	51	70,7	81,0	98,2	91,9	90,8
Grã-Bretanha	9.761	0,52	90,2	94,1	98,0	97,2	97,0	95,7
México	6.115	1,26	58,4	94,8	97,4	98,7	93,9	93,4
Costa Rica	6.176	1,10	82	93,6	96,8	94,0	94,0	89,8
África do Sul	2.925	3,66	84	89,7	92,5	86,4	80,0	76,4
China	1.936	2,17	97,6	100	100	76,3	83,0	68,0
Baltimore	1.040	0,19	50,0	100	100	97,6	96,2	95,5
Alemanha	7.592	0,36	51,6	96,3	100	98,5	96,2	95,1

A idéia de modular o rastreio conforme o risco é, de fato, sedutora. Com efeito, hoje em dia, considera-se que todas as mulheres correm risco idêntico de desenvolver um câncer do colo uterino, e a todas elas se propõe a mesma freqüência de exames. A introdução do teste de HPV no rastreio associado ao exame de Papanicolaou permitiria modular o ritmo de rastreio em função do risco (Figs. 14-8 e 14-9) (63):

- A todas as mulheres com menos de 30 anos, por ser a prevalência da infecção por HPV alta e freqüentemente transitória, continuará sendo proposto um exame de Papanicolaou regular como base do rastreio.

- Após os 30 anos, a prevalência da infecção por HPV de risco cai de 10-15% (é preciso aproximar esse número dos 5% das anomalias observadas em citologia), é possível propor um teste combinado:

– noventa por cento das mulheres terão um preventivo negativo-teste de HPV negativo. À totalidade dessa população, em virtude de um valor preditivo negativo do teste superior a 95%, é possível propor um ritmo de rastreio a cada 3 anos e com toda segurança com proteção máxima;

– nos 10% restantes, será possível concentrar os esforços de rastreio pela realização de colposcopia para as mulheres que apresentam um exame com resultado LSIL e para aquelas com resultado ASC-US HPV de alto risco persistente de 12 a 18 meses. A colposcopia é feita, portanto, unicamente nas mulheres de risco que apresentam um exame com resultado ASC-US HPV positivo ou um resultado negativo HPV positivo persistente por 12 meses. As mulheres que apresentam um exame negativo HPV positivo são observadas e passam pela colposcopia somente em caso de persistência dos HPV por mais de 12 meses;

```
                Preventivo (líq.) + teste HPV (AR)
       ┌──────────────┬──────────────┬──────────────┐
  Preventivo –    Preventivo –    Preventivo +    Preventivo +
     HPV –           HPV +           HPV –           HPV +

  VPN 99%         VPP 4-10%       ASC-US VPN 98%  ASC-US VPP
  Rastreio        Acompanhamento  Outras anomalias   16-27%
  a cada          em 6-12 meses   Não-interesse   Acompanhamento
  3 anos                          no teste HPV    tratamento
```

VPN: valor preditivo negativo; VPP: valor preditivo positivo

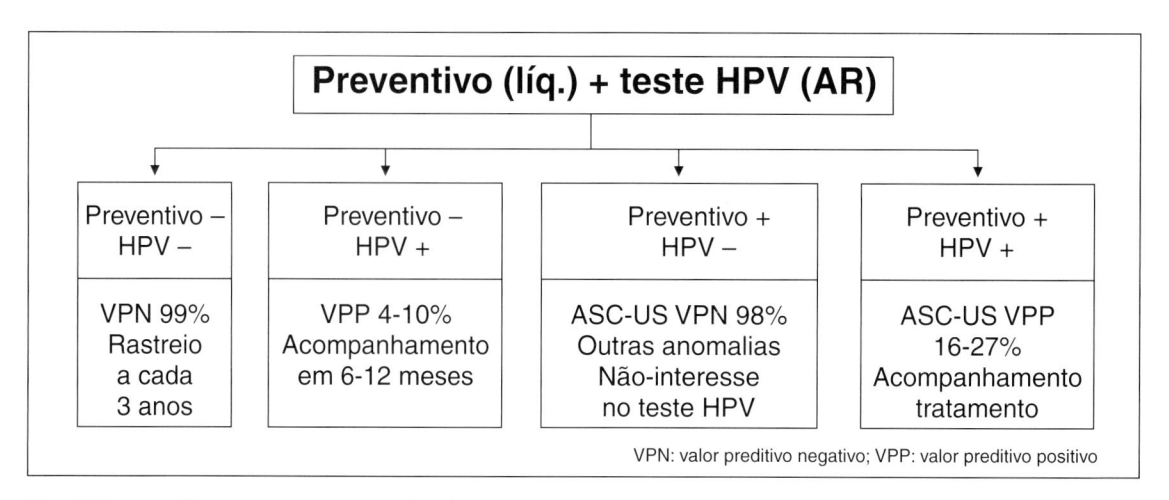

Fig. 14-8. Teste de HPV e exame preventivo de rastreio após os 30 anos. Perspectivas potenciais.

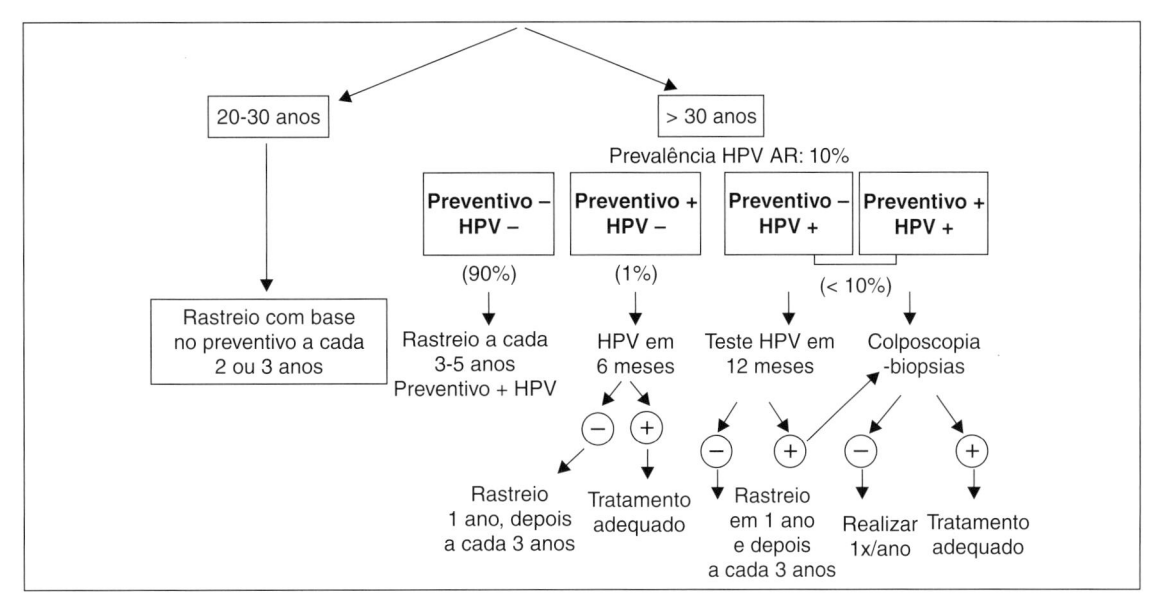

Fig. 14-9. Detecção primária do teste combinado: preventivo e teste de HPV.

- para aumentar o valor preditivo positivo nesse grupo, a genotipagem HPV 16-18 e a carga viral elevada são marcadores confiáveis de lesões de NIC subjacentes (64);
- um exame menos freqüente e mais sensível seria de grande importância para as populações de risco, cuja observância no rastreio é muito aleatória.

Quando o exame preventivo é realizado em suspensão líquida, é possível fazer um teste de HPV com as células residuais do exame. Essa coleta única apresenta a vantagem de não encaminhar a paciente ao laboratório para o teste viral; mas ela deve respeitar regras estritas para ser confiável.

O teste de HPV pode substituir o exame preventivo?

O recente estudo randômico HART, tratando de 10.358 mulheres, é convincente nesse sentido (57). As 825 mulheres, ou seja, 8% do conjunto, que apresentaram uma citologia ASC-US ou um teste de HPV positivo foram randomizadas (colposcopia imediata ou observação, seguida de uma colposcopia de 6 ou 12 meses).

Nenhuma paciente ASC-US-HPV negativo desenvolveu lesões. Nove pacientes que tiveram NIC de alto grau no grupo de observação tiveram teste de HPV positivo durante toda a duração do estudo. Ainda que muitas pacientes tenham sido perdidas nesse estudo, esse trabalho único traz argumentos tangíveis para propor o teste de HPV em primeira intenção no rastreio e a citologia em segunda intenção, no caso de HPV positivo.

Os estudos de Clavel (56) e de Schiffman (61) confirmam esses dados. Recentemente, Bory (43) *et al.* mostraram que 21% das mulheres de alto risco persistente desenvolveram uma lesão de alto grau nos 4 ou 36 meses quando comparadas a 0,08% das mulheres HPV de alto risco negativo na visita inicial, confirmando que somente o teste de HPV pode ser considerado. No entanto, no momento atual, essa tendência não parece se confirmar por conjunturas que têm ampla adesão ao exame preventivo (65).

Contribuição dos estudos econômicos

A literatura econômica internacional indica que a busca por HPV associada a citologia melhora os resultados do rastreio por um custo razoável, ou mesmo inferior (66, 67). O crescimento da sensibilidade do rastreio e o surgimento em um prazo relativamente longo de lesões provocadas pelo HPV justificariam a redução da freqüência do exame. Os custos atuais do exame preventivo são enormes, eles geram de 5 a 8% dos rastreios positivo dos exames complementares, dos acompanhamentos e dos tratamentos, às vezes, inúteis.

A introdução do teste de HPV no rastreio permitiria considerar economias de saúde. Os modelos macroeconômicos realizados atualmente mostram que métodos de rastreio mais sensíveis podem ser mais eficazes e menos custosos do que o exame preventivo convencional, quando esses métodos são realizados em intervalos menos freqüentes.

Podem-se evitar os desvios? Problemas ainda não resolvidos

Ainda que o benefício do teste de HPV pareça evidente no rastreio primário, o risco potencial do uso excessivo ou inadequado não deve ser desprezado. A maioria das infecções por HPV de risco é transitória, especialmente nas jovens, e clinicamente insignificantes, mesmo que às vezes elas possam gerar anomalias morfológicas transitórias. Somente 10%, aproximadamente, dos indivíduos que manterão os vírus persistentes correm um risco substancial de desenvolver lesões precursoras e, eventualmente, um câncer na ausência de rastreio. Por causa de um valor preditivo positivo muito baixo antes dos 30 anos, o teste de HPV não é proposto para essas idades.

Outro risco do uso inadequado do teste diz respeito às mulheres com exame preventivo normal e HPV positivo. Certamente, muitas terão lesões mudas no preventivo e serão assim localizadas graças a esse alerta. Outras, porém, só apresentarão a presença transitória do vírus, cujo conhecimento pode ser fonte de ansiedade, de estresse (68-70), de perturbação para o casal e de risco de sobrediagnóstico e de sobretratamento. Pode-se limitar, no entanto, esse desvio pela consideração da persistência viral, melhor marcador lesional que a presença instantânea do vírus.

Deve-se observar, entretanto, que não é possível no momento atual e de rotina medir essa persistência, e que o teste mais freqüentemente utilizado, no caso o Captura Híbrida 2, não permite revelar cada genótipo, mas antes um grupo de 13 vírus de risco dentre os 18 conhecidos hoje em dia.

A realização de um teste combinado preventivo e de HPV levanta também a questão da qualidade da amostra (71). Essa perspectiva deixa entrever que o melhor teste para realizar um exame combinado é o preventivo em meio líquido. Uma parte das células no exame líquido é usada para a citologia, as células residuais para a realização do teste de HPV. No entanto, nem todos os líquidos presentes atualmente no mercado foram avaliados pela citologia nem mesmo pelo HPV. Somente os preventivos ThinPrep® e SurePath® foram aprovados pela FDA. Porém, admite-se que de 4 a 5% das amostras têm uma celularidade insuficiente após a análise citológica. Não se sabe tampouco se o teste de HPV é válido na ausência de células da zona de transformação. Se o exame de prevenção não for satisfatório segundo a terminologia de Bethesda 2001, não está provado que o teste de HPV possa ser pertinente nessas condições. Somente os exames ThinPrep e SurPath podem ser usados para a realização do teste de HPV empregando o mesmo líquido. No entanto, o uso da Captura Híbrida 2 não permite identificar, no líquido, se a celularidade é suficiente para a realização do teste viral. Com efeito, não é possível medir precisamente o grau de celularidade restante a fim de que o teste de HPV possa ser realizado em boas condições a partir de um preventivo em meio líquido. Para a realização do teste de HPV em Captura Híbrida 2 no meio Thin Prep, exige-se um volume residual mínimo de 4 ml. O teste de HPV, ao usar a PCR Roche, permite um controle da celularidade pelo valor da β-globina.

O outro problema é a contaminação possível das amostras com o HPV no laboratório. Além disso, ainda pode haver dificuldades logísticas para explorar as amostras com vista citológica ou virológica em certos laboratórios.

É a razão pela qual, se as condições técnicas ideais não forem atendidas, é preferível realizar duas amostras separadas, uma para a citologia e outra para o teste viral.

Consenso e relatórios disponíveis

Na França, a ANAES examinou a possibilidade de introduzir o teste de HPV no exame primário. Concluiu-se que o teste de HPV associado ao preventivo oferece perspectivas promissoras. Ela indica, entretanto, que o benefício médico e econômico deverá ser avaliado (63).

Nos Estados Unidos, em 2002, a American Cancer Society (ACS) (72) e, em 2003, o American College of Obstetrics and Gynecology (ACOG) (73) propuseram 3 opções de exame conforme o acesso das pacientes aos novos métodos de exame. A FDA aprovou, em 2003, o uso do teste de HPV no exame de rastreio primário nas mulheres com mais de 30 anos.

Na Europa, o grupo de especialistas de EUROGIN propôs (74) três opções de exame de rastreio, sugerindo equilibrar a sensibilidade dos testes com a freqüência de exame. Um preventivo convencional pode ser realizado a cada ano, pois sua sensibilidade não é excelente; um preventivo em meio líquido pode ser feito a cada 2 anos, pois sua sensibilidade é melhor; um preventivo combinado a um teste de HPV pode ser feito, com toda a segurança, a cada 3 anos, porque sua sensibilidade é próxima dos 100%.

O teste de HPV acaba de receber a aprovação pela Seguridade Social francesa para que seja introduzido no contexto dos preventivos com resultado ASC-US (75). De fato, demonstrou-se hoje que uma mulher que apresenta exames com ASC-US ou ambíguos deve realizar uma colposcopia quando o teste de HPV for positivo. Não é obrigatória a realização de colposcopia quando o teste for negativo. Esse percurso racional é pertinente e validado.

Em abril de 2006, o conselho de especialistas de EUROGIN confirmou os seguintes pontos (76):

- O teste de HPV, graças a uma sensibilidade excelente em detectar as NIC de alto grau, pode ser proposto como único teste de rastreio primário ou associado ao preventivo após a idade de 30 anos.
- O enorme valor preditivo negativo permite espaçar o exame de rastreio para 3 a 5 anos.
- Essa medida deveria ser tomada nos países onde o exame é organizado para avaliar o impacto nas taxas das NIC 3 e na incidência do câncer do colo uterino.
- Na triagem das ASC-US, o teste de HPV é mais sensível do que o exame de controle que detecta de 8 a 10% das NIC de alto grau subjacentes. É a opção privilegiada em

comparação com a quela da colposcopia imediata ou o preventivo de controle, quando o resultado do preventivo é feito em suspensão líquida.
- Em pós-tratamento, o teste de HPV é a opção de escolha para confirmar a cura e o mais sensível para detectar persistência ou recidiva.

O Plano Câncer 2003 francês estabeleceu claramente as prioridades na área do rastreio do câncer do colo uterino. Ele propôs ampliar a oferta de rastreio para a maior parte da população, e o objetivo de uma cobertura de 80% é realista. Ele propõe ampliar as ações de informação para a maior participação das mulheres no exame de rastreio. Finalmente, ele se propõe claramente a facilitar o uso do teste de HPV nessa indicação.

Em suma, a introdução do teste de HPV combinado ao exame convencional permite tranqüilizar totalmente as mulheres com HPV negativo. Com efeito, a ausência de papilomavírus em um exame preventivo é a marca de um colo uterino normal. Ao contrário, a presença de papilomavírus de risco é um indicador de vigilância. Não significa, porém, a presença de lesão subjacente, mas alerta o médico e a paciente para acompanhamento ou exames apropriados.

Contribuição da genotipagem no exame preventivo

Os testes de HPV disponíveis com base na pesquisa de um coquetel de papilomavírus de risco (testes de Captura Híbrida® 2 e Amplicor®) são reprodutíveis, seguros e muito sensíveis. No entanto, sua especificidade limitada e seu baixo valor preditivo podem levar a sobrediagnósticos e a sobretratamentos. Falta precisão quanto à persistência viral, que é um bom indicador lesional, quando se utilizam testes de coquetéis, e não há consenso para definir o momento exato de uma persistência. Para aumentar a especificidade do rastreio, a atenção se volta para a genotipagem desde então, especialmente na população com exame preventivo normal de HPV coquetel positivo.

Vários estudos mostraram que as mulheres com HPV 16 positivo têm risco mais elevado de desenvolver uma NIC 3+ em comparação com outros tipos virais (77, 78). Assim como as mulheres com HPV 18 positivo têm risco maior não somente de desenvolver uma NIC 3+ (78), como também um adenocarcinoma *in situ* e seus precursores (79, 80) comparação com outros tipos de HPV de risco. Os HPV 16 e 18 são os genótipos mais prevalentes nos cânceres epidermóides (81), e o HPV 18, o mais freqüente no adenocarcinoma *in situ* (80).

A infecção por HPV 16 e 18 parece ser mais freqüentemente persistente do que para os outros tipos de risco. Ela sugere um valor preditivo positivo mais alto para esses genótipos comparados aos outros tipos de HPV de risco (76). Assim, na população com mais de 30 anos que apresenta um preventivo negativo HPV coquetel positivo, é possível aumentar muito sensivelmente o valor preditivo positivo pela realização de um segundo teste coquetel em 12 meses, levando a persistência a solicitar uma colposcopia, mesmo que o preventivo seja normal. Essa abordagem apresenta o inconveniente de perder de vista as pacientes que não voltariam para o segundo teste. A genotipagem permite, instantaneamente, encaminhar as pacientes positivas para os HPV 16 ou 18 à colposcopia. Esse percurso está sendo avaliado. A sensibilidade é menor quando se trata de uma população já selecionada. A especificidade é, então, determinante.

Testes de genotipagem estão disponíveis (PCR, Linear Array, sondas), mas ainda não foram definitivamente validados para esse uso.

Vacinas de HPV profiláticas vão modificar o rastreio?

Na França e em todo mundo, experimentos de fase 3 permitiram avaliar a proteção das vacinas profiláticas diante dos HPV. Demonstrou-se que as vacinas de HPV 16-18-6-11 (Gardasil®) ou HPV 16-18 (Cervarix®), que utilizam pseudovírions compostos da proteína maior L1 recombinante do capsídeo viral não infectantes, chamados VLP L1, administradas em mulheres jovens ainda não expostas a esses vírus (adolescentes virgens), são bem toleradas, imunogênicas e garantem proteção de quase 100% diante da persistência viral e do desenvolvimento de lesões pré-cancerosas associadas aos tipos virais da vacina. Esses resultados promissores anunciam que as vacinas vão ser postas no mercado (82, 83). No entanto, como essas vacinas só protegerão 70% no máximo do câncer do colo uterino, o rastreio será mantido. Os modelos econômicos (84) mostram que o benefício maior é esperado para as jovens meninas antes da exposição aos HPV, isto é, antes das primeiras relações no quadro de um programa coletivo. O benefício individual da vacina para a mulher adulta sexualmente ativa, mas não exposta aos vírus, é provável. Isso deixa entrever a introdução de uma avaliação viral antes da vacinação. As mulheres não-vacinadas farão o exame de rastreio na freqüência habitual e nas condições definidas pelas recomendações. A diminuição de freqüência dos resultados anormais permite antecipar a diminuição do valor preditivo positivo e da especificidade do exame preventivo e do teste de HPV. No entanto, é o preventivo que sofreria mais esse efeito (85). Na população vacinada, a necessidade de introduzir a genotipagem por HPV para aumentar a especificidade do rastreio ou outros marcadores mais específicos, como a persistência viral (42-44) p16^{ink4a} (86), ou os RNAm E6/E7 (87) é objeto de discussão entre especialistas.

Isso leva a supor a provável necessidade de introduzir o teste de HPV no rastreio das mulheres vacinadas.

Conclusão

O rastreio do câncer do colo uterino aborda uma nova era em que, progressivamente, será buscado o agente viral causal do câncer do colo uterino, os HPV de risco, mais do que as anomalias morfológicas das células do colo provocadas pela infecção. As novas técnicas de biologia molecular vão permitir a avaliação precisa das lesões e do risco.

O teste de HPV combinado com o preventivo convencional evitaria 1.000 cânceres do colo, aproximadamente, por ano na França.

A introdução de um teste hipersensível de rastreio, como o teste de HPV, só pode ser concebida com aumento do intervalo entre os exames nas mulheres com risco. A ausência de HPV confere uma proteção garantida e duradoura, o que o exame de Papanicolaou sozinho não é capaz de garantir.

Estudos econômicos de impacto da introdução desse teste em larga escala devem ser feitos, mas não devem frear seu uso e a avaliação com seriedade de seu reembolso.

O acúmulo de evidências científicas acerca do desempenho do teste de HPV no rastreio primário e da proteção complementar que ele traz justifica que se pense em termos de igualdade de chances a serem propostas às mulheres.

As novas técnicas de rastreio não devem substituir sistematicamente o teste convencional. Seria legítimo deixar os testes que podem ser empregados à livre escolha dos médicos e das pacientes. Eles devem conhecê-los e saber avaliar o impacto e os custos de acordo com cada caso. Essa oferta diversificada e transparente de tratamentos seria a própria base de uma prática médica responsável e eticamente correta.

Nas mulheres vacinadas, os exames de rastreio serão mantidos, sua ação protetora será complementar e sinérgica à da vacinação.

Na era vacinal, o rastreio do câncer do colo uterino, que é a pedra de toque da prevenção do câncer do colo uterino, se manterá. Vacinação e rastreio são duas ações de prevenção sinérgicas e complementares.

Referências

1. Monsonego J (2006) Emerging Issues on HPV Infections: From Science to Practice. Basel, Karger
2. Monsonego J (2006) Infections a Papillomavirus. État des connaissances, pratiques et prévention vaccinale, Paris, Springer
2a. Monsonego J (2007) Prevention du cancer du col utérin (I): apports du dépistage, recents progrès et perspectives. Press Med 36:92-111
3. Patnick J (1997) Screening that failed to work. In: Franco E, Monsonego J (Eds): New developments in cervical cancer screening and prevention. Oxford, Blackwwell Science, pp. 200-2
4. Remontet L, Esteve J, Bouvier AM et al. (2003) Incidence et mortalité par cancer en France durant la période 1978-2000. Rev Epidemiol Santé Publique 51:3-30
5. Exbrayat C (2003) Col de l'uterus. In: Evolution de l'incidence et de la mortalité par cancer en France de 1978 a 2000. INS, pp. 107-12
6. Camatte S, Morice P, Pautier P, Castaigne D (2005) In: Blanc B (ed) Quelle relation avec le dépistage ? Le dépistage du cancer du col de l'utérus. Liège, Masson, pp. 5-36
7. Ostor AG (1993) Natural history of cervical intraepithelial neoplasia: a critical review. Int J Gynecol Pathol 12:186-92
8. Council of the European Union (2003) Council recommendation of 2 december 2003 on cancer screening. Official J Eur Union L 327:34-8
9. Ferlay L, Bray F, Pisani P, Parkin DM (2004) GLOBOCAN 2002: cancer incidence, mortality and prevalence world-wide IARC CanceBase N°5, version 2.0. Lyon IARC Press
10. Monsonego J (1997) Spontaneous screening: benefits and limitations. In: Franco E, Monsonego J (eds). New developments in cervical cancer screening and prevention. Oxford, Blackwell Science, pp. 220-40
11. Monsonego J (1996) Enquête nationale sur le dépistage du cancer du col auprès des gynécologues. Gynécol Obstét pratique 81:1-5
12. Castaigne D, Camatte A (2004) Communication personnelle, Salon de Gynécologie Pratique, mars 2004
13. Sawaya GF, Kerlikowske K, Lee NC et al. (2000) Frequency of cervical smear abnormalities within 3 years of normal cytology. Obstet Gynecol 96:219-23
14. Shy K, Chu J, Mandelson M (1989) Papanicolaou smear screening interval and risk of cervical cancer. Obstet Gynecol 74:838-43
15. Miller MG, Sung HY, Sawaya GF et al. Screening interval and risk of invasive squamous cell cervical cancer. Obstet Gynecol 101:29-37
16. Sung HY, Kearney KA, Miller M et al. (2000) Papanicolaou smear history and diagnosis of invasive cervical carcinoma among members of a large prepaid health plan. Cancer 88:2283-9
17. Fylan F (1998) Screening for cervical cancer: a review of women's attitudes, knowledge, and behaviour. Br J Gen Pract 48:1509-14
18. www.plancancer.fr
19. Boulanger JC (1996) Explanation of invasive cervical cancer following treatment of CIN Communication personnelle, Congres IFCPC Sydney, Bologne, Monduzzi Ed, pp. 175-9
20. Raffle AE (1997) Invasive cervical cancer after treatment for cervical intraepithelial neoplasia. Lancet 349: 1910
21. IARC working group on cervical cancer screening, conclusions (1986). In: Hakama M, Miller All, Day N (eds). Screening for cancer of the uterine cervix. Lyon, France, pp. 133-44
22. Fahey MT, Irwig L, Macaskill P (1995) Meta-analysis of pap test accuracy. Am J Epidemiol 14:680-9
23. Morell ND, Tyler JR, Snyder RN (1982) False negative cytologyrate in patients in whom invasive cervical cancer subsequently developed. Obstet Gynecol 60:41-5

24. De May RM (1997) Common problems in Papanicolaou smear interpretation. Arch Pathol Lab Med 121:229-38
25. Results of a randomised trial on the management of cytology interpretations of atypical squamous cells of undetermined significance (2003). ASCUS-L.SIL Traige Study (ALTS) Group. Am J Obstet Gynecol 188:1383-92
26. Cuzick J, Clavel C, Petry KU et al. (2006) Overview of the European and North American studies on HPV testing in primary cervical cancer screening. Int J Cancer 119:1095-101
27. Barrasso R (1997) Colposcopy as a screening tool for cervical cancer detection: a review In: Franco E, Monsonego J (eds), New developments in cervical cancer screening and prevention. Oxford, Blackwell Science, pp. 400-5
28. Stoler MH, Schiffman M (2001) Interobserver reproducibility of cervical cytologic and histologic interpretations: realistic estimates from the ASCUS-LSIL Triage Study. JAMA 285:1500-5
29. Limay A, Connor Amsy J, Huang X, Luff R (2003) Comparative analysis of conventional Papanicolaou tests ans a fluid-based thin-layer method. Arch Pathol Lab Med 127:200-4
30. Yeoh GPS, Chan KW, Lauder I, Lam MB (1999) Evaluation of the Thin Prep Papanicolaou test in clinical practice: 6-month study of 16.541 cases with histological correlation in 220 cases. Hong Kong Med J 5:233-9
31. Diaz-Rosario L, Kabawat S (1999) Performance of a fluid-based, thin-layer Papanicolaou smear method in the clinical setting of an independent laboratory and an outpatient screening population in New England. Arch Pathol Lab Med 123:817-21
32. Hutchinson ML, Zahniser DJ, Sherman ME et al. (1999) Utility of liquid-based cytology for cervical carcinoma screening: results of a population-based study conducted in a region of Costa Rica with a high incidence of cervical carcinoma. Cancer (Cancer Cytopathol) 87:48-55
33. Monsonego J, Autillo-Touati A, Bergeron C et al. (2001) Liquid based cytology for primary cervical cancer screening a multicentre study. Br J Cancer 84:382-6
34. Davey E, Barratt A, Irwng L et al. (2006) Effect of study design and quality on unsatisfactory rates, cytological classifications, and accuracy in liquid-based versus conventional cervical cytology: a systematic review. Lancet 367:122-32
35. Bosch FX, Lorincz A, Munoz N t al. (2002) The causal relation between human papillomavirus and cervical cancer. J Clin Pathol 55:244-65
36. Schiffman M, Kruger Kjaer S (2003) Natural history of anogenital human papillomavirus infection and neoplasia. J Natl Cancer Institute Monographs 31:14-9
37. Franco EL, Villa LL, Sobrinho JP et al. (1999) Epidemiology of acquisition and clearance of cervical human papillomavirus infection in women from a high-risk area for cervical cancer. J Infect Dis 180:1415-23
38. Rozendaal L, Westerga J, van der Linden JC et al. (2000) PCR based high risk HPV testing is superior to neural net-work based screening for predicting incident CIN III in women with normal cytology and borderline changes. J Clin Pathol 53:606-11
39. Melkert PW, Hopman E, van den Brule AJ et al. (1993) Prevalence of HPV in cytomorphologically normal cervical smears, as determined by the polymerase chain reaction, is age-dependent. Int J Cancer 53:919-23
40. Koutsky LA, Holmes KK, Critchlow CW et al. (1992) A cohort study of the risk of cervical intraepithelial neoplasia grade 2 or 3 in relation to papillomavirus infection. N Engl J Med 327:1272-8
41. Ho GY, Burk RD, Klein S et al. (1995) Persistent genital human papillomavirus infection as a risk factor for persistent cervical dysplasia. J Natl Cancer Inst 87:1365-71
42. Dalstein V, Riethmuller D, Pretet JL et al. (2003) Persistence and load of high-risk HPV are predictors for development of high-grade cervical lesions: a longitudinal French cohort study. Int J Cancer 106:396-403
43. Bory JP, Cucherousset J, Lorenzato M et al. (2002) Recurrent human papillomavirus infection detected with the hybrid capture II assay selects women with normal cervical smears at risk for developing high grade cervical lesions: a longitudinal study of 3,091 women. Int J Cancer 102:519-25
44. Schlecht NF, Kulaga S, Robitaille J et al. (2001) Persistent human papillomavirus infection as a predictor of cervical intraepithelial neoplasia. JAMA 286:3106-14
45. Wallin KL, Wiklund F, Angstrom T et al. (1999) Type-specific persistence of human papillomavirus DNA before the development of invasive cervical cancer. N Engl J Med 341:1633-8
46. Wang SS, Hildesheim A (2003) Viral and host factors in human papillomavirus persistence and progression. J Natl Cancer Inst Monogr 31:35-40
47. Monsonego J (1996) Papillomavirus et cancer du col de l'utérus. Médecine/Sciences 12:733-44
48. Walboomers JM, Jacobs MV, Manos MM et al. (1999) Human papillomavirus is a necessary cause of invasive cervical cancer worldwide. J Pathol 189:12-9
49. Monsonego J, Pintos J, Semaille C et al. (2006) Human papillomavirus testing improves the accuracy of colposcopy in detection of cervical intraepithelial neoplasia. Int J Gynecol Cancer 16:591-8
50. Monsonego J, Bohbot JM, Pollini G et al. (2005) Performance of the Roche AMPLICOR human papillomavirus (HPV) test in prediction of cervical intraepithelial neoplasia (CIN) in women with abnormal PAP smear. Gynecol Oncol 99:160-8
51. Solomon D, Schiffman M, Tarrone R (2001) Comparison of three management strategies for patients with atypical squamous cells of undetermined significance. J Natl Cancer Inst 93:293-9
52. Wright TC Jr, Cox JT, Massad LS (2002) 2001 Consensus Guidelines for the management of women with cervical cytological abnormalities. JAMA 287:2120-9
53. Cox JT, Schiffman M, Solomon D (2003) Prospective follow-up suggest similar risk of subsequent cervical intraepithelial neoplasia grade 2 or 3 among women with cervical intraepithelial neoplasia grade 1 or negative colposcopy and directed biopsy. Am J Obstet Gynecol 188:1406-12
54. Guido R, Schiffman M, Solomon D, Burke L (2003) Postcolposcopy management strategies for women refer-red low-grade squamous intraepithelial lesions or human papillomavirus DANN-positive atypical squamous cells of undetermined significance: a two-year prospective study. Am J Obstet Gynecol 188:1401-5

55. Clavel C, Cucherousset J, Lorenzato M et al. (2004) Negative human papillomavirus testing in normal sùears selects a population at low risk for developing high grade cervical lesions. Br J Cancer 90:1803-8
56. Clavel C, Masure M, Bory JP et al. (2001) Human papillomavirus testing in primary screening for the detection of high-grade cervical lesions: a study of 7932 women. Br J Cancer 84:1616-23
57. Cuzick J, Szarewski A, Cubic H et al. (2003) Management of women who test positive for high-risk types of human papillomavirus: the HART study. Lancet 362:1871-6
58. Kulasingam SL, Hughes JP, Kiviat NB et al. (2002) Evaluating of human papillomavirus testing in primary screening for cervical abnormalities. Comparaison of sensitivity, specificity, and frequency of referral. JAMA 288:1749-57
59. Nobbenhuis MA, Walboomers JM, Helmerhorst TJ et al. (1999) Relation of human papillomavirus status to cervical lesions and consequences for cervical-cancer screening: a prospective study. Lancet 354:20-5
60. Ratnam S, Franco EL, Ferenczy A (2000) Human papillomavirus testing for primary screening of cervical cancer precursors. Cancer Epidemiol Biomarkers Prev 9:945-51
61. Schiffman M, Herrero R, Hildesheim A et al. (2000) HPV DNA testing in cervical cancer screening. Results from women in a high-risk province of Costa Rica. JAMA 283:87-93
62. Petry KU, Menton S, Menton M et al. (2003) Inclusion of HPV testing in routine cervical cancer screening for women above 29 years in Germany: results for 8466 patients. Br J Cancer 88:1570-7
63. Wright JD, Schiffman M, Solomon D (2004) Interim guidance for the use of human papillomavirus DNA testing as an adjunct to cervical cytology for screening. Obstet Gynecol 103:304-9
64. Castle PE, Solomon D, Schiffman M, Wheeler CM (2005) Human papillomavirus type 16 infections and 2-year absolute risk of cervical precancer in women with equivocal or mild cytologic abnormalities. J Natl Cancer Inst 97(14):1066-71
65. ANAES (2004) Evaluation de l'intêret de la recherche des papillomavirus humains dans le dépistage des lesions précancéreuses du col de l'utérus, Evaluation technologique, Paris
66. Mandelblatt JS, Lawrence WF, Womack SM et al. (2002) Benefits and costs of using HPV testing to screen for cervical cancer. JAMA 287:2372-81
67. Goldie SJ, Kim JJ, Wright TC (2004) Cost-effectiveness of human papillomavirus DNA testing for cervical cancer screening in women aged 30 years or more. Obstet Gynecol 103:619-31
68. Marteau TM (1989) Psychological costs of screening. BMJ 299:527
69. Marteau TM (1990) Screening in practice: reducing the psychological cost. BMJ 30:26-8
70. Harper D, Philips Z, Jenkins D (2001) HPV testing: Psychosocial and cost-effectiveness studies of screening and HPV disease. Papillomavirus Rep 12:1-5
71. Davies P, Kornegay J, Iftner T (2001) Current methods of testing for human papillomavirus Best Practice& Research Clinical Obstetrics and Gynaecology 15:677-700
72. Saslow D, Runowicz CD, Solomon D et al. (2002) American Cancer Society guideline for the early detection of cervical neoplasia and cancer. CA Cancer J Clin 52:342-62
73. ACOG (2003) practice bulletin: clinical management guidelines for obstetrician-gynecologists. Number 45, August 2003. Obstet Gynecol 102:417-27
74. Monsonego J et al. (2004) Cervical cancer control, priori-ties and new directions. Int J cancer 108:329-33
75. Arrêté du 19 mars modifiant l'arrêté du 3 avril 1985 fixant la nomenclature des actes de biologie médicale. Journal Officiel 2004;30 mars
76. Monsonego J, Cuzick J, Cox TC et al. (2006) EUROGIN 2006 Expert's Consensus Report Innovations in cervical cancer prevention Science, Practice and Action Gynecology-Oncology 103:7-24
77. Castle PE, Solomon D, Schiffman M, Wheeler CM (2005) Human papillomavirus type 16 infections and 2-year absolute risk of cervical precancer in women with equivocal or mild cytologic abnormalities. J Natl Cancer Inst 20:1066-71
78. Khan MJ, Castle PE, Lorincz AT et al. (2005) The elevated 10-year risk of cervical precancer and cancer in women with human papillomavirus (HPV) type 16 or 18 and the possible utility of type-specific HPV testing in clinical practice. J Natl Cancer Inst 20:1072-9
79. Bulk S, Berkhof J, Bulkmans NW et al. (2006) Preferential risk of HPV16 for squamous cell carcinoma and of HPV18 for adenocarcinoma of the cervix compared to women with normal cytology in The Netherlands. Br J Cancer 94:171-5
80. Castellsague X, Diaz M, de Sanjose S et al. (2006) Worldwide human papillomavirus etiology of cervical adenocarcinoma and its cofactors: implications for screening and prevention. J Natl Cancer Inst 98:303-15
81. Munoz N, Bosch FX, de Sanjose S et al. (2003) Epidemiologic classification of human papillomavirus types associated with cervical cancer. N Engl J Med 348:518-27
82. Villa LL, Costa RL, Petta CA et al. (2005) Prophylactic quadrivalent human papillomavirus (types 6, 11, 16, and 18) LI virus-like particle vaccine in young women: a randomised double-blind placebo-controlled multicentre phase II efficacy trial. Lancet Oncol 6:271-8
83. Harper DM, Franco EL, Wheeler CM et al. (2006) Sustained efficacy up to 4.5 years of a bivalent L 1 virus-like particle vaccine against human papillomavirus types 16 and 18: follow-up from a randomised control trial. Lancet 367:1247-55
84. Goldie SJ, Kohli M, Grima D et al. (2004) Projected clinical benefits and cost-effectiveness of a human papillomavirus 16/18 vaccine. J Natl Cancer Inst 96:604-15
85. Franco, E L, Cuzick J, Hildesheim A et al. (2007) Issues in Planning Cervical Cancer Screening in the Era of HPV Vaccination. Vaccine S3/171-53/177
86. Monsonego J, Pollini G, Evrard MJ et al. (2007) pl6INK4a immunocytochemistry in liquid-based cytology (lbc) samples gives added value in management of women with equivocal pap smear. Acta cytol. In press
87. Kraus I, Molden T, Holm R et al. (2006) Presence of E6 and E7 mRNA from human papillomavirus types 16, 18, 31, 33, and 45 in the majority of cervical carcinomas. J Clin Microbiol 44:1310

15 Situação atual do câncer do colo uterino e de seu rastreio na França

N. Duport

RESUMO

O câncer do colo uterino, na França, é o oitavo câncer feminino em número de novos casos e o décimo quinto câncer feminino em número de mortes. As taxas de incidência e de mortalidade desse câncer vêm diminuindo nas últimas duas décadas. Sua história natural está relacionada com a infecção persistente por um papilomavírus humano oncogênico, fator necessário, mas não suficiente, para seu surgimento. Candidato ideal ao rastreio por sua evolução lenta e pela existência de inúmeras lesões pré-cancerosas identificáveis e curáveis, trata-se de um câncer que pode se tornar potencialmente, na França, uma doença rara.

Seu rastreio por meio de um teste citológico, o preventivo do câncer cervicouterino (PCCU), é recomendado pela HAS (Alta Autoridade de Saúde Francesa) (ex-ANAES, Agência Nacional de Autoridade e de Avaliação em Saúde) nas mulheres de 25 a 65 anos em uma freqüência trienal após 2 preventivos normais com 1 ano de intervalo. A idade para se iniciar o exame pode ser até os 20 anos em certas situações epidemiológicas particulares.

Ainda que o rastreio do câncer do colo uterino por exame de Papanicolaou seja uma prática muito difundida e antiga, há ainda uma proporção não desprezível de mulheres que comparecem com muito pouca freqüência ao exame ou não comparecem.

Até hoje, não há um programa nacional de rastreio do câncer do colo uterino organizado na França. Desde 1990, 5 departamentos – Bas-Rhin, Haut-Rhin (ambos da Alsácia), Doubs (Franche-Comté), Isère (Alpes franceses) e Martinica – organizaram um exame de detecção. Uma primeira avaliação dos 4 departamentos sempre em atividade acaba de ser publicada pelo InVS (Instituto Francês de Vigilância Sanitária). Como se trata de iniciadores locais, cada estrutura de gestão desse exame estabeleceu uma organização específica, tornando difíceis as comparações entre departamentos.

PONTOS-CHAVE

1. Epidemiologia
   - Oitavo câncer na França pelo número de casos de incidência. O pico de incidência é aos 40 anos.
   - Quinto câncer feminino na França pelo número de mortes. O pico de mortalidade é aos 50 anos.
2. História natural
   - O câncer invasivo do colo uterino leva, em média, no mínimo, 15 anos para se desenvolver após uma infecção persistente por HPV de alto risco oncogênico.
   - Toda a lesão pré-cancerosa, e mesmo um carcinoma *in situ*, apresenta uma probabilidade significativa (de 32 a 57% conforme a lesão) de regredir espontaneamente.
3. Detecção do câncer do colo uterino
   - Baseia-se em um teste citológico: o preventivo do câncer cervicouterino (PCCU).
   - Recomendado para as mulheres de 25 a 65 anos, em freqüência trienal, depois de 2 PCCU negativos com 1 ano de intervalo.
4. Rastreio organizado do câncer do colo uterino
   - Presente atualmente em 4 departamentos: Bas-Rhin e Haut-Rhin, Isère, Martinica.
   - As modalidades de organização diferem de um departamento para outro: trata-se de iniciativas locais.

Introdução

O câncer do colo uterino é uma patologia de origem infecciosa. É o segundo na lista dos cânceres femininos no mundo, principalmente nos países em desenvolvimento, em termos de incidência e de mortalidade. Nos países industrializados, a melhora das condições de higiene e de vida e o surgimento há mais de 50 anos de um teste de rastreio, o preventivo do câncer cervicouterino, permitiram diminuir sua incidência e a mortalidade. Candidato ideal ao rastreio por sua evolução lenta e a existência de inúmeras lesões pré-cancerosas curáveis, trata-se de um câncer que pode, potencialmente na França, tornar-se uma doença rara. No entanto, ainda há uma proporção não desprezível de mulheres que quase não comparecem ao exame ou nunca comparecem.

Epidemiologia do câncer do colo uterino

Na França, o câncer do colo uterino é o oitavo câncer feminino, com 3.387 casos estimados em 2000, com um intervalo de confiança de 95% de [2.874-3.900], e o sétimo quando se considera a taxa de incidência padronizada (na estrutura de idade da população mundial), que era, em 2000, de 8 para 100.000 mulheres (1, 2).

Em 2000 e em 2002, o câncer do colo uterino ocupava o 15º lugar da lista de causas femininas de morte por câncer, com 1.004 mortes estimadas pelos registros do câncer em 2000 (1, 2) e 904 mortes estimadas pelo InVS segundo a mesma metodologia, e o 13º lugar se considerada a taxa de mortalidade padrão (em relação à estrutura de idade da população mundial), que é de 1,7 para 100.000 mulheres. No entanto, o prognóstico desses cânceres continua sendo um mistério: a sobrevivência relativa a 5 anos na França é de 67,8%, de acordo com o estudo Eurocare-3 (3) e de 70% de acordo com o estudo dos registros da rede Francim (4).

A taxa de incidência do câncer de colo uterino não deixou de diminuir entre 1978 e 2000, com uma taxa média anual de diminuição de 2,88%. Ao mesmo tempo, a mortalidade diminuiu, em média, em 4,44% ao ano (Fig. 15-1).

A média de idade, quando do diagnóstico do câncer do colo uterino é de 51 anos (1,2).

Em 2000, a distribuição por idade da incidência dos cânceres do colo uterino indica uma freqüência crescente dessa patologia a partir dos 20 anos, com um pico nas mulheres de 40 anos, as taxas chegando a atingir 20 casos para 100.000, seguida da diminuição até os 50 anos. A incidência se estabiliza, então, em torno de 17 casos para 100.000 até as idades mais altas. A mortalidade é muito pequena nas mulheres com menos de 70 anos (menos de 5 mortes para 100.000 mulheres); ela aumenta depois regularmente para alcançar 15 mortes para 100.000 mulheres de 85 anos ou mais (Fig. 15-2).

As curvas transversais da idade não refletem o risco que uma mulher corre ao longo de toda sua vida, pois esse

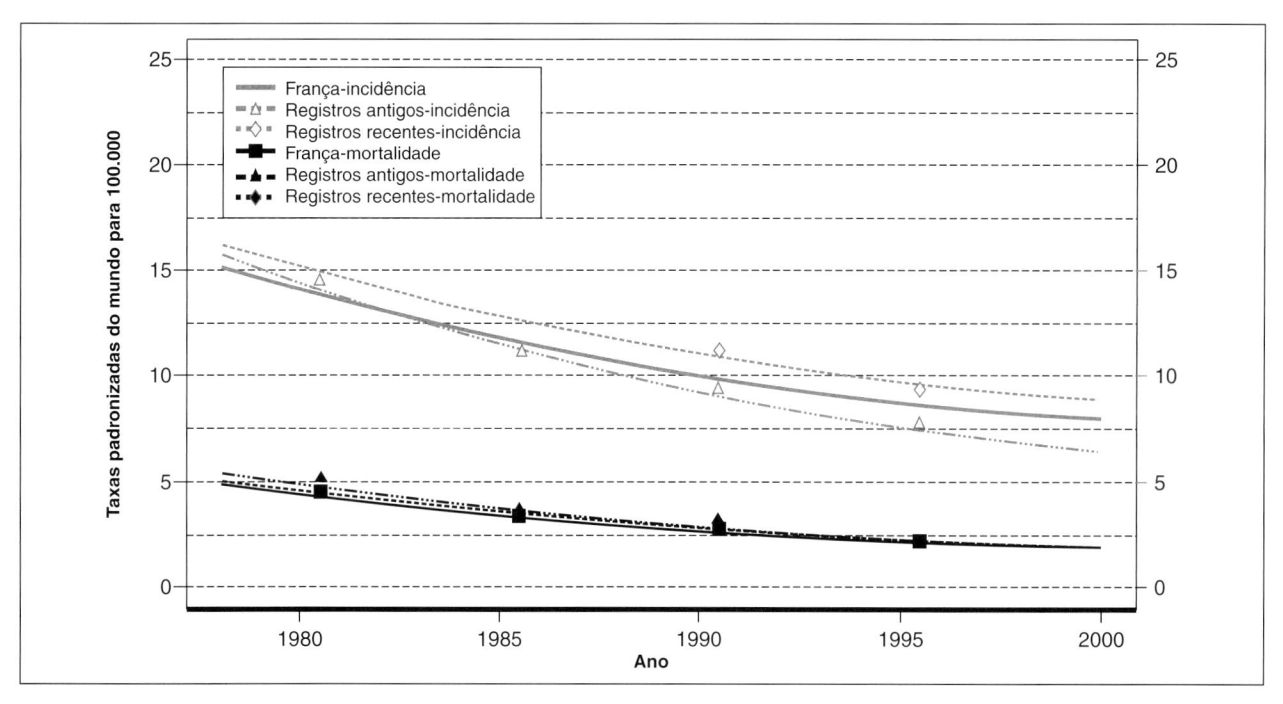

Fig. 15-1. Tendências cronológicas das taxas de incidência e de mortalidade do câncer do colo uterino (câncer invasivo e microinvasor) – França (padronização sobre a população mundial) (2).

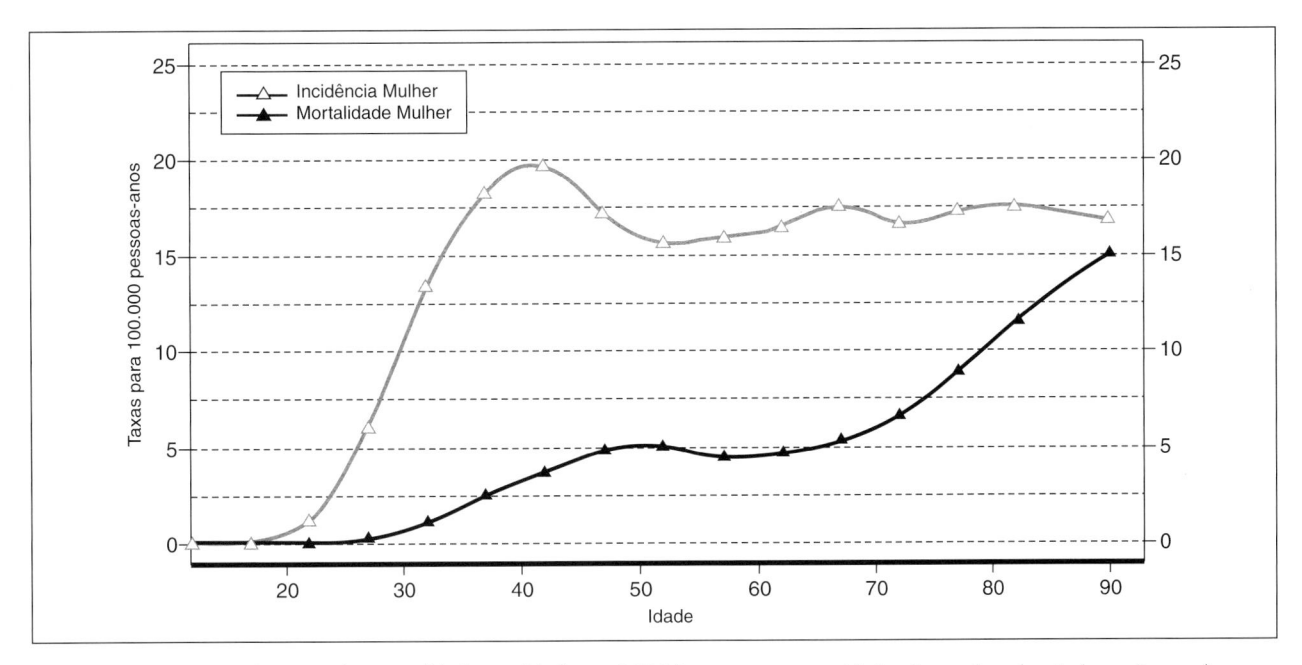

Fig. 15-2. Taxas de incidência e de mortalidade por idade em 2000 (curvas transversais) do câncer do colo uterino – França (taxas brutas) (2).

risco para o câncer do colo diminuiu de forma significativa ao longo das gerações. Assim, quando se comparava, em 2000, o risco de uma mulher de 90 anos, isto é, nascida em 1910, com o de uma mulher com 50 anos, isto é, nascida em 1950, 2 elementos interferiam: a diferença de idade, mas também a diferença entre duas gerações que não têm o mesmo nível de risco (o risco de mortes de uma mulher nascida em 1910 é superior, para certa idade, ao de uma mulher nascida em 1950). Se se considera a variação do risco ao qual é exposta uma mulher conforme a idade (chamado efeito longitudinal da idade), observa-se que o risco de incidência aumenta com a idade até os 40 anos e diminui em seguida, e que o risco de mortes aumenta até os 50 anos para diminuir igualmente depois.

As estimativas pelos registros da incidência e da mortalidade do câncer do colo uterino para o ano 2005 estão disponíveis desde o final de 2007.

História natural do câncer do colo uterino

O câncer invasivo do colo uterino é uma doença de origem infecciosa (com exceção de certas morfologias raras), de evolução lenta, que leva, no mínimo, 15 anos para se desenvolver, desde a primoinfecção por um papilomavírus humano oncogênico de tropismo genital até as diferentes lesões histológicas pré-cancerosas que acompanham a persistência da infecção (5-10).

Infecção por papilomavírus humano (HPV)

A infecção persistente por HPV de alto risco oncogênico é considerada a causa do câncer do colo uterino (5,11). Esse vírus é transmitido por contato sexual, freqüentemente nas primeiras relações sexuais. A prevenção da transmissão é muito difícil: os métodos de contracepção ditos de barreira (preservativo, por exemplo) são apenas parcialmente eficazes (7, 12-15), pois o vírus pode estar presente na maior parte da zona anogenital (inclusive em zonas não protegidas pelo preservativo) e permanecer infeccioso durante anos.

Há mais de 50 genótipos de HPV que podem infectar a esfera anogenital em mais de 120 existentes (16, 17); somente 18 são considerados de forte potencial oncogênico para o colo uterino, dos quais 12 de forma bem esclarecida (16, 17). Entre estes, 8 genótipos (16, 18, 31, 33, 35, 45, 52 e 58) estão implicados em 95% dos cânceres do colo uterino (16, 17). Os genótipos 16 e 18 são responsáveis nos países ocidentais por um pouco mais de 70% dos cânceres do colo uterino (5, 18, 19), o que explica que tenham sido escolhidos como alvo prioritário para as vacinas anti-HPV. A metanálise de Clifford (20) mostrava que o genótipo 16 era encontrado em sua maioria (46 a 63% conforme os estudos) nos carcinomas epidermóides, e o genótipo 18, nos adenocarcinomas (37 a 41% conforme os estudos). Essa porcentagem de cânceres do colo uterino, que pode ser atribuída aos 2 genótipos, HPV 16 e 18, corresponde à estimativa feita na

"América do Norte–Europa", já que não possuímos, na França, dados de distribuição nacionais dos genótipos dos HPV.

A infecção persistente por HPV oncogênico é um fator necessário, mas não suficiente: menos de 5% das mulheres infectadas por HPV 16 desenvolverão um câncer do colo uterino ao longo de sua vida (11, 16, 21); por outro lado, não há definição consensual da persistência: em geral, ela é definida por duas coletas positivas entre 12 e 18 meses de intervalo (5, 6, 8). Na maioria dos casos, particularmente na mulher com menos de 30 anos, as infecções por HPV são transitórias e vêm acompanhadas do desaparecimento das anomalias citológicas e histológicas que possam ter provocado (6, 8, 22, 23). Com efeito, o *clearance* viral dos HPV é bastante rápido e freqüente, em média 70% das infecções desaparecem em 12 meses e 90% em 24 meses (10, 21, 24).

Alguns fatores favorecem a persistência da infecção ou são co-fatores da carcinogênese (moderados, se comparados com a infecção persistente por HPV oncogênico). Eles podem ser subdivididos em 3 categorias.

Fatores ambientais ou exógenos

Esses fatores são o uso em longo prazo (≥ 5 anos) de contraceptivos orais, o tabagismo ativo (> 15 cigarros por dia) ou passivo, a existência de outras infecções sexualmente transmissíveis, especialmente a *Chlamydia trachomatis* ou o vírus de herpes simples de tipo 2, a existência de um déficit imunológico adquirido (infecção HIV, transplante de órgãos etc.) (5, 7, 10, 15, 16, 25). Recentemente, fatores nutricionais também foram mencionados, mas o único que parece mais provavelmente implicado é uma concentração plasmática alta de homocisteína (marcador de uma carência em vitaminas B6, B12 e em folatos, na ausência de qualquer déficit enzimático) (15). Em compensação, um regime rico em frutas e legumes teria um efeito protetor sobre o câncer do colo uterino (16).

Co-fatores virais relacionados com a infecção por HPV

Esses co-fatores são: infecção por um HPV de genótipo 16, ou mesmo 18 (os dois genótipos mais virulentos), alta carga viral (sobretudo se for do genótipo 16) (5, 7, 10, 15, 16, 25), infecção por certas variantes virais de mais alto risco entre diversas de um mesmo genótipo (exemplo do HPV 16 E6-350 G) (26).

Fatores endógenos (próprios ao indivíduo)

Eles correspondem a certos fatores genéticos relacionados especialmente com o grupo de genes no complexo principal de histocompatibilidade (MHC) humano que codifica as proteínas apresentadoras de antígeno de superfície do sistema HLA *(Human Leukocyte Antigen)* (p. ex., expressão do alelo HLA-DRB1*0401). Certos hormônios endógenos (número de gestações, menopausa) também estão implicados, assim como as capacidades de resposta imunológica próprias do indivíduo (déficits imunológicos constitucionais) (5, 7, 10, 15, 16, 25).

Em compensação, a idade da primeira relação sexual, o número de parceiros sexuais ao longo da vida, o histórico de DST e quaisquer outras características da vida sexual não são considerados fatores que favoreçam a persistência da infecção por HPV ou co-fatores da carcinogênese, mas, sobretudo fatores de risco de infecção pelos HPV.

Lesões histológicas cervicais

A história natural do câncer do colo uterino (Fig. 15-3) comporta várias lesões histológicas pré-cancerosas (as neoplasias cervicais intra-epiteliais ou NIC), que se seguem à persistência da infecção genital por um HPV de alto risco oncogênico, dentre as quais algumas poderiam ser estados facultativos (NIC 1 e 2) e outras etapas necessárias (NIC 3) ao aparecimento de um câncer invasivo (5, 7, 9).

Para cada lesão cervical pré-cancerosa, há uma probabilidade de regressão (de 32 a 57% em função da gravidade da lesão) para epitélio normal, que acompanha o *clearance* viral, e uma probabilidade de persistência ou de progressão para um estado mais avançado, inclusive para as NIC 3 consideradas como carcinomas *in situ* (Tabela 15-1) (22). O *clearance* viral significa que os testes não detectam mais o DNA viral. No entanto, os conhecimentos atuais não nos permitem dizer com certeza se o vírus desapareceu completamente ou se está mais em um estado latente, indetectável (8).

■ Rastreio do câncer do colo uterino na França

O câncer do colo uterino é um bom candidato ao rastreio, segundo os 10 critérios necessários para a realização de um programa de rastreio, definidos por Wilson e Jungner, em 1968 (27). Ele constitui especialmente uma ameaça evitável para a saúde pública, a história da doença é bem conhecida e passa por várias fases pré-cancerosas identificáveis, há testes de rastreio aceitáveis pela população e testes diagnósticos, bem como diferentes estratégias de tratamento disponíveis.

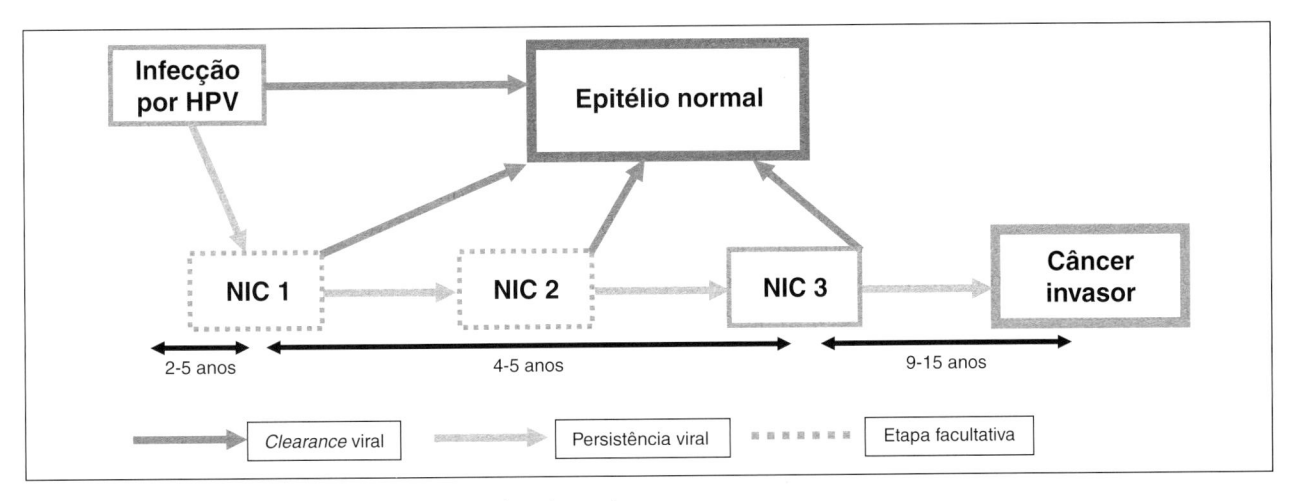

Fig. 15-3. História natural (histológica) do câncer do colo uterino.

Tabela 15-1 – Probabilidades de regressão, de persistência e de evolução das NIC (22)

Lesão	Regressão	Persistência	Progressão para NIC superior	Progressão para câncer invasivo
NIC 1	57%	32%	11%	1%
NIC 2	43%	35%	22%	5%
NIC 3	32%	< 56%	–	> 12%

O teste de rastreio de referência das lesões cancerosas e pré-cancerosas do colo uterino tem como base um exame citológico: o preventivo do câncer cervicouterino (PCCU).

Na França, recomenda-se às mulheres de 25 a 65 anos realizar um PCCU a cada 3 anos depois de 2 preventivos normais com 1 ano de intervalo. Essas recomendações se apóiam na Conferência de Consenso, realizada na cidade de Lille, em 1990 (28), e em publicações sucessivas da ANAES (29, 30). Em certas situações epidemiológicas particulares de risco maior de câncer do colo uterino (precocidade das relações sexuais, principalmente), é possível começar esse exame a partir dos 20 anos.

Em caso de resultado anormal (presença de anomalias citológicas), é necessário realizar testes diagnósticos acompanhados freqüentemente de um exame histológico (preventivo cervicouterino de controle, colposcopia-biopsia, curetagem da endocérvice, conização diagnóstica, teste HPV, biopsia). As árvores de decisão em função das anomalias citológicas são publicadas pela ANAES (29).

Rastreio individual (ou espontânea)

O rastreio individual do câncer do colo uterino é uma prática bem desenvolvida na França. O número anual de preventivos de câncer cervicouterino (PCCU), feitos em medicina por médicos particulares, é dado pela liquidação dos atos da Assurance Maladie, seguro saúde francês (códigos P_{55} e bio_{0013}). É importante notar que esse volume de preventivos reembolsados não corresponde ao volume de preventivos realizados, já que não é possível distinguir os exames de rastreio dos preventivos de controle. O números de preventivos apresentados provém dos dados da CnamTS (seguro de saúde dos assalariados). Em 2003, 2004 e 2005, respectivamente, 4.546.924, 4.534.271 e 4.683.902 preventivos foram reembolsados. Esses números, atribuídos à população feminina assegurada socialmente pela CnamTS, com idade de 25 a 65 anos, permitem calcular taxas médias anuais de atividade. Essas taxas de atividade são de 30,4 exames para 100 mulheres, em 2003; 29,7 exames para 100 mulheres em 2004 e 30,1 exames para 100 mulheres, em 2005. Esses volumes corresponderiam a uma cobertura da população de 90,2% se as mulheres fizessem apenas um preventivo de rastreio a cada 3 anos (e não mais preventivos).

A título de comparação, a taxa de atividade média para o ano 2000 era de 27 preventivos para 100 mulheres, de 20 a 69 anos nos 3 principais seguros de saúde (CnamTS, Canam que virou RSI, MAS) (31).

Deve-se notar que esse volume anual de preventivos reembolsados não engloba a atividade hospitalar. Segundo especialistas, a proporção de preventivos de câncer cervicouterino realizados em meio hospitalar fica entre 10 e 15% (sem distinção de rastreio ou de controle).

A estimativa da taxa de cobertura, que corresponde à proporção de mulheres que realizaram ao menos um preventivo em 3 anos, baseia-se na amostra permanente de beneficiários inter-regime do seguro saúde (Epib-AM). Ela é realizada no período de 2003-2005 a partir dos dados CnamTS do Epib-AM e trata das mulheres de 25 a 65 anos. A taxa de cobertura global estimada é de 58,7%. Entre 25 e 54 anos, a cobertura de rastreio é superior a 60%, nas mulheres de 35 a 44 anos, com uma cobertura de 66,5%. Em contrapartida, a cobertura cai para menos de 50% após os 55 anos (Fig. 15-4).

A título de comparação, em 2000, análises sobre a amostra permanente dos segurados sociais da CnamTS (EPAS que virou Epib-AM em 2006) mostravam uma cobertura global de 51,5%, no período de 1995-1997, e de 53,6%, no período de 1998-2000, em mulheres de 20 a 69 anos. Nesses 2 períodos, a diminuição de cobertura iniciava a partir dos 50 anos e caía para menos de 50% (31). Nesse mesmo período, mais de 40% das mulheres da EPAS não haviam sido reembolsadas pelo exame em 3 anos e 34% não haviam sido reembolsadas em 6 anos (31).

Se a taxa de cobertura for um indicador pertinente, o ritmo de exames por mulher também o é. Entre as mulheres que realizaram ao menos 1 preventivo em 6 anos (1995-2000), 52,7% delas o fizeram com um intervalo inferior ou igual a 2 anos e 7,2% com um intervalo inferior ou igual a 1 ano, ou seja, em uma freqüência superior às recomendações atuais na França (a cada 3 anos) (31).

Um recente estudo feito com a população geral na França, o Barômetro Câncer de 2005 (32), permitiu calcular a cobertura declarada pelas mulheres em 3 anos. Nesse estudo, entre as mulheres de 20 a 65 anos interrogadas, 79,7% declararam ter feito 1 preventivo de câncer cervicouterino ao longo dos 3 últimos anos. A proporção de mulheres dessa faixa etária que declarou nunca ter feito um preventivo é de 5,8%. O recurso declarado ao PCCU ao longo dos 3 últimos anos variava com a idade: passava de 80% entre 30 e 54 anos e era inferior a 80% nas outras faixas etárias.

Rastreio "organizado"

Atualmente, não existe um programa nacional de rastreio do câncer do colo uterino organizado na França.

Desde 1990, 5 departamentos organizaram o rastreio desse câncer, 4 estão sempre em atividade: Bas-Rhin, Haut-Rhin, Isère e Martinica. Cada estrutura de gestão desse rastreio estabeleceu uma organização específica (33-39).

Na Alsácia, o programa iniciou em 1994 no Bas-Rhin e em 2001 no Haut-Rhin. Somente as mulheres de 25 a 65 anos que não realizaram um PCCU nos últimos 3 anos são chamadas pela estrutura de gestão. Essa estrutura recolhe os resultados de todos os exames de rastreio (e dos exames citológicos e histológicos de acompanhamento) realizados na região. Não há possibilidade de distinguir o rastreio organizado do individual, uma vez que não há cobertura de 100% dos preventivos de rastreio organizado.

Em Isère, o programa iniciou em 1991 na forma de consulta de rastreio, que propõe o rastreio dos cânceres de mama, do cólon-reto e do colo uterino. Essa consulta de rastreio era destinada inicialmente às mulheres de 50 a 69 anos a cada 2 anos e meio. Atualmente, a estrutura de gestão convida as mulheres de 50 a 74 anos a cada 2 anos. A estrutura de gestão recolhe os resultados de todos os exames (e dos exames de acompanhamento) realizados no quadro de rastreio organizado. Os preventivos realizados em um quadro individual não são observados.

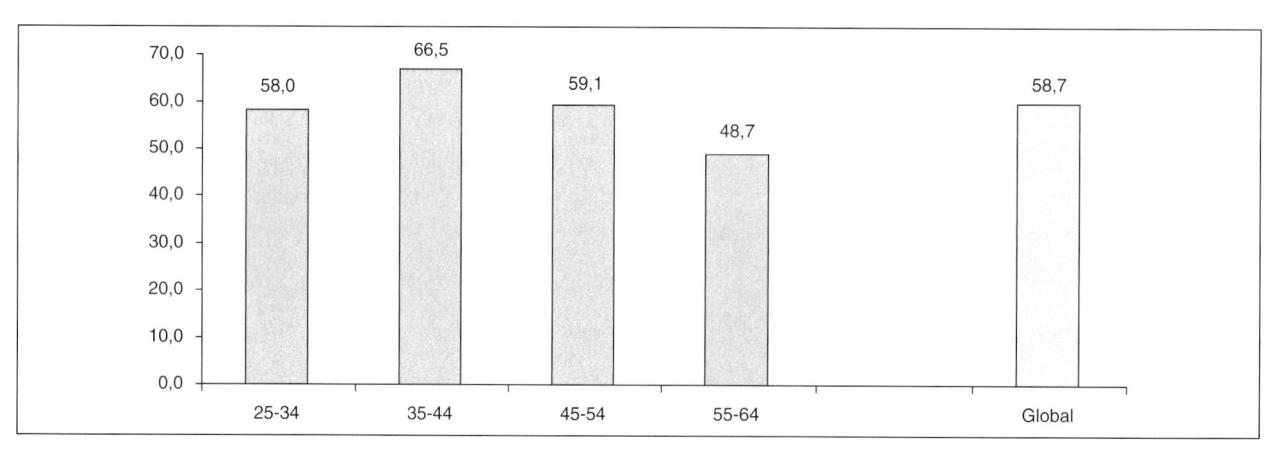

Fig. 15-4. Taxas de cobertura do preventivo de câncer cervicouterino em 3 anos (2003-2005) por idade (Epib, CAMTS).

Na Martinica, o programa teve início em 1991. As mulheres de 25 a 65 anos são convidadas a cada 3 anos pelo seguro-saúde. As mulheres de 20 a 24 anos não são convidadas, mas têm a possibilidade de beneficiar-se com um exame de rastreio organizado (coberto em 100%), se solicitado pelo médico. A estrutura de gestão recolhe os resultados de todos os preventivos (e dos exames de acompanhamento) realizados no quadro do rastreio organizado. Ela recupera igualmente resultados dos preventivos realizados no quadro de rastreio individual, se estes forem lidos por um laboratório da Martinica. Como os preventivos feitos no quadro do rastreio organizado são cobertos em 100%, eles podem ser distinguidos daqueles do rastreio individual junto aos formulários do seguro-saúde.

Uma avaliação epidemiológica desses 4 programas "pilotos" de rastreio organizado do câncer do colo uterino (Bas-Rhin, Haut-Rhin, Isère e Martinica) foi realizada pelo InVS em sua última campanha completa (entre 2003 e 2005) (40).

As diferenças de organização dos programas tornaram difíceis as comparações de seus resultados. Apesar de a participação no rastreio organizado ser bastante fraca, a porcentagem de mulheres que tiveram, no mínimo, 1 exame preventivo em um período de 3 anos (cobertura) era mais alta do que a porcentagem nacional nos departamentos metropolitanos. A cobertura era de 71% no Bas-Rhin (mulheres de 25 a 65 anos), de 68,5% no Haut-Rhin (mulheres de 25 a 65 anos), de 59,4% (em 2 anos) em Isère (mulheres de 50 a 74 anos). Na Martinica, a cobertura era de 52,6% (mulheres de 20 a 65 anos). A avaliação mostrou igualmente que a cobertura se mantinha em níveis altos após os 50 anos.

A qualidade das coletas dos preventivos de câncer cervicouterino, considerada na porcentagem de preventivos não-avaliáveis, era muito boa tanto na metrópole quanto na Martinica, assim como a qualidade da leitura dos preventivos, julgada na porcentagem de preventivos de tipos ASC-US. A compilação dos dados sobre a prevalência das lesões pré-cancerosas e cancerosas permitiu a avaliação da eficácia do programa. No período de avaliação, nos 4 departamentos, o rastreio, organizado ou não, permitiu detectar 139 cânceres e 1.823 lesões pré-cancerosas. A taxa de cânceres invasivos para 100.000 mulheres era de 15,8 no Bas-Rhin, 30,8 no Haut-Rhin (uma diferença com o Bas-Rhin explicada pelo tempo da campanha de rastreio deste último), 23,7 em Isère e 114,7 na Martinica.

Finalmente, a avaliação mostrou um contexto epidemiológico da patologia cervical diferente na Martinica em relação à metrópole, com uma porcentagem de exames anormais duas vezes maior do que na metrópole, uma taxa de lesões cancerosas de três a sete vezes superior do que aquela encontrada na região da Alsácia para a mesma faixa etária e uma taxa de lesões pré-cancerosas nove vezes maior.

Referências

1. Remontet L, Esteve J, Bouvier AM et al. (2003) Cancer incidence and mortality in France over the period 1978-2000. Rev Epidemiol Santé Publique 51:3-30
2. Exbrayat C (2003) Col de l'utérus. In: Remontet L, Buemi A, Velten M, Jougla E, Esteve J, eds. Evolution de l'incidence et de la mortalité par cancer en France de 1978 a 2000. Paris: Francim, HCL, Inserm, InVS: 107-12
3. Sant M, Aareleid T, Berrino F et al. (2003) EUROCARE-3: survival of cancer patients diagnosed 1990-94-results and commentary. Ann Oncol 14 Suppl 5:V61-V118
4. Guizard AV, Sauvage M, Trétarre B et al. (2007) Col Utérin. In: Réseau Francim. Survie des patients atteints de cancer en France. Etude des registres de cancers du réseau FRANCIM. Springer-Verlag, Paris: 241-8
5. IARC (2005). IARC handbooks of cancer prevention: cervix cancer screening, Lyon, p. 302
6. Monsonego J (2006) Prevention du cancer du col utérin enjeux et perspectives de la vaccination antipapillomavirus. Gynecol Obstet Fertil 34(3): 189-201
7. Monsonego J (2006) Infections a papillomavirus. État des connaissances, pratiques et prevention vaccinale. Springer, Paris, p. 245
8. Moscicki AB, Schiffman M, Kjaer S, Villa LL (2006) Chapter 5: Updating the natural history of HPV and anogenital cancer. Vaccine 24(Suppl 3):S42-S51
9. Hantz S, Alain S, Denis F (2006) Vaccins prophylactiques antipapillomavirus: enjeux et perspectives. Gynecol Obstet Fertil 34:647-55
10. Baseman JG, Koutsky LA (2005) The epidemiology of human papillomavirus infections. J Clin Virol 32 (Suppl 1):S16-S24
11. Walboomers JM, Jacobs MV, Manos MM et al. (1999) Human papillomavirus is a necessary cause of invasive cervical cancer worldwide. J Pathol 189: 12-9
12. Vaccarella S, Franceschi S, Herrero R et al. (2006) Sexual behavior, condom use, and human papillomavirus: pooled analysis of the IARC human papillomavirus prevalence surveys. Cancer Epidemiol Biomarkers Prev 15:326-33
13. Winer RL, Hughes JP, Feng Q et al. (2006) Condom use and the risk of genital human papillomavirus infection in young women. N Engl J Med 354: 2645-54
14. Burchell AN, Winer RL, de SS, Franco EL (2006) Chapter 6: Epidemiology and transmission dynamics of genital HPV infection. Vaccine 24(Suppl 3): S52-S61
15. Cox JT (2006) The development of cervical cancer and its precursors: what is the role of human papillomavirus infection? Curr Opin Obstet Gynecol 18(Suppl 1):S5-S13

16. Munoz N, Castellsague X, de Gonzalez AB, Gissmann L (2006) Chapter 1: HPV in the etiology of human cancer. Vaccine 24S3:SI-S10
17. Munoz N, Bosch FX, de SS et al. (2003) Epidemiologic classification of human papillomavirus types associated with cervical cancer. N Engl J Med 348: 518-27
18. Munoz N, Bosch FX, Castellsague X et al. (2004) Against which human papillomavirus types shall we vaccinate and screen? The international perspective. Int J Cancer 111:278-85
19. Clifford G, Franceschi S, Diaz M et al. (2006) Chapter 3: HPV type-distribution in women with and without cervical neoplastic diseases. Vaccine 24(Suppl 3): S26-S34
20. Clifford GM, Smith JS, Plummer M, Munoz N, Franceschi S (2003) Human papillomavirus types in invasive cervical cancer worldwilde: a meta-analysis. Br J Cancer 88:63-73
21. Riethmuller D, Schaal JP, Mougin C (2002) Epidémiologie et histoire naturelle de l'infection génitale a papillomavirus humain. Gynecol Obstet Fertil 30:139-46
22. Ostor AG (1993) Natural history of cervical intraepithelial neoplasia: a critical review. Intl Gynecol Pathol 12:186-92
23. Schlecht NF, Platt RW, Duarte-Franco E et al. (2003) Human papillomavirus infection and time to progression and regression of cervical intraepithelial neoplasia. J Nat] Cancer Inst 95:1336-43
24. Ho GY, Bierman R, Beardsley L et al. (1998) Natural history of cervicovaginal papillomavirus infection in young women. N Engl J Med 338:423-8
25. Orth G (2005) Les papillomavirus humains et leur role dans l'histoire naturelle du cancer du col de l'utérus. Perspectives clans le domaine de la prevention de ce cancer. In: Blanc B (ed) Le dépistage du cancer du col de l'utérus. Springer, Paris, p. 180
26. Grodzki M, Besson G, Clavel C et al. (2006) Increased risk for cervical disease progression of French women infected with the human papillomavirus type 16 E6-350G variant. Cancer Epidemiol Biomarkers Prev 15:820-2
27. Wilson JM, Jungner YG (1968) Principles and practice of mass screening for disease. Bol Oficina Sanit Panam 65:281-393
28. Federation des Gynéologues et Obstétriciens de Langue Française (1990) Conference de consensus sur le dépistage du cancer du col utérin, Lille 5-6-7-8 septembre 1990. Recommandations. I Gynecol Obstet Biol Reprod 19:1-16
29. ANAES (2002). Conduite a tenir devant une patiente ayant un frottis cervico-utérin anormal - Actualisation 2002
30. ANAES (2004) Evaluation de Lintel-et de la recherche des papillomavirus humains (HPV) dans le dépistage des lesions précancéreuses et cancéreuses du col de l'uterus
31. Rousseau A, Bohet P, Merliere J et al. Evaluation du dépistage organise et du dépistage individuel du cancer du col de l'utérus: utilité des données de l'Assurance maladie. Bull Epidemiol Hebdo 19:81-3
32. Duport N, Bloch J (2006) Cancer du col de l'utérus. In: Guilbert P, Peretti-Watel P, Beck F, Gautier A, eds. Baromètre cancer 2005. Saint-Denis: Inpes 2006: 128-36
33. Ventura-Martins C, Woronoff AS, Hochart A, Gagey S, en collaboration avec l'APCC25 (2005) Evaluation de la cam-pagne de dépistage du cancer du col de J'utérus dans le Doubs, 1993-2004
34. Fender M, Schott J, Baldauf JJ et al. (2003) EVE, a regional campaign for the screening of cervical cancer. Organization, 7-years results and perspectives. Presse Med 32:1545-51
35. Briollais L, Feyler A, Ossondo M et al. (2000) Dispositifs d'évaluation d'une campagne de dépistage du cancer du col de l'utérus: réflexions a partir de l'expérience martiniquaise. Numero hors série
36. Gautier CP, Monnet E, Meslans Y (2000) Campagne de dépistage des cancers du col de l'utérus dans le Doubs: Bilan des 3 premieres années du programme pilote. Numéro hors série
37. Fender M, Schaffer P, Dellenbach P (2000) Le dépistage du cancer du col de l'utérus dans le Bas-Rhin: bilan de quatre ans et demi de campagne EVE. Numéro hors série
38. Garnier A, Exbrayat C, Marron J et al. (2000) Programme de dépistage simultané du cancer du sein, du col utérin, et colon-rectum destine aux femmes de 50 à 69 ans en Isere. Numéro hors série
39. Schaffer P, Sancho-Garnier H, Fender M et al. (2000) Cervical cancer screening in France. Eur J Cancer 36: 2215-20
40. Duport N, Haguenoer K, Ancelle-Park R, Bloch J (2007) Dépistage organise du cancer du col de J'utérus – Evaluation épidémiologique des quatre départements pilotes »: http://www.invs.sante.fr/publications/2007/cancer_col_uterus%20evaluation/col_uterus.pdf

16 Desempenhos e limites do rastreio dos cânceres do colo uterino na França

H. Sancho-Garnier

RESUMO

Na França, as reduções das taxas observadas entre 1980 e 2000 foram de 44% para a incidência e de 58% para a mortalidade. A evolução da mortalidade entre 2000 e 2003, na França metropolitana, mostra uma estagnação em torno das 700 mortes por ano. Atualmente, mais de 6 milhões de exames preventivos cervicais são realizados. Esse número seria suficiente para que toda a população feminina francesa entre 25 e 65 anos fosse corretamente atendida. De fato, 40%, aproximadamente das mulheres francesas nunca fazem o preventivo.

Parece que a principal causa da persistência de casos de câncer invasivo do colo uterino na França é a ausência de rastreio ou rastreio inadequado. Em nosso país, o acesso ao preventivo ainda é muito difícil para uma parte da população. Só se pode desejar uma melhora dessa cobertura, o que supõe diversos tipos de ação:

- Aumentar a taxa de participação das mulheres, particularmente das mulheres entre 50 e 69 anos que nunca realizaram um preventivo. Ações particulares de comunicação e de tratamento, para alguns meios de risco, deveriam ser consideradas.
- Instaurar um controle de qualidade a partir da execução do preventivo até o tratamento dos resultados anormais.
- Criar um meio de gestão dos dados.
- Combinar "citologia e busca de HPV", a busca de HPV nas mulheres com ASC-US e teste HPV negativo para que se possam evitar exames e tratamentos inúteis.

Completado pela vacinação, tal programa provavelmente seria fonte de redução da freqüência dos cânceres do colo uterino, mas também das lesões pré-cancerosas e, portanto, de melhora da saúde das mulheres.

PONTOS-CHAVE

1. Como em inúmeros outros países com nível de vida elevado, a freqüência dos cânceres do colo uterino diminuiu fortemente nessas últimas décadas.
2. A generalização espontânea de 60% das mulheres do rastreio para preventivo é a principal razão disso.
3. Esses resultados poderiam ainda ser melhores, se a cobertura fosse aumentada em 40% das mulheres não examinadas e se fosse feita a vacinação das adolescentes.

Introdução

O rastreio dos cânceres do colo uterino por exame preventivo cervicovaginal acarretou, em inúmeros países, onde o sistema de saúde permitia, uma redução considerável da incidência e da mortalidade devidas a esses cânceres. Essas tendências observadas há 30-40 anos são, porém, variáveis de um país para outro, em razão dos inúmeros fatores que influenciam a eficácia de um programa de rastreio. Desse modo, conforme os programas sejam organizados ou oportunistas, gratuitos ou não, e em função da idade-alvo, da periodicidade dos testes, do acompanhamento dos exames positivos, do controle de qualidade das diferentes etapas do processo e do teste realizado, a redução de incidência pode variar.

Na teoria, o rastreio pelo teste citológico clássico, dito de Papanicolaou, executado em condições satisfatórias, acarreta, para as mulheres que se submetem a ele regularmente e conforme a idade e a periodicidade, uma redução de incidência dos cânceres epidermóides do colo de 80 a 93% (1), como ilustra a Tabela 16-1. Essa baixa de incidência permite uma redução da mortalidade de 60 a 80%. Na verdade, um estudo feito nos países nórdicos (2) mostrou que, entre 1965 e 1982, a mortalidade dos cânceres do colo diminuiu em 80% na Islândia, em 50% na Finlândia, em 34% na Suécia, em 25% na Dinamarca e em 10% na Noruega em razão de condições de cobertura, de idade e de periodicidade muito diferentes (Tabela 16-2). Um estudo para avaliar a redução dos anos de vida por meio do rastreio foi realizado em 2000, em 13 países europeus (3), cujos programas, estabelecidos entre 1995 e 1998, são diferentes, mas onde todos utilizam o teste de Papanicolaou. Se a cobertura era de 100%, podia-se esperar uma redução dos anos de vida perdidos em 85 a 100%. Esses ganhos se reduzem rapidamente, se a cobertura diminuir, e aumentam levemente, se o intervalo de realização de 30-60 anos for ampliado para 20- 72 anos (Tabela 16-3).

Tabela 16-1 – Redução da incidência segundo a idade e a periodicidade dos preventivos (1)

Periodicidade	5 anos	3 anos	1 ano
Idade	% Redução		
20-64	84%	91%	93%
35-64	70%	78%	
25-26-30 em diante	83%	90%	

Tabela 16-2 – Evolução da mortalidade dos cânceres do colo uterino em função do rastreio (2)

País	Finlândia	Islândia	Noruega	Suécia	Dinamarca
Ano	1980	1970	1969	1960	1973
Cobertura prevista	40%	100%	100%	5%	100%
Idade	30/50	30/50	25/69	25/60	30/49
Diminuição da mortalidade	25%	50%	80%	10%	34%

Tabela 16-3 – Redução dos anos de vida perdidos em função da cobertura da população e do número de preventivos/vida em 13 países europeus (3)

Redução (%) dos anos de vida perdidos				
Participação sistemática*			Participação aleatória**	
Intervalo de realização cobertura (%)	30-60 anos	20-72 anos	30-60 anos	20-72 anos
25	21	25	36	90
50	42	50	60	98
75	63	75	75	99
100	84	99,9	84	99,9

*Hipótese 1: são sempre as mesmas mulheres que participam.
**Hipótese 2: a participação é independente de uma participação anterior.

Situação na França

Na França, as reduções das taxas observadas entre 1980 e 2000 foram de 44% para a incidência e de 58% para a mortalidade (4), como mostra a Figura 16-1. A evolução da mortalidade entre 2000 e 2003, na França metropolitana, mostra uma estagnação em torno de 700 mortes por ano (5).

Antes de 1990, na França, não havia nenhum programa de rastreio organizado do câncer do colo, mas a detecção individual tinha se difundido amplamente assim como a prescrição dos contraceptivos. Atualmente, mais de 6 milhões de preventivos cervicais são realizados, e isso em 88 a 90% dos casos pelos ginecologistas. Esse número seria suficiente para que toda a população feminina francesa entre 25 e 65 anos fosse corretamente observada. Na verdade, 40% aproximadamente das mulheres francesas nunca fizeram o preventivo. Essa proporção atinge 50% depois dos 55 anos e 80% depois dos 60 anos (Fig. 16-2) (6). Somente 4 programas de rastreio organizado para a população foram feitos, entre 1990 e 1994, nos departamentos de Isère (Alpes franceses), Doubs (Franche-Comté), Bas-Rhin (Alsácia) e Martinica. Os principais resultados desses programas mostram uma leve melhora da cobertura da população-alvo, um aumento médio do intervalo entre 2 preventivos de 1 a 2 anos, uma qualidade de coleta que alcança as normas européias recomendadas, havendo particularmente somente de 1 a 3% de exames não interpretáveis (7).

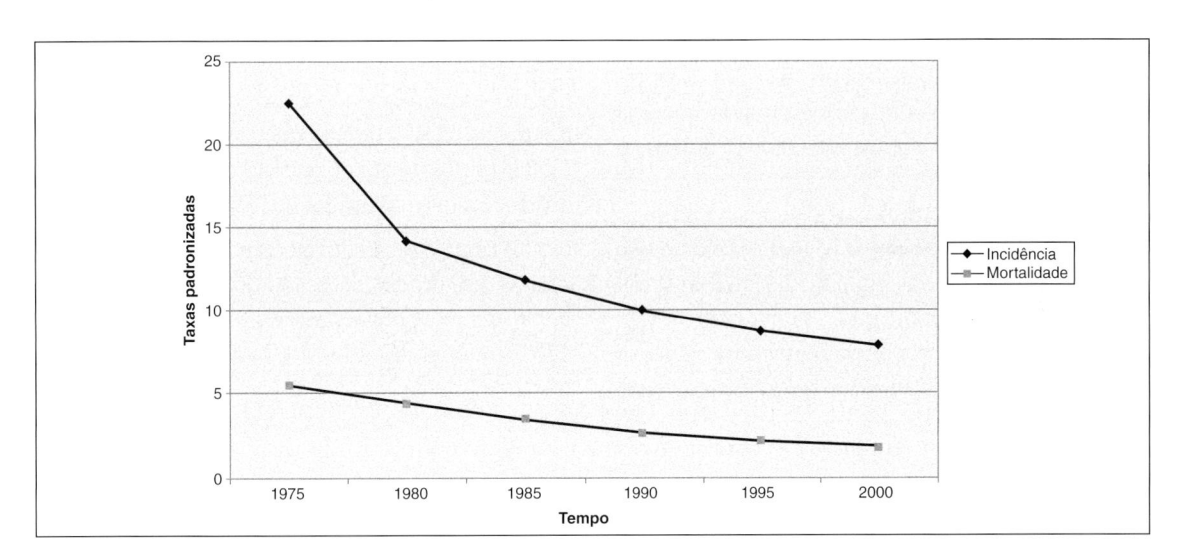

Fig. 16-1. Tendências temporais da incidência e da mortalidade por câncer do colo uterino na França.

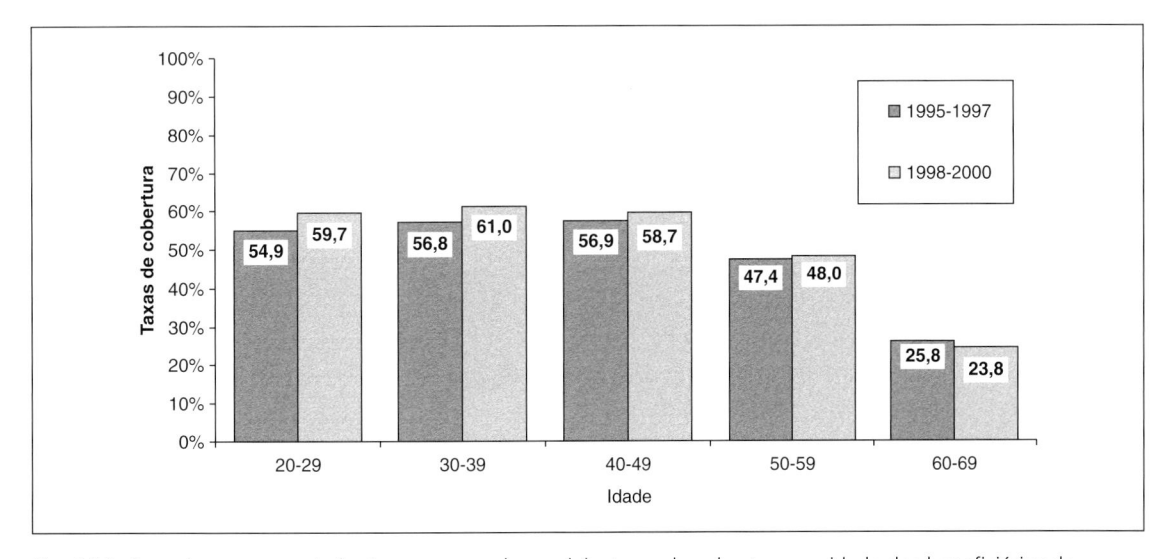

Fig. 16-2. Pesquisa permanente junto aos segurados sociais: taxas de cobertura por idade dos beneficiários do regime geral (6).

Em 1997, o Comitê Nacional do Câncer emitiu uma proposta, com base no guia europeu, para a melhor organização do rastreio, que deveria alcançar 17 milhões de mulheres francesas. Em novembro de 1998, a lei de financiamento do seguro-saúde francês estipulava que exames de detecção dos cânceres da mama e do colo uterino seriam gratuitos, se fossem realizados de acordo com as recomendações nacionais, mas nenhuma organização foi estabelecida.

Os dados das Caisses Nationales d'Assurance Maladie (seguro-saúde nacional francês) e aqueles dos registros de câncer nos 4 departamentos que têm um programa e nos departamentos sem programa foram analisados em 2002 pelo InVS (instituto de vigilância sanitária francês) (8). Os principais resultados mostram a disparidade da realização dos preventivos entre os departamentos segundo um gradiente crescente norte-sul e leste-oeste (Fig. 16-3). O impacto do convite e da gratuidade do teste é real. No entanto, somente 14,5% dos beneficiários da CMU (cobertura universal para doenças) que pertencem à faixa etária de 25-65 anos realizaram ao menos 1 preventivo durante o ano de 2000.

Entre 2003 e 2005, 3 campanhas experimentais foram organizadas nos bairros do Norte de Marselha, onde reside grande população de mulheres em situação médico-social desfavorecida (9). Para essa população, a simples convocação por correio é inoperante (2,5% de preventivos realizados) e com leve aumento (7%) a partir de uma segunda convocação, da gratuidade e da ação de trabalhadores sociais; assim, os freios socioculturais parecem dificilmente redutíveis. Porém, no programa norueguês, um aumento de 8% da cobertura das mulheres de 25 a 69 anos que não passaram por um exame preventivo há mais de 3 anos provocou uma diminuição de 24% da incidência (10).

Foram estudados igualmente os dados recolhidos no quadro dos CRISAPS (grupo de uma base voluntária e associativa dos resultados de preventivos cervicais dos laboratórios de citopatologia). O principal resultado mostra que a proporção de exames preventivos que não podem ser interpretados é satisfatória, pois é inferior ao padrão de 2% recomendado pelos especialistas europeus.

A análise da história citológica das pacientes com um câncer invasivo é muito representativa (11). Em 148 casos de câncer invasivo, os resultados foram os seguintes: 36,5% de ausência de rastreio citológico, 34,5% de detecção insuficiente (preventivos > 3 anos), 8,1% de falta de acompanhamento, 3,4% de tratamento destruidor inadequado e 17,5% de falso negativo da citologia. Dados de mesma ordem foram encontrados na Picardia e no Bas-Rhin (12).

O custo do rastreio, tal como praticado atualmente na França (da ordem de 6.100.000 preventivos, dos quais 3,9% de preventivos anormais), foi estimado (13) em 335,7 milhões de euros, dos quais 196,5 pagos pelo seguro-saúde francês.

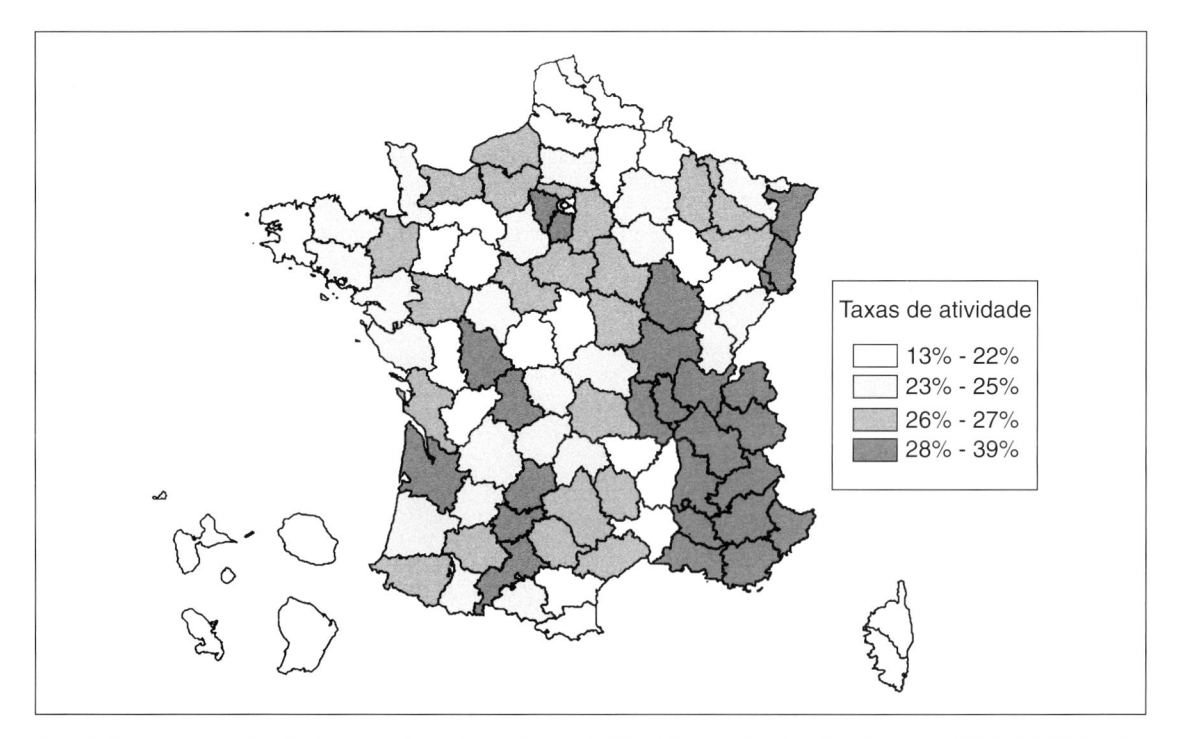

Fig. 16-3. Taxas de atividade de preventivos das mulheres de 20 a 69 anos: liquidações dos atos (CNAMTS, CANAM, MAS), ano 2000 (8).

Melhoras indispensáveis

Em suma, parece que a principal causa da persistência de casos de câncer invasivo do colo uterino na França é a ausência de rastreio ou rastreio inadequado. Na França, o acesso ao preventivo é ainda muito difícil para uma parte da população. Só se pode desejar uma melhora dessa cobertura, o que supõe diversos tipos de ação.

- Aumentar a taxa de participação das mulheres, particularmente das mulheres entre 50 e 69 anos que nunca realizaram um exame preventivo. A convocação individual e a gratuidade das prestações são insuficientes para melhorar a participação. Ações particulares de comunicação e de tratamento, para certos meios de risco, deveriam ser previstas. Para as populações de idosas e aquelas de obediência islâmica, além da necessidade de comunicar oralmente, seria preciso também garantir que as coletas pudessem ser feitas por mulheres, o que pode implicar a formação de parteiras ou de enfermeiras, o que é feito em inúmeros países.
- Favorecer a sensibilização dos clínicos médicos em situação privilegiada em relação ao impacto de seu contato com uma população não examinada. Eles devem se sentir envolvidos, serem competentes na prática dos exames, mostrarem-se responsáveis pela organização do rastreio e do acompanhamento e estarem integrados em um sistema de prevenção.
- Melhorar ainda mais a qualidade da citologia. A melhora passa pela formação adequada dos citologistas e por um controle de qualidade dos laboratórios de citologia.
- Instaurar um controle de qualidade desde a execução do preventivo até o tratamento dos exames com resultados anormais. Trata-se de um ponto maior que completa os anteriores. Três etapas do processo devem ser controladas: a coleta, a leitura e o acompanhamento dos preventivos anormais. A coleta: a grande freqüência de coletas que não podem ser interpretadas deveria acarretar uma reflexão acerca da habilitação. Os laboratórios de anatomocitopatologia: atribuição de um atestado que passasse por uma revisão a cada 5 anos poderia ser instituída, como se faz em inúmeros outros países. Esses laboratórios (4 a 50 estruturas, 800 patologistas que praticam regularmente a citologia) iniciaram amplamente, desde 1990, o processo de garantia de qualidade, criando a AFAQAP (Association française pour l'assurance de qualité en anatomocytopathologie) e publicando um guia para a qualidade em citologia cervicovaginal (14). Restam, por fim, os erros de acompanhamento ou o tratamento insatisfatório de um resultado positivo. Esse fator não é desprezível e supõe boa formação dos clínicos na colposcopia e na difusão das árvores de decisões terapêuticas elaboradas pelas diferentes sociedades científicas e pelas agências governamentais.
- Criar meios de gestão dos dados. A coleta dos dados deveria ser exaustiva e compreender os resultados citológicos e patológicos (biopsias, conização, histerectomias). Sua informação deveria permitir a estimativa das taxas de resultados falsos positivos e falsos negativos, dos cânceres de intervalo e o acompanhamento dos resultados anormais.
- Reduzir o número de preventivos inúteis que acabam criando prejuízos e custos econômicos. Provavelmente, este problema seja o mais delicado a ser resolvido, pois o hábito dos preventivos anuais é amplamente adotado tanto pelos ginecologistas quanto pelas mulheres que se submetem a ele.

Futuro

Atualmente, os estudos mostram que o preventivo cervicovaginal é o único teste que, se realizado sua realização em um nível de cobertura suficiente em uma população, acarreta uma queda muito significativa da incidência dos cânceres invasivos do colo uterino. Seu custo é baixo, sua especificidade é da ordem de 98%, sua nocividade, nula. No entanto, sua sensibilidade é média, variando de 50% para as lesões de baixo grau, a 60-70% para as lesões de alto grau (15), e é necessária uma formação dos "coletadores", técnicos em citologia e dos leitores. Além disso, um exame "positivo" obriga a mulher a retornar ao médico para complementar o exame.

A citologia em fase líquida reduz o número de preventivos que não se consegue interpretar quando essa taxa é muito alta (o que não é o caso na França) e, sobretudo, permite a realização com o material residual do teste de busca do vírus HPV. Ela, porém, certamente é mais cara *a priori*, e uma estimativa cuidadosa dessas vantagens na população (facilitada pela técnica, melhor sensibilidade) é necessária para demonstrar eficiência (custo/eficácia) superior àquela do preventivo no quadro do sistema francês (15).

Quanto à detecção de uma infecção por HPV, há 2 métodos principais para detectar o HPV-DNA: a Captura® Híbrida 2 (CH2) e os métodos em PCR. A sensibilidade desses 2 métodos é comparável. Os resultados no rastreio primário sugerem que o teste HPV é mais sensível do que a citologia (95%), e que a especificidade nas mulheres com mais de 35-40 anos seria quase comparável (90%). No caso das mulheres mais jovens, a especificidade é claramente inferior, e seu valor preditivo positivo (VPP), baixo. A relação custo/benefício do teste HPV, se comparada com a do exame de Papanicolaou para a detecção primária, ainda deve ser precisada (14). Outra hipótese de trabalho é a possibilidade de ampliar a periodicidade dos testes nas mulheres com mais de 35 anos quando estas forem HPV negativas.

A vantagem de se combinar "citologia e busca de HPV" está no alto valor do VPN (valor preditivo negativo) dessa combinação. São necessários estudos com um prazo maior para confirmar esses resultados. Finalmente, a busca por HPV nas mulheres com ASC-US e teste do HPV negativo pode permitir que se evitem exames e tratamentos inúteis.

Em suma, essas tecnologias são relativamente onerosas e sua mais-valia sobre os resultados ainda não foi demonstrada. No entanto, entre essas técnicas, o teste do HPV, que exige uma coleta em fase líquida, parece mais promissor e pode ser útil nos casos de lesões de interpretação incerta (ASC-US), bem como no espaçamento da periodicidade dos preventivos após certa idade.

A aplicação de vacinas associada à melhora de nosso programa de rastreio poderia garantir o quase desaparecimento dos cânceres do colo uterino na França. Porém, a vacinação, assim como o rastreio, só poderá ser realmente útil se feita em idade bem jovem (12-15 anos) e se a cobertura vacinal chegar próximo dos 100%. Ora, o alcance de tal cobertura vacinal irá se chocar com os mesmo problemas encontrados no rastreio e também com outros de ordem ética e religiosa.

A melhora da eficácia do rastreio dos cânceres do colo uterino pode ser obtida aumentando-se a taxa de participação das mulheres de 50 a 70 anos e a de certas populações culturalmente não preparadas e instaurando um controle de qualidade a partir da execução do preventivo, até o tratamento dos resultados anormais, bem como empregando instrumentos que permitam a observação e a avaliação.

Completado pela vacinação, tal programa seria provavelmente fonte de redução da freqüência dos cânceres do colo, mas também das lesões pré-cancerosas e, portanto, da melhora da saúde das francesas. *A priori*, mas isso deve ser estimado, seria possível até mesmo esperar uma redução dos custos, se o preço da vacina pudesse ser abaixado. Vontade política, entretanto, é necessária, tanto no nível das pessoas que tomam as decisões quanto dos profissionais para estabelecer uma estratégia coerente, eficaz, de qualidade e cujos custos sejam controlados.

Referências

1. Day NE (1986) The epidemiological basis for evaluating different screening policy. In: Hakama M, Miller AB, Day NE (eds). Screening for cancer of the uterine cervix. Lyon IARC: 199-212
2. Sigurdsson K (1999) The Icelandic and Nordic cervical screening programs: trends in incidence and mortality rates through 1995. Acta Obstet Gynecol Scand 78:478-85
3. Van Ballegooijen M, Van der Adder-van Marie E, Patnick J et al. (2000) Overview of important cervical cancer screening process values in European Union (EU) countries, and tentative predictions of the corresponding effectiveness and cost-effectiveness. Eur J Cancer 36:2177-88
4. Remontet L, Buemi A, Velten M et al. (2003) Evolution de l'incidence et de la mortalité par cancer en France de 1978 a 2000. Institut de veille sanitaire. Paris. http://www.invs.sante.fr
5. Rican S, Jougla E, Kerzerho D et al. (2006) La mortalité par cancer en France métropolitaine. Tendances récentes (2000-2003). Oncologie 8:911-26
6. Rousseau A (2000-2001) Dépistage du cancer du col de l'utérus: analyse de l'évolution des indicateurs d'impact, de qualité et d'efficacité des départements du dépistage organisé et hors dépistage. Mémoire de DESS de méthodologie et statistiques appliquées a la recherche biomédicale. Université Paris Sud – UFR Médicale Kremlin-Bicetre
7. Schaffer P, Sancho-Garnier H, Fender M et al. (2000) Cervical cancer screening in France. Eur J Cancer 36:2215-20
8. Rousseau A, Bohet P, Merlière J et al. (2002) Evaluation du dépistage organisé et du dépistage individuel de cancer du col de l'utérus: utilité des données de l'Assurance maladie. BEH 19:81-3
9. Piana L, Leandri FX, Jacquemin B et al. Est-il possible d'amener au dépistage organisé des cancers du col utérin les femmes ne participant pas au dépistage individuel ? Campagnes expérimentales du département des Bouches du Rhône. Bulletin du cancer (sous presse)
10. Nygard FF, Skare FB, Thoresen SO (2002) The cervical cancer screening programme in Norway 1992-2000: changes in papsmear coverage and incidence of cervical cancer. Med Screen 9:89-91
11. Mubiayi N, Bogaert E, Boman F et al. (2002) Histoire du suivi cytologique de 148 femmes atteintes d'un cancer invasif du col utérin. Gynécol Obstét Fertil 30: 210-7
12. Leroy JL, Gondry J (2005) Le programme de dépistage français historique et modalités. In: Le dépistage du cancer du col de l'utérus. Blanc B eds. Collection Dépistage et cancer, Springer (ed), p. 69-80
13. Marsan C, Cochand-Priollet B (1993) L'évaluation de qualité en cytologic cervico-vaginale. Arch Anat Cyto Path 41:185-6
14. ANAES (2004) Evaluation de l'intérêt de la recherche des papillomas virus humains (HPV) dans le dépistage des lésions précancéreuses et cancéreuses du col de l'utérus. http//www.anaes.fr
15. Bergeron C, Breugelmans JG, Bouée S et al. (2006) Coat du dépistage et de la prise en charge des lésions précancéreuses du col utérin en France. Gynécol Obstét et Fertil 34:1036-42

17 Contribuição do teste do HPV

D. Riethmuller

RESUMO

O câncer do colo uterino continua sendo um verdadeiro problema de saúde pública e isso apesar da prevenção secundária que o rastreio representa por preventivo de câncer cervicouterino (PCCU). Este último, por sua sensibilidade muito imperfeita, expõe ao risco de falso negativo. O teste viral que procura o genoma do HPV na região do colo uterino tem uma excelente sensibilidade e um valor preditivo negativo quase perfeito, protegendo as pacientes de uma lesão desconhecida. O problema do teste viral reside em seu fraco valor preditivo positivo, que é melhorado e fica equivalente ao do PCCU através da triagem reflexa citológica dos testes virais positivos. O tratamento das pacientes com resultado positivo para HPV e com citologia considerada normal não é, atualmente, consensual. Propõe-se um controle de 12 meses, ao passo que, entre essas pacientes, algumas apresentam mais risco do que outras. A introdução muito próxima de diferentes técnicas nos exames de rotina, como a genotipagem reflexa, a carga viral ou ainda a busca em fase líquida de certos marcadores do ciclo celular, irá resultar na otimização do rastreio, selecionando, em vários testes realizados sucessivamente na mesma coleta, as mulheres que realmente apresentam risco e tranqüilizando as demais, e isso sem precisar de uma nova consulta.

PONTOS-CHAVE

1. O rastreio na França é muito imperfeito.
2. O teste do HPV é mais sensível do que o PCCU.
3. O forte VPN do teste viral permite classificar pacientes de muito baixo risco.
4. As técnicas de autocoleta dão excelentes resultados.

Introdução

O câncer do colo uterino é um verdadeiro problema de saúde pública, já que mais de 500.000 novos casos são diagnosticados a cada ano pelo mundo. Com 3.387 novos casos estimados ao longo de 2000 e, aproximadamente, 1.000 mortes por ano, o câncer do colo uterino continua sendo, na França, o segundo câncer da mulher jovem (entre 17 e 47 anos).

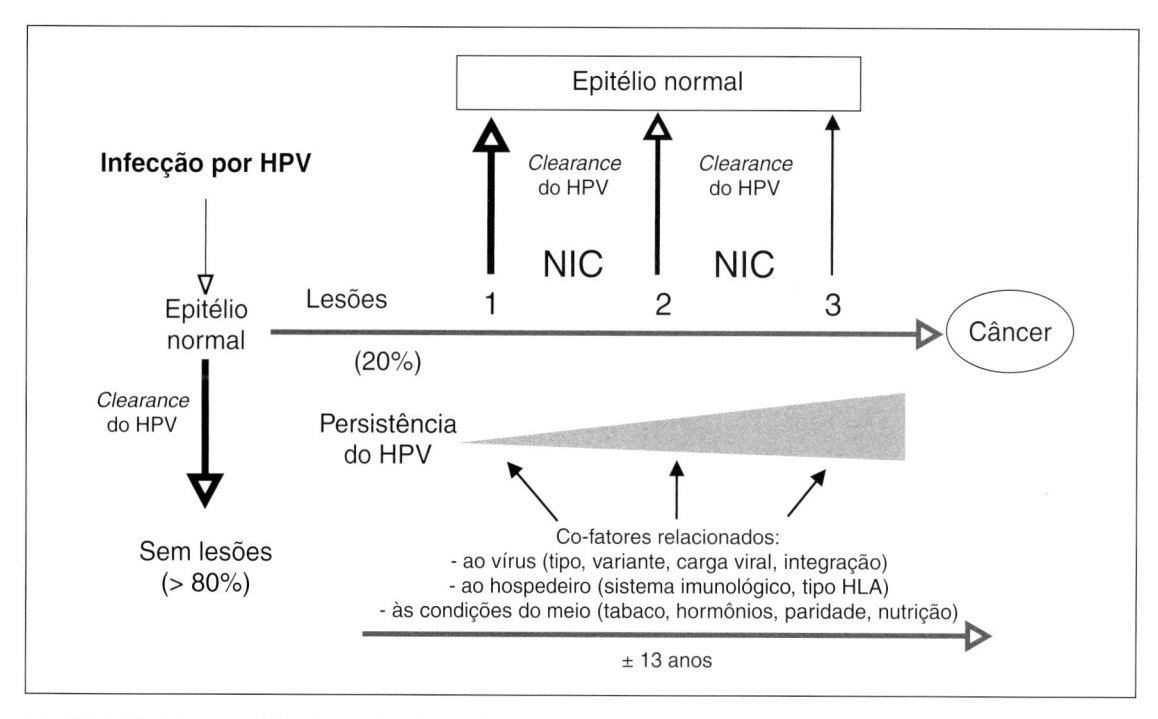

A história natural do câncer do colo uterino é cada vez mais bem conhecida, e os inúmeros trabalhos epidemiológicos, proporcionados pelos enormes progressos da biologia molecular, permitiram evidenciar o papel etiológico de certas infecções por papilomavírus humano (HPV). Essa descoberta foi confirmada de forma universal (1) e, atualmente, nenhuma hipótese etiológica alternativa documentada permite incriminar fatores ambientais (Fig. 17-1). Hoje em dia, sabe-se que o câncer do colo uterino é um câncer induzido pelo vírus e que o vírus HPV é o agente necessário à carcinogênese, embora não suficiente. Na prática, esse conceito implica que o câncer do colo não pode acontecer na ausência de uma infecção por HPV.

Em 2007, iniciou-se na França uma prevenção primária (profilaxia) pela vacina para HPV e uma prevenção secundária pela detecção das lesões pré-invasoras. É da melhora e da otimização dessa prevenção secundária que vamos tratar neste capítulo.

Essa infecção viral é contraída na maioria dos casos por via sexual e, contrariamente a outros agentes transmitidos por essa via, nada é necessário para contrair o HPV, não havendo um comportamento sexual de risco. Com efeito, considera-se que de 70 a 80% das mulheres se depararam ou vão se deparar com um HPV ao longo de sua vida sexual (2). Essa infecção, muito freqüente nas jovens, reflexo de sua atividade sexual, é, na maioria dos casos, assintomática e transitória, não resultando em nenhuma doença. Em outras palavras, o fato de ter um HPV na região das vias genitais não se torna patológico senão com o tempo, bem depois das primeiras relações sexuais; na prática, depois dos 30 anos. De fato, somente as infecções persistentes, crônicas, poderão abrir caminho às anomalias do ciclo celular e à eventual cancerização. Depois dos 30 anos de idade, o teste viral, que possui uma sensibilidade muito claramente superior ao preventivo de câncer cervicouterino (PCCU), permite evitar o doloroso problema dos falsos negativos de um rastreio primário. Utilizado em associação com a citologia, falar-se-á de rastreio combinado, e essa associação é validada pela FDA (Food and Drug Administration) nos Estados Unidos desde 2003. Certo número de trabalhos já publicados ou em andamento demonstra que seu uso em primário exclusivo com uma triagem por citologia dos testes virais positivos é perfeitamente eficaz e não mais dispendioso.

Fig. 17-1. História natural do câncer do colo uterino.

Limites do PCCU e do rastreio atual

Reconhece-se há mais de 40 anos, graças a Papanicolaou, que o rastreio em massa dos precursores do câncer invasivo é totalmente realizável e que, além disso, o tratamento dessas anomalias cervicais pré-invasoras leva à cura na maioria dos casos. A política de rastreio pelo estudo citológico de um preventivo de câncer cervicovaginal, realizado com freqüência regular ao longo da vida das mulheres, permitiu, aliás, uma considerável diminuição da incidência dos cânceres invasivos desde os anos de 1950. Mas o caráter decrescente da curva de incidência em função do tempo parou ao longo dos anos de 1970 para chegar a um pseudopatamar. Com efeito, parece que há mais de 15 anos, nenhum progresso notável foi registrado. Ademais, sua tentativa de extensão aos países em via de desenvolvimento foi um fracasso. As principais explicações são as imperfeições do PCCU enquanto rastreio em razão da sua alta taxa de falsos negativos e da taxa insuficiente de cobertura da população. Lembremos que a metanálise de Fahey (3), em 62 estudos, chega a uma média de sensibilidade de 58% do preventivo citológico de rastreio. Essa fraca sensibilidade é, em parte, amenizada pela repetição regular deste, o que apresenta um problema de custo. A esperança depositada na colposcopia se chocou com o caráter muito operatório dessa técnica que, nas mãos de especialistas, dá resultados excepcionais, mas que, em outras mãos, resulta em diagnósticos e tratamentos em excesso. Deve-se perguntar, portanto, sobre o uso de novas técnicas e estratégias a fim de melhorar ainda o rastreio dos precursores do câncer do colo uterino e aumentar a cobertura.

Resultados do teste viral em rastreio primário

Porque a infecção por HPV é o fator necessário, ainda que não suficiente, na história natural do câncer do colo, o teste do HPV foi proposto para otimizar a detecção convencional.

A verificação do DNA viral nas células cervicais pode ser feita pelo uso da *polymerase chain reaction* (PCR). Essa técnica, que continua sendo uma referência, tem o inconveniente de sua dificuldade. Outras técnicas de biologia molecular (teste® CH 2, Amplicor®) são de uso simples e de sensibilidade comparável à da PCR. Esses testes estão disponíveis na França, mas somente reembolsáveis para triagem dos ASC-US *(atypical squamous cells of undetermined sigficance)*.

Não trataremos aqui da evidente melhora do acompanhamento das mulheres tratadas para NIC 2-3 (ver o Capítulo "**Avaliação e conduta a ser adotada após preventivo de resultado HSIL**"). Nesse caso, o teste do HPV corresponde, por sua negatividade, a um teste de cura em aproximadamente 70% dos casos e em caso de positividade (< 30%) permite acompanhar as mulheres realmente com risco de invasão.

Embora a grande sensibilidade do teste viral não precise mais ser demonstrada (Tabela 17-1), o problema de sua especificidade nem por isso deixa de ser um fator a ser avaliado em termos de custo-benefício. É lógico, porém, em uma política de rastreio, aceitar falsos positivos que serão "corrigidos" por um exame secundário, ao passo que os falsos negativos não são aceitáveis.

O interesse do teste viral no rastreio primário ainda está sendo avaliado, ainda que certo número de países já o utilize em rastreio combinado, ou seja, associado em primeira intenção e sistematicamente ao PCCU. Essa associação é, aliás, validada pela FDA nos Estados Unidos.

No entanto, o rastreio combinado apresenta o problema de seu custo, se lhe for aplicada à metodologia clássica de rastreio. Com efeito, a infecção viral parece ser um acontecimento particularmente freqüente nas jovens, já que em uma série pessoal constatamos mais de 20% de positividade em HPV oncogênicos nas mulheres com me-

Tabela 17-1 – Sensibilidade da tipagem para a detecção dos HSIL

Estudos	HPV				Citologia			
	Se	Es	VPP	VPN	Se	Es	VPP	VPN
Cuzick	95,2					85,7		
Womack	81	62	19	97	44,3			
Schiffman	88,4				77,7	94,2		
Schneider	89,4	93,9	35,8	99,6				
Clavel	100	85,6	9,3	100	87,8	93,1	15,7	99,8

Se: sensibilidade; Es: especificidade; VPP: valor preditivo positivo; VPN: valor preditivo negativo.

nos de 30 anos (4). A maioria, porém, vai se livrar desse vírus dentro de 6 a 8 meses (5), ativando seu sistema imunológico, e nunca desenvolverá uma NIC 2 ou 3. O teste viral só apresenta, portanto, interesse para o rastreio primário a partir de certa idade, permitindo daí selecionar as mulheres que apresentam presença persistente do vírus e, correndo o risco, desse modo, de desenvolver câncer. O trabalho randomizado de Cuzick de 2003 demonstrou a eficiência do teste viral a partir dos 30 anos (6). Essa restrição de idade não se aplicará mais, evidentemente, à futura população de mulheres vacinadas contra HPV 16 e 18.

A melhora da sensibilidade do rastreio pela associação citologia-virologia permite, por seu valor preditivo negativo de quase 100%, propor com toda segurança o aumento do intervalo entre dois rastreios para, no mínimo, 3 anos ou mesmo mais, levando assim a uma diminuição dos custos (Tabela 17-2).

Inúmeros trabalhos de avaliação do teste viral em rastreio primário exclusivo estão sendo desenvolvidos, e os primeiros resultados muito positivos foram publicados no importante estudo randomizado de Ronco (7). Esse método se apóia na enorme sensibilidade do teste viral que permite evitar os falsos negativos; depois, nas pacientes que apresentam um teste viral positivo, sem a necessidade de retorno, se realiza a coleta celular na fase líquida da análise citológica que, por sua grande especificidade, vai "corrigir" os falsos positivos. As pacientes duplamente positivas (virologia + citologia) são chamadas para a colposcopia. Um estudo de Holmes (8) sobre o custo-benefício dessa política de rastreio virológico mostra seu caráter menos oneroso do que a citologia bienal.

O valor preditivo positivo desse rastreio viral exclusivo se torna equivalente ao da citologia, se aplicada a regra da triagem citológica dos testes virais positivos (9). Isso regula enormemente o problema da falta de especificidade que se reclama tradicionalmente do teste viral.

Um estudo randomizado (7) publicado recentemente com mais de 33.000 pacientes (entre 35 e 60 anos) comparou um grupo convencional (PCCU convencional) a um

Tabela 17-2 – Valor preditivo negativo do rastreio combinado na literatura

Estudos	Ano	Número de rastreios	VPN
Hoyer	2005	4.034	99,0%
Agorastos	2005	1.296	100%
Clavel	2004	4.401	99,9%
Dalstein	2004	3.574	100%
Pietry	2003	7.592	100%
Salmeron	2003	7.732	100%
Belinson	2001	1.997	100%
Wright	2000	1.365	99,6%
Schiffman	2000	8.554	99,9%
Ratnam	2000	2.098	99,3%

Tabela 17-3 – Resultados em ganho de sensibilidade e perda de valor preditivo positivo do estudo randomizado de Ronco (7)

	Sensibilidade relativa	VPP relativo
Convencional	1	1
Experimental	1,47 (1,03-2,09)	0,40 (0,23-0,66)
CH 2 a 1 pg/ml	1,43 (1,00-2,04)	0,58 (0,33-0,98)
CH 2 a 2 pg/m	M1,41 (0,98-2,01)	0,75 (0,45-1,27)
Citolíquido	1,06 (0,72-1,55)	0,57 (0,39-0,82)

grupo experimental (citologia em fase líquida e teste HPV). Os resultados (Tabela 17-3) mostram claramente que a opção mais rentável médica e economicamente é o rastreio viral isolado no limite de positividade de 2 pg/ml, com um ganho de sensibilidade de mais de 40% e uma perda de valor preditivo positivo de somente 25%.

Essa política apresenta múltiplas vantagens práticas, clínicas e organizacionais. Com efeito, o teste viral, por sua grande sensibilidade e seu excelente VPN, permite espaçar, com toda segurança, o intervalo entre 2 exames para, no mínimo, 3 anos (ou até mais, depois de vários testes negativos ao longo do acompanhamento) sem com que se depare com o delicado problema dos falsos negativos. A triagem citológica melhora a especificidade e resolve o problema do baixo VPP do rastreio, concentrando o rastreio secundário por colposcopia nas pacientes realmente com risco. O uso das técnicas de biologia molecular permite sua difusão na forma de autocoleta, cuja sensibilidade para o rastreio das NIC 2-3 é equivalente às coletas realizadas por um clínico (Dannecker), permitindo com isso organizar o rastreio diferentemente e diminuir o problema da cobertura da população rastreada. Em compensação, esse rastreio apresenta o problema do tratamento das pacientes HPV positivo e com citologia considerada normal.

Problema do rastreio primário virológico: teste viral positivo com PCCU normal

Qualquer que seja a opção de rastreio adotada, combinado ou exclusivamente viral, a problemática do teste viral com citologia normal é a mesma. Com efeito, se para uma mulher, com mais de 30 anos, o fato de ser portadora de um HPV de alto risco a expõe a um risco de lesões pré-invasoras ou invasoras, isso não passa de um fator de risco e não comprova em nada obrigatoriamente uma doença subjacente. Como então gerir essa fração de pacientes com esse tipo de resultado? E isso não levaria a aumentar de forma significativa o número de pacientes que deveriam refazer o exame para uma detecção positiva?

Quanto ao número de pacientes referidas, Cuzick (6) mostrou que o número de mulheres com resultado positivo no teste viral era duas vezes maior antes dos 40 anos, ao passo que, depois dessa idade, não havia mais diferença significativa (Tabela 17-4).

Isso mostra a importância da triagem citológica, pois, em caso de normalidade celular, um simples controle virológico poderá ser proposto a distância, e, unicamente em caso de positividade citológica, uma colposcopia será realizada. É exatamente o intervalo entre esse teste positivo de citologia normal e o controle que apresenta problema. Deve-se controlar em 6, 12, 18 meses ou mais? A questão não é tão simples, já que o risco evolutivo para uma lesão de tipo NIC 2-3 depende muito estreitamente do genótipo do HPV em causa (Tabela 17-5).

A genotipagem reflexa (com base na coleta em fase líquida e sem examinar novamente as pacientes) de um teste viral positivo com citologia normal parece ser, atualmente, a melhor opção, uma vez que o risco de evolução aparece relacionado aos tipos 16 e 18 dos HPV (aproximadamente cinco vezes superior aos outros genótipos). O intervalo de controle dará conta, portanto, dessa genotipagem renovando, em curto prazo (alguns meses, provavelmente), o rastreio das mulheres positivas para HPV 16 ou 18 e, em longo prazo (alguns semestres provavelmente), aquelas positivas para outro genótipo.

Tabela 17-4 – Taxas de pacientes referidas com o teste viral comparado ao PCCU no estudo de Cuzick (6)

	Faixas etárias (em anos)					
	30-34	35-39	40-44	45-49	50-54	55-60
HPV +	14,5%	8,6%	6%	4,4%	3,4%	3,8%
PCCU normal	6,3%	5,7%	4,4%	4,3%	2,7%	3,1%

Tabela 17-5 – Risco evolutivo para NIC 3 ou mais em função do vírus e do genótipo (10)

	CH2+ HPV 16+	CH2+ HPV 16– HPV 18+	CH2+ HPV 16– HPV 18–	CH2–
Risco NIC 3+ em 10 anos	17,2% (11,5-22,9)	13,6% (3,6-23,7)	3,0% (1,9-4,2)	0,8% (0,6-1,1)

CH2: Captura Híbrida® 2.

Outro elemento permitiria melhorar a especificidade da tipagem viral e otimizar o encaminhamento dos testes virais positivos com citologia supostamente normal: é o uso da carga viral. De fato, os dois estudos de Cuzick e de Ronco (6, 7) mostraram que mais de 90% das NIC 2-3 apresentavam uma carga viral superior a 10 pg/ml no exame de Captura Híbrida®2. O mínimo de positividade clínica desse teste certamente deve ser diferenciado do mínimo de positividade analítica (1 pg/ml) que propõe o fabricante do teste. Snijders (11) mostrou em 2006, em um importante estudo de rastreio viral por PCR, que o percentil 33 da carga viral era suficiente para detectar 100% das NIC 3. Um trabalho de Sun (12) mostra que a gravidade e o tamanho da lesão são fortemente correlatos à carga viral.

A análise na fase líquida dos marcadores celulares, tais como a p16^{INK4a} ou a p14^{MDM2}, que são marcadores tardios das lesões HPV induzidas, poderia, igualmente, assim como o estudo dos transcritos, ajudar na triagem dos testes dos HPV positivos com citologia supostamente normal.

Hoje em dia, esses diferentes instrumentos de triagem ainda não estão disponíveis para rotina e, conseqüentemente, propõe-se hoje como solução um controle **citológico-viral** em 12 meses (Fig. 17-2).

Essa tipagem viral apresenta também uma vantagem em termos de cobertura de população rastreada. Com efeito, esses métodos de biologia molecular são perfeitamente automatizados, de aprendizagem rápida, sem comparação com a difícil formação dos citotécnicos. Para Sherlaw-Johnson (13), a redução da incidência do câncer do colo uterino para um país em desenvolvimento, por uma única tipagem viral em determinada idade, é superior ao rastreio por exame preventivo tradicional, qualquer que seja a faixa etária estudada.

Finalmente, uma última vantagem do rastreio viral, e não menor do que as demais, é a melhora da taxa de cobertura pela possibilidade de autocoletas propostas às pacientes que não respondem a um programa organizado de rastreio. Essas autocoletas demonstram uma sensibilidade para a detecção das NIC 2-3 pouco diferente de um teste viral realizado por um profissional da saúde e, de qualquer modo, claramente superior ao PCCU (14,15).

Conclusão

O rastreio das anomalias histológicas pré-cancerosas por preventivo citológico levou à diminuição notável da incidência do câncer do colo uterino em todos os países que promoveram esse rastreio há quase meio século. No entanto, esse método mostrou seus limites, e sua tentativa de extensão aos países em desenvolvimento foi, com raras exceções, um fracasso.

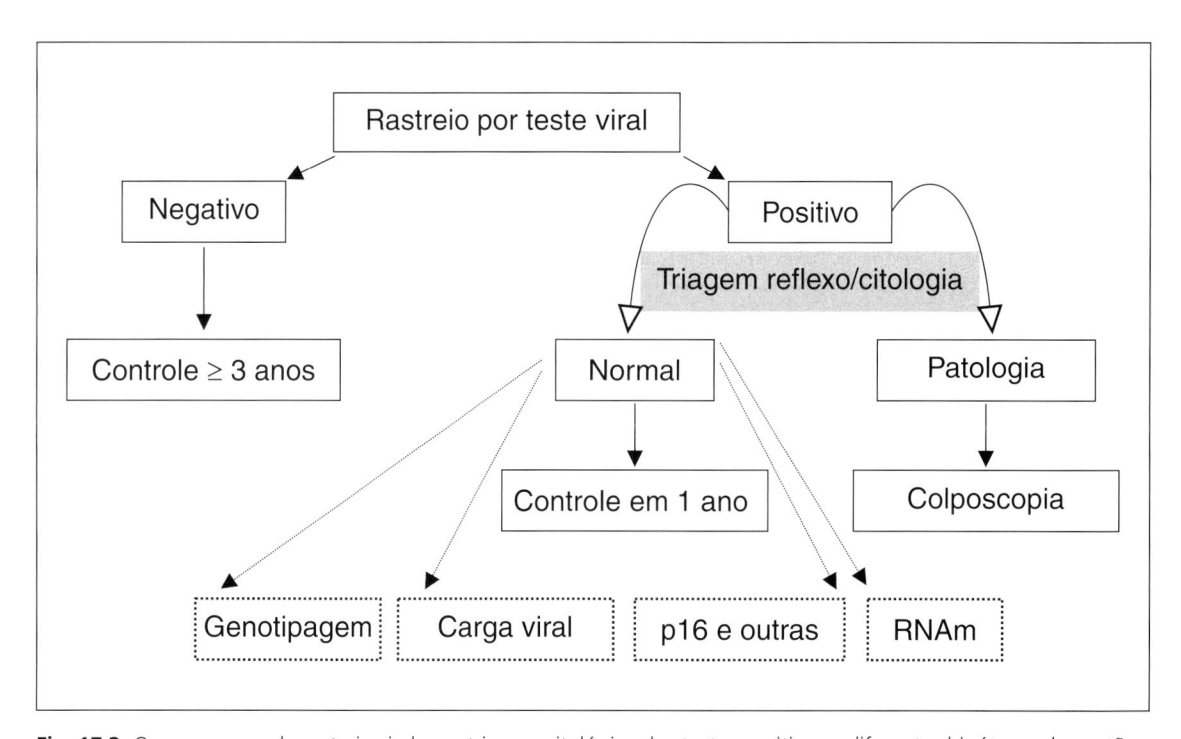

Fig. 17-2. Organograma do rastreio viral com triagem citológica dos testes positivos e diferentes hipóteses de gestão dos testes positivos com citologia considerada normal.

A melhora dos conhecimentos, a otimização das técnicas e o início da era vacinal anti-HPV permitem hoje em dia se esperar a erradicação desse câncer.

Não somente a biologia molecular permite evitar o doloroso problema dos falsos negativos de um rastreio primário, como também, aproveitando-se da carga viral, da genotipagem e da busca de certos marcadores do ciclo celular, classificar, entre as mulheres HPV positivo e, portanto de risco, aquelas que correm realmente risco de desenvolver uma lesão invasora. A individualização desse subgrupo permitirá aplicar todos os meios e todas as ações a fim de evitar o surgimento de um câncer invasivo nas mulheres examinadas (o que ainda hoje é muito freqüente).

O caráter não selecionador e não analisador dependente do teste viral leva a "repensar" o rastreio, para finalmente organizá-lo e pôr um fim na detecção oportunista (que examina em demasia mulheres sensibilizadas pela patologia e bem informadas em detrimento das outras) e cobrir a população que não se enquadra por meio de autocoletas.

A prevenção primária por vacinação é comprovadamente eficaz em termos de redução de risco de, no mínimo, 70%, e inúmeros trabalhos estão atualmente sendo desenvolvidos sobre vacinas terapêuticas e moléculas imunomoduladoras. Isso, porém, não ameaçará o rastreio, que continuará sendo necessário, mesmo que ainda deva ser aperfeiçoado.

Há quase 15 anos, o microcosmo científico que trabalha sobre esse vírus responsável por um câncer foi ator de uma epopéia médica, cuja envergadura é comparável àquela que os descobridores do século XIV conheceram.

Referências

1. Walboomers JM *et al.* (1999) Human papillomavirus is a necessary cause of invasive cervical cancer worldwide. J Pathol 189:12-9
2. Koutsky L (1997) Epidemiology of genital human papillomavirus infection. Am J Med 102:3-8
3. ahey MF *et al.* (1995) Meta analysis of Pap test accurancy. Am J Epidemiol 141:680-6
4. Riethmuller D *et al.* (1999) Genital human papillomavirus infection among women recruited for routine cervical cancer screening or for colposcopy determined by Hybrid Capture II and polymerase chain reaction. Diagn Mol Pathol 8:157-64
5. Ho GYF *et al.* (1998) Natural history of cervicovaginal papillomavirus infection in young women. N Engl J Med 338:423-8
6. Cuzick J *et al.* (2003) Management of women who test positive for high-risk types of human papillomavirus: the HART study. Lancet 362:1871-6
7. Ronco G, Segnan N, Giorgi-Rossi P *et al.* (2006) New Technologies for Cervical Cancer Working Group. Human papillomavirus testing and liquid-based cytology: results at recruitment from the new technologies for cervical cancer randomized controlled trial. J Natl Cancer Inst 98:765-74
8. Holmes J, Hemmett L, Garfield S (2005) The cost-effectiveness of human papillomavirus screening for cervical cancer. A review of recent modelling studies. Eur J Health Econ 6:30-7
9. Kotaniemi-Talonen L *et al.* (2005) Routine cervical screening with primary HPV testing and cytology triage protocol in a randomised setting. Br J Cancer 93:862-7
10. Khan MI *et al.* (2005) The elevated 10-year risk of cervical precancer and cancer in women with human papillomavirus (HPV) type 16 or 18 and the possible utility of type-specific HPV testing in clinical practice J Natl Cancer Inst 97:1072-9
11. Snijders PJ *et al.* (2006) Determination of viral load thresholds in cervical scrapings to rule out CIN 3 in HPV 16, 18, 31 and 33-positive women with normal cytology. Int J Cancer 119:1102-7
12. Sun CA, Liu IF, Wu DM *et al.* (2002) Viral load of high-risk human papillomavirus in cervical squamous intraepithelial lesions. Int J Gynaecol Obstet 76:41-7
13. Sherlaw-Johnson C, Gallivan S, Jenkins D (1997) Evaluating cervical cancer screening programmes for developing countries. Int J Cancer 72:210-6
14. Dannecker C, Siebert U, Thaler CJ (2004) Primary cervical cancer screening by self-sampling of human papillomavirus DNA in internal medicine outpatient clinics. Ann Oncol 15:863-9
15. Brink AA, Meijer CJ, Wiegerinck MA *et al.* (2006) High concordance of results of testing for human papillomavirus in cervicovaginal samples collected by two methods, with comparison of a novel self-sampling device to a conventional endocervical brush. J Clin Microbiol 44:2518-23

18 Recomendações da ANAES e futuras orientações

P. Judlin

RESUMO

A Agência Nacional de Autoridade e Avaliação em Saúde Francesa (ANAES) – que, **em 2004**, foi substituída pela Alta Autoridade de Saúde (HAS) – elaborou 3 recomendações profissionais sobre o tema do rastreio e do tratamento das lesões do colo uterino. Em 1998, as recomendações tratavam da realização do rastreio citológico, da conduta a ser seguida em caso de resultado anormal e em caso de lesão histológica cervical detectada após um exame de Papanicolaou anormal. Essas recomendações foram atualizadas em 2002. Finalmente, uma avaliação do interesse da pesquisa sobre papilomavírus humano (HPV) no rastreio foi realizada em 2004. Por outro lado, um Plano Câncer foi criado em 2003 na França, onde uma das 70 medidas dizia respeito ao rastreio do câncer do colo uterino. As recomendações feitas pela ANAES, bem como as medidas do Plano Câncer, são detalhadas e discutidas em função da literatura recente. Propostas de ações futuras são, finalmente, formuladas.

PONTOS-CHAVE

1. Incentivo para usar o sistema Bethesda 2001.
2. Validação do teste do HPV nos exames preventivos com resultado ASC-US.
3. Critérios claros para tratamento dos carcinomas micro-invasores e das lesões glandulares.

Introdução

O rastreio do câncer do colo uterino se baseia atualmente no esfregaço vaginal, contando com 6 milhões de exames feitos anualmente na França no contexto do rastreio individual. A Agência Nacional de Autoridade e de Avaliação em Saúde (ANAES) francesa – que se tornou a Alta Autoridade de Saúde (HAS) – elaborou 3 recomendações profissionais sobre esse tema (disponíveis no site http://www.has-sante.fr). Em 1998, as recomendações tratavam da realização do rastreio citológico, da conduta a ser seguida em caso de resultados anormais e em caso de lesão histológica cervical detectada após um exame anormal. Em 2002, a ANAES realizou uma atualização de suas recomendações. Finalmente, em 2004, a agência realizou uma avaliação do interesse da pesquisa dos papilomavírus humanos (HPV) no rastreio das lesões pré-cancerosas e cancerosas do colo uterino. Por outro lado, um Plano Câncer foi criado em 2003 e um Instituto Nacional do Câncer (INCa) foi criado em 2004 para garantir sua realização e sua continuidade. Uma das 70 medidas desse plano dizia respeito ao rastreio do câncer do colo uterino.

Detalharemos aqui as recomendações feitas pela ANAES, bem como as medidas do Plano Câncer.

Recomendações de 1998 da ANAES

Essas recomendações, intituladas *Condutas a serem adotadas diante de um preventivo do câncer cervicouterino anormal*, tratavam de 3 pontos:

- O preventivo do colo uterino.
- A conduta a ser adotada diante de um exame preventivo anormal.
- A conduta a ser adotada diante de uma lesão histológica diagnosticada após um exame preventivo anormal.

Essas recomendações, que ainda podem ser consultadas no site da UNAFORMEC (http://www.unaformec.com/CDRMG/cederom), foram totalmente atualizadas em 2002 e não serão, portanto, detalhadas aqui.

Recomendações de 2002 da ANAES

O título dessas recomendações, sempre em vigor, é: *Conduta a ser adotada diante de uma paciente que apresenta um preventivo do câncer cervicouterino anormal. Atualização 2002*. Elas abordaram, na verdade, 3 pontos:

- A apresentação da atualização 2001 do sistema Bethesda.
- A comparação dos desempenhos da citologia em meio líquido (CML) com aquelas do preventivo tradicional.
- A avaliação da confiabilidade e do lugar do teste do HPV nas estratégias de tratamento das anomalias citológicas.

Essas recomendações preconizam, de modo muito pertinente, a adoção generalizada do sistema Bethesda revisado. Deve-se constatar, porém, que sua difusão entre os citologistas e os clínicos ainda é imperfeita, às vezes com uma estranha mistura de antigas e novas nomenclaturas.

Quanto à comparação entre citologia em meio líquido e preventivo tradicional, o relatório é sucinto: "A qualidade da coleta é essencial para os 2 métodos. O preventivo em meio líquido reduz o número de preventivos não interpretáveis, além de permitir a utilização do material residual para outros métodos diagnósticos, particularmente para a realização do teste por HPV. Os dados disponíveis em 2002 não são suficientes para privilegiar a citologia em meio líquido em termos de sensibilidade e, sobretudo, de especificidade. A citologia em meio líquido é mais cara do que o método tradicional. Os aspectos custo/eficácia são desconhecidos em 2002. Estes devem ser considerados e necessitam de estudos complementares."

As conclusões da ANAES sobre a CML são muito prudentes e estão de acordo com aquelas de R.P. Moseley feitas na mesma época (1). Elas não avançaram muito em relação aos resultados da maioria dos estudos que surgiram nessa época comparando as duas técnicas que mostravam uma melhor detecção das lesões de baixo e de alto graus, bem como uma diminuição do número de preventivos ASC-US (2, 3). As recomendações elaboradas pela American Cancer Society, a partir da literatura anterior a abril de 2002, previam um acompanhamento citológico cervical a cada 2 anos com a ajuda de CML, contra uma observação anual por preventivo tradicional (4). Essa indicação se apoiava na melhor sensibilidade da técnica CML e foi confirmada quando da atualização das recomendações, em 2006 (5).

Desde 2002, inúmeros trabalhos compararam os resultados da CML com os da citologia convencional. A maioria das publicações concluiu haver melhor sensibilidade da CML sem diminuição da especificidade (6-8). Deve-se notar, no entanto, que algumas publicações continuam a contestar a vantagem custo-eficácia da citologia em meio líquido, criticando seu custo e uma especificidade insuficiente (9).

As recomendações de 2002 trataram principalmente da atualização das condutas a serem adotadas em caso de anomalias citológicas cervicais.

No caso de ASC-H, que corresponde em 40% dos casos a uma lesão histológica NIC 2/3, a realização de uma colposcopia é recomendada imediatamente.

No caso de ASC-US, a ANAES propõe 3 possíveis opções (Fig. 18-1):

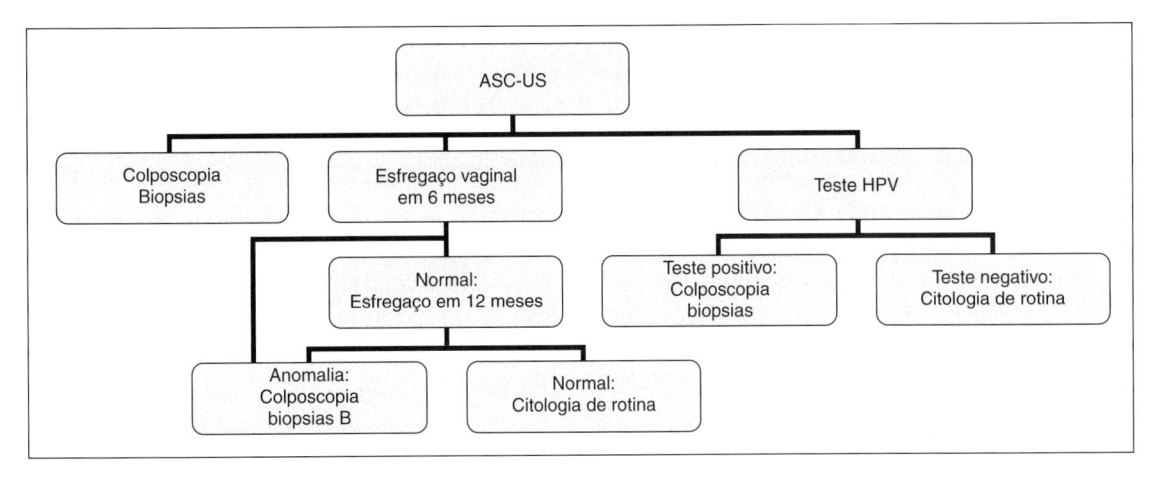

Fig. 18-1. Tratamento dos ASC-US.

- Ou a realização de um teste do HPV (por técnica de amplificação por PCR ou por Captura Híbrida).
- Ou a realização de uma colposcopia.
- Ou o controle do preventivo em 6 meses, depois em 12 meses.

Em todas as situações, uma colposcopia é solicitada em caso de anomalia.

No caso de lesão de baixo grau (LSIL), a ANAES não recomenda a realização de um teste de HPV em primeira intenção em razão de uma taxa elevada de positivos (80%) e considerando, inclusive, que mais da metade dessas lesões regride espontaneamente. Restaram então duas opções: a realização imediata de uma colposcopia ou um acompanhamento citológico (2 preventivos com 6 meses de intervalo), conforme indicado na Figura 18-2.

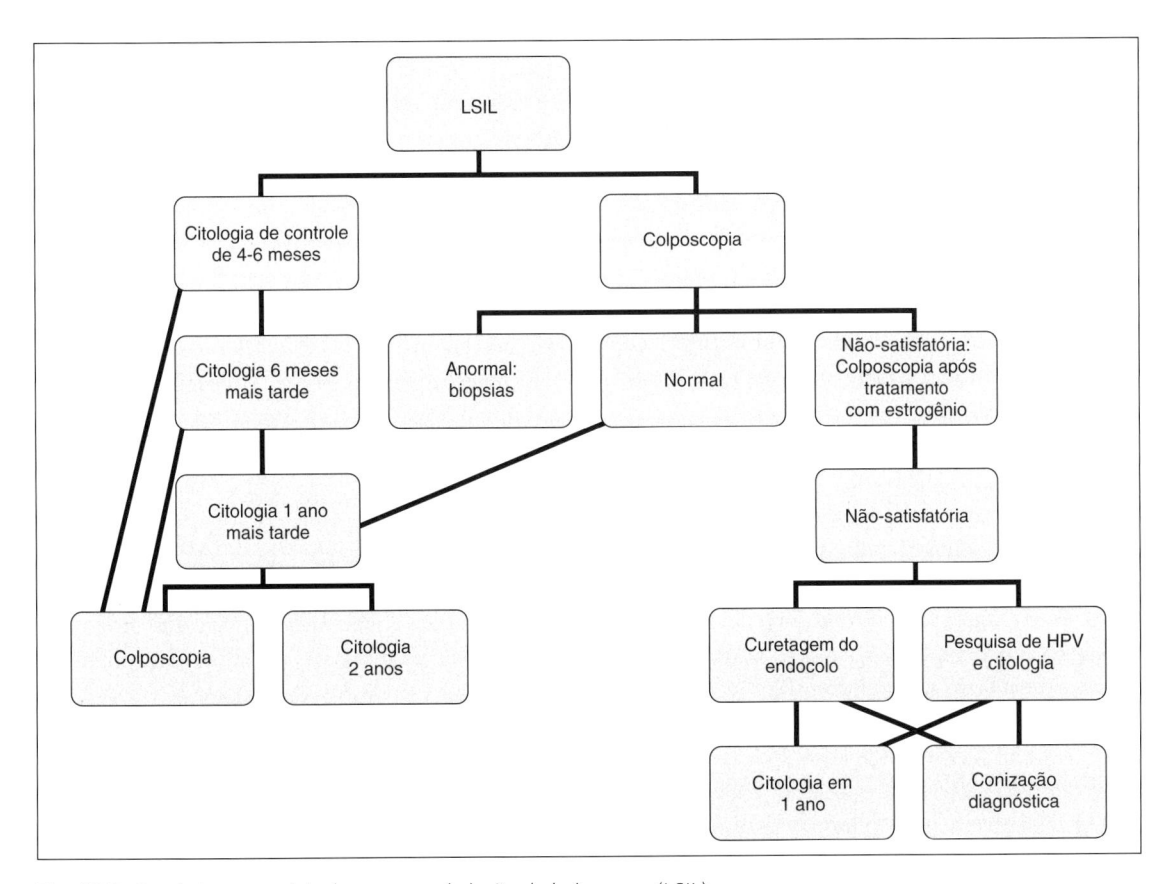

Fig. 18-2. Conduta a ser adotada em caso de lesão de baixo grau (LSIL).

Diante de uma lesão de alto grau (HSIL), a ANAES mantém a recomendação de 1998, ou seja, a realização de colposcopia imediata.

Em caso de anomalia das células glandulares, a ANAES recomenda a realização de uma colposcopia com biopsias dirigidas e/ou uma curetagem endocervical. Se as anomalias celulares forem do tipo endometrial, uma curetagem uterina é indicada. Se esses exames forem normais, um preventivo em 6 meses é recomendado em caso de atipias glandulares e uma conização associada a uma curetagem uterina é indicada em caso de atipias glandulares levando a uma neoplasia. A ANAES explica que a busca dos HPV nessa indicação ainda não está suficientemente documentada. Trabalhos mais recentes mostraram que o teste do HPV nessas indicações poderia ser útil: seu valor preditivo positivo de uma lesão cervical (mas não endometrial) é superior a 75% e, sobretudo, o valor preditivo negativo é de 100% (10).

Na última parte, as recomendações de 2002 propõem uma conduta a ser seguida em caso de lesão histológica cervical detectada ao longo de um preventivo.

Diante de uma lesão de Malpighi, de baixo grau, se os elementos diagnósticos (preventivo, colposcopia, biopsia) forem concordantes e se a junção escamocolunar for totalmente visível, recomenda-se deixar a paciente escolher entre um tratamento imediato, que consiste na destruição (*laser* de preferência), e uma observação citológica a cada 6 meses, com destruição ou remoção, em caso de persistência por 18 meses.

Diante de uma lesão de Malpighi de alto grau (NIC 2 ou 3), a ANAES afirma que a colposcopia é indispensável para decidir sobre o tratamento. Este consiste geralmente em uma remoção de tipo conização, mas ressalta-se que uma simples destruição pode ser proposta a uma mulher que queira engravidar e aceite acompanhamento regular e com a condição de que a lesão seja pequena, situada na ectocérvice e, portanto, totalmente visível.

A observação pós-terapêutica das lesões NIC deve compreender um controle citológico entre 3 e 6 meses associado a colposcopia, completada, se necessário, por biopsias dirigidas ou por curetagem endocervical conforme a situação da junção escamocolunar. Aconselha-se uma nova verificação dentro de um prazo de 6 a 12 meses antes de se passar para uma observação citológica anual. Uma nova remoção cirúrgica é indicada em caso de ablação inicial incompleta (caso de lesão microinvasora ou de lesão endocervical parcialmente removida), em caso de aparecimento de novas lesões, NIC 2+ ou não completamente visíveis em colposcopia. Deve-se notar que a ANAES não considerava o uso do teste do HPV no acompanhamento das pacientes tratadas. Inúmeras publicações, dentre as quais a metanálise de M. Arbyn, demonstraram a vantagem desse teste no acompanhamento pós-terapêutico, já que o teste do HPV é mais sensível e tão específico quanto a citologia (11).

A ANAES fez igualmente recomendações para o tratamento dos carcinomas malpighianos microinvasores. O diagnóstico é feito com base em uma peça de conização estudada por cortes seriados, e a remoção cirúrgica deve ser feita em zona sadia. A conização é considerada um tratamento suficiente se as margens forem em zona sadia e, contanto, que a invasão seja inferior ou igual a 3 mm sem êmbolos linfáticos ou vasculares. Caso contrário, uma cirurgia mais radical é recomendada sem qualquer outra recomendação senão a de que a linfadenectomia pélvica colposcópica poderia ser um bom método para avaliar o estado ganglionar.

Finalmente, a ANAES fez recomendações para o tratamento dos adenocarcinomas *in situ* do colo uterino. A conização pode ser uma terapêutica suficiente, se todas as condições a seguir forem atendidas:

- Paciente que deseja ter outra gravidez.
- Peça de conização tratada em técnica semi-seriada.
- Paciente que aceita e compreende a necessidade de acompanhamento regular e próximo (1 ano) com esfregaço e curetagem endocervical.
- Paciente avisada dos riscos de recaídas e do caráter pouco sensível dos métodos de observação.

Quando todas essas condições não são atendidas, uma histerectomia total simples deve ser proposta. O mesmo procedimento é indicado após obtenção da (ou das) gravidez(es) desejada(s).

Em suma, as recomendações de 2002 da ANAES constituíram uma atualização completa. Podem parecer complexas em razão do número de opções propostas em certas situações comuns, como ASC-US (Fig. 18-1) e as LSIL (Fig. 18-2). De uma maneira geral, as indicações de recurso ao teste do HPV são muito limitadas. Isso se deve realmente a vários fatores: essas recomendações datam de 2002, e as publicações sobre as diferentes indicações do teste (anomalias glandulares, acompanhamento pós-terapêutico etc.) eram, então, menos numerosas; além disso, esses testes do HPV só eram realizados por um número reduzido de laboratórios. Finalmente, considerações financeiras foram levadas em conta provavelmente, já que essas recomendações eram elaboradas conforme solicitação do seguro-saúde dos assalariados.

■ Recomendações de 2004 das ANAES

Essas recomendações consistiam na avaliação do interesse da pesquisa dos papilomavírus humanos (HPV) no rastreio das lesões pré-cancerosas e cancerosas do colo uterino. Elas eram elaboradas conforme solicitação da Direção Geral da Saúde e do Instituto Nacional do Câncer para estudar a vantagem do teste do HPV em primeira intenção no rastreio (primário) das lesões cervicais pré-cancerosas e cancerosas. Com base nos critérios da Organização Mundial de Saúde, o relatório concluía que:

- O teste do HPV poderá trazer um benefício para o rastreio primário, mas seu lugar exato ainda deve ser definido.
- A associação do teste do HPV com citologia oferece perspectivas promissoras cujo benefício médico e econômico deve ser avaliado após os resultados dos estudos, então em andamento, e após a realização de um modelo custo-eficácia.
- O teste do HPV isolado no lugar do esfregaço vaginal não é justificado e constitui uma hipótese a ser avaliada em longo prazo.

Desde a elaboração dessas recomendações, vários estudos foram publicados, cujos resultados foram analisados em uma metanálise por M. Arbyn (12). Esta indica que o teste do HPV tem uma sensibilidade superior de 23% em relação à citologia para detectar as lesões NIC 2+, mas com uma especificidade inferior de 6%. Quanto à associação citologia e teste do HPV, ela fornece um ganho a mais de 4% em sensibilidade em relação ao teste isolado, em detrimento de uma baixa especificidade de 7%. O valor preditivo negativo em 5 anos da associação esfregaço vaginal e teste do HPV é de 99,91%, o que significa que 9 mulheres de cada 10.000 somente correriam o risco de desenvolver uma lesão NIC 3+ com um acompanhamento de 5 anos. Esses dados mostram a vantagem evidente que apresentam os testes do HPV no rastreio primário, sobretudo nas mulheres com mais de 30 anos, para quem se trata mais facilmente de uma infecção persistente.

■ Plano Câncer

O Plano Câncer, estabelecido em março de 2003 pelas autoridades francesas, é dirigido pelo Instituto Nacional do Câncer (INCa). Esse plano (que pode ser consultado no site http://www.e-cancer.fr) pretende ser uma política de saúde pública inovadora e coordenada na área do câncer. O primeiro Plano Câncer foi criado por um período de 5 anos. Ele compreende 22 objetivos e 70 medidas que se subdividem em 200 ações concretas. Um dos 22 objetivos, que correspondem à medida 26, tem como título "rastreio do câncer do colo uterino".

Esse objetivo compreende precisamente 3 ações:
- O rastreio do câncer do colo uterino.
- Atender melhor as mulheres de risco.
- Facilitar o uso do teste do papilomavírus.

Mais precisamente, o Plano prevê ações de sensibilização, sobretudo ações combinadas àquelas do rastreio organizado do câncer de mama, e uma estratégia de comunicação. Prevê-se igualmente ampliar a oferta de exames preventivos para novos agentes de proximidade (planejamento familiar, medicina do trabalho etc.) para poder atender melhor as mulheres não acompanhadas por um ginecologista. O INCa participa também de uma pesquisa-ação realizada na região da Franche-Comté sobre a epidemiologia do câncer cervical, a generalização dos preventivos pelos médicos generalistas e o acompanhamento da introdução da vacina HPV. Finalmente, quanto aos testes do HPV, seu reembolso em caso de resultado ASC-US foi obtido em 2004. O INCa esclarece que a introdução da vacinação do HPV, ativa para os HPV 16 e 18, poderia, dentro de um prazo, modificar a estratégia de prevenção e de rastreio.

■ Conclusão

Vê-se, portanto, que certo número de iniciativas foi tomado há alguns anos na área de rastreio do câncer do colo uterino e na racionalização do tratamento das lesões pré-cancerosas. Muitas coisas, no entanto, ainda estão por ser feitas nessa área, ainda mais tendo em vista que os progressos científicos (instrumentos diagnósticos) e os resultados de novos estudos questionam permanentemente as condutas a serem seguidas. Quanto às avaliações realizadas pela HAS e destinadas a prescrever recomendações, seria desejável que os usos de testes de HPV (em triagem como rastreio primário, em acompanhamento pós-terapêutico etc.) fossem novamente avaliados. O lugar da CML, adotada como instrumento de rastreio primário em inúmeros países, mereceria também ser reavaliado. Em um prazo maior, o lugar de novos instrumentos diagnósticos (testes p16, carga viral, genotipagem etc.) provavelmente merecerá ser estudado. Finalmente, as modalidades do rastreio primário deverão ser reatualizadas dentro de alguns anos à luz dos primeiros resultados da vacinação de HPV. Quanto às futuras orientações do 2º Plano Câncer, nos parece ser útil prever a criação de um rastreio organizado do câncer do colo uterino que, atualmente, só foi experimentado em 5 departamentos na França. Parece ser útil igualmente que o INCa avalie a prática da colposcopia, prescreva critérios de boa prática e organize a formação – atualmente muito heterogênea – dos profissionais dessa técnica.

Referências

1. Moseley RP, Paget S (2002) Liquid-based cytology: is this the way forward for cervical screening? Cytopathology 13:71-82
2. Monsonego J, Autillo-Touati A, Bergeron C et al. (2001) Liquid-based cytology for primary cervical cancer screening: a multi-centre study. Br J Cancer 84:360-6
3. Diaz-Rosario LA, Kabawat SE (1999) Performance of a fluid-based thin-layer Papanicolaou smear method in the clinical setting of an independent laboratory and an out-patient screening population in New England. Arch pathol Lab Med 123:817-21
4. Saslow D, Runowicz CD, Solomon D et al. (2002) American Cancer Society guideline for the early detection of cervical neoplasia and cancer. CA Cancer J Clin 52:342-62
5. Smith RA, Cokkinides V, Eyre HJ (2006) American Cancer Society guidelines for the early detection of cancer, 2006. CA Cancer J Clin 56:11-25
6. Sass MA (2004) Use of liquid-based, thin-layer Pap test in a community hospital. Impact on cytology performance and productivity. Acta Cytol 48:17-22
7. Williams AR (2006) Liquid-based cytology and conventional smears compared over two 12-month periods. Cytopathology 17:82-5
8. Fremont-Smith M, Marino J, Griffin B et al. (2004) Comparison of the SurePath liquid-based Papanicolaou smear with the conventional Papanicolaou smear in a multisite direct-to-vial study. Cancer 102:269-79
9. Cochand-Priollet B, Cartier I, de Cremoux P et al. (2005) Cost-effectiveness of liquid-based cytology with or without hybrid-capture II HPV test compared with conventional Pap smears: a study by the French Society of Clinical Cytology. Diagn Cytopathol 33:338-43
10. Irvin W, Evans SR, Andersen W et al. (2005) The utility of HPV DNA triage in the management of cytologic AGC. Am J Obstet Gynecol 193:559-65
11. Arbyn M, Paraskevaidis E, Martin-Hirsch P et al. (2005) Clinical utility of HPV-DNA detection: triage of minor cervical lesions, follow-up of women treated for high-grade CIN: an update of pooled evidence. Gynecol Oncol 99:S7-11
12. Arbyn M, Sasieni P, Meijer CL et al. (2006) Clinical applications of HPV testing: A summary of meta-analyses. Vaccine 24S3:S3/78-S3/89

19 Orientações do plano câncer na França

C. Mahé

RESUMO

No quadro de rastreio do câncer do colo uterino, as orientações do Plano Câncer na França repousam essencialmente no reforço da participação junto às mulheres pouco ou não examinadas que apresentem um preventivo anormal. O aumento da participação exige a ampliação do acesso ao exame preventivo, pois a oferta fornecida pelos ginecologistas é insuficiente em certas regiões. Iniciativas foram tomadas nesse sentido, mas precisam ter continuidade e ser ampliadas. O desenvolvimento da utilização do teste do HPV em 2004 permitiu melhorar e refinar o procedimento de acompanhamento após o preventivo. No entanto, quanto ao acompanhamento, a taxa de mulheres não mais encontradas ainda é muito grande, e o tratamento terapêutico continua heterogêneo, apesar da elaboração de recomendações em nível nacional. Mesmo que o Plano Câncer esteja longe de ter resolvido a totalidade dos problemas ligados ao rastreio do câncer do colo uterino na França, ele permitiu dar início a uma real reflexão compartilhada sobre as modalidades de otimização.

PONTOS-CHAVE

1. As orientações do Plano Câncer se baseiam, fundamentalmente, no reforço da participação junto às mulheres pouco ou não examinadas, bem como na melhora do acompanhamento das mulheres que apresentaram um resultado anormal no exame preventivo.

2. O aumento da participação no conjunto do território nacional só pode ser realizado pela ação conjunta de uma melhora do acesso ao exame preventivo e pelo estímulo da população em fazer o rastreio. O estímulo por simples convocação, sem coordenação global e controle da oferta, raramente é eficaz.

3. Os ginecologistas realizam mais de 90% dos exames preventivos na França. No entanto, a insuficiência da oferta em muitos departamentos e a evolução da demografia médica exigem que se amplie a oferta a novos agentes mais próximos.

4. O uso do teste do HPV foi facilitado em 2004; desde então ele é reembolsado, no caso de resultado de tipo ASC-US, pelo seguro-saúde a fim de otimizar o acompanhamento dessas mulheres, que correspondem a 43% dos exames anormais.

5. Na França, a proporção de pacientes não acompanhadas no ano que se segue ao exame de rastreio é alta. Com efeito, as experiências-pilotos de rastreio organizado parecem indicar que essa taxa é da ordem de 25%.

6. O caráter espontâneo do rastreio faz com que seja difícil avaliar o acompanhamento das recomendações em termos de tratamento elaboradas em 2002 pela ANAES. Parece não somente que tais recomendações não são sistematicamente seguidas, como também que há grandes variações geográficas.

Introdução

O plano de mobilização nacional contra o câncer foi apresentado em 24 de março de 2003. Ele comporta 70 medidas distribuídas em seis capítulos: prevenir, rastrear, tratar, acompanhar, formar, compreender e descobrir. Ele foi lançado por um período de 4 anos e terminou, portanto, em 2007. Com exceção do conjunto de medidas que buscam, de maneira geral, melhorar a luta contra o câncer e que beneficiam igualmente, portanto, o câncer do colo uterino, uma medida do Plano Câncer diz respeito especificamente a esse rastreio. De fato, a medida 26 recomenda "*reforçar as ações em prol do rastreio do câncer do colo uterino junto às mulheres de risco*". Essa medida se articula em torno de 2 eixos: (i) o reforço da participação junto às mulheres pouco ou não examinadas, (ii) a melhora do acompanhamento das mulheres que apresentaram um resultado de preventivo anormal.

Inúmeros sistemas de informação relacionados mais ou menos diretamente com o câncer do colo uterino ou suas modalidades de rastreio existem na França. Esses sistemas têm, em sua maioria, uma visão econômica (base de dados dos reembolsos do seguro-saúde francês, sistema de informação hospitalar) ou puramente epidemiológica (registros dos cânceres, registro de mortalidade) e não foram construídos com uma preocupação de avaliação do programa de rastreio. Por sua natureza, esses sistemas não são, portanto, exaustivos e são particularmente difíceis de relacionar, sobretudo em razão de restrições legais. A avaliação das medidas destinadas a melhorar a qualidade do rastreio do câncer de colo não é, portanto, facilitada. Entretanto, desde os anos de 1990, cinco departamentos franceses – Bas-Rhin, Haut-Rhin (na região da Alsácia), Doubs (na Franche-Comté), Isère (nos Alpes franceses) e Martinica – criaram um rastreio dito organizado do câncer do colo uterino. Essas iniciativas locais, ainda que cubram apenas, aproximadamente, 5% da população francesa, são, em sua maioria, dotadas de um sistema de informação que permite avaliar seus benefícios e, ao mesmo tempo, fornecer uma imagem das práticas na França.

Aumento da participação das populações pouco ou não examinadas

Um dos principais fatores de risco para o surgimento do câncer do colo uterino é a ausência de rastreio. Um primeiro meio para reforçar as ações em prol do rastreio do câncer do colo uterino junto às mulheres de risco consiste, pois, em aumentar a participação das mulheres pouco ou não examinadas. O aumento da participação dessas pessoas é um objetivo mencionado especialmente na lei francesa relativa à política de saúde pública de 9 de agosto de 2004: "*buscar diminuir a incidência de 2,5% ao ano, especialmente atingindo uma taxa de cobertura do rastreio de 80% das mulheres de 25 a 69 anos e pelo teste do HPV*". Esse objetivo é ambicioso, considerando a cobertura da população de somente 55% na França em 2000 (1). Ele pode ser realizado, entretanto, como mostra a experiência de certos locais-pilotos de rastreio organizado, como o Haut-Rhin e o Bas-Rhin. Após 10 anos de funcionamento, a região da Alsácia alcançou uma cobertura de mais de 73% (2). De modo geral, o aumento da participação no conjunto do território nacional só pode ser realizado pela ação conjunta de uma melhora do acesso ao esfregaço genital e pelo estímulo da população para realizar o rastreio.

Melhorar o acesso ao exame preventivo

De acordo com a regulamentação atual francesa (Decreto nº 80-987 de 3 de dezembro de 1980), a coleta do preventivo é um ato médico que deve ser realizado por um médico ou por uma parteira no quadro das consultas de proteção materna e infantil. Os ginecologistas (em atendimento privado ou que trabalham em um centro hospitalar público) realizam a maioria dos preventivos. A título de exemplo, na Alsácia, 96% dos exames são realizados pelos ginecologistas (2). Essa taxa era de 84% em Doubs (3) e de 96% em um estudo realizado na região de Île-de-France (4). Segundo a demografia de ginecologistas, os clínicos médicos são mais ou menos levados a realizar exames preventivos como complemento. Porém, graças à falta de formação específica, à pouca valorização do ato de coleta (não há pagamento pela coleta em si), à dificuldade em propor o exame ginecológico e a outras prioridades das quais eles devem dar conta, sua participação na coleta dos esfregaços vaginais continua pequena (menos de 10%). Iniciativas locais mostraram, no entanto, que era possível envolvê-los mais (programas-pilotos em Isère e em Doubs, experiência em Lyon). Além de clínicos médicos, há outros meios de acesso à coleta: os centros de exame de saúde, os centros de planejamento familiar, as parteiras em consultas de proteção materna e infantil, as estruturas de assistência a pessoas desfavorecidas, os laboratórios de análises médicas dirigidos por um médico, as estruturas de anatomia e de citologia patológica equipadas para a coleta etc. Sua realização dos preventivos permanece, entretanto, marginal (1% na Alsácia, 2% em Doubs). O papel predominante do ginecologista na coleta do preventivo gera, de fato, uma desigualdade de acesso ao exame entre os departamentos, conforme a demografia médica (Fig. 19-1).

Considerando a estrutura por idade da população francesa e as recomendações quanto à freqüência do preventivo (a cada 3 anos), uma cobertura de 100% da população elegível equivale à realização de, aproximadamente, 9.000 preventivos por ano em uma população de 100.000 habitantes. Isso evidencia claramente a insuficiência de oferta em inúmeros departamentos. A evolução atual da demografia dos ginecologistas só acentuará esse fenômeno. É por isso que, a fim de melhor atender as mulheres não acompanhadas por um ginecologista, o Plano Câncer fez da ampliação da oferta de preventivos a novos agentes próximos uma de suas prioridades. Nesse sentido, certos centros de saúde propõem, no quadro dos exames de saúde periódicos, um exame de rastreio às mulheres de 20 a 64 anos não acompanhadas. Em 2004, mais de 24.000 preventivos foram assim realizados nesse contexto (5). Esse esforço ainda é insuficiente. Outra estratégia para aumentar a cobertura do rastreio consiste em aproveitar a passagem obrigatória da mulher pelo sistema de assistência para a realização dos preventivos não realizados. Nessa perspectiva, em 2005, o grupo técnico nacional do rastreio do câncer do colo uterino, instância de especialização mantida pela Direção Geral da Saúde na França, indicou o acréscimo do preventivo na lista de exames complementares quando da primeira consulta pré-natal. Essa medida permitia oferecer rastreio do câncer do colo uterino gratuito para toda mulher grávida que não tivesse feito um exame preventivo nos 3 últimos anos. Na consulta pré-natal, o preventivo seria não apenas oferecido às mulheres não examinadas ou examinadas de modo insuficiente, mas permitiria também realizar a necessária educação sanitária e, provavelmente, criar o hábito nas mulheres que não fazem o percurso do rastreio.

Estimular a população a fazer o rastreio

O estímulo pode vir do ginecologista por ocasião de uma consulta feita para acompanhamento de contracepção, de gravidez ou menopausa ou ainda no tratamento de uma patologia ou de um distúrbio funcional, mas nesse caso, freqüentemente, são mulheres bem informadas que contam plenamente com o rastreio individual. Para as mulheres não acompanhadas regularmente por um ginecologista, o clínico desempenha um papel maior, particularmente graças à sua nova função de médico de família, coordenador dos tratamentos e das ações de prevenção sanitária. Além do percurso de tratamento médico, o estímulo da população pode ser feito com a ajuda das associações (clubes, associações de imigrantes, associações de luta contra o câncer, redes de saúde municipais etc.). Parcerias foram iniciadas em nível nacional na França para facilitar a circulação da informação em nível local. Nacionalmente, foi realizada em 2005 uma sensibilização das mulheres para a importância do preventivo de rastreio, *por meio de* ações da mídia que divulgavam o rastreio do câncer do colo uterino. A idéia era lembrar a simplicidade do exame preventivo, uma vez que a maioria das mulheres não sabe que se trata do rastreio do câncer do colo. O contexto da mídia de fazer circular a notícia da primeira vacina do HPV, ao final de 2006, permitiu igualmente relançar a informação sobre a importância do esfregaço cervical. Nos departamentos onde existem programas-pilotos, os convites desempenham um papel fundamental para a motivação das mulheres. Esse processo é particularmente eficaz no contexto de um programa organizado, isto é, que inclua procedimentos de acompanhamento e de avaliação em todas as etapas (convite, participação, teste de rastreio, acompanhamento das pessoas rastrea-

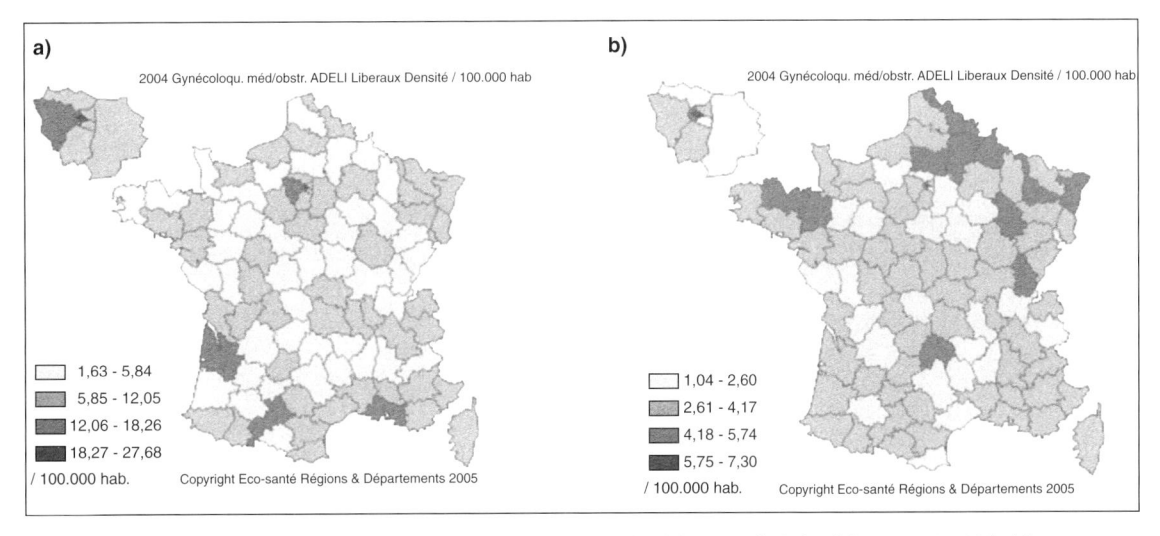

Fig. 19-1. Distribuição nacional do número de ginecologistas privados (a) ou assalariados (b) para 100.000 habitantes.

das com resultado positivo, tratamento, acompanhamento pós-tratamento, confidencialidade dos dados). O caso alsaciano, em que a convocação é destinada somente às mulheres que não realizaram um preventivo nos três últimos anos, é uma estratégia particularmente interessante e com custo-eficácia satisfatório em um contexto de forte prevalência do rastreio individual. O estímulo por convocação simples, sem coordenação global e controle da oferta, raramente é eficaz. De fato, a título de exemplo, em uma experiência realizada em Marseille, que tinha como alvo 16.000 mulheres que não haviam realizado o exame recentemente, após a convocação gratuita, somente 7% das mulheres fizeram o preventivo (6).

■ Melhora do acompanhamento após um resultado de preventivo anormal

As mulheres nas quais se detectou uma anomalia citológica estão, por definição, em maior risco de desenvolver um câncer do colo uterino. Uma segunda maneira de reforçar as ações em prol de rastreio do câncer do colo uterino junto às mulheres de risco consiste, portanto, em melhorar o acompanhamento dessas mulheres com resultado de preventivo anormal.

Acompanhamento dos preventivos anormais

Os preventivos anormais na França representam, aproximadamente, 3% dos resultados (4). A população envolvida é, pois, muito bem determinada e merece uma atenção particular. Em 2002, recomendações foram formuladas por um grupo de especialistas da ANAES (Agência Nacional de Autoridade e de Avaliação em Saúde) a fim de melhorar e homogeneizar as práticas relativas ao acompanhamento após um resultado anormal. Esquemas representando as decisões em função das anomalias citológicas detectadas foram publicados (7). No entanto, o caráter espontâneo do rastreio faz com que ainda seja difícil de avaliar o cumprimento das recomendações ANAES pelos profissionais da saúde. Sempre com o intuito de ajudar a tomar a decisão referente ao acompanhamento, o uso do teste do HPV foi facilitado em 2004; desde então ele é reembolsado em caso de resultado ASC-US pelo seguro de saúde francês (8). Considerando que, na França, os resultados ASC-US representam aproximadamente 43% dos preventivos anormais, o uso do teste do HPV nessa indicação permite otimizar o acompanhamento dessas mulheres, tranqüilizando aquelas que tiveram um teste do HPV negativo e reforçando o acompanhamento das demais. O lugar do teste de HPV em primeira instância no rastreio ainda deve ser avaliado à luz dos estudos atualmente em andamento. A comercialização da primeira vacina de HPV em novembro de 2005 poderá aumentar a importância futuramente desse teste, sobretudo para as gerações vacinadas. Na França, a proporção de pacientes não examinadas no ano seguinte ao exame preventivo parece alta (25% na Alsácia, das quais 19% para lesões de alto grau). Graças ao procedimento de acompanhamento dos preventivos realizados na campanha alsaciana, um adiamento do exame para as mulheres ainda não examinadas pôde ser feito, permitindo que somente 5,9% das lesões de baixo grau e somente 2,6% das lesões mais graves não tivessem nenhum controle em três anos e meio após o exame inicial.

Conduta terapêutica

Apesar das recomendações, as modalidades de conduta terapêutica das lesões pré-cancerosas permanecem muito heterogêneas no território. Foi o que revelou um grupo de especialistas reunido pelo Instituto Nacional do Câncer (INCA) em 2005, no quadro de seu trabalho sobre a situação do rastreio do câncer do colo uterino na França. A análise da base de dados de 2004 do Programa de Medicalização dos Sistemas

Tabela 19-1 – Número de pacientes atendidas por tumor invasor do colo uterino ou de uma neoplasia cervical intra-epitelial uterina (dados de 2004)

Patologia	Pacientes	
	Número	%
Tumor invasor	4.119	13,70%
NIC 3	11.804	39,30%
NIC 2	6.048	20,20%
NIC 1	6.637	22,10%
Displasias não especificadas	1.395	4,60%
Total	30.003	100,00%

Tratamento: INCa, Dpt. Observatório dos Cânceres, 2006.

Fonte: PMSI COM 2004

de Informação (PMSI) possibilitou avaliar as internações hospitalares que correspondiam a um tratamento para tumor invasor do colo uterino ou para uma neoplasia cervical intra-epitelial (NIC) do útero durante o ano de 2004 (9). As 34.157 internações hospitalares referentes a 30.000 pacientes foram contadas (Tabela 19-1). Para cada uma das patologias do colo uterino (NIC 1, NIC 2-3 e tumores invasores), as taxas de pacientes tratadas variavam de acordo com a região de residência (Fig. 19-2); é provável que certa variabilidade esteja realmente relacionada com diferenças de tratamento e não epidemiológicas ou de população entre as regiões (o cálculo foi padronizado sobre a população nacional francesa para evitar as diferenças ligadas à distribuição de idade). Uma análise mais detalhada foi feita por tipo de ato praticado (conização, histerectomia etc.). Em 2004, as 24.536 internações comportavam um ato de conização. Entre esses atos, 3.693 (ou seja, 15,1% das conizações) correspondiam a um tratamento para NIC 1. Considerando a pouca chance de progressão para um câncer das NIC 1 (aproximadamente 1%) (10) e a existência de possíveis efeitos indesejáveis gineco-obstétricos ligados à conização (11), essa prática provavelmente pôde ser assimilada a um sobretratamento, sobretudo quando se tratava de mulheres jovens (a idade média para a conização era de 39 anos). Tratamentos mais adequados, como a remoção cirúrgica, a destruição das lesões, ou ainda a observação, poderiam também ser propostos. No entanto, por falta de um procedimento de acompanhamento específico, a probabilidade de perder a paciente de vista pôde igualmente motivar essa escolha. Em 2004, as 3.525 internações comportavam um ato de histerectomia com um diagnóstico principal de tumor invasor do colo uterino ou de neoplasia cervical intra-epitelial uterina. A idade média das mulheres com esse tipo de internação era de 50 anos e variava pouco em função do tipo de lesão. De um modo geral, parece que as indicações terapêuticas das patologias do colo uterino não são sistematicamente seguidas. Existem grandes diferenças geográficas de tratamento.

■ Outras ações do Plano Câncer que beneficiaram a prevenção do colo uterino

Reforço da capacidade epidemiológica

Outras iniciativas também foram inscritas no Plano Câncer sem, no entanto, tratar especificamente do câncer do colo uterino. Nesse sentido, o sistema de acompanhamento epidemiológico que o INVS (instituto francês de vigilância sanitária) utiliza foi completado pela criação de novos registros dos cânceres e pelo reforço das capacidades de análise regional a fim de fornecer melhor assistência às políticas regionais de saúde. Por outro lado, em nível nacional, a capacidade de análise epidemiológica é reforçada pelo desenvolvimento de análises multifontes que permitem combinar os dados vindo de diferentes sistemas de informação disponíveis. Esse tipo de análise tem como principal objetivo caracterizar as mulheres atingidas por um câncer do colo uterino e aquelas que falecem por isso.

Criação de uma sinergia nacional

A dinâmica criada pelo Plano Câncer francês permitiu igualmente reunir grupos de especialistas a fim de acumular conhecimentos sobre o rastreio do câncer do colo na França. Esses grupos produziram documentos de referências e determinaram certo número de prioridades para otimizar a detecção. Dessa forma, o grupo técnico francês do rastreio do câncer do colo uterino que se reuniu de 2003 a 2005 pela Direção Geral da Saúde trabalhou pela harmonização e pela otimização das experiências-pilotos, pela padronização dos dados de citoanatomopatologia, pela ampliação da oferta de esfregaços cervicais e pela determinação de temas para chamadas de projetos. Esse grupo redigiu especialmente um caderno de encargos para o rastreio organizado. Em junho de 2006, e conforme as orientações do grupo técnico nacional, um grupo de trabalho foi constituído pelo INCA a fim de realizar uma avaliação da situação do rastreio do câncer do colo uterino na França. Esse grupo de trabalho conseguiu formular recomendações estratégicas em prol da otimização do rastreio do câncer do colo uterino em curto e médio prazos.

■ Conclusão

O Plano Câncer permitiu dar início a uma real reflexão sobre a otimização do rastreio do câncer de colo uterino com os diferentes agentes envolvidos neste rastreio, bem como com os especialistas. O ano de 2007 foi marcado pela criação de um grupo nacional francês de acompanhamento do rastreio do câncer do colo que terá como missão, no primeiro momento, homogeneizar as experiências de rastreio organizado, reforçando ao mesmo tempo, em nível nacional, a oferta de cuidados e a qualidade do tratamento.

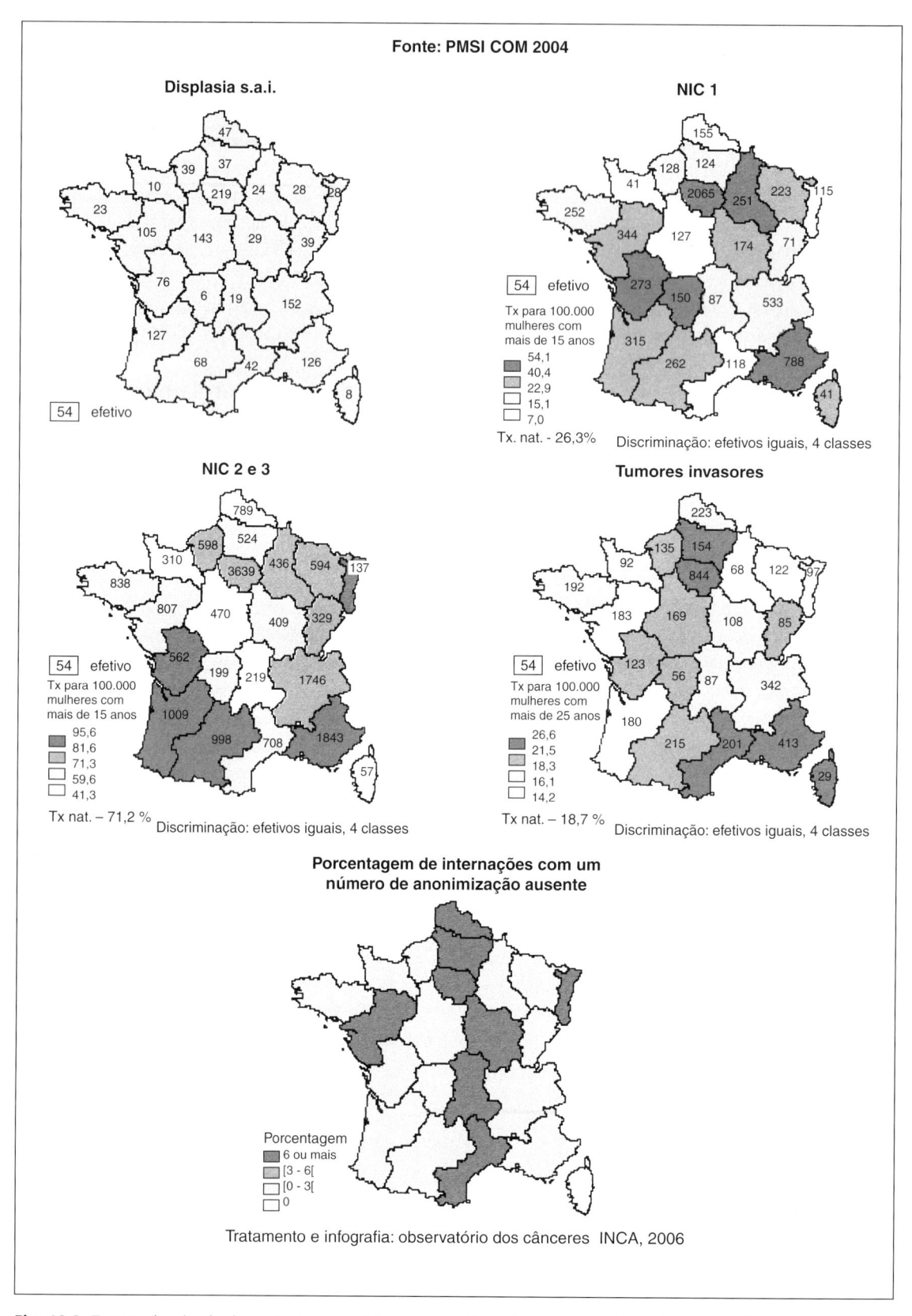

Fig. 19-2. Taxa padronizada de pacientes atendidas por um câncer invasor do colo uterino ou por lesão pré-cancerosa de acordo com as regiões.

Referências

1. Rousseau A, Bohet P, Merliere J et al. (2002) Evaluation du dépistage organisé et du dépistage individuel du cancer du col de l'utérus: utilité des données de l'Assurance maladie. BEH 19:81-3
2. Baulon E (2004) Evaluation de l'impact de la campagne EVE de dépistage du cancer du col de l'utérus dans le Bas-Rhin: tendances de l'incidence des cancers et des lesions précancéreuses, analyse des caractéristiques des cancers invasifs survenus entre 1995 et 2001. These de Médecine, ULP Strasbourg.
3. Ventura Martins C, Woronoff AS, Hochart A, Cagey S (2005) Evaluation de la campagne de dépistage du cancer du col de l'utérus dans le Doubs. 1993-2004. ORS Franche-Comte, Besançon
4. Bergeron C, Cartier I, Guldner L et al. (2005) Lésions précancéreuses et cancers du col de l'utérus diagnostiques par le frottis cervical, Île-de-France, enquête CRISAP, 2002. BEH 2:5-6
5. Dauphinot V, Dupré C, Guéguen E, Naudin F (2006) Géographie de la santé dans les centres d'examens de santé. Données régionalisées 2004. CETAF, Saint-Etienne
6. Plana L, Léandri FX. Campagne expérimentale de dépistage organisé des cancers du col utérin à l'intention des populations socialement défavorisées. Document interne association ARCADES, Marseille
7. ANAES (2002) Conduite à tenir devant une patiente ayant un frottis utérin anormal. Actualisation 2002. ANAES, Paris
8. ANAES (2004) Evaluation de l'intérêt de la recherche des papillomavirus humains (HPV) dans le dépistage des lésions précancéreuses et cancéreuses du col de l'utérus. ANAES, Paris
9. Jourdan Da Silva N, Pillet N, Roudier Daval N et al. (2007) Cancer du col utérin. Prise en charge hospitalière. Année 2004. INCA, Paris
10. Ostór A (1993) Natural history of cervical intraepithelial neoplasia: a critical review. Int J Gynecol Pathol 12:186-92
11. Kyrgiou M, Koliopoulos G, Martin-Hirsch P et al. (2006) Obstetric outcomes after conservative treatment for intraepithelial or early invasive cervical lesions: systematic review and meta-analysis. Lancet 367:489-98

20 Problemas médico-legais

L. Paris

RESUMO

O diagnóstico se torna uma importante fonte de responsabilidade médica cada vez mais questionada: os pacientes e suas famílias não exigem mais cuidados, mas a cura.

Essa responsabilidade é civil, às vezes penal e pode acarretar sanções da ordem profissional: é capaz, portanto, de resultar em conseqüências extremamente graves, sobretudo pecuniárias, para o profissional de saúde.

Daí a necessidade de se ser prudente, no momento da escolha dos exames a serem realizados, e de se considerar os dados obtidos da ciência, no momento do estabelecimento do controle e do acompanhamento diagnóstico. É, em suma, indispensável verificar com regularidade os seguros de responsabilidade civil e profissional.

PONTOS-CHAVE

1. A responsabilidade civil, penal e o Conselho da Ordem.
2. As precauções.
3. Os erros de diagnóstico; a má escolha (teste de HPV ou colposcopia?); o acompanhamento e seu comprovante: as fichas das pacientes.
4. O seguro de responsabilidade civil.

Introdução

A expansão da responsabilidade do médico é contínua. Faz parte, portanto, naturalmente do quadro do rastreio e do tratamento do câncer do colo uterino e das infecções por HPV.

O rastreio é o primeiro ato de um processo terapêutico. Ele envolve, desde o início, a responsabilidade profissional do médico, seja positiva ou negativa.

Hoje em dia, cuidados dedicados e conscientes não bastam: o paciente deve ser curado, e, se ele não se cura, não é mais uma fatalidade, e sim certamente *"erro do outro"*, isto é, do(s) médico(s) que o tratou (trataram).

O presente estudo se limitará a esboçar a responsabilidade do profissional na fase de rastreio e, portanto, do diagnóstico, do câncer do colo uterino e da infecção por HPV que normalmente está na origem do câncer.

Qualquer erro, real ou suposto, do profissional pode acabar fazendo com que ele se responsabilize diante de 3 categorias de jurisdição, para 3 categorias de responsabilidade:

- Os tribunais judiciários civis, para a responsabilidade civil.
- Os tribunais judiciários correcionais, para a responsabilidade penal.
- O Conselho da Ordem, em seção disciplinar, para a responsabilidade ordinária.

Diante dessas 3 jurisdições, é o erro ou a falta de diagnóstico que podem ser questionados, tendo conseqüências profissionais, pessoais e financeiras diferentes.

Diagnóstico, fonte de responsabilidade médica

O percurso do profissional, quando rastreia e faz o diagnóstico de câncer do colo uterino, tendo como corolário uma suspeita de HPV, é permeado de dificuldades.

O exame visual sempre é importante.

Se houver suspeita, ele procede a um exame de Papanicolaou e deve realizá-lo mesmo que a paciente tenha passado por ele há pouco tempo.

A coleta deve ser perfeitamente executada: o profissional avisou a paciente das condições de coleta?

A interpretação dos resultados é delicada: deve-se, evidentemente, desconfiar dos falsos negativos.

É de responsabilidade do médico, diante de um exame duvidoso ou que não pode ser interpretado, prescrever um novo exame ou exames complementares: não proceder dessa maneira constitui atualmente uma falha profissional evidente, que pode até mesmo resultar em falta penal.

Pode-se desde então considerar, nesse estágio do diagnóstico, a realização de um exame preventivo em suspensão líquida, que diminui consideravelmente os falsos negativos e, evidentemente, o teste de HPV.

A realização de tal teste pode permitir que se dispense a colposcopia, a qual, em caso de erro, é manifestamente capaz de gerar responsabilidade civil do profissional.

Um diagnóstico prudente parece, portanto, favorecer o estabelecimento sistemático de um teste viral HPV (bem como para o HPV 18, difícil de ser detectado por preventivo, como se sabe).

Ora, todas as informações relativas a esses testes hoje em dia são de domínio público, basta para isso a Internet: é possível considerar, portanto, que uma paciente que tenha sido atingida por um câncer do colo uterino com origem viral HPV 18 teria direito de questionar o médico que teria se contentado com um simples exame de Papanicolaou.

Desse modo, no plano da responsabilidade, a realização do rastreio já constitui um risco! A prudência se impõe, portanto, permanentemente.

Na falta dela, e as estatísticas mostram que será cada vez mais assim, a responsabilidade civil ou penal do médico será posta à prova.

Aplicação da responsabilidade do profissional de saúde

Responsabilidade civil

O engajamento da responsabilidade puramente civil do médico, fundada ou no contrato de cuidados, que implica uma obrigação de meios, mas também às vezes uma obrigação de resultado, ou no quase-delito do artigo 1.382 do Código Civil francês *("Todo ato do homem que cause dano a outrem obriga aquele, pela falta do qual aconteceu o dano, a repará-lo"),* parece ser cada vez menos exercido.

Isso porque uma ação civil desse tipo implica, com efeito, por parte daquele que se queixa de uma falta do profissional, na demonstração:

- Ou da inexecução do contrato médico acordado entre o paciente e o médico.
- Ou de um erro que este teria cometido.

O médico tem por obrigação atender em função de sua consciência e de seus conhecimentos profissionais e demonstrar, sobretudo, que não faltou com esse dever.

Trata-se, porém, de uma obrigação de meios e não de resultado: os cuidados devem estar de acordo com os dados adquiridos da ciência e corresponder ao uso de todos os meios necessários para a obtenção do melhor tratamento.

Esses critérios se aplicam, evidentemente, às operações de rastreio e de diagnóstico.

Se o profissional cometeu um erro, ou se ficou provado que tinha facilmente à sua disponibilidade os meios que lhe permitiriam dispensar os melhores cuidados, fazer o melhor diagnóstico, ele verá sua responsabilidade civil questionada: ele sabia ou deveria saber.

Nesse sentido, ele poderá ser condenado, no plano pecuniário, a indenizar financeiramente sua paciente ou sua família pelos males causados, sejam físicos ou morais, pelo prejuízo resultante dos cuidados mais pesados do que teriam sido necessários se o diagnóstico tivesse sido feito a tempo. Do prejuízo econômico ou ainda da perda de chance de sobreviver à doença (câncer invasivo) etc.

Em compensação, ele não será suscetível a uma sanção penal, apenas sofrerá conseqüências quanto a suas relações com a jurisdição ordinária.

Responsabilidade penal

Quando ocorre uma lesão grave, que exige tratamentos pesados ou leva à morte do paciente, a tendência atual do paciente ou de sua família é dar início a um procedimento penal. As razões para isso são racionais e irracionais.

Na parte referente aos motivos irracionais encontram-se aqueles ditados pelo desespero e pelo ressentimento, como o desejo de vingança, ou aquele de buscar com a máxima publicidade o responsável por seu sofrimento.

Quanto aos motivos fundados na razão, abordaremos, sobretudo, o que os advogados sabem, evidentemente: que é muito mais fácil, por ocasião de uma denúncia penal, obter elementos de prova aos quais, por outro lado, o paciente e sua família não terão acesso.

De fato, o juiz de instrução, solicitado por uma denúncia contra X com constituição de parte civil, vai ordenar, na maioria das vezes, a apreensão, no consultório do médico denunciado, nos estabelecimentos de hospitalização ou nos laboratórios de análise, os documentos, médicos ou outros, relativos ao paciente. E introduzir, assim, no debate judiciário um conjunto de elementos e de meios de prova que até então só pertenciam ao profissional.

Essencialmente, serão recolhidas anotações e fichas relativas ao paciente que não constituem precisamente, na verdade, o dossiê médico. Esses elementos podem revelar uma multiplicidade de informações, de sua alçada: con-vém, veremos, fazer de modo que sirvam... para respaldá-lo.

A responsabilidade penal do médico é fundada em um erro de desatenção ou de imprudência.

O artigo 121.3 do novo código penal francês dispõe:

"Há delito quando a lei o prevê, em caso de erro por imprudência, negligência ou não cumprimento de uma obrigação de prudência ou de segurança prevista pela lei ou pelo regulamento. Se ficar provado que o autor dos fatos não procedeu às diligências normais, considerando, conforme o caso, a natureza de suas missões ou de suas funções, de suas competências, bem como o poder e os meios dos quais dispunha."

"No caso previsto pela alínea antecedente, as pessoas físicas que não causaram diretamente dano, mas que criaram ou contribuíram para criar a situação que levou ao cometimento do dano ou que não tomaram medidas que permitissem evitá-lo, são responsáveis penalmente se ficar provado que elas cometeram... um erro caracterizado e que expunha outrem a um risco particularmente grave que elas não podiam ignorar."

Desse texto fundador da responsabilidade penal por imprudência ou falta caracterizada derivam as sanções penais em caso de dano à pessoa:

- O artigo 221-19 do Código penal francês que sanciona o erro, em caso de ITT com menos de 3 meses, por uma pena de 1 ano de prisão e de 15.000 euros de multa.
- O artigo 221-20 do Código penal francês, em caso de ITT com mais de 3 meses, prevê uma pena de 2 anos de prisão e de 30.000 euros de multa.
- Finalmente, em caso de morte, o artigo 221-6 do Código penal francês prevê uma pena de 3 anos de prisão e de 45.000 euros de multa.

É preciso, ainda, para que uma indiciação penal resulte em condenação, que a incapacidade ou a morte resulte diretamente do erro médico.

O procedimento penal fornece, porém, precisamente ao denunciante um aliado de peso nas figuras dos órgãos de promotoria (o Ministério Público), ou de busca (o juiz de instrução assistido por oficiais da Polícia judiciária e por especialistas que ele designa).

É fundamental lembrar, no entanto, que um erro de diagnóstico não constitui em si uma falta penalmente repreensível, quando o profissional procedeu a um exame completo e cuidadoso do paciente (1).

Assim como a negligência deve ser a causa do dano: a Corte de Cassação veio recentemente lembrar, para confirmar a absolvição de um interno preso por erro de diagnóstico, que se sua negligência pudesse ter privado a vítima, atingida por um tumor canceroso na região do colo uterino de uma chance de sobrevida, não estaria demonstrado que ela seria a causa certeira da morte (2).

No entanto, para a Corte de Cassação, se o erro de diagnóstico não é em si uma falta que atribui a responsabilidade penal ao seu autor, este não é o caso quando o erro resulta da negligência em um exame clínico que foi conduzido de maneira rápida, superficial ou incompleta (3).

De acordo com a jurisprudência francesa atual, o erro de diagnóstico atribui a responsabilidade penal ao médico quando ele provém de uma ignorância grave e se resulta de uma negligência no exame clínico, quando ficar provado que foi realizado de maneira rápida, superficial ou incompleta.

No caso do rastreio do câncer do colo uterino, as condutas capazes de atribuir a responsabilidade penal por um erro de diagnóstico seriam, portanto, mais limitadas:

- O erro manifesto quando do exame visual.
- A coleta mal realizada no exame preventivo.
- Uma transmissão defeituosa ou inexistente ao laboratório.
- Uma má interpretação dos resultados.
- Uma ausência de reação em razão de resultado duvidoso ou ruim.
- Um exame colposcópico malsucedido.

Além disso, para que a responsabilidade penal seja atribuída, é preciso que fique provada, no encontro com o médico, uma negligência caracterizada: ou seja, uma reclamação vaga de negligência ou de incompetência será insuficiente.

Assim como a demora de um diagnóstico não constitui um erro penal, quando essa demora for explicada pela dificuldade da constatação e da interpretação dos sintomas (4).

A Corte de Cassação determinou posteriormente, em um decreto de 13 de novembro de 2002 (5), que a responsabilidade penal do profissional em matéria de diagnóstico era atribuída quando ele não tivesse *"realizado as diligências normais considerando suas missões, suas competências e os meios dos quais dispunha"* e que tivesse assim *"cometido um erro em relação de causalidade direta com a morte."*

Duas conseqüências podem ser deduzidas desse exame sumário da jurisprudência da Câmara criminal e da Corte de Cassação:

- A demonstração da existência de um preventivo *"falso negativo"* seria de natureza a exonerar o médico de sua responsabilidade penal;
- O médico, porém, que não tivesse procedido a um teste de HPV ou a um preventivo em meio líquido ou a exames complementares em caso de resultado duvidoso ou pouco interpretável poderia, ao contrário, ver então sua responsabilidade penal atribuída. Pois não teria realizado, desse modo, as diligências normais que se tem direito de esperar de sua parte, considerando os *"meios dos quais dispunha"*.

Esses *"meios"* são avaliados em relação às aquisições da ciência na data em que ocorreram os fatos que lhe são incriminados. Evidentemente, o teste de HPV ou a escolha por proceder a um preventivo em meio líquido constituem atualmente essas aquisições científicas das quais o desconhecimento ou a ausência de aplicação será precisamente de natureza a atribuir a responsabilidade penal do médico.

Quanto às indenizações atribuídas à parte civil no momento de um procedimento penal, convém lembrar que não é o erro de diagnóstico que causa dano em totalidade ou em parte: certamente, esse erro está incluído aí, por exemplo, no caso de um câncer invasivo cujo tratamento foi adiado por um mau diagnóstico.

Mas são as conseqüências do adiamento do diagnóstico e dos cuidados que têm relação direta com esse adiamento ou com o erro que serão objeto de uma reparação financeira.

Deduzem-se observações que adiantam que o procedimento penal gera conseqüências mais graves do que uma ação puramente civil.

Às conseqüências financeiras, nascidas da obrigação do médico de indenizar o paciente ou sua família, acrescentam-se, de fato, conseqüências pessoais, nascidas da sanção penal, profissionais e nascidas das sanções da ordem dos médicos.

De fato, uma condenação penal, mesmo que pronunciada com adiamento, pode ter conseqüências extremamente graves para o curso profissional, já que o Conselho da Ordem, sistematicamente avisado pelo Ministério Público de uma condenação definitiva, não deixará de convocar o médico diante de sua seção disciplinar com o fundamento de uma falta ao Código de deontologia.

Responsabilidade ordinária

As sanções podem ir da reprimenda à suspensão temporária, com ou sem adiamento, mas igualmente até a expulsão da Ordem, em caso de erro extremo.

É certo, portanto, que a atribuição de um procedimento penal que resulte em uma decisão de condenação pode ter um impacto extraordinário para a própria carreira do profissional.

Do bom uso do princípio de precaução pelo médico

Como se viu, as obrigações do médico acarretam uma responsabilidade que pode ser sancionada por 3 ordens de jurisdições, sendo um procedimento diante das jurisdições penais sem contestação o mais grave em termos de reputação e de conseqüências pessoais.

É esse procedimento que, além de tudo, coloca fim ao segredo médico.

Ora, a experiência demonstra que algumas precauções de base devem ser seguidas, particularmente quanto às operações de rastreio do câncer do colo uterino ou à suspeita de presença de HPV.

É recomendável, em especial, constituir sistematicamente fichas de acompanhamento da paciente em suporte informatizado ou em papel.

Nessas fichas serão anotadas, tão escrupulosamente quanto for possível, a data das consultas, as queixas da paciente e um resumo sucinto do exame médico, acompanhado da decisão tomada:

- RAS.
- Exame de Papanicolaou.
- Colposcopia.
- Etc.

Atualmente, esta parece ser a única maneira de se precaver da acusação de ter sido negligente e de não ter detectado a tempo um risco de ocorrência da doença.

Poderá se argumentar que se trata de um documento unilateral. Mas ele tem o mérito de existir, e sua cronologia dificilmente será questionada.

Todo o preventivo de resultado duvidoso ou que não possa ser interpretado deve obrigatoriamente ser objeto – considerando os avanços da ciência – de exames complementares biológicos.

A colposcopia, exame visual, se for realizada sozinha, pode de fato levar ao questionamento da responsabilidade do profissional, que será então acusado de não ter visto ou sabido ver... o que, talvez, precisamente não existisse quando ele procedeu ao exame!

Finalmente, mesmo que os seguros sejam cada vez mais onerosos, é indispensável estar segurado contra as conseqüências de sua atividade profissional e obter a certeza de que a garantia funcionará mesmo em caso de um procedimento penal. A quantia das indenizações pode, aliás, ser discutida, verificando as noções de quantia máxima de indenização, de número máximo de sinistros por ano.

Qualquer que seja a situação, todavia, o aumento dos pedidos pecuniários apresentados pelos pacientes, ou por sua família, e o aumento da "judiciarização" da profissão médica não permitem mais atualmente recusar as garantias oferecidas pelas companhias de seguro: agir de outra forma significa colocar em risco não somente a carreira futura do médico, mas ainda o fruto de seu trabalho passado.

Referências

1. Cassation Chambre Criminelle, 12 sept. 2006, pourvoi n° 05-86.700: Juris-Data n° 2006-035125)
2. Cassation Chambre Criminelle, 22 mai 2007, encore inédit.
3. Cassation Chambre Criminelle, 2 décembre 2003, Bulletin criminel 2003 n° 226 p. 911
4. Cassation Chambre Criminelle 17 janvier 1991, pourvoi n° 90-82009, inédit titre"
5. Cassation Chambre Criminelle, pourvoi n° 01-88462, Bull. crim. 2002, n° 203 ; Rev. sc. crim. 2003, p. 331, obs. Y. Mayaud

PARTE V

Contribuição das novas tecnologias em patologia cervical – Conhecimentos atuais e valor clínico

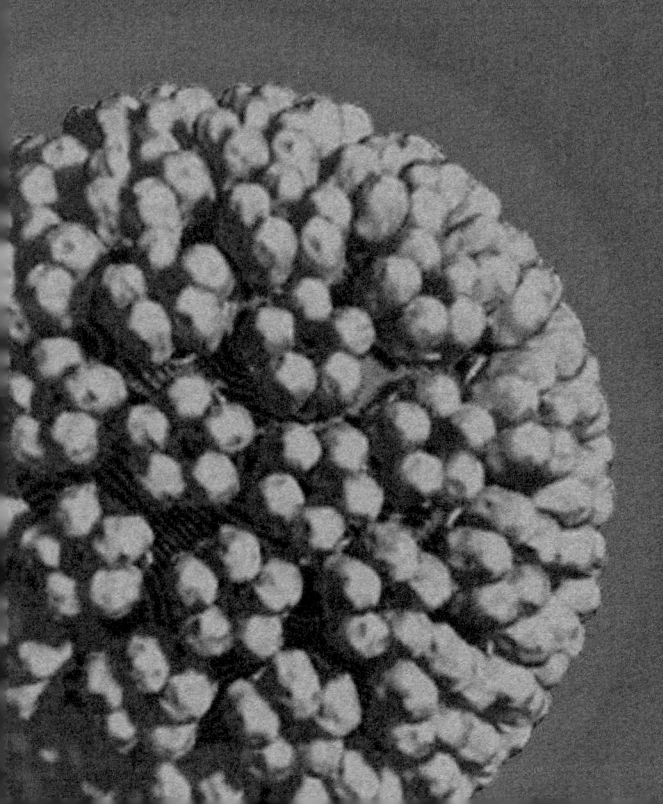

21 Utilidade clínica da genotipagem

J. Monsonego

RESUMO

O rastreio do câncer do colo uterino chega atualmente a uma nova era, em que vamos progressivamente avaliar a causa, isto é, a infecção viral, os HPV oncogênicos, muito mais do que as anomalias morfológicas variáveis causadas pela infecção.

À medida que a vacinação profilática contra HPV for sendo introduzida, será necessário avaliar com o tempo e monitorizar a duração de proteção na população vacinada. Esse movimento vai passar progressivamente do rastreio baseado nas anomalias morfológicas à identificação de sua causa viral; a genotipagem terá certamente um interesse para determinar o tratamento apropriado e as estratégias mais adequadas. No entanto, para se tirar o maior benefício disso para as pacientes, a adição da genotipagem viral na detecção do câncer do colo uterino não deveria resultar em testes complementares, especialmente colposcopias excessivas capazes de gerar sobrediagnósticos e sobretratamentos que poderiam ser exacerbados por testes não validados em larga escala.

PONTOS-CHAVE

1. A presença de HPV 16 nas mulheres com um preventivo normal aumenta significativamente o risco de NIC 3+ comparado ao daquelas expostas a outros tipos virais ditos de risco.
2. Os HPV 16 e 18 são, respectivamente, os mais prevalentes nas lesões epidérmicas e glandulares.
3. Atualmente, nenhum teste de genotipagem é validado pela prática clínica.
4. Nas mulheres com resultado ASC-US, a proporção de NIC 3 é de 8%, é de 18% no subgrupo ASC-US, HPV coquetel positivo (CH2), e de 35% naquelas com ASC-US – HPV 16+. A genotipagem HPV 16 nessa situação aumenta o valor preditivo positivo.
5. No rastreio primário, depois dos 30 anos, o subgrupo citológico negativo – HPV coquetel positivo (CH2) representa 5% das mulheres. A presença imediata de HPV 16 aumenta o risco de uma lesão NIC não encontrada no preventivo que justifique a prática sistemática de uma colposcopia, mesmo que o preventivo seja normal.

Introdução

Sabe-se que o teste de HPV apresenta um desempenho melhor do que a citologia para o rastreio primário, podendo, por isso, substituí-lo, sua especificidade modesta pode levar a acompanhamentos inúteis, a sobretratamentos e a gastos excessivos no tratamento.

O aumento dos custos, no entanto, pode ser equilibrado com intervalos de rastreio maiores para as mulheres HPV negativas. Não se deve ignorar o impacto gerado pelo conhecimento de uma presença viral sem lesão tanto no plano médico quanto no psicológico e econômico. Para aumentar a especificidade, mantendo a sensibilidade do teste de HPV, duas abordagens poderiam ser consideradas: a primeira consiste em usar a citologia como teste de segunda intenção após a realização do teste viral (1); a segunda abordagem, objeto deste texto, é usar a genotipagem.

Quais os tipos de HPV que poderiam fazer parte da genotipagem?

Atualmente, 14 tipos foram identificados como sendo oncogênicos, 3 como possivelmente oncogênicos (2, 3). A prevalência da infecção por HPV depende das regiões geográficas, mas o HPV 16 é o mais prevalente e o mais oncogênico dos tipos virais (4).

Os HPV 18, 45 e 33 são, depois do tipo 16, os mais prevalentes, mas sua ordem varia segundo as regiões geográficas. Na Ásia, por exemplo, os HPV 58 e 52 são os tipos mais comuns depois dos HPV 16 e 18 (5). Os testes de HPV que foram validados em largos estudos de população (Captura® Híbrida 2 e a PCR GP5+/6+EIA), e que detectam 13 dos 14 tipos de HPV oncogênicos, mostraram uma sensibilidade e uma especificidade para as NIC 2+ muito boa.

Acrescentar outros tipos de HPV a esses testes com uma fraca prevalência nos cânceres do colo uterino, mas com forte prevalência nas mulheres sem lesões, poderia influenciar negativamente a especificidade do teste viral para as NIC 3+ (6).

É importante notar, entretanto, que o aumento do número de genótipos virais em um teste clínico aumentará a sensibilidade com uma diminuição concomitante e significativa da especificidade.

Genotipagem específica de tipo viral

Diferentes estudos mostram que as mulheres portadoras de um HPV 16 têm risco significativamente maior de desenvolver NIC 3 e ainda maior, se comparadas a outras com outros tipos virais oncogênicos (7,8). O HPV 18, associado a uma citologia normal, acarreta um alto risco não somente de NIC 3+ (8), mas também de adenocarcinomas e suas lesões precursoras (9, 10), comparado a outros tipos oncogênicos. O HPV 16 mostra um risco preferencialmente alto para as lesões epidérmicas e glandulares, ao passo que o HPV 18 aumenta o risco do adenocarcinoma (9). Os amplos estudos clínicos, rigorosos, mostram de maneira evidente que o HPV 16 é o tipo mais prevalente, o HPV 18, o segundo genótipo mais prevalente nos cânceres epidérmicos (2); o HPV 18 é o mais prevalente, e o HPV 16, o segundo genótipo mais prevalente nos adenocarcinomas (10), os quais são freqüentemente ignorados pela citologia de rastreio, se comparados às lesões epidérmicas.

Em suma, as evidências deixam bem claro que os HPV 16 e 18 são os tipos virais mais prevalentes e seriam propostos na triagem ou como complemento de um teste de HPV coquetel.

Para usar um teste HPV no plano clínico, este deveria ter um forte valor preditivo positivo. Um valor preditivo positivo fraco não passaria de um interesse limitado do ponto de vista clínico e, evidentemente, um custo-benefício pouco satisfatório. O outro critério é a relação desses tipos virais e a progressão para o câncer. Os tipos virais que estão relacionados com as NIC 2+, mas que são raramente associados ao câncer invasivo, seriam candidatos de pouco interesse para um rastreio separado. Estando esses tipos virais já incluídos no teste com uso de coquetel, este último permitiria manter uma alta sensibilidade.

De fato, os tipos virais que levam a lesões de tipo NIC 2 e 3, mas que são muito excepcionalmente associados ao câncer do colo uterino, não deveriam ser acrescentados em nenhum dos testes, já que o objetivo final é prevenir o câncer do colo uterino. Os outros tipos virais que teriam importância, além dos 16 e do 18, variam consideravelmente de uma região para outra. Um estudo mostra que o HPV 33 positivo nas mulheres com citologia normal tem um risco maior de NIC 2+ (11). Outro estudo indica que o HPV 58 é de risco e vem logo após os HPV 16 e 18 (12). Em outras regiões, outros tipos virais são tidos também como portadores de risco de câncer depois dos HPV 16 e 18 (13). Atualmente, nenhum teste de genotipagem do HPV é aprovado ou recomendado para a prática clínica. Porém, considerações práticas devem ser levadas em conta, limitando assim o uso de uma genotipagem muito ampla. O mais sensato do ponto de vista da utilidade clínica seria incluir um teste de rastreio que permitisse identificar, no contexto de um teste coquetel, os HPV 16 e 18.

Tratamento clínico com base na genotipagem

Em um estudo recente (submetido à publicação) tratando de mais de 500 pacientes encaminhadas à colposcopia após resultado anormal no exame preventivo, verrugas genitais ou no quadro de acompanhamento pós-tratamento, buscamos genótipos virais pela técnica Roche, Linear Array®. Os resultados foram correlatos aos da Captura® Híbrida 2 nas anomalias citológicas e histológicas.

As Tabelas 21-1 e 21-2 relatam as taxas de prevalência por categoria lesional. O HPV 16 é o mais freqüentemente encontrado. Ele está presente em 31,8% das lesões HSIL, 7,8% das LSIL, 17,2% das ASC-H e 7,3% das ASC-US. As lesões LSIL são lesões heterogêneas caracterizadas pelas infecções múltiplas em 35% dos casos, os tipos de HPV diferentes dos 16, 18, 6 e 11 representam 31,8%. As NIC 2-3 estão associadas ao HPV 16 em 53%, enquanto as NIC 1 chegam somente a 7,4%, o condiloma plano e as NIC 1 representam 13% das lesões associadas ao HPV 16.

Os números relatados são comparáveis àqueles publicados na literatura da área.

De um ponto de vista prático, a soma de vários genótipos em um teste viral apresenta o risco de aumentar os custos, os sobretratamentos, que podem ter conseqüência para a fertilidade (14). Nos Estados Unidos, as mulheres que apresentam preventivo com resultado ASC-US podem ser encaminhadas para a colposcopia como opção de tratamento. Na Europa, a tendência ao acompanhamento é mais comum. As recomendações norte-americanas e européias indicam que as mulheres ASC-US, HPV positivo podem ser encaminhadas para colposcopia para a avaliação. A partir do estudo ALTS, o risco de NIC 3 ou mais, após 2 anos no grupo com ASC-US e HPV positivo, é superior ou igual a 15%. No grupo HPV 16 negativo, mas HPV coquetel positivo associado a uma ASC-US e para o grupo LSIL, HPV 16 negativo, o risco é de 8 a 10%, exatamente o mesmo das ASC-US repentinas. O problema particular no tratamento diz respeito às mulheres que apresentam citologia negativa, HPV positivo. Diferentes estudos mostram que as mulheres de citologia negativa, HPV 16 ou 18 positivo, apresentam um risco maior para o desenvolvimento de NIC 3 e outras, comparadas às mulheres com LSIL em citologia (8-15). Parece sensato igualmente encaminhar para a colposcopia as pacientes com HPV 16

Tabela 21-1 – Distribuição dos HPV de acordo com as categorias lesionais

Citologia (número de casos)	16	18	6	11	Outros tipos	Múltiplos	Negativo
*Normal (12)	8,3	0	8,3	0	33,3	33,3	16,7
ASC-US (193)	7,3	1,6	1,0	0,5	23,8	37,3	28,5
ASC-H (29)	17,2	6,9	0	0	27,6	24,1	24,1
LSIL (179)	7,8	0,6	0,6	0,6	31,8	34,6	24,0
HSIL (44)	31,8	2,3	0	0	22,7	36,4	6,8
AGC (3)	0	0	0	0	0	66,7	33,3

*População de risco: pacientes encaminhadas à colposcopia para acompanhamento após tratamento de NIC ou por condilomas acuminados externos.

J. Monsonego et al. 2007 (500 casos Linear Array) submetido à publicação

Tabela 21-2 – Distribuição dos HPV de acordo com as categorias lesionais

Histologia (número de casos)	16	18	6	11	Outros tipos	Múltiplos	Negativo
Normal (63)	4,8	1,6	0	0	31,7	23,8	38,1
Metaplasia (89)	4,5	1,1	2,2	0	25,8	33,7	32,6
Condiloma plano (55)	5,5	3,6	3,6	1,8	32,7	30,9	28,1
NIC 1 (68)	7,4	2,9	0	0	29,4	48,5	11,8
NIC 2 (28)	17,9	0	0	3,6	21,4	50,0	7,1
NIC 3 (56)	35,7	1,8	0	0	28,6	32,1	1,8

J. Monsonego et al. 2007 (500 casos Linear Array) submetido à publicação

ou 18 positivo e citologia negativa. No entanto, e comparativamente, as pacientes que são HPV positivo, mas HPV 16 e 18 negativos e citologia normal, têm um risco muito pequeno de desenvolver uma NIC 3+. Parece plausível, portanto, que nas mulheres que são HPV positivo coquetel e HPV 16 e 18 negativos, associados a uma citologia normal, essas infecções sejam mais transitórias. Com efeito, as infecções por papilomavírus de tipos 16 e 18 são com freqüência mais persistentes do que as de outros tipos virais. Assim, certas orientações indicavam que as mulheres que apresentassem uma citologia negativa, HPV coquetel positivo persistente podiam ser dirigidas à colposcopia na ausência de uma genotipagem completa para os tipos virais. Essa abordagem provavelmente seria excessiva. Essa orientação é válida igualmente no rastreio primário para dirigir efetivamente à colposcopia as pacientes HPV 16 e 18 positivo e citologia normal imediatamente, sem aguardar para verificar a persistência, sobretudo nas mulheres com mais de 30 anos. Isso graças ao grande risco de desenvolver uma NIC 3+ em comparação com presença de outros tipos virais negativos para 16 e 18, os quais poderiam ser seguidos de maneira menos intensa e sem encaminhamento para a colposcopia.

Partindo do princípio de que a reprodutibilidade da colposcopia não é satisfatória, de que sua especificidade para as lesões de alto grau é inferior a 50% (16), o conhecimento da genotipagem, especialmente para HPV 16 ou 18, associado à forte probabilidade de desenvolver uma lesão de NIC 3+, melhoraria de maneira significativa a especificidade da colposcopia.

Vantagens e desvantagens de uma genotipagem completa

A utilidade potencial da genotipagem deveria ser balanceada com o custo para as pacientes, a complexidade do teste a ser realizado nos laboratórios e a dificuldade para alguns clínicos de interpretar esses dados novos.

A adoção de uma genotipagem parcial ou completa deveria depender de diferentes fatores importantes:

- O desempenho do teste.
- A automatização da técnica nos laboratórios.
- Algoritmos de interpretação clínica segundo o conhecimento dos genótipos virais.

- Uma das vantagens maiores da genotipagem é poder conhecer precisamente a persistência viral que corresponde a cada tipo viral envolvido, o que o teste do coquetel não pode garantir.

População vacinada

As vacinas profiláticas compostas de pseudovírions do capsídeo maior L1 (VLP) mostraram uma eficácia notável na prevenção das infecções 16 e 18 e em suas conseqüências (17-18). Admitindo que essas vacinas serão amplamente usadas com uma grande conformidade e que a eficácia se mantenha com o passar do tempo, pode-se antecipar um impacto direto nos testes de HPV e na citologia de rastreio. É possível dizer que os dois testes verão seu valor preditivo positivo reduzido (19), sendo que a citologia sofrerá mais esse efeito uma vez que a sensibilidade e a especificidade são levadas à diminuição em função da queda significativa da prevalência lesional. Nessas populações, será necessário usar testes mais específicos, como as genotipagens virais ou marcadores moleculares mais específicos, como a P16 ou as expressões dos RNA mensageiros E6 e E7 (20-21).

Conclusão

O rastreio de câncer do colo uterino chega atualmente em uma era, na qual vamos progressivamente avaliar a causa, isto é, a infecção viral, os HPV oncogênicos, muito mais do que as anomalias morfológicas variáveis causadas pela infecção.

À medida que a vacinação contra HPV profilática vai sendo introduzida, será necessário avaliar com o tempo e monitorizar a duração de proteção na população vacinada. Esse movimento vai passar progressivamente do rastreio com base nas anomalias morfológicas à identificação de sua causa viral; a genotipagem terá certamente um interesse maior na determinação do tratamento adequado e nas estratégias mais apropriadas. No entanto, para esperar o benefício maior para as pacientes, o acréscimo da genotipagem viral ao rastreio do câncer do colo uterino não deveria acarretar testes complementares, sobretudo colposcopias excessivas capazes de gerar sobrediagnósticos e sobretratamentos, que poderiam ser exacerbados por testes não validados.

Referências

1. Cuzick J, Szarewski A, Cubie H et al. (2003) Management of women who test positive for high-risk types of human papillomavirus: the HART study. Lancet 362:1871-6
2. Munoz N, Bosch FX, de Sanjose S et al. (2003) Epidemiologic classification of human papillomavirus types associated with cervical cancer. N Engl J Med 348:518-27
3. Cogliano V, Baan R, Straif K et al. (2005) Carcinogenicity of human papillomaviruses. Lancet Oncol 6:204
4. Clifford GM, Gallus S, Herrero R et al. (2005) Worldwide distribution of human papillomavirus types in cytologically normal women in the International Agency for Research on Cancer HPV prevalence surveys: a pooled analysis. Lancet 366: 991-8
5. Clifford GM, Smith JS, Plummer M et al. (2003) Human papillomavirus types in invasive cervical cancer world-wide: a meta-analysis. Br J Cancer 88:63-73
6. Schiffman M, Khan MJ, Solomon D et al. (2005) A study of the impact of adding HPV types to cervical cancer screening and triage tests. J Natl Cancer Inst 97:147-50
7. Castle PE, Solomon D, Schiffman M, Wheeler CM (2005) Human papillomavirus type 16 infections and 2-year absolute risk of cervical precancer in women with equivocal or mild cytologic abnormalities. J Natl Cancer Inst 97:1066-71
8. Khan MJ, Castle PE, Lorincz AT et al. (2005) The elevated 10-year risk of cervical precancer and cancer in women with human papillomavirus (HPV) type 16 or 18 and the possible utility of type-specific HPV testing in clinical practice. J Natl Cancer Inst 20:1072-9
9. Bulk S, Berkhof J, Bulkmans NW et al. (2006) Preferential risk of HPV16 for squamous cell carcinoma and of HPV 18 for adenocarcinoma of the cervix compared to women with normal cytology in The Netherlands. Br J Cancer 94:171-5
10. Castellsague X, Diaz M, de Sanjose S et al. (2006) Worldwide human papillomavirus etiology of cervical adenocarcinoma and its cofactors: implications for screening and prevention. J Natl Cancer Inst 98:303-15
11. Bulkmans NW, Bleeker MC, Berkhof J (2005) Prevalence of types 16 and 33 is increased in high-risk human papillomavirus positive women with cervical intraepithelial neoplasia grade 2 or worse. Int J Cancer 117:177-81
12. Herrero R, Castle PE, Schiffman M et al. (2005) Epidemiologic profile of type-specific human papilloma virus infection and cervical neoplasia in guanacaste, costa rica. J Infect Dis 191:1796-807
13. Clifford GM, Smith IS, Aguado T, Franceschi S (2003) Comparison of HPV type distribution in high-grade cervical lesions and cervical cancer: a meta-analysis. Br J Cancer 89:101-5
14. Kyrgiou M, Koliopoulos G, Martin-Hirsch P (2006) Obstetric outcomes after conservative treatment for intraepithelial or early invasive cervical lesions: systematic review and meta-analysis. Lancet 367:489-98
15. Sherman ME, Lorincz AT, Scott DR et al. (2003) Baseline cytology, human papillomavirus testing, and risk for cervical neoplasia: a 10-year cohort analysis. J Natl Cancer Inst 95:46-52
16. Guido R, Schiffman M, Solomon D, Burke L (2003) Postcolposcopy management strategies for women refer-red with low-grade squamous intraepithelial lesions or human papillomavirus DNA-positive atypical squamous cells of undetermined significance: a two-year prospective study. Am J Obstet Gynecol 188:1401-5
17. Villa LL, Costa RL, Petta CA et al. (2005) Prophylactic quadrivalent human papillomavirus (types 6, 11, 16, and 18) LI virus-like particle vaccine in young women: a randomised double-blind placebo-controlled multicentre phase II efficacy trial. Lancet Oncol 6:271-8
18. Harper DM, Franco EL, Wheeler CM et al. (2006) Sustained efficacy up to 4.5 years of a bivalent LI virus-like particle vaccine against human papillomavirus types 16 and 18: follow-up from a randomised control trial. Lancet 367:1247-55
19. Franco EL, Cuzick J, Hildesheim A, de Sanjose S (2006) Issues in Planning Cervical Cancer Screening in the Era of HPV Vaccination. Vaccine 24(Suppl 3):S171-7
20. Klaes R, Friedrich T, Spitkovsky D et al. (2001) Overexpression of p16(INK4A) as a specific marker for dysplastic and neoplastic epithelial cells of the cervix uteri. Int J Cancer 92:276-84
21. Kraus I, Molden T, Holm R et al. (2006) Presence of E6 and E7 mRNA from human papillomavirus types 16, 18, 31, 33, and 45 in the majority of cervical carcinomas. J Clin Microbiol 44:1310-7

22 Imunomarcação de moléculas – p16 e marcadores de proliferação

H. Sevestre

RESUMO

Os instrumentos diagnósticos em patologia do colo uterino não se resumem mais ao exame convencional da biopsia ou da peça de ressecção ou de exérese. As técnicas de imunomarcação ajudam a interpretar e a compreender as lesões observadas no exame convencional. Entre esses instrumentos, destacaremos particularmente a expressão da proteína p16, que começa a ser aplicada também ao diagnóstico citológico e ao estudo de proteínas de controle do ciclo celular (enzimas de reparação), recentemente disponibilizadas para consulta de rotina.

PONTOS-CHAVE

1. Uma superexpressão de p16 não é sinônimo de malignidade.
2. A expressão de p16 sempre deve ser correlacionada à morfologia.
3. As lesões do endométrio podem expressar a p16.
4. A p16 pode ajudar no diagnóstico em citologia de rastreio cervical.
5. ProEx representa uma abordagem radicalmente diferente: a oncogênese.
6. Os marcadores de proliferação são tão pouco específicos que são empregados muito raramente.

Introdução

O exame citológico preventivo do colo uterino e o exame histológico de fragmentos do colo uterino obtidos por biopsia, ressecção ou exérese do colo permitem, mais freqüentemente, pelo exame de colorações de rotina, realizar o diagnóstico das lesões de baixo grau e das lesões pré-cancerosas de alto grau e dos cânceres do colo uterino. Infelizmente, estudos mostraram a reprodutibilidade modesta ou fraca desse diagnóstico. Os patologistas querem melhor precisão desse diagnóstico. A comercialização de marcadores que permitem afirmar um diagnóstico ainda não é freqüente, mas pode-se usar a expressão das células anormais de marcadores que evocam, em um contexto morfológico especial, um processo patológico particular. A expressão de p16, de ProEx e de marcadores de proliferação entra nesse quadro.

Nessa breve revisão, lembraremos o que é a proteína p16, as situações durante as quais sua busca pode ajudar no diagnóstico em corte histológico e material citológico, e então apresentaremos a técnica ProEx e os principais marcadores de proliferações usados: Ki 67, PCNA.

O que é a proteína p16?

A proteína p16 é uma proteína normalmente expressa ao longo da divisão celular. Ela faz parte de um conjunto de proteínas encarregadas de regular o ciclo e de intervir para diminuir a velocidade da preparação da fase G1/S de síntese dos filamentos complementares de DNA, que antecede a mitose. Sua própria síntese é comandada por um gene situado no braço curto do cromossoma 9. No curso de vários cânceres (leucemias, bexiga, vias aerodigestivas superiores, pulmão etc.), a função da proteína p16 é perdida, por mutação pontual, deleção ou metilação do DNA. Nas lesões de alto grau induzidas por infecção persistente por um tipo oncogênico de HPV e nos cânceres do colo uterino, observa-se, ao contrário, um grande acúmulo de p16, ao mesmo tempo nuclear e citoplasmático. Esse paradoxo está relacionado com a integração no genoma humano do DNA do HPV. O material genético viral está integrado ao genoma humano no nível E7. Isso tem como efeito bloquear a síntese da proteína p53, o que, em compensação, leva a uma superexpressão da p16.

A p16 e o diagnóstico de lesão ectocervical

Lesão de alto grau comum

A demonstração de um acúmulo nuclear e citoplasmático de p16 normalmente não é necessária ao diagnóstico de lesão ectocervical de alto grau: a substituição do epitélio malpighiano por uma proliferação de células anormais, com relação nucleocitoplasmática alta, sem maturação progressiva e regular, às vezes encontradas por alguns blocos de células primitivas de citoplasma vacuolizado, é bastante manifesta para permitir o diagnóstico.

Inúmeras publicações confirmaram as imagens lesionais da imunomarcação da p16 (1): forte expressão por todas as células anormais, em toda a altura da proliferação; a expressão se estende às células que colonizam as glândulas endocervicais; ela é extremamente limitada na lateral, interrompendo-se a lesão, com freqüência, de forma brutal para deixar lugar a um revestimento epitelial normal; ela persiste ao longo dos carcinomas epidermóides infiltrantes do colo uterino. Como sempre em histopatologia, vários fatores podem influenciar a detecção da p16: qualidade do gesto na biopsia, na fixação (prazo antes da fixação, natureza e volume de fixador, duração da fixação), etapas de desidratação e de impregnação, do **revestimento**, da montagem dos cortes e também da técnica de imunomarcação, que não é padronizada: escolha da restauração antigênica, do clone de anticorpos, da diluição do anticorpo, de sua validade ao longo do tempo, controle da temperatura ambiente, duração de incubação, reativos secundários (concentração, duração de exposição etc.). Igualmente numerosas fontes de variação, inerentes a essa técnica, mas raramente mencionadas na literatura, dão conta de diferenças de avaliação e de opinião sobre o valor de uma imunomarcação. O recurso a autômatos na preparação das lâminas de imunomarcação introduz certo grau de padronização.

Quando a marcação só envolve as células das camadas profundas de forma heterogênea ou dispersa considera-se, atualmente, como sem valor diagnóstico, nenhuma regra precisa o mínimo para a marcação ser considerada positiva. Essa atitude restritiva talvez impeça a identificação de anomalias que antecederiam o surgimento das lesões de alto grau.

Lesão de alto grau de tipo basalóide

Essa variante lesional pouco comum é feita de pequenas células imaturas, cuja morfologia lembra a das porções basais do epitélio. Ela pode ser confundida com uma metaplasia, na zona de transformação. Nesse caso, a expressão maciça de p16 constitui uma ajuda preciosa ao diagnóstico. Além disso, os limites laterais da lesão ficam então claramente visíveis.

Lesão de alto grau ulcerada ou muito inflamatória

Nessas duas situações, a parte superficial da lesão não está mais visível. O edema intercelular (esponjoso) pode esconder modificações celulares. A maturação na superfície não pode ser avaliada. A expressão de p16 ajudará no diagnóstico de lesão de alto grau.

Lesão infiltrante ou não?

Admite-se de maneira consensual que o diagnóstico de infiltração cancerosa inicial, por células pouco numerosas, em pequenos montes ou, pior ainda, isoladas, pode escapar ao exame convencional, que não consegue, na prática, abordar a totalidade da ressecção ou da exérese. Essa infiltração inicial não tem correlação clínica atualmente. A expressão de p16 por células permite identificá-la facilmente e mostrar esse fato ao clínico.

Marcações que coexistem com a lesão

O adenocarcinoma *in situ* ou invasor da endocérvice expressa fortemente a p16, voltaremos a isso ainda. Em compensação, a literatura é pobre em detalhes quanto às marcações de outras linhagens celulares: células endocervicais normais ou não, células que sofreram metaplasia tuboendometrial, células do cório: fibroblastos, células dendríticas, células de paredes vasculares, células inflamatórias. Esse estudo é realizado por nossa equipe em uma série contínua de 200 peças de ressecção: ele mostra uma marcação freqüente das glândulas endocervicais de aparência normal, de forma dispersa ou agrupada, uma marcação com freqüência intensa das glândulas císticas (tipo cisto de Naboth), metaplasias tuboendometriais, miócitos das paredes arteriolares e venulares, e células isoladas do cório, em proporção variável, normalmente em meio a um infiltrado inflamatório linfocitário e plasmocitário.

Metaplasia urotelial

Essa lesão pouco freqüente foi descrita na mulher menopausada. Em um colo pequeno, pálido, separando-se das zonas que absorvem mal o lugol, de contornos mal definidos. O exame citológico conclui a ausência de célula suspeita. A biopsia mostrará um epitélio de altura normal ou diminuída, feita de células de pequeno tamanho, comprimidas umas sobre as outras, de citoplasma pouco desenvolvido. A identificação de núcleos com ranhuras deve ajudar no diagnóstico desse aspecto, não pejorativo (2). Essas células uroteliais não expressam a p16 (dados não publicados).

Metaplasia imatura atípica

Esse quadro foi proposto por Crum (3), antes do aparecimento das imunomarcações moleculares, como um não-diagnóstico provisório para aspectos histopatológicos não específicos, evocando mais fenômenos metaplásicos do que uma lesão de alto grau abortiva ou ainda não constituída. A partir daí, a presença de HPV de alto risco foi demonstrada em 60% desses aspectos; os critérios diagnósticos desse quadro lesional não são necessariamente nem muito rígidos nem fáceis de serem aplicados. A p16 seria expressa aí de forma inconstante e mais fraca, o que não ajuda muito a avançar nessa situação.

Metaplasia da zona de transformação

O diagnóstico nem sempre é fácil entre uma metaplasia e uma lesão intra-epitelial: presença de atipias nucleares, efeito enganador de um corte espesso ou de um tecido que tenha passado por etapas aproximativas de preparação técnica, hiperplasia das células de reserva parecendo uma lesão, inflamação profusa. Essa zona frágil de epitélio é considerada, aliás, uma porta de entrada para o vírus HPV. Ao longo da metaplasia, a expressão de p16 é tipicamente rara, limitada a algumas células dispersas.

Lesão endocervical

Adenocarcinoma in situ e *invasor*

O adenocarcinoma expressa fortemente a p16, de forma homogênea e difusa. A literatura é rica em descrições da expressão de p16 em diferentes formas histológicas dos adenocarcinomas, cilíndricos, de tipo intestinal, endometrióide etc. (4).

Displasias glandulares endocervicais

Esse capítulo da histopatologia não está bem definido, não é muito claro e consistente. A classificação em displasias leve, moderada e grave não é muito reprodutível. Poder-se-ia ter esperado que a expressão de p16 ajudasse a esclarecer essas distinções, mas a literatura ainda é, até o momento, discreta sobre esse assunto (4). Nossas próprias observações feitas em uma série contínua de 200 peças de ressecção permitiram apenas, muito raramente, observar uma expressão de p16 por células cúbicas de núcleo com volume maior em glândulas próximas das lesões de Malpighi.

Lesões pseudotumorais

Em nossa experiência como na literatura, as seguintes lesões podem expressar p16:

- Restos mesonéfricos hiperplásicos.
- Metaplasia tuboendometrial das glândulas endocervicais.
- Endometriose.
- Hiperplasia microglandular.
- *Tunnel clusters* (coleções de glândulas endocervicais de pequeno tamanho, dilatadas, endofíticas).

Algumas delas, e especialmente a hiperplasia microglandular, podem ser confundidas com um adenocarcinoma bem diferenciado. A moderação da expressão de p16 nessas lesões pode ajudar no diagnóstico diferencial (4).

Lesão do endométrio

Relatou-se que carcinomas do endométrio podiam expressar a proteína p16, o que limita sua utilidade potencial como marcador da origem endocervical ou endometrial de um adenocarcinoma, debate recorrente em patologia ginecológica (5). Admite-se atualmente que mesmo o endométrio normal pode expressar p16 de forma dispersa.

■ A p16 e citologia do colo uterino

As publicações sobre o uso de p16 em citologia do colo uterino demoraram mais a aparecer, provavelmente em razão da dificuldade em definir a técnica. As dificuldades técnicas parecem agora superadas. Um obstáculo persistente é a falta de especificidade da marcação, já que, como foi visto, células normais ou metaplásicas podem expressar p16. A combinação de uma marcação e da aplicação de uma pontuação de modificações nucleares foi proposta para melhorar a especificidade da expressão de p16, com bons resultados, segundo os autores (6). A ausência de tratamento por parte dos organismos sociais da imunomarcação em citologia é um fator independente, mas provavelmente marcante, da dificuldade em aplicar o método. Autômatos de leitura eficazes das preparações citológicas em camada fina começam a ser usados, mas eles ainda não incluem a avaliação desta imunomarcação.

Outra abordagem molecular: ProEX

Esse teste, proposto mais recentemente, é baseado na identificação por técnica imunoistoquímica de duas classes de proteínas que intervêm também na regulação do ciclo celular, as famílias MCM (proteínas de manutenção dos cromossomos) e topoisomerase II alfa. A integração do HPV ao genoma humano leva a uma exaltação de E2F, responsável pela ativação dos genes de transcrição e da indução de uma fase S em excesso. A sociedade Tripath propõe um coquetel de três anticorpos (dois clones anti-MCM2 e um clone anti-TIIa), capaz de detectar o acúmulo nuclear dessas enzimas em preparações citológicas ou em cortes histológicos (7, 8).

Essa abordagem parece muito sedutora, interessante: um passo a mais para um diagnóstico mais fino e mais específico do que a morfologia convencional, a evidenciação da infecção por HPV, **para a qual a superexpressão indireta de p16 abriu caminho**.

Poucas publicações estão disponíveis sobre essa aplicação original dos conhecimentos em biologia celular.

■ Marcadores de proliferação

Diferentes métodos de abordagem da proliferação celular são conhecidos e podem ser usados tanto de rotina como na pesquisa:

- Observação microscópica em técnica padrão:
  - atividade mitótica, que exige paciência e precisão (confusão entre mitose e necrose) e só tem sentido se relatada em uma medida de superfície, difícil de ser calculada em corte histológico ou em lâmina citológica.
- Histoquímica:
  - AgNOR, detecção em microscopia óptica convencional de grãos de prata fixados em territórios nucleares particulares, os organizadores nucleolares, técnica dificilmente reprodutível;
  - citometria após coloração de Feulgen, que permite uma abordagem da ploidia graças ao paralelismo entre

densidade da coloração e riqueza em material cromossômico, técnica difícil de graduar.
- Imunoistoquímica:
  - Ki 67 (9) ou
  - PCNA, principais marcadores de proliferação reconhecidos na literatura, fáceis de serem aplicados e interpretados (apesar da ausência de padronização técnica).

Nenhum desses sistemas de identificação é específico do caráter tumoral da proliferação: as proliferações reacionais expressam marcadores de proliferação (fase de cicatrização da reação inflamatória, reparação epitelial etc.).

Supõe-se o caráter maligno, se a expressão envolver um grande número de células, dentro e fora da camada basal. Mas essa expressão depende especialmente de parâmetros técnicos (diluição do anticorpo, não-degradação do anticorpo, duração de incubação, temperatura etc.). Nenhuma padronização, nem técnica nem interpretação é imposta pela regulamentação ou um guia para a prática. A avaliação do coeficiente de proliferação, ainda que não específica da cancerização, torna-se um dos elementos do diagnóstico anatomopatológico em inúmeros domínios (tumores do sistema nervoso central, lesões ganglionares, cutâneas etc.). Dos trabalhos publicados na literatura sobre o colo uterino, destacam-se aqueles de Baak (10), que mostraram a contribuição de Ki 67 para o diagnóstico das NIC e para o diagnóstico diferencial em citologia entre atrofia menopausal e lesão de Malpighi, e aqueles de Longatto Filho (11), que demonstraram o valor de Ki 67 para a triagem das ASC-US.

Em suma, a imunomarcação molecular é um instrumento útil no diálogo entre ginecologista e patologista:

- Ela encontrará seu lugar no rastreio citológico das lesões do colo uterino.
- Pode permitir responder melhor à questão do colposcopista, evitar controles: consultas, preventivos, teste HPV, colposcopia etc.
- Sem despesa exacerbada, em um sistema de atendimento definido: p16 = p200, ou seja, 56 euros (lembremos, porém, que a nomenclatura atual não prevê reembolso dessas técnicas em um preventivo ginecológico de rastreio).

E, sobretudo, a imunomarcação molecular está na origem de uma revolução intelectual. Passou-se de uma geração da observação morfológica, da descrição dos efeitos citopatogênicos e das modificações arquiteturais para técnicas citoquímicas, tais como a impregnação argêntica das membranas basais no câncer *in situ* para chegar às imunomarcações, que tendem agora a estudar a oncogênese. Mais do que um prelúdio para o fim do diagnóstico histopatológico, trata-se de uma abertura aos mistérios da doença.

Referências

1. Kalof AN, Cooper K (2006) p16INK4a immunoexpression: surrogate marker of high-risk HPV and high-grade cervical intraepithelial neoplasia. Adv Anat Pathol 13:190-4
2. Egan AJ, Russell P (1997) Transitional (urothelial) cell metaplasia of the uterine cervix: morphological assessment of 31 cases. Int J Gynecol Pathol 16:89-98
3. Crum CP, Egawa K, Fu YS *et al.* (1983) Atypical immature metaplasia (AIM). A subset of human papilloma virus infection of the cervix. Cancer 51:2214-9
4. McCluggage WG (2006) Immunohistochemical and functional biomarkers of value in female genital tract lesions. Int J Gynecol Pathol 25:101-20
5. Reid-Nicholson M, Iyengar P, Hummer AJ *et al.* (2006) Immunophenotypic diversity of endometrial adenocarcinomas: implications for differential diagnosis. Mod Pathol 19:1091-100
6. Wentzensen N, Bergeron C, Cas F *et al.* (2007) Triage of women with ASCUS and LSIL cytology: use of qualitative assessment of p16INK4a positive cells to identify patients with high-grade cervical intraepithelial neoplasia. Cancer 111:58-66
7. Shroyer KR, Homer P, Heinz D, Singh M (2006) Validation of a novel immunocytochemical assay for topoisomerase II-alpha and minichromosome maintenance protein 2 expression in cervical cytology. Cancer 108:324-30
8. Kelly D, Kincaid E, Fansler Z *et al.* (2006) Detection of cervical high-grade squamous intraepithelial lesions from cytologic samples using a novel immunocytochemical assay (ProEx C). Cancer 108:494-500
9. Queiroz C, Silva TC, Alves VA *et al.* (2006) Comparative study of the expression of cellular cycle proteins in cervical intraepithelial lesions. Pathol Res Pract 202:731-7
10. Baak JP, Kruse AJ, Janssen E, van Diermen B (2005) Predictive testing of early CIN behaviour by molecular biomarkers. Cell Oncol 27:277-80
11. Longatto Filho A, Utagawa ML, Shirata NK *et al.* (2005) Immunocytochemical expression of p16INK4A and Ki-67 in cytologically negative and equivocal pap smears positive for oncogenic human papillomavirus. Int J Gynecol Pathol 24:118-24

23 Novas gerações de testes de HPV

V. Dalstein

RESUMO

Na perspectiva provável e próxima de uma implementação do rastreio dos HPV em primeira linha dos futuros programas de rastreio das lesões (pré)cancerosas do colo uterino, a nova geração dos testes de HPV deverá responder a um certo número de condições, que são abordadas neste capítulo. Com efeito, apesar da chegada das vacinas profiláticas anti-HPV, o rastreio continuará sendo ainda por muito tempo provavelmente uma necessidade, justificando o aperfeiçoamento dos instrumentos de detecção dos HPV, de modo coerente com o objetivo almejado.

PONTOS-CHAVE

Os desafios dos novos testes de HPV:
1. Melhorar a especificidade para o rastreio das lesões (pré)cancerosas do colo uterino.
2. Adaptar os formatos de detecção à chegada das vacinas anti-HPV.
3. Responder a critérios padronizados de desempenho.
4. Permitir a análise em alta freqüência.
5. Ter um custo aceitável para os países em desenvolvimento.

Introdução

Há 10 anos o "teste de HPV" designa comumente a detecção do conjunto do DNA dos 13 HPV de alto risco (HPV AR) mais prevalentes, formato proposto, primeiramente, pelo teste de Captura Híbrida 2 (Digene) em 1997, depois pelo teste Amplicor (Roche Diagnostic) em 2004. Muito recentemente, as técnicas de detecção dos HPV se multiplicaram, e vários *kits* diagnósticos dessas infecções virais foram desenvolvidos em formatos variados.

O objetivo do rastreio dos HPV no quadro do rastreio do câncer do colo uterino apresenta uma particularidade de tamanho: o teste de HPV não é usado para diagnosticar uma infecção por HPV enquanto tal, mas pelo fato de a presença do vírus ser um marcador potencial de uma lesão (pré)cancerosa presente ou futura do colo uterino. Em outras palavras, se não há nem lesão presente, nem risco de desenvolver uma lesão médio ou em longo prazos (vários anos), o diagnóstico da infecção por HPV não apresenta nenhuma vantagem, e um teste de HPV positivo será considerado então um falso positivo do rastreio.

Objetivos dos novos testes de HPV

Entre todos os candidatos potenciais à substituição da citologia cervicouterina para o rastreio das lesões (pré)cancerosas do colo uterino, o teste de HPV parece hoje, e de longe, o melhor. De fato, está perfeitamente provado hoje em dia que o teste de HPV, em seu formato "detecção do DNA viral de 13 HPV AR", apresenta uma sensibilidade claramente superior àquela da citologia para a detecção das lesões (pré)cancerosas do colo uterino, com uma especificidade menor. Essa falta relativa de especificidade corresponde às infecções por HPV "banais", espontaneamente regressivas, que não estão associadas a uma evolução lesional, e que são particularmente freqüentes antes dos 30 anos.

Desse modo, o primeiro objetivo dos novos testes de HPV será ganhar em especificidade, mantendo alta sensibilidade, com um benefício evidente em termos de custo-benefício do rastreio. Um segundo objetivo será adaptar os instrumentos de detecção dos HPV à chegada das vacinas anti-HPV. Com efeito, será necessário buscar o rastreio juntamente com a observação da eficácia vacinal. Os diferentes caminhos que podem ser explorados para responder a esses dois primeiros objetivos são desenvolvidos mais adiante. Outro objetivo importante dos novos testes de HPV será responder a uma padronização em termos de desempenho, como já ocorre com a detecção das infecções por HIV ou por HBV por meio do uso de grupos de referência internacionais. Essa padronização vai se tornar indispensável com a multiplicação das técnicas disponíveis e dos trabalhos já iniciados nesse sentido (1). Por outro lado, a implementação de programas de rastreio em larga escala com base na detecção dos HPV em primeira intenção exige o desenvolvimento de técnicas adequadas à alta freqüência, objetivo que já foi alcançado para certas técnicas disponíveis (por exemplo: sistema Rapid Capture®, Digene). Finalmente, o último objetivo seria desenvolver testes suficientemente simples no plano tecnológico para ter um custo aceitável, condição indispensável para poder inscrever-se nas políticas de saúde pública. Isso é crucial particularmente para os países em desenvolvimento (que pagam o mais alto tributo pelo câncer do colo uterino) e consiste em uma condição necessária para o sucesso no plano mundial dos programas de rastreio do câncer do colo baseados no teste de HPV. Sobre esse assunto, a sociedade Digene já propõe um teste simplificado, com um custo menor, especificamente para os países em desenvolvimento.

Elementos de reflexão e caminhos possíveis para novos testes de HPV

Formato de detecção

Se a detecção dos 13 HPV AR mais freqüentes foi amplamente validada por seus desempenhos em rastreio, o interesse da individualização dos diferentes tipos presentes é objeto de interesse crescente. Tal genotipagem permitiria especialmente identificar as infecções por HPV 16 e 18 que estão associadas a um risco significativamente maior de desenvolver lesão de alto grau e, portanto, propor às pacientes envolvidas um tratamento diferente. Além disso, a genotipagem permitiria identificar persistências específicas de tipos em testes de HPV repetidos, persistência que, nesse caso ainda, poderia levar a um tratamento adequado ou, ao contrário, em caso de sucessão de tipos de HPV diferentes, com o passar do tempo, provavelmente tranqüilizar a paciente.

A genotipagem poderia ser usada também como uma técnica de segunda intenção depois de um teste de HPV positivo. Considerando, porém, progressos técnicos atuais (sistemas de filamentos complementares de DNA ou tecnologia Luminex, por exemplo), que vão realmente permitir a baixa de custos dos testes de genotipagem, alguns vislumbram a possibilidade de se realizar uma genotipagem imediata. Finalmente, uma alternativa intermediária consistiria em realizar uma genotipagem parcial, isto é, individualizar os HPV 16 e 18 conservando uma detecção conjunta para os demais tipos de HPV (2). Isso seria particularmente pertinente se levado em conta não somente o risco maior associado a essas duas genotipagens, mas sua combinação com as vacinas profiláticas. Com efeito, um teste que permita uma genotipagem parcial dos HPV 16 e 18 tornaria possível a realização simultânea de um rastreio pertinente e de um controle da proteção vacinal das coortes beneficiadas pela vacina anti-HPV.

Espectro de HPV detectados

Pelo menos 15 HPV de alto risco estão, atualmente, associados ao câncer do colo uterino, e alguns são considerados ainda como HPV "potencialmente de alto risco" (3). Ora, os testes HPV usados comumente só detectam 13 desses HPV de alto risco. Pode-se perguntar, portanto, sobre a pertinência de aumentar o número de tipos de HPV detectados. Isso levaria a um pequeno aumento da sensibilidade, que viria seguido de uma diminuição da especificidade (já considerada como um elemento a ser melhorado). Considerando a prevalência muito fraca desses tipos adicionais, o impacto da ampliação do espectro de HPV a ser detectado é considerado fraco atualmente, e provavelmente não pertinente no contexto dos programas de rastreio do câncer do colo uterino (2, 4).

Por outro lado, todas as técnicas de genotipagem disponíveis hoje em dia propõem a detecção de um número variável de HPV de baixo risco oncogênico. Se sua detecção pode ser interessante no contexto de estudos epidemiológicos, torna-se claramente inútil no contexto do rastreio e complica inutilmente os sistemas de amplificação e de detecção.

Mínimo de sensibilidade analítica

O mínimo de sensibilidade analítica das técnicas de detecção tem um grande impacto nos desempenhos clínicos de um teste de rastreio. Com efeito, um teste "ultra-sensível" não implica necessariamente na melhora no plano clínico, pois corre o risco de levar a uma especificidade bem menor (5). Dessa forma, a definição do mínimo de positividade em um nível que permita o melhor equilíbrio possível entre sensibilidade e especificidade clínica é de importância capital.

Detecção quantitativa

A carga viral de HPV poderia ser um parâmetro importante para identificar as infecções por HPV oncogênicos que seriam clinicamente não pertinentes para o rastreio das lesões (pré)cancerosas do colo uterino (2, 6), o que poderia permitir melhorar a especificidade do teste de HPV. Uma avaliação rigorosa desse parâmetro, por meio de uma detecção padronizada, poderia suscitar um interesse ainda maior do que ocorre hoje, como aconteceu, em outras épocas, com outras infecções virais, tais como as infecções por HIV ou HBV. Além disso, seria possível imaginar que um perfil particular de evolução da carga viral de HPV com o tempo poderia ser preditivo ou do *clearance* da infecção ou de sua persistência.

Alvo viral detectado

O alvo detectado pelos testes de HPV usados comumente no momento atual é o DNA viral. Recentemente, surgiram testes visando aos RNAm virais E6/E7. Com efeito, durante o processo de carcinogênese, a expressão dos oncogênicos virais E6 e E7 fica desregulada, levando à sua hiperexpressão em toda a altura do epitélio cervical. Assim, a detecção de quantidades consideráveis de RNAm E6/E7 poderia ser um marcador mais específico das lesões (pré)cancerosas do colo uterino do que a simples detecção do DNA viral, mas também um indicador de progressão lesional. O aumento da especificidade seria particularmente interessante nas mulheres mais jovens, em quem a prevalência do DNA HPV é particularmente grande (7). Dois testes estão disponíveis atualmente: um que permite a detecção individual dos RNAm de 5 HPV de alto risco (HPV 16, 18, 31, 33, 45), o outro que permite a detecção conjunta dos transcritos E6/E7 dos 14 HPV de alto risco mais freqüentes (8, 9). Os primeiros resultados são promissores e precisam agora ser estudados em grandes grupos, a fim de definir o mínimo de positividade mais pertinente e de avaliar os desempenhos clínicos dos testes RNA em um contexto de rastreio. Dessa forma, o teste RNA poderia ser considerado ou como um teste de triagem das pacientes positivas pelo DNA viral, ou como um teste de primeira intenção.

Conclusão

A chegada da vacinação contra as infecções por HPV deve levar, muito rapidamente, a adaptações dos instrumentos de detecção desses vírus e a modificações importantes na forma de usar esses instrumentos para o rastreio dessas lesões. De qualquer forma, mesmo com as vacinas e sua impressionante eficácia, o rastreio das lesões (pré)cancerosas do colo uterino continuará sendo provavelmente por muito tempo ainda uma condição essencial, dando amplo lugar à inovação nessa área.

Referências

1. Quint WGV, Pagliusi SR, Lelie N et al. (2006) Results of the first World Health Organization international collaborative study of detection of human papillomavirus DNA. J Clin Microbiol 44:571-9
2. Meijer CJ, Snijders PJ, Castle PE (2006) Clinical utility of HPV genotyping. Gynecol Oncol 103:12-7
3. Munoz N, Bosch FX, de Sanjosé S et al. (2003) Epidemiologic classification of human papillomavirus types associated with cervical cancer. N Engl J Med 348:518-27
4. Munoz N, Bosch FX, Castellsagué X (2004) Against which human papillomavirus types shall we vaccinate and screen? The international perspective. Int J Cancer 111:278-85
5. Snijders PJ, van den Brute AJ, Meijer CJ (2003) The clinical relevance of human papillomavirus testing: relation-ship between analytical and clinical sensitivity. J Pathol 201:1-6
6. Snijders PJ, Hogewoning CJ, Hesselink AT et al. (2006) Determination of viral load thresholds in cervical scrapings to rule out CIN 3 in HPV 16, 18, 31 and 33-positive women with normal cytology. Int J Cancer 119:1102-7
7. Cuzick J, Mayrand MH, Ronco G et al. (2006) Chapter 10: New dimensions in cervical cancer screening. Vaccine 24S3:S3/90-S3/97
8. Molden T, Kraus K, Karlsen F et al. (2005) Comparison of human papillomavirus messenger RNA and DNA detection: a cross-sectional study of 4,136 women >30 years of age with a 2-year follow-up of high-grade squamous intraepithelial lesion. Cancer Epidemiol Biomarkers Prev 14:367-72
9. Castle PE, Dockter J, Giachetti C et al. (2007) A cross-sectional study of a prototype carcinogenic human papillomavirus E6/E7 messenger RNA assay for detection of cervical precancer and cancer. Clin Cancer Res 13:2599-605

24 Poderes e restrições dos testes diagnósticos da infecção por papilomavírus em biologia médica

P. Halfon

RESUMO

O rastreio das lesões pré-cancerosas do colo uterino, inicialmente baseado em uma avaliação morfológica, evolui progressivamente para uma dupla avaliação: morfológica e virológica. A chegada ao mesmo tempo das vacinas, por um lado, e dos novos testes diagnósticos da infecção por HPV, por outro, abre perspectivas importantes para o tratamento dessa patologia. A escolha dos testes, bem como suas interpretações constituirão uma questão essencial para os biólogos. Este capítulo posiciona as etapas pré-analíticas, analíticas e pós-analíticas fundamentais que devem ser levadas em conta nesse contexto. O futuro será constituído certamente por um único teste que inclua, simultaneamente, a detecção, a tipagem e a quantificação viral desses HPV.

PONTOS-CHAVE

1. Os casos de câncer do colo uterino estão aumentando na França. O papel dos biólogos no rastreio desse câncer é primordial.
2. O rastreio das lesões pré-cancerosas do colo uterino, inicialmente baseado em uma avaliação morfológica, evolui progressivamente para uma dupla avaliação: morfológica e virológica.
3. Será conveniente definir os valores diagnósticos e o posicionamento dos novos métodos de detecção dos HPV oncogênicos.
4. As etapas pré-analíticas (coleta, condicionamento, estoque e conservação) das coletas deverão ser avaliadas.
5. O posicionamento da genotipagem das cepas de papilomavírus oncogênicos constituirá um suporte importante para as futuras recomendações vacinais no caso das mulheres com mais de 30 anos.

Introdução

A busca dos papilomavírus oncogênicos ou "de alto risco" (HPV AR) é considerada a abordagem preferencial de observação das mulheres que apresentam um exame preventivo ambíguo (ASC-US). Parece evidente, no entanto, atualmente que a busca dos papilomavírus oncogênicos se impõe como o teste mais pertinente para detectar o câncer do colo uterino na mulher e não passa de uma questão de tempo e de vontade institucional, ainda mais na medida em que recomendações recentes indicam a possibilidade desse teste para outros fins clínicos.

A virologia moderna foi se familiarizando progressivamente com os instrumentos de biologia molecular para detectar, quantificar e classificar inúmeras cepas virais. A chegada de patologias emergentes, tais como a infecção pelo vírus da AIDS, hepatites virais etc., fez com que nossas maneiras de apreender a biologia médica avançassem quase 20 anos. Com isso, os poderes públicos puderam legislar não apenas sobre a aprovação de pacotes padronizados, cuja pertinência clínica e biológica é claramente confirmada, mas também sobre referenciais que impõem padrões de qualidade (GBEA: guia de boa execução das análises) aos laboratórios de biologia médica. Desse modo, às técnicas manuais não padronizadas dos anos 1990-1995 impuseram-se técnicas validadas e padronizadas que permitem comparações interlaboratorias e a definição de protocolos em escala internacional com base em limites ou tipos virais dados. É nesse contexto muito propício que a pesquisa dos HPV AR se impôs naturalmente aos biólogos. Para além da polêmica que opõe uma análise citológica, permitindo a detecção de lesão pré-cancerosa ou cancerosa do colo uterino, à busca de um vírus por uma coleta ginecológica, o biólogo se esforça, como para qualquer detecção de vírus, para definir os limites de cada teste de rastreio, de quantificação, de tipagem desses HPV AR; ainda mais na medida em que é confrontado não somente com um posicionamento não confrontável à chegada de vacinas contra certos tipos de HPVs *vs.* rastreio dos HPV, mas também a uma multiplicidade dos testes de rastreio, de tipagem e, em um futuro próximo, de quantificação desses HPV AR propostos pelas indústrias do diagnóstico.

O papel do biólogo nessa patologia é, portanto, o de um agente integral na avaliação de novos pacotes diagnósticos junto à comunidade científica e aos organismos internacionais (FDA; Marquage CE; Afssaps) que se apóiam em relação a suas próprias avaliações, a seus especialistas, para autorizar a venda de um novo *kit*.

Finalmente, diante da perspectiva desse teste como complementação ao exame preventivo, é importante que os biólogos, os patologistas e os clínicos saibam quando propor e como interpretar esses testes. Insistiremos, portanto, neste capítulo no papel-chave do biólogo no posicionamento desses instrumentos não somente no rastreio, mas também no prognóstico e no acompanhamento terapêutico dessas infecções por HPV AR.

Teste de detecção dos HPV AR

Restrições impostas a um teste de rastreio

A infecção por certos tipos de HPV AR é uma condição necessária para o desenvolvimento dos pré-cânceres do colo uterino (1-6). Esse fato foi estabelecido por estudos epidemiológicos em largas séries que avaliaram os fatores de risco de câncer do colo em sujeitos que apresentam neoplasias intra-epiteliais cervicais ou displasias (1-6). O HPV AR é, portanto, o agente etiológico necessário, mas não suficiente para o desenvolvimento de câncer. A busca dos HPV intervém, desse modo, muito além do rastreio das lesões displásicas e, portanto, da revelação do câncer do colo uterino (7-8). Sua descoberta vai permitir identificar melhor uma população de risco e, sobretudo, determinar, para um grande número de mulheres, a ausência de risco.

A detecção desses HPV AR vai permitir, dessa forma, o rastreio de lesões pré-cancerosas ou cancerosas do colo uterino. O rastreio de uma doença deve ser simples com, se possível, um único teste, fácil de ser realizado, reprodutível e não muito caro. Ele deve permitir detectar uma patologia tratável em um estágio precoce em que se possa evitar a evolução para uma doença grave.

É importante, como qualquer teste diagnóstico, estabelecer valores diagnósticos definidos classicamente pelas noções de especificidades, sensibilidades, valores preditivos positivo e negativo (Tabela 24-1). O teste deve ser sensível, permitindo rastrear, entre as mulheres que apresentam um teste de rastreio positivo, as portadoras da afecção, com o menor número possível de falsos positivos. O teste deve ser específico em caso de negatividade, deve garantir que as pacientes não portadoras dos HPV AR não desenvolvam rapidamente a doença. Os falsos negativos devem ser raros. Além disso, em função da prevalência da doença, deve ter excelentes valores preditivos positivo e negativo.

Podem-se assim definir:

- A sensibilidade, probabilidade de ter um teste positivo quando se está doente: $a/(a + c)$.
- A especificidade, probabilidade de ter um teste negativo quando não se está doente: $d/(b + d)$.

Tabela 24-1 – Valores diagnósticos de um teste de rastreio

	NIC 2-3 presente	NIC 2-3 ausente	
Teste positivo (preventivo e/ou HPV)	Verdadeiro positivo (a)	Falsos positivos (b)	a + b
Teste negativo (preventivo e/ou HPV)	Falsos negativos (c)	Verdadeiro negativo (d)	C + d

- O valor preditivo positivo do teste, probabilidade de ter a doença quando o teste é positivo: a/(a + b).
- O valor preditivo negativo do teste, probabilidade de não ter a doença quando o teste é negativo: d/(c + d).

Ainda que existam hoje em dia testes comercializados para a detecção dos HPV AR, todos os dados epidemiológicos foram estabelecidos com o teste de Captura® Híbrida 2 que conta, atualmente, com a maior validação clínica (Tabela 24-2) (10-12).

Interesse do teste do HPV AR em associação com a citologia em rastreio primário

A Figura 24-1 indica a prevalência dos HPV AR conforme a idade, com uma diminuição dessa prevalência em função da mesma. Em compensação, é importante destacar a incidência do câncer do colo uterino de acordo com a idade das mulheres: o cruzamento das duas curvas ocorre por volta dos 30 anos (Monsonego, J.)

Tabela 24-2 – Metanálise de Marc Arbyn, em 2004, que avalia a precisão dos testes do HPV AR como alternativa aos preventivos em mulheres portadoras de um preventivo ambíguo

	Sensibilidade	Especificidade	VPP	VPN
HPV AR DNA	84,4%	72,9%	30,1%	98,5%
Teste HPV AR CH2	94,8%	67,3%	26,4%	99,0%
Citologia ASC-US	81,8%	57,6%	11,8%	96,7%
Citologia baixo grau	45,7%	89,1%	23,2%	95,8%

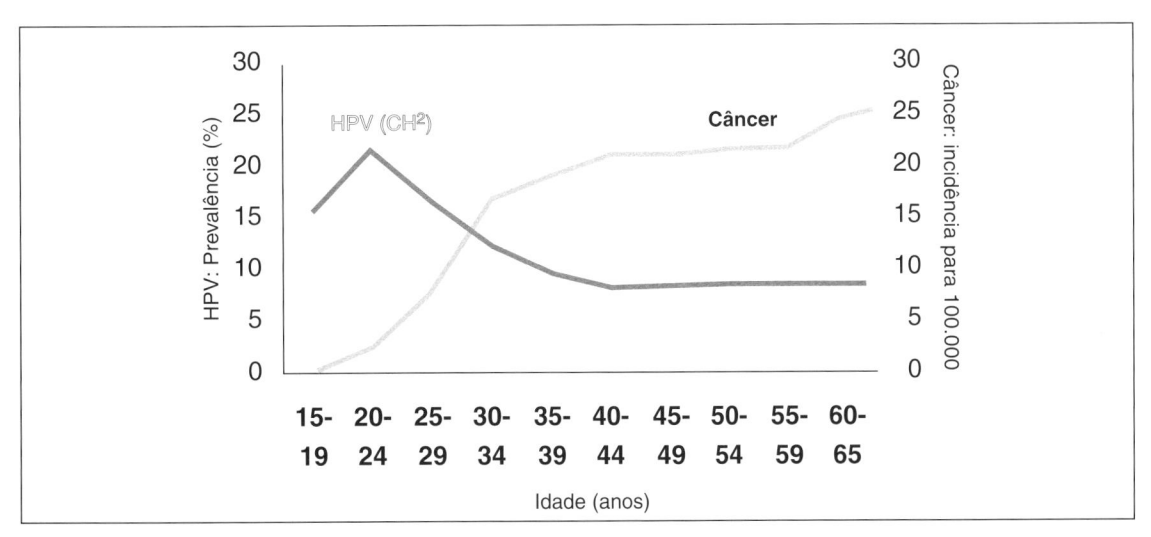

Fig. 24-1. Prevalência da infecção por HPV e do câncer do colo uterino. Incidência de acordo com a idade.
[Monsonego J (2006), Infections à papillomavirus, Paris, Springer, p. 125].

Quais são os argumentos para um rastreio que inclua a detecção dos HPV AR?

O rastreio do câncer do colo uterino não é organizado na França. Ele se apóia em preventivos de rastreio que, descobrindo anomalias citológicas, vão permitir rastrear displasias e, tratando-as, evitar cânceres do colo uterino. A especificidade dos preventivos é excelente, mas a sensibilidade é insuficiente, já que é, em média, de 60 a 80%, fazendo com que se tenha de 20 a 40% de falsos negativos.

Rastreio primário atual: o PCCU sozinho:

- Está na origem da diminuição da incidência do câncer do colo uterino.
- Mais de 6 milhões de preventivos são realizados na França por ano.
- A cobertura na França é de 60% atualmente.
- O rastreio é individual, não há rastreio organizado (exceto em alguns departamentos-pilotos).

Os problemas

Entre as mulheres que declaram um câncer invasivo do colo e onde as estruturas de rastreio são presentes:

- Sessenta por cento dos casos são observados em pacientes que nunca realizaram um preventivo ou realizaram um rastreio com tempo muito espaçado.
- Trinta e cinco por cento dos casos surgem em mulheres cujos exames preventivos de rastreio foram realizados regularmente e em um ritmo < de 3 anos.
- Cinco por cento dos casos devem-se a um tratamento inadequado dos exames anormais.

As perspectivas na França (Plano Câncer) (ver "Plano Câncer")

- Aumentar a cobertura do rastreio (chegando a atingir ≥ 80%).
- Melhorar a sensibilidade da citologia.
- Integrar na prática médica as novas técnicas de biologia molecular: o teste HPV AR.

Parecer técnico da associação PCCU + teste HPV AR (ANAES 2004)

- A associação HPV AR e câncer do colo uterino está bem definida.
- A persistência da infecção viral por um HPV AR é o principal fator de risco de evolução para um câncer.
- A combinação em rastreio primário PCCU + teste HPV AR possui um VPN de 100% e permitiria aumentar o intervalo de acompanhamento.
- Rastrear as mulheres com risco de invasão cancerosa para tratar precocemente (na prática, rastrear as NIC 2/3).

Por quê?

- Sensibilidade do teste HPV AR > citologia.
- A sensibilidade da combinação dos 2 exames apresenta resultado próximo dos 100%.
- A infecção por HPV acomete mulheres muito jovens, é transitória e assintomática.
- Em compensação, a presença de HPV após os 30 anos pode indicar uma infecção persistente.

Recomendações internacionais. Rastreio primário combinado na mulher > 30 anos (citologia + teste HPV AR)

- ACS 2003: ≥ 30 anos e intervalo de 3 anos.
- Consenso de especialistas americanos 2004: ≥ 30 anos e < 70 anos e intervalo de 3 anos se HPV (–) e citologia normal.
- Eurogin 2003-2006: com ≥ 30 anos (8 anos após as primeiras relações).
- *International Society for Vaccine*: 2006.

Conclusões dos especialistas

- A dupla negatividade é tranqüilizadora.
- Se citologia > ASC-US, colposcopia.
- Se teste HPV (+) e preventivo normal: duplo controle entre 9 e 12 meses.

Teste HPV AR para acompanhamento das NIC 2/3 tratadas

Atualmente, o acompanhamento é realizado pelo tripé cito-colpo-histologia (ANAES 2002): colposcopia e citologia em 3 meses, depois acompanhamento citológico em 6 e 12 meses, se esses primeiros exames forem normais.

O problema maior é aquele do acompanhamento de uma paciente tratada e, a princípio, curada, que continua apresentando alto risco de desenvolver uma lesão invasora. Foi demonstrado que esse risco é multiplicado por cinco em relação à população geral (13).

As modalidades de observação pós-operatória das lesões NIC devem levar em conta a sensibilidade imperfeita do preventivo e da colposcopia, bem como o risco de abandono da observação (> 20% depois de 2 anos). A sensibilidade do PCCU sozinho é de 49% *vs.* 96% da associação PCCU/Teste HPV (13).

Poderes e restrições dos testes: os instrumentos virológicos de rastreio dos HPV AR

Os HPV não são detectáveis de rotina por testes sorológicos e não cultiváveis *in vitro*. Os métodos de detecção qualitativa e quantitativa, bem como de tipagem desses vírus são, portanto, fundamentalmente técnicas de biologia molecular e repousam na evidenciação do DNA viral.

Distinguem-se técnicas de detecção do DNA viral sem amplificação gênica (técnica de hibridização molecular) daquelas que exigem uma amplificação gênica (técnica de PCR). Essas técnicas são detalhadas nos capítulos específicos dedicados a elas (14-18).

À sensibilidade bem testada da PCR, a técnica de Captura Híbrida 2 que utiliza a hibridização molecular reivindica um mínimo de detecção clínica perfeitamente validada há vários anos. Nesse contexto, pareceu-nos importante comparar essas técnicas de maneira prospectiva em uma população de mulheres que apresentam um preventivo ambíguo (ASC-US). Nossa análise partiu de 271 coletas e mostrou uma concordância global entre os 2 testes (86,7%). Valores preditivos negativos eram superiores para a PCR (Roche), 95% *vs.* 92% para o teste CH2, em função da maior sensibilidade da PCR (19).

Restrições pré-analíticas

Uma fase pré-analítica bem dominada é uma condição obrigatória para a obtenção de um bom resultado. Esta se tornou complexa para o biólogo graças à diversidade das coletas que lhe são confiadas para a análise dos HPV AR. Com efeito, se a coleta for realizada no laboratório pelo biólogo, a única restrição continua sendo uma formação validada dos profissionais que realizam as coletas ginecológicas e o uso de um meio adequado em relação à técnica usada para os HPV. Se, por outro lado, a coleta for encaminhada a um laboratório de patologia, convém ter um bom conhecimento das condições de conservação e de transporte. Assim, parece indispensável integrar e validar de maneira institucional o desenvolvimento de meios de transporte de alta qualidade que permitam conservar a integridade da amostra (Tabela 24-3).

É importante notar que o teste Norchip exige uma conservação particular das coletas, já que se destina ao RNA dos HPV, diferentemente dos demais que detectam o DNA.

O teste de PCR (Roche) não dispõe de seu próprio meio de coleta e implica na validação de cada meio antes da utilização. Esse inconveniente é amenizado indiretamente pela presença de um controle interno maior durante cada coleta, que valida a qualidade do DNA presente na amostra a ser analisada.

Análise: escolha da melhor técnica

A Tabela 25-4 indica os limites e as vantagens de cada teste. Essa escolha deverá evoluir constantemente em função do desempenho dos instrumentos propostos, bem como das problemáticas clínicas apresentadas. Vale constatar, ao lado das técnicas de detecção e de tipagem, uma tecnologia interessante que consiste em ampliar os RNA mensageiros dos transcritos E6 e E7, testemunhos não somente da infecção por HPV, mas igualmente da transformação celular (ver Capítulo "Tecnologia RNAm"). Finalmente, a padronização da quantificação dos HPV AR trará um elemento adicional terapêutico decisivo no futuro.

Tabela 24-3 – Meios de transporte e detecção dos HPV AR

Meios	Digene	ThinPrep	Autocyt	Labonord	SeroA
PCR (Roche)	Validado	Validado	Validado	Testado, mas não validado	Presença de inibidores
CH2 (Digene)	Validado	Validado	Validado	Testado, mas não validado	Validado
DNA Chips (Greiner)	NF	NF	NF	NF	NF
RNA E6 E7 (Norchip)	NF	Validado	NF	NF	NF

NF: não feito.

Pós-análise: interpretação e relatório dos resultados

Essa etapa essencial exigiria, teoricamente, o conhecimento da clínica e da citologia para ser exaustiva. Recomendamos aos biólogos que elaborem com os profissionais uma ficha de solicitação de análises dos HPVs, que deve ser preenchida durante a coleta pelos profissionais, especificando as características clínicas e histológicas que motivaram a solicitação. Na prática, o biólogo valida esses resultados segundo as normas de qualidade de qualquer teste de biologia médica, sejam eles: traçabilidade, validação técnica/mínimos de detecção/testemunhos positivos e negativos, validação de controle interno etc.

Continua sendo muito importante destacar o papel do biólogo na comunicação de resultados com o médico a fim de discutir sobre a conduta a ser adotada diante de uma dada situação.

O relatório do resultado para os pacientes é, atualmente, mais do que nunca, um direito intransponível e muito difícil para o biólogo. Este é, de fato, confrontado com o desejo de não substituir o clínico que solicitou o exame, esforçando-se para responder às questões urgentes da paciente, que deseja "saber mais sobre seu papiloma" na saída do laboratório a esperar sua consulta com o ginecologista.

Conclusão

É necessário introduzir o teste do HPV AR no rastreio primário. O teste do HPV é um teste padronizado e automatizado mais sensível do que a citologia (mais de 20 a 40%), mas um pouco menos específico (menos de 5 a 10%). A prevalência dos preventivos anormais vai diminuir, com isso uma diminuição do valor preditivo positivo, da sensibilidade e da especificidade do PCCU deve ser temida. A chegada da vacinação deve acarretar duas conseqüências: por um lado, a necessidade de acompanhar a evolução da epidemiologia da infecção por HPV na população com a introdução das vacinas e, por outro, a importância de acompanhar a incidência da infecção por HPV nas mulheres vacinadas. Finalmente, não se deve desprezar a importância do rastreio dos co-fatores no desenvolvimento dos cânceres do colo uterino e, especialmente, do rastreio das outras DST e da determinação do estado imunológico das pacientes. O futuro será constituído de um único teste que inclua, ao mesmo tempo, a detecção, a tipagem e a quantificação viral desses HPV AR.

Agradecimentos

Agradeço ao grupo dos biólogos do RBML (Réseau de biologie moléculaire libérale) por suas preciosas releituras e comentários.

Referências

1. Clifford GM, Smith IS, Aguado T, Franceschi S (2003) Comparison of HPV type distribution in high-grade cervical lesions and cervical cancer: a meta-analysis. Br J Cancer 89:101-5
2. Clifford GM, Smith JS, Plummer M et al. (2003) Human papillomavirus types in invasive cervical cancer world-wide: a meta-analysis. Br J Cancer 88:63-73
3. Hildesheim A, Wang SS (2002) Host and viral genetics and risk of cervical cancer: a review. Virus Res 89:229-40
4. Strickler HD, Palefsky JM, Shah KV et al. (2003) Human papillomavirus type 16 and immune status in human immunodeficiency virusseropositive women. J Natl Cancer Inst 95:1062-71
5. Clifford GM, Rana RK, Franceschi S et al. (2005) HPV genotype distribution in low-grade cervical lesions: comparison by geographical region and with cervical. Cancer Epidemiol Biomarkers Prev 14:1157-64
6. Muñoz N, Bosch FX, de Sanjosé S et al. (2003) Epidemiologic classification of human papillomavirus types associated with cervical cancer. N Engl J Med 348:518-27
7. Cuzick J, Szarewski A, Cubie H et al. (2003) Management of women who test positive for high-risk types of human papillomavirus: the HART study. Lancet 362:1871-6
8. ALTS Group (2000) Human papillomavirus testing for triage of women with cytologic evidence of low-grade squamous intraepithelial lesions: baseline data from a randomized trial. J Natl Cancer Inst: 92:397-402
9. Castle PE, Wheeler CM, Solomon D et al. (2004) Interlaboratory reliability of Hybrid Capture 2. Am J Clin Pathol 122:238-45
10. Davies P, Kornegay J, Iftner T (2001) Current methods of testing for human papillomavirus. Best Pract Res Clin Obstet Gynaecol 15:677-700
11. Kulmala SM, Syrjanen S, Shabalova I (2004) Human papillomavirus testing with the hybrid capture 2 assay and PCR as screening tools. J Clin Microbiol 42:2470-5
12. Arbyn M, Buntinx F, Van Ranst M et al. (2004) Virologic versus cytologic triage of women with equivocal Pap smears: a meta-analysis of the accuracy to detect high-grade intraepithelial neoplasia. J Natl Cancer Inst 96:280-93
13. Zielinski GD, Bais AG, Helmerhorst TJ et al. (2004) HPV testing and monitoring of women after treatment of CIN 3: review of the literature and meta-analysis. Obstet Gynecol Sury 59:543-53. Review
14. Monsonego J. Bohbot JM, Pollini G et al. (2005) Performance of the Roche AMPLICOR human

papillomavirus (HPV) test in prediction of cervical intraepithelial neoplasia (CIN) in women with abnormal PAP smear. Gynecol Oncol 99:160-8

15. Perrons C, Jelley R, Kleter B *et al.* (2005) Detection of persistent high risk human papillomavirus infections with hybrid capture II and SPF10/LiPA. J Clin Virol 32:278-85

16. Peyton CL, Schiffman M, Lorincz AT *et al.* (1998) Comparison of PCR- and hybrid capture-based human papillomavirus detection systems using multiple cervical specimen collection strategies. J Clin Microbiol 36:3248-54

17. Poljak M, Brencic A, Seme K *et al.* (1999) Comparative evaluation of first- and second-generation digene hybrid capture assays for detection of human papillomaviruses associated with high or intermediate risk for cervical cancer. J Clin Microbiol 37:796-7

18. Van Ham MA, Bakkers JM, Harbers GK *et al.* (2005) Comparison of two commercial assays for detection of human papillomavirus (HPV) in cervical scrape specimens: validation of the Roche AMPLICOR HPV test as a means to screen for HPV genotypes associated with a higher risk of cervical disorders. J Clin Microbiol 43:2662-7

19. Halfon P, Trepo E, Antoniotti G *et al.* (2007) Prospective evaluation of Hybrid Capture 2 and Amplicor human papillomavirus HPV tests for detection of 13 high-risk HPV genotypes in atypical squamous cells of uncertain significance (ASCUS). J Clin Microbiol 45:313-6

25 Indicações, interpretação do teste de HPV e dos marcadores moleculares

J. Monsonego

RESUMO

A infecção por certos tipos de papilomavírus de risco (HPV AR) é uma condição necessária para o desenvolvimento dos pré-cânceres e do câncer do colo uterino. Esse fato foi estabelecido por estudos epidemiológicos em grandes séries que avaliaram os fatores de risco de câncer do colo uterino nos indivíduos que apresentam neoplasias intra-epiteliais cervicais (NIC) ou displasias. Os mecanismos moleculares que vão da replicação à integração viral no DNA do núcleo até a transformação celular são bem conhecidos.

Os HPV AR, sobretudo os 16 e 18, transmitidos por contato sexual, são muito prevalentes na população geral, especialmente nas jovens de 15 a 25 anos, período privilegiado de exposição aos vírus. O *clearance* desses vírus é alto, mostrando a capacidade imunológica natural que erradica espontaneamente esses vírus, cuja infecção passará despercebida pela maioria dos indivíduos expostos a ela. Somente as mulheres que mantiverem vírus persistentes, revelando uma perda imunológica, têm risco de desenvolver NIC atuais ou futuras.

A história natural da doença é um processo longo que revela perda imunológica, não conseguindo erradicar espontaneamente o DNA viral em um número limitado de indivíduos expostos.

Essa desigualdade imunológica, diante dos HPV AR, legitima o desenvolvimento de candidatos a vacinas HPV 16 e 18 profiláticas.

O vínculo entre HPV AR e câncer do colo suscitou o desenvolvimento de métodos sensíveis de detecção do DNA viral na prática clínica. Esses métodos estão atualmente disponíveis para uso clínico.

O teste de HPV é considerado atualmente a abordagem preferencial de conduta nas mulheres que apresentam um preventivo ambíguo (ASC-US) no líquido da citologia ou em uma coleta separada. Recomendações recentes indicam a possibilidade de propor esse teste para outros fins clínicos.

Diante da perspectiva de usar o teste de HPV em rastreio primário como complemento ao preventivo, é importante que os clínicos, patologistas e biólogos saibam quando propor e como interpretar os resultados desse teste.

PONTOS-CHAVE

1. Compreender a história natural da infecção por HPV para ser capaz de informar claramente às pacientes antes da realização do teste.
2. Tranqüilizar as pacientes HPV positivas para as quais não é possível datar precisamente a exposição.
3. Procurar somente os HPV de risco.
4. Explicar que a presença de HPV de risco não significa lesão ou câncer.
5. Saber que a genotipagem permitirá avaliar com precisão a persistência viral depois de 12 a 18 meses.
6. Não usar o teste de HPV em rastreio primário antes dos 30 anos, e depois de preventivo com HSIL, AGC, ASC-H ou câncer.
7. Não iniciar um tratamento com base somente no critério da presença de HPV de risco.

Contribuições do teste de HPV para a prática clínica

As indicações do teste de HPV são as seguintes:
- Preventivo anormal.
- Rastreio primário.
- Acompanhamento das pacientes.
- Situações discordantes ou ambíguas.

Teste de HPV em primeira intenção

Combinado com o exame preventivo após os 30 anos, o teste de HPV permite diminuir as dificuldades e os obstáculos do exame convencional e modular o ritmo do rastreio conforme o risco. Os estudos realizados em larga escala permitiram chegar a duas noções fundamentais:
- O valor preditivo negativo do teste para as lesões de alto grau ou pré-cancerosas, isto é, a capacidade que o teste tem quando é negativo de indicar que não há lesões subjacentes, é superior a 99%. Em outras palavras, a ausência de papilomavírus em um preventivo exclui quase sempre e com toda segurança a presença de uma lesão pré-cancerosa, o que não pode ser afirmado somente pela realização do exame convencional.
- A sensibilidade do teste para as lesões de alto grau ou pré-cancerosas, isto é, a capacidade que o teste tem quando é positivo de não reconhecer uma lesão pré-cancerosa, é superior a 95%, o que somente o preventivo nem sempre permite afirmar, já que sua sensibilidade é inferior a 66%.

Com base no estudo ALTS, amplo estudo randomizado, o teste de HPV é recomendado atualmente em triagem primária para as mulheres que apresentam um preventivo ambíguo (ASC-US). Somente o teste de HPV nessa indicação permite reconhecer instantaneamente a maioria das NIC de alto grau subjacentes às ASC-US; ele é mais sensível do que 1 colposcopia ou 2 preventivos sucessivos. É a única indicação reembolsada atualmente na França.

Diante dos preventivos LSIL, HSIL e AGC, a colposcopia é recomendada em primeira intenção.

Após conização, a sensibilidade do preventivo em reconhecer lesões residuais ou recidivas pode ser melhorada pela prática do teste de HPV. No acompanhamento das NIC 1 ou das mulheres tratadas pela NIC, o teste de HPV é mais sensível do que a citologia para detectar persistência ou recidiva.

Interpretação dos resultados: *R*: recomendado, *A*: aceitável, *NR*: não recomendado

Resultados	Prevalência		Conduta a ser adotada	Teste de HPV
Preventivo				
Normal ≤ 30 anos	HPV AR [1] 20-30% Infecção normalmente transitória			
	HPV AR 70-80% Sem risco		Preventivo a cada 2 ou 3 anos	NR
> 30 anos	HPV AR 5-15% Infecção normalmente persistente		Se teste HPV + em 12 meses Colposcopia	A
	HPV AR 85-95% Sem risco		Rastreio preventivo + HPV a cada 3 anos	
ASC-US [2] (qualquer idade)	HPV AR 50%		Colposcopia { 18%: NIC 2-3 / 60%: NIC 1 / 22%: normal }	R
	HPV AR 50%		Preventivo em 1 ano	
LSIL [3] ≤ 40 anos	HPV AR 82%		Colposcopia { 30%: NIC 2-3 / 65%: NIC 1 / 15%: normal }	NR
	HPV AR 18%		Preventivo em 1 ano	
> 40 anos	HPV AR 50%		Colposcopia { 18%: NIC 2-3 / 60%: NIC 1 / 22%: normal }	A
	HPV AR 50%		Preventivo em 1 ano	
HSIL [4] (qualquer idade)	HPV AR 98,5%		Colposcopia	NR
	HPV AR 1,5%		Colposcopia	
AGC [5] ≤ 35 anos	HPV AR 98%		Colposcopia	NR
	HPV AR 2%		Colposcopia	
> 35 anos	HPV AR ≤ 65%		Colposcopia	A
	HPV AR 35%		Colposcopia	
Acompanhamento após conização				
	HPV AR	persistente	Colposcopia · Anormal – tratar · Normal – examinar 2x/ano	A
	HPV AR		Examinar a cada 2 anos Intervalo do acompanhamento	

[1] **HPV AR+ persistente**: mais de 9 a 18 meses.
[2] **ASC-US**: atipias das células de Malpighi de significado indeterminado. (Atypical Squamous Cells of Undetermined Significance)
[3] **LSIL**: lesão de Malpighi intra-epitelial de baixo grau. (Low Grade Squamous Intraepithelial Lesion)
[4] **HSIL**: lesão de Malpighi intra-epitelial de alto grau. (High Grade Squamous Intraepithelial Lesion)
[5] **AGC**: atipia das células glandulares. (Atypical Glandular Cells)

Indicações, interpretação do teste de HPV e dos marcadores moleculares

Teste de HPV de segunda intenção

A avaliação em citopatologia tem uma parcela de variabilidade diagnóstica.

Diante de um resultado histológico ambíguo (metaplasia de Malpighi imatura, ou uma NIC 1 discordante com a colposcopia ou a citologia), o teste de HPV de segunda intenção permite fazer o controle de qualidade em histopatologia.

A reprodutibilidade da colposcopia não é ideal. O teste de HPV pode melhorar as práticas. Está provado que esse teste de segunda intenção melhora a especificidade da colposcopia e a predição das anomalias significativas, particularmente nas situações em que as modificações de zona de transformação não são marcadas.

Interpretação dos resultados: *R*: recomendado, *A*: aceitável, *NR*: não recomendado

Resultados	Prevalência	Conduta a ser adotada	Teste de HPV
Histologia			
Normal ou metaplasia de Malpighi (qualquer idade)	HPV AR ⊕ < 30 anos 25% / > 30 anos 15%	Acompanhamento preventivo em 6 e 12 meses ou teste de HPV em 6 e 12 meses • HPV$_{AR}$+ → colposcopia • HPV$_{AR}$- → preventivo habitual	A
	HPV AR ⊖ < 30 anos 75% / > 30 anos 85%	Acompanhamento habitual Preventivo 1/2 anos	
NIC 1	HPV AR ⊕ 65%	Tratar depois dos 30 anos. Antes dos 30 anos, acompanhar: Teste de HPV em 12 meses, tratar, se persistente, ou Preventivo em 6-12 meses, tratar, se persistente	A
	HPV AR ⊖ 35%	Acompanhamento Teste de HPV em 12 meses ou Preventivo em 6-12 meses Se negativo, acompanhamento habitual	
NIC 2-3	HPV AR ⊕ ≥ 95%	Tratar Diagnóstico diferencial → Metaplasia de Malpighi imatura → Atrofia na menopausa	NR
	HPV AR ⊖ < 5%	Colposcopia a ser reavaliada Releitura das lâminas anatomopatológicas	
NIC 2-3	HPV AR ⊕ ≥ 98%		NR

Interpretação dos resultados: *R*: recomendado, *A*: aceitável, *NR*: não recomendado

Resultados	Prevalência	Conduta a ser adotada	Teste de HPV
Colposcopia			
Preventivo anormal Colposcopia não satisfatória JEC endocervical não vista[7]	HPV AR ⊕ persistente	Conização	
	HPV AR ⊖ persistente	Acompanhamento habitual	A
Discordância Cito-histo-colpo	HPV AR ⊕ persistente	Vigilância Colposcopia a ser reavaliada, releitura das lâminas (controle de qualidade cito-histo)	A
	HPV$_{HR}$ ⊖	Acompanhamento habitual	
Predição das anomalias colposcópicas	TA1[6] HPV AR ⊕	Vigilância (Reavaliar, refazer a biopsia) (controle de qualidade cito-histo)	A
	TA1 HPV AR ⊖	Tranqüilizar	

[6]***TA1***: *Transformação atípica de grau 1.*
[7]***JEC***: *junção escamocolunar.*

Conduta após ASC-US/ASC-H

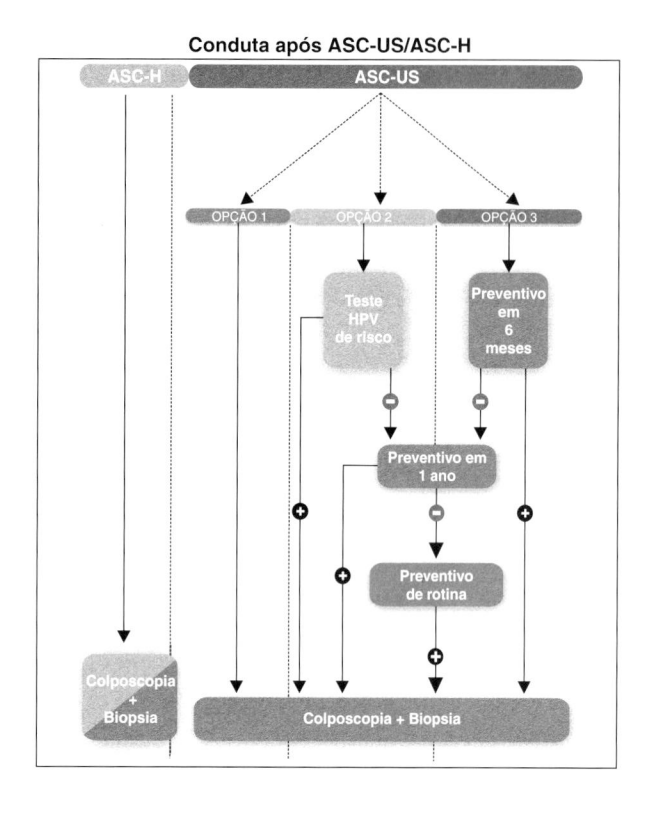

[Fluxograma: ASC-H → Colposcopia + Biopsia. ASC-US com três opções:
- OPÇÃO 1: Teste HPV de risco
- OPÇÃO 2: Preventivo em 6 meses
- OPÇÃO 3: Preventivo em 1 ano → Preventivo de rotina
Resultados positivos levam a Colposcopia + Biopsia.]

Preventivo e teste de HPV no rastreio primário

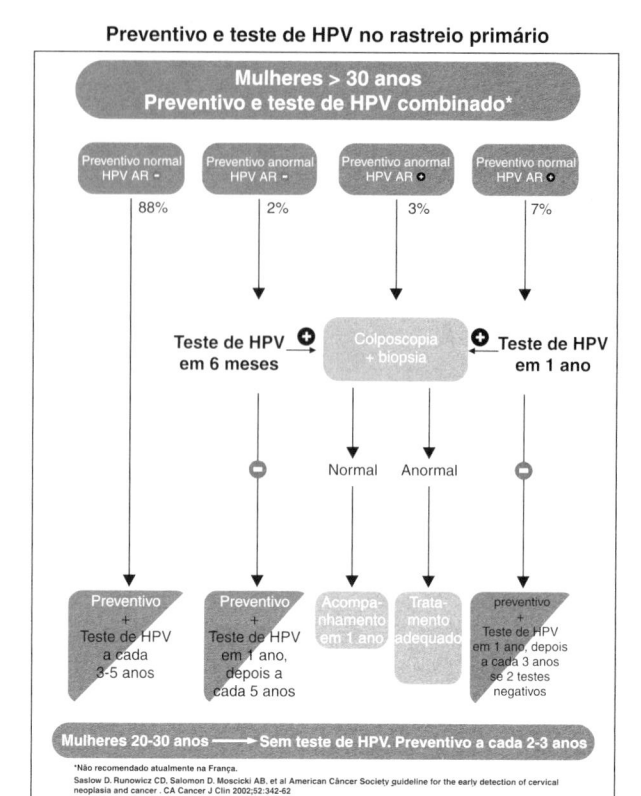

Mulheres > 30 anos — Preventivo e teste de HPV combinado*

- Preventivo normal / HPV AR − : 88% → Preventivo + Teste de HPV a cada 3-5 anos
- Preventivo anormal / HPV AR − : 2% → Teste de HPV em 6 meses → Preventivo + Teste de HPV em 1 ano, depois a cada 5 anos
- Preventivo anormal / HPV AR + : 3% → Colposcopia + biopsia → Normal: Acompanhamento em 1 ano / Anormal: Tratamento adequado
- Preventivo normal / HPV AR + : 7% → Teste de HPV em 1 ano → preventivo + Teste de HPV em 1 ano, depois a cada 3 anos se 2 testes negativos

Mulheres 20-30 anos → Sem teste de HPV. Preventivo a cada 2-3 anos

*Não recomendado atualmente na França.
Saslow D, Runowicz CD, Salomon D, Moscicki AB, et al American Cancer Society guideline for the early detection of cervical neoplasia and cancer. CA Cancer J Clin 2002;52:342-62
Monsonego J. et al Cervical cancer control, priorities and new directions. Int. J. câncer 2004;108:329-33

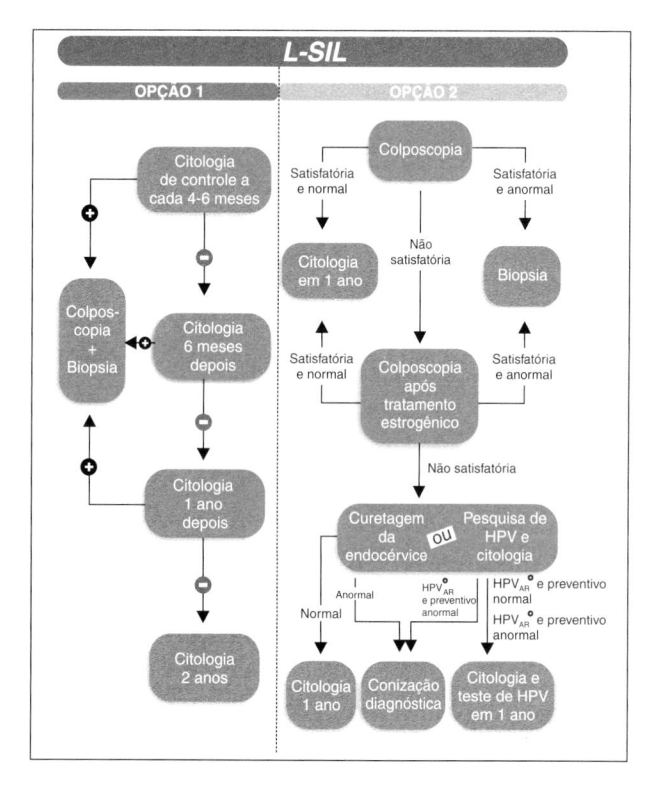

L-SIL

OPÇÃO 1: Citologia de controle a cada 4-6 meses → se positiva: Colposcopia + Biopsia; se negativa: Citologia 6 meses depois → Citologia 1 ano depois → Citologia 2 anos.

OPÇÃO 2: Colposcopia:
- Satisfatória e normal → Citologia em 1 ano
- Satisfatória e anormal → Biopsia
- Não satisfatória → Colposcopia após tratamento estrogênico → Satisfatória e normal / Satisfatória e anormal / Não satisfatória → Curetagem da endocérvice OU Pesquisa de HPV e citologia
  - Anormal → Conização diagnóstica
  - Normal → Citologia 1 ano
  - HPV AR + e preventivo normal → Citologia 1 ano
  - HPV AR + e preventivo anormal → Conização diagnóstica
  - HPV AR − e preventivo normal / HPV AR − e preventivo anormal → Citologia e teste de HPV em 1 ano

■ Seis informações para as pacientes

- Os HPV são transmitidos por contato sexual. O preservativo não protege da exposição aos HPV.
- A infecção é muito comum nas jovens. Ela é mais freqüentemente silenciosa. Setenta por cento das mulheres foram expostas, no mínimo, uma vez aos HPV. De cinco mulheres expostas aos HPV de risco, uma somente manterá o vírus persistente, e as outras (80%) vão eliminá-lo espontaneamente *(clearance)* em um prazo de 7 a 12 meses pela resposta de seu sistema imunológico.
- A prevalência dos HPV é menor nas mulheres com mais de 30 anos comparada às mulheres jovens (5 a 15% contra 25 a 35%).
- A maioria das pacientes HPV de risco positivo não desenvolve NIC de alto grau ou câncer.
- As mulheres HPV de alto risco positivo persistente têm risco de desenvolver lesões pré-cancerosas, mesmo na ausência de anomalias citológicas.
- Nos países desenvolvidos, para as mulheres que se submetem ao rastreio e à detecção precoce regular, a presença de HPV de risco não é fator preponderante para desenvolver um câncer do colo uterino. É a ausência do rastreio que é o principal fator de risco de câncer do colo uterino.

Nos países em desenvolvimento, onde a maioria das mulheres não tem acesso ao rastreio precoce, os HPV de risco são fortes fatores de risco do câncer.

Nessa situação somente, a relação HPV alto risco positivo/câncer do colo é de 5/1.

Tabela 25-4 – Limites e vantagens de cada teste (J. Monsonego e P. Halfon)

Métodos de detecção da infecção por HPV	Vantagens	Limites

Captura Híbrida 2® *(Digene)*
• HPV alto risco (16-18-31-33-35-39-45-51-52-56-58-59-68)
• HPV baixo risco (6-11-42-43-44)
	• Método padronizado reprodutível, simples, muito sensível, validado
	• Líquido Digene ou líquido de citologia validado
	• Interessante para:
	  – ASC-US
	  – acompanhamento das pacientes tratadas
	  – rastreio primário > 30 anos
		• Reação cruzada com HPV baixo risco possível
		• Carga viral semiquantitativa
		• Sem avaliação da persistência viral
		• Sem controle objetivo da celularidade

Amplicor® *(Roche)*
HPV alto risco (16-18-31-33-35-39-45-51-52-56-58-59-68)
	• Método padronizado reprodutível, sensível, validado
	• Controle de qualidade da amostra pela β-globina (qualidade da amostra)
	• Interessante para:
	  – ASC-US
	  – acompanhamento das pacientes tratadas
	  – rastreio primário > 30 anos
		• Em líquido ThinPrep® ou SurePath® exclusivamente
		• Carga viral laboratorial – custos
		• Restrições de organização de um laboratório de PCR
		• Sem avaliação da persistência viral

Genotipagem Linear Array® *(Roche)*
37 tipos virais diferentes (alto e baixo riscos)
	• Método sensível e específico
	• Controle de qualidade da amostra (β-globina)
	• Avaliação da persistência (rastreio) do tipo viral
	• Acompanhamento da eficácia das vacinas do HPV
	• Interessante para:
	  – ASC-US
	  – acompanhamento pós-terapêuticos
	  – rastreio
	  – avaliação do risco evolutivo
		• Restrições quanto à organização de um laboratório de PCR
		• Com líquido ThinPrep® ou SurePath® exclusivamente
		• Sem reembolso atualmente na França

Genotipagem InnoLipa *(Innogenetics) 13 HPV AR*	• Método sensível e específico
	• Controle de qualidade da amostra (β-globina)
	• Avaliação da persistência (rastreio) do tipo viral
	• Acompanhamento da eficácia das vacinas do HPV
	• Interessante para:
	  – ASC-US
	  – acompanhamentos pós-terapêuticos
	  – rastreio
	  – avaliação do risco evolutivo
		• Restrições quanto à organização de um laboratório de PCR
		• Sem reembolso atualmente na França

(Continua)

Tabela 25-4 – Limites e vantagens de cada teste (J. Monsonego e P. Halfon) *(Cont.)*

Métodos de detecção da infecção por HPV	Vantagens	Limites

RNAm E$_6$-E$_7$ HPV AR
(HPV – Proofer Norchip)
	• Detecta RNAm E6-E7 dos HPV 16-18-31-33-45
	• Método específico, expressão dos oncogenes E6-E7
	• Interessante para:
	  – marcador específico das NIC AG
	  – lesões persistentes, de risco, conforme a idade
		• Restrições quanto à organização de um laboratório de PCR
		• Sem reembolso atualmente na França

Papillocheck HPV-screening
(Greiner bio-one)
40 HPV tipos virais diferentes (alto e baixo riscos)
	• Método que utiliza os filamentos complementares de DNA detectando 24 tipos de HPV
	• Controle de qualidade da amostra (ADAT-1)
	• Interessante para:
	  – marcador específico das NIC AG
	  – lesões persistentes, de risco, conforme a idade
	  – poderá quantificar as amostras
		• Restrições quanto à organização de um laboratório de PCR
		• Sem reembolso atualmente na França
		• Não validado

p16 ink 4a (E7) *(Dako)*	• Método de imunomarcação específica. Marcador das NIC AG • alta sensibilidade para as NIC AG após preventivo normal • triagem das ASC-US	• Rastreio primário • Reprodutibilidade dos resultados • Marcação das metaplasias escamosas imaturas

Tabela 25-5 – Diferenças entre os testes de HPV de DNA e de RNA

	Testes de HPV pelo RNA	Testes de HPV pelo DNA
Identificam a causa do câncer em seu processo ativo	+	+/–
Detectam uma infecção muito comum	–	+
Identificam uma infecção persistente	+	–
Podem provocar estresse para um número anormalmente alto de mulheres	–	+/–
Mínimo de falsos negativos lesionais	+	–/+
Mínimo de falsos positivos lesionais	+	–/+
Podem ser usados nas LSIL	+	–/+
Especificidade alta no acompanhamento das ASC-US e LSIL	+	–
Valor preditivo positivo alto	+	–
Reação cruzada com outros tipos de HPV de baixo risco	–	+/–

Bibliografia

Epidemiologia da infecção por HPV

Lajous M, Mueller N, Cruz-Valdez A *et al.* (2005) Determinants of prevalence, acquisition, and persistence of human papillomavirus inhealth Mexican military men. Cancer Epidemiology, Biomarkers & Prevention 14:1710-6

Moscicki AB, Shiboski S, Broering J *et al.* (1998) The natural history of human papillomavirus infection as measured by repeated DNA testing in adolescent and young women. J Pediatr 132:277-84

Giuliano A, Harris R, Sedjo R *et al.* (2002) Incidence, prevalence and clearance of type-specific human papillomavirus infections: The YoungWomen's I lealth Study. J Infect Dis 186:462-9

Brown D, Shew M, Qadadri B *et al.* (2005) A longitudinal study of genital human papillomavirus infection in a cohort of closely followed adolescent women. J Infect Dis 191:182-92

Ho GY, Bierman R, Beardsley L et al. (1998) Natural history of cervi-covaginal papillomavirus infection in young women. New Engl J Med 338:423-8

Muñoz N, Mendez F, Posso H et al. (2004) Incidence, duration, and determinants of cervical human papillomavirus infection in a cohort of Colombian women with normal cytological results. J Infect Dis 190

Franco EL, Villa LL, Sobrinho JP et al. (1999) Epidemiology of acquisition and clearance of cervical human papillomavirus infection in women from a high-risk area for cervical cancer. J Infect Dis 180:1415-23

Richardson H, Kelsall G, Tellier P et al. (2003) The natural history of type-specific human papillomavirus infections in female university students. Cancer Epidemiology, Biomarkers & Prevention 12:485-90

Muñoz N, Bosch FX, de Sanjose S et al. (2003) Epidemiologic classification of human papillomavirus types associated with cervical cancer. New Engl J Med 348:518-27

Bosch F, Manos M, Munoz N et al. (1995) Prevalence of human papillomavirus in cervical cancer: a worldwide perspective. J Natl Cancer Inst 87:796-802

Walboomers JM, Jacobs MV, Manos MM et al. (1999) Human papillomavirus is a necessary cause of invasive cervical cancer worldwide. J Pathol 189:12-9

Bauer H, Hildesheim A, Schiffman M et al. (1993) Determinants of genital human papillomavirus infection in low-risk women in Portland, Oregon. Sex Transm Dis 20:274-8

Peyton C, Gravitt PE, Hunt WC et al. (2001) Determinants of genital human papillomavirus detection in a US population. J Infect Dis 183:1554-64

Herrero R, Castle P, Schiffman M et al. (2005) Epide-miologic profile of type-specific human papillomavirus infection and cervical neoplasia in Guanacaste, Costa Rica. J Infect Dis 191:1796-807

Giuliano A, Papenfuss M, Abrahamsen M, Inserra P (2002) Differences in factors associated with oncogenic and nononcogenic human papillomavirus infection at the United States-Mexico border. Cancer Epidemiology, Biomarkers & Prevention 11:930-4

Richardson H, Franco E, Pintos J et al. (2000) Determinants of low-risk and high-risk cervical human papillomavirus infections in Montreal university students. Sex Transm Dis 27:79-86

Kjaer S, Van den Brule A, Bock J et al. (1997) Determinants for genital human papillomavirus (HPV) infection in 1000 randomly chosen young Danish women with normal Pap smear: are there different risk profiles for oncogenic and nononcogenic HPV types? Cancer Epidem Biomar 6:799-805

Hildesheim A, Gravitt P, Schiffman MH et al. (1993) Determinants of genital human papillomavirus infection in low-income women in Washington, D.C. Sex Transm Dis 20:279-85

Franco EL, Villa LL, Ruiz A, Costa MC (1995) Transmission of cervical human papillomavirus infection by sexual activity: differences between low and high oncogenic risk types. I Infect Dis 172:756-63

Munoz N, Kato I, Bosch FX et al. (1996) Risk factors for HPV DNA detection in middle-aged women. Sex Transm Dis 23: 504-10

Koutsky LA, Holmes KK, Critchlow CW et al. (1992) A cohort study of the risk of cervical intraepithelial neoplasia grade 2 or 3 in relation to Papillomavirus infection. N Eng J Med 327:1272-8

Ho GYF, Burk RD, Klein S et al. (1995) Persistent genital human papillomavirus infection as a risk factor for persistent cervical dysplasia. J Natl Cancer Inst 87:1365-71

Remmink AJ, Walboomers JM, Helmerhorst TJ et al. (1995) The presence of persistent high-risk HPV genotypes in dysplastic cervical lesions is associated with progressive disease: natural history up to 36 months. Int J Cancer 61:306-11

Ho GY, Biermal R, Beardsley L et al. (1998) Natural history of cervicovaginal papillomavirus infection in young women. N Engl J Med 338:423-8

Nobbenhuis MA, Walboomers JM, Helmerhorst TJ et al. (1999) Relation of human papillomavirus status to cervical lesions and consequences for cervical-cancer screening: a prospective study. Lancet 354:20-5

Wallin KL, Wiklund F, Angstrom T et al. (1999) Type-specific persistence of human papillomavirus DNA before the development of invasive cervical cancer. N Engl J Med 341:1633-8

Rozendaal L, Westerga J, van der Linden JC et al. (2000) PCR based high risk HPV testing is superior to neural network based screening for predicting incident CIN III in women with normal cytologyand borderline changes. J Clin Pathol 53:606-11

Zielinski GD, Snijders PJ, Rozendaal L et al. (2001) HPV presence precedes abnormal cytology in women developing cervical cancer and signals false negative smears. Br J Cancer 85:398-404

Nobbenhuis MA, Helmerhorst TJ, van den Brule AJ et al. (2001) Cytological regression and clearance of high-risk human papillomavirus in women with an abnormal cervical smear. Lancet 358:1782-3

Schlecht NF, Kulaga S, Robitaille J et al. (2001) Persistent human papillomavirus infection as a predictor of cervical intraepithelial neoplasia. JAMA 286:3106-14

Schiffman MH, Bauer HM, Hoover RN et al. (1993) Epidemiologic evidence showing that human papillomavirus infection causes most cervical intraepithelial neoplasia. J Natl Cancer Inst 85:958-64

Bosch FX, Manos MM, Munoz N et al. (1995) Prevalence of human papillomavirus in cervical cancer: a worldwide perspective. International biological study on cervical cancer (IBSCC) Study Group. J Natl Cancer Inst 87:796-802

Kjaer SK, van den Brule AJ, Bock JE et al. (1996) Human Papillomavirus the most significant risk determinant of cervical intraepithelial neoplasia. Int J Cancer 65:601-6

Walboomers JM, Jacobs MV, Manos MM et al. (1999) Human papillomavirus is a necessary cause of invasive cervical cancer worldwide. J Pathol 189:12-9

Bosch FX, Lorincz A, Munoz N et al. (2002) The causal relation between human papillomavirus and cervical cancer. J Clin Pathol 55:244-65

Munoz MD, Bosch MD, de Sanjose MD et al. (2003) Epidemiologic Classification of Human Papillomavirus Types Associated with Cervical Cancer. N Engl J Med 348:518-27

Monsonego J (2006) Prevention du cancer du col utérin: enjeux et perspectives de la vaccination antipapillomavirus, Gynecol Obstet Fertil 34:189-200

Teste de HPV na prática clínica
1. Papel do teste de HPV no rastreio primário do câncer do colo uterino: questões gerais

Manos MM, Ting Y, Wright DK et al. (1989) Use of polymerase chain reaction amplification for the detection of human genital papillomavirus. Molecular Diagnostics of Human Cancer Cold Spring Harbor NY 209-14

Koutsky LA, Holmes KK, Critchlow CW et al. (1992) A cohort study of the risk of cervical intraepithelial neoplasia grade 2 or 3 in relation to Papillomavirus infection. N Eng J Med 327:1272-8

Ho GYF, Burk RD, Klein S et al. (1995) Persistent genital human papillomavirus infection as a risk factor for persistent cervical dysplasia. J Natl Cancer Inst 87:1365-71

Remmink AJ, Walboomers JM, Helmerhorst TJ et al. (1995) The presence of persistent high-risk HPV genotypes in dysplastic cervical lesions is associated with progressive disease: natural history up to 36 months. Int J Cancer 61:306-11

Jacobs MV, Snijders PJ, van den Brule AJ et al. (1997) A general primer GP5+/GP6(+)-mediated PCR-enzyme immunoassay method for rapid detection of 14 high-risk and 6 low-risk human papillomavirus genotypes in cervical scrapings. J Clin Microbiol 35:791-5

Ho GY, Biermal R, Beardsley L et al. (1998) Natural history of cervicovaginal papillomavirus infection in young women. N Engl. J Med 338:423-8

Kjaer SK, van den Brule Al, Paull G et al. (2002) Type specific persistence of high risk human papillomavirus (HPV) as indicator of high grade cervical squamous intraepithelial lesions in young women: population based prospective follow up study. BMJ 325:572

Castle PE, Schiffman M, Gravitt PE et al. (2002) Comparisons of HPV DNA detection by MY09/11 PCR methods. J Med Virol 68:417-23

Monsonego J, Bosch FX, Coursaget P et al. (2004) Cervical Cancer Control, Priorities and New Directions. Int J Cancer 108

Dalstein V, Riethmuller D, Pretet JL et al. (2003) Persistence and load of high-risk HPV are predictors for development of high-grade cervical lesions: a longitudinal French cohort study Int. J Cancer 106:396-403

Koutsky LA, Ault KA, Wheeler CM et al. (2002) A controlled trial of a human papillomavirus type 16 vaccine. N Engl J Med 347:1645-51

Goldie SJ, Kohli M, Grima D et al. (2004) Projected clinical benefits and cost-effectiveness of a human papillomavirus 16/18 vaccine. J Natl Cancer Inst 96:604-15

Harper DM, Franco EL, Wheeler C et al. (2004) Efficacy of a bivalent L1 virus-like particle vaccine in prevention of infection with human papillomavirus types 16 and 18 in young women: a randomised controlled trial. Lancet 364:1757-65

2. Teste de HPV e rastreio primário

Clavel C, Cucherousset J, Lorenzato M et al. (2004) Negative human papillomavirus testing in normal seears selects a population at low risk for developing high grade cervical lesions. Br J Cancer 90:1803-8

Clavel C, Masure M, Bory JP, Putaud I et al. (2001) Human papillomavirus testing in primary screening for the detection of high-grade cervical lesions: a study of 7932 women. Br J Cancer 84:1616-23

Cuzick J, Szarewski A, Cubie H et al. (2003) Management of women who test positive for high-risk types of human papillomavirus: the HART study. Lancet 362:1871-6

Kulasingam SL, Hughes JP, Kiviat NB et al. (2002) Evaluating of human papillomavirus testing in primary screening for cervical abnormalities. Comparaison of sensitivity, specificity, and frequency of referral. JAMA 288:1749-57

Nobbenhuis MA, Walboomers JM, Helmerhorst TJ et al. (1999) Relation of human papillomavirus status to cervical lesions and consequences for cervical-cancer screening: a prospective study. Lancet 354:20-5

Ratnam S, Franco EL, Ferenczy A (2000) Human papillomavirus testing for primary screening of cervical cancer precursors. Cancer Epidemiol Biomarkers Prev 9:945-51

Schiffman M, Herrero R, Hildesheim A et al. (2000) HPV DNA testing in cervical cancer screening. Results from women in a high-risk province of Costa Rica. JAMA 283:87-93

Petry KU, Menton S, Menton M et al. (2003) Inclusion of HPV testing in routine cervical cancer screening for women above 29 years in Germany: results for 8 466 patients. Br J Cancer 88:1570-7

Wright JD, Schiffman M, Solomon D et al. (2004) Interim guidance for the use of human papillomavirus DNA testing as an adjunct to cervical cytology for screening. Obstet Gynecol 103:304-9

Evaluation de l'intérêt de la recherche des papillomavirus humains dans le dépistage des lesions precancereuses du col de l'uterus, ANAES, Evaluation technologique, Paris, mai 2004

Saslow D, Runowicz CD, Solomon D et al. (2002) American Cancer Society guideline for the early detection of cervical neoplasia and cancer. CA Cancer J Clin 52:342-62

ACOG practice bulletin: clinical management guidelines for obstetrician-gynecologists. Number 45, August 2003, Obstet Gynecol 2003;102:417-27

Monsonego J et al. (2004) Cervical cancer control, priorities and new directions. Int J cancer 108:329-33

Cuzick J, Beverley E, Ho L et al. (1999) HPV testing in primary screening of older women. Br J Cancer 81:554-8

Schiffman M, Herrero R, Hildesheim A et al. (2000) HPV DNA testing in cervical cancer screening: results from women in a high-risk province of Costa Rica. JAMA 283:87-93

Wright TC Jr, Denny L, Kuhn L et al. (2000) HPV DNA testing of self-collected vaginal samples compared with cytologic screening to detect cervical cancer. (AMA 283:81-6

Ratnam S, Franco EL, Ferenczy A (2000) Human papillomavirus testing for primary screening of cervical cancer precursors. Cancer Epidemiol Biomarkers Prev 9:945-5I

Schneider A, Hoyer H, Lotz B et al. (2000) Screening for high-grade cervical intra-epithelial neoplasia and cancer by testing for high-risk HPV, routine cytology or colposcopy. Int J Cancer 89:529-34

Clavel C, Masure M, Bory JP t al. (2001) Human papillomavirus testing in primary screening for the detection of high-grade cervical lesions: a study of 7932 women. Br J Cancer 84:1616-23

Saslow D, Runowicz CD, Solomon D t al. (2002) American Cancer Society guideline for the early detection of cervical neoplasia and cancer. CA Cancer J Clin 52:342-62. Review

Lorincz Attila T, Richart Ralph M (2003) Human Papillomavirus DNA Testing as an Adjunct to Cytology in Cervical Screening Programs. Arc Path Lab Med 127:959-68

Sherman ME, Lorincz AT, Scott DR t al. (2003) Baseline cytology, human papillomavirus testing, and risk for cervical neoplasia: a 10-yearcohort analysis. J Natl Cancer Inst 95:46-52

Salmeron J, Lazcano-Ponce E, Lorincz A t al. (2003) Comparison of HPV-based assays with Papanicolaou smears for cervical cancer screening in Morelos State, Mexico. Cancer Causes Control 14:505-12

Petry KU, Menton S, Menton M t al. (2003) Inclusion of HPV testing in routine cervical cancer screening for women above 29 years in Germany: results for 8 466 patients. Br J Cancer 88:1570-7

Monsonego J (2005) Assesment of human papillomavirus (HPV) testing in primary screening for cervical cancer in France. Gynecol Obstet Fertil 33:952-5

3. Rastreio secundário com o teste de HPV

Castle PE, Solomon D, Schiffman M et al. (2001) Comparison of three management strategies for patients with atypical squamous cells of undetermined significance. J Natl Cancer Inst 93:293-9

Wright TC Jr, Cox JT, Massad LS et al. (2002) Consensus Guidelines for the management of women with cervical cytological abnormalities. JAMA 287:2120-9

Cox IT, Schiffman M, Solomon D (2003) Prospective follow-up suggest similar risk of subsequent cervical intraepithelial neoplasia grade 2 or 3 among women with cervical intraepithelial neoplasia grade 1 or negative colposcopy and directed biopsy. Am J Obstet Gynecol 188:1406-12

Guido R, Sehiffman M, Solomon D, Burke L (2003) Postcolposcopy management strategies for women referred low-grade squamous intraepithelial lesions or human papillomavirus DANN-positive atypical squamous cells of undetermined significance: a two-year prospective study. Am J Obstet Gynecol 188:1401-5

Arrêté du 19 mars modifiant l'arrêté du 3 avril 1985 fixant la nomenclature des actes de biologie medicale. Journal Officiel (2004)

Wright TC Jr, Lorincz A, Ferris DG et al. (1998) Reflex human papillomavirus deoxyribonucleic acid testing in women with abnormal Papanicolaou smears. Am J Obstet Gynecol 178:962-6

Solomon D, Schiffman M, Tarone R (2001) ALTS Study group. Comparison of three management strategies for patients with atypical squamous cells of undetermined significance: baseline results from a randomized trial. J Natl Cancer Inst 93:293-9

Stoler MH, Schiffman M (2001) Atypical Squamous Cells of Undetermined Significance-Low-grade Squamous Intraepithelial lesion Triage Study (ALTS) Group. Interobserver reproducibility of cervical cytologic and histologic interpretations: realistic estimates from the ASCUS-LSIL Triage Study. 'AMA 285:1500-5

Wright TC Jr, Cox JT, Massad LS t al. (2002) Consensus Guidelines for the management of women with cervical cytological abnormalities. JAMA 287:2120-9 Review

Kim JJ, Wright TC, Goldie SJ (2002) Cost-effectiveness of alternative triage strategies for atypical squamous cells of undetermined significance. JAMA 287:2382-90

ASCUS-LSII. Traige Study (ALTS) Group (2003) A randomized trial on the management of low-grade squamous intraepithelial lesion cytology interpretations. Am J Obstet Gynecol 188:1393-400

Monsonego J, Bosch FX, Coursaget P t al. (2004) Cervical Cancer Control, Priorities and New Directions. Int J Cancer 108:329-33

Monsonego J, Bohbot JM, Pollini G et al. (2005) Performance of the Roche AMPLICOR human papillomavirus (HPV) test in pre-diction of cervical intraepithelial neoplasia (CIN) in women with abnormal PAP smear. Gynecol Oncol 99:160-8

Monsonego J (2004) Colposcopy: the value of HPV testing in clinical practice. Gynecol Obstet Fertil 32:62-74. Review. French

Monsonego J (1999) The HPV test and clinical practice. Contracept Fertil Sex. 27(12): 811-5. Review. French. No abstract available. PMID: 10676036. PubMed - indexed for MEDLINE.

4. Teste de HPV no acompanhamento das pacientes

Paraskevaidis E, Jandial L, Mann EM et al. (1991) Pattern of treatment failure following laser for cervical intraepithelial neoplasia: implications for follow-up protocol. Obstet Gynecol 78:80-3

Solomon D, Schiffman M, Tarone R (2001) ALTS Study group. Comparison of three management strategies for patients with atypical squamous cells of undetermined significance: baseline results from a randomized trial. J Natl Cancer Inst 93:293-9

Paraskevaidis E, Koliopoulos G, Alamanos Y et al. (2001) Human papillomavirus testing and the outcome of treatment for cervical intraepithelial neoplasia. Obstet Gynecol 98:833-6

Wright TC Jr, Cox JT, Massad LS t al. (2002) Consensus Guidelines for the management of women with cervical cytological abnormalities. 'AMA 287:2120-9 Review

Bory JP, Cucherousset J, Lorenzato M t al. (2002) Recurrent human papillomavirus infection detected with the hybrid capture II assay selects women with normal cervical smears at risk for developing high grade cervical lesions: a longitudinal study of 3,091 women. Int J Cancer 102:519-25

Cox JT, Schiffman M, Solomon D (2003) ASCUS-LSIL Triage Study (ALTS) Group. Prospective follow-up suggests similar risk of subsequent cervical intraepithelial neoplasia grade 2 or 3 among women with cervical intraepithelial neoplasia grade 1 or negative colposcopy and directed biopsy. Am J Obstet Gynecol 188:1406-12

Guido R, Schiffman M, Solomon D et al. (2003) Postcolposcopy management strategies for women referred with low-grade squamous intraepithelial lesions or human papillomavirus DNA-positive atypical squamous cells of undetermined significance: a two-year prospective study. Am J Obstet Gynecol 188:1401-5

5. Genotipagem

Clifford GM, Rana RK, Franceschi S et al. (2005) Human papillomavirus genotype distribution in low-grade cervical lesions: comparison by geographic region and with cervical cancer. Cancer Epidemiol Biomarkers Prev 14:1157-64 Review

Clifford GM, Smith JS, Aguado T, Franceschi S (2003) Comparison of HPV type distribution in high-grade cervical lesions and cervical cancer: a meta-analysis. Br J Cancer 89:101-5

Khan MJ, Castle PE, Lorincz AT et al. (2005) The elevated 10-year risk of cervical precancer and cancer in women with human papillomavirus (HPV) type 16 or 18 and the possible utility of type-specific HPV testing in clinical practice. J Natl Cancer Inst 97:1072-9

Castle PE, Solomon D, Schiffman M et al. (2005) Human Papillomavirus Type 16 infections and 2-Year absolute risk of cervical precancer in Women with equivocal or mild cytologic abnorma-lities. J Natl Cancer Inst 97:1066-71

Castle PE, Schiffman M, Herrero R et al. (2005) A prospective study of age trends in cervical human papillomavirus acquisition and persis-tence in Guanacaste, Costa Rica. J Infect Dis 191:1808-16. Epub 2

Clifford GM, Gallus S, Herrero R t al. (2005) Worldwide distribution of human papillomavirus types in cytologically normal women in the International Agency for Research on Cancer HPV prevalence surveys: a pooled analysis. Lancet 366:991-8

6. Marcadores moleculares

Molden T, Kraus I, Karlsen F et al. (2005) Comparison of Human Papillomavirus Messenger RNA and DNA Detection: A Cross-sectional Study of 4, 136 Women > 30 Years of Age with a 2-Year Follow-up of High-Grade Squamous Intraepithelial Lesion. Cancer Epidemiol Biomarkers Prev 14:367-72

Molden T, Nygard J, Kraus I et al. (2005) Predicting CIN2+ when detecting HPV mRNA and DNA by PreTect HPV-proofer and consensus PCR: A 2-year follow-up of women with ASCUS or LSIL Pap smear. Int J Cancer 114:973-6

Cuschieri KS, Whitley MJ, Cubie HA (2004) Human papillomavirus type specific DNA and RNA persistence-implications for cervical disease progression and monitoring. J Med Virol 73:65-70

PARTE VI

Tomada de decisão em patologia cervical

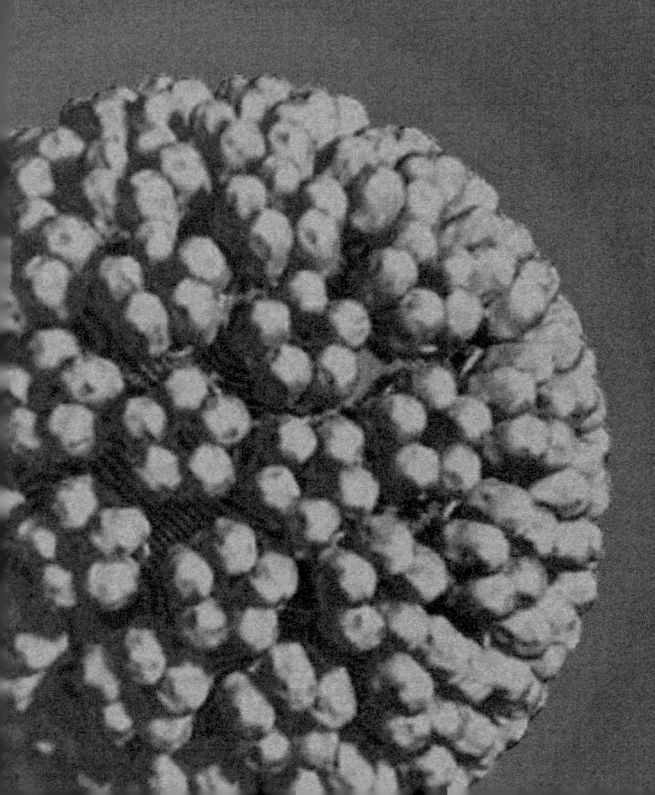

26 Padrão de qualidade em anatomia e citopatologia – Correlações cito-histológicas

L. Zerat

RESUMO

O estudo das correlações cito-histológicas, em matéria de lesão do colo uterino, constitui um dos elementos do controle de qualidade, tanto interno como externo, em anatomia e citologia patológicas.

O esfregaço rastreia, orientando o diagnóstico definitivo, que só pode ser histológico. A biopsia dirigida por colposcopia faz o diagnóstico conclusivo de uma lesão pré-cancerosa. Essas lesões pré-cancerosas do colo uterino são variavelmente denominadas NIC (em inglês, *cervical intra-epitelial lesion*) ou displasia (classificação de Richart). Esses termos são puramente histológicos. Em citologia, a terminologia de Bethesda permite classificar as anomalias como ASC-US, ASC-H, LSIL ou HSIL, conforme critérios bem definidos e reprodutíveis, contanto que haja interesse. As terminologias citológicas e histológicas serão retomadas neste capítulo.

Cada biopsia do colo uterino deve ser confrontada com os resultados do esfregaço. Existe ou uma concordância entre o esfregaço e a biopsia, ou uma discordância. Essa discordância deve ser compreendida. O objetivo deste capítulo é definir quais são as verdadeiras discordâncias entre o esfregaço e a biopsia do colo uterino e entendê-las. Essas discordâncias devem ser explicadas no relatório de uma biopsia. Disso dependerá o manejo correto da paciente.

PONTOS-CHAVE

1. O estudo das correlações cito-histológicas faz parte do controle de qualidade.
2. Em mais da metade dos casos, um esfregaço ASC-US termina em um diagnóstico de NIC.
3. Um esfregaço LSIL tem boa sensibilidade com um diagnóstico de NIC em 85% dos casos.
4. Um esfregaço ASC-H corresponde ou a uma NIC de alto grau ou a um epitélio imaturo (metaplasia de Malpighi imatura ou regeneração).
5. Um esfregaço HSIL tem boa especificidade com diagnóstico de NIC de alto grau em 92% dos casos.
6. O estudo das concordâncias ou discordâncias cito-histológicas permite o manejo correto da paciente.

Introdução

O estudo das correlações cito-histológicas faz parte do controle de qualidade interno e externo de um laboratório de anatomia e de citopatologia. É indispensável compreender as definições e os critérios de diagnóstico cito-histológico em matéria de lesão pré-cancerosa do câncer do colo uterino.

As lesões virais por HPV são divididas em duas categorias, nas quais diferem aspectos citológicos, colposcópicos, histológicos, biológicos e prognósticos. Trata-se de lesões de Malpighi de baixo grau – que regridem espontaneamente em um grande número de casos – e de lesões de alto grau – que muitas vezes evoluem para um carcinoma epidermóide invasor, se não forem tratados. Essas lesões estão ligadas ao papilomavírus (HPV). Há uma terminologia (OMS, Richart) precisa para a histologia (1) (displasia, NIC) e outra terminologia (2, 3, 4) (Sistema de Bethesda) para a citologia (LSIL, lesão de Malpighi intra-epitelial de baixo grau ou *Low Grade Squamous Intraepithelial Lesion*; HSIL, lesão de Malpighi intra-epitelial de alto grau ou *High Grande Squamous Intraepithelial Lesion*). Existe, por incrível que pareça, um desvio do uso dessas terminologias, pois, com demasiada freqüência, a terminologia de Bethesda é utilizada erroneamente para falar do diagnóstico histológico.

O diagnóstico conclusivo das NIC é a histologia feita por meio da biopsia dirigida por colposcopia. A citologia é uma excelente ferramenta de rastreamento, sensível, que orienta o diagnóstico.

A histologia, por controle colposcópico, confirma o diagnóstico.

Relação das classificações histológicas

OMS (histologia)	Richart (1973) (histologia)	Richart (1990) (histologia)	Bethesda (2001) (citologia)
Displasia leve	NIC 1	NIC de baixo grau	LSIL
Displasia moderada	NIC 2	NIC de alto grau	HSIL
Displasia grave	NIC 3	NIC de alto grau	HSIL

Relação da terminologia de Bethesda

Esfregaço negativo para a busca de uma lesão intra-epitelial ou maligna

Organismos

Trichomonas vaginalis
Filamentos micelianos sugerindo *Candida*
Flora sugerindo uma cervicovaginose bacteriana
Actinomicose
Alterações celulares relacionadas com o herpes vírus

Outros

Alterações reativas relacionadas com
Inflamação (incluindo as reparações)
Radiação
DIU
Células glandulares pós-histerectomia
Atrofia

Células endometriais citologicamente benignas em uma paciente de mais de 40 anos
Anomalias de células epiteliais

Anomalias de células epiteliais de Malpighi

Células de Malpighi atípicas (ASC)
- De significado indeterminado (ASC-US, *Atypical Squamous Cell of Undetermined Significance*)
- Que não pode excluir uma HSIL (ASC-H)

Lesão de Malpighi intra-epitelial de baixo grau (LSIL)
Lesão de Malpighi intra-epitelial de alto grau (HSIL)
HSIL com suspeita de invasão
Carcinoma epidermóide escamoso

Anomalias de células epiteliais glandulares

Células glandulares atípicas (AGC)
Células glandulares atípicas, favorecendo neoplasia
Adenocarcinoma *in situ* endocervical
Adenocarcinoma: endocervical, endometrial, extra-uterino, não especificado

Outras neoplasias malignas

Definições cito-histológicas

NIC de baixo grau *(Fig. 26-1)*

É uma lesão pré-cancerosa, estritamente intra-epitelial, definida por atipias citológicas e uma desorganização estrutural no terço inferior do epitélio. As anomalias citológicas situadas no nível do terço inferior do epitélio correspondem às anomalias descritas há muito tempo como "critérios citológicos de malignidade" (aumento do tamanho do núcleo com aumento da relação núcleo-citoplasma, irregularidades dos contornos nucleares, hipercromatismo com distribuição irregular de cromatina, nucléolos proeminentes etc.), mas o termo hoje é inadequado, pelo fato de não se falar em malignidade para lesões pré-cancerosas estritamente limitadas ao epitélio. Fala-se em câncer somente se a membrana basal for ultrapassada e se as células tumorais infiltrarem o córion.

Nas camadas superficiais do epitélio, existem também anomalias citológicas, mas diferentes daquelas observadas no terço inferior. Trata-se, por um lado, dos coilócitos (células de Malpighi superficiais ou grandes intermediárias com núcleo volumoso, hipercromático e cujo citoplasma apresenta um halo perinuclear e uma condensação na periferia). Por outro lado, trata-se de anomalias nucleares observadas em células de Malpighi maduras (superficiais ou grandes intermediárias), como leve aumento do tamanho dos núcleos e hipercromasia.

Esfregaço LSIL *(Fig. 26-2)*

Quanto se faz um esfregaço, a coleta envolve a parte superficial do epitélio. Serão encontrados apenas coilócitos, ou apenas células de Malpighi maduras, apresentando atipias nucleares, ou ambos. A presença de coilócitos não é o único argumento citológico de uma LSIL. Esta pode ser diagnosticada sem presença obrigatória de coilócitos. Estando estes presentes em mais ou menos grande número em um corte histológico de NIC 1, pode-se entender que o esfregaço possa ter deixado de coletar coilócitos. Os outros sinais, particularmente as anomalias nucleares das células de Malpighi maduras, também são importantes.

As células das camadas inferiores que apresentam anomalias nucleares muito marcadas e que envolvem células basais imaturas não são encontradas em um esfregaço LSIL, já que não podem ser coletadas. Em contrapartida, se forem encontradas em um esfregaço, indicam uma lesão de alto grau.

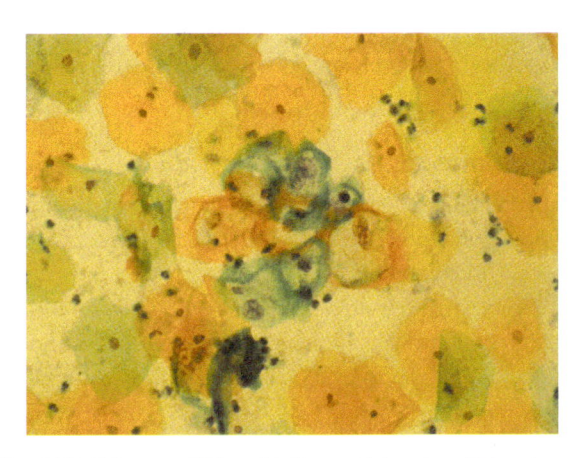

Fig. 26-2. Esfregaço LSIL: coilócitos e atipias das células de Malpighi superficiais e grandes intermediárias.

Esfregaço ASC-US *(Fig. 26-3)*

Os sinais da inflamação (leve aumento do tamanho dos núcleos, leve hipercromasia, mas com contornos nucleares regulares, binucleação, hipereosinofilia, finos halos claros perinucleares) podem, às vezes, ser marcados e assemelhar-se de perto ao que se vê nas LSIL na ausência de coilócitos. É nesses casos, em que não se consegue distinguir entre uma LSIL e fenômenos inflamatórios no sentido amplo, que será preferível falar em esfregaço ASC-US. A porcentagem de esfregaços ASC-US não deve ultrapassar 3 a 4% dos

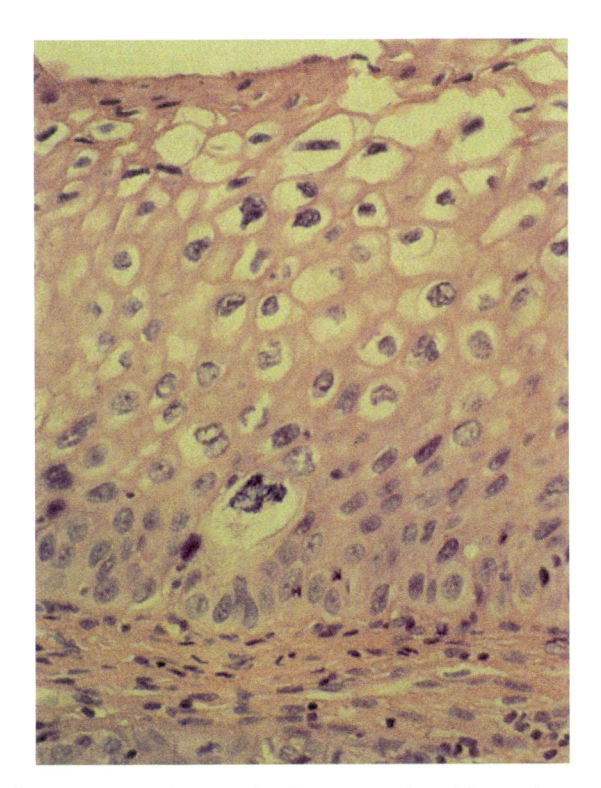

Fig. 26-1. NIC 1: desorganização estrutural e atipias nucleares limitadas nas camadas inferiores do epitélio.

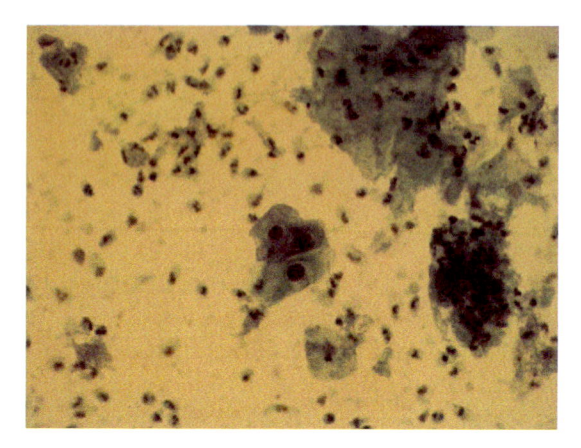

Fig. 26-3. Esfregaço ASC-US: atipias das grandes células de Malpighi intermediárias e das células de Malpighi superficiais.

esfregaços. Os esfregaços ASC-US representaram 2% em nossa experiência.

Na prática, pode ser malentendido pela paciente que um esfregaço ASC-US tenha sido seguido de uma colposcopia normal e de uma pesquisa negativa para HPV de risco, mas esses esfregaços são de grande importância. De fato, em nossa experiência, 33% dos esfregaços ASC-US corresponderam a modificações inflamatórias ou metaplasias, 55% corresponderam a NIC de baixo grau e 12%, a NIC de alto grau.

NIC de alto grau *(Fig. 26-4)*

É uma lesão pré-cancerosa, estritamente intra-epitelial, definida por anomalias citológicas, muitas mitoses, às vezes atípicas (mitoses multipolares, por exemplo), e uma desorganização estrutural situada para além do terço inferior do epitélio. As anomalias citológicas correspondem às anomalias descritas há muito tempo como "critérios citológicos de malignidade" (aumento do tamanho do núcleo com aumento da relação núcleo-citoplasma, irregularidades dos contornos nucleares, hipercromatismo com distribuição irregular de cromatina, nucléolos proeminentes etc.), mas o termo é inadequado pelo fato de não se falar em malignidade para lesões pré-cancerosas estritamente limitadas ao epitélio. Tradicionalmente, separam-se ainda as NIC 2 e as NIC 3, que entram no quadro das NIC de alto grau.

Para uma NIC 2, as anomalias residem para além do terço inferior do epitélio, mas em menos de 2/3 da espessura epitelial. Para uma NIC 3, o acometimento ultrapassa os 2/3 da espessura epitelial. Lembremos que os manejos das NIC 2 e 3 são idênticos.

O carcinoma *in situ* hoje entra no quadro geral das NIC 3.

Há diagnósticos diferenciais, às vezes difíceis. Trata-se, como na citologia, dos fenômenos de reepitelização e das metaplasias imaturas, que podem, em alguns casos, ser difíceis de distinguir de uma NIC 3. Uma imunomarcação específica por anticorpos anti-p16^{INK4a} é útil nos casos difíceis.

Esfregaço HSIL *(Fig. 26-5)*

Quando células de Malpighi basais, imaturas displásicas, são encontradas em um esfregaço, é porque estão obrigatoriamente situadas para além do terço inferior do epitélio e porque correspondem a uma NIC de alto grau. Além disso, as atipias nucleares são mais marcadas do que nas LSIL.

Em suma, quando as atipias envolvem células de Malpighi superficiais e da grande intermediária, trata-se de uma LSIL. Quando as atipias atingem células de Malpighi basais e pequenas intermediárias, trata-se de uma HSIL. Usando essas definições descritas com o sistema de Bethesda, existe uma boa correlação cito-histológica, mesmo que não possa ser perfeita.

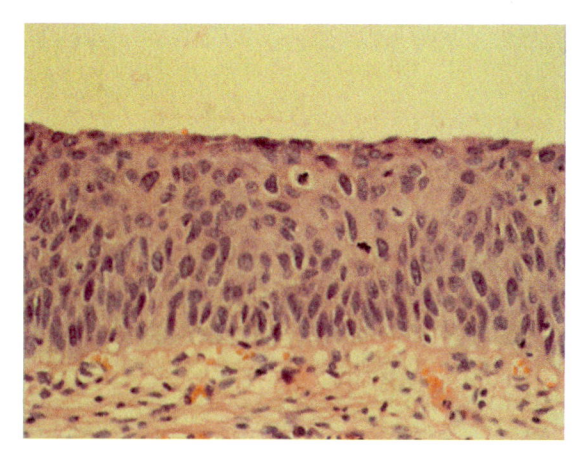

Fig. 26-4. NIC de alto grau: desorganização estrutural e atipias nucleares para além do terço inferior do epitélio.

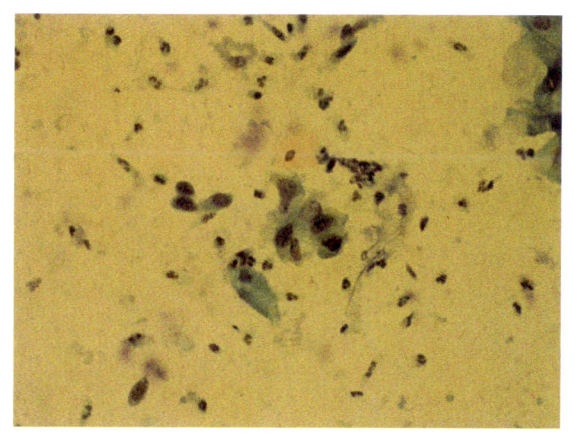

Fig. 26-5. Esfregaço HSIL: displasia das células de Malpighi basais.

Os coilócitos podem ser vistos num esfregaço HSIL. De fato, podem ainda ser vistos dentro de uma NIC 2 ou 3. Ademais, as NIC de baixo grau freqüentemente coexistem com NIC de alto grau e, portanto, todos os elementos celulares que representam os diferentes aspectos encontram-se em um esfregaço.

Esfregaço ASC-H (Fig. 26-6)

Um esfregaço ASC-H é aquele que apresenta células de Malpighi basais (ou pequenas intermediárias) anormais, podendo assemelhar-se a verdadeiras células displásicas, mas das quais não é possível afirmar com certeza a origem displásica. Há situações em que se encontram células imaturas: regeneração epitelial (um epitélio de Malpighi que regenera começa sempre por pequenas células imaturas), metaplasia de Malpighi imatura (constituída, como seu nome indica, parcialmente por células imaturas) ou atrofia.

Portanto, não se deve esperar encontrar uma NIC 1 após um esfregaço ASC-H, mas uma NIC de alto grau ou aspectos não-displásicos, não ligados ao HPV (distrofia é um termo corrente que não existe em nenhuma terminologia publicada nos últimos 20 anos). Em nossa experiência, os esfregaços ASC-H representaram 0,3% dos esfregaços; 40% corresponderam a NIC de alto grau; e 30%, a metaplasia imatura ou regeneração epitalial.

Um esfregaço ASC-H não é um esfregaço HSIL.

Um esfregaço HSIL confirma a existência de uma NIC de alto grau. Se a biopsia não o mostrar, o citologista deve rever o esfregaço e expressar claramente se é um falso positivo ou se é preciso ir além nas investigações, isto é, fazer uma conização diagnóstica caso a zona de transformação não esteja bem visível.

Um esfregaço ASC-H não confirma a existência de uma NIC de alto grau, mas não pode eliminá-la.

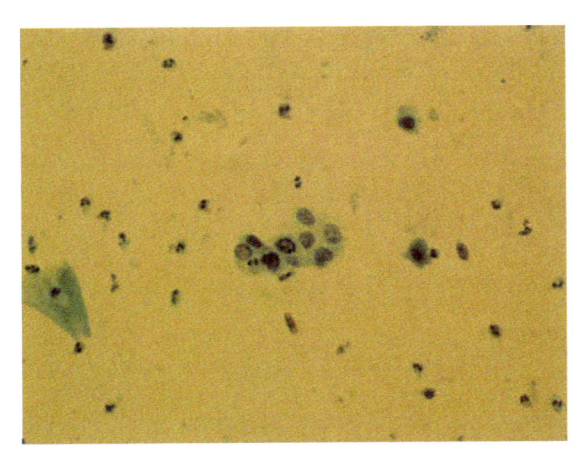

Fig. 26-6. Esfregaço ASC-H: atipia das células basais cuja natureza displásica ou distrófica não pode ser afirmada.

É raro não ver nenhuma transformação atípica de grau 2 (TA2) em colposcopia em um caso de esfregaço ASC-H; a TA2 colposcópica corresponde histologicamente, na maioria das vezes, ou a uma NIC de alto grau ou a regeneração ou metaplasia de Malpighi imatura, até mesmo uma atrofia.

Correlações cito-histológicas

Resultados

Os dados adiante indicam o resultado da histologia efetuada em biopsias dirigidas do colo uterino, em função do resultado do esfregaço, para o ano de 2005.

ASC-US   33% : distrofia
               55% : NIC 1 (NiVa)
               12% : NIC 2/3 (NiVA2/3)

LSIL   15% : distrofia
               70% : NIC 1 (NiVa)
               15% : NIC 2/3 (NiVa2/3)

ASC-H   30% : distrofia
               30% : NIC 1 (NiVa)
               40% : NIC 2/3 (N iVaN2/3)

HSIL   4% : distrofia
                4% : NIC 1 (NiVa)
              92% : NIC 2/3 (NiVa2/3) do qual 1% de carcinoma epidermóide microinvasor

Interpretação

Esfregaço ASC-US

Em mais da metade dos casos, o esfregaço ASC-US terminou em uma NIC, principalmente de baixo grau (55%), mas também de alto grau (12%). Os sinais menores devem ser, portanto, levados a sério. A releitura das lâminas de esfregaços falsos negativos de NIC 3 ou de carcinoma invasor mostra, muitas vezes, a presença de sinais menores mesmo quando as células displásicas não estão presentes.

É aqui que a detecção de HPV-AR (papilomavírus humanos oncogênicos) é útil. É uma das três condutas recomendadas pela ANAES, sendo as outras uma colposcopia imediata ou um novo esfregaço em 6 meses.

A ASC-US é atualmente a única indicação de detecção de HPV-AR admitida pela Previdência Social francesa.

Esfregaço LSIL

O esfregaço LSIL tem uma boa especificidade para o diagnóstico de NIC 1 (70% dos esfregaços LSIL correspondem a uma NIC 1). A correlação não pode ser perfeita: 15% correspondem a NIC 2/3 e três razões são possíveis:

- Ou o colo apresenta simultaneamente zonas de NIC 1 e 2/3 e o esfregaço só englobou as zonas de NIC 1.
- Ou os sinais do LSIL estavam no limite do HSIL (existem aspectos citológicos fronteiriços).
- Ou os aspectos de HSIL foram tomados como regeneração ou uma metaplasia de Malpighi imatura.

Por outro lado, é preciso lembrar que a maioria das NIC 1 regride espontaneamente e, portanto, que a colposcopia pode ser normal se for realizada tardiamente em relação ao esfregaço.

Esfregaço ASC-H

A maioria dos esfregaços ASC-H corresponde a NIC 2/3, ao passo que 30% correspondem a aspectos de metaplasia imatura, fenômenos de regeneração ou a um epitélio atrófico. Isso revela a dificuldade, em alguns casos, de saber se uma pequena célula de Malpighi basal imatura é displásica ou não. A ANAES recomenda apenas uma colposcopia imediata, o que é normal, já que é necessário eliminar ou confirmar uma NIC de alto grau.

Esfregaço HSIL

Muito boa a especificidade dos esfregaços HSIL, pois a histologia mostra NIC 2/3 ou mais em 92% dos casos; 4% correspondem a NIC 1. Por isso, é preciso explicar essa discordância a fim de eliminar uma NIC 2/3 não visualizada em colposcopia. A releitura do esfregaço é indispensável e deve resultar em um comentário com o resultado da biopsia.

Um esfregaço HSIL pode resultar em um diagnóstico histológico de carcinoma epidermóide invasor ou microinvasor, o que é normal, pois o esfregaço não pode julgar precipitadamente uma infiltração do córion. Às vezes, há carcinomas epidermóides infiltrantes em que o epitélio de superfície encontra-se normal, o que constitui uma causa de esfregaço falso negativo.

Um esfregaço HSIL pode, às vezes, resultar em um diagnóstico de adenocarcinoma *in situ* do endocolo, pois células displásicas de Malpighi pouco diferenciadas podem se assemelhar a células displásicas glandulares pouco diferenciadas.

Quatro por cento dos casos correspondem a aspectos de metaplasia de Malpighi imatura, regeneração ou atrofia. Também é necessário explicar essa discordância.

Causas de discordância entre esfregaço HSIL e biopsia negativa para uma NIC 2/3

A biopsia não envolveu a lesão. É preciso saber que as NIC de alto grau freqüentemente são associadas a metaplasias imaturas, podendo ter aspectos colposcópicos idênticos. Para melhor confiabilidade, são aconselhadas várias biopsias seriadas.

A lesão não é vista em colposcopia (zona de transformação não vista, lesão alta situada no canal endocervical). É inútil fazer uma biopsia nesse caso, pois não contribui e pode ser falsamente tranqüilizadora.

A lesão é vaginal. Existem esfregaços cervicais anormais com colposcopia normal e presença de lesão vaginal (NiVa, neoplasia intra-epitelial vaginal ou *Vaginal Intraepithelial Neoplasia*).

A lesão regrediu. É uma possibilidade pouco provável a considerar, se a colposcopia for realizada tardiamente em relação ao esfregaço. As NIC 2/3 podem regredir, mesmo que essa regressão espontânea seja muito menos freqüente do que para uma NIC 1.

A reinterpretação do esfregaço mostra que se trata de um falso positivo que deveria ter sido classificado como ASC-H. A releitura de um esfregaço HSIL é indispensável em caso de colposcopia normal ou de biopsia negativa, o que pode evitar uma conização diagnóstica inútil.

■ Conclusão

As correlações cito-histológicas fazem parte do controle de qualidade. Permitem entender cada caso e chegar a uma conduta clara a ser seguida. Para o patologista, trata-se de avaliar, constantemente, a eficácia do rastreio citológico.

Referências

1. Kurman RJ (1994) Pathology of the female genital tract. Springier-Verlag
2. The 1988 Bethesda system for reporting cervical/vaginal cytologic diagnoses. Acta Cytol (1991) 37:2
3. Solomon D, Davey D, Kurman K *et al.* (2002) The 2001 Bethesda system: terminology for reporting results of cervical cytology. JAMA 287:2114-9
4. Zerat L (2002) La nouvelle terminologie de Bethesda: quels changements ? La revue du praticien gynecologic et obstétrique. Novembre, numéro spécial

27 Manejo do esfregaço anormal – Aporte da colposcopia, do teste do HPV e dos marcadores moleculares na prática clínica

J. Monsonego

RESUMO

As indicações da colposcopia evoluíram nesses últimos meses a considerar a nova terminologia de Bethesda, a introdução do teste de HPV na prática clínica e as recentes recomendações e consensos. A colposcopia continua sendo a técnica de referência após esfregaço anormal, principalmente após esfregaços atípicos (ASC-H, AGC, LSIL, HSIL). Para as pacientes com um esfregaço ASC-US, a colposcopia praticada nas mulheres com HPV de alto risco positivo aumenta sua especificidade. Quando o esfregaço é realizado em meio líquido, a opção do teste de HPV é privilegiada nessa indicação. No quadro do rastreamento primário após os 30 anos, a persistência desses 2 testes de HPV de alto risco positivos com 9 meses de intervalo nas pacientes apresentando esfregaço normal é uma indicação de colposcopia. Para o acompanhamento das pacientes com ASC-US/LSIL e NIC 1 não tratadas, foi demonstrado que a colposcopia realizada aos 12 meses após um único teste de HPV de alto risco positivo é tão eficaz quanto aquela realizada após 2 ou 3 esfregaços de controle anormais. Após excisão ou conização para NIC de alto grau, a colposcopia após um teste de HPV de alto risco positivo aos 6 meses é tão eficaz quanto aquela baseada no esfregaço e na colposcopia aos 6 meses. Exceto em casos especiais, nenhuma decisão terapêutica deve ser tomada a partir de um único resultado do teste de HPV. As indicações tradicionais da colposcopia, em particular após esfregaços inadequados persistentes, para a avaliação do colo uterino nas pacientes que apresentam condilomas acuminados genitais externos ou uma papulose bowenóide, em caso de leucorréia com metrorragias provocadas persistentes, continuam sendo importantes.

PONTOS-CHAVE

O manejo dos esfregaços ASC-US comporta três opções:

1. Esfregaço de controle de 6 e 12 meses – na ausência de anomalia, passa-se ao ritmo de acompanhamento habitual. Esta abordagem é mais fácil, mas não permite esclarecer a situação: muitos esfregaços continuam a voltar como ASC-US.

2. A colposcopia imediata é eficaz para reconhecer as lesões de alto grau subjacentes nos esfregaços ASC-US (sensibilidade de 90%). A NIC 1 é pouco reprodutível (concordância diagnóstica: 50%). A colposcopia pode, portanto, gerar sobrediagnósticos e sobretratamentos;

3. Opção do teste de HPV:
   - A sensibilidade do teste de HPV para identificar as lesões de alto grau subjacentes ao esfregaço ASC-US é 12% superior à sensibilidade do esfregaço de controle. Essa sensibilidade é avaliada em 96%. É idêntica quando já se realizaram 2 esfregaços de controle com 6 meses de intervalo. Os falsos negativos de 2 esfregaços de controle convencionais para as NIC de alto grau são de 6,25%, de 2,25% para os esfregaços líquidos, ao passo que o teste de HPV tem falsos negativos de 4%, porém instantaneamente.
   - As pacientes ASC-US, HPV positivo, são avaliadas em 45%. Dentre elas, 20% possuem lesões de alto grau histologicamente confirmadas. Esse número é exatamente o das lesões de alto grau subjacentes nos LSIL.
   - As recomendações francesas indicam que é possível solicitar um teste de HPV para tratar as mulheres com um esfregaço ASC-US, indo para a colposcopia apenas as pacientes com HPV de alto risco positivo. As pacientes com HPV negativo podem seguir um acompanhamento habitual de 1 ano.

INTRODUÇÃO

Em 1925, Hinselmann introduziu a colposcopia a fim de examinar o colo uterino com grande ampliação visual. Sua principal intenção era detectar as lesões pré-cancerosas, mas também recomendava o uso dessa técnica para todas as mulheres que se consultavam em ginecologia. A técnica se difundiu da Alemanha à Espanha, mais tarde na França, na Europa e na América Latina. Os anglo-saxões não usam a colposcopia como método de rastreamento primário das lesões pré-cancerosas: a citologia costuma ser a técnica de referência, e a colposcopia é reservada somente àquelas em que o diagnóstico de neoplasia intra-epitelial cervical (NIC) é suspeitado no esfregaço. Entretanto, nem a citologia nem a colposcopia têm uma sensibilidade de 100%, e a sua especificidade depende muito do preparo e da prática. Falsos negativos e falsos positivos são observados nos 2 métodos. Eles são, contudo, complementares, e a eficácia do diagnóstico é melhor quando o esfregaço e a colposcopia são complementares. No entanto, a especialização em cada um dos métodos necessita de um preparo e uma experiência sólidos, o que nem sempre é compatível na prática. Por essa razão, a introdução de técnicas objetivas e reprodutíveis adquiriu sucesso progressivamente para completar o manejo das pacientes.

O objetivo da colposcopia é reconhecer os aspectos normais da zona de transformação, as modificações não significativas (pólipo, inflamação etc.), as lesões significativas (lesões por papilomavírus – HPV – e neoplasias intra-epiteliais cervicais – NIC) e, por fim, as modificações altamente significativas que sugerem um câncer invasivo inicial ou avançado.

Aporte da colposcopia no tratamento dos esfregaços anormais

Segundo a nova terminologia de Bethesda (1), considera-se esfregaço anormal as seguintes atipias:

- ASC: atipias das células pavimentosas que se dividem em:
  - ASC-US: atipias maldefinidas;
  - ASC-H: atipias que não permitem excluir uma neoplasia intra-epitelial de alto grau.
- LSIL: lesão de Malpighi intra-epitelial de baixo grau.
- HSIL: lesão de Malpighi intra-epitelial de alto grau.
- AGC: atipias das células glandulares de origem endocervical ou endometrial.
- Carcinoma: carcinoma epidermóide invasor.
- AIS: adenocarcinoma *in situ*.
- ADC invasor: adenocarcinoma invasor.

Se não houver dúvida sobre a importância de realizar uma colposcopia imediata após esfregaço HSIL/carcinoma, ASC-H, AGC, sem outra alternativa possível, para os esfregaços ASC-US a colposcopia é uma opção entre outras. Após esfregaço LSIL, sempre se discute a importância da colposcopia imediata e sistemática ou após esfregaços LSIL persistentes.

Atualização da terminologia colposcópica internacional

A Federação Internacional de Colposcopia (IFCPC) havia proposto, em 1990, uma terminologia com 5 categorias:

- Aspectos da colposcopia normal: perspectiva epidermóide, glandular e no nível da zona de transformação.
- Modificações colposcópicas anormais baseadas na intensidade da reação acidófila, na importância do mosaico e dos pontilhados de base, nas modificações do teste de Schiller e nos vasos atípicos. Essas modificações são divididas em menores (sugerindo, antes, uma lesão intra-epitelial de baixo grau) ou maiores (sugerindo uma lesão intra-epitelial de alto grau).
- Modificações colposcópicas sugerindo uma invasão.
- Colposcopia não satisfatória, especialmente quando a junção escamocolunar não está visível ou quando a colposcopia está sendo fortemente perturbada por uma inflamação, uma atrofia marcada ou quando o colo não está visível.
- Outras modificações incluindo ceratose, leucoplasia, erosões, inflamação, atrofia, deciduose e pólipos.

Uma atualização acaba de ser proposta pela IFCPC (2), trazendo uma classificação da zona de transformação (ZT):

- A ZT1 é uma zona de transformação totalmente visível e ectocervical.
- A ZT2 é uma transformação atípica ecto e endocervical, mas totalmente visível na endocérvice.
- A ZT3 é uma zona de transformação de topografia majoritariamente endocervical e não totalmente visível no endocolo.

A terminologia atualizada permite precisar as características colposcópicas da zona de transformação que sugere uma lesão de baixo grau e uma de alto grau (Tabela 27-1).

Tabela 27-1 – Sinais colposcópicos que permitem reconhecer as lesões sugestivas de uma NIC de baixo grau e uma NIC de alto grau. Probabilidades de regressão, persistência e evolução das NIC (20)

Colposcopia	NIC de baixo grau	NIC de alto grau
Reação acidófila	Tonalidades fraca a média	Tonalidade forte
Limites externos	Nítidos	Difusos
Superfície	Regular	Irregular ou espessa
Modificações inflamatórias	Ausentes	Presentes – erosão
Vascularização	Normal	Atípica
Imagens colposcópicas	Uniformes, monomórficas	Polimorficas
Orifícios glandulares	Ausentes	Presentes (com áreas acetobrancas ou halo espessado)

Essa atualização da terminologia internacional colposcópica permite a melhor comunicação entre clínicos e patologistas, fazendo supor melhor reprodutibilidade da avaliação colposcópica.

Limites da colposcopia

A colposcopia tem como vantagem – quando o profissional é treinado – uma grande sensibilidade para reconhecer as lesões de alto grau. Todavia, sua especificidade permanece inferior a 50% (3), o que gera sobrediagnósticos, tratamentos inadequados, estresse para as pacientes e, evidentemente, custos desnecessários. As causas normalmente encontradas na avaliação falsamente positiva da colposcopia são observadas nas seguintes condições:

- Inflamação e infecção.
- Metaplasia de Malpighi imatura.
- Ulceração e erosão.
- Formações papilares epiteliais.
- Vasos típicos/atípicos.
- Leucoplasia.

Em algumas circunstâncias, o exame colposcópico foi dificultado pelo exagero dos sinais colposcópicos, particularmente em casos de gravidez. Da mesma forma, nas HIV-soropositivas, imunodeprimidas, alguns sinais colposcópicos podem estar ampliados. Por fim, na adolescente e na menopausada, o exame colposcópico pode ser dificultado em razão de uma junção escamocolunar endocervical e de um exame delicado do canal cervical.

Os falsos negativos das impressões colposcópicas são sugeridos pelas observações de casos de câncer invasivo pós-colposcopia ou pós-colposcopia seguida de métodos destrutivos para lesões identificadas como "intra-epiteliais cervicais" (NIC) (4, 5). As causas dos falsos negativos da colposcopia geralmente são observadas nas seguintes condições:

- Colposcopia não satisfatória: junção escamocolunar não vista em sua totalidade no canal cervical ou processo inflamatório, atrapalhando a interpretação.
- Desconhecimento de lesões associadas em outros locais (vagina, vulva).
- Lesões cervicais estendidas e de volume importante, inicialmente avaliadas como sendo menores ou de baixo grau, mas ocultando, na realidade, setores ocultos de invasão.

As situações particulares nas quais são observadas essas condições são:

- Menopausa: período em que a junção escamocolunar é endocervical; o exame é dificultado ainda mais nas mulheres que não fazem o tratamento hormonal de reposição.
- Quando há adenose cervicovaginal, torna-se difícil, às vezes, reconhecer as lesões intra-epiteliais associadas à metaplasia de Malpighi imatura.
- Ou nas condições de acompanhamento pós-tratamento, dificultadas por esclerose do colo, orifício externo estreito ou uma junção escamocolunar inacessível no canal cervical.

Variabilidade da colposcopia

Está claramente demonstrado que os aspectos colposcópicos podem apresentar certo grau de variabilidade intra e interobservadores (6, 7). Sellors mostrou que essa variabilidade intra e interobservadores envolvia igualmente os escores das colpofotografias, em especial na avaliação do nível da junção escamocolunar, da superfície da zona de transformação anormal, da cor e das modificações da zona de transformação anormal. De modo geral, o kappa dessa variabilidade é relativamente baixo: varia de 0,13 a 0,36 para a avaliação da zona de transformação e é melhor para a avaliação da zona de junção de 0,37 a 0,9. Recentemente, no estudo ALTS, realizado nos EUA (8), único estudo randomizado referente a mais de 3.488 mulheres com um ASC-US e acompanhadas por esfregaços de controle (1 braço), por colposcopia (1 braço) ou por teste de HPV (1 braço), a colposcopia efetuada nessas pacientes não era satisfatória para 0,6% e era negativa para 41%. As NIC 1 representavam 51,4%, e as NIC 2-3, 7%. Esse mesmo estudo mostrou que a biopsia dirigida sob colposcopia não é eficaz para avaliar completamente as lesões. Assim, após um esfregaço ASC-US e de baixo grau, 8,6% das NIC 3 confirmadas após ressecção da zona de transformação haviam sido identificadas como NIC 1 após colposcopia-biopsia e 50% para as NIC 2. Quando a colposcopia-biopsia não era satisfatória – em 10% dos casos –, era encontrada uma NIC 3 após ressecção da zona de transformação. De maneira geral, quando a impressão colposcópica favorece um colo normal ou de uma lesão de baixo grau, pode-se esperar 20 a 22% de lesões de alto grau subjacentes histologicamente confirmadas, de acordo com Higgins (9). Em contrapartida, quando a colposcopia sugere uma lesão de alto grau, a confirmação histológica é observada na maioria dos casos: 71 a 98%. Outros autores (10) observam, no entanto, que carcinomas microinvasores podem ser encontrados graças à colposcopia nas pacientes que possuem um aspecto evocador de uma lesão de alto grau. Os limites da colposcopia se situam mais nas impressões não significativas ou que sugerem uma lesão intra-epitelial de baixo grau. De fato, a especificidade da colposcopia é mais reduzida nesses casos. Stoler (11), no estudo ALTS, mostrou que a reprodutibilidade diagnóstica das biopsias sob colposcopia para as NIC 1 era de apenas 44%, e 46% dessas NIC 1 foram reclassificadas como normais após uma releitura por um grupo de especialistas em patologia. Isso vai ao encontro das informações conhecidas pela metanálise de Mitchell, ao mostrar que a sensibilidade da colposcopia para distinguir os colos normais dos anormais era de 95%, e a especificidade, de 48% (3).

Colposcopia após esfregaço anormal

Colposcopia após esfregaço ASC-US

A vantagem da colposcopia nas mulheres com esfregaço ASC-US está no fato de ser bastante sensível para reconhecer as lesões de alto grau ou os cânceres iniciais.

Entretanto, sua variabilidade e os falsos positivos gerados pelas biopsias, especialmente as NIC I, e seu potencial de sobrediagnóstico e sobretratamento podem limitar sua importância nessa indicação.

As opções de manejo das mulheres com esfregaço ASC-US estão agora bem estabelecidas (8, 12, 13). Os esfregaços ASC-US são pouco reprodutíveis (11). Representam de 1,5 a 8% dos Papanicolaou, mas menos de 3% nos laboratórios franceses (14). Cinco a 17% das mulheres com esfregaço ASC-US têm uma NIC de alto grau subjacente (8), e 0,1 a 0,2% tem um câncer invasivo (15). O manejo deve, portanto, ser pertinente e, sobretudo, evitar qualquer ansiedade ou desconforto.

Opção: esfregaço de controle

É simples e barata. Apresenta, todavia, o inconveniente de ser menos sensível para reconhecer as lesões de alto grau subjacentes (0,67-0,85) (8, 16, 17). Até 30% dos NIC de alto grau podem ser ignorados pelo esfregaço de controle (16). É essa a razão pela qual essa opção só se evidencia após vários esfregaços de controle negativos antes de passar a um rastreamento regular (18, 19). No estudo ALTS, o esfregaço de controle teve uma sensibilidade para as NIC 3+ de 83% de 4-6 meses e 95% de 8-12 meses. Todavia, a indicação da colposcopia permanece, se os esfregaços de controle de 4-6 meses ainda voltarem com atipias do tipo ASC-US (8, 12).

Opção: colposcopia

Os limites da colposcopia, quando praticada de maneira sistemática, principalmente após esfregaço ASC-US, atribuem à sua variabilidade intra e interobservadores (6, 7) a sua fraca reprodutibilidade com os resultados histológicos obtidos por eletrorressecção ou biopsia dirigida (18). Isso pode acarretar, em algumas circunstâncias e, em particular, para as NIC 1, cuja concordância diagnóstica entre patologistas é inferior a 40%, um sobrediagnóstico, um sobretratamento, um estresse para as pacientes e um sobrecusto desnecessário.

Opção: teste de HPV para os tipos de risco

É atualmente recomendada pela forte sensibilidade do teste para identificar as lesões de alto grau (≥ 95%) e seu valor preditivo negativo ótimo (≥ 99%) (8, 13, 16). Quando o teste de HPV é realizado nas células residuais do líquido em suspensão, evitando uma nova consulta, a abordagem parece ter melhor relação custo-benefício do que a opção do esfregaço de controle ou colposcopia imediata (20).

Triagem com o teste de HPV

A opção da triagem com o teste de HPV é tão sensível quanto a colposcopia imediata para reconhecer as lesões NIC 3, mas possui a vantagem de orientar 50% das mulheres com um esfregaço ASC-US para colposcopia, reduzindo assim os riscos de sobrediagnóstico e sobretratamento ligados às biopsias sob colposcopia (21-21a). Por outro lado, alguns autores relatam uma sensibilidade menor da colposcopia e das biopsias dirigidas para reconhecer as NIC de alto grau (22), aumentando o risco de ignorar lesões significativas. No estudo ALTS, o teste de HPV teve uma sensibilidade instantânea de 92% para as NIC 3+, ao passo que os esfregaços de controle de 4-6 meses foi de 83%, e de 8-12 meses, 95%. O risco de NIC 2-3+, nas pacientes ASC e HPV negativo foi de 1,1% (22), 1,2% (16) ou 0,74% (18), segundo os autores. Essa baixa taxa, comparada à citologia de controle, favorece amplamente o teste de HPV. Ao contrário, as taxas de NIC 2-3+ descobertas após colposcopia e biopsias, para as pacientes positivas para HPV de alto risco (HPV HR+), são de 20,1% (22), 15% (16) e 17% (18), ao passo que são de 7% para todas as pacientes ASC-US, justificando a prática da colposcopia apenas nas mulheres com ASC-US/HPV HR+. Essa opção do teste de HPV após esfregaço ASC-US e a realização de uma colposcopia, somente nas mulheres HPV HR positivo, é atualmente considerada por nossos colegas americanos (13) e europeus (23), reunidos em conferência de especialistas em 2002 e 2003 respectivamente, como o método preferido em relação aos esfregaços de controle ou à colposcopia imediata.

Contudo, em termos de custo, as opiniões divergem entre alguns autores americanos (13) e franceses (12), sendo que estes consideram que a abordagem da colposcopia imediata tem uma relação custo-benefício superior.

Colposcopia após esfregaço ASC-H

O manejo dos esfregaços de pacientes com atipias do tipo ASC-H obtidas por esfregaço convencional ou esfregaço líquido requer uma colposcopia sistemática (12, 13). Cinqüenta a 80% dessas pacientes, no mínimo, apresentam lesões de alto grau subjacentes (8, 24).

Colposcopia após esfregaço AGC (atipias de células glandulares)

Os esfregaços AGC, segundo a nova terminologia de Bethesda, são associados a lesões de NIC de maneira mais significativa do que pós-esfregaço ASC ou LSIL (25). Os estudos mostram que de 9 a 54% das pacientes que apresentam esfregaço com AGC têm biopsias, confirmando o diagnóstico de NIC, 0 a 8% das biopsias, confirmando um adenocarcinoma *in situ* e 1 a 9%, um câncer invasivo (26, 27). A terminologia de Bethesda, 2002, distingue as AGC não determinadas e as AGC em favor de uma neoplasia intra-epitelial. A razão disso é que o risco de cada uma dessas categorias de ter uma lesão significativa é diferente. A confirmação de uma NIC 2-3, adenocarcinoma *in situ* ou câncer invasivo é encontrada de 9 a 41% nas mulheres que apresentam um AGC não significativo, em comparação com 27 a 96% para as mulheres com um AGC em favor de uma neoplasia (25-29). Após esfregaço sugerindo um adenocarcinoma *in situ*, encontra-se em 48 a 69% dos casos um AIS, e um adenocarcinoma invasor em 38% (30, 31). A colposcopia sistemática é obrigatória nesses casos. No entanto, a sensibilidade da colposcopia, para as lesões glandulares endocervicais, pode ser reduzida (32, 33). As lesões escamosas de alto grau são associadas ao AIS em 50% (34, 35). Às vezes, será útil, após colposcopia negativa, coletar material da endocérvice com uma escova *cytobrush* ou fazer uma curetagem endocervical e endometrial e/ou uma ecografia pélvica para avaliar o endométrio e os anexos. A idade é um elemento determinante. Nas mulheres pré-menopausadas, há mais risco de AIS e de NIC 1-2-3 e menor risco de adenocarcinoma do endométrio, comparadas às mulheres menopausadas.

Consideradas as séries limitadas de mulheres com AGC e AIS, não é possível antecipar claramente o desempenho do teste de HPV nesta indicação. É possível, entretanto, pensar que possa constituir um bom teste complementar à avaliação colposcópica, especialmente se esta nada pronunciar.

Colposcopia após esfregaço LSIL

A prevalência dos esfregaços LSIL é avaliada de 1 a 1,6% (14). Quinze a 30% delas possuem uma NIC de alto grau confirmada histologicamente (15).

Em diversos países, o manejo das pacientes que apresentam esfregaço de baixo grau consiste em garantir o acompanhamento citológico sem colposcopia inicial de avaliação. A razão disso é que a maioria das mulheres com uma lesão de baixo grau não possui lesão subjacente ou de NIC 1, das quais a maioria regride espontaneamente. Entretanto, o acompanhamento dessas pacientes levanta um problema de adesão: 53 a 76% dessas mulheres continuam a ter acompanhamento citológico anormal e necessitarão, de qualquer modo, de uma colposcopia (19). Por outro lado, um risco certamente baixo, mas real, de ter uma lesão invasiva subjacente existe (36, 37). Inversamente, encaminhar todas as pacientes para colposcopia permite identificar instantaneamente na mulher lesões significativas subjacentes e permite reduzir o risco de escapar do acompanhamento. O inconveniente é o mesmo que aquele pós-esfregaço ASC, mas este é equilibrado pelo fato de que, após esfregaço LSIL, a maioria das pacientes tem uma lesão subjacente. Da mesma forma, as NIC 1 pós-esfregaço LSIL têm uma chance maior de serem verdadeiras NIC 1, o que não acontece após esfregaço ASC.

O lugar do teste de HPV nesses casos não está claro. Oitenta e três por cento das pacientes LSIL são HPV AR positivas (38). Essa forte prevalência deixa pouco espaço para a triagem de HPV. Contudo, está claro que a prevalência da infecção por HPV AR diminui com a idade nas LSIL (16). O teste poderia, portanto, ser importante nas mulheres de mais de 40 anos. Para as mulheres com esfregaço LSIL sem anomalia colposcópica em caso de colposcopia satisfatória, o acompanhamento permanece sendo a regra não satisfatória, e a vigilância é necessária. O teste de HPV aos 12 meses parece ser uma das abordagens mais pertinentes (13). O teste de HPV pode permitir fixar o ritmo do acompanhamento. A colposcopia pode ter participação integral no acompanhamento das pacientes LSIL/ NIC 1 não tratadas, principalmente entre as jovens e as mulheres grávidas (16).

Lógica da colposcopia após esfregaço HSIL

Uma paciente que apresenta um esfregaço HSIL tem uma lesão de NIC 2-3 subjacente confirmada pela biopsia dirigida em cerca de 90% dos casos (39). O risco de haver um câncer invasivo nessas pacientes não é insignificante (1-2%) (40). Por outro lado, as pacientes que apresentam esfregaço HSIL e uma biopsia NIC 1 têm uma chance de ter lesão de alto grau ignorada que só a colposcopia pode reconhecer. O teste de HPV não é recomendado nesta opção, em virtude de seu baixo impacto na triagem (mais de 90% das HSIL são HPV+) (12, 13).

Colposcopia após esfregaço líquido anormal – A introdução dos esfregaços em meio líquido modificou o desempenho da colposcopia?

Em um recente estudo multicêntrico nacional francês, (14) tratando de uma amostra de 5.500 pacientes que se consultaram em ginecologia e foram objeto de um rastreamento sistemático e habitual do câncer do colo por esfregaço, as pacientes foram avaliadas comparando-se os resultados do esfregaço convencional e do esfregaço em meio líquido. O método utilizado é o ThinPrep®. Seis centros de investigação espalhados pelo território francês, de diferentes tendências e práticas, participaram desse estudo por meio de 35 ginecologistas urbanos que realizaram as coletas. O procedimento utilizado foi a coleta compartilhada (uma única coleta é realizada na zona de transformação do colo e é depositada sobre uma lâmina seguida de uma imersão no líquido de suspensão). Cinco por cento das lâminas normais randomizadas e todos os pares de lâminas discordantes em termos de diagnóstico na avaliação inicial foram avaliados por um especialista independente. Os casos de discordância entre primeira e segunda leituras pelo especialista foram alvo de uma reavaliação pelo grupo de investigadores. O padrão de referência para esse estudo foi o diagnóstico obtido com a maioria. O resultado é que o esfregaço em meio líquido ThinPrep® aumenta o desempenho do diagnóstico citológico para as lesões de baixo grau e mais graves em 39% (50% nas LSIL, 18% nas HSIL). A qualidade das amostras também foi aumentada. Em relação ao padrão de referência desse estudo, a sensibilidade relativa do esfregaço em meio líquido aumentou em mais de 18% em relação aos esfregaços convencionais. Como a especificidade do esfregaço não mudou, deduz-se que esse aumento de sensibilidade foi confirmado igualmente pelos dados da histologia após biopsia dirigida sob colposcopia. Isso se confirmou por outros estudos que mostraram claramente que as lesões histologicamente confirmadas, obtidas sob colposcopia, especialmente as NIC 2-3, resultaram, com mais freqüência, dos esfregaços em meio líquido ThinPrep® do que dos esfregaços convencionais (41-44). Esses elementos sugerem que a colposcopia praticada após esfregaço anormal em meio líquido seria mais sensível para a detecção das lesões significativas do colo, em comparação com a colposcopia realizada após esfregaço anormal convencional.

Outro estudo francês concluiu (45) que o esfregaço convencional é superior em termos de desempenho em relação ao esfregaço em meio líquido no diagnóstico citológico das lesões cervicais. O estudo até indica que o teste de HPV também é menos apto em termos de sensibilidade para detectar lesões cervicais em comparação com o esfregaço convencional. Essas conclusões se opõem à literatura internacional. Entre os aspectos desse estudo, pode-se notar o recrutamento de duas populações de mulheres: 828 mulheres de alto risco, em que as lesões são freqüentes, e outra de baixo risco, em que as lesões são mais raras. O cálculo da sensibilidade comparando os dois métodos, efetuado na primeira população, não é favorável ao esfregaço líquido. Sabe-se que, quando se examinam os esfregaços de determinada população em que se espera encontrar lesões freqüentes, a leitura é mais apurada, de certo modo orientada, e as diferenças resultantes são menores. Portanto, é a população de rastreamento, em condições habituais, que se deve julgar; mas para que tal avaliação seja significativa, considerada a baixa incidência das lesões (aproximadamente 2%), é preciso também que ela inclua as amostras muito importantes. O recente estudo de A. Limay (41), que trata de várias centenas de milhares de pacientes, favorece o esfregaço líquido. As 1.757 pacientes de baixo risco desse estudo são pouco demonstrativas. A técnica de esfregaço em meio líquido necessita de uma formação prévia de várias semanas.

As elevadas taxas de esfregaços indeterminados de tipo ASC-US/AGC fazem supor a pouca experiência na matéria por parte dos participantes desse estudo.

A ANAES sugere (12) que a relação custo-benefício do esfregaço líquido pode ser reconsiderada, graças ao potencial para melhor sensibilidade, à diminuição dos esfregaços não-interpretáveis e à melhora da produtividade nos laboratórios.

Colposcopia após esfregaços não satisfatórios ou inadequados

A persistência de esfregaços não satisfatórios ou inadequados pode levar à realização de uma colposcopia, sobretudo quando os acompanhamentos citológicos não permitem resolver o problema. Nessas condições, a colposcopia permite tanto avaliar a integralidade da junção escamocolunar e da zona de transformação como completar a informação citológica insuficiente para a avaliação e o rastreamento das pacientes (46). Esta abordagem pode ser importante, porém falta racionalidade a ela, pois regressamos às dificuldades da colposcopia e da conseqüente especificidade limitada.

Colposcopia e teste de HPV positivo de rastreamento

Cada vez mais pacientes são alvo de avaliação do risco pela pesquisa do DNA viral do HPV no rastreamento primário. Atrelado ao esfregaço, confere uma sensibilidade e um valor preditivo negativo para as NIC de alto grau próximo a 100% (47, 48). Dois testes de HPV negativos e um esfregaço negativo conferem melhor prognóstico para o desenvolvimento futuro de uma NIC 3 do que apenas a citologia de controle (48). O teste de HPV AR positivo é um bom marcador de risco de desenvolvimento de NIC 3 no futuro (48).

É necessário realizar uma colposcopia sistemática em todas as mulheres que apresentam um teste de HPV positivo para os papilomavírus de risco?

A resposta certamente deve ser considerada em função de alguns critérios, pois a presença do DNA do HPV em si não é um critério suficiente para apontar a presença de uma lesão subjacente (16) (Tabela 27-2). Os critérios que permitem considerar uma colposcopia sistemática são os seguintes.

Além de todas as práticas citológicas, um teste de HPV+ em uma mulher de menos de 30 anos não deve levar imediatamente a uma colposcopia, em razão da forte prevalência de infecção por HPV entre as mulheres jovens. Admite-se que de 25 a 40% das mulheres com idade entre 15 e 25 anos sejam portadoras do HPV de alto risco, sem necessariamente apresentar lesões subjacentes (48).

Devem ser levadas em consideração as pacientes que apresentarem, depois dos 30 anos, um dos seguintes critérios:

- Persistência da infecção por HPV de alto risco após duas coletas com 9-12 meses de intervalo: a persistência da infecção por HPV de alto risco é atualmente um dos critérios objetivos e significativos que permitem avaliar o risco de a paciente ter uma lesão subjacente pré-cancerosa atual ou futura (49).
- Carga viral elevada para o DNA do HPV de alto risco: ficou demonstrado que, por comparação com os colos normais e após os 30 anos de idade, a carga viral elevada está significativamente correlacionada às lesões pré-cancerosas (49). Todavia, outro estudo não confirma esse ponto (50).
- Superexpressão da proteína p16: marcadores protéicos estão atualmente em processo de avaliação, permitindo apurar o risco entre as pacientes que apresentam um HPV de alto risco positivo, em especial a proteína p16 (51).

Tabela 27-2 – Predição das neoplasias intra-epiteliais cervicais (NIC 2-3) conforme os resultados do esfregaço, o teste de HPV e a impressão colposcópica. Desempenho diagnóstico individual do esfregaço **ou** teste de HPV ou colposcopia para reconhecimento das NIC de alto grau

Método de diagnóstico	Sensibilidade	Especificidade	VPP[1]	VPN[2]
≥ ASC-US	94,5	21,9	56,5	78,8
≥ LSIL	84,6	49,2	64,2	74,8
HPV	89,6	54,3	67,7	82,8
COLPO	84	82,2	84	82,8

[1]VPP: valor preditivo positivo.
[2]VPN: valor preditivo negativo.

Adaptado de J. Monsonego et al. (51a)

Colposcopia e teste de HPV por segunda intenção

Examinamos a importância do teste de HPV na avaliação das anomalias colposcópicas nas pacientes encaminhadas para colposcopia em virtude de esfregaço anormal. Dois estudos recentes, um avaliando a eficácia do PCR Amplicor® (51a) e outro com o Captura Híbrida® (51b), permitiram precisar a importância do teste de HPV na prática colposcópica. Os 2 estudos concluíram que o teste de HPV por segunda intenção nas pacientes encaminhadas para colposcopia aumenta significativamente a especificidade da colposcopia.

Captura Híbrida® 2

Trezentas e oitenta e nove pacientes encaminhadas para colposcopia após esfregaço anormal foram avaliadas por esfregaço, teste de HPV AR (detecção de papilomavírus de alto risco por Captura Híbrida®) e ressecção sistemática da zona de transformação (EZT) considerando o nível da junção escamocolunar (51b). O exame histológico de toda a zona de transformação pós-EZT foi considerado o método de referência que permite calcular a eficácia do teste de HPV nessa indicação. Nosso estudo mostrou que as ASC-US HPV AR+ representaram 48%, e as LSIL HPV AR+, 76%. Entre as pacientes com um esfregaço ASC-US HPV AR+, 50% tinham uma lesão de alto grau subjacente, passando essa taxa a 63% para as pacientes com um esfregaço de baixo grau HPV AR+.

Observamos que cada um dos métodos possui uma sensibilidade comparável para reconhecer as lesões de alto grau subjacentes em colposcopia, mas é a especificidade que permanece baixa para a citologia e que aumenta com o teste de HPV ou a impressão colposcópica do especialista (Tabela 27-2).

Quando a colposcopia é praticada logo após um teste combinado usando o esfregaço e o resultado positivo do teste de HPV AR, a sensibilidade não é efetivamente modificada (Tabela 27-3). Assim, após esfregaço ASC-US, LSIL ou ASC-US + LSIL HPV AR+, a sensibilidade varia de 85 a 93%. O elemento importante é que o teste combinado para realizar a colposcopia aumenta de maneira significativa a sua especificidade, que é de 66,7% para as ASC-US HPV AR+.

Por fim, é possível, com o teste de HPV, predizer a existência de uma lesão de alto grau subjacente segundo os aspectos colposcópicos (Tabela 27-4), principalmente quando a

Tabela 27-3 – Predição das neoplasias intra-epiteliais cervicais (NIC 2-3) conforme os resultados do esfregaço, o teste de HPV e a impressão colposcópica. Desempenho diagnóstico do esfregaço e teste de HPV para reconhecer as NIC de alto grau

Esfregaço de referência	Sensibilidade	Especificidade	VPP[(1)]	VPN[(2)]	FN[(3)]	FP[(4)]
• ASC-US	85	66,7	50	91,9	8,1	50
• LSIL	92,9	41,3	62,7	84,6	15,4	37,3
• ASC-US + LSIL	91,4	51,1	60	88,2	11,8	40

[(1)]VPN: valor preditivo negativo.
[(2)]VPP: valor preditivo positivo.
[(3)]FN: falsos negativos.
[(4)]FP: falsos positivos.

Adaptado de J. Monsonego et al. (51a)

Tabela 27-4 – Predição das neoplasias intra-epiteliais cervicais (NIC 2-3) conforme os resultados do esfregaço, o teste de HPV e a impressão colposcópica. Desempenho diagnóstico do esfregaço, teste de HPV e colposcopia para reconhecer as NIC de alto grau

Esfregaço de referência	Colposcopia	Sensibilidade	Especificidade	VPP	VPN
ASC-US	Mod. Menores Z.T Mod. Maiores Z.T	66,7 87,5	54,5 80	16,7 93,3	92,3 66,7
LSIL	Mod. Menores Z.T Mod. Maiores Z.T	78,9 98,4	33,3 60	34,9 91,3	77,8 90
ASC-US + LSIL	Mod. Menores Z.T Mod. Maiores Z.T	77,3 96,3	40,6 65	30,9 91,7	83,9 81,3

Adaptado de J. Monsonego et al. (51a)

colposcopia mostra modificações menores da zona de transformação (TAI). De fato, é nesses casos que a especificidade da colposcopia é reduzida, o risco de variabilidade inter e intra-observador é elevado, e as NIC 1 histologicamente confirmadas por biopsias dirigidas são pouco reprodutíveis. Essas situações podem gerar sobrediagnósticos e sobretratamentos.

Quando a colposcopia pós-esfregaço ASC-US, LSIL ou ASC-US + LSIL mostra sinais de transformação atípica de grau 2 (muitas vezes em relação a uma NIC de alto grau), fica claro que, nessas condições, o teste de HPV não aumenta muito a sensibilidade, que permanece elevada (de 87,5 a 99%). A especificidade também continua elevada pela adição do teste de HPV (de 65 a 80%). Entretanto, na colposcopia, a observação de modificações menores da zona de transformação (TAI) deve ser o elemento a considerar. Nessas condições, aumenta-se, pela adição do teste de HPV, a sensibilidadede para reconhecer uma lesão de alto grau subjacente, visto que esta é avaliada de 66,7 a 96,3%, e a especificidade também é aumentada de 54,5 para 65%.

A Tabela 27-5 resume esses dados (51a).

Amplicor®

Outro estudo recente (51b) realizado com o teste Amplicor® chegou às mesmas conclusões. Duzentas e setenta pacientes encaminhadas para colposcopia por esfregaço anormal foram avaliadas com um novo esfregaço ThinPrep®, um teste de HPV que utiliza o *kit* Amplicor®, da Roche. Uma colposcopia-biopsia ou ressecção com alça diatérmica foram realizadas e constituem o padrão-ouro do estudo. A colposcopia é a mais sensível para detectar as lesões de alto grau (96,5%), similar à do Amplicor® (95,2%), ao passo que o ThinPrep® é o mais específico (Tabela 27-4). O teste Amplicor® é o mais potente preditor das NIC de alto grau e pode substituir o esfregaço no manejo das pacientes com um esfregaço anormal. Seu desempenho é comparável ao CH2 para detectar as NIC na prática colposcópica.

Para concluir, a adição do teste de HPV por ocasião da colposcopia, como informação que pode ajudar o colposcopista, possui a vantagem de aumentar a especificidade da colposcopia – principalmente quando o teste de HPV é proposto após esfregaço ASC-US e/ou LSIL –, mas também aumenta o desempenho da impressão colposcópica, em especial após modificações menores da zona de transformação. A existência de um teste de HPV positivo após esfregaço com atipias menores faz supor uma lesão de alto grau subjacente em um número significativo de casos.

Esses dados foram confirmados por vários autores. A predição antes da colposcopia, pelo teste de HPV, de lesões de alto grau subjacentes após esfregaço com atipias menores é significativamente elevada. Assim, Mitchell (3) e Kjellberg (52), ao utilizarem uma PCR, mostram que a sensibilidade de reconhecimento das lesões de alto grau é de 96 e 70%, respectivamente; a especificidade é de cerca de 77%. Shlay (53) e Belinson (54), usando a Captura Híbrida, mostram que a sensibilidade é de aproximadamente 95%, e a especificidade, de 74 e 85%, respectivamente.

Linear Array

Em outro estudo com 575 mulheres encaminhadas para colposcopia por um esfregaço anormal ou no contexto de acompanhamento após tratamento de uma lesão do colo ou da avaliação em mulheres que apresentaram condilomas genitais externos, examinamos o desempenho do teste Linear Array para a genotipagem do HPV, detectando 37 tipos de papilo-

Tabela 27-5 – Desempenho do esfregaço, da colposcopia e do teste de HPV CH2 para identificar as NIC de alto grau histologicamente confirmadas

Método	Sensibilidade % 95% CI	Especificidade % 95% CI	VPP % 95% CI	VPN % 95% CI
Esfregaço (ASC-US+)	94,5 (91-97)	21,9 (17-28)	56,5 (51-62)	78,8 (66-88)
Citologia (LSIL+)	84,6 (79-89)	49,2 (42-56)	64,2 (58-70)	74,8 (67-82)
Teste de HPV CH2	89,6 (85-93)	54,3 (47-61)	67,7 (62-73)	82,9 (75-89)
Colposcopia TA2[1]	84,0 (78-88)	82,2 (76-87)	84,0 (78-88)	82,2 (76-87)
Colposcopia TA1[2]	87,5 (72-95)	43,2 (36-51)	25,0 (18-34)	94,1 (86-98)
Colposcopia TA1 e TA2	98,0 (95-99)	35,6 (29-42)	62,8 (57-68)	94,1 (86-98)

VPN: valor preditivo negativo.
VPP: valor preditivo positivo.
[1]*Transformação Atípica de Grau 2 sugerindo uma NIC de alto grau-câncer.*
[2]*Transformação Atípica de Grau 1.*

Adaptado de J. Monsonego et al. (51a)

Tabela 27-6 – Desempenho do esfregaço, da colposcopia e do teste de HPV Amplicor para identificar as NIC

Teste de diagnóstico	OR (95%)	Medida do desempenho			
		Sensibilidade (%)	Especificidade (%)	VPP (%)	VPN (%)
NIC 1[1]					
Esfregaço: LSIL[1]	10,75 (5,60-20,66)	55,0 (46,5-63,6)	89,8 (84,7-94,9)	83,5 (75,6-91,4)	67,9 (61,2-74,8)
Esfregaço: ASC-H[1]	12,04 (6,34-22,87)	59,7 (51,2-68,2)	89,0 (83,8-94,3)	83,7 (76,1-91,2)	70,1 (63,3-76,9)
Esfregaço: HSIL[1]	32,69 (4,35-245,22)	19,4 (12,6-26,2)	99,3 (97,8-100,0)	96,2 (88,8-100,0)	56,7 (50,4-62,9)
Colposcopia anormal[2]	8,76 (4,31-17,80)	90,8 (85,7-96,0)	46,9 (38,3-55,5)	61,2 (54,1-63,4)	84,7 (76,4-93,0)
Teste de HPV Amplicor	10,16 (5,31-19,41)	89,2 (83,9-94,6)	55,1 (46,8-63,4)	65,2 (58,2-72,2)	84,4 (76,9-91,9)
Esfregaço: LSIL[1]	7,10 (3,80-13,23)	66,1 (54,3-77,9)	78,4 (72,8-84,1)	48,2 (37,6-58,9)	88,4 (83,7-93,1)
Esfregaço: ASC-H[1]	8,84 (4,63-16,87)	72,6 (61,5-83,7)	76,9 (71,2-82,7)	48,9 (38,7-59,1)	90,2 (85,8-94,6)
Esfregaço: HSIL[1]	137,2 18,02-1043,6	40,3 (28,1-52,5)	99,5 (98,6-100,0)	96,1 (88,8-100,0)	84,5 (80,0-89,2)
Colposcopia anormal[2]	15,65 (3,70-66,12)	96,5 (91,7-100,0)	36,3 (29,5-43,0)	30,9 (24,1-37,7)	97,2 (93,4-100,0)
Teste de HPV Amplicor	14,75 (4,47-48,57)	95,2 (89,9-100,0)	42,4 (35,7-49,2)	33,7 (26,8-40,7)	96,7 (93,0-100,0)

[1] Diagnóstico consensual.
[2] Anormal vs. normal.

J. Monsonego et al. (2005) Gynecol Oncol (99):160-8

mavírus humano em comparação com o Captura Híbrida 2. Medimos o desempenho de cada um dos testes para reconhecer as lesões de alto grau histologicamente confirmadas. O Linear Array é de 5 a 6% mais sensível, mas 9,5 e 8,7% menos específico do que o Captura Híbrida 2 para reconhecer as lesões de NIC 2+ e de NIC 3+, respectivamente.

Quando o Linear Array foi utilizado, a presença de um HPV de tipo 16 aumentou de maneira significativa o valor preditivo positivo para reconhecer as lesões de alto grau, principalmente nas mulheres que apresentaram esfregaço ASC-US (Tabelas 27-7 e 27-8).

p16 e imunocitoquímica

Avaliamos o desempenho da p16^{ink4a} em imunocitoquímica nas mulheres encaminhadas para colposcopia por esfregaço anormal. Duzentas e quarenta e oito mulheres puderam ser avaliadas comparando-se a Captura Híbrida 2 à expressão da p16 nas células residuais de uma coleta ThinPrep das mulheres que apresentaram um esfregaço anormal ou que estavam em situação de risco. A sensibilidade da p16 para reconhecer lesões de alto grau histologicamente confirmadas por imunoistoquímica é de 70%, comparado à Captura Híbrida 2, que é de 92,7%. Inversamente, a especificidade da p16 para as NIC 2-3 é de 68,7%, comparada aos 33,1% da Captura Híbrida 2.

Desse estudo, concluímos que a p16 em imunoistoquímica é menos sensível que a Captura Híbrida para detectar as lesões de alto grau, mas que esta aumenta, de maneira significativa positiva, lesões detectadas em colposcopia, principalmente nas situações de ASC-US (Tabela 27-9).

Tabela 27-7 – Desempenho de CH2 e do teste Linear Array para detectar as NIC 2+ e 3+ (J. Monsonego et al. 2007, submetido à publicação)

Teste preditivo e cut-off	Cut-off	Sensibilidade	Especificidade	VPP	VPN	OR (95% CI)
CH2	NIC 2 histologia	91,8 (84,5-96,4)	36,0 (30,7-41,6)	30,9 (25,7-36,6)	93,4 (87,4-97,1)	6,32 (2,96-13,50)
Linear Array: todos os tipos	NIC 2 histologia	96,6 (90,5-99,3)	26,5 (21,4-32,2)	29,9 (24,6-35,5)	96,1 (88,9-99,2)	10,36 (3,17-33,77)
Linear Array: AR-tipos	NIC 2 histologia	95,5 (88,9-98,8)	33,1 (27,6-39,0)	31,6 (26,1-37,5)	95,8 (89,6-98,8)	8,30 (3,25-21,19)
Linear Array: 13 tipos CH2	NIC 2 histologia	92,1 (84,5-96,8)	46,9 (40,9-53,0)	36,0 (29,7-42,6)	94,9 (89,7-97,9)	10,35 (4,61-23,20)
Linear Array: HPV 16 apenas	NIC 2 histologia	30,2 (20,8-41,1)	92,6 (88,0-95,8)	63,4 (46,9-77,9)	75,7 (69,9-80,9)	5,40 (2,68-10,86)
CH2	NIC 3 histologia	92,4 (83,2-97,5)	33,5 (28,6-38,8)	21,0 (16,4-26,1)	95,9 (90,6-98,6)	6,15 (2,40-15,74)
Linear Array: todos os tipos	NIC 3 histologia	98,4 (91,2-100)	24,8 (20,0-30,0)	20,8 (16,3-26,0)	98,7 (92,9-100)	19,73 (2,68-144,7)
Linear Array: tipos AR	NIC 3 histologia	98,4 (91,2-100)	31,0 (25,9-36,6)	22,3 (17,5-27,8)	98,9 (94,3-100)	27,40 (3,74-200,7)
Linear Array: 13 tipos CH2	NIC 3 histologia	96,7 (88,7-99,6)	44,2 (38,5-50,0)	25,9 (20,3-32,1)	98,5 (94,8-99,9)	23,39 (5,61-97,48)
Linear Array: HPV 16 apenas	NIC 3 histologia	35,0 (23,1-48,4)	91,2 (86,8-94,6)	51,2 (35,1-67,1)	84,2 (79,1-88,5)	

Tabela 27-8 – Desempenho do CH2 e do teste Linear Array (com diferentes cut-offs) para detectar as NIC 2+ e 3+ nas mulheres (n = 211) com esfregaço ASC-US (J. Monsonego et al., 2007, submetido à publicação)

Teste preditivo e cut-off	Cut-off	Sensibilidade	Especificidade	VPP	VPN	OR (95% CI)
CH2	NIC 2 histologia	91,7 (73,0-99,0)	39,3 (30,6-48,6)	22,9 (15,0-32,6)	96,0 (86,3-99,5)	7,13 (1,60-31,73)
Linear Array: todos os tipos	NIC 2 histologia	95,7 (78,1-99,9)	29,1 (20,8-38,5)	22,0 (14,3-31,4)	97,0 (84,2-99,9)	9,02 (1,16-69,81)
Linear Array: AR-tipos	NIC 2 histologia	95,7 (78,1-99,9)	36,4 (27,4-46,1)	23,9 (15,6-33,9)	97,6 (87,1-99,9)	12,57 (1,63-96,81)
Linear Array: 13 CH2 tipos	NIC 2 histologia	91,3 (72,0-98,9)	50,9 (41,2-60,6)	28,0 (18,2-39,6)	96,6 (88,1-99,6)	10,88 (2,43-48,69)
Linear Array: somente HPV 16	NIC 2 histologia	27,3 (10,7-50,2)	94,9 (87,4-98,6)	60,0 (26,2-87,8)	82,2 (72,7-89,5)	6,93 (1,75-27,45)
CH2	NIC 3 histologia	91,7 (61,5-99,8)	36,6 (28,4-45,3)	11,5 (5,9-19,6)	98,0 (89,4-99,9)	6,34 (0,79-50,61)
Linear Array: todos os tipos	NIC 3 histologia	100 (73,5-100)	27,3 (19,6-36,1)	12,0 (6,4-20,0)	100 (89,4-100)	NC
Linear Array: AR-tipos	NIC 3 histologia	100 (73,5-100)	33,9 (25,5-43,0)	13,0 (6,9-21,7)	100 (91,4-100)	NC
Linear Array: 13 CH2 tipos	NIC 3 histologia	100 (73,5-100)	47,9 (38,8-57,2)	16,0 (8,6-26,3)	100 (93-8-100)	NC
Linear Array: somente HPV 16	NIC 3 histologia	33,3 (9,9-65,1)	93,2 (85,7-97,5)	40,0 (12,2-73,8)	91,1 (83,2-96,1)	6,83 (1,58-29,38)

Tabela 27-9 – Predição dos esfregaços anormais, colposcopias anormais e NIC com os diferentes testes

Teste preditivo	Cut-off	Sensibilidade	Especificidade	VPP	VPN	OR (95% CI)	Significado
p16	Citologia: ASC-US	52,3 (41,4-63,0)	64,4 (56,4-71,8)	44,7 (34,9-54,8)	71,0 (62,9-78,3)	1,97 (1,16-3,35)	P = 0,011
	Citologia: ASC-H	50,7 (38,6-62,8)	62,1 (54,6-69,3)	34,9 (25,8-44,9)	75,9 (68,1-82,6)	1,68 (0,96-2,94)	P = 0,064
	Citologia LSIL	50,0 (34,9-65,1)	60,4 (53,3-67,2)	22,3 (14,7-31,6)	84,1 (77,2-89,7)	1,52 (0,80-2,90)	P = 0,246
	Citologia HSIL	88,2 (63,6-98,5)	61,9 (55,3-68,2)	14,6 (8,4-22,9)	98,6 (95,1-99,8)	12,18 (2,72-54,57)	P = 0,0001
	Colpo TA2	53,8 (39,5-67,7)	65,8 (58,7-72,4)	29,4 (20,5-39,7)	84,3 (77,6-89,7)	4,33 (2,24-8,37)	P = 0,0001
	NIC 1	55,4 (44,7-65,8)	68,9 (60,8-76,3)	53,1 (42,7-63,4)	70,9 (62,7-78,3)	2,76 (1,60-4,75)	P = 0,0001
	NIC 2/3	70,9 (57,1-82,4)	68,7 (61,4-75,3)	40,6 (30,7-51,1)	88,7 (82,2-93,4)	5,34 (2,76-10,35)	P = 0,0001
CH2	Citologia: ASC-US	86,3 (77,3-92,7)	45,6 (37,7-53,6)	46,6 (38,7-54,5)	85,8 (76,6-92,4)	5,31 (2,68-10,52)	P = 0,0001
	Citologia: ASC-H	85,9 (75,6-93,0)	42,3 (34,9-50,0)	37,4 (29,9-45,3)	88,2 (79,4-94,2)	4,48 (2,15-9,32)	P = 0,0001
	Citologia LSIL	82,6 (68,5-92,1)	38,1 (31,3-45,2)	23,3 (17,1-30,5)	90,6 (82,3-95,8)	2,92 (1,29-6,60)	P = 0,005
	Citologia HSIL	88,2 (63,5-98,5)	35,9 (29,7-42,4)	9,2 (5,2-14,7)	97,6 (91,8-99,7)	4,20 (0,93-18,84)	P = 0,061
	Colpo TA2	94,2 (84,0-98,7)	41,8 (34,8-49,0)	30,0 (23,1-37,7)	96,4 (90,0-99,2)	11,74 (3,53-38,99)	P = 0,0001
	NIC 1	85,8 (77,0-92,2)	48,2 (39,9-56,7)	51,3 (43,1-59,4)	84,3 (74,7-91,3)	5,67 (2,89-11,09)	P = 0,0001
	NIC 2/3	92,7 (82,4-97,9)	43,4 (36,1-50,9)	33,1 (25,7-41,1)	95,1 (88,1-98,6)	9,77 (3,39-22,80)	P = 0,0001

J. Monsonego et al., Acta Cytol 2007

- **Colposcopia para o acompanhamento das pacientes com atipias citológicas menores (ASC-US/LSIL), com uma NIC 1 não tratada ou após tratamento de uma NIC**

Após esfregaço anormal-colposcopia normal

O estudo ALTS (1, 13, 55) permitiu trazer as seguintes precisões.

As pacientes com ASC-US e colposcopia normal ou ASC-US e HPV de alto risco positivo e colposcopia normal podem ser acompanhadas por esfregaço de 6 e 12 meses ou pela prática apenas de um teste de HPV aos 12 meses. A colposcopia é indicada então em caso de esfregaço superior ou igual a ASC aos 6 e 12 meses ou em caso de HPV de alto risco positivo aos 12 meses. O mesmo procedimento é proposto após esfregaço LSIL. Guido (56) mostrou, ao acompanhar, durante um período de 2 anos, as pacientes com ASC-US e HPV de alto risco positivo e as pacientes LSIL e colposcopia normal, que o teste de HPV aos 12 meses detectava instantaneamente 92% das lesões de alto grau subjacentes quando a colposcopia era realizada após um teste positivo, ao passo que a colposcopia, realizada após um esfregaço a cada 6 meses, repetido por quatro vezes, detectava, no fim desse período, 88% das lesões de alto grau subjacentes.

Admite-se, portanto, que, no seguimento das pacientes que apresentam esfregaço ASC-US e colposcopia normal satisfatória, o acompanhamento por controle colposcópico aos 12 meses nas pacientes com HPV de alto risco positivo seja muito pertinente para detectar as lesões de alto grau subjacentes. Para se aproximar desse desempenho, dois esfregaços de 6 meses de intervalo são necessários. Para as pacientes com atipias glandulares colposcopia normal, a colposcopia pode ser proposta novamente em 4 e 6 meses, quando os esfregaços forem superiores ou iguais a ASC.

Após diagnóstico histológico de NIC 1

O tratamento das lesões não é sistemático, considerada uma taxa de regressão espontânea real. A colposcopia é então proposta no controle das NIC 1 de colposcopia satisfatória inicial, quando o esfregaço de controle de 6 e 12 meses for positivo, superior ou igual a ASC, ou se somente o teste de HPV de alto risco for positivo aos 12 meses (55, 57). O teste de HPV positivo aos 12 meses é um bom elemento de orientação para colposcopia das NIC 1 não tratadas. A persistência de um HPV AR+ é uma indicação de tratamento.

Após ressecção ou conização para NIC 2-3

O acompanhamento inclui tradicionalmente um esfregaço em 4 a 6 meses, com 3 repetições, ou um esfregaço e uma colposcopia de 4 a 6 meses, com 3 repetições (8, 12). Uma nova colposcopia é necessária em caso de anomalias do esfregaço. É oferecida, também, uma segunda opção de acompanhamento dessas pacientes pela realização de um único teste de HPV aos 6 meses. Um teste de HPV positivo aos 6 meses remete para colposcopia, um teste de HPV negativo nesse momento remete para acompanhamento citológico anual (57).

Após tratamento de uma NIC

Os fracassos terapêuticos incluem o *laser*, a eletrorressecção com alça diatérmica ou a conização, que são avaliados de 9 a 15%, e as recorrências de 3 a 17% (57). Tradicionalmente, o acompanhamento compreende o esfregaço, o esfregaço e a colposcopia e, recentemente, o teste de HPV. Comparado ao esfregaço de controle, o teste de HPV é de 28 a 42% superior para detectar as NIC 2-3 recorrentes (58, 59). As recomendações da ASCCP (57) indicam que o teste de HPV, aos 6 meses após o tratamento, também é tão eficaz quanto o esfregaço ou o esfregaço e a colposcopia de 4-6 meses com 3 repetições.

Um teste de HPV AR+ aos 6 meses deve orientar para colposcopia. A decisão de uma nova conização ou de uma histerectomia baseada apenas no resultado do teste de HPV, sem confrontação concordante com a citologia e a colposcopia, não é aceitável (57).

■ Pacientes apresentando condilomas acuminados genitais externos ou papulose bowenóide (NIV 3)

Conforme a extensão dos condilomas acuminados genitais externos observada em uma paciente, o risco real de desenvolver lesões cervicais ou vaginais do tipo condiloma acuminado ou NIC é avaliado em 30 a 40%. O risco de futuro desenvolvimento de lesões do tipo NIC nos meses, até mesmo anos seguintes, na mesma paciente é de aproximadamente 30%. Isso justifica propor a colposcopia sistemática nessas pacientes. Entretanto, os anglo-saxões, em particular os ingleses, não recomendam a colposcopia sistemática nessa população, indicando que o rastreamento por esfregaço é suficiente para avaliar as lesões cervicais. Continuamos a pensar que, considerado o risco de co-infecção e de associação de lesão de alto grau ou de condilomas acuminados genitais externos, a colposcopia sistemática deve ser solicitada em complemento ao esfregaço (60).

■ Parceiro com lesões por HPV

Aqui também não há consenso para realizar sistematicamente uma colposcopia nas mulheres cujo parceiro esteja sendo tratado por condilomas acuminados ou NIP. A razão alegada com mais freqüência é que o desenvolvimento de uma lesão na mulher está diretamente ligado não à própria transmissão do vírus, mas ao seu estado imunológico. Seja como for, a citologia evidentemente é necessária e indispensável nessas pacientes. A colposcopia traz elementos de informação complementar, principalmente para a avaliação de pontos genitais externos que o esfregaço não permite localizar, contanto que não caia no excesso da sobreavaliação e do sobrediagnóstico (61).

■ Populações de risco

Nas populações de risco, é preciso reconhecer:

- Pacientes que nunca fizeram Papanicolaou, ou fizeram exames muito espaçados (62), incluindo as mulheres de

ambientes desfavorecidos e as mulheres menopausadas não acompanhadas.
- Idade precoce das primeiras relações sexuais.
- Antecedentes de doenças sexualmente transmissíveis, inclusive os condilomas acuminados genitais externos.
- Parceiros múltiplos.

Não há consenso para realizar, nas populações de risco, um colposcopia sistemática com ou sem Papanicolaou.

■ Sintomas persistentes como leucorréias e metrorragias, em particular metrorragias pós-coitais

Esses sintomas podem levar à realização de uma colposcopia sistemática. Não surpreenderá observar um ectrópio infectado, uma doença sexualmente transmissível ou uma distrofia angiomatosa, até mesmo uma endometriose cervical. Todavia, em raros casos, podem-se observar verdadeiras lesões pré-cancerosas ou cancerosas, em pacientes cujos esfregaços estavam "silenciosos" alguns meses antes; isto se deve às dificuldades ligadas à sensibilidade do Papanicolaou que às vezes se enfrenta. Algumas lesões pouco descamativas podem passar despercebidas na detecção citológica. A qualidade da coleta é discutida nos falsos negativos citológicos em cerca de 40 a 50% dos casos, e a interpretação pela presença de um número limitado de células atípicas, em aproximadamente 50%. Portanto, não se deve hesitar em recomendar a colposcopia sistemática nas pacientes que apresentam sintomas anormais persistentes.

■ Colposcopia nas situações particulares

Em algumas situações, a colposcopia pode ser realizada, na maioria das vezes, após um esfregaço anormal:

- Gravidez, período particular em que o colo é modificado pela impregnação hormonal, sendo mais inflamatório, e no qual os sinais colposcópicos são exagerados. A colposcopia durante esse período deve ser realizada por um médico preparado.
- Soropositivas para HIV, em especial as imunodeprimidas, nas quais os sinais colposcópicos de infecção por HPV são ampliados, e as lesões multicêntricas são mais freqüentes.
- Menopausa, em especial nas mulheres que não fazem tratamento hormonal de reposição. Pode ser difícil examinar o canal cervical, e a junção escamocolunar muitas vezes está localizada na endocérvice.

A endocervicoscopia de alta precisão, após preparação com estrogênios, é indispensável. Nas mulheres que não podem fazer o tratamento hormonal de reposição, os falsos positivos da citologia ligados à carência de estrogênio podem ser igualmente observados. De acordo com as recomendações da ASCCP (13), o manejo das mulheres com LSIL pode compreender um esfregaço de 4 a 6 meses com duas repetições ou apenas um teste de HPV aos 12 meses. A colposcopia é então recomendada, se o esfregaço for superior ou igual a ASC ou se o teste de HPV HR for positivo. Por fim, a adolescente pode ser também difícil de examinar, em razão de uma zona de transformação imatura ou nitidamente endocervical. Para as pacientes com LSIL, as recomendações da ASCCP (13) são aquelas já mencionadas após esfregaço ASC-US. Para essas jovens pacientes, cujo risco de lesão pré-cancerosa é baixo e a taxa de regressão espontânea é alta, a colposcopia imediata, o Papanicolaou de 6 e 12 meses ou um teste de HPV AR são opções aceitáveis. Para as duas últimas opções, somente são encaminhadas à colposcopia as jovens cujos esfregaços sejam atípicos ou possuam um teste de HPV AR+ aos 12 meses.

■ Colposcopia de rastreamento

A colposcopia de rastreamento não é admitida como procedimento de primeira intenção pelas razões que já mencionamos anteriormente, isto é, a falta de especificidade da colposcopia nas pacientes em geral (3).

Para avaliar o colo, é grave o risco de colocar o colposcópio à disposição de médicos não preparados, podendo resultar em sobrediagnósticos, sobretratamentos e estresse para as pacientes. Estimamos que, mesmo junto a um especialista, que teria uma atividade importante, a probabilidade de observar lesões do colo em 1 ano é baixa, o que limita consideravelmente, apenas pela prática, as boas avaliações e o manejo das pacientes. Por essas razões, a maioria dos países abandonou a colposcopia sistemática para rastreamento.

■ Conclusão

Para resumir, a Tabela 27-10 apresenta as indicações da colposcopia em função dos resultados de Papanicolaou e do teste de HPV. A Tabela 27-11 recapitula as indicações da colposcopia considerando as diferentes situações atuais. A colposcopia é o método de referência para avaliar e tratar as pacientes com um esfregaço anormal. O teste de HPV se insere hoje nas estratégias de indicação da colposcopia.

Tabela 27-10 – Indicações da colposcopia conforme os resultados do esfregaço e do teste de HPV (AR)

Esfregaço	HPV AR+	HPV AR–
• Normal (mulheres ≥ 30 anos)	Aumento do risco de NIC Acompanhamento por esfregaço e teste de HPV aos 12 meses	Ausência de lesão ou de risco Rastreamento de rotina conforme as recomendações atuais
• ASC-US [1]	Colposcopia	Baixo risco de lesão Esfregaço de 6 e 12 meses ou teste de HPV aos 12 meses
• LSIL [2]	Colposcopia	Baixo risco de lesão Esfregaço de 6 e 12 meses ou teste de HPV aos 12 meses
• HSIL/ASC-H/AGC [3]	Colposcopia	Colposcopia

[1] Em esfregaço líquido ou em uma coleta à parte para o teste de HPV.
[2] Sem indicação do teste de HPV em primeira intenção.
[3] Sem indicação do teste de HPV.

Tabela 27-11 – Indicações atuais da colposcopia e conforme os resultados do teste de HPV

1. Após esfregaço anormal
- ASC-US – HPV AR+ → privilegiada
- Primeiro esfregaço ASC-US ou esfregaço de controle de 4-6 meses ≥ ASC
- ASC-H → imediata
- AGC → imediata com curetagens endocervical e endometrial
- LSIL → imediata
- HSIL → imediata

2. Após esfregaços inadequados persistentes

3. Após esfregaço normal teste de HPV AR+ persistentes (rastreamento primário) depois dos 30 anos

4. No acompanhamento das pacientes

4.1. Após esfregaço anormal-colposcopia normal
- ASC-US/colposcopia normal: em 6 e 12 meses se ≥ ASC ou HPV AR+ aos 12 meses
- AGC/colposcopia normal: de 4 e 6 meses se ASC ou LSIL
- LSIL → Colposcopia satisfatória, lesão LSIL visível ou ausência de lesão

    ou colposcopia não satisfatória

    de 6 e 12 meses se ≥ ASC

    aos 12 meses se HPV AR+

- HSIL – colposcopia normal: aos 3 meses. Excisão, se houver persistência

4.2. Após diagnóstico histológico de NIC 1
- NIC 1, colposcopia satisfatória: após esfregaço 6 e 12 meses

≥ ASC **ou** HPV AR+ aos 12 meses (privilegiada)

→ após esfregaço + **e** colposcopia aos 12 meses

4.3. Após tratamento de uma NIC 2-3
- Esfregaço **e** colposcopia de 4-6 meses
- **Ou** HPV AR+ aos 6 meses

5. Condilomas acuminados genitais externos ou papulose bowenóide

6. Parceiro com lesões genitais por HPV

7. Leucorréias ou metrorragias provocadas persistentes

Para os esfregaços de ASC-US, cerca da metade das mulheres portadoras de HPV de alto risco positivo é convidada a realizar uma colposcopia.

Para o acompanhamento das mulheres com ASC-US, LSIL ou uma NIC 1, ou tratadas por NIC, a colposcopia pode se justificar após a persistência das anomalias citológicas ou após um teste de HPV AR+ aos 12 meses.

No rastreamento primário, dois testes de HPV AR+, de 9 meses de intervalo, são uma indicação da colposcopia, mesmo se o esfregaço for normal. Nas colposcopias ambíguas ou difíceis, o teste de HPV pode ser útil para completar o exame.

Por fim, no plano da avaliação colposcópica, outras medidas podem ser úteis para melhorar o seu desempenho:

- O ensino e o credenciamento mostraram seu valor nos países vizinhos.
- A realização de biopsias dirigidas apropriadas ou a ressecção da zona de transformação em função dos aspectos colposcópicos e da topografia da lesão, bem como as confrontações histocolposcópicas, são indispensáveis.
- A adesão a um protocolo de triagem das pacientes e de tratamento é necessária.

Referências

1. Solomon D, Davey D, Kuman R et al. (2002) The 2001 Bethesda System: terminology for reporting results of cervical cytology. JAMA 287:2114-9
2. Walkert P, Dexeus S, De Palo G et al. (2003) International terminology of colposcopy: An updated report from the international federation for cervical pathology and colposcopy. Obst Gyn 101:175-7
3. Mitchell MF, Schottenfeld D, Tortolero-Luna G et al. (1998) Colposcopy for the diagnosis of squamous intraepithelial lesions: a meta-analysis. Obstet Gynecol 91:626-31
4. Kirby AJ, Spiegelhalter DJ, Day NE et al. (1992) Conservative treatment of mild/moderate cervical dyskaryosis: long-term outcome. Lancet 339:828-31
5. Raffle AE (1997) Invasive cervical cancer after treatment of cervical intraepithelial neoplasia. Lancet 349(9069):1910
6. Hopman EH, Voorhorst FJ, Kenemans P et al. (1995) Observer agreement on interpreting colposcopic images of CIN. Gynecol Oncol 58:206-9
7. Sellors JW, Niewinen P, Vesterinen E, Paavonen J (1990) Observer variability in the scoring of colpophotographs. Obstet Gynecol 76:1006-8
8. Solomon D, Schiffman M, Tarrone R (2001) Comparison of three management strategies for patients with atypical squamous cells of undetermined significance. J Natl Cancer Inst 93:293-9
9. Higgins RV, Hall JB, McGee JA et al. (1994) Appraisal of the modalities used to evaluate an initial abnormal Papanicolaou smear. Obstet Gynecol 84:174-8
10. Baldauf JJ, Dreyfus M, Ritter J, Philippe E (1997) An analysis of the factors involved in the diagnostic accuracy of colposcopically directed biopsy. Actu Obstet Gynecol Scand 76:468-73
11. Stoler MH, Schiffman M (2001) Interobserver reproducibility of cervical cytologic and histologic interpretations. JAMA 285:1500-5
12. Agence nationale d'accréditation et devaluation en santé (ANAES) (2002) Conduite à tenir devant un frottis anormal du col de l'utérus. Recommandations pour la pratique clinique, actualisation
13. Wright TC, Cox TJ, Massad SL et al. (2002) Consensus Guidelines for the management of women with cervical cytological abnormalities. JAMA 287:2120-9
14. Monsonego J, Autillo-Touati A, Bergeron C et al. (2001) Liquid based cytology for primary cervical cancer screening: a multi-centre study. Br J Cancer 84(3):360-6
15. Lonky NM, Sadeghi M, Tsadik GW, Petitti D (1999) The clinical significance of the poor correlation of cervical dysplasia and cervical malignancy with referral cytologic results. Am J Obstet Gynecol 181:560-6
16. Manos MM, Kinney WK, Hurley LB et al. (1999) Identifying women with cervical neoplasia: using human Papillomavirus DNA testing for equivocal Papanicolaou results. JAMA 281:1605-10
17. Cox JT, Wilkinson EJ, Lonky N et al. (2000) Management guidelines for the follow-up of atypical squamous cells of undetermined significance (ASC-US). J Lower Gen Tract Dis 4:99-105
18. Cox T, Lorincz AT, Schiffman MH et al. (1995) Papillomavirus testing by hybrid capture appears to be useful in triaging women with a cytologic diagnosis of atypical squamous cells of undetermined significance. Am J Obstet Gynecol 172:946-54
19. Ferris DG, Wright Jr TC, Litaker MS et al. (1998) Triage of women with ASC-US and LSIL on Pap smear reports: management by repeat Pap smear, HPV DNA testing, or colposcopy? J Fam Pract 46:125-34
20. Kim JJ, Wright TC, Goldie S (2002) Cost effectiveness of alternative triage strategies for atypical squamous cells of undetermined significance. JAMA 287(18):2382-90
21. ASCUS-LSIL Traige Study (ALTS) Group (2003) Results of a randomised trial on the management of cytology interpretations of atypical squamous cells of undetermined significance. Am J Obstet Gynecol 188(6):1383-92
21a. Monsonego J (2004) Colposcopie: apport du test HPV en pratique clinique. Gynécologie Obstétrique & Fertilité 32:62-74
22. Solomon D (2003) Role of triage testing in cervical cancer screening. J Natl Cancer Inst Monogr 31:97-101
23. Monsonego J et al. (2004) Cervical cancer control. Priorities and new directions. Int J Cancer 108:329-33
24. Sherman ME, Solomon D, Schiffman M (2001) Qualification of ASC-US: a comparison of equivocal LSIL and equivocal HSIL cervical cytology in the ASC-US LSIL Triage Study (ALTS). Am J Clin Pathol 117(1): 96-102

25. Ronnett BM, Manos MM, Ransley JE et al. (1999) Atypical glandular cells of undetermined significance (AGUS): cytopathologic features, histopathologic results and human Papillomavirus DNA detection. Hum Pathol 30:816-25
26. Eddy GL, Wojtowycz MA, Piraino PS, Mazur MT (1997) Papanicolaou smears by the Bethesda system in endometrial malignancy. Obstet Gynecol 90: 999-1003
27. Duska LR, Flynn CF, Chen A et al. (1998) Clinical evaluation of atypical glandular cells of undetermined significance on cervical cytology. Obstet Gynecol 91: 278-82
28. Jones BA, Novis DA (2000) Follow-up of abnormal gynecologic cytology: a college of American pathologists Q-probes study of 16,132 cases from 306 laboratories. Arch Pathol Lab Med 124:665-71
29. Chieng DC, Elgert P, Cohen JM, Cangiarella JF (2001) Clinical significance of atypical glandular cells of undetermined significance in postmenopausal women. Cancer 93:1-7
30. Laverty CR, Famsworth A, Thurloe J, Bowditch R (1988) The reliability of a cytological prediction of cervical adenocarcinoma in situ. Aust N Z J Obstet Gynecol 28:307-12
31. Lee KR, Manna EA, St John T (1995) Atypical endocervical glandular cells: accuracy of cytologic diagnosis. Diagn Cytopathol 13:202-8
32. Cullimore JE, Luesley DM, Rollason TP et al. (1992) A prospective study of conization of the cervix in the management of cervical intraepithelial glandular neoplasia (CIGN)- a preliminary report. Br J Obstet Gynecol 99:314-8
33. Kim TJ, Kim HS, Park CT et al. (1999) Clinical evaluation of follow-up methods and results of atypical glandular cells of undetermined significance (AGUS) detected on cervicovaginal Pap smears. Gynecol Oncol 73: 292-8
34. Ostor AG, Duncan A, Quinn M, Rome R (2000) Adenocarcinoma in situ of the uterine cervix: an experience with 100 cases. Gynecol Oncol 79: 207-10
35. Muntz HG, Bell DA, Lage JM et al. (1992) Adenocarcinoma in situ of the uterine cervix. Obstet Gynecol 80:935-9
36. Robertson JH, Woodend BE, Elliott H (1994) Cytological changes preceding cervical cancer. J Clin Pathol 47:278-9
37. Robertson JH, Woodend BR, Crozier EH, Hutchinson J (1988) Risk of cervical cancer associated with mild dyskaryosis. Brit Med J 297:18-21
38. Atypical Squamous Cells of Undetermined Significance/Low-Grade Squamous Intraepithelial Lesions Triage Study (Alts) Group (2000) Human papillomavirus testing for triage of women with cytologic evidence of low-grade squamous intraepithelial lesions. J Natl Cancer Inst 92:397-402
39. Kinney WK, Manos MM, Hurley LB, Ransley JE (1998) Where's the highgrade cervical neoplasia? Obstet Gynecol 91:973-6
40. Massad LS, Collins YC, Meyer PM (2001) Biopsy correlates of abnormal cervical cytology classified using the Bethesda system. Gynecol Oncol 82: 516-22
41. Limay A, Connor Amsy J, Huang X, Luff R (2003) Comparative analysis of conventional Papanicolaou tests ans a fluid-based thin-layer method. Arch Pathol Lab Med 127:200-4
42. Yeoh GPS, Chan KW, Lauder I, Lam MB (1999) Evaluation of the Thin Prep Papanicolaou test in clinical practice: 6-month study of 16,541 cases with histological correlation in 220 cases. Hong Kong Med J 5:233-9
43. Diaz-Rosario L, Kabawat S (1999) Performance of a fluid-based, thin-layer Papanicolaou smear method in the clinical setting of an independent laboratory and an outpatient screening population in New England. Arch Pathol Lab Med 123:817-21
44. Hutchinson ML, Zahniser DJ, Sherman ME et al. (1999) Utility of liquidbased cytology for cervical carcinoma screening: results of a population-based study conducted in a region of Costa Rica with a high incidence of cervical carcinoma. Cancer 87:48-55
45. Coste J, Cochanot-Priollet B, De Cremoux P et al. (2003) Cross sectional study of conventional cervical smear, monolayer cytology and human Papillomavirus DNA testing for cervical cancer screening. Brit Med J 326:733-7
46. Davey D, Austin M, Birdsong G et al. (2002) ASCCP patient management guidelines pap test specimen adequacy and quality indicators. J Lower genital tract disease 6:195-9
47. Clavel C, Masure M, Bory JP et al. (2001) Human Papillomavirus testing in primary screening for the detection of high-grade cervical lesions: a study of 7 932 women. Br J Cancer 89:1616-23
48. Lorincz AT, Richart RM (2003) Human Papillomavirus DNA testing as an adjunct to cytology in cervical screening programs. Arch Pathol Lab Med 127:959-68
49. Dalstein V, Riethmuller D, Prejet JL et al. (2003) Persistence and load of high risk HPV are predictors for development of high grade cervical lesions. Int J Cancer 106:396-403
50. Lorincz AT, Castle PE, Sherman ME et al. (2002) Viral load of human Papillomavirus and risk of CIN3 or cervical cancer. Lancet 360: 228-9
51. Klaes R, Friedrich T, Spitkovsky D et al. (2001) Overexpression of p16 (INK4A) as a specific marker for dysplastic and neoplastic epithelial cells of the cervix uteri. Int J Cancer 92:276-84
51a. Monsonego J, Pinto J, Semaille C et al. (2006) Human papillomavirus testing improves the accuracy of colposcopy in detection of cervical intraepithelial neoplasia, Int J Gynecol Cancer 15:1-8
51b. Monsonego J, Bohbot JM, Pollini G et al. (2005) Performance of the Roche Amplicor® Human papillomavirus (HPV) test in prediction of cervical intraepithelial neoplasia (CIN) in women with abnormal PAP smear. Gynecol Oncol 99:160-8
52. Kjellberg L, Wiklund F, Sjoberg I et al. (1998) A population based study of human papillomavirus deoxyribonucleic acid testing for predicting cervical intra-epithelial neoplasia. Am J Obstet Gynecol 179: 1497-502

53. Shlay JC, Dunn T, Byers T *et al.* (2000) Prediction of cervical intraepithelial neoplasia grade 2-3 using risk assessment and human papillomavirus testing in women with atypia on papanicolaou smears. Obstet Gynecol 96:410-6
54. Belinson J, Qiao YL, Pretorius R *et al.* (2001) Shanxi Province cervical cancer screening study: a cross-sectional comparative trial of multiple techniques to detect cervical neoplasia. Gynecol Oncol 83:439-44
55. Cox JT, Schiffman M, Solomon D (2003) Prospective follow-up suggest similar risk of subsequent cervical intraepithelial neoplasia grade 2 or 3 among women with cervical intraepithelial neoplasia grade 1 or negative colposcopy and directed biopsy. Am J Obstet Gynecol 188:1406-12
56. Guido R, Schiffman M, Solomon D, Burke L (2003) Postcolposcopy management strategies for women refer-red low-grade squamous intraepithelial lesions or human papillomavirus DANN-positive atypical squamous cells of undetermined significance: a two-year prospective study. Am J Obstet Gynecol 188:1401-5
57. Wright TC, Cox TJ, Massad SL *et al.* (2003) Consensus Guidelines for the management of women with cervical intraepithelial neoplasia. Am J Obstet Gynecol 189:295-304
58. Nobbenhuis MA, Walboomers JM, Helmerhorst TJ *et al.* (1999) Relation of human papillomavirus status to cervical lesions and consequences for cervical-cancer screening: a prospective study. Lancet 354:20-5
59. Paraskevaidis E, Jandial L, Mann EMF *et al.* (1991) Pattern of treatment failure following laser for cervical intraepithelial neoplasia: implications for follow-up protocol. Obstet Gynecol 78:80-3
60. Monsonego J (1998) Multicentric intra-epithelial neoplasia. J of Reproductive Medicine 43:609-10
61. Monsonego J, Zerat L, Catalan F, Coscas Y (1993) Genital human Papillomavirus infections: correlation of cytological, colposcopic and histological features with viral types in women and their partners. Int J STD AIDS 4:13-20
62. Monsonego J (1997) Spontaneous screening: benefits and limitations. In: Franco E, Monsonego J (Eds). New Development in Cervical Cancer Screening and Prevention. Oxford, Blackwell Science, p. 220-40

28 Manejo dos esfregaços de baixo grau (LSIL)

J.-P. Bory ◆ C. Quéreux

RESUMO

Representando de 1 a 2% do total dos esfregaços, os de baixo grau são encontrados com freqüência. Correspondem, na maioria das vezes, efetivamente a uma lesão histológica de baixo grau que regride espontaneamente em mais da metade dos casos. Porém, em 15 a 30% dos casos, haverá também uma lesão de alto grau. Até então, a avaliação de um esfregaço de baixo grau seria baseada essencialmente em uma colposcopia ou em um acompanhamento citológico intensivo. A pesquisa imediata de um HPV oncogênico é desnecessária, por ser pouco discriminante (80% de positividade). Trabalhos recentes trouxeram à luz a importância da pesquisa de HPV oncogênicos preferencialmente no acompanhamento (ao selecionar uma população de risco aumentado a apresentar ou desenvolver rapidamente uma lesão de alto grau). Essa estratégia seria particularmente interessante para as mulheres jovens, em que as lesões de baixo grau regridem mais. Por último, a possibilidade de pesquisar de rotina a presença específica do HPV 16 permitiria selecionar, desde o primeiro esfregaço de baixo grau, uma população de risco aumentado para apresentar ou desenvolver uma lesão de alto grau. A relação custo-benefício dessas diferentes estratégias deverá ser avaliada nos próximos anos.

PONTOS-CHAVE

1. Os esfregaços de baixo grau escondem uma lesão de alto grau em 15 a 30% dos casos.
2. As lesões histológicas de baixo grau regridem espontaneamente em mais da metade dos casos.
3. A avaliação atual de um esfregaço de baixo grau se baseia na colposcopia precedida ou não de esfregaço de controle.
4. Eles apresentam uma forte prevalência de HPV oncogênicos (pesquisa inicial pouco discriminante).
5. A pesquisa de HPV oncogênicos parece interessante no acompanhamento (seleção de pacientes de risco aumentado a apresentar um alto grau).
6. A genotipagem (pesquisa de HPV 16) permitiria, desde o primeiro esfregaço de baixo grau, identificar uma população de risco aumentado a apresentar lesão de alto grau.

INTRODUÇÃO

Na França, contabilizados em torno de 75.000 por ano (sobre um total de 6 milhões, isto é, de 1 a 2%), os esfregaços de baixo grau (LSIL ou *Low Grade Squamous Intraepithelial Lesion*) são, juntamente com os ASC-US (2 a 3%), as anomalias citológicas cervicais encontradas com mais freqüência. Trataremos aqui da avaliação e do acompanhamento a ser considerado após esse resultado citológico. O manejo terapêutico de uma lesão de baixo grau confirmada será tratado em outro capítulo.

As lesões de baixo grau: uma evolução espontânea freqüentemente favorável

Ostor (1) publicou, em 1993, uma importante revisão da literatura sobre a história natural das displasias cervicais, na qual mostrou que 60% das NIC 1 regrediram (30% persistiram, 10% se agravaram para displasia grave, até mesmo câncer). Duggan (2), em 1998, relatou, no mesmo sentido, uma série longitudinal de 340 mulheres acompanhadas graças a uma NIC 1 histológica: 62% regrediram (19% persistiram, 19% evoluíram para lesão de alto grau). A taxa de regressão atingiu até 90% em 3 anos nas mais jovens, conforme Mosciki (3), que acompanhou uma população de jovens mulheres de 13 a 22 anos.

Essa grande taxa de regressão espontânea é, sem dúvida, um elemento tranqüilizador, que pesará na indicação ou abstenção terapêutica de uma lesão de baixo grau (ver capítulo correspondente).

Em defesa do exame: como pesquisar uma lesão de alto grau oculta

É preciso ter em mente que, pelo fato de o esfregaço cervical ser um método de rastreamento e não de diagnóstico, a lesão efetivamente presente após um resultado de esfregaço de baixo grau pode ser, na verdade, subavaliada ou sobreavaliada. Corre-se o risco, sobretudo, de ignorar uma lesão de alto grau, até mesmo um câncer inicial, que necessitaria de tratamento sem demora.

Uma lesão de alto grau estaria presente logo após um esfregaço de baixo grau em 15 a 30% dos casos, segundo Solomon (4).

Várias estratégias são possíveis para revelar uma lesão de alto grau por trás de um esfregaço de baixo grau. Em suas recomendações de 2002, a ANAES (hoje Alta Autoridade para Saúde [França]) propõe uma alternativa entre uma colposcopia imediata ou somente em caso de esfrega-

ço anormal posterior, realizado a cada 6 meses, retornando ao rastreamento clássico após 3 esfregaços normais sucessivos (Fig. 28-1). O National Cancer Institute (5) também aconselhava, em 1992, o acompanhamento dos casos de baixo grau por citologia, sendo a colposcopia considerada apenas em caso de persistência de uma anomalia citológica. A escolha entre acompanhamento citológico ou colposcopia imediata será influenciada pela idade da paciente (antes dos 25 anos, a prevalência menor dos casos de alto grau e a freqüente regressão espontânea das lesões de baixo grau poderão levar à preferência por um acompanhamento citológico) e a disponibilidade de um exame colposcópico.

A progressão de uma NIC de baixo grau

A colposcopia concordante com uma biopsia em favor de uma lesão de baixo grau não é, contudo, garantia da ausência de desenvolvimento posterior de uma lesão de alto grau, mesmo nos casos de zona de transformação examinável. Assim, segundo Walker (6), de 1.800 pacientes portadoras de lesão de baixo grau documentada em colposcopia e histologia, 10% desenvolveram, nos dois anos seguintes, uma lesão de alto grau (7% desenvolveram NIC 3). De uma série comparável de 2.490 pacientes, Pretorius (7) avaliou o risco de desenvolver NIC 3 em dois anos como sendo um pouco menor, em 2%. É interessante notar que o risco de uma lesão de alto grau posterior é independente da primeira impressão colposcópica (seja ela julgada normal ou em favor de um baixo grau) ou do resultado da biopsia associada (histologia normal ou de baixo grau). Os únicos critérios estatisticamente discriminantes eram a idade das pacientes (risco de NIC 3 posterior: 0,4% antes dos 20 anos, 1,7% entre 20 e 29 anos, 2,7% depois dos 30 anos) e a presença inicialmente de um HPV oncogênico (2,3 contra 0,4%).

Em relação à técnica colposcópica, Pretorius, em outra publicação (8), recomendou a realização sistemática de uma curetagem endocervical na avaliação de esfregaço de baixo grau, mesmo se a zona de transformação estiver visível (em sua série, 5% das lesões de alto grau foram diagnosticadas somente na curetagem endocervical). Essa prática, no entanto, parece menos comum na França do que nos países anglo-saxões.

Qual é a importância da pesquisa de HPV oncogênicos no exame de um esfregaço de baixo grau?

O desenvolvimento das técnicas de biologia molecular tornou possível a pesquisa de rotina dos HPV oncogênicos, seja de forma agrupada (pelo teste Captura Híbrida®, por

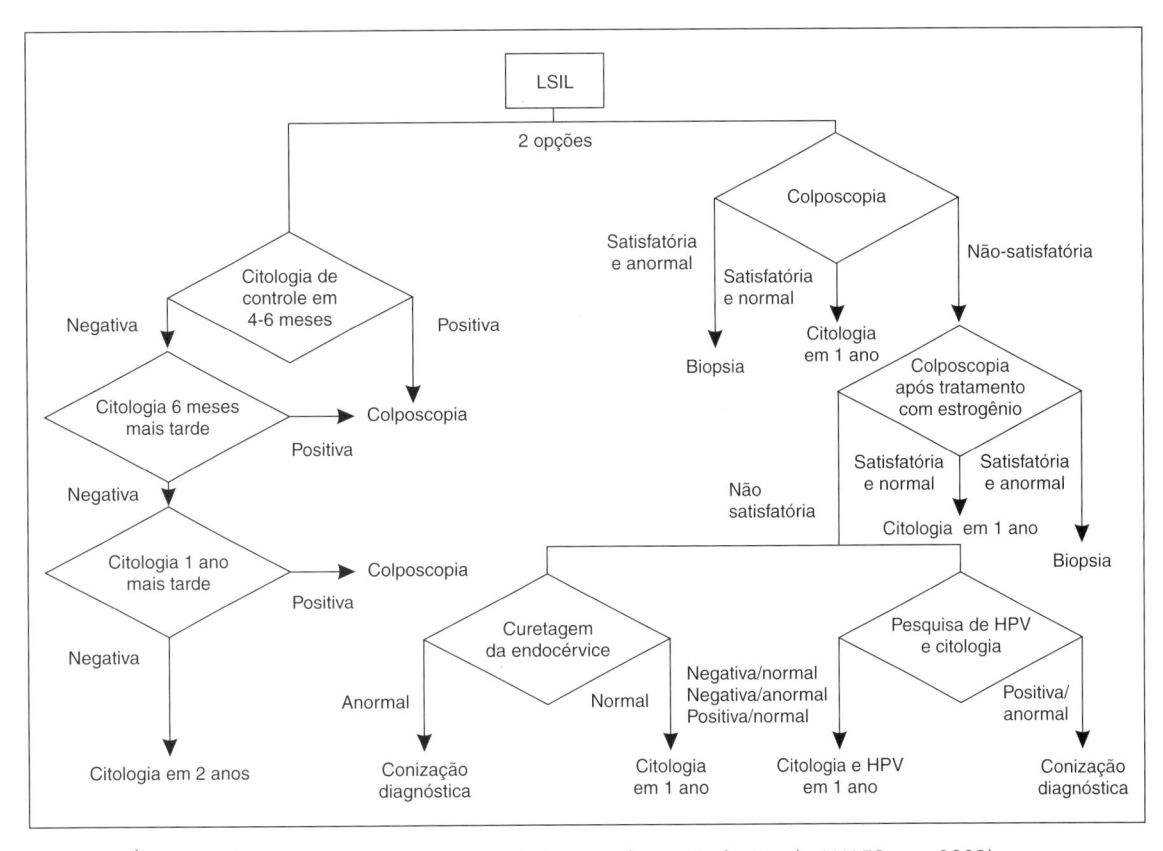

Fig. 28-1. Árvore de decisão para um esfregaço de baixo grau (recomendações da ANAES para 2002).

exemplo), seja – como tem acontecido mais recentemente – de forma específica (genotipagem). Apesar de o interesse dessa análise estar demonstrado pela triagem dos ASC-US, ele é limitado pela forte prevalência dos HPV oncogênicos nas lesões de baixo grau, 80% (9). Na mencionada série de Pretorius (7), ainda que o risco de desenvolver uma lesão de alto grau no futuro seja estatisticamente mais freqüente em caso de presença de HPV oncogênico inicialmente (2,3% contra 0,4%), 78% das pacientes examinadas eram HPV+ no momento da inclusão, número próximo das outras publicações que limita o interesse dessa análise nesta indicação.

Dado o importante *clearance* espontâneo dos HPV oncogênicos e das lesões de baixo grau que lhes estão associadas, a pesquisa de HPV oncogênicos parece mais interessante no acompanhamento posterior de uma lesão de baixo grau do que no momento de seu rastreamento. Walker (6), em uma série de 1.800 pacientes que apresentavam inicialmente uma lesão de baixo grau confirmada em colposcopia e histologia, mostrou que o risco de desenvolver uma lesão de alto grau em cerca de dois anos era significativamente ampliado em caso de presença de HPV durante esse acompanhamento (19 contra 2% comparadas todas as citologias, 11 contra 2% se o esfregaço for normal, 19 contra 3% se o esfregaço for ASC-US ou de baixo grau).

No mesmo sentido, Guido (10) recomenda o acompanhamento de um esfregaço inicial de baixo grau por um esfregaço de 6 e 12 meses ou uma pesquisa de HPV oncogênicos aos 12 meses, que é mais eficaz. Essa estratégia parece muito mais interessante nas mulheres bem jovens, como lembra Moscicki (3) no final de seu estudo.

Genotipagem: o futuro?

Como indicado anteriormente, a falta de discriminação da pesquisa global de um grupo de HPV oncogênicos em um esfregaço de baixo grau para sugerir lesão de alto grau oculta ou com risco de surgir decorre de sua forte prevalência nessa situação (80%). Porém, hoje é possível determinar a presença de certos HPV oncogênicos particulares de maneira específica em rotina (genotipagem). Castle (11) se interessou particularmente pelo mais comum dos HPV oncogênicos: o tipo 16, que é encontrado em cerca de 50% das NIC 3. Em sua série de 5.000 pacientes, ele mostra que, naquelas que apresentavam um esfregaço de baixo grau, a prevalência inicial do HPV 16 era de 21%. Essas pacientes teriam um risco de desenvolver NIC 3, em aproximadamente dois anos, de 39 contra 10% na presença de um HPV oncogênico que não o 16, e 5% na ausência de HPV oncogênico comum (rastreado pelos *kits* de rotina como Captura Híbrida® 2). Ele lembra, assim, a possibilidade de tratar sem demora as pacientes portadoras de uma lesão de baixo grau com HPV 16, sob o risco de perder o contato com elas.

■ Conclusão

Os esfregaços de baixo grau devem suscitar sistematicamente a pesquisa por uma lesão de alto grau, oculta em 15 a 30% dos casos, necessitando de tratamento sem demora. Por muito tempo, esse balanço foi unicamente baseado na colposcopia, eventualmente precedido de esfregaço de controle. O desenvolvimento das técnicas de pesquisa de rotina por grupos de HPV oncogênicos permite selecionar, durante o acompanhamento posterior das pacientes com risco aumentado de desenvolver uma lesão de alto grau, ao passo que a pesquisa inicial por HPV oncogênico em um primeiro esfregaço de baixo grau não é interessante, por ser pouco discriminante (80% de positividade). O aparecimento de técnicas de genotipagem de rotina permitiria isolar, desde o primeiro esfregaço de baixo grau, as pacientes HPV 16+ que correm risco ampliado de lesão de alto grau, para as quais o tratamento antecipado poderia ser optado, limitando a probabilidade de se perder seu seguimento. As relações custo-benefício dessas diferentes estratégias deverão ser determinadas em futuros estudos para o estabelecimento de recomendações.

Referências

1. Ostor AG (1993) Natural history of cervical intraepithelial neoplasia: a critical review. Int J Gynecol Pathol 12:186-92
2. Duggan MA, McGregor SE, Stuart GC *et al.* (1998) The natural history of CIN I lesions. Eur J Gynaecol Oncol 19:338-44
3. Moscicki AB, Shiboski S, Hills NK *et al.* (2004) Regression of low-grade squamous intra-epithelial lesions in young women. Lancet 364:1678-83
4. Solomon D, Davey D, Kurman R *et al.* (2002) The 2001 Bethesda System: terminology for reporting results of cervical cytology. JAMA 287:2114-9
5. Kurman RJ, Henson DE, Herbst AL *et al.* (1994) Interim guidelines for management of abnormal cervical cytology. The 1992 National Cancer Institute Workshop. JAMA 271:1866-9
6. Walker JL, Wang SS, Schiffman M, Solomon D (2006) Predicting absolute risk of CIN 3 during post-colposcopic follow-up: results from the ASCUS-LSIL Triage Study (ALTS). Am J Obstet Gynecol 195:341-8
7. Pretorius RG, Peterson P, Azizi F, Burchette RJ (2006) Subsequent risk and presentation of cervical intraepithelial neoplasia (CIN) 3 or cancer after a colposcopic diagnosis of CIN 1 or less. Am J Obstet Gynecol 195:1260-5
8. Pretorius RG, Zhang WH, Belinson JL *et al.* (2004) Colposcopically directed biopsy, random cervical biopsy, and endocervical curettage in the diagnosis of cervical intraepithelial neoplasia II or worse. Am J Obstet Gynecol 191:430-4
9. ALTS Group (2000) Human papillomavirus testing for triage of women with cytologic evidence of low-grade squamous intraepithelial lesions: baseline data from a randomized trial. The Atypical Squamous Cells of Undetermined Significance/Low-Grade Squamous Intraepithelial Lesions Triage Study (ALTS) Group. J Natl Cancer Inst 92:397-402
10. Guido R, Schiffman M, Solomon D, Burke L (2003) Postcolposcopy management strategies for women refer-red with low-grade squamous intraepithelial lesions or human papillomavirus DNA-positive atypical squamous cells of undetermined significance: a two-year prospective study. Am J Obstet Gynecol 188:1401-5
11. Castle PE, Solomon D, Schiffman M, Wheeler CM (2005) Human papillomavirus type 16 infections and 2-year absolute risk of cervical precancer in women with equivocal or mild cytologic abnormalities J Natl Cancer Inst 97:1066-71

29 Avaliação e conduta após um esfregaço HSIL

J.-L. Leroy

RESUMO

Apesar dos serviços prestados, que são inegáveis, a citologia é alvo de ataques regulares em razão de uma sensibilidade muito fraca. Pode-se citar, em particular, a metanálise de Fahey, que nos divulga uma sensibilidade geral de 58%. A adição do teste viral permite melhorar essa sensibilidade por um custo extra, que os poderes públicos não parecem estar decididos a sustentar. Também é preciso lembrar que o objetivo de um rastreamento é selecionar, por meio de uma ferramenta idealmente sensível e específica, uma parte da população suscetível de ser portadora da patologia. No presente caso, o objetivo buscado é a detecção das lesões pré-cancerosas do colo uterino em um estágio pré-invasor, permitindo, assim, a prevenção do câncer. Com muita freqüência, apresentam-nos a citologia ou a virologia como uma ferramenta de diagnóstico. Na verdade, a citologia, como qualquer outro meio de rastreamento, apenas seleciona as pacientes que serão examinadas no colposcópio para a pesquisa de uma lesão cuja natureza exata só será afirmada pela histologia (biopsia ou conização, em caso de biopsia impossível ou aleatória). A partir de então, é preciso retomar toda a cadeia da investigação cervical, da qual se sabe que alguns elos são mais fracos, e o clínico deve ter sempre espírito crítico no decorrer do procedimento diagnóstico.

PONTOS-CHAVE

1. A citologia cervicouterina é mais uma ferramenta de rastreamento do que de diagnóstico.
2. É atualmente o melhor meio de rastrear o câncer invasivo do colo uterino e, principalmente, seus precursores.
3. Esse câncer pode ser prevenido pela destruição ou exérese das lesões pré-invasoras previamente identificadas pela colposcopia e reconhecidas pela histologia.
4. A histologia é a referência diagnóstica indispensável a toda decisão terapêutica.
5. A correspondência cito-colpo-histológica é imperfeita.

A utilidade dos esfregaços cervicouterinos para o rastreio é demonstrada

O câncer invasivo do colo uterino é um câncer freqüente nos países que não se beneficiam do rastreio. Ele ocupa o segundo lugar entre os cânceres na mulher: 465.000 novos casos e 200.000 mortes por ano no mundo, dos quais 80% ocorrem nos países em desenvolvimento (ANAES 1998) (1). Esse câncer pode ser evitado, pois o colo possui acesso fácil. O Papanicolaou constitui um teste simples, pouco traumatizante e barato. A história natural do câncer do colo uterino é suficientemente longa (10 a 15 anos entre a primeira lesão intra-epitelial e a invasão) para permitir o diagnóstico das lesões em estágio pré-invasor, mesmo que os esfregaços sejam relativamente espaçados no tempo (3 anos). O tratamento das lesões pré-cancerosas é possível com taxa de cura próxima a 100%.

A prática dos esfregaços de colo permite obter a redução da incidência e da mortalidade do câncer invasivo do colo uterino. O rastreio organizado na Finlândia desde 1963 permitiu uma redução da incidência e da mortalidade em 80% (2). A redução é comparável em outros países do norte da Europa (Islândia, Suécia, Dinamarca), cuja população se beneficia do rastreio organizado (3, 4). Nos Estados Unidos, o rastreamento acarretou uma redução de 74% da incidência do câncer invasivo entre 1955 e 1992 (1).

O rastreio organizado é superior ao espontâneo quanto à redução da incidência do câncer invasivo (5). Na Grã-Bretanha, a taxa de cobertura atingiu 85%, em 1994, graças a uma melhor organização (6). Na França, o rastreio é deixado à iniciativa individual e um pouco mais da metade das mulheres se beneficia dele. Pode-se, entretanto, mencionar uma redução da incidência do câncer invasivo com uma baixa constante há 20 anos. Em 2000, a incidência era de 8/100.000:

- Incidência: 3.387 casos por ano (8º lugar).
- Mortalidade: 1.000 casos por ano (5º lugar).
  Em 1980, os números eram bem mais elevados:
- Incidência: 4.879 casos.
- Mortalidade: 1.941 mortes.

Lesões a rastrear: o diagnóstico da lesão

O objetivo do rastreio é reconhecer certas lesões, das quais se examina a gravidade, de maneira que seja possível aplicar um tratamento adequado, correspondente ao risco:

- Câncer microinvasor ou invasor.
- Lesão pré-cancerosa cujas classificações histológicas foram calcadas nas classificações citológicas para melhor manejo clínico.

O objetivo é fazer um diagnóstico antes da invasão, num estágio em que a patologia seja constantemente curável. Muitas vezes, vemos médicos ou pacientes inquietos em função de um diagnóstico de lesão de alto grau. Na verdade, é preciso considerar que se trata de um sucesso do rastreio, em que o fracasso é representado pelo diagnóstico de uma lesão invasora.

Após várias classificações, a tendência atual é distinguir as lesões de baixo grau de baixo risco invasor com mais de 10 anos, que haverá tempo para vigiar, e as lesões de alto grau, a serem tratadas imediatamente.

Sensibilidade, especificidade e reprodutibilidade do diagnóstico citológico

A sensibilidade e a especificidade do diagnóstico citológico são mais elevadas para as lesões de alto grau (7) do que para as lesões de baixo grau. São mais elevadas para as lesões de Malpighi do que para as lesões glandulares. Para as lesões de baixo grau, a reprodutibilidade do diagnóstico é insignificante não apenas no que se refere aos esfregaços, mas também para as biopsias, até para as peças de conização (8). As discordâncias cito-histológicas muitas vezes resultam de um erro na coleta da biopsia sob colposcopia em 52% dos casos (9). A colposcopia talvez estivesse insatisfatória.

A colposcopia é incontornável para realizar uma biopsia em caso de esfregaço anormal.

Na literatura norte-americana, apresenta-se a citologia como um meio de evitar a colposcopia, pois esta só é realizada por alguns especialistas com um custo importante. Na França, todo ginecologista, em princípio, está treinado – ou pode sê-lo facilmente – para localizar as lesões a serem biopsiadas, com um estudo crítico de suas topografias e de seus aspectos. Ao realizar uma colposcopia, deve-se ter em mente os resultados da citologia. Em caso de esfregaço sugerindo uma lesão de alto grau, há grande probabilidade de que essa lesão exista. Em caso de esfregaço sugerindo uma lesão de baixo grau ou de esfregaço ASC-US, há, com mais freqüência, um falso positivo, mas pode-se, porém, descobrir uma lesão de alto grau, até mesmo invasora. O diagnóstico citológico é tão preciso que se situa no alto grau, e não há correspondência exata entre as lesões citológicas e histológicas (10).

Um aspecto citológico sugerindo lesão de baixo grau ou um esfregaço com resultado ASC-US pode corresponder, em histologia, a uma lesão de alto grau em 10 a 20% dos casos. Não se trata de falso negativo, mas de uma subavaliação, o que é um dos limites da citologia cervicouterina (Tabela 29-1).

Tabela 29-1 – Correspondência histológica dos esfregaços HSIL (segundo Mergui)

	Nº de esfregaços HSIL	%	Sem lesão	Baixo grau	Alto grau	ACIS	CMI	CI
Birembaut	184	1%			138 75%			
Zerat		0,3%			89,2%			
Boman	170	1%	37	13	104 61,2%	2	9	5
Lonky	260		79	52	123 47%	2		4
Kinney		0,3%			70,9%			

Pode-se encarar o problema de outra forma e pesquisar a natureza da resposta citológica que tiver chegado a um diagnóstico de lesão de alto grau. É bastante freqüente um esfregaço que sugere anomalia menor. Assim, a maioria das lesões de alto grau não foi rastreada a partir de um esfregaço de alto grau (Tabela 29-2). Em contrapartida, a maioria dos esfregaços de alto grau correspondeu a uma lesão de alto grau. Isso significa que, após dois esfregaços sucessivos resultando em alto grau, é preciso descobrir por meio da colposcopia a lesão correspondente. Será feita uma conização diagnóstica mesmo que a colposcopia esteja normal, pois existe, nesse caso, grande probabilidade de lesão endocervical.

Lembremos a situação do rastreio do câncer invasivo na França ao estudar a história citológica dos cânceres invasivos. O passado citológico das pacientes portadoras de um câncer invasivo atesta fraquezas do rastreio na França. O estudo mais recente foi realizado pela Sociedade Francesa de Colposcopia sob a iniciativa de seu presidente, professor Boulanger (Tabela 29-3).

Tabela 29-2 – Porcentagem de esfregaços que chegaram a um diagnóstico de HSIL

		% de esfregaços	% de HSIL entre os esfregaços	% de esfregaços entre os HSIL
ASC-US	Boman	4,65	6,5	5,6
	Kinney	3,6	7,3	38,8
LSIL	Boman	3,45	15,4	25,5
	Kinney	0,9	15,2	20,1
HSIL	Boman	1	73,8	64,6
	Kinney	0,3	70,9	31,4

Tabela 29-3 – História citológica dos cânceres invasivos

	Mubiayi, Lille	Boulanger, Amiens	SFCPCV
Período de estudo	1996-1999	1988-1998	2006
Número de casos	148	63	376
Nunca fez esfregaço	36,8%	34,9%	23,9%
Esfregaço > 3 anos	34,5%	36,5%	41,5%
Esfregaço normal < 3 anos	17,5%	23,8%	26,1%
Esfregaço positivo e abandono de tratamento	8,1%	4,8%	3,45%
Tratamento recente de NIC	3,1%	0%	5,05%

Procedimento diagnóstico em caso de esfregaço HSIL

A ANAES definiu recomendações para a prática clínica em 2002 com os seguintes dados:

> **Recomendações para a prática clínica. Conduta diante de paciente com um esfregaço cervicouterino anormal. ANAES 2002.**
> - Colposcopia imediata (2º esfregaço desnecessário e perigoso) para localizar as lesões e orientar as coletas, que devem ser de boa qualidade. Se a integralidade das lesões cervicais, especialmente para com o canal endocervical, não for observada, a colposcopia não será satisfatória: exérese de cunho diagnóstico.
> - Após tratamento, 1º controle aos 3 meses: colposcopia e esfregaço uterino com eventuais biopsias dirigidas e/ou curetagem endocervical conforme o aspecto colposcópico.
> - Se a colposcopia for normal: repetir a citologia em 6 meses; se o segundo esfregaço for de alto grau, conização diagnóstica.
> - Se os exames forem anormais: tratar as lesões residuais conforme sua gravidade e sua situação.
> - HPV: pesquisa não recomendada em 2002 para o acompanhamento das pacientes após conização (estudo em curso).

Vê-se claramente, portanto, que um esfregaço com resultado HSIL deve levar à colposcopia, e podem-se lembrar os objetivos dessa colposcopia validados pela ANAES, 1998. "Ela objetiva localizar as anomalias ao nível da mucosa do colo uterino e precisar a sua topografia (...) É pouco eficaz quando utilizada como ferramenta diagnóstica. Em contrapartida, a sua realização é indispensável para dirigir as biopsias...

Cada clínico deve descrever com precisão:

- O local da linha de junção escamocolunar.
- A zona de transformação atípica.
- A topografia das lesões.
- E os sinais de gravidade que guiam a localização das biopsias".

Colposcopia

É obrigatória após todo esfregaço anormal, *a fortiori* em caso de esfregaço HSIL. Seu mérito é o de precisar a extensão e a topografia da lesão em relação ao orifício cervical e à junção escamocolunar. Além disso, a biopsia será orientada para a zona mais suspeita e disporemos de uma apreciação da confiabilidade da biopsia conforme a visualização parcial ou completa da lesão.

O resultado deve ser formulado segundo uma terminologia interpretável por todos. Há duas classificações para as quais é possível encontrar um denominador comum:

- Terminologia da Sociedade Francesa de Colposcopia (SFCPCV 1983).
- Terminologia da Sociedade Internacional de Colposcopia (IFCPC 1990).

Distinguir-se-ão:
- As colposcopias não satisfatórias.
- As colposcopias normais:
  - colo normal;
  - ectopia;
  - zona de transformação normal, transformação normal.
- As colposcopias anormais:
  - transformação atípica de grau 1 ou anomalia menor.
  - transformação atípica de grau 2 ou anomalia maior.

A ANAES validou três méritos da colposcopia:
- Estudo da topografia das lesões: linha de junção ou zona de transformação.
- Localização da zona onde será feita a biopsia
- Pesquisa de sinais desfavoráveis.

Diagnóstico final

É preciso considerar certo número de dados.
 As lesões cervicais estão em três dimensões.
 As lesões mais graves são endocervicais e profundas.

A investigação cervical comporta vários tempos, e as informações são diferentes conforme se lida com os esfregaços, a colposcopia ou a biopsia dirigida. A conização é o último recurso, mas a custo da agressão cirúrgica com possíveis conseqüências obstétricas. O objetivo final é não deixar escapar um único diagnóstico de alto grau e, *a fortiori*, nenhum câncer invasivo ou microinvasor. Para fazê-lo, é preciso buscar uma concordância entre os três elementos do tripé diagnóstico e não recorrer à conização, a não ser em caso de necessidade.

Discussão diagnóstica

Várias situações clínicas podem ser padronizadas.
 O diagnóstico parece confiável
 Felizmente, trata-se da maioria dos casos:

- É uma NIC visível na totalidade.
- A colposcopia é desfavorável, e a invasão é confirmada pela biopsia.
- Há concordância citológica e histológica.

O esfregaço é anormal, mas a colposcopia é normal

- Podem-se considerar várias explicações possíveis:

  Não há NIC:
  - é um falso positivo da citologia;
  - havia uma NIC que desapareceu.

  Há uma NIC ignorada:
  - falso negativo da colposcopia:
    - lesão não vista;
    - lesão pequena demais;
    - lesão endocervical;
  - falso negativo da histologia:
    - erro de coleta;
    - erro de leitura.

  Há uma lesão vaginal isolada de tipo NiVa

- Podem-se propor várias atitudes:
  - repetir o esfregaço com um intervalo de tempo a ser definido;
  - fazer uma conização em todos os casos discordantes;
  - continuar as investigações:
    - biopsias múltiplas, mas se a colposcopia for normal, a biopsia também o será;
    - fazer um teste de HPV – tranqüilizador se o teste der negativo, mas a perplexidade persiste se o teste der positivo;
    - curetagem endocervical que só tem valor positivo;
    - microisteroscopia, cuja prática é difícil.
- Freqüência dessa discordância citologia-colposcopia: quando uma colposcopia é realizada por esfregaço anormal, a probabilidade de colposcopia normal se situa entre 9 e 23%. As diferenças podem se explicar pelo fato de que certos estudos tratam de períodos antigos (1967-1977 para Hellberg) ou que as experiências dos colposcopistas são desiguais. Alguns estudos incluem todos os esfregaços anormais; a de Hellberg considera unicamente os esfregaços de alto grau.
- Rentabilidade da conização sistemática: propor uma conização sistemática em caso de citologia positiva com colposcopia normal pode parecer agressivo. Contudo, dois estudos trazem argumentos: descoberta de uma lesão de alto grau em 7 a 34,8% dos casos.
- Necessidade de acompanhamento: a vigilância posterior, mesmo em longo prazo, dessas pacientes parece particularmente rentável. Muitos desses falsos positivos irão se revelar mais tarde por serem autênticas NIC ignoradas. Hellberg fornece uma taxa atuarial de 22% de NIC em 10 anos.

A colposcopia não é válida (por várias razões)

- *A lesão penetra a endocérvice, e o limite superior não está visível:*
  - a biopsia não é formal;
  - ela dá apenas uma informação mínima;
  - há uma probabilidade de lesão endocervical de grau mais elevado;
  - a conização é necessária para eliminar uma invasão subjacente.
- *A ectocérvice está normal. Toda a lesão está interiorizada:*

  É preciso fazer novos esfregaços:
  - recorrer a uma positividade virológica: presença de HPV oncogênico;
  - realizar uma curetagem endocervical;
  - até mesmo uma microcolposcopia.

  Se a dúvida persistir, a conização trará a solução diagnóstica.

- *Existe uma discordância cito-colpo-histológica:*

  Se o esfregaço e/ou a colposcopia forem mais pessimistas que a biopsia, é preciso desconfiar e realizar uma conização diagnóstica ao surgir a menor dúvida.

Conclusão

Todo esfregaço anormal acusando HSIL necessita da realização de uma colposcopia. Na maioria dos casos, uma lesão será localizada, e será realizada uma biopsia dirigida. Seus resultados serão interpretados considerando os dados topográficos e a imperfeição da investigação cervical. É preciso ter em mente que, em caso de esfregaço sugerindo uma lesão de alto grau, há mais de 80% de probabilidade de que esse alto grau exista. Um esfregaço sugerindo lesão de alto grau leva, na maior parte dos casos, a esse diagnóstico, que será confirmado pela histologia. Em caso de esfregaço ASC-US ou sugerindo uma lesão de baixo grau, a imprecisão é maior. Muitas vezes, há um falso positivo, mas pode-se, em contrapartida, descobrir uma lesão de alto grau.

A colposcopia pode ser normal e até confiável, se a junção estiver bem visível. Pode tratar-se de um falso positivo da citologia ou de uma lesão ignorada. A prudência é regra, e um novo esfregaço deve ser proposto após um intervalo de 3 a 6 meses, e depois todo ano. Uma nova positividade da citologia indica uma conização, mesmo que a colposcopia esteja normal, e isso porque o esfregaço está sugerindo uma lesão de alto grau.

O teste de HPV pode ser realizado. Se essa virologia for negativa, confirma-se que se trata de um falso diagnóstico citológico. Se o teste for positivo, a realidade de uma lesão não é certa. É preciso ter em mente que 15% da população é portadora de HPVs oncogênicos, e que apenas uma minoria é portadora de uma displasia cervical.

O diagnóstico citológico anterior a um diagnóstico histológico de lesão de alto grau é, na maioria das vezes, uma anomalia menor. O passado citológico das pacientes com um câncer invasivo atesta fraquezas do rastreio.

A conização diagnóstica, ferramenta última de diagnóstico, deverá ser utilizada com discernimento.

Referências

1. Cain SM *et al.* (2000) Preventing cervicol cancer. Science 288:1753-4
2. Antilla A *et al.* (2000) Cervical cancer screening pro-gramme in Finland. Eur J Cancer 36: 2209-14
3. Johannenson G *et al.* (1978) The effect of man screening in Ireland 1965-74 on the incidence and mortality of cervical carcinoma. Int J Cancer 21: 418-25
4. Stenkvist B *et al.* (1984) Papanicolaou smear screening and cervical cancer: what can we expect ? JAMA 252:1423-6
5. Nieminen P, Kallio M, Hakama M (1995) The effect of mass screening on incidence and mortality of squamous and adeno carcinoma of cervix uteri. Obstet Gynecol 85:1017-21
6. Quinn MM, Babb P, Jones J, Allen E (1999) Effect of screening on incidence of and mortality from cancer of cervix in England: evaluation based on routinely collected statistics. Br Med J 318:904-8
7. Di Bonito L *et al.* (1993) Cervical cytopathology: an evaluation of its accuracy baed on cytohistologic comparison. Cancer 72:3002-3
8. Stoler MH *et al.* (2001) Inter observer reproducibility of cythologic and histologic interpretations realistic estimates from the ASCUS-LSIL Trige study. JAMA 285: 1500-5 Fahey MT *et al.* (1995) Meta-analysis of Pap Test Accuracy. Am J Epidemiol 141:680-9
9. Tritz DM *et al.* (1995) Etiologies of non-correlating cervical cytologies and biopsies. Am J Clin Pathol 103:594-7
10. Scully RE *et al.* (1994) Hystological typing of female genital tract tumours. WHO International Histological classifications of tumours. Berlin, Springer-Verlag
11. Mergui JL. Correspondances histologiques des frottis CV anormaux. Communication au 29° Congrès de la SFCPCV Paris, 20/1/2006
12. Boman F, Duhamel A, Trinh DQ (2003) Evaluation du dépistage cytologique des cancers et lesions précancéreuses du col utérin. Bull Cancer 90:643-7
13. Boman F, Duhamel A, Trinh DQ (2004) Correspondance histologique des frottis cervico-uterins détectant un cancer ou une lesion de haut grade. Gynécol Obstét Fertil 32:404-8
14. Leroy JL, Boman F (2003) Vers un dépistage optimal des cancers et précancers du col utérin par frottis cervicaux. Presse Med 32:174-80
15. Parkin DM (2002) Global Cancer Statistics in the year 2000. The Lancet Oncology 2:533-43
16. Mubiayi N, Bogaert E, Boman F *et al.* (2002) Histoire du suivi cytologique de 148 femmes atteintes d'un cancer invasif du col utérin. Gynécol Obstét Fertil 30:210-7
17. Lonky NM *et al.* (1999) The clinical significance of the poor correlation of cervical malignancy with referal cytologic results. Am J Obstet Gynecol 181:560-6
18. Hellberg D *et al.* (1994) Positive cervical smear with subsequent normal colopscopy and histology: frequency of CIN in a long-term follow-up. Gynecol Oncol 53:148-51
19. Boulanger JC (2007) Correspondances histologiques des frottis CV anormaux. Communication au 30, Congrès de la SFCPCV, Paris, 19/1/2007

30 Tomada de decisão diante de atipias glandulares

F. Lécuru ◆ M.-A. Le Frère Belda ◆ A.-S. Bats ◆ C. Bensaid, M. Junger ◆ F. Larousserie ◆ C. Nos

RESUMO

As anomalias glandulares (AGC) raramente são encontradas nos Papanicolaous (< 2%). Entretanto, elas revelam, com freqüência (> 30%), uma patologia real – do colo, do endométrio ou anexos. O risco de neoplasia é importante quando o esfregaço é do tipo "*favor neoplasia*", ou nas mulheres com idade superior a 35 anos ou que estejam apresentando menometrorragias.

As anomalias glandulares devem induzir a uma colposcopia com coleta endocervical, eventualmente associada a uma histeroscopia.

PONTOS-CHAVE

1. Em caso de AGC, deve ser realizada uma colposcopia com coleta endocervical, exceto na presença de células endometriais atípicas, em que o exame do endométrio deve ser feito em primeiro lugar.
2. Uma colposcopia e o exame do endométrio devem ser realizados nas mulheres com mais de 35 anos, ou nas mulheres com menos de 35 que estejam apresentando menometrorragias.
3. Da mesma forma, uma colposcopia deve ser efetuada em caso de suspeita de AIS.

Revisão: a classificação de Bethesda 2001

Em dezembro de 1988, a classificação de Bethesda foi proposta na publicação de um trabalho do CNI sobre patologia cervicovaginal. A categoria AGUS foi então definida como "*atypical glandular cells of undetermined significance*", isto é, células que não correspondem mais ao aspecto benigno, mas que também não podem ser qualificadas como malignas.

A segunda conferência de Bethesda, em 1991, acrescentou, para as AGUS, as subclasses "*favor neoplasia*" para os aspectos sugerindo uma lesão maligna, "*favor reactive*" para os aspectos sugerindo a inflamação ou patologias benignas. Por fim, o termo "*not otherwise specified*" foi usado para os aspectos que não se encaixam nas categorias anteriores (Tabela 30-1).

Em 2001, a classificação de Bethesda foi novamente revisada (Tabela 30-2). A classe AGUS foi suprimida, bem como a subclasse "*favor reactive*". Uma nova categoria foi introduzida: AGC "*atypical glandular cells*". Além disso, o adenocarcinoma endocervical *in situ* (AIS) passou a ser uma entidade separada, ao passo que, em 1991, ele estava incluído entre as AGUS "provavelmente neoplásicas".

No que se refere às anomalias glandulares, as diferentes categorias possíveis são hoje:

- *Atypical glandular cells* (AGC). É preciso especificar o tipo "endocervical", "endometrial" ou sem especificação particular – "*not otherwise specified*".
- *Atypical glandular cells favor neoplastic*. É preciso especificar o tipo "endocervical" ou "*not otherwise specified*".
- *Endocervical adenocarcinoma in situ* (AIS). Adenocarcinoma (de origem endocervical, endometrial, extra-uterina, ou não especificada).

Tabela 30-1 – Terminologia citológica de Bethesda 1988 e 1991 referente às anomalias glandulares

Anomalias das células glandulares:
- células endometriais, de citologia benigna, em uma mulher pós-menopausa;
- células glandulares atípicas de significado indeterminado (AGUS: *atypical glandular cells of undetermined significance*: especificar*);
- adenocarcinoma endocervical;
- adenocarcinoma endometrial;
- adenocarcinoma extra-uterino;
- adenocarcinoma de origem não especificada.

*Na classificação citológica Bethesda 1991, é necessário especificar, se possível, se as atipias das células glandulares são provavelmente reacionais ou se sugerem, antes, uma lesão neoplásica.

Tabela 30-2 – Terminologia citológica de Bethesda 2001 referente às anomalias glandulares

Ausência de lesão intra-epitelial ou malignidade
Células glandulares benignas pós-histerectomia
Outro
Células endometriais benignas após os 40 anos
Anomalias das células glandulares
- Atipias glandulares (AGC: *atypical glandular cells*)
  - Células atípicas endocervicais
  - Células atípicas endometriais
  - Células glandulares atípicas de origem não especificada
- Atipias glandulares sugerindo uma lesão neoplásica
  - Células de origem endocervical
  - Células de origem não especificada

Adenocarcinoma endocervical *in situ*
Adenocarcinoma (de origem endocervical, endometrial, extra-uterina ou não especificada)

A presença de células endometriais de aspecto benigno depois dos 40 anos é alvo de uma definição separada e está excluída das anomalias glandulares.

A classificação de Bethesda 2001 é claramente detalhada e explicada no artigo de Apgar *et al.* (1), nos documentos da ANAES (2), bem como no *site* www.aafp.org ou www.cytopathology.org/NIH/bethes-daTable.php

Isso equivale, na verdade, a classificar as células glandulares atípicas (AGC) em função de:

- Sua origem: endocervical, endometrial ou não especificada (*not otherwise specified*: NOS).
- Seu aspecto, sugerindo ou não uma neoplasia.

Por fim, existem aspectos que sugerem, de imediato, um adenocarcinoma *in situ* (AIS) ou um adenocarcinoma invasor.

O papel do patologista é, portanto, primordial, uma vez que irá orientar a cadeia diagnóstica desencadeada pelo Papanicolaou. Seu objetivo é ser o mais claro possível. A supressão da categoria AGUS, que reunia patologias muito discrepantes, trabalha nesse sentido (3).

Freqüência

As atipias glandulares representam apenas a minoria das anomalias rastreadas pelos esfregaços. A freqüência varia de 0,2 a 2%, conforme os autores (4-8).

A antiga categoria AGUS era ainda mais rara e só representava 0,08 a 0,1% dos esfregaços (8, 9).

A idade média de descoberta é de 43 anos (9). Seu manejo deverá respeitar os imperativos de preservação da sexualidade e da fertilidade.

Patologias possíveis

A análise da literatura é complicada, pois inúmeros estudos são retrospectivos, com definições variáveis das anomalias citológicas (referindo-se a classificações de Bethesda diferentes), testes diagnósticos diferentes (citologia, colposcopia, histologia sistemática etc.), um acompanhamento às vezes breve e inúmeros sujeitos incluídos, muitas vezes limitados.

A qualidade metodológica desses estudos, na maioria das vezes, é fraca ou média.

Dois trabalhos merecem ser destacados:

- Schnatz efetuou uma metanálise dos trabalhos publicados sobre os diagnósticos histológicos finais das pacientes que apresentavam um esfregaço AGUS ou AGC (10). Apenas 24 dos 916 estudos identificados correspondiam aos critérios de inclusão (especialmente a metodologia). Os artigos selecionados representavam 2.389.206 esfregaços cervicais. A prevalência dos esfregaços AGUS era de 0,29%. Para as pacientes que só apresentavam um esfregaço AGUS (as ASC-US associadas foram excluídas), a prevalência das lesões era a seguinte: 4,2% para lesão de baixo grau, 6,4% para lesão de alto grau, 3,1% para adenocarcinoma *in situ*, 0,2% para hiperplasia endometrial, 4% para cânceres invasivos. Quando existia simultaneamente um aspecto ASC-US, a freqüência das lesões de baixo grau e de alto grau era significativamente aumentada. Da mesma forma, o risco de diagnosticar um adenocarcinoma era significativamente mais elevado em caso de esfregaço AGUS "*favor neoplasia*" do que na presença das outras subclasses (Fig. 30-1). Quando uma lesão neoplásica finalmente era diagnosticada, envolvia o endométrio (57% dos cânceres), a endocérvice (24%), o ovário ou a tuba (6%), a ectocérvice (5%) ou outras localizações (mama, cólon etc.): 7%.
- Daniel analisou retrospectivamente uma base de dados de 1.045.000 esfregaços cervicais, classificados conforme a terminologia de Bethesda 2001 (5). A freqüência dos esfregaços AGC era de 0,057%. Com recuo médio de 3 anos, uma lesão clinicamente significativa foi relatada em 43% das mulheres. A mais freqüente era displasia grave (36%), seguida pelo diagnóstico de adenocarcinoma endometrial (24%) e depois o de adenocarcinoma *in situ* do colo uterino (Tabela 30-3). O risco de diagnosticar uma lesão clinicamente relevante era significativamente mais elevado em caso de esfregaço "*sugestivo de neoplasia*" do que em caso de esfregaço "*sugestivo de alterações reacionais*" ou "*não especificado*". Inversamente, os esfregaços "*sugestivo de alterações reacionais*" eram significativamente associados, com mais freqüência, a lesões benignas (5). A idade também tinha seu papel. As mulheres com mais de 35 anos apresentavam, com mais freqüência, lesões epidermóides, e aquelas com idade superior a 50 anos apresentavam mais lesões glandulares (Tabela 30-4). Esses resultados são confirmados pelo estudo de Tam (11).

O tipo de anomalia citológica modifica o risco de se diagnosticar uma patologia significativa.

Para a terminologia de Bethesda anterior a 2001, os esfregaços AGUS tinham risco mais elevado de serem associados a uma patologia (29%) do que as anomalias "*not otherwise specified*" (13%) e do que os esfregaços que sugeriam uma lesão benigna (5%) (6, 8, 12, 13).

Para a terminologia de Bethesda posterior a 2001, as categorias AGC "*favor neoplastic*" e AIS têm risco maior de serem associadas a uma doença real do que a categoria

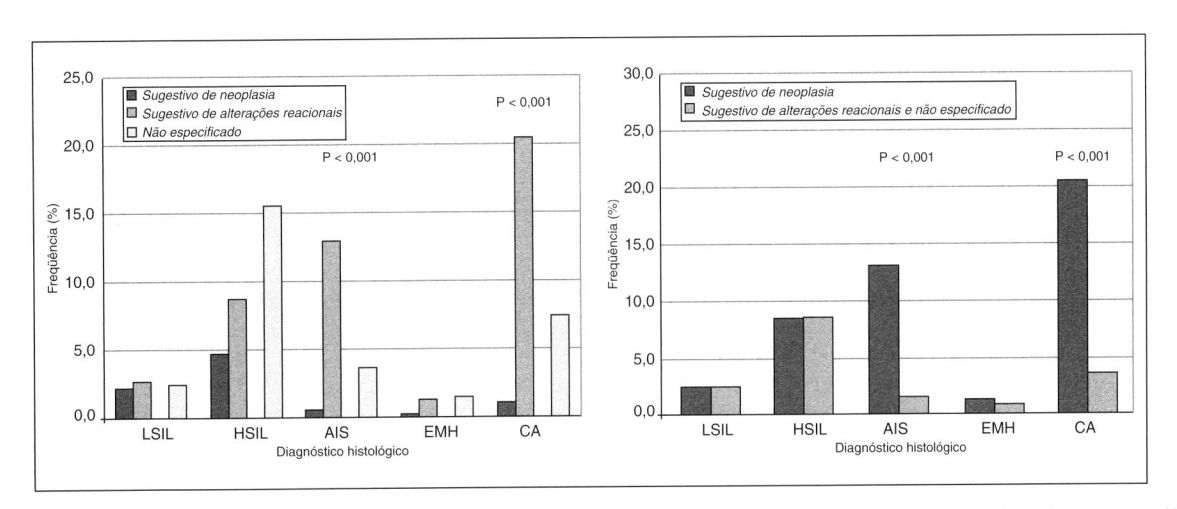

Fig. 30-1. Distribuição dos diagnósticos finais em função do tipo de anomalia glandular no esfregaço (segundo Schnatz P. *et al.*).

Tabela 30-3 – Patologias diagnosticadas a partir dos esfregaços AGC (segundo Daniel A. et al.)

LSIL (*Low grade squamous intraepithelial lesion*)	14
HSIL (*High grade squamous intraepithelial lesion*)	68
HSIL + hiperplasia endometrial complexa	3
Adenocarcinoma cervical *in situ*	40
Câncer cervical	17
Hiperplasia endometrial	7
Câncer endometrial	48
Total	197

Tabela 30-4 – Risco de patologia glandular ou epidermóide em função da idade (segundo Daniel, A. et al.)

	Lesões glandulares	Lesões escamosas	Lesões benignas	Sem acompanhamento N = 21%
< 35	30 (28,6)	51 (55,4)	74 (31,1)	3 (14,3)
35-50	22 (21,0)	32 (34,8)	88 (37,0)	8 (38,1)
> 50	53 (50,5)	9 (9,8)	76 (31,9)	10 (47,6)

AGC *"not otherwise specified"*. Por exemplo, as NIC 2, NIC 3, AIS ou cânceres invasivos são encontrados em 9 a 41% dos esfregaços AGC *"not otherwise specified"*, ao passo que estão presentes em 27 a 96% dos esfregaços AGC *"favor neoplastic"*. Os esfregaços AIS estão associados a câncer invasivo em 38% dos casos.

A categoria *"favor endometrial origin"* foi estudada por Saad a partir de 90 esfregaços que apresentavam essa característica (14). Quarenta por cento das pacientes apresentavam uma lesão clinicamente relevante, das quais 18% eram adenocarcinomas endometriais, 15% eram hiperplasias endometriais e 7% eram lesões epidermóides de alto grau ou carcinomas epidermóides. O risco de diagnosticar um adenocarcinoma endometrial era ampliado nas mulheres com idade superior a 50 anos (14).

Os esfregaços AGC permitem rastrear lesões epidermóides, *a fortiori* quando o AGC está associado a anomalias ASC-US, LSIL ou HSIL.

No total, as patologias epidermóides representam 55% dos diagnósticos finais, as anomalias glandulares, 38%, e as anomalias mistas, 7% (6).

O risco de diagnosticar uma lesão clinicamente relevante varia igualmente com a idade. As pacientes com menos de 35 anos têm risco mais elevado de apresentar uma patologia epidermóide, ao passo que as mulheres com mais de 35 anos podem apresentar patologias epidermóides ou glandulares (6, 7, 12, 13, 15). Após a menopausa, 32% das mulheres examinadas apresentam uma patologia real (16), que corresponde a uma lesão glandular em 1 de cada 2 casos (câncer do endométrio: 78%, mas também câncer da endocérvice ou adenocarcinoma *in situ*) (16). As outras apresentam uma patologia epidermóide, essencialmente lesões de alto grau (16).

A presença de menometrorragias aumenta o risco de diagnosticar uma lesão invasiva, especialmente endometrial (6, 7, 12, 13, 15).

O risco de descobrir uma patologia aumenta com o tempo. De fato, 5% das mulheres com esfregaço AGC, e cuja avaliação inicial era negativa, terão uma patologia diagnosticada nos 5 anos seguintes (17).

Pode-se igualmente notar que os diferentes trabalhos sobre a importância da pesquisa e da tipagem dos HPV no exame dos esfregaços AGC fornecem resultados não pertinentes. Os desempenhos desse teste são bons, se a patologia subjacente for uma patologia epidermóide vírus-induzida. A sensibilidade então é de 100%. Porém, um grande número dos esfregaços AGC/AGUS revela uma patologia glandular, na maioria das vezes sem relação com os HPV. Portanto, não há razão para pesquisá-los nesse contexto (18). A única indicação potencial é o exame das mulheres com teste de HPV positivo e colposcopia negativa (19, 20).

É preciso lembrar, por meio desses trabalhos e da análise da literatura, que é importante o risco de se diagnosticar uma patologia ginecológica na paciente que apresenta um esfregaço classificado como AGC: está compreendido entre 9 e 83%, sendo as variações explicadas, em grande parte, por aspectos metodológicos (5, 6, 8, 11, 21, 22). Três a 52% das patologias diagnosticadas correspondem a cânceres (4, 5, 11, 15, 21, 22). O risco e o tipo de patologia dependem da anomalia constatada no esfregaço, da idade da paciente, das anomalias epidermóides associadas no esfregaço e do recuo.

▪ Conduta

Diante de um esfregaço classificado como "atipias glandulares" (AGC) ou "adenocarcinoma *in situ*" (AIS), a repetição do esfregaço é insuficiente e inaceitável. Uma cadeia diagnóstica deve ser iniciada, chegando ao acompanhamento da paciente e ao diagnóstico histológico.

O tipo de manejo irá depender do tipo de anomalia descrita no esfregaço (cf. terminologia de Bethesda 2001), da idade da paciente e dos sintomas.

Em caso de AGC, uma colposcopia com coleta endocervical deve ser realizada, exceto na presença de células endometriais atípicas, em que o exame do endométrio deve ser feito em primeiro lugar (9).

Uma colposcopia e um exame do endométrio devem ser realizados nas mulheres com mais de 35 anos, ou nas mulheres com menos de 35 anos que estiverem apresentando menometrorragias.

Da mesma forma, uma colposcopia deve ser efetuada em caso de suspeita de AIS.

Após a colposcopia ± histeroscopia:

- Se o diagnóstico for de câncer invasivo, o manejo será feito segundo as recomendações do Standards Options et Recommendations*.
- Na ausência de câncer invasivo diagnosticado:
  - para os esfregaços AGC, AGC *"favor neoplasia"* ou "AIS": uma conização diagnóstica é necessária. Se um AIS for suspeitado, uma **cilindrectomia**, que permite tratar/analisar uma parte maior do canal cervical, será preferencialmente efetuada, melhor do que a conização;
  - nenhum diagnóstico: repetir a citologia em 4-6 meses de intervalo, 4 vezes seguidas. Lesões significativas podem ser diagnosticadas durante o acompanhamento (17);
  - LSIL ou ASC: esfregaço de controle ou colposcopia;
  - HSIL ou AGC: conização.

Por fim, o valor do teste de HPV nas pacientes que apresentam um esfregaço AGC ou AIS ainda não foi avaliado o bastante para ser proposto.

■ Indicações nos AIS

O AIS é caracterizado pela sua multifocalidade e por sua associação a uma NIC em 50% dos casos. Constitui um precursor do adenocarcinoma do colo. Seu diagnóstico é difícil, pois não possui apresentação colposcópica específica. O tratamento do AIS tornou-se complexo graças à sua multifocalidade, à possibilidade de lesões sobrepostas, à sua potencial espessura na endocérvice e ao acometimento das **criptas glandulares** (23, 24).

O diagnóstico se baseia na análise de uma peça de conização, associada à curetagem da endocérvice e do endométrio.

O tratamento pode ser conservador se:

---

*N. do T.: "Padrões, Opções e Recomendações". Trata-se, na França, de uma espécie de guia que visa a auxiliar o médico na tomada de decisão nos tratamentos de câncer; a autoria é da Federação Nacional dos Centros de Luta contra o Câncer (FNCLCC).

- A paciente expressar desejo de engravidar.
- A paciente entender e aceitar o acompanhamento citocolposcópico regular (bienal).
- A paciente for informada e aceitar o risco de recaída e a fraca sensibilidade dos métodos de vigilância.

O método recomendado é uma conização ou, ainda melhor, uma **cilindrectomia**. A ressecção com alça diatérmica é insuficiente para essa indicação.

Referências

1. Apgar B, Zoschnick L, Wright T Jr (2003) The 2001 Bethesda system terminology. Am Fam Physician 68:1992-8
2. Conduite à tenir devant une patiente ayant un frottis cervico-utérin anormal. Actualisation 2002. ANAES (actuellement HAS)
3. Solomon D, Frable W, Voojis G et al. (1998)ASCUS and AGUS criteria. International Academy of Cytology Task Force summary. Diagnostic cytology towards the 21st century: an international expert conference and tutorial. Acta Cytol 42:16-24
4. Haidopoulos D, Stefanidis K, Rodolakis A et al. (2005) Histologic implications of Pap smears classified as atypical glandular cells. J Reprod Med 50:539-42
5. Daniel A, Barreth D, Schepansky A et al. (2005) Histologic and clinical significance of atypical glandular cells on pap smears. Int J Gynecol Oncol 91:238-42
6. Sharpless K, Schnatz P, Mandavilli S et al. (2005) Dysplasia associated with atypical glandular cells on cervical cytology. Obstet Gynecol 105:494-500
7. DeSimone C, Day M, Tovar M (2006) Rate of pathology from atypical glandular cells Pap tests classified by the Bethesda 2001 nomenclature. Obstet Gynecol 107:1285-91
8. Hammoud M, Haefner H, Michael C, Ansbacher R (2002) Atypical Glandular Cells of Undetermined Significance. Histologic findings and proposed management. J Reprod Med 47:266-70
9. Kim T, Kim H, Park C et al. (1999) Clinical evaluation of follow-up methods and results of atypical glandular cells of undetermined significance (AGUS) detected on cervicovaginal papsmears. Gynecol Oncol 73:292-8
10. Schnatz P, Guile M, O'Sullivan D, Sorovski J (2006) Clinical significance of atypical glandular cells on cervical cytology. Obstet Gynecol 107:701-8
11. Tam K, Cheung A, Liu K et al. (2003) A retrospective review on atypical glandular cells of undetermined significance (AGUS) using the Bethesda 2001 classification. Gynecol Oncol 91:603-7
12. Soofer S, Sidawy M (2000) Atypical glandular cells of undetermined significance: clinically significant lesions and means of patient follow-up. Cancer 90:207-14
13. Schindler S, Pooley R, de Frias D (1998) Follow-up of atypical glandular cells in cervical – endocervical smears. Ann Diagn Pathol 2:312-7

14. Saad R, Takei H, Liu Y (2006) Clinical significance of a cytologic diagnosis of atypical glandular cells, favour endometrial origin, in Pap smears. Acta Cytol 50:48-54
15. Jeng C, Liang H, Wang T (2003) Cytologic and histologic review of atypical glandular cells (AGC) detected during cervical cytology screening. Int J Gynecol Cancer 13:518-21
16. Chhieng D, Gallaspy S, Yang H *et al.* (2004) Women with atypical glandular cells: a long term follow-up study in a high-risk population. Am J Clin Pathol 122:575-9
17. Chhieng D, Elgert P, Cohen J, Cangiarella 1 (2001) Clinical significance of atypical glandular cells of undetermined significance in post-menopausal women. Cancer 93:1-7
18. Irvin W, Evans R, Andersen W *et al.* (2005) The utility of HPV DNA triage in the management of cytological AGC. Am J Obstet Gynecol 193:559-67
19. Diaz-Montes T, Farinola M, Zahurak M (2007) Clinical utility of atypical glandular cells (AGC) classification: cytohistologic comparison and relationship to HPV results. Gynecol Oncol 104:366-71
20. Ronnett B, Manos M, Ransley J (1999) Atypical glandular cells of undetermined significance (AGUS): cytopathologic features, histopathologic results, and human papilloma virus detection. Hum Pathol 30:816-25
21. Barreth D, Faught W, Schepansky A, Johnson G (2004) The relationship between atypical glandular cells of undetermined significance on Pap smears and a clinically significant histologic diagnosis. J Obstet Gynaecol Can 26:867-70
22. Scheiden R, Wagener C, Knolle U (2004) Atypical glandular cells in conventional cervical smears: incidence and follow-up. BMC Cancer 4:37
23. Wright Th, Cox Th, Massad S (2002) 2001 Consensus Guidelines for the Management of women with cervical cytological abnormalities. J Lower Genit Tract Dis 2:127-43
24. Wright Th, Cox Th, Massad S *et al.* (2002) 2001 Consensus Guidelines for the Management of women with cervical cytological abnormalities. JAMA 287:2120

31 Acompanhamento das pacientes tratadas por lesões de alto grau do colo uterino

V. Polena • J.-L. Mergui

RESUMO

As mulheres tratadas por NIC de alto grau têm mais risco de desenvolver um câncer invasivo do colo uterino posteriormente.

O objetivo principal do acompanhamento de pacientes tratadas por lesões de alto grau do colo uterino é, portanto: de um lado, tentar detectar as recidivas ou as recorrências, a fim de tratá-las e evitar, assim, evolução para invasão; de outro, selecionar uma população com alto risco de recidiva que deverá, a partir de então, ser alvo de vigilância mais intensiva.

A citologia e a colposcopia, os dois exames mais utilizados para o acompanhamento e recomendados pela ANAES, não têm, entretanto, boa sensibilidade para a detecção das recidivas. Os esfregaços de controle de repetição são propostos no primeiro ano do acompanhamento a fim de melhorar a sensibilidade. Essa estratégia melhora, sem dúvida, a sensibilidade da citologia, mas é mais pesada, especialmente no plano psicológico, para as pacientes, e no plano econômico, em matéria de saúde pública.

A introdução do teste de HPV no acompanhamento das pacientes, por ser um teste bastante sensível para detectar as recidivas e ter excelente valor preditivo negativo, deve ter um impacto muito positivo no acompanhamento das pacientes tratadas. A combinação citologia-teste de HPV tem sensibilidade próxima a 100%. Isso significa que as mulheres que apresentam esfregaço e testes de HPV negativos após o tratamento podem passar para a categoria de mulheres com baixo risco, com controles anuais, abrandando, assim, o acompanhamento. Em contrapartida, as mulheres que apresentam positivo em 1 dos 2 testes devem passar imediatamente por colposcopia, que permitirá a melhora da especificidade da citologia e do teste de HPV e, deste modo, obterá a confirmação de uma recidiva, graças a biopsias dirigidas nas imagens colposcópicas mais atípicas.

O período de vigilância das pacientes tratadas por lesões de alto grau deve ser prolongado para mais de 10 anos, até 20 anos. De fato, o risco de câncer invasivo nesse grupo, particularmente de alto risco, persiste para além de 10 anos.

PONTO-CHAVE

1. A combinação citologia-teste de HPV tem sensibilidade próxima a 100% para a detecção das recidivas e igualmente um valor preditivo negativo de 100%.

Introdução

O câncer do colo uterino é uma doença que pode ser prevenida pelo rastreio, acompanhamento e eventual tratamento de seus precursores. O tratamento conservador dos precursores do câncer do colo é eficaz e preserva a anatomia e a função do colo, bem como o potencial obstétrico e de fertilidade.

A ressecção com alça diatérmica e a conização são as técnicas mais utilizadas para o tratamento das lesões de alto grau (> NIC 2).

A taxa de sucesso é elevada, de 90 a 95% (1). A maioria (75%) dos fracassos aparece durante os 2 primeiros anos do acompanhamento (2, 3).

As mulheres tratadas por lesão de alto grau têm, contudo, um risco de recidiva ou de recorrência das lesões que persiste durante mais de 10 anos, e o risco posterior de câncer invasivo é 5 vezes superior ao da população geral (4, 5). Por essas razões, o acompanhamento regular após o tratamento de uma lesão cervical é muito importante. Atualmente, não existe protocolo uniforme (no mundo) para a vigilância pós-terapêutica.

Esta passa tradicionalmente por uma citologia regular e/ou pela colposcopia. Nestes últimos anos, o uso do teste de HPV na vigilância do tratamento das lesões do colo foi analisado e apresenta-se como uma alternativa muito interessante na maior parte dos estudos.

Para detectar as recidivas/recorrências ou as persistências, particularmente, nesse grupo de alto risco de desenvolver um câncer invasivo posterior, parece-nos lógico preferir um teste com sensibilidade e valor preditivo negativo elevados a outro cuja especificidade e valor preditivo positivo seriam elevados, correndo o risco de **recontrolar** pacientes sem lesão residual – melhor do que deixar escapar pacientes portadoras de tais lesões cuja revelação tardia sob a forma de lesões invasivas comprometeria o prognóstico vital –, daí a primazia da noção de marcador de risco sobre o de lesões residuais.

Durante estes últimos anos, vários estudos examinaram os desempenhos da citologia, da colposcopia e do teste de HPV no acompanhamento das pacientes tratadas por lesões de alto grau do colo. Qual é a melhor estratégia de acompanhamento? Quais são os testes mais eficientes? Qual deve ser a duração e quais devem ser os intervalos de acompanhamento? Essas são as questões que nos convêm tentar responder.

Recidivas e recorrências

Diante de uma lesão de alto grau (NIC 2+), as técnicas de exérese são preferíveis às técnicas destrutivas, porque permitem uma avaliação histológica do tecido excisado e das margens da excisão. Os resultados de todos os métodos de tratamento conservador referentes ao risco relativo de recidiva são semelhantes (6).

Entretanto, a taxa de recidivas após a conização varia entre 5 e 30%; portanto, é importante detectá-las e tratá-las (7, 8, 9, 10).

Fatores de risco de recidiva

Os fatores de risco de recidivas e/ou recorrências após o tratamento das lesões de alto grau do colo uterino foram tratados por vários estudos, mas os resultados são variáveis e, por vezes, controversos (11, 12). Os fatores de risco encontrados com mais freqüência são: idade, estado das margens de excisão, grau inicial da lesão presente no cone, presença de atipias citológicas no pós-operatório, persistência de HPV, carga viral de HPV antes e/ou após o tratamento, tabagismo, multiparidade, infecção por HIV, positividade da curetagem endocervical após a cirurgia, lesões satélites de HPV fora da zona de transformação (5).

As recidivas são detectadas em 30 a 40% nos casos de excisão incompleta (13) – em média 35% – e em 3 a 35% em casos de margens livres (14, 15, 16, 17) – em média 5%.

A recidiva é mais provável no caso em que as margens endocervicais estão comprometidas do que nos casos em que as margens ectocervicais são acometidas (18, 15, 19). O estado comprometido das margens é um marcador de recidivas (10, 20, 21, 22, 23), mas não é muito confiável (24-26, 27), pois cerca de 65% das pacientes não têm lesão residual nessa situação. Inversamente, as causas da recorrência após uma excisão completa podem ser: a análise não adequada dos espécimes cirúrgicos, a existência de lesões multifocais ou a persistência de HPV (17, 28, 29, 11, 30, 31). Bordner *et al.* (31) demonstram que a infecção por HPV é eliminada na maioria das pacientes tratadas por conização com bisturi frio, e que a prevalência de HPV era elevada nas pacientes que se apresentavam com uma recorrência ou margens comprometidas. A taxa elevada de HPV entre as mulheres que apresentavam recidivas ou recorrências foi relatada em vários estudos (28, 29, 11, 30, 31). Sendo um fator necessário para o desenvolvimento das recorrências, o HPV pode, portanto, ser considerado um excelente marcador de recidivas (17, 32, 33, 34, 35, 36).

A **idade** das pacientes foi identificada como um indicador pré-operatório da recidiva em alguns estudos (20, 37, 23, 38). O risco da recorrência de NIC é mais elevado nas mulheres com mais de 50 anos (22, 39); em contrapartida, Dalstein *et al.* (12) e Franco *et al.* (40) não encontraram associação entre a idade e o risco de recidiva.

A **multiparidade** é considerada outro fator de risco de recidiva (38).

O grau da lesão na peça da conização parece ser, para alguns autores, outro fator de risco. Costa *et al.* (11) relatam, assim, que o grau da lesão na biopsia guiada pela colposcopia e na peça de conização são marcadores importantes da persistência/*clearance* do HPV após o tratamento.

O tabagismo é outro fator de risco de recidiva e significativamente associado ao desenvolvimento do câncer invasivo do colo. O HPV parece desaparecer com mais dificuldade nas mulheres fumantes (36, 41).

Desenvolveremos **a persistência de HPV** após o tratamento.

A carga viral de HPV elevada antes do tratamento parece ser considerada igualmente por alguns como um fator de risco.

Métodos e técnicas atuais de acompanhamento

Citologia

A citologia atualmente é o teste principal do acompanhamento das pacientes tratadas por lesões de alto grau do colo uterino. No quadro dos programas de rastreamento, foi eficaz na redução da incidência e da mortalidade por câncer do colo nos últimos 30 anos. A análise citológica efetuada após o tratamento parece, todavia, ter sensibilidade e especificidade menos elevadas do que durante o rastreio inicial. Sua fraqueza essencial é a taxa de falsos negativos (20, 22, 44, 45) durante o período de acompanhamento dos tratamentos conservadores das lesões do colo. Os resultados da citologia dependem da boa qualidade de amostragem, talvez mais difícil de obter no pós-operatório. Por outro lado, os resultados do teste são subjetivos com interpretações diagnósticas variáveis entre os citologistas.

A combinação da citologia com a colposcopia melhora a sensibilidade da citologia, mas reduz a especificidade.

A sensibilidade da citologia melhora com a repetição dos esfregaços durante o período de acompanhamento, mas sem alcançar a sensibilidade do teste de HPV, e a especificidade diminui, aproximando-se à do teste de HPV (42).

Colposcopia

A colposcopia é amplamente utilizada em combinação com a citologia no acompanhamento das pacientes tratadas. A colposcopia melhora a sensibilidade da citologia, reduzindo sua especificidade (46).

A colposcopia não é um teste diagnóstico absoluto. As interpretações das imagens colposcópicas apresentam certo grau de variabilidade intra e interobservadores (47). Os resultados de alguns estudos demonstram que a colposcopia e o resultado da biopsia guiada não são muito confiáveis (48) na especificação do grau de lesão e do rastreio, especialmente da microinvasão (49, 50). No caso em que a colposcopia é insatisfatória (junção endocervical não acessível), uma biopsia ou até mesmo uma excisão da zona de transformação podem ser necessárias. A colposcopia, contudo, é um ótimo teste quando usada nas mulheres que apresentam anomalias citológicas ou testes positivos para HPV. Ela permite determinar as zonas mais suspeitas e dirigir as biopsias, melhorando os desempenhos da histologia.

Alguns estudos mostram que o papel da colposcopia na detecção das recidivas é muito limitado, e a melhora do rastreio não é significativa em relação à citologia sozinha. As Sociedades Britânica e Americana de Colposcopia e Patologia Cervical atualmente não recomendam a colposcopia no acompanhamento das pacientes tratadas.

Em contrapartida, na França, a ANAES recomenda Papanicolaou e colposcopia em cerca de 4 a 6 meses do tratamento inicial, seguidos de controles em 3 repetições, após ressecção ou conização por lesões de alto grau (51).

No futuro, a colposcopia poderia ser reservada às mulheres que não têm resultados duplamente negativos da citologia e do teste de HPV durante o período de acompanhamento. É uma opção atualmente considerada em alguns programas de rastreio.

Teste de HPV

O papel dos papilomavírus humano de alto risco (HPV AR) na patogênese das displasias e do câncer do colo uterino está atualmente confirmado (52, 53, 54). A distribuição dos tipos de HPV AR foi avaliada em uma metanálise incluindo 10.000 casos, e os tipos de HPV responsáveis por mais de 90% de cânceres de colo no mundo inteiro eram: HPV 16, 18, 45, 31, 33, 52, 58 e 35 (55). Em uma metanálise recente, o HPV AR foi detectado em 84% das NIC 2-3 (56). Os dados da literatura sugerem a utilidade do teste HPV (57) no acompanhamento das pacientes tratadas, por sua sensibilidade e seu valor preditivo negativo elevados. O teste de HPV é mais sensível que a citologia ou a colposcopia na detecção das recidivas e recorrências (13, 58, 59). O uso do teste de HPV pode contribuir para abrandar a vigilância. A existência dos testes de HPV falsos negativos sugere que seria mais prudente usar um esquema contendo a citologia e o teste de HPV para minimizar os resultados falsos negativos.

O HPV é eliminado na maioria das mulheres que são tratadas por lesões de alto grau. Nagai *et al.* (17) relataram eliminação de HPV após o tratamento em 80,4% das pacientes de HPV positivas antes do tratamento, e Kucera *et al.* (60), em 94% dos casos. Os resultados de vários estudos recentes sugerem o uso do teste de HPV combinado com a citologia para acompanhar as mulheres tratadas por lesões de alto grau do colo uterino (11, 20, 21, 28, 29, 32, 33, 34, 42, 61, 62). Os esfregaços repetidos durante o período de acompanhamento podem ser, assim, evitados nas mulheres que apresentarem resultado citológico normal e teste de HPV negativo (21, 34).

Paraskevaidis *et al.* (20) relatam sensibilidade do teste de HPV de 92,7% contra 48,8% para a citologia em 128 mulheres que eram acompanhadas após tratamento de lesões de alto grau do colo. Em contrapartida, Sarian *et al.* (27), em um estudo sobre 107 pacientes acompanhadas após tratamento, acharam que a sensibilidade da citologia e do teste de HPV eram similares, de 100% para ambos.

A carga viral de HPV pode ser útil na predição do fracasso do tratamento (63), mas seria necessário definir um limite de carga viral e sua associação às recidivas. De fato, dois estudos recentes demonstram que a carga viral antes do tratamento é um fator de risco para o desenvolvimento das recidivas (42, 43).

Em comparação à citologia, o teste de HPV é altamente reprodutível, facilmente monitorizado e automatizado e garante resultado objetivo do teste. Não existe variabilidade entre os laboratórios e os observadores para o teste de HPV.

Propostas de protocolo de vigilância

O acompanhamento das pacientes tratadas por lesões de alto grau do colo uterino é indispensável porque nenhum tratamento garante 100% de sucesso, e o risco de câncer invasivo é elevado nas mulheres tratadas. Os resultados de uma revisão sistemática sobre o risco posterior do câncer invasivo do colo após o tratamento conservador das lesões de alto grau sugerem que o risco é 5 vezes maior do que na população geral (5).

Atualmente, o acompanhamento é garantido pela citologia e pela colposcopia, usando diferentes esquemas de combinação, intervalo e duração. A duração do período de vigilância das pacientes tratadas é de 10 anos (4), mas os resultados de alguns estudos recentes demonstram que o alto risco de desenvolvimento de um câncer invasivo nas mulheres tratadas persiste durante 20 anos, e os autores sugerem um prolongamento do período de vigilância para 20 anos (Tabela 31-1) (5, 64, 65).

O uso mais apropriado dos testes de vigilância é, portanto, usar aqueles que permitem definir populações de alto ou baixo risco de recidiva.

Na França, o acompanhamento comporta atualmente um Papanicolaou e uma colposcopia após 3 a 6 meses em 3 repetições (51). Os dados atuais da literatura apóiam a idéia da inclusão do teste de HPV nos programas de vigilância. Arbyn *et al.* (66), em uma metanálise de 16 estudos (Fig. 31-1), relataram sensibilidade média do teste de HPV de 94,4 (95% CI; 90,9-97,9%) com especificidade situada entre 44 e 100%. A detecção de HPV após o tratamento para a predição das recidivas/recorrências era significativamente mais sensível que a citologia e tinha especificidade não significativamente menor que a citologia.

Os resultados de vários estudos destes últimos dez anos demonstram a importância do uso da combinação

Tabela 31-1 – Os dados na literatura sobre o risco de invasão de longo prazo após o tratamento conservador de NIC. Kyrgiou M *et al.* (70)

Autor	Mulheres/ano	Risco de câncer invasivo do colo após o tratamento de NIC	Taxa de câncer do colo uterino após o tratamento de NIC (para 100.000 mulheres/ano)	Duração proposta do período de acompanhamento após o tratamento de NIC (anos)
Soutter *et al.* (4)	44.699	5,8 a 8 anos	85	10
Kalliala *et al.* (65)	97.556	2,7 a 0,5 – 9 anos 3,1 a 10 – 19 anos 1,4 a 20 – 28 anos	23	20
Soutter *et al.* (64)	524.734	2,8 até 20 anos	69 no primeiro ano e 56 até 20 anos	20

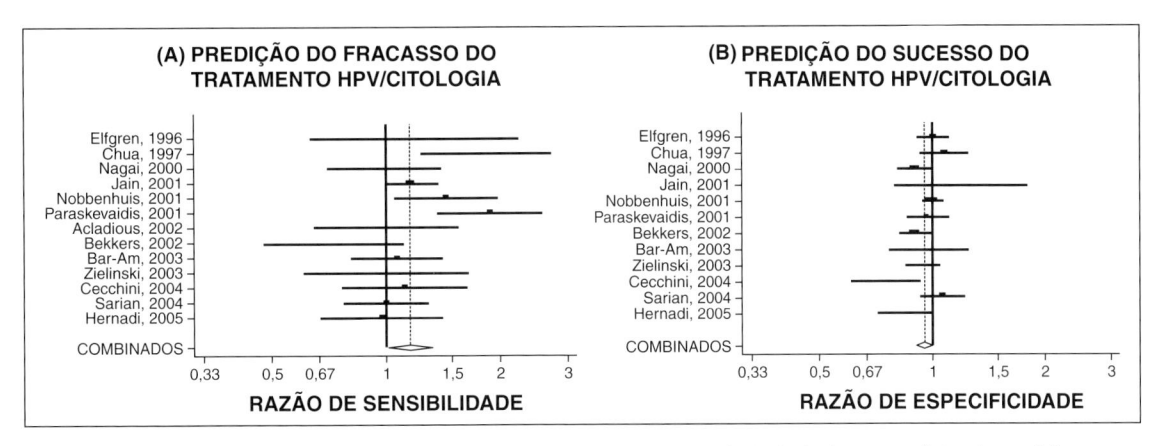

Fig. 31-1. A razão da sensibilidade e da especificidade do teste de HPV comparada à citologia na predição das recidivas ou recorrências após um tratamento local de NIC. Razão estimada da sensibilidade acumulada = 1,16 (95% CI: 1,02-1,33); razão da especificidade acumulada = 0,96 (95% CI: 0,91-1,01). Arbyn M et al. (66).

citologia-teste de HPV no acompanhamento das pacientes tratadas por precursores de câncer do colo. Assim, Zielinski et al. e Costa et al. demonstraram que o teste de HPV é muito útil combinado à citologia para a detecção das mulheres com alto risco de recidiva ou recorrência (11, 34). A sensibilidade da combinação citologia-teste de HPV na detecção das recidivas foi de 100%. O valor preditivo negativo do par também foi de 100%, o que tende a mostrar que as mulheres que apresentaram resultados duplamente negativos não tinham alto risco de recidivas e, assim, espaçar seus controles.

A diminuição da prevalência de HPV durante o período de acompanhamento é atribuído, de um lado, à excisão completa da lesão e, de outro, à resposta imunológica induzida pelo procedimento cirúrgico. De fato, a prevalência de HPV diminui de modo progressivo, particularmente durante os 12 primeiros meses de acompanhamento (11, 36, 67).

Mais de dois terços das mulheres irão negativar sua carga viral em um prazo de 3 a 6 meses após o tratamento.

A freqüência do acompanhamento dependerá dos resultados da citologia e do teste de HPV, mas também dos fatores de risco associados. Uma sensibilidade e um valor preditivo negativo elevados permitem reduzir a taxa de câncer do colo, reduzindo o número de controles.

O primeiro controle após o tratamento pode ser proposto em 3 ou 6 meses. A associação teste de HPV + citologia aos 6 meses é a opção mais sensível para a detecção das recidivas, mas o espaçamento do primeiro controle aos 6 meses, mais do que aos 3 meses, pode aumentar o número de abandonos de tratamento e, assim, contribuir para a ausência de vigilância eficaz. O número dos abandonos aumenta progressivamente, à medida que passa o período de vigilância (68, 69). Em contrapartida, o número de falsos positivos é menor aos 6 meses do que aos 3 meses (o sistema imunológico, estimulado pela intervenção, teria mais tempo de agir sobre as pequenas lesões residuais e livrar-se do HPV AR, o que traria o risco de considerar a paciente, erroneamente, como sendo de alto risco de recidiva).

Seria, portanto, importante definir um protocolo de acompanhamento que levaria em conta os desempenhos dos diferentes testes e os fatores de risco individuais. Assim, a estratégia que nos parece atualmente mais lógica seria a seguinte (Fig. 31-2):

Entre 3 e 6 meses após o tratamento:

Teste de HPV − Citologia −	⇒ teste de HPV ou citologia 12 meses depois
Teste de HPV + Citologia +	⇒ colposcopia imediata
Teste de HPV + Citologia −	⇒ colposcopia imediata
Teste de HPV − Citologia +	⇒ colposcopia imediata
Colposcopia −	⇒ teste de HPV ou citologia aos 6 meses
Colposcopia +	⇒ biopsia dirigida e manejo segundo o resultado
Colposcopia não satisfatória	⇒ curetagem endocervical

Devemos lembrar que o controle das pacientes tratadas deve continuar por um período de, no mínimo, 10 anos após o tratamento, até mesmo 20 anos.

Conclusão

O acompanhamento das mulheres tratadas por lesões de alto grau do colo uterino é muito importante porque elas possuem um risco elevado de desenvolver câncer invasivo posteriormente. O HPV tem um papel clínico importante

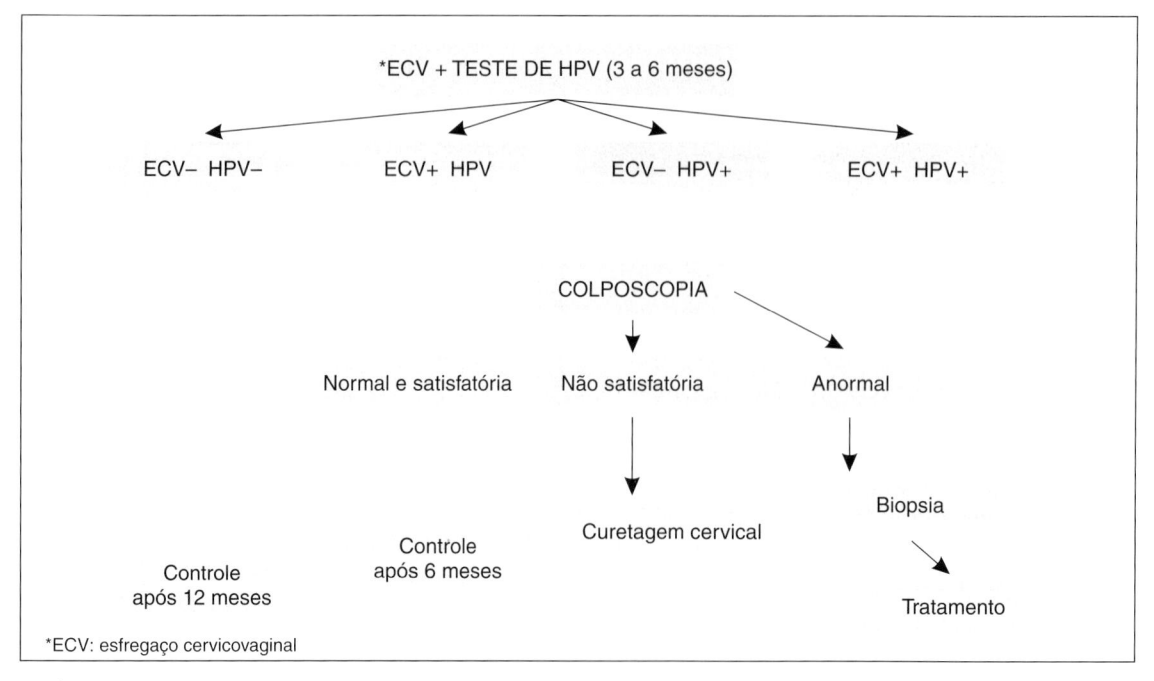

```
                    *ECV + TESTE DE HPV (3 a 6 meses)
          ↙              ↙              ↘              ↘
   ECV- HPV-       ECV+ HPV        ECV- HPV+       ECV+ HPV+
                                                         
                              COLPOSCOPIA
                              ↓           ↘
         Normal e satisfatória    Não satisfatória    Anormal
                                        ↓              ↓
                                                      Biopsia
                                  Curetagem cervical   ↘
                   Controle                           Tratamento
   Controle        após 6 meses
   após 12 meses

*ECV: esfregaço cervicovaginal
```

Fig. 31-2. Árvore de decisão sobre um acompanhamento de mulheres tratadas por lesões de alto grau do colo uterino (> NIC 2). (Polena, V. & Mergui, J.L.).

na gênese das lesões precursoras do câncer do colo; ele pode parecer muito interessante no rastreamento primário, mas também na estratégia de acompanhamento pós-terapêutico a fim de determinar grupos de risco.

A sensibilidade e o valor preditivo negativo da combinação teste HPV-citologia é de aproximadamente 100%. O valor preditivo negativo elevado desta estratégia permite abrandar a vigilância dessa categoria de pacientes em prol das outras para as quais parece útil concentrar nossos esforços econômicos, humanos e psicológicos, a fim de melhorar a eficácia da prevenção secundária do câncer do colo.

Referências

1. Martin-Hirch PL, Paraskevaidis E, Kitchener H (2002) Surgery for cervical intraepithelial neoplasia (Cochrane Review) In: The Cochrane Library, Issue 3. Oxford: Update Software
2. Paraskevaidis E, Jandial L, Mann EM (1991) Pattern of treatment failure following laser for cervical intraepithelial neoplasia: implications for follw-up protocol. Obstet Gynecol 78:80-3
3. Chew GK, Jandial L, Paraskevaidis E et al. (1999) Pattern of CIN recurrence following laser ablation treatment: long-term follow-up. Int J Gynecol Cancer 9:487-90
4. Soutter WP, de Barros Lopes A, Fletcher A et al. (1997) Invasive cervical cancer after conservative therapy for cervical intraepithelial neoplasia. Lancet 349:978-80
5. Colposcopy and programme management (2004) Guidelines for the NHS Cervical Screening Programme. Publication Nr 20, NHS Cancer Screening Programmes
6. Ferenczy A, Choukroun D, Arseneau J (1996) Loop electrosurgical excision procedure for squamous intraepithelial lesions of the cervix: advantages and potential pitfalls. Obstet Gynecol 87:332-7
7. Mitchell MF, Trotolero-Luna, Cook E et al. (1998) A randomized clinical trial of cryotherapy, laser vaporization and loop electrosurgical excision for treatment of squamous intra-epithelial lesions of the cervix. Obstet Gynecol 92:737-44
8. Nuovo J, Melnikow j, Willan AR, Chan BK (2000) Treatment outcomes for squamous intraepithelial lesions. Int Gynaecol Obstet 68:25-33
9. Holowaty P, Miller AB, Rohan T, To T (1999) Natural history of dysplasia of uterine cervix. J Natl Cancer Inst 91:252-8
10. Dobbs SP, Asmussen T, Nunns D et al. (2000) Does histological incomplete excision of cervical intraepithelial neoplasia follwoing large loop excision of transformation zone increase recurrence rate ? A six year cytological folio-up. Br J Obstet Gynaecol 107:1298-301
11. Costa S, de Simone P, Venturoli S et al. (2003) Factors predicting human papillomavirus clearance in cervical intraepithelial neoplasia grade 3. Gynecol Oncol 90:358-65
12. Dalstein V, Riethemuller D, Pretet JL et al. (2003) Persistence and load of high-grade cervical lesions: a longitudinal French cohort study. Int J Cancer 106:396-403
13. Paraskevaidis E, Kitchener H, Adonakis G et al. (1994) Incomplete excision of CIN in conization: further excision or conservative management? Eur J Obstet Gynecol Reprod Biol 53:45-7

14. Paraskevaidis E, Lolis ED, Koliopoulos G (2000) Cervical intraepithelial neoplasia outcomes after large loop excision with clear margins. Obstet Gynecol 95:828-31
15. Gardeil MD, Barry-Walsh C, Prendville W et al. (1997) Persistent intraepithelial neoplasia after excision for cervical intraepithelial neoplasia grade II. Obstet Gynecol 89:419-22
16. Narducci F, Occelli B, Bornan F et al. (2000) Positive mar-gins after conization and risk of persistent lesion. Gynecol Oncol 76:311-4
17. Nagai Y, Maehama T, Asato T, Kanazawa K (2000) Persisance of human papillomavirus infection after therapeutic conzation for CIN 3: is it an alarm for disease recurrence ? Gynecol Oncol 79:294-9
18. Ewies AA, Sant Cassia LJ (2000) A review of the treatment failures following cervical intraepithelial neoplasia grade III treated by large loop excision of the transformation zone. J Obstet Gynaecol 20:399-402
19. Mergui JL, Tauscher P, Bergeron C et al. (1994) L'electronisation à l'anse diathermique (EGAD). Indications et résultats. Contracept Fertil Sex 22:53-9
20. Paraskevaidis E, Koliopoulos G, Alamanos Y (2001) Human papillomavirus testing and the outcome of treatment for cervical intraepithelial neoplasia. Obstet Gynecol 98:833-6
21. Zielinski GD, Bais AG, Helmerhorst TJ et al. (2004) HPV testing and monitoring of women after treatment of CIN 3: a review of the literature and meta-analysis. Obstet Gynecol Surv 59:543-53
22. Flannelly G, Bolger B, Fawzi H et al. (2001) Follow-up after LLETZ: could schedule be modified according to risk of recurrence ? Br J Obstet Gynaecol 108:1025-30
23. Fogle RH, Spann CO, Easley Ka, Basil JB (2004) Predictors of cervical dysplasia after the loop electrosurgical excision procedure in an inner-city population. J Reprod Med 49:481-6
24. Orbo A, Arnes M, Straume B (2005) Resection margins in conization as prognostic marker for relapse in high grade dysplasia of uterine cervix in northern Norway: a retrospective long -term follow-up material. Gynecol Oncol 93:479-83
25. Paterson-Brown S, Chappatte OA, Clark SK et al. (1992) The significance of cone biopsy resection margins. Gynecol Oncol 46:185-6
26. Felix JC, Muderpasch LI, Duggan BD, Roman LD (1994) The significance of positive margins in loop electrosurgical cone biopsies. Obstet Gynecol 84:996-1000
27. Sarian LO, Derchain SF, Andrade LA (2004) HPV DNA test and Pap smear in detection of residual and recurrent disease following loop electrosurgical excision procedure of high-grade cervical intraepithelial neoplasia. Gynecol Oncol 94:181-6
28. Houfflin DV, Collinet P, Vinatier D et al. (2003) Value of human papillomavirus testing after conization by loop electrosurgical excision for high-grade squamous intraepithelial lesions. Gynecol Oncol 90:587-92
29. Acladious NN, Sutton C, Mandai D et al. (2002) Persistent human papillomavirus infection and smoking increase risk of failure of treatment of cervical intraepithelial neoplasia (CIN). Int J Cancer 98:435-9
32. Bollen LJ, Tjong-A-Hung SP, van der Velden J et al. (1999) Prediction of recurrent and residual cervical dysplasia by human papillomavirus detection among patients with abnormal cytology. Gynecol Oncol 72:199-201
30. Almong B, Gamzu R, Kuperminc MJ et al. (2003) Human Papillomavirus testing in patient follw-up post cone biopsy due to high-grade cervical intraepithelial neoplasia. Gynecol Oncol 88:345-50
31. Bodner K, Bodner-Adler B, Wierrani F et al. (2002) Is therapeutic conization sufficient to eliminate a high-risk HPV infection of the uterine cervix ? A clinicopathological analysis. Anticancer Res 22:3733-6
33. Nobbenhuis M, Meijer C, van den Brule A et al. (2001) Addition of high-risk HPV testing improves the current guidelines on follow-up after treatment for cervical intraepithelial neoplasia. Br J Cancer 84:796-801
34. Zielinski GD, Rozendaal L, Voorhost FJ et al. (2003) HPV testing can reduce the number of follow-up visits in woment treated for cervical intraepithelial neoplasia grade 3. Gynecol 91:67-73
35. Chua KL, Hjerpe A (1997) Human papillomavirus analysis as a prognostic marker following conization of the cervix uteri. Gynecol Oncol 66:108-13
36. Tachevy R, Mikyskova I, Ludvikova V et al. (2006) Longitudinal study of patients after surgical treatment for cervical lesions: detection of HPV DNA and prevalence of HPV-specific antibodies. Eur J Clin Microbiol Infect Dis 25:492-500
37. Sarian LO, Derchain SF, Pittal Dda R et al. (2004) Factors associated with HPV persistence after treatment for high-grade cervical intra-epithelial neoplasia with large loop excision of the transformation zone (LLETZ). J Clin Virol 31: 270-4
38. Liu WJ, Liu XS, Zhao KN et al. (2000) Papillomavirus-like particles for the delivery of multiple cytotoxic t-cell epitopes. Virology 273:374-82
39. Castle PE, Schiffman M, Herrero R et al. (2005) A prospective study of age trends in cervical human papillomavirus acquisition and persistence in Guanacaste, Costa Rica. J Infect Dis 191:1808-16
40. Franco EL, Villa LL, Sobrinho JP et al. (1999) Epidemiology of acquisition and clearance of cervical human papillomavirus infection in women from a high-risk area for cervical cancer. J Infect Dis 180:1415-23
41. IARC Working Group (2005) IARC hadbook of cancer prevention:cervix cancer screening. IARC, Lyon, France
42. Alonso I, Torne A, Puig-Tintore LM (2006) Pre and postconization high-risk HPV testing predicts residual/recurrent disease in patients treated for CIN 2-3. Gynecol Oncol 103:631-6
43. Song SH, Lee JK, Oh MJ (2006) Persistent HPV infection after conization in patients with negative margins. Gynecol Oncol 101:418-22
44. Jain S, Tseng CJ, Horng SG (2001) Negative predictive value of human papillomavirus test following

conization of the cervix uteri. Gynecol Oncol 82:177-80
45. Tangtrakul S, Linasmita V, Israngura N (2002) Detection of residual disease by cytologic in patients with cervical intraepithelial neoplasia III post-large loop excision of the transformation zone. J Obstet Gynaecol Res 28:95-8
46. Soutter WP, Butler JS, Tipples M (2006) The role of colposcopy in the follow up of women treated for cervical intraepithelial neoplasia. BJOG 113:511-4
47. Hopman EH, Voorhorst FJ, Kenemans P (1995) Observer agreement on interpreting colposcopic images of CIN. Gynecol Oncol 58:206-9
48. Prendiville W (2005) Recent innovations in colposcopy practice. Best Pract Res Clin Obstet Gynaecol 19:779-92
49. Etherington IJ, Luesley DM, Shafi MI et al. (1997) Observer variability among colposcopists from the West Midlands region. Br J Obstet Gynaecol 104:1380-4
50. Reis et al. (1999) Validity of cytology and colposcopy-guided biopsy for the diagnosis of preclinical cervical carcinoma. Rev Bras Gynecol Obstet 21:193-200
51. Agence nationale d'accréditation et d'évaluation en santé (ANAES) (2002) Conduite à tenir devant un frottis anormal du col de l'utérus. Recommandations pour la pratique clinique, actualisation
52. Walboomers JM, Jacobs MV, Manos MM et al. (1999) Human papillomavirus est a necessary cause of invasive cervical cancer worldwide. J Pathol 189:12-9
53. Wacholder S (2003) Chapter 18: statistical issues in the design and analysis of studies of human papillomavirus and cervical neoplasia. J Natl Cancer Inst Monogr 31:125-30
54. Bosch FX, Manos MM, Munoz N et al. (1995) Prevalence of human papillomavirus in cervical cancer: a worldwide perspective. International biological study on cervical cancer (IBSCC) Study Group. J Natl Cancer Inst 87:779-80
55. Clifford GM, Smith JS, Plummer M (2003) Human papillomavirus types in invasive cervical cancer worldwide: a meta – analysus. Br J Cancer 88:63-73
56. Smith JS, Lindsay L, Keys J et al. (2007) HPV type distribution in invasive cervical cancer and high-grade cervical neoplasia: a meta-analysis update. Int J Cancer 121:621-32
57. Denny LA, Wright TC Jr (2005) Human papillomavirus testing and screening. Best Pract Res Clin Obstet Gynaecol 19:501-15
58. Paraskevaidis E, Arbyn M, Sotiriadis A et al. (2004) The role of HPV DNA testing in the follow-up period after treatment for CIN: a systematic review of the literature. Cancer Treat Rev 30:205-11
59. Verguts J, Bronselaer B, Donders G et al. (2006) Prediction of recurrence after treatment for high-grade cervical intraepithelial neoplasia: the role of human papillomavirus testing and age at conisation. BJOG 113:1303-7
60. Kucera E, Sliutz G, Czerwenka K (2001) Is high-risk human papillomavirus infection associated with cervical intraepithelial neoplasia eliminated after conization by large-loop excision of the transformation zone ? Eur J Obstet Gynecol Reprod Biol 100:72-6
61. Bar-Am A, Gamzu R, Levin I (2003) Follow-up by combined cytology and human papillomavirus testing for patients pot-cone biopsy: results of a Ion-term follow-up. Gynecol Oncol 91:149-53
62. Benchimol Y, Mergui JL, Uzan S (2005) The role of viral HPV testing in post-operative follow-up. HPV handbook. Current evidence-based applications. New-York, Taylor and Francis
63. Lillo FB, Lodini S, Ferrari D et al. (2005) Determination of human papillomavirus (HPV) load and type in high-grade cervical lesions surgically resected from HIV-infected women during follow-up of HPV infection. Clin Infect Dis 40:451-7
64. Soutter WP, Sasieni P, Panoskaltis T (2006) Long term risk of invasive cervical cancer after treatment of squamous cervical intraepithelial neoplasia. Int J Cancer 118:2048-55
65. Kalliala I, Anttila A, Pukkala E, Nieminen P (2005) Risk of cervical intraepithelial neoplasia: retrospective cohort study. BMJ 331:1183-5
66. Arbyn M, Sasieni P, Meijer CJ et al. (2006) Chapter 9: Clinical implications of HPV testing: A summery of meta-analysis. Vaccine 24 Suppl 3:S78-89
67. Nobbenhuis MA, Helmerhorst TJ, van den Brule AJ (2001) Cytological regression and clearance of high-risk human papillomavirus in women with an abnormal cervical smear. Lancet 358:1782-3
68. Cristiani P, De Nuzzo M, Costa S et al. (2007) Follow-up of screening patients conservatively treated for cervical intraepithelial neoplasia grade 2-3. Eur J Obstet Gynecol Reprod Biol 133:227-31
69. Hanau CA, Bibbo M (1997) The case for cytologic follow-up after LEER Acta Cytol 41:731-6
70. Kyrgiou M, Tsoumpou I, Vrekoussis T et al. (2006) The up-to-date evidence on colposcopy practice and treatment of cervical intraepithelial neoplasia: The cochrane colposcopy & cervical cytopathology collaborative group (C5 group) approach. Cancer Treat Rev 32:516-23

32 Modalidades de manejo das NIC de baixo grau

M.-D. Benmoura

RESUMO

O estudo da evolução espontânea das lesões cervicais de baixo grau nos ensina que somente um pequeno número delas corre o risco de se agravar, mas até então não tínhamos nenhum elemento de prognóstico para identificá-las. As lesões cervicais graves são atribuídas aos papilomavírus oncogênicos que persistem no colo (principalmente 16 e 18 na França). Os testes de HPV (identificação, tipagem, carga viral etc.) nos oferecem hoje um meio de identificar essas lesões por HPV oncogênicos persistentes, lesões com risco maior de se transformarem em displasias de alto grau – e, portanto, de serem tratadas. Resta definir o momento ideal do tratamento para cada paciente.

PONTO-CHAVE

1. O tratamento das lesões cervicais de baixo grau pode ser evitado, contanto que a paciente o queira e que não seja encontrado HPV oncogênico, único elemento de prognóstico conhecido nos dias de hoje.

Introdução

Atualmente, o manejo das lesões de baixo grau na França é ditado pelas Recomendações da ANAES, transformada na Alta Autoridade de Saúde. Trata-se da "Conduta diante de um esfregaço anormal do colo uterino" (1). Nessas recomendações de 1998, os testes referentes aos papilomavírus (ou HPV) não são validados para o manejo das lesões de baixo grau.

Lesões de baixo grau

Neste capítulo, deter-nos-emos apenas nas lesões diagnosticadas histologicamente e que correspondem à definição de condiloma plano ou displasia leve ou lesão de baixo grau ou NIC 1 (Neoplasia Intra-epitelial Cervical de grau 1). Em contrapartida, as lesões acuminadas, atribuídas ao HPV de baixo risco oncogênico (HPV de tipo 6 ou 11), sempre têm um prognóstico benigno na mulher, mesmo que sejam volumosas. Portanto, não merecem indicações particulares em função do tipo de HPV responsável e não serão abordadas neste capítulo.

O diagnóstico das lesões cervicais de baixo grau é sugerido pelo Papanicolaou, especificado depois pela avaliação colposcópica e confirmado por biopsia. Sem entrar nos detalhes, uma vez que essas noções são tratadas em outros capítulos desta obra, lembremos que a especificidade do diagnóstico colposcópico (portanto, a confiabilidade das biopsias resultantes) é má para as lesões de baixo grau, na medida em que não existe tabela colposcópica específica dessas lesões (2-3).

Por outro lado, as lesões de baixo grau – talvez em razão de seu diagnóstico citológico e colposcópico muito operador-dependente e, portanto, de estudos malconduzidos quanto ao diagnóstico – apresentam, em uma revisão da literatura realizada em 1995, números bastante variáveis quanto à sua evolução: 2 a 34% de agravamento, 17 a 67% de persistência e 7 a 76% de regressão (4).

Até então, a falta de elemento prognóstico atrapalhou muito o seu manejo.

HPV nas lesões de baixo grau

Entre os tipos de HPV identificados nos dias de hoje, 15 são considerados oncogênicos ou de alto risco ou "HPV AR" (16, 18, 31, 33, 35, 39, 45, 51, 52, 56, 58, 59, 68, 73 e 82) (5).

Os estudos registrados pela ANAES, em 1998, mostravam mais de 80% de HPV oncogênicos nas lesões de baixo grau (1). A importância dos testes de HPV parecia, pois, limitada, e eles não foram validados nessa indicação, exceto, entretanto, um exame dos esfregaços de baixo grau com colposcopia não satisfatória. Lembremos que, especificamente nessa indicação, os testes de HPV são recomendados, mas não reembolsados na França. Hoje em dia, parece que essa porcentagem dos HPV AR nas NIC 1 é de 50% (6).

Apenas as pacientes com HPV AR persistente (15 a 20% das pacientes) podem, em pequeno número de casos, apresentar uma lesão de alto grau (7-10). Para Elfgren (11), a *clearance* viral, considerando todos os tipos de HPV juntos, seria de 92% em 5 anos. A noção de desaparecimento, com o tempo, do HPV no colo poderia nos ajudar a triar as pacientes cujos colos guardam vírus uma idade em que "estatisticamente" teriam de eliminá-lo. Essas pacientes deveriam ter uma colposcopia e, em caso de identificação de lesão de baixo grau, a opção de tratar deveria, portanto, dirigir-se preferencialmente a estas, se possível antes do aparecimento de uma lesão de alto grau (32-35 anos em média).

A história natural do câncer do colo nos mostra que a prevalência dos HPV é máxima nas adolescentes: 44% para Woodman (12) e até 82% para Moscicki (10) em algumas populações, mas a maior parte das infecções virais e muitas das NIC de baixo e alto graus são eliminadas pelo sistema imunológico. No estudo de Woodman sobre mais de 2.000 adolescentes entre 15 e 19 anos, o risco de lesões de alto grau nas adolescentes é de 1,4% (12). Esses números devem nos estimular a vigiar as adolescentes, mais do que lhes propor uma colposcopia imediata. Em contrapartida, a taxa de 1,4% de lesões de alto grau em pacientes muito jovens não nos autoriza a esperar os 30 anos de idade para tratá-las.

Por outro lado, a realização de controles repetidos de testes de HPV em caso de primeiro teste positivo nos ensina que o vírus, em algumas pacientes, parece eliminar-se do colo com o tempo. Porém, para outras pacientes, parece mais haver flutuações em relação a uma alteração do estado geral: períodos de concurso, de conflito e, sobretudo, situações que perturbam o sono (criança insone, trabalho noturno, síndrome dolorosa crônica etc.). Essas variações envolvem a presença do vírus e, simultaneamente, sua carga viral. Levando em conta essas flutuações no tempo, a "eliminação" definitiva do vírus no colo de uma paciente é, portanto, difícil de se afirmar e necessita da repetição dos testes.

Teste de HPV

Os testes de HPV geralmente são muito sensíveis, mas existem, todavia, excepcionais "falsos negativos" desses testes em caso de insuficiência de material coletado (pouquíssimas secreções cervicovaginais, por exemplo, em caso de menopausa não tratada). Esses falsos negativos devem, em uma colposcopia, deixar-nos alertas para todos os sinais colposcópicos de gravidade das displasias. Inversamente, existem casos com HPV oncogênicos e colposcopia estritamente normal: contanto que esta seja "satisfatória", isto é, com linha de junção e zona de transformação inteiramente visíveis e avaliáveis por biopsias, uma conização diagnóstica não é necessária.

O objetivo dessas técnicas é, neste caso, nas lesões de baixo grau, fornecer-nos um indicador de risco de agravamento das lesões pela pesquisa dos HPV AR, sua tipagem e sua carga viral: Captura Híbrida® 2, PCR, superexpressão da proteína p16 (não confundir com o HPV 16) ou outros.

Desde o início de 2004, a pesquisa dos HPV oncogênicos por hibridização molecular é reembolsada na França apenas na indicação de um esfregaço de classe "ASC-US", e sua repetição (em um prazo de 8 a 16 meses) é possível em caso de positividade do primeiro teste ou de imunodepressão.

Modalidades de manejo

Manejo atual

As recomendações nacionais atuais na França a respeito das lesões cervicais de baixo grau são as da ANAES (1), que registram, como elemento de prognóstico, somente a persistência da lesão em colposcopia. Os testes de HPV não são recomendados pela instituição, pois a literatura considerada nessa época menciona 83% de HPV AR nas lesões de baixo grau, o que torna desnecessária a sua pesquisa neste caso. Por outro lado, como o agravamento dessas lesões geralmente é lento e sua regressão espontânea é freqüente, o momento de seu tratamento pode ser distinto. A escolha terapêutica escolhida pela ANAES em 1998 oferece, pois, duas soluções: tratamento destruidor (o ideal é por vaporização a *laser*) ou exérese, ou vigilância citológica e colposcópica a cada 6 meses durante 18 meses com tratamento nesse momento, se a lesão continuar persistindo.

Essa escolha terapêutica necessita ser discutida caso a caso com cada paciente, pois, na prática, 8 anos após as recomendações, ela apresenta alguns inconvenientes.

Em caso de tratamento, pode haver sobretratamento, risco já assinalado nessas recomendações, na medida em que a lesão poderia ter desaparecido sozinha. As conseqüências financeiras desse sobretratamento são mínimas em relação ao de um câncer invasivo. Quanto às conseqüências sobre as gravidezes posteriores, serão mínimas também, se se tratar de uma vaporização a *laser*. Em contrapartida, o risco das exéreses (por conização, alça ou *laser*) é real e acaba de ser reespecificado (13-14). Esse risco nos encoraja a fazer apenas vaporizações a *laser* em caso de NIC 1... e a não esperar o agravamento para NIC 2 ou 3, visto que estas já necessitam de exérese.

Inversamente, se a discussão com a paciente foi insuficiente, a opção de não-tratamento imediato expõe algumas pacientes a uma ansiedade desnecessária em virtude da espera, mas expõe também ao risco de paciente "de contato perdido". De fato, a maioria das pacientes, em razão da inquietude proporcionada por uma lesão que corre o risco de se agravar, prefere a solução do tratamento à da vigilância. Quanto às pacientes que preferem a solução da vigilância, convém estar atento ao seu retorno, pois é freqüente ter de reconvocar pacientes que esqueceram de fazer seu controle. Essa possibilidade de escolha só deve ser dada às pacientes suficientemente organizadas para respeitar o prazo demandado.

Hoje, os testes de HPV e seus controles, realizados segundo as recomendações ou por demanda expressa das pacientes... às vezes, até mesmo dos médicos, trazem-nos um elemento de prognóstico que faltava até então: somente as lesões por HPV AR persistente correm o risco de evoluir para lesões de alto grau. E é por isso que convém, agora, rever as modalidades de manejo nas lesões de baixo grau.

Reflexões sobre o aperfeiçoamento do manejo

A noção de presença, de persistência dos HPV AR e de forte carga viral representa um fator de mau prognóstico que faltava até então para prever a evolução dessas lesões. Supondo a colposcopia satisfatória e sem sinais de gravidade das displasias, conviria e bastaria, portanto, em teoria, tratar as NIC 1 persistentes, com HPV AR persistente e isso antes da idade média de aparecimento das displasias de alto grau (32-35 anos).

Esse esquema das indicações terapêuticas, mesmo que nos pareça lógico e atraente, não deve nos fazer esquecer a vivência de nossas pacientes. E sua vivência é, ao mesmo tempo, sua compreensão da história natural das infecções genitais por papilomavírus, a suspeita em relação ao seu parceiro, sua inquietude diante de uma lesão não tratada, mas também o medo da dor do tratamento ou de suas repercussões sobre as gravidezes futuras.

De um lado, não seria conveniente recusar um tratamento à paciente que o deseja, mesmo que sua lesão abrigue apenas um HPV de baixo risco. Essa indicação, reconhecida nas recomendações de 1998, deve ser preservada e envolve uma parte importante das pacientes.

Por outro lado, para aquelas que não escolheram a opção de tratamento imediato, a noção de HPV AR persistente indica um risco de agravamento. Em todos esses casos, a avaliação colposcópica deve ser realizada e repetida para verificar o grau da lesão.

E, por fim, para todas as pacientes, nosso papel é fornecer informação adaptada a cada uma delas, para ajudá-las a entender as modalidades de manejo. Respostas tais como "estou com crista de galo", "tenho verrugas na vagina?!", "não tenho papilomas!" etc. nos mostram que nossa informação sobre a infecção viral, o risco de contaminação e de agravamento, as técnicas e as indicações terapêuticas devem ser (ainda mais) adaptadas ao nível de compreensão de nossas pacientes. Isso pode, portanto, nos distanciar do esquema terapêutico teoricamente ideal.

Enfim, elas consultam, cada vez mais, a Internet com diversas conseqüências: para algumas, há mais inquietude do que tranqüilidade; para outras, encontram na rede uma informação que completa e reforça aquela que fornecemos. Por outro lado, são várias as que nos pedem um complemento de exame para pesquisa dos papilomavírus de risco. Sobre esse assunto, o termo "oncogênico" não é necessariamente inquietante, se for complementado com uma explicação. De fato, é muito mais ansiogênico, para uma paciente, não ter explicações o bastante, ou acreditar que nenhum tratamento é possível, ou ter que multiplicar os exames (muitas vezes inutilmente), do que ficar sabendo que é portadora, como muitas outras, de um HPV oncogênico, cujas eventuais lesões cervicais pré-cancerosas podem ser tratadas.

Em função de todos esses elementos, parece-nos evidente que as modalidades de vigilância e de tratamento das lesões de baixo grau devem levar em conta tanto as características da infecção viral quanto a paciente e sua compreensão da história natural do câncer do colo uterino.

Conclusão

Para concluir este capítulo das modalidades de manejo das NIC 1, é evidente que seriam necessários, de maneira ideal, estudos prospectivos da evolução dessas lesões em pacientes de todas as idades, com HPV oncogênico ou não, persistente ou não. A descoberta das vacinas ameaça tornar esses estudos inúteis ou difíceis. Existe, portanto, um período transitório a cobrir, em que as vacinas ainda não serão eficazes, em que as lesões ainda serão numerosas, e em que haverá a possibilidade de fazer e controlar os testes de HPV. O tratamento deve ser aconselhado, se a paciente o desejar; nos outros casos, será preciso realizar vigilância por colposcopia e pesquisa dos HPV AR. Em caso de positividade e de persistência (da lesão e dos HPV AR), um prazo de, no máximo, 2 anos de vigilância pode ser autorizado antes do tratamento.

Referências

1. ANAES (2002) Conduite à tenir devant une patiente ayant un frottis cervico-utérin anormal
2. Benmoura MD (2006) L'imagerie des CIN de bas grade. Gynécologie Obstétrique Pratique 182:6-7
3. Jeronimo J, Schifman M (2006) Colposcopy at a cross-roads. Am J Obstet Gynecol 195:349-53
4. Benmoura D (1995) Evolution des lésions de bas grade: revue critique. Gynécologie 3:267-75
5. Carcopino X, Henry M, Benmoura D et al. (2006) Determination of HPV Type 16 and 18 Viral Load in Cervical Smears of Women Referred to Colposcopy. J Med Virol 78:1131-40
6. Tornesello ML, Duraturo ML, Botti G et al. (2006) Prevalence of alpha-papillomavirus genotypes in cervical squamous intraepithelial lesions and invasive cervical carcinoma in the Italian population. J Med Virol 78:1663-72
7. Cuzick J, Szarewski A, Cubie H et al. (2003) Management of women who test positive for high-risk types of human papillomavirus: the HART study. Lancet 362:1871-6
8. Castle PE, Schiffman M, Scott DR et al. (2005) Semiquantitative human papillomavirus type 16 viral load and the prospective risk of cervical precancer and cancer. Cancer Epidemiol Biomarkers Prev 14:1311-4
9. Dalstein V, Riethmuller D, Pretet JL et al. (2003) Persistence and load of high-risk HPV are predictors for development of high-grade cervical lesions: a longitudinal French cohort study. Int J Cancer 106:396-403
10. Moscicki AB (2005) Impact of HPV infection in adolescent populations. J Adol Health 37(6 Suppl):S3-9
11. Elfgren K, Kalantari M, Moberger B et al. (2000) A population-based five-year follow-up study of cervical human papillomavirus infection. Am J Obstet Gynecol 183:561-7
12. Woodman CB, Collins S, Winter H et al. (2001) Natural history of cervical human papillomavirus infection in young women: a longitudinal cohort study. Lancet 357:1831-6
13. Sadler L, Saftlas A, Wang W et al. (2004) Treatment for cervical intraepithelial neoplasia and risk of preterm delivery. JAMA 291:2100-6
14. Samson SL, bentley JR, Fahey TJ et al. (2005) The effect of loop electrosurgical excision procedure on future pregnancy. Onstet gynecol 105:325-32

33 Tratamento das NIC de alto grau

J. Rimailho

RESUMO

Atualmente, já está demonstrado que o tratamento das displasias de alto grau evita, com eficácia, o aparecimento de um câncer do colo uterino, resultando em baixa morbidade, sem alterar a fertilidade. A escolha do método terapêutico se baseia na colposcopia pré-operatória.

Os tratamentos destrutivos não deveriam mais ser utilizados para tratar as lesões de alto grau do colo uterino, em favor das exéreses por alça diatérmica ou conizações, que hoje são as mais realizadas em ambulatório, com anestesia local. Ao mesmo tempo em que não alteram a fertilidade, essas intervenções expõem, todavia, em pequena proporção, a complicações obstétricas. Os resultados dos tratamentos cirúrgicos são excelentes, se as margens de exérese estiverem livres, porém com risco de recidiva futura, que impõe um acompanhamento citológico e colposcópico regular. A importância da tipagem viral antes de escolher um tratamento ou no decorrer da vigilância pós-terapêutica deverá ser especificada em futuro próximo.

PONTOS-CHAVE

1. A escolha do método terapêutico se baseia na colposcopia pré-operatória.
2. O objetivo dos tratamentos das displasias do colo uterino é evitar o aparecimento de câncer sem induzir morbidade.
3. Os tratamentos destrutivos não deveriam ser utilizados para tratar as lesões de alto grau do colo uterino.
4. A corrente elétrica usada para a exérese por alça diatérmica deve evitar os efeitos da termocoagulação.
5. Os tratamentos das displasias de alto grau não alteram a fertilidade, mas podem expor a complicações obstétricas.
6. Os resultados dos tratamentos cirúrgicos são superiores a 90%, se as margens de exérese estiverem livres.
7. O risco de recidiva impõe acompanhamentos citológico e colposcópico regulares.

Introdução

Até o aparecimento das vacinas na prevenção primária, a detecção e o tratamento das NIC constituíram a melhor prevenção secundária contra o câncer epidermóide do colo uterino, que representa mais de 80% dos tumores malignos do colo uterino. A melhor ilustração da eficácia dessa estratégia foi dada pela observação comparada da incidência e da mortalidade por câncer do colo nos países onde o rastreio era organizado. Na Finlândia, a incidência da doença caiu, entre 1960 e 1985, de 15/100.000 para 4/100.000 mulheres por ano. Paralelamente, a taxa de mortalidade por câncer do colo uterino diminuía de 7 para 1 morte para 100.000 mulheres por ano (1).

O rastreamento permite identificar as mulheres que apresentam risco de desenvolver câncer do colo uterino a partir de uma displasia de alto grau ou HSIL. A colposcopia intervém depois do rastreamento, revelando os estados pré-cancerosos, cuja avaliação exata se baseia na biopsia dirigida.

A necessidade de tratar as lesões de alto grau (NIC 2-3) é admitida hoje comumente (ANAES), a fim de evitar o aparecimento do câncer invasivo (2). No entanto, esse tratamento preventivo se dirige, com mais freqüência, a mulheres jovens, cuja fertilidade deve ser preservada.

A detecção do HPV, realizável em rotina, pouco modificou a estratégia diagnóstica e terapêutica até o presente. Na França, a prática do teste atualmente é reconhecida apenas depois de um esfregaço ASC-US, antes de decidir por uma colposcopia.

Por que se deve tratar as NIC de alto grau?

Desde o início do século XX, patologistas identificaram modificações do epitélio de Malpighi, não infiltrantes, localizadas na proximidade das lesões cancerosas invasoras, compostas por células morfologicamente idênticas. Essas modificações da mucosa foram identificadas imediatamente como estados pré-cancerosos e denominados carcinomas *"in situ"*.

Depois, a seqüência das modificações histológicas que levaram ao câncer de Malpighi do colo uterino foi bem estudada. A sucessão das diferentes etapas que antecedem o câncer parece obedecer à passagem evolutiva da NIC 1 a NIC 2 e depois à NIC 3 e ao câncer.

Os fatores que influenciam o agravamento das lesões, a evolução para o câncer, bem como a duração da evolução são influenciados pelos co-fatores e pelos fatores imunológicos do hospedeiro.

História natural do câncer do colo

Papel do HPV

As infecções genitais por HPV envolvem 70% dos homens e mulheres sexualmente ativos, mais freqüentemente desde suas primeiras relações sexuais (3) (4). A infecção genital por papilomavírus habitualmente é inaparente, transitória e clinicamente indetectável. Contudo, 10 a 20% delas persistem e passam à cronicidade. São essas infecções crônicas que têm suscetibilidade para evoluir para displasias (ou neoplasias) intra-epiteliais cervicais de baixo grau (NIC 1) e alto grau (NIC 2 e 3), a partir das quais o câncer invasivo pode se desenvolver.

Evolução da NIC 1 para o câncer invasivo

Os estudos de Ostor (6), corroborados pela metanálise de Melnikow (5) sobre trabalhos citológicos, permitiram especificar o risco evolutivo natural das lesões pré-cancerosas de Malpighi: enquanto 57% das lesões de baixo grau *(LSIL – low-grade SIL)* podem regredir espontaneamente, mais da metade das lesões de alto grau irão persistir ou se agravar (Tabela 33-1). Uma vez constituída, a NIC 3 só permite que se espere uma regressão espontânea em 12% dos casos, ao passo que mais de 12% estão expostas ao aparecimento de um câncer infiltrante.

Tabela 33-1 – Evolução espontânea das NIC (6)

	Regressão	Persistência	Progressão	Câncer
NIC 1	60%	30%	10%	1%
NIC 2	40%	40%	20%	5%
NIC 3	30%	50%	Não aplicável	> 12%

Métodos terapêuticos

Dois principais métodos terapêuticos podem ser usados para tratar os estados pré-cancerosos do colo uterino. Os métodos destrutivos fazem desaparecer o epitélio da lesão sob o efeito de um agente físico ou químico, por um efeito de queimadura, ao passo que os métodos cirúrgicos irão extrair a lesão.

A destruição da lesão pode ser obtida por destruição química, eletrocoagulação, crioterapia, vaporização a *laser*.

Esses tratamentos são mais fáceis de aplicar do que as exéreses e por um custo menor. Não necessitam de hospitalização, podem ser feitos em consultório ou em uma clínica sem equipamentos sofisticados. Não requerem exames histológicos complementares.

Inversamente, na ausência de controle anatomopatológico, a radicalidade do tratamento nunca pode ser afirmada, e o risco de ignorar um câncer invasivo é real (7-8).

Ablação da lesão

A ablação das lesões displásicas cervicais pode ser efetuada por eletrorressecção ou conização.

A eletrorressecção geralmente pode ser realizada em ambulatório, com anestesia local. Ela é fácil de ser aplicada, mas deve ser reservada às exéreses que não exigem retiradas de mais de 1,5 cm da endocérvice.

A conização permite a exérese de uma parte do colo uterino correspondente a um cone, cuja base é ectocervical passando ao largo da lesão, e o topo endocervical passando à distância da junção pavimento-colunar. A conização pode ser realizada com bisturi frio ou *laser*, na maioria das vezes com anestesia geral, e sua morbidade é comparável ou ligeiramente superior à da eletrorressecção. A conização também pode ser realizada com *laser*, que substitui a lâmina do bisturi frio.

Eletrorressecção por alça diatérmica

A ressecção por alça diatérmica realizada hoje em dia não corresponde mais ao procedimento descrito inicialmente por René Cartier, em 1977 (9). A exérese das lesões era, na época, feita em vários fragmentos com um bisturi elétrico de primeira geração. Essa técnica permitia melhorar o diagnóstico das lesões por meio de uma avaliação mais completa do que com uma simples biopsia, sem objetivo terapêutico. A multiplicidade das coletas complicava sua orientação, sem certeza de que a exérese da lesão havia sido total.

O advento do gerador elétrico de alta freqüência mudou o procedimento. Hoje é possível extrair toda a lesão e a zona de transformação de uma só vez e em um único fragmento (10). O estudo histológico foi facilitado, tornou-se exaustivo, com melhor cicatrização (11).

A energia elétrica que alimenta a eletrocirurgia é transformada em calor e em energia luminosa. O calor obtido a partir de um arco elétrico de alta tensão entre o eletrodo e o tecido permite seccionar, vaporizando o tecido (a 100 °C), ou coagular, desidratando o tecido (acima de 100 °C).

Quando se realiza uma eletrorressecção por alça diatérmica, as duas funções do bisturi elétrico de alta freqüência devem ser usadas sucessivamente – e não simultaneamente.

A incisão do tecido a ser retirado é feita com uma corrente de corte pura. Para evitar sangramento perioperatório, que poderia atrapalhar o procedimento, uma injeção submucosa prévia de lidocaína a 1% com adrenalina deve ser realizada, permitindo obter vasoconstrição passageira. A incisão é efetuada então em um tecido exsangue, e a hemostasia é completada secundariamente no fim da vasoconstrição, que não passa de alguns minutos.

Os eletrodos de corte têm o aspecto de alças muito finas (0,2 mm) metálicas em inox ou tungstênio, em forma semicircular ou triangular (alças de Fisher) (Fig. 33-1). Elas permitem cortes com diversas configurações, em profundidades e larguras adaptadas à morfologia do colo e à extensão das lesões especificada pela colposcopia.

A coagulação utiliza temperaturas mais elevadas, provocando efeitos térmicos mais importantes que os gerados pela corrente de corte pura. É importante levá-la em conta, em eletrocirurgia, na medida em que o efeito coagulador deve ser mínimo, tanto no tecido excisado, para preservar a qualidade do exame histopatológico, quanto no tecido incisado, cuja cicatrização será otimizada.

Quando se seleciona a função de coagulação no gerador eletrocirúrgico, a amplitude pico-a-pico da tensão de coagulação é maior (produção de temperaturas mais elevadas) do que para a tensão de corte pura. Existem três tipos de coagulação: a dessecação, durante a qual o eletrodo ativo está em contato com o tecido; a fulguração, durante a qual o eletrodo ativo não está em contato com o tecido, mas projeta faíscas entre sua ponta e o tecido; e a coagulação por punção, durante a qual um eletrodo, normalmente uma agulha, é introduzido no centro da lesão. A coagulação por fulguração utiliza tensões de amplitude pico-a-pico mais altas do que para as outras formas de coagulação. Isso permite coagular os tecidos com menos corrente elétrica e, conseqüentemente, menos efeitos danosos para os tecidos adjacentes.

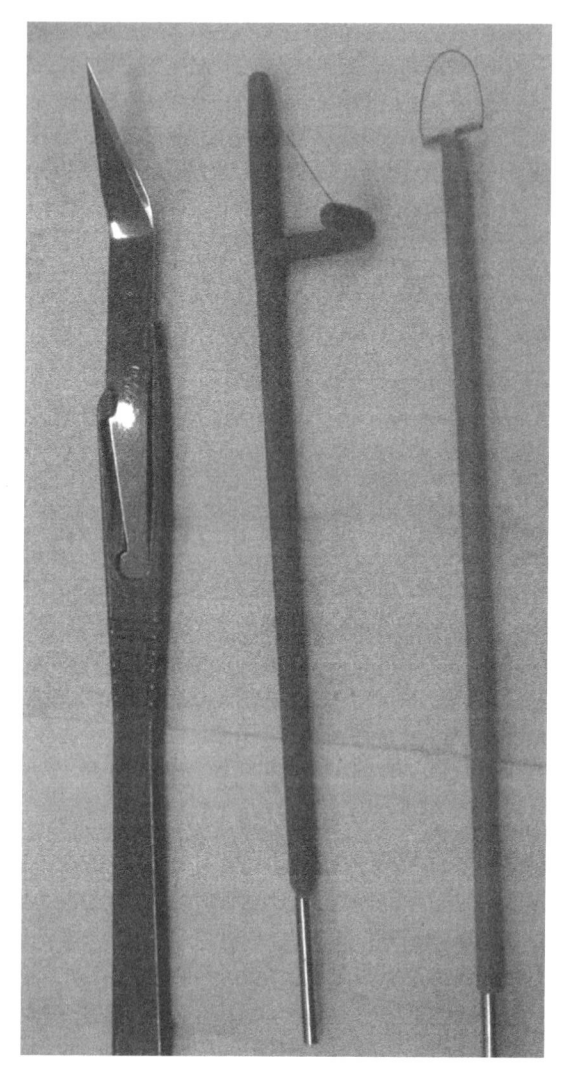

Fig. 33-1. Lâmina de Bywer [lâmina Beaver nº 11], alça de Fisher, alça semicircular (da esquerda para a direita).

Entre os três tipos de eletrodos utilizáveis (ponta, lâmina ou bola), a lâmina autoriza melhor precisão do que a bola, com menor efeito de termocoagulação.

Conização com bisturi frio

A conização com bisturi frio é efetuada com um bisturi de cabo longo (Fig. 33-1), sobre o qual é fixado uma lâmina **em contra-ângulo de Bywer [lâmina Beaver nº 11]**, que é cortante em ambos os lados. Essa operação pode ser realizada com anestesia local, mas a anestesia geral normalmente é mais confortável, se a altura da conização for importante. É preferível fazer antes uma infiltração cervical com adrenalina diluída a 1% para obter uma vasoconstrição. Uma histerometria permite medir a altura uterina e regular a altura da conização. O histerômetro pode ser deixado no local para regular a altura da exérese, após a colocação de um fio de tração em X, preso firmemente nas bordas anterior e posterior do colo uterino. O teste com Lugol permitirá localizar a periferia da lesão, para que a incisão seja realizada em zona iodo-positiva. A incisão é conduzida, em seguida, de maneira circunferencial, tomando-se o cuidado de cortar a mucosa superficialmente no início. A incisão prossegue depois na espessura do colo uterino, mantendo o esforço de tração, com uma progressão por incisões circunferenciais sucessivas. Quando se atinge a altura desejada, é necessário orientar o topo da lâmina para o eixo do colo, a fim de terminar a constituição do cone. É assim que a peça de exérese se assemelha mais a um cilindro, cuja extremidade superior é cônica, do que a um cone. Uma vez destacado o cone do colo, a hemostasia é efetuada com bisturi elétrico, não necessitando de nenhum ponto de sutura (12). O tecido cervical, muito elástico, é facilmente despedaçado pelos pontos de sutura que se tenta fazer nas bordas seccionadas, com cicatrização não harmoniosa, que pode atrapalhar a vigilância colposcópica posterior. Uma esponja hemostática absorvível pode ser deixada no local onde foi feita a conização.

Conização com *laser* CO_2

O princípio da conização com *laser* CO_2 é idêntica à da conização com bisturi frio. A lâmina cortante é substituída pelo raio *laser* guiado sob colposcópio por um micromanipulador. Para obter esse efeito de corte, o *spot* do *laser* deve ser reduzido ao mínimo, com uma potência importante (superior a 20 watts). A vantagem teórica é obter uma cicatrização ideal na ausência de efeitos térmicos profundos. O inconveniente, além do custo do equipamento, reside no prolongamento da duração do procedimento, que obriga a uma anestesia geral. A hemostasia realizada a *laser* é, em geral, fraca e deve ser completada por uma coagulação tradicional.

■ Indicações terapêuticas (ANAES 1999)

As lesões de alto grau (NIC 2 e 3) devem sempre ser tratadas.

O exame colposcópico é indispensável para a escolha do método; deve especificar o local e o tamanho da lesão e a importância da zona de transformação.

A escolha do método terapêutico deve levar em conta o desejo da paciente de engravidar e sua adesão à vigilância pós-terapêutica.

Os métodos de ressecção (conização) costumam ser indicados. A altura da conização é guiada pelo exame colposcópico. Na jovem nulípara, a altura da ressecção cervical deve ser a mais reduzida possível, mas com limites livres, cuja avaliação é histológica.

Os métodos de destruição (vaporização a *laser* ou crioterapia) podem ser propostos a uma mulher que deseja engravidar e que aceita acompanhamento regular, se as seguintes condições forem respeitadas: lesões pequenas, de localização unicamente ectocervical, totalmente visíveis na colposcopia. Em uma metanálise de 1998 (5), a sensibilidade da colposcopia foi estimada em 96%. A especificidade é estimada em 48% e se eleva a 69% para NIC de alto grau, mas pode subestimar um câncer microinvasor (13).

Complicações dos tratamentos

As complicações são excepcionais, do tipo infecciosas (entre 0,8 e 1,5%), hemorrágicas per ou pós-operatórias (entre 2 e 18%), com dores, estenoses cervicais (0,1 a 5,2%), que mais ou menos refletem na gravidez: aborto tardio, parto prematuro, distocia cervical com aumento do número de cesarianas.

Hemorragias

Podem ocorrer a partir do fim da intervenção, até que a cicatrização seja obtida, tendo a queda de escara um pico de freqüência geralmente máximo no 10º dia do pós-operatório.

A incidência das hemorragias pós-operatórias é difícil de ser avaliada na literatura e varia de 2 a 18% das intervenções realizadas. Tudo depende da definição do sangramento, que varia conforme as publicações. Para alguns, todo o sangramento superior ao menstrual, tendo ocasionado uma consulta, é registrado. Para outros, apenas os sangramentos que necessitam de uma ação de hemostasia no bloco operatório são contabilizados. Seja como for, a altura do cone provavelmente é determinante no risco de surgimento de hemorragia pós-operatória, e isso não importando a técnica. O uso de tampões hemostáticos ou de colas biológicas foi proposto para diminuir a incidência (16).

Infecções

A taxa de infecções relatada após conização é bastante variável conforme as séries. Na verdade, a cicatrização do colo, intravaginal, é, em regra, o local de uma colonização por germes saprófitos, com leucorréias que a confirmam. O tratamento geralmente se baseia em cuidados locais. É excepcional que uma celulite pélvica se desenvolva a partir da cicatriz cervical com febre e uma síndrome séptica, 5% (14).

Estenoses

Em 1985, Luesley já havia estabelecido uma correlação entre a taxa de estenoses pós-conização e a altura do cone (15). As estenoses pós-operatórias podem ser completadas com dismenorréias **ou o menos** incapacitante, impedimento do exame posterior da endocérvice. Baldauf define a estenose por um diâmetro do orifício externo do colo uterino inferior a 2,5 mm, medido pela vela de Hegar (17). Ele destaca 10,3% de estenose após conização com *laser*, contra 3% (14) a 4,3% (17) para as eletrorressecções (LEEP).

Um estudo randomizado recente (17) mostra que nenhuma das três técnicas influencia significativamente o surgimento de uma dessas complicações (hemorragia, estenose ou infecção) (Tabela 33-2).

Complicações secundárias ou tardias

Permitir o acompanhamento

A taxa de recidiva após a primeira conização é de aproximadamente 10%, o que justifica acompanhamento regular das mulheres que foram tratadas. Uma cicatrização **não homogênea com pregas** e uma estenose do orifício externo podem penalizar o acompanhamento posterior, sobretudo se a junção escamocolunar não estiver mais acessível (12).

Tabela 33-2 – Incidência comparada das complicações das exéreses conforme a técnica operatória

Autores	Técnica	N	Hemorragia	Infecções	Estenose
Luesley 1985 (15)	Conização com bisturi frio	915	13%	NS	17%
Rimailho 1993 (12)	Conização com bisturi frio	118	6%	NS	NS
Baldauf 1997 (17)	Conização com *laser*	255	NS	NS	10,3%
Baldauf 1997 (17)	Alça diatérmica	277	NS	NS	4,3%

Preservar a fertilidade e o futuro obstétrico

Após uma conização, teoricamente a fertilidade é ameaçada pela diminuição da altura da endocérvice, induzindo uma rarefação do muco endocervical, a eventual constituição de uma estenose orificial externa, bem como a diminuição do tecido muscular cervical, que pode expor à prematuridade. Na verdade, essa suposta morbidade não havia sido formalmente estudada até a publicação da metanálise de Kyrgiou (19).

As conseqüências obstétricas das conizações foram avaliadas comparando-se a técnica utilizada (LEEP, conização com bisturi frio e conização com *laser*). Não importando a técnica usada, não existe alteração significativa da fertilidade. Em contrapartida, o prognóstico obstétrico parece modificado e diretamente influenciado pela altura do cone realizado. A conização com *laser* exporia a um risco obstétrico menor, mas com aumento do risco de cesariana (18-21).

■ Vigilância pós-terapêutica

As taxas de cura após conização são de 73 a 96%, com acompanhamento de 3 a 73 meses. O principal fator que influencia a eficácia da exérese é o acometimento das margens de incisão (22). O risco de observar o acometimento das margens de incisão é ampliado pelo tamanho e pelo grau da lesão. O risco de recidiva é influenciado pelo grau de invasão das margens de exérese: é máximo, quando as margens são positivas, simultaneamente na vertente endocervical e ectocervical, 52% contra 17% (margens positivas na ectocérvice) e 21% (margens positivas na endocérvice).

Uma observação particular deve ser feita em relação à positividade das margens na vertente profunda da exérese, em glândulas colonizadas pelo processo displásico. A cicatrização ameaça recobrir a lesão persistente no fundo de um recesso glandular e de ali fechá-lo. Essa situação é, para nós, a única indicação para refazer uma conização a título sistemático sem espera, pois a vigilância, tanto citológica como colposcópica, seria ilusória e falsamente tranqüilizadora.

Assim, no caso de margens atingidas na ectocérvice ou endocérvice, a taxa de lesões residuais varia de 13 a 27%, ao passo que é de apenas 0,4% a 6% se essas margens estiverem livres (22). Portanto, é indispensável efetuar vigilância pós-terapêutica, cujas modalidades de vigilância são baseadas na citologia e na colposcopia. É igualmente importante sensibilizar as pacientes da utilidade dessa vigilância, pois a maior parte das séries menciona uma taxa de abandonos de tratamento que passa de 7-11% nos 6 meses após a operação para mais de 20% após 2 anos.

Normalmente, a vigilância regular pode ser proposta com o primeiro controle entre 3 e 6 meses. Considerada a sensibilidade imperfeita da citologia, essa vigilância deveria, para alguns, ser completada por uma pesquisa viral. A negativação do teste de HPV teria melhor valor preditivo da cura do que todas as outras técnicas utilizadas (24). Os exames normais merecem ser repetidos no prazo de 6 meses a 1 ano, antes de espaçar os controles anualmente.

Inversamente, em caso de anomalias persistentes, o tratamento das lesões residuais confirmadas pela histologia deve depender de sua gravidade, de sua topografia no colo, bem como da idade da paciente e de seu futuro obstétrico.

A identificação do vírus pode melhorar o manejo terapêutico?

Diversos trabalhos lembraram a possível utilidade da tipagem viral após tratamento para predizer as recidivas. A noção de carga viral residual poderia apresentar melhor valor preditivo da recidiva do que a citologia (24-26).

Por outro lado, o desenvolvimento de vacinas terapêuticas também poderia trazer novamente à tona a importância da identificação viral antes da escolha do método terapêutico mais adequado.

Se o estudo feito em pacientes com câncer avançado do colo uterino foi decepcionante (27), outros trabalhos feitos em pacientes com lesões de alto grau foram mais encorajadores (28-30).

Tabela 33-3 – Resultados carcinológicos das conizações

Autor	Técnica	In Sano [Livre]	Não In Sano [Comprometido]	Cânceres	Recidivas	Período de observação
Reich 2002 (22)	Conização com bisturi frio		390	1,5%	22%	19 anos
Reich 2001 (23)	Conização com bisturi frio	4.417		0	0,35%	18 anos

Conclusão

As técnicas de exérese são hoje as mais eficazes para tratar as SIL de alto grau, com melhor confiabilidade do que as técnicas destrutivas, uma fraca morbidade, sem prejuízo para a fertilidade. São fáceis de aplicar, não importando o contexto socioeconômico, nos países industrializados ou em desenvolvimento.

As vacinas terapêuticas, ao mesmo tempo em que ultrapassam a fase dos estudos preliminares, devem teoricamente suplantar, de maneira progressiva, o tratamento cirúrgico no futuro, por um custo ainda a ser especificado, para 70% das SIL, secundárias de HPV 16 ou 18. A tipagem viral mais ou menos completada pela avaliação de *clearance* viral poderia então ser usada antes da escolha do método mais bem adaptado, entre vacina e cirurgia, bem como para a vigilância pós-terapêutica.

Referências

1. Ferlay L, Bray F, Pisani P, Parkin DM (2004) GLOBOCAN 2002: cancer incidence, mortality and prevalence world-wide. IARC CanceBase N°S, version 2.0. Lyon IARC Press
2. ANAES. Pratique des frottis cervicaux pour le dépistage du cancer du col (1995). In:« Recommandations et references medicates Tome 2. Paris, Andem, p. 9-24
3. Koutsky LA, Harper DM (2006) Current findings from prophylactid HPV vaccine trials. Vaccine 24(Suppl 3): SI 14-21
4. Syrjanen K, Parkkinen S, Mantyjarvi R et al. (1985) Human papillomavirus (HPV) type as an important determinant of the natural history of HPV infections in uterine cervix. Eur J Epidemiol 1:180-7
5. Melnikow J, Nuovo J, Willan AR (1998) Natural history of cervical squamous intraepithelial lesions: a meta-analysis. Obstet Gynecol 92:727-35
6. Ostor AG (1993) Natural history of cervical intraepithelial neoplasia: a critical review. Int J Gynecol Pathol 12:186-92
7. Cullimore JE, Rollason TP, Luesley D et al. (1990) Invasive cervical cancer after laser vaporization for cervical intraepithelial neoplasia: a 10-year experience. J Gynecol Surg 6:103-10
8. Martel P, Bernard JD, Roumagnac M et al. (1992) The treatment of severe dysplasias by CO, laser: the respective indications for vaporization and conization. 84 cases. J Gynecol Obstet Biol Reprod 2:23-9
9. Cartier R (1977) Colposcopie pratique. Laboratoire Cartier, Paris
10. Boulanger JC, Vitse M, Gondry J et al. (1989) Electro-conization of the cervix uteri. Rev Fr Gynecol Obstet 84:663-72
11. Baggish MS, Barash F, Noel Y, Brooks M (1992) Comparison of thermal injury zones in loop electrical and laser cervical excisional conization. Am J Obstet Gynecol 166:545-8
12. Rimailho J, Puyuelo I., Escourrou G, Hoff J (1994) Value of cold-knife conization without hemostatic sutures. J Gynecol Obstet Biol Reprod 23:145-8
13. Mergui JL, Tauscher P, Bergeron C et al. (1994) Electroconization with the diathermic loop. Indications and results. Contracept Fertil Sex 22:53-9
14. El-Toukhy TA, Mahadevan S, Davies AE (2001) Cold knife cone biopsy-a valid diagnostic tool and treatment option for lesions of the cervix. J. Obstet Gynaecol 21:175-8
15. Lesley DM, McCrum A, Terry PB (1985) Complications of cone biopsy related to the dimensions of the cone and the influence of prior colposcopic assessment. Br J Obstet Gynaecol 92:158-64
16. Martel P, Bonnet F, Benevent JB et al. (1993) Value of biological glue in CO, laser conization. Experience with 32 cases. J Gynecol Obstet Biol Reprod 22:487-92
17. Baldauf JJ, Dreyfus M, Wertz JP et al. (1997) Consequences and treatment of cervical stenoses after laser conization or loop electrosurgical excision. J Gynecol Obstet Biol Reprod 26:64-70
18. Mathevet P, Chemali E, Roy M, Dargent D (2003) Long-term outcome of a randomized study comparing three techniques of conization: cold knife, laser, and LEER Eur J Obstet Gynecol Reprod Biol 106:214-8
19. Kyrgiou M, Koliopoulos G, Martin-Hirsch P (2006) Obstetric outcomes after conservative treatment for intraepithelial or early invasive cervical lesions: systematic review and meta-analysis. Lancet 3674:89-98
20. Hagen B, Skjeldestad FE (1993) The outcome of pregnancy after CO2, laser conisation of the cervix. Br J Obster Gynaecol 100:717-20
21. Sagot P, Lopes P, Mensier A et al. (1992) Carbon dioxide laser treatment of cervical dysplasia in teenagers. Eur J Obstet Gynecal Reprod Biol 46:143-6
22. Reich O, Lahousen M, Pickel H et al. (2002) Cervical intraepithelial neoplasia III: long-term follow-up after cold-knife conization with involved margins. Obstet Gynecol 99:193-6
23. Reich O, Pickel H, Lahousen M (2001) Cervical intraepithelial neoplasia III: long-term outcome after cold-knife conization with clear margins. Obstet Gynecol 97:428-30
24. Verguts J, Bronselaer B, Donders G et al. (2006) Prediction of recurrence after treatment for high-grade cervical intraepithelial neoplasia: the role of human papillomavirus testing and age at conisation. BJOG 113:1303-7
25. Cricca M, Venturoli S, Morselli-Labate AM et al. (2006) HPV DNA patterns and disease implications in the follow-up of patients treated for HPV16 high-grade carcinoma in situ. J Med Virol 78:494-500
26. Alonso I, Torne A, Puig-Tintore LM et al. (2006) Pre- and post-conization high-risk HPV testing predicts

residual/recurrent disease in patients treated for CIN 2-3. Gynecol O n col 103:631-6
27. Van Driel, WJ *et al.* (1999) Vaccination with HPV16 pep-tides of patients with advanced cervical carcinoma: clinical evaluation of a phase I-II trial. Eur J Cancer 35:946-52
28. Garcia F *et al.* (2004) ZYC101a for treatment of high-grade cervical intraepithelial neoplasia: a randomized controlled trial. Obstet Gynecol 103:317-26
29. Muderspach L *et al.* (2000) A phase I trial of a human papillomavirus (HPV) peptide vaccine for women with high-grade cervical and vulvar intraepithelial neoplasia who are HPV 16 positive. Clin Cancer Res 6:3406-16
30. Garcia-Hernandez E, Gonzalez-Sanchez JL, Andrade-Manzano A *et al.* (2006) Regression of papilloma high-grade lesions (CIN 2 and CIN 3) is stimulated by therapeutic vaccination with MVA E2 recombinant vaccine. Cancer Gene Ther 13:592-7

34 Manejo atual do carcinoma invasor do colo uterino (exceto recidiva)

P. Morice ♦ Y. Zafrani ♦ C. Uzan ♦ S. Gouy ♦ P. Pautier ♦ C. Lhommé ♦ P. Duvillard
D. Castaigne ♦ C. Haie-Meder

RESUMO

Os principais fatores prognósticos dos cânceres invasivos do colo uterino são: o estádio, o tamanho do tumor e o estado ganglionar. O exame radiológico para avaliar o envolvimento locorregional é a RM abdominal e pélvica. Em caso de tumor localizado no colo e < 4 cm, não há consenso quanto ao tratamento: pode ser baseado em uma associação radiocirúrgica (braquiterapia uterovaginal primária, seguida de cirurgia), uma radioterapia exclusiva ou até mesmo uma cirurgia exclusiva nos casos mais favoráveis. A técnica cirúrgica de referência é, assim, a colpo-histerectomia radical com linfadenectomia (pélvica ± para-aórtica). Nas pacientes jovens com um tumor de ótimo prognóstico, uma cirurgia conservadora do útero e/ou anexos pode ser considerada.

Em caso de tumor > 4 cm, o tratamento de referência é uma irradiação externa seguida de braquiterapia, associado a uma quimioterapia concomitante. Uma avaliação cirúrgica pré-terapêutica do envolvimento ganglionar (em particular, para-aórtico) por via celioscópica é proposta por alguns para melhor definir a ampliação dos campos de irradiação. A dose total e o tempo total de tratamento representam fatores importantes de sobrevida e do controle local. A cirurgia de complemento é discutida após esse tratamento.

PONTOS-CHAVE

1. Os fatores prognósticos dos cânceres do colo uterino são: o estádio, o tamanho do tumor, o acometimento ganglionar e a presença ou não de êmbolos linfáticos.
2. A RM abdominal e pélvica é o exame radiológico de referência para avaliar o acometimento locorregional.
3. Nos tumores de tamanho > 4 cm, o tratamento padrão é a radioquimioterapia. O PET-TC e o estadiamento ganglionar para-aórtico são importantes para definir o nível de extensão da irradiação.

Nos tumores < 4 cm, o tratamento pode ser uma combinação radiocirúrgica (braquiterapia seguida de cirurgia) ou uma cirurgia imediata.

Introdução

O câncer invasivo do colo uterino é definido pela existência de um tumor com infiltração do estroma de mais de 5 mm e/ou uma extensão de superfície de mais de 7 mm. A classificação mais usada é a FIGO, uma classificação clínica (Tabela 34-1). Para otimizar o manejo das pacientes acometidas por um câncer do colo uterino, baseado nos dados da literatura, os *Standards Options et Recommandations* [Padrões, opções e recomendações] (SOR) foram redigidos (1) e atualizados à luz dos resultados referentes à radioquimioterapia concomitante (2).

Tabela 34-1 – Classificação FIGO (1995) (Federação Internacional de Ginecologistas e Obstetras)

0: *In situ*

I: Carcinoma limitado ao colo

IA: Carcinomas microinvasores (diagnóstico somente histológico)

IA1: Invasão do estroma ≤ 3 mm e ≤ 7 mm horizontalmente

IA2: Invasão do estroma > 3 mm e ≤ 5 mm e ≤ 7 mm horizontalmente

IB: Tumor limitado ao colo > IA2

IB1: Tumor de tamanho < 4 cm

IB2: Tumor de tamanho ≥ 4 cm

II: Carcinoma que se estende para além do útero, mas sem atingir as paredes pélvicas e/ou do terço inferior da vagina

IIA: Envolvimento vaginal sem atingir os paramétrios

IIB: Invasão de, pelo menos, um dos paramétrios

III: Envolvimento da parede pélvica e/ou do terço inferior da vagina e/ou hidronefrose ou rim não-funcionante

IIIA: Envolvimento do terço inferior da vagina sem atingir a parede

IIIB: Envolvimento até a parede pélvica e/ou hidronefrose ou rim não-funcionante

IV: Acometimento da bexiga, do reto ou a distância

IVA: Acometimento da bexiga ou do reto

IVB: Metástases a distância

Avaliação

A definição do estádio FIGO necessita de um exame clínico minucioso efetuado por, no mínimo, dois profissionais experientes. O exame especular permite visualizar o aspecto, o tamanho do tumor (medido em seu eixo maior), sua topografia e um eventual envolvimento vaginal. Biopsias serão feitas para confirmar o diagnóstico. Os toques vaginais e retais permitem avaliar o envolvimento lateral (paramétrio, parede pélvica), anterior e posterior ([**fáscia**] vesicovaginal, retovaginal, ligamentos uterossacros) e vaginal.

O inventário pré-terapêutico compreende certos exames complementares:

- Nos tumores invasores, não importando o estádio, faz-se uma radiografia pulmonar sistemática para a procura de metástases, bem como exames biológicos iniciais (hematológico, hepático e renal). Uma dosagem dos marcadores, em particular do *squamous cell carcinoma antigen* (SCC), pode ser solicitada nos carcinomas epidermóides. Ele só tem valor positivo, mas pode se mostrar importante na vigilância.

- Nos tumores de estádios ≥ IB2, uma TC abdominal e pélvica ou uma ressonância magnética (RM) permitem avaliar a extensão locorregional e metastática (gânglios pélvicos e para-aórticos, fígado). A pertinência da RM parece melhor do que a da TC na avaliação do envolvimento locorregional (3). O PET-TC é um exame complementar útil, nesta situação, para apreciar o estado ganglionar (em particular, para-aórtico) e eliminar localizações metastáticas a distância (gânglios subclaviculares ou mediastinais, metástases parenquimatosas) não visíveis na imagem convencional. Contudo, sua pertinência ainda está sendo avaliada.

Nos casos em que existe suspeita de acometimento da bexiga e/ou do reto, uma cistoscopia e/ou uma retoscopia com biopsias dirigidas são realizadas. A tomada de um molde vaginal, efetuada quer com o objetivo de realizar um molde para a braquiterapia quer com objetivo diagnóstico, possui a vantagem de especificar o tamanho do tumor em sua parte ectocervical e registrar envolvimento vaginal.

Fatores prognósticos e sobrevida

Os principais fatores prognósticos são: o estádio, o tamanho do tumor, a existência de uma invasão ganglionar (número de gânglios invadidos (N+)) e suas características (ruptura capsular, uni ou bilateralidade do acometimento pélvico) (4). Nos tumores de estádio precoce (estádio IB1), a presença de êmbolos linfáticos é um fator prognóstico hoje reconhecido (5-9).

A existência de acometimento ganglionar para-aórtico é péssimo prognóstico (4). A freqüência do acometimento ganglionar depende do estádio, do tamanho do tumor e da idade das pacientes. A taxa de invasão ganglionar pélvica e para-aórtica é respectivamente de 17 e 6% nos tumores de estádio IB, de 22 e 12% nos estádios II e varia de 35 a 50% nos estádios III (10). A pouca idade das pacientes, em especial antes dos 30 anos, parece ser um fator prognóstico desfavorável (4). Em contrapartida, o papel prognóstico do tipo histológico do tumor e de seu grau de diferenciação são mais discutidos (4). Fatores prognósticos biológicos também foram estudados (índices de proliferação, modificações de oncogenes C-myc). Porém, seu espaço, na prática corrente e na estratégia de manejo, continua limitado.

A taxa de sobrevida de 5 anos está diretamente ligada ao estádio. Em nossa experiência, as taxas de sobrevida de 3 anos nos estádios I e II são respectivamente de 88 e 70% (4). Nas pacientes tratadas por um tumor de estádio I/II, as taxas de sobrevida de 3 anos são de 94% nas pacientes N-, 64% nas pacientes com gânglios pélvicos invadidos e 37% nas pacientes com gânglios para-aórticos acometidos (4).

Nos estádios mais avançados, a sobrevida de 5 anos é da ordem de 60 a 70% nos estádios IIB, e de 30 a 50% nos estádios III. As causas de fracasso são basicamente locorregionais, podendo alcançar 30 a 40% (11, 12). Nos estádios IVA, as taxas de sobrevida de 5 anos não ultrapassam 20%.

Meios terapêuticos

As modalidades terapêuticas dependem do estádio, da idade e do estado geral das pacientes, além da praxe e das convicções das equipes encarregadas das pacientes.

Três tipos de tratamento podem ser utilizados.

Cirurgia

Cirurgia radical

A intervenção de referência dos cânceres do colo cirurgicamente curáveis é uma cirurgia radical, a saber, a colpo-histerectomia radical: histerectomia associada à ressecção do paramétrio e da cúpula vaginal (CHr) (13). Vários tipos de histerectomia radical foram descritos na literatura em função da radicalidade do tratamento do paramétrio. Esquematicamente, dois tipos são praticados com maior freqüência nos cânceres do colo uterino (segundo a classificação de Piver [13]): a CHr de tipo II (ou **modificada**), em que a porção mais interna do paramétrio (medial ao ureter) é extraída, e a CHr "distal" dita de tipo III, em que o paramétrio é extraído até a parede pélvica.

Essa intervenção é realizada por meio da laparotomia, mas também pode ser efetuada por via vaginal (intervenção de Schauta) ou idealmente pela via laparoscópico-vaginal (14-19). Os resultados relatados referentes ao uso da abordagem celiocirúrgica para a CHr mostram que esta permite melhorar a qualidade de vida pós-operatória imediata (redução das dores e retomada mais rápida da atividade anterior), diminuir o impacto psicológico "cosmético" da laparotomia (o que é um argumento importante, principalmente entre as pacientes jovens) sem ter impacto desfavorável no risco de recidiva (15-19). Essa abordagem é hoje padrão de referência em nossa instituição, na ausência de contra-indicação carcinológica (invasão ganglionar ou *reliquat* importante após radioquimioterapia) ou técnica (paciente obesa ou multioperada[com múltiplas cirurgias anteriores]).

A anexectomia bilateral é realizada *a priori*, mas, em certos casos, os ovários podem ser conservados, depois transpostos para as goteiras parietocólicas, antes de uma eventual irradiação pós-operatória. Essa transposição ovariana não é realizada em caso de tumor grande (pois existe risco de metástase ovariana) e/ou após os 40 anos (20).

Essa cirurgia de exérese é associada a uma linfadenectomia (CHrL). Essa linfadenectomia tem papel diagnóstico, prognóstico e, provavelmente, terapêutico. Em todos os casos, é pélvica (isto é, estendida aos grupos ilíacos externos e primitivos) e, em alguns, pélvica e para-aórtica até o nível da veia renal esquerda (LPA). Essa cirurgia pode ser realizada por via celioscópica. Trabalhos recentes sugerem que a pesquisa do gânglio sentinela é pertinente no câncer do colo uterino. Os resultados das diferentes publicações mostram que se trata de uma técnica confiável, com poucos falsos negativos, quando a pesquisa é realizada por técnica combinada (isotópica e colorimétrica) (21). Porém, o valor exato desse procedimento deve ser especificado (21, 22). Um ensaio multicêntrico francês está sendo feito, envolvendo o gânglio sentinela no câncer do colo uterino de estádio IB1.

Cirurgia conservadora

Em certos casos, é possível propor uma cirurgia conservadora do corpo uterino: a traquelectomia radical (23). Essa intervenção consiste em retirar o colo uterino, o paramétrio, o terço superior da vagina e a parte alta do paracolpo. É acompanhado de uma linfadenectomia pélvica. O objetivo desta intervenção é tratar cirurgicamente, de maneira conservadora, pacientes com câncer invasivo do colo uterino, preservando o útero e a sua vascularização e, assim, manter a sua fertilidade. Essa cirurgia pode ser realizada por via vaginal associada a linfadenectomia celioscópica, por via abdominal ou também por via celioscópica pura. Só pode ser proposta na ausência de acometimento ganglionar.

Braquiterapia

A braquiterapia consiste em aplicar fontes radioativas por contato ou no interior de tecidos tumorais. Nos cânceres do colo uterino, a anatomia vaginal constitui uma situação ideal para a braquiterapia, uma vez que irá permitir a aplicação *in situ* das fontes radioativas. A braquiterapia possui particularidades balísticas e físicas com gradiente de dose extremamente elevado. A braquiterapia permite, assim, atingir doses no nível do tumor uterino que nunca poderiam ser alcançadas apenas com a radioterapia externa.

As técnicas de braquiterapia ginecológica intracavitária variam em função das equipes. Algumas correspondem a sistemas padronizados, e outras levam à realização de sistemas adaptados à anatomia de cada paciente. Este último sistema, realizado a partir da moldagem cervicovaginal, é ideal, pois é o mais adaptado à topografia tumoral e à anatomia de cada paciente (24). Novos avanços foram feitos em matéria de braquiterapia com o uso da RM para a realização da dosimetria durante a braquiterapia (25). Esta nova técnica permite otimizar melhor as doses distribuídas em função, por um lado, das condições anatômicas locais e, por outro, do tamanho e da localização do tumor. O material radioativo usado foi, por muito tempo, o césio 137. Foi sendo progressivamente substituído pelo irídio 192, sob a forma de uma fonte radioativa de 5 mm de comprimento que permite, graças a um deslocamento adaptado, a otimização dos tratamentos que realizam braquiterapia pulsada. A taxa classicamente utilizada corresponde a uma dose diária de 10 grays (**Gy**), ou em baixa taxa de dose, ou em taxa pulsada, necessitando, portanto, de hospitalização de aproximadamente uma semana para braquiterapia uterovaginal pré-operatória (26).

As doses de braquiterapia pré-operatória geralmente são de 60 Gy e, após radioterapia externa, a braquiterapia permite completar até a dose de 60 Gy, isto é, uma dose de 15 Gy, se a dose de irradiação externa tiver sido de 45 Gy. As características de aplicação foram especificadas sob forma de recomendações internacionais descritas no relatório do ICRU nº 38 (27). Mais recentemente, recomendações integrando os dados clínicos e RM foram publicadas a fim de se adaptar ao máximo a irradiação à topografia tumoral (25).

Radioterapia

A radioterapia externa utiliza atualmente fótons de energia superior a 10 megavolts (MV). Quando uma irradiação pélvica é indicada, necessita do uso de quatro campos com um limite superior incluindo as cadeias ganglionares ilíacas primitivas, correspondendo geralmente à interlinha L4-L5. O limite inferior dos campos depende do envolvimento vaginal, mas inclui a totalidade da vagina a partir do estádio III. A irradiação para-aórtica normalmente é feita com o auxílio de dois campos ântero-posteriores, e o limite superior do campo de irradiação corresponde, em geral, à interlinha T12-L1. A dose por fração é classicamente de 1,8 Gy, e todos os campos de irradiação devem ser tratados no mesmo dia, para diminuir os riscos de complicações.

Todos os campos de irradiação são simulados a partir de dosimetria em tomografia computadorizada. As informações trazidas pelos exames radiológicos complementares, como a imagem por ressonância magnética e o PET-TC desempenham papel fundamental na determinação dos limites desses campos de irradiação (28) e de eventual sobreposição, principalmente em caso de acometimento ganglionar.

Quimioterapia

A quimioterapia tem sido usada ou como tratamento neo-adjuvante (tratamento inicial do tumor), ou de modo concomitante à radioterapia externa, para potencializar o efeito da irradiação, ou como adjuvante. As drogas mais eficazes em termos de respostas e período de remissão são os sais de platina, os agentes alquilantes e os intercalantes. É em situação de associação concomitante à radioterapia e à braquiterapia que a quimioterapia se mostrou mais eficaz, em especial diante dos resultados de 5 ensaios randomizados feitos nos EUA. Os resultados desses ensaios levaram à revisão dos SOR no manejo desses cânceres (2).

Protocolos terapêuticos

Tumores de estádio IB1 (< 4 cm)

Para o tratamento deste tipo de tumor, não há padrão. Três possibilidades terapêuticas são oferecidas: cirurgia exclusiva, radioterapia exclusiva e combinação radiocirúrgica (braquiterapia uterovaginal primária seguida de uma CHrL pélvica-1). A escolha entre essas ações depende das convicções e da praxe das equipes. Um único estudo prospectivo randomizado comparou os dois primeiros tratamentos (cirurgia primária/± irradiação pós-operatória em caso de fatores prognósticos desfavoráveis *versus* irradiação exclusiva) em tumores de estádio precoce. Os resultados com relação à sobrevida parecem comparáveis seja qual for o protocolo terapêutico escolhido, mas com morbidade aumentada nas pacientes com cirurgia radical imediata e com indicação de irradiação externa pós-cirurgia) (29). A conclusão desse ensaio fundamental não é propor irradiação exclusiva em todas as pacientes com tumor em estádio IB1, mas sugere levar em conta vários fatores prognósticos, a fim de adaptar melhor as terapêuticas.

Nas pacientes nulíparas ou paucíparas expressamente desejosas de preservar sua fertilidade e que apresentam tumor curável *a priori* por uma cirurgia exclusiva (< 2 cm, sem êmbolo linfático nem envolvimento ganglionar), pode-se propor traquelectomia radical. As indicações e os resultados deste tratamento serão discutidos no capítulo seguinte.

Entre os fatores prognósticos, três influenciam mais particularmente, de modo direto, o manejo terapêutico do tumor de estádio IB1 (6-8, 30):

- O tamanho do tumor (< 2 cm ou > 2 cm, mas < 4 cm) ou, para outros autores, o volume tumoral.
- A presença ou não de êmbolos linfáticos (e sua quantificação).
- O estado ganglionar.

Outras equipes incluem nesses fatores o grau de invasão do estroma cervical e o grau de diferenciação.

A determinação do tamanho do tumor é fácil graças ao exame clínico e à RM (3). O estado ganglionar é especificado após exame histológico da linfadenectomia (eventualmente em per-operatório por exame extemporâneo [/intra-operatório/de congelação]). Porém, a presença ou não de êmbolos linfáticos só pode ser conhecida após exame histológico de uma peça de conização ou da histerectomia radical. A freqüência da presença desses êmbolos está correlacionada ao tamanho do tumor: assim, em nossa experiência, tinham êmbolos tumorais 42% das pacientes com tumor < 2 cm e cerca de 50% das pacientes com tumor entre 2 e 4 cm (5).

Dessa forma, podem-se classificar as pacientes com um tumor de estádio IB1 em três grupos prognósticos (Tabela 34-2) para melhor adaptar o manejo terapêutico (essa classificação certamente não faz sentido para as equipes que optam pela irradiação exclusiva nos cânceres de estádio IB1, já que em todos os casos as pacientes serão tratadas por irradiação externa).

Pacientes do grupo I (Tabela 34-2)

Podem ser tratadas por cirurgia exclusiva (se a ausência de êmbolos pôde ser determinada de maneira formal em uma peça de conização diagnóstica primária) ou, em algumas equipes, por braquiterapia uterovaginal primária seguida de uma CHrL. Esta última seqüência terapêutica é privilegiada por algumas equipes quando a presença ou não de êmbolos não é conhecida (ausência de conização primária). É esse o caso das pacientes de mais de 40 anos (para as quais a cirurgia conservadora não é mais considerada) e com tumor tratado após uma biopsia simples, confirmando a natureza maligna da lesão. Nessas pacientes, a realização de conização primária para confirmar a presença ou não dos êmbolos faz pouco sentido, pois pode ampliar a morbidade. Nestas (> 40 anos sem conização), dada a freqüência estatística da existência de êmbolos (42% nos tumores < 2,5 cm), algumas equipes optam logicamente pela braquiterapia uterovaginal primária pré-cirúrgica. Essa combinação não aumenta a morbidade em comparação com pacientes tratadas por CHrL primária.

Um único estudo prospectivo randomizado investigou a avaliação do impacto da radicalidade da dissecção parametrial (tipo II *versus* tipo III de Piver) na sobrevida (31). Esses resultados demonstram que o aumento da radicalidade da ressecção parametrial não melhora significativamente a sobrevida, mas duplica a taxa de complicações, principalmente urinárias (31). Esse ensaio sugere que a CHr de tipo III não deve, portanto, ser feita de maneira sistemática (*a fortiori* em caso de irradiação externa, pois a morbidade será ampliada), mas somente em situações bem específicas.

Pacientes do grupo II (Tabela 34-2)

A maioria das pacientes neste grupo se constitui por aquelas com êmbolos confirmados em uma peça de conização. Inclui-se também nesse grupo as pacientes com tumor entre 2 e 4 cm (poucas farão conização primária), pois o

Tabela 34-2 – Classificação prognóstica nos cânceres do colo de estádio IB1

I – Bom prognóstico (preenchimento destes 4 critérios para fazer parte deste grupo)

Tumor de menos de 2 cm

Ausência de êmbolos tumorais na peça de conização ou de histerectomia radical

Ausência de acometimento ganglionar

Margens de ressecção cirúrgica que passam em zona livre (em caso de histerectomia ou de traquelectomia radical)

II – Prognóstico intermediário (presença de 1 dos 3 critérios)

Tumor indiferenciado ou de tipo histológico agressivo (*glassy-cell*)

Tumor > 2 cm e < 4 cm

Presença de alguns êmbolos na peça de conização de histerectomia radical

III – Mau prognóstico (presença de 1 dos 3 critérios)

Presença de inúmeros êmbolos na peça de conização de histerectomia radical

Acometimento ganglionar

Acometimento histológico do paramétrio ou da zona de incisão cirúrgica (após histerectomia radical)

Disseminação histológica extracervical (ovário, peritônio)

risco estatístico de haver êmbolos é maior (50% dos casos, [5]). Como a presença desses êmbolos é um fator prognóstico desfavorável reconhecido, a combinação, nessas situações (na ausência de acometimento parametrial ou ganglionar), de uma braquiterapia uterovaginal primária, seguida de histerectomia radical, é um manejo atraente, pois a braquiterapia primária pré-cirúrgica permite otimizar o controle local e reduzir, assim, o risco de recidiva. Além disso, a morbidade da cirurgia não é aumentada (ela pode ser feita de maneira ideal por laparoscopia) pela realização de braquiterapia primária. Entretanto, não há nenhum estudo de Fase III que demonstre, de maneira formal, a superioridade da combinação braquiterapia-cirurgia sobre a cirurgia exclusiva nos tumores de estádio IB1. Empiricamente, porém, os resultados retrospectivos dessa combinação terapêutica mostram sobrevida excelente (98% de sobrevida de 5 anos nas pacientes de estádio IB1 e N- em nossa experiência (4, 11, 12)) com controle local satisfatório, o que faz sugerir benefício terapêutico importante da braquiterapia primária, especialmente nessas pacientes com êmbolos.

Algumas equipes optaram, nessas formas, por cirurgia radical primária seguida – nos casos em que o único fator desfavorável encontrado é a presença de êmbolos na peça de histerectomia radical – de braquiterapia vaginal complementar. Contudo, essa seqüência terapêutica parece pouco lógica, pois a balística da braquiterapia é melhor quando esta é realizada no pré-operatório.

Pacientes do grupo III (Tabela 34-2)

O manejo terapêutico das pacientes deste grupo foi elucidado depois da publicação do ensaio do SWOG *(Southwest Oncology Group)* 8797 há 6 anos (32). A população estudada era de pacientes portadoras de cânceres invasivos do colo uterino de estádio limitado IA2, IB, IIA, mas com fatores histológicos de mau prognóstico após cirurgia inicial. Os fatores de mau prognóstico registrados eram: a positividade dos gânglios pélvicos, a invasão microscópica do paramétrio ou uma positividade das margens de ressecção cirúrgica. O ensaio comparava radioterapia pós-operatória a essa mesma radioterapia associada a quimioterapia por cisplatina e 5-FU. A radioterapia pélvica aplicava uma dose total de 49,3 Gy em 29 frações. A quimioterapia compreendia uma dose de 70 mg/m^2 de CDDP e uma dose de 1 g/m^2 de 5-FU por dia, durante 4 dias. Um total de 4 ciclos era efetuado a cada 3 semanas. De 1992 a 1996, 268 pacientes foram incluídas no estudo, e 241 eram avaliáveis. O acompanhamento médio das pacientes vivas era de 43 meses. Os resultados mostram taxas de sobrevida projetada em 4 anos de 81% para o braço associação radioquimioterapia contra 63% para o braço só de irradiação – e essa diferença é estatisticamente significativa. A toxicidade digestiva e hematológica era mais elevada no grupo com quimioterapia, mas nenhuma morte tóxica foi observada.

Depois desse ensaio, a radioquimioterapia se tornou o tratamento padrão das pacientes com um tumor de estádio IB1, mas N+ pélvico no momento da cirurgia (é, aliás, o único padrão terapêutico dos tumores desse estádio). Todavia, nessa situação, quando a invasão ganglionar pélvica é diagnosticada em perioperatório graças a um exame extemporâneo, algumas equipes das quais participamos fazem linfadenectomia para-aórtica no mesmo tempo da cirurgia para definir o nível de extensão do acometimento ganglionar. De fato, em nossa experiência, 25% das pacientes N+ no pélvico tinham envolvimento para-aórtico (10). Se o plano para-aórtico estiver ileso, a radioquimioterapia será exclusivamente pélvica. No caso da descoberta do acometimento ganglionar pélvico após a cirurgia (ausência de exame extemporâneo), recomendamos fazer a linfadenectomia para-aórtica em um segundo tempo ou realizar um PET-TC para avaliar o plano para-aórtico. Esta última atitude é aconselhada às equipes que não fazem, de modo algum, cirurgia ganglionar para-aórtica nessa situação (pacientes portadoras de um tumor de estádio IB1, mas N+ pélvico). Algumas equipes realizam irradiação externa para-aórtica na dose de 45 Gy em caso de invasão ganglionar pélvica.

Nas pacientes com N+ pélvico (sem acometimento para-aórtico) e que foram beneficiadas com quimioterapia antes da cirurgia, um bloco mediano que protege as zonas irradiadas pela braquiterapia uterovaginal pré-operatória é confeccionado para cada paciente na ocasião da radioquimioterapia. Um eventual complemento até a dose total de 60 Gy pode ser administrado em função dos dados operatórios. Em caso de invasão ganglionar pélvica maciça e/ou para-aórtica, uma quimioterapia adjuvante pode ser discutida após o fim da irradiação externa.

Tumores de estádios IB2 e II

Vários estudos prospectivos randomizados mostraram que o tratamento de referência dessas formas era a radioterapia externa primária associada a quimioterapia concomitante seguida de braquiterapia, podendo estar associada a uma quimioterapia (2). Em nossa instituição, a irradiação externa é efetuada na dose de 45 Gy com fótons de acelerador de 25 MV, na pelve, em associação com quimioterapia semanal por cisplatina na dose de 40 mg/m^2, seguida de braquiterapia uterovaginal na dose de 15 Gy.

O tratamento das mulheres portadoras de câncer do colo uterino depende da extensão tumoral, portanto, do

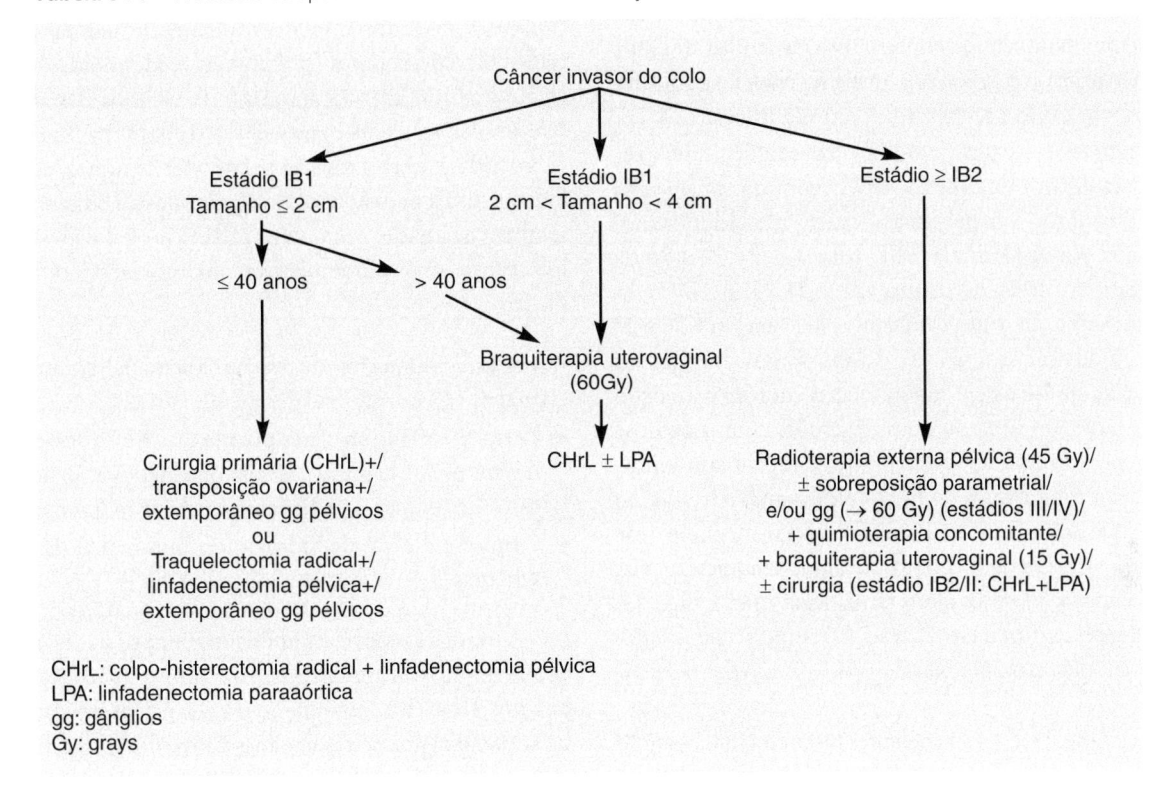

Tabela 34-3 – Protocolo terapêutico do Instituto Gustave Roussy

```
                          Câncer invasor do colo
         ┌────────────────────────┼────────────────────────┐
   Estádio IB1              Estádio IB1               Estádio ≥ IB2
  Tamanho ≤ 2 cm         2 cm < Tamanho < 4 cm
    ┌──────┐
  ≤ 40 anos  > 40 anos
    │         │
    │         └──────────┐
    │              Braquiterapia uterovaginal
    │                    (60Gy)
    │                       │
    ▼                       ▼                          ▼
Cirurgia primária (CHrL)+/    CHrL ± LPA       Radioterapia externa pélvica (45 Gy)/
 transposição ovariana+/                      ± sobreposição parametrial/
 extemporâneo gg pélvicos                     e/ou gg (→ 60 Gy) (estádios III/IV)/
          ou                                  + quimioterapia concomitante/
 Traquelectomia radical+/                     + braquiterapia uterovaginal (15 Gy)/
 linfadenectomia pélvica+/                    ± cirurgia (estádio IB2/II: CHrL+LPA)
 extemporâneo gg pélvicos
```

CHrL: colpo-histerectomia radical + linfadenectomia pélvica
LPA: linfadenectomia paraaórtica
gg: gânglios
Gy: grays

estádio da doença. Nas formas mais evoluídas, ou em caso de tumores de tamanho superior a 4 cm, ou com envolvimento da vagina ou dos paramétrios, ou em razão de invasão ganglionar, a radioterapia externa associada à braquiterapia desempenha um papel essencial (33). Até recentemente, essa associação radioquimioterapia representava o padrão terapêutico das formas localmente avançadas dos cânceres do colo (2). Em 1996, nos EUA, a Conferência de Consenso sobre o Câncer do Colo concluía sobre "a ausência de evidência da associação da hidroxiuréia ou de qualquer outra quimioterapia no tratamento padrão".

Estudos de Fase II tinham, entretanto, mostrado a ação sinérgica da associação radioquimioterapia (34-36). Depois dessa conferência de consenso, 5 ensaios terapêuticos randomizados foram realizados nos EUA avaliando o papel da radioquimioterapia concomitante em estádios avançados de cânceres do colo uterino. Como os resultados desses 5 ensaios concluíram sobre a superioridade terapêutica da associação radioquimioterapia, usando cisplatina, o NCI decidiu difundir amplamente esses resultados antes mesmo de sua publicação.

Esses 5 ensaios, todos randomizados, foram conduzidos por três dos Grupos Cooperadores de Testes Clínicos do NCI.

Ensaio do GOG (Gynecologic Oncologic Group) 85 (37)

A população estudada era de mulheres portadoras de câncer do colo invasores de estádios IIB, III e IVA. O ensaio comparava um braço que comportava radioterapia associada a quimioterapia com cisplatina e 5-fluorouracil (5-FU) a um braço associando radioterapia à hidroxiuréia. De 1986 a 1990, 386 pacientes foram incluídas. Os resultados evidenciam sobrevida de 3 anos de 67% no grupo que comportava a associação cisplatina-5-FU contra 57% no grupo tratado com hidroxiuréia.

Ensaio do RTOG (Radiation Therapy Oncology Group) 9001 (38)

A população estudada era de mulheres portadoras de câncer de colo (carcinoma epidermóide, adenocarcinoma ou adenoacantoma) de estádio IB ou IIA de tamanho tumoral superior ou igual a 5 cm ou com invasão ganglionar pélvica ou de estádio IIB até o estádio IVA. Eram excluídas do estudo as pacientes com envolvimento paraaórtico ou fora da pelve. A avaliação ganglionar paraaórtica era feita por linfografia ou por exploração cirúrgica retroperitoneal.

O estudo comparava um braço com radioterapia pélvica e para-aórtica na dose de 45 Gy com um braço com irradiação unicamente pélvica associada a três ciclos de quimioterapia por cisplatina e 5-FU (dias 1 a 5 e 22 a 26 da irradiação). As doses de platina eram de 75 mg/m², e as doses de 5-FU, de 4 g/m² administradas em 96 horas. A dose de irradiação externa era de 45 Gy nos dois grupos com frações de 1,8 Gy. A braquiterapia era feita com césio ou com rádio em uma ou duas aplicações com uma dose total de, no mínimo, 85 Gy no ponto A. A primeira aplicação podia ser feita antes do início ou durante a irradiação externa que comportava, então, um bloco mediano [/de proteção] protegendo a zona tratada por braquiterapia. A segunda aplicação de braquiterapia devia iniciar duas semanas depois do fim da irradiação. O tempo total do tratamento não devia, na medida do possível, exceder 8 semanas.

De 1990 a 1997, 403 pacientes foram incluídas, e 388 eram avaliáveis. O acompanhamento médio era de 43 meses. A divisão em função do estádio mostrava proporção idêntica de estádios avançados de 67% nos dois grupos. A radioterapia era aplicada segundo o protocolo em 83% dos casos, com uma duração média total de tratamento de 58 horas. No grupo radioterapia-quimioterapia (195 pacientes), 81% receberam pelo menos dois ciclos de quimioterapia e 68%, os três ciclos previstos.

As complicações agudas foram mais freqüentes no braço que comportava a quimioterapia, mas geralmente eram limitadas. Envolviam essencialmente a toxicidade digestiva e hematológica, que era significativamente mais elevada. Os efeitos em longo prazo não eram diferentes nos dois grupos.

Os resultados mostraram melhora significativa das taxas de sobrevida global de 5 anos (p = 0,004) (73% contra 58%) e taxas de sobrevida sem doença de 5 anos (p < 0,001) no grupo radioquimioterapia (67% contra 40%). As taxas de metástases a distância (p < 0,001) (33% contra 14%) e das recidivas locorregionais (p < 0,001) (35% contra 19%) eram significativamente mais altas no grupo radioterapia pélvica e para-aórtica.

Ainda que o ensaio não tenha sido concebido para efetuar uma análise por subgrupo em função do estádio, os autores assinalaram a ausência de diferença significativa da sobrevida de 5 anos em ambos os grupos para as pacientes portadoras de estádio III ou IVA.

Ensaio do GOG 120 (39)

A população estudada foi das mulheres portadoras de cânceres do colo invasores (carcinomas epidermóides, adenocarcinomas ou adenoacantomas) de estádios IIB até IVA, sem invasão ganglionar para-aórtica. Todas as pacientes eram submetidas a uma avaliação ganglionar cirúrgica, com linfadenectomia para-aórtica extraperitoneal. Todas recebiam também irradiação pélvica e uma das 3 modalidades de quimioterapia, após randomização, em associação com a irradiação:

- Grupo 1: 40 mg/m² de cisplatina semanal durante 6 semanas.
- Grupo 2: 50 mg/m² de cisplatina dias 1 e 29 associados a 4 g/m² de 5-FU dias 1 e 29 em perfusão por 96 horas e 2 g/m² de hidroxiuréia bissemanal durante 6 semanas.
- Grupo 3: 3 g/m² de hidroxiuréia bissemanal durante 6 semanas.

A irradiação pélvica administrava uma dose de 40,8 Gy em 24 frações nos estádios IIB e de 51 Gy em 30 frações nos estádios III e IVA, seguida de uma ou duas aplicações de braquiterapia uma a três semanas após o fim da radioterapia externa. A dose administrada pela braquiterapia era de 40 Gy nos estádios IIB e 30 Gy nos estádios III ou IVA. A dose total no ponto A era de 80,8 Gy nos estádios IIB e 81 Gy nos estádios III ou IVA. A braquiterapia intersticial não estava autorizada. A duração total da irradiação era de dez semanas.

De 1992 a 1997, 575 pacientes foram incluídas neste estudo e 526 eram avaliáveis. O período médio do acompanhamento era de 35 meses. A distribuição das características das pacientes não era estatisticamente diferente nos três grupos. No que se refere à quimioterapia, 49% das pacientes receberam os 6 ciclos previstos de CDDP no grupo 1. No grupo 2, 80% das pacientes receberam os 2 ciclos de CDDP-5-FU, mas apenas 20% das pacientes receberam hidroxiuréia durante 6 semanas. Por fim, no grupo 3, 22% das pacientes receberam as 6 semanas de hidroxiuréia prevista. Os resultados mostram que a taxa de sobrevida global era significativamente mais elevada nos grupos 1 e 2 em comparação com o grupo 3.

Os dois grupos com cisplatina apresentavam uma taxa mais elevada de sobrevida sem progressão do que aquele que só havia recebido hidroxiuréia (p < 0,001). A taxa de progressão local era menor: 19 e 20% nos grupos 1 e 2 em comparação ao grupo 3, no qual ela alcançava 30%. Da mesma forma, a taxa de metástases pulmonares era de 10% no grupo 3 comparada a 3 e 4% nos grupos 1 e 2. A toxicidade, essencialmente hematológica, era significativamente mais importante no grupo que associava as três drogas. Os autores concluíram que havia superioridade dos grupos contendo platina em relação ao grupo que só havia recebido hidroxiuréia. Como a toxicidade era mais elevada no grupo que associava as três drogas, sem ganho terapêutico, esses autores recomendavam como tratamento somente a platina, em associação com a radioterapia.

Ensaio do GOG 123 (40)

A população envolvida era de pacientes portadoras de cânceres invasivos do colo de estádio IB com um diâmetro tumoral superior a 4 cm. A histologia incluía os carcinomas epidermóides, os adenocarcinomas e os adenoacantomas. As pacientes com suspeita de invasão ganglionar na linfografia ou na tomodensitometria eram excluídas do estudo, exceto aquelas cujo estudo histológico ou citológico (por punção com agulha fina) viesse desmentir tal suspeita. O estadiamento ganglionar cirúrgico extraperitoneal era opcional, mas as pacientes eram categorizadas conforme houvesse ou não uma avaliação cirúrgica dessa invasão ganglionar. O ensaio comparava radioterapia externa seguida de braquiterapia nessas mesmas modalidades, associadas a quimioterapia semanal por cisplatina na dose de 40 mg/m^2. A dose semanal total de platina não ultrapassava 70 mg.

No total, seis ciclos de quimioterapia eram aplicados. Uma dose total de 45 Gy na pelve era administrada nos dois grupos com uma dose por fração de 1,8 Gy a 2 Gy. A braquiterapia era efetuada em uma ou duas aplicações após o fim da radioterapia externa. A dose total de braquiterapia era de 30 Gy no ponto A, isto é, uma dose total cumulativa de 75 Gy no ponto A. Nenhuma recomendação foi especificada quanto à duração total da irradiação. Três a seis semanas depois do fim da braquiterapia, todas as pacientes submetiam-se a uma histerectomia extrafascial.

De 1992 a 1997, 374 pacientes foram incluídas por 48 centros diferentes. As características clínicas das pacientes não eram diferentes nos dois grupos. Noventa por cento das pacientes receberam 4 ciclos ou mais de platina. A duração total média da radioterapia e da braquiterapia era de 50 dias. A histerectomia era efetuada em 90% das pacientes do grupo de radioterapia exclusiva contra 96% no grupo de associação radioterapia-quimioterapia. Os *reliquats* tumorais eram encontrados com mais freqüência no grupo de radioterapia exclusiva: 52%, enquanto no grupo de associação a taxa era de 41% (p = 0,04). A toxicidade era mais freqüente no grupo combinado, com 35% de efeitos adversos grau 3 ou 4 contra 13% no grupo de radioterapia exclusiva. Os efeitos observados eram essencialmente de ordem hematológica e estatisticamente mais elevados no grupo radioquimioterapia. Os resultados mostraram a superioridade do braço radioquimioterapia sobre o braço radioterapia: as taxas de sobrevida sem progressão (p < 0,001) e de sobrevida global (p = 0,008) eram significativamente mais elevadas, de 4 anos, no braço da combinação. No grupo de radioterapia exclusiva, 37% das pacientes recidivaram, contra 21% no grupo da combinação.

Estes cinco estudos envolvendo praticamente 2.000 pacientes convergem para os mesmos resultados: a sobrevida global e a sobrevida sem recidiva são melhoradas ao se instaurar uma quimioterapia à base de cisplatina durante a radioterapia. Os efeitos agudos eram significativamente mais elevados nas pacientes incluídas nos grupos que associavam a quimioterapia e a radioterapia, e a toxicidade era essencialmente digestiva e hematológica. A toxicidade de longo prazo talvez fosse ampliada pela quimioterapia, mas uma reflexão mais longa é necessária antes de concluir. A melhora da sobrevida é observada em estádios diferentes da doença, desde os grandes tumores de estádio IB2 até os estádios IVA. Entretanto, é preciso observar que essas diferenças são individualizadas com menos nitidez entre as pacientes portadoras de tumores em estádio avançado.

O entusiasmo suscitado pelos resultados desses ensaios foi, todavia, moderado pela publicação de um ensaio canadense (41). Esse ensaio randomizado incluía pacientes portadoras de cânceres do colo uterino de estádios IB2 a IVA com uma doença centropélvica de tamanho superior a 5 cm ou com invasão ganglionar pélvica histologicamente confirmada. Nenhuma paciente apresentava adenopatia para-aórtica. O ensaio comportava um braço com irradiação externa e braquiterapia realizadas seguindo condições ideais em termos de doses e duração do tratamento, em comparação com o mesmo tratamento combinado com uma quimioterapia semanal por cisplatina na dose de 40 mg/m^2. Um total de 253 pacientes era analisável. Com um recuo médio de 82 meses, nenhuma diferença significativa foi observada em termos de sobrevida sem progressão, nem em termos de sobrevida de 3 e de 5 anos.

Outros ensaios terapêuticos randomizados haviam tratado essas formas mais avançadas de cânceres do colo de maneira mais seletiva. Choo (42) relatou um ensaio randomizado nas pacientes portadoras de cânceres do colo de estádios IIB, IIIA e IIIB. Todas as pacientes submetiam-se a uma linfografia e, em caso de positividade, era efetuada uma aspiração com agulha fina, sem que a positividade dos resultados excluísse as pacientes do ensaio. A irradiação consistia em uma radioterapia externa pélvica na dose de 40 Gy administrados em 4 frações semanais de 2,5 Gy. Uma semana depois do fim da irradiação externa, duas aplicações de braquiterapia por rádio com 7 a 10 dias de intervalo eram efetuadas à razão, respectivamente, de 3.500 mg/h e 2.500 a 3.000 mg/h para os estádios II e uma única aplicação de 4.000 mg/h para os estádios III. A randomização tratava da adjunção ou não de cisplatina na dose de 25 mg/m² por semana durante todo o período da radioterapia. Entre 1982 e 1983, apenas 45 pacientes foram randomizadas. Os resultados mostraram uma taxa de resposta global no momento da quimioterapia significativamente mais elevada no grupo da platina: 55% contra 20% no grupo exclusivamente de radioterapia (p < 0,025). Essa melhora da taxa de resposta não teve nenhuma incidência na sobrevida que não fosse diferente nos dois grupos.

Wong (43) relatou um ensaio randomizado de três braços no mesmo tipo de pacientes portadoras de cânceres do colo em estádio avançado. As modalidades da radioterapia podiam ser estritamente sobrepostas às do ensaio de Choo (42). O braço 1 recebia uma irradiação exclusiva; o braço 2, uma radiação idêntica associada à cisplatina semanal na dose de 25 mg/m²; e o braço 3, cisplatina bissemanal na dose de 25 mg/m² dias 1 e 3 durante todo o período da irradiação externa. A cisplatina era injetada no máximo meia hora antes da sessão de irradiação. Sessenta e quatro pacientes foram incluídas nesse ensaio. A toxicidade digestiva e hematológica era mais marcada nos dois grupos com a cisplatina. A taxa de resposta no fim do tratamento radioquimioterapia era significativamente mais elevada no braço radioquimioterapia bissemanal, comparada ao braço de radioterapia exclusiva (p = 0,0187). No entanto, nenhuma diferença foi observada em termos de sobrevida.

Tseng (44) publicou um ensaio randomizado nas pacientes portadoras de cânceres do colo de estádios avançados IIB > 4 cm e III, com categorização em função do estádio. Todas as pacientes eram submetidas a uma tomodensitometria abdominal e pélvica, e todo gânglio para-aórtico suspeito era puncionado. Se a punção fosse negativa, realizava-se laparotomia com exploração ganglionar extraperitoneal. Toda paciente portadora de adenopatia para-aórtica positiva era excluída. A radioterapia aplicava uma dose de 44 Gy na pelve em 22 frações em 30 a 35 dias. Uma a duas semanas depois do fim da radioterapia, seis aplicações de quimioterapia de alta taxa de dose administravam uma dose de 4,3 Gy no ponto A a cada sessão. A randomização comparava a irradiação exclusiva com a mesma radioterapia associada a uma quimioterapia por cisplatina na dose de 50 mg/m² dia 1, vincristina na dose de 1 mg/m² dia 2 e bleomicina na dose de 25 mg/m² divididos em dia 2, dia 3, dia 4. A quimioterapia era iniciada no primeiro dia da irradiação e repetida a cada três semanas em um total de quatro ciclos. Um total de 122 pacientes foi randomizado. No grupo da radioquimioterapia, 43 das 60 pacientes efetuaram os quatro ciclos de quimioterapia previstos, mas 9 pacientes tiveram de interromper sua irradiação, das quais duas de maneira definitiva – por toxicidade, 8/9 de origem hematológica. A toxicidade aguda era significativamente mais elevada no grupo da radioquimioterapia: 37 contra 18% no grupo da radioterapia exclusiva (p = 0,02), sem diferença nas complicações tardias. A taxa de resposta tumoral ao tratamento era significativamente mais alta no grupo radioquimioterapia: 88 contra 74% no grupo de radioterapia exclusiva (p = 0,04). Porém, depois do acompanhamento médio de 46,8 meses, as sobrevidas sem doença e atuarial de 3 anos eram, para os braços de radioquimioterapia e de radioterapia exclusiva, respectivamente, apenas de 52%, 53% (p = 0,92) e de 62%, 64% (p = 0,88). As diferenças de resposta observadas em fim de tratamento não se traduziam, portanto, por diferenças de sobrevida.

Thomas (45) publicou um ensaio randomizado em pacientes portadoras de câncer do colo de estádios IB, IIA > 5 cm até IVA. Após categorização em função do envolvimento pélvico, as pacientes eram randomizadas entre 4 braços: 1. Radioterapia externa pélvica na dose de 50 Gy em 25 frações versus 2. A mesma irradiação associada a 5-FU 1 g/m² em perfusão contínua nos quatro primeiros e nos quatro últimos dias da irradiação versus 3. Radioterapia pélvica parcialmente hiperfracionada com 52,8 Gy em 33 frações, 2 frações por dia nos quatro primeiros e nos quatro últimos dias da irradiação versus 4. A mesma radioterapia do braço 3 associada à mesma quimioterapia do braço 2. Todas as pacientes recebiam a mesma quimioterapia de baixa taxa de dose na dose de 40 Gy no ponto A. Entre 1987 e 1995, 234 pacientes (de 292 previstas) foram randomizadas, das quais 221 avaliáveis. A sobrevida sem doença de 5 anos foi de 45% no braço 1, 53% no braço 2, 58% no braço 3 e 61% no braço 4. Essas diferenças não foram estatisticamente significativas. Um estudo por subgrupo foi então efetuado, reagrupando unicamente os estádios IB, IIA e IIIA. A sobrevida de 5 anos sem doença foi então significativamente aumentada no grupo que havia recebido radioterapia mais 5-FU. Além do fato de essa análise por subgrupo ser altamente discutível, é preciso salientar que, no grupo de radioterapia exclusiva, os resultados em termos de sobrevida sem doença foram particularmente ruins, de 39%, sem que os autores pudessem justificá-los.

Da mesma forma, nos ensaios do GOG, certas reservas devem ser feitas em relação às modalidades de irradiação. No ensaio do GOG 123 (40), as doses de irradiação eram relativamente baixas, sobretudo as que envolviam a braquiterapia, e a duração do tratamento radioterapia-braquiterapia nunca foi especificada. Igualmente, no ensaio do GOG 120 (39), a duração total do tratamento é particularmente longa e não corresponde às modalidades satisfatórios da irradiação (33, 46). Esses dados permitem explicar os maus resultados dos braços de referência correspondentes à irradiação exclusiva. Esses elementos são, aliás, salientados por Thomas em seu editorial (47).

De modo a estudar melhor os resultados desses diferentes ensaios, foi feita, na Inglaterra, uma metanálise que permitiu reunir os dados de 19 ensaios, juntando 4.580 pacientes, das quais de 62 a 78% eram analisáveis (48). As conclusões dessa metanálise foram as seguintes: a radioquimioterapia concomitante melhora a sobrevida global, sendo a cisplatina usada ou não; essa melhora é muito mais evidente quando se trata de estádios menos evoluídos, I e II; a melhora também se refere à sobrevida sem progressão; o benefício absoluto em sobrevida sem progressão é de 16%, e em sobrevida global, de 12%; o benefício da associação radioquimioterapia concomitante envolve o controle local da doença e, ao mesmo tempo, as metástases; as toxicidades hematológica e digestiva de grau 3 ou 4 são significativamente aumentadas nos braços com radioquimioterapia; a toxicidade em longo prazo não pôde ser avaliada.

No total, se o conjunto dos ensaios mostrou a superioridade da radioquimioterapia sobre a radioterapia exclusiva nos cânceres do colo uterino de estádio avançado, algumas questões permanecem (por exemplo: quais são as modalidades exatas de administração da quimioterapia? É necessário realizar um ciclo de quimioterapia durante a braquiterapia? Qual é o benefício terapêutico para as pacientes que apresentam estádio III ou IV?). Novos estudos randomizados provavelmente permitirão estabelecer os esquemas ideais de quimioterapia em associação com radioterapia externa e braquiterapia.

■ Valor da cirurgia

A cirurgia é válida nas pacientes com um tumor de estádio ≥ IB2.

Assim, como já vimos, a avaliação do estado ganglionar para-aórtico é importante nessas pacientes, pois, por um lado, o envolvimento ganglionar nesse nível não é excepcional e, por outro, a descoberta de tal envolvimento pode mudar o manejo terapêutico. O estado ganglionar ico poderá ser determinado graças à imagem inicial (RM/TDM ou PET-TC) completada, conforme as equipes, por uma linfadenectomia para-aórtica inicial. Em caso de **N+ no para-aórtico**, o tratamento será discutido caso a caso e dependerá do tipo de cirurgia (linfadenectomia para-aórtica completa) e de sua abordagem (laparotomia ou laparoscopia e, neste último caso, por via trans ou retroperitoneal). Em caso de N+ no para-aórtico diagnosticado na imagem inicial (RM ou TDM), a maioria das equipes suspende a linfadenectomia, e os campos de irradiação da radioquimioterapia poderão ser estendidos à para-aórtica (conforme o estado geral da paciente).

Um estudo prospectivo randomizado comparou a sobrevida das pacientes que se beneficiaram de um estadiamento radiológico simples (RM ou TDM) com pacientes estadiadas cirurgicamente antes da irradiação (49). Esse ensaio parecia mostrar uma sobrevida pior nas pacientes que haviam sido submetidas ao estadiamento cirúrgico (49). No entanto, inúmeros aspectos nesse ensaio podem fazer com que se discuta a validade desses resultados.

Outras equipes recomendam a realização de estadiamento para-aórtico pré-terapêutico por via celiocirúrgica (50). Os resultados dessas equipes mostram que essa cirurgia é vantajosa (taxa de detecção de N+ e modificação dos protocolos terapêuticos em 15 a 20% dos casos) e com morbidade baixa (quando é realizada por cirurgiões treinados) e perfeitamente aceitável, se não entravar a execução da radioterapia (51).

A cirurgia também pode ser importante ao nível uterino ao final da radioquimioterapia (52-55). Trata-se de uma proposta terapêutica muito "franco-francesa", pois essa cirurgia de complemento está longe de ser o padrão no resto do mundo (52-54). Poucos estudos foram relatados quanto aos resultados desta, e o benefício da cirurgia pélvica complementar, ao fim da irradiação, associada a quimioterapia concomitante, atualmente não está demonstrado. Essa cirurgia provavelmente é desnecessária (em termos de melhora da sobrevida) e, de qualquer forma, mórbida (taxa de complicações não ignorável da histerectomia realizada após radioquimioterapia) nas pacientes com resposta completa após radioquimioterapia. Em todo caso, se uma histerectomia for proposta nesse contexto, deve-se propor uma histerectomia extrafascial simples (se tecnicamente realizável) e não uma CHrL, pois uma cirurgia tão radical acarreta taxas de complicações importantes (52, 56). Quando as pacientes têm *reliquats* tumorais residuais volumosos, no fim da irradiação, a cirurgia, teoricamente, torna-se mais válida, mas sua importância também não foi demonstrada de maneira formal (52).

Morbidade

As taxas e o tipo de complicações dependem dos tratamentos realizados. São mais freqüentes após associação radiocirúrgica do que após radioterapia exclusiva nas formas precoces (29). Porém, as taxas e a freqüência das complicações dependem estreitamente da forma como são estudadas: um registro prospectivo evidentemente é a melhor maneira de coligi-las de forma exaustiva (26). O caráter específico das complicações após tratamento por câncer ginecológico levou à realização de um glossário "franco-italiano", que permitiu a comparação das complicações entre diferentes métodos terapêuticos (57).

Após associação radiocirúrgica, as complicações mais freqüentes foram: as linfoceles (5 a 10%) e as complicações urinárias (fístulas ou estenoses: 1 a 3%) (56). Estas últimas são mais freqüentes nas pacientes tratadas por radioterapia externa pré-operatória. Após radioterapia exclusiva, as complicações mais freqüentes são digestivas (retite, ileíte, oclusão ligada a uma enterite actínica). A taxa global de complicações graves é da ordem de 8%. Mais de 50% das complicações digestivas aparecem nos 18 meses que sucedem o tratamento, ao passo que as complicações urinárias são de aparecimento mais tardio. Entretanto, a vigilância prolongada é obrigatória, pois persiste um risco estimado em 0,34% por ano (58).

Referências

1. Resbeut M, Fondrinier E, Fervers B et al. (1999) Federation Nationale des Centres de Lutte Contre la Cancer, Société Française d'Oncologie Gynécologique. Standards, options et recommandations pour la prise en charge des patientes atteintes de cancers invasifs du col utérin (stades non métastatiques). Paris, John Libbey Eurotext, Vol 10
2. Haie-Meder C, Fervers B, Chauvergne J et al. (2000) Radiochimiothérapie concomitante dans les cancers du col de l'utérus: analyse critique des données et mise à jour des standards, options et recommandations. Groupe de travail SOR. Bull Cancer 10:829-41
3. Mitchell DG, Snyder B, Coakley F et al. (2006) Early invasive cervical cancer/tumor delineation by Magnetic Resonance Imaging, Computed Thmography and clinical examination, verified by pathologic results, in the ACRIN 6651/GOG 183 Intergroup study. J Clin Oncol 24:5687-94
4. paraaórtMorice P, Castaigne D, Pautier P et al. (1999) Interest of para-aortic lymphadenectomy in patients with stage IB and II cervical carcinoma. Gynecol Oncol 73:106-10
5. Morice P, Piovesan P, Rey A et al. (2003) Prognostic value of lymphovascular space invasion determined in hematoxilin-eosin staining in early stage cervical carcinoma: Results of a multivariate analysis. Ann Oncol 14:1511-7
6. Kamura T, Tsukamoto N, Tsurushi N et al. (1992) Multivariate analysis of the histopathological factors of cervical cancer in patients undergoing radical hysterectomy. Cancer 69:181-6
7. Sevin BU, Lu Y, Bloch DA et al. (1996) Surgically defined prognostic parameters in patients with early cervical carcinoma. A multivariate survival tree analysis. Cancer 78:1438-46
8. Barber BR, Sommers SC, Roterdam H, Kwon T (1978) Vascular invasion as a prognostic factor in stage IB cancer of the cervix. Obstet Gynecol 52:343-8
9. Delgado G, Bundy B, Zaino R et al. (1990) Prospective surgical pathological study of disease-free interval in patients with stage Ib squamous cell carcinoma of the cervix: A Gynecologic Oncology Group study. Gynecol. Oncol 38:352-7
10. Michel G, Morice P, Castaigne D et al. (1998) Lymphatic spread of stage IB/II cervical carcinoma: Anatomy and surgical implications. Obstet Gynecol 91:360-3
11. Gerbaulet A, Michel G, Haie-Meder C et al. (1995) The role of low-dose rate brachytherapy in the treatment of cervix carcinoma. Experience of the Gustave-Roussy Institute on 1245 patients. Eur J Gynaecol Oncol 16:461-75
12. Gerbaulet AL, Kunkler IH, Kerr GR et al. (1992) Combined radiotherapy and surgery: local control and complications in early carcinoma of the uterine cervix-the Villejuif experience, 1975-1984. Radiother Oncol 23:66-73
13. Piver MS, Rutledge F, Smith JP (1974) Five classes of extended hysterectomy for women with cervical cancer. Obstet Gynecol 44:265-72.
14. Dargent D (1987) A new future for Schauta's operation through presurgical retroperitoneal pelviscopy. Eur J Gynaecol Oncol 8:292-6
15. Canis M, Mage G, Pouly JL et al. (1995) Laparoscopic radical hysterectomy for cervical cancer. Baillieres Clin Obstet Gynaecol 9:675-89
16. Pomel C, Atallah D, Le Bouedec G et al. (2003) Laparoscopic radical hysterectomy for invasive cervical cancer: 8-year experience of a pilot study. Gynecol. Oncol 91:534-9
17. Spirtos NM, Eisenkop SM, Schlarth JB, Ballon SC (2002) Laparoscopic radical hysterectomy (type III) with aortic and pelvic lymphadenectomy in patients with stage I cervical cancer: surgical morbidity and intermediate follow-up. Am J Obstet Gynecol 187:340-8
18. Hertel H, Kohler C, Michels W et al. (2003) Laparoscopicassisted radical vaginal hysterectomy (LARVH): prospective evaluation of 200 patients with cervical cancer. Gynecol Oncol 90:505-11
19. Steed H, Rosen B, Murphy J et al. (2004) A comparison of laparascopic-assisted radical vaginal hysterectomy and radical abdominal hysterectomy in the treatment of cervical cancer. Gynecol Oncol 93:588-93
20. Morice P, Juncker L, Rey A et al. (2000) Ovarian transposition for patients with cervical carcinoma treated by radio-surgical combination. Fertil Steril 73:743-8
21. Barranger E, Cortez A, Commo F et al. (2004) Histopathological validation of the sentinel node concept in cervical cancer. Ann Oncol 15:870-4
22. Marchiolè P, Buénerd A, Scoazec JY et al. (2004) Sentinel lymph node biopsy is not accurate in

predicting lymph node status for patients with cervical carcinoma. Cancer 100:2154-9

23. Dargent D, Martin X, Sacchetoni A, Mathevet P (2000) Laparoscopic vaginal radical trachelectomy: a treatment to preserve the fertility of cervical carcinoma patients. Cancer 88:1877-82

24. Gerbaulet A (1992) Curiethérapie des cancers du col utérin. Méthode de l'Institut Gustave Roussy. Bull Cancer/Radiother 79:107-17

25. Potter R, Haie-Meder C, Van Limbergen E et al. GEC ESTRO Working Group (2006) Recommendations from gynaecological (GYN) GEC ESTRO working group (II): concepts and terms in 3D image-based treatment planning in cervix cancer brachytherapy-3D dose volume parameters and aspects of 3D image-based anatomy, radiation physics, radiobiology. Radiother Oncol 78:67-77

26. Haie-Meder C, Kramar A, Lambin P et al. (1994) Analysis of complications in a prospective randomized trial comparing two brachytherapy low dose rates in cervical carcinoma. Int J Radiat Oncol Biol Phys 29:953-60

27. ICRU Report 38 (1985) Dose and volume specification for reporting intracavitary therapy in gynecology. International Commission on Radiation Units and Measurements Bethesta

28. Thomas L (2000) Apport de l'imagerie dans la planification radiothérapique des cancers du col de l'utérus. Cancer Radiother 4:109-12

29. Landoni F, Maneo A, Colombo A et al. (1997) Randomised study of radical surgery versus radiotherapy for stage IBIIA cervical cancer. Lancet 350:535-41

30. Sedlis A, Bundy BN, Rotman MZ et al. (1999) A randomized trial of pelvic radiation therapy versus no further therapy in selected patients with stage Ib carcinoma of the cervix after radical hysterectomy and pelvic lymphadenectomy: A Gynecologic Oncology Group Study. Gynecol. Oncol 73:177-83

31. Landoni F, Maneo A, Cormio G et al. (2001) Class II versus class III radical hysterectomy in stage IB-IIA cervical cancer: a prospective randomized study. Gynecol Oncol 80:3-12

32. Peters WA III, Liu PY, Barret R (2000) Concurrent chemotherapy and pelvic radiation therapy compared with pelvic radiation therapy alone as adjuvant therapy after radical surgery in high-risk early-stage cancer of the cervix. J Clin Oncol 18:1606-13

33. Perez CA, Grigby PW, Castro-Vita H, Lockett MA (1995) Carcinoma of the uterine cervix. 1. Impact of prolongation of overall treatment time and timing of brachytherapy on outcome of radiation therapy. Int J Radiat Oncol Biol Phys 32:1275-88

34. Malfetano J, Keys H, Kredentser D et al. (1993) Weekly cisplatin and radical radiation therapy for advanced, recurrent, and poor prognosis cervical carcinoma. Cancer 71:3703-6

35. Resbeut M, Cowen D, Viens P et al. (1994) Concomitant chemoradiation prior to surgery in the treatment of advanced cervical carcinoma. Gynecol Oncol 54:68-75

36. Stehman FB, Bundy BN, Kucera PR et al. (1997) Hydroxyurea, 5-fluorouracil infusion, and cisplatin adjunct to radiation therapy in cervical carcinoma: a phase I-II trial of the Gynecologic Oncology Group. Gynecol Oncol 66:262-7

37. Whitney CW, Sause W, Bundy BN et al. (1999) A randomized comparison of fluorouracil plus cisplatin versus hydroxyurea as an adjunct to radiation therapy in stages IIB-IVA carcinoma of the cervix with negative para-aortic lymph nodes. J. Clin Oncol 17:1339-48

38. Morris M, Eifel PA, Lu J, Grigsby PW et al. (1999) Pelvic radiation with concurrent chemotherapy compared with pelvis an para-aortic radiation for high-risk cervical cancer. N Engl J Med 340:1137-43

39. Rose PG, Bundy BN, Watkins EB et al. (1999) Concurrent cis-platin-based radiotherapy and chemotherapy for locally advanced cervical cancer. N Engl J Med 340:1144-53

40. Keys HM, Bundy BN, Stehman FB et al. (1999) Cisplatin, radiation, and adjuvant hysterectomy compared with radiation and adjuvant hysterectomy for bulky stage IB cervical carcinoma. N Engl J Med 340:1154-61

41. Pearcey R, Brundage M, Drouin P et al. (2002) Phase III trial comparing radical radiotherapy with and without cisplatin chemotherapy in patients with advanced squamous cell cancer of the cervix. J Clin Oncol 20:966-72

42. Choo YC, Choy TK, Wong LC, Ma HK (1986) Potentiation of radiotherapy by cis-dichlorodiammine platinum (II) in advanced cervical carcinoma. Gynecol Oncol 23:94-100

43. Wong LC, Choo YC, Choy D et al. (1989) Long-term follow-up of potentiation of radiotherapy by cis-Platinum in advanced cervical cancer. Gynecol Oncol 35:159-63

44. Tseng CJ, Chang CT, Lai CH et al. (1997) A randomized trial of concurrent chemoradiotherapy versus radiotherapy in advanced carcinoma of the uterine cervix. Gynecol Oncol 66:52-8

45. Thomas G, Dembo A, Ackerman I et al. (1998) A randomized trial of standard versus partially hyperfractionated radiation with or without concurrent 5-Fluorouracil in locally advanced cervical cancer. Gynecol Oncol 69:137-45

46. Girinsky T, Rey A, Roche B et al. (1993) Overall treatment time in advanced cervical carcinomas: a critical parameter in treatment outcome. Int J Radiat Oncol Biol Phys 27:1051-6

47. Thomas GM (1990) Improved treatment for cervical cancer - Concurrent chemotherapy and radiotherapy. N Engl J Med 340:1154-7

48. Green JA, Kirwan JM, Tierney JF et al. (2001) Survival and recurrence after concomitant chemotherapy and radiotherapy for cancer of the uterine cervix: a systematic review and meta-analysis. Lancet 358:781-6

49. Lai CH, Huang KG, Hong JH et al. (2003) Randomized trial of surgical staging (extraperitoneal or laparoscopic) versus clinical staging in locally advanced cervical cancer. Gynecol Oncol 89:160-7

50. Querleu D, Dargent D, Ansquer Y et al. (2000) Extraperitoneal endosurgical aortic and common iliac

dissection in the staging of bulky or advanced cervical carcinomas. Cancer 88:1883-91
51. Sonoda Y, Leblanc E, Querleu D et al. (2003) Prospective evaluation of surgical staging of advanced cervical cancer via a laparoscopic extraperitoneal approach. Gynecol Oncol 91:326-31
52. Azria E, Morice P, Haie-Meder C et al. (2005) Results of hysterectomy in patients with bulky residual disease at the end of chemoradiation therapy for stage IB2/II cervical carcinoma. Ann Surg Oncol 12:332-7
53. Houvenaeghel G, Lelievre L, Butarelli M et al. (2007) Contribution of surgery in patients with bulky residual disease after chemoradiation for advanced cervical carcinoma. Eur J Surg Oncol. 33:498-503
54. Classe JM, Rauch P, Rodier JF et al. (2006) Surgery after concurrent chemoradiatherapy and brachytherapy for the treatment of advanced cervical cancer: Morbidity and out-come: Results of a multicenter study of the GCCLCC (Groupe des Chirurgiens de Centres de Lutte Contre le Cancer). Gynecol Oncol 102:523-9
55. Mariagrazia D, Anna F, Gabriella F et al. (2005) Preoperative chemoradiotherapy in locally advanced cervical cancer: long-term outcome and complications. Gynecol Oncol 99 (Suppl 1):S166-70
56. Morice P, Haie-Meder C, Rey A et al. (2000) Prognostic factors and surgical treatment for patients with bulky stage IB and II cervical carcinoma. Int J Gynecol Cancer 10:239-46
57. Chassagne D, Sismondi P, Horiot JC et al. (1993) A glossary for reporting complications of treatment in gynecological cancers. Radiother Oncol 26:195-202
58. Eifel PH, Levenback C, Wharton HT, Oswald MJ (1995) Time course and incidence of late complications in patients treated with radiation therapy for FIGO IB carcinoma of the uterine cervix. Int J Radiat Oncol Biol Phys 32:1289-300

35 Tratamento conservador nos cânceres do colo uterino

Y. Zafrani • N. Chopin • C. Uzan • S. Gouy • P. Duvillard • D. Castaigne • C. Haie-Meder
• D. Querleu • P. Morice

RESUMO

A conização e a traquelectomia radical, associadas ou não à linfadenectomia pélvica, constituem os tratamentos conservadores nos cânceres do colo uterino.

Esses tratamentos são reservados a pacientes jovens que apresentam fatores de prognóstico satisfatório. Os critérios de elegibilidade, as técnicas cirúrgicas, bem como as complicações pós-operatórias são relatadas. A traquelectomia radical é uma técnica confiável, que oferece uma taxa de sobrevida comparável ao tratamento radical, quando os critérios de elegibilidade são respeitados. Oferece, assim, possibilidades de gravidez, com, todavia, um alto risco obstétrico e uma taxa de prematuridade importante.

PONTOS-CHAVE

1. O tratamento conservador só é proposto a pacientes rigorosamente selecionadas.
2. A traquelectomia radical é uma intervenção modificada da histerectomia radical. Inicia-se por uma linfadenectomia pélvica e é idealmente realizada por via celiovaginal. As gravidezes pós-traquelectomia radical expõem-se ao risco de ruptura prematura das membranas e de corioamnionite e necessitam, portanto, de um manejo especializado.

Introdução

O tratamento cirúrgico de referência nos cânceres do colo uterino de estádio precoce é a histerectomia radical com anexectomia bilateral associada a linfadenectomia pélvica. No entanto, essa cirurgia certamente não permite manter fertilidade posterior.

Para algumas pacientes, bem selecionadas, o tratamento cirúrgico conservador é proposto para preservar a fertilidade: conização nos cânceres microinvasores ou traquelectomia radical nos cânceres invasivos de tamanho pequeno.

O exame clínico, o exame histológico e a RM pélvica são indispensáveis, a fim de se realizar um estadiamento preciso e, eventualmente, propor essas cirurgias.

O tratamento radical do colo uterino continua sendo o tratamento de referência, mas o tratamento conservador é uma alternativa para essas jovens pacientes que possuem um tumor com excelentes fatores de prognóstico (estádio FIGO < IB1 de menos de 2 cm). Esse tratamento deve ser realizado em centros de referência por equipes habituadas a tratar esse tipo de patologia.

Nessas condições, a traquelectomia radical é uma técnica confiável, oferecendo uma taxa de sobrevida comparável ao tratamento radical (quando escrupulosamente respeitados os diferentes critérios de elegibilidade).

Critérios de elegibilidade

O tratamento conservador é proposto às mulheres jovens que apresentam um tumor ectocervical de estádio FIGO precoce, sem invasão ganglionar nem anexial, sem invasão do istmo e com bordas de exérese cirúrgicas livres.

Sonoda, em 2004, relata um estudo prospectivo em 435 pacientes que se submeteram a um tratamento radical (histerectomia radical) para câncer do colo uterino, envolvendo aquelas que poderiam se beneficiar de um tratamento conservador (traquelectomia radical denominada também traquelectomia ampliada). No total, somente 18% das pacientes (77/435) foram candidatas potenciais a um tratamento conservador (1).

Os critérios de inclusão nesse estudo eram:
- Idade inferior a 40 anos (186 pacientes, ou seja, 43%).
- Tamanho tumoral inferior a 2 cm (100/186).
- Tipo histológico, excluindo as *glassy cell carcinoma* (carcinoma de células vitrosas) (1 paciente) e os tumores neuroendócrinos (1 paciente).
- Pacientes com infertilidade documentada foram excluídas (1 paciente).
- O estádio IA1 sem êmbolos vasculares foi excluído (8 pacientes).

No total, 89 pacientes eram elegíveis, das quais 12 foram recusadas por: invasão ganglionar (n = 7), anexial (n = 1), acometimento do canal endocervical (n = 1), acometimento do segmento inferior uterino e ganglionar (n = 1), acometimento parametrial e ganglionar (n = 1), envolvimento vaginal e ganglionar (n = 1) (1).

Idade

O tratamento conservador costuma ser proposto às pacientes com menos de 40 anos que têm desejo de engravidar. O objetivo não é "psicológico", para manter regras, mas apenas para preservar a fertilidade posterior.

Na Inglaterra, 43% das mulheres que apresentavam câncer do colo uterino foram diagnosticadas antes dos 45 anos (2).

Na série de Plante sobre 72 traquelectomias radicais realizadas por via celiovaginal (TRV), a média de idade das pacientes era de 31 anos, das quais 75% eram nulíparas (3).

Na série internacional de Chopin (4), sobre 512 traquelectomias radicais (TR), a idade média era de 31,5 anos (18-46 anos).

Estádio FIGO

É determinado após balanço pré-terapêutico completo compreendendo: um exame clínico, um exame histológico em uma biopsia cervical ou em peça de conização, e uma RM pélvica.

O tratamento conservador envolve:
- O estádio IA1 (infiltração inferior ou igual a 3 mm em profundidade e inferior ou igual a 7 mm em superfície).
- O estádio IA2 (infiltração em profundidade superior a 3 mm e inferior ou igual a 5 mm, e infiltração inferior a 7 mm em superfície).
- O estádio IB1 (infiltração de mais de 7 mm em superfície, ou de mais de 5 mm em profundidade, permanecendo inferior a 4 cm).

Estádio IA1

Neste estádio, o risco de invasão parametrial ou ganglionar é nulo quando não há êmbolos (5, 6). Conseqüentemente, não há indicação para traquelectomia radical; no caso em questão, basta uma conização passando em zona livre, sem linfadenectomia pélvica.

O caso dos adenocarcinomas do colo uterino de estádio IA1 é idêntico (7). Um único caso de invasão ganglionar micrometastática pélvica foi publicado, envolvendo uma paciente de 62 anos que apresentava adenocarcinoma do colo de estádio IA1, tratada por histerectomia e linfadenectomia pélvica (8).

Essa cirurgia simples não modifica a fertilidade, mas pode ser responsável por partos prematuros, até mesmo abortos espontâneos tardios, principalmente se a exérese tiver envolvido uma grande parte do volume cervical.

Os estádios IA1 com êmbolos vasculares têm risco maior de invasão ganglionar e, portanto, também de recidiva. Uma linfadenectomia pélvica bilateral é, pois, necessária.

A necessidade de ampliar a ressecção até o paramétrio para a realização de traquelectomia (ou histerectomia) "ampliada" é muito mais discutível. De fato, a taxa de acometimento parametrial nos tumores de estádio IA1 em caso de êmbolos é "virtual" (inferior a 1%). Muitas equipes discutem, portanto, o real benefício da ampliação no caso em questão. Contudo, trata-se de uma indicação clássica de traquelectomia radical nos EUA e em algumas equipes européias.

Estádio IA2

O risco de invasão ganglionar neste estádio é estimado entre 5 e 8% e é pouco dependente da presença ou não de êmbolos linfáticos (5, 9). Essas pacientes costumam, portanto, ser tratadas com linfadenectomia pélvica bilateral. O risco de envolvimento parametrial permanece muito baixo. A indicação de uma ampliação até o paramétrio, como para os tumores de estádio IA1 com êmbolos, é um caso de escolas e de convicções, mais do que de racionalidade científica.

Estádio IB1

O tratamento de referência é a colpo-histerectomia radical associada a uma linfadenectomia pélvica bilateral, o que permite oferecer taxa de cura superior a 85% (em função do estado ganglionar) (9-12).

Para as pacientes jovens que desejam conservar sua potencial fertilidade, também é possível propor-lhes um tratamento cirúrgico exclusivo, que consiste na linfadenectomia pélvica bilateral seguida – na ausência de invasão ganglionar no exame extemporâneo de congelação – de traquelectomia radical. Essa intervenção é realizada com mais freqüência por via celiovaginal, mas alguns autores descreveram a traquelectomia radical abdominal por laparotomia ou por celioscopia pura.

Dargent foi o primeiro a publicar, em 1994, uma série de pacientes que se beneficiaram de traquelectomia radical vaginal com linfadenectomia pélvica celioscópica (13). Ele é o "pai" desta cirurgia, que deve ser denominada "intervenção de Dargent".

Os estádios IIA (acometimento do terço superior da vagina sem acometimento parametrial) raramente foram tratados de maneira conservadora e não devem se beneficiar desse procedimento, pois o envolvimento vaginal muitas vezes é sinônimo de tumor de tamanho superior a 2 cm.

Tamanho tumoral

A RM é o exame de referência no estadiamento locorregional dos cânceres do colo. A importância desse exame é grande, sobretudo em caso de cirurgia eventualmente conservadora, para especificar o tamanho tumoral e pesquisar o acometimento do istmo para o corpo uterino que contra-indique o tratamento conservador e que tenha sido ignorado no exame clínico.

Além disso, este exame permite avaliar o tamanho da massa cervical que resta após eventual conização inicial, pesquisar um tumor residual e avaliar o tamanho deste. A RM é, portanto, um exame radiológico indispensável nesse contexto.

O tamanho tumoral é efetivamente um critério de seleção determinante, sendo que a maioria dos autores reserva a traquelectomia radical aos tumores de menos de 2 cm.

De fato, das 8 recidivas após traquelectomia radical (TR) relatadas no artigo de Morice, 6 se referem a tumores de mais de 2 cm (14). Em nossa equipe, tamanho superior a 2 cm é uma contra-indicação absoluta à cirurgia conservadora.

Em uma série de Dargent, a taxa de recidiva nesse grupo estava estimada em 19% (4/96), o que é bem superior à taxa de recidiva global pós-TR (15).

As pacientes com um tumor de mais de 2 cm e que desejam tratamento conservador devem tomar sua decisão conhecendo esses dados de recidiva. Devem também ser informadas sobre o risco de radioterapia pós-operatória – que anulará seu potencial de fertilidade – caso uma invasão parametrial ou de vários êmbolos tumorais seja descoberta na peça operatória.

Porém, é difícil conhecer a proporção de pacientes com tumor de mais de 2 cm e tratadas por TR. Na série de Plante, em 82 pacientes elegíveis para tratamento conservador de tipo traquelectomia radical vaginal (TRV), 90% delas tinham um tumor de tamanho inferior ou igual a 2 cm; 30% de estádio IA2, 61% de estádio IB1, 5% de estádio IA1 com êmbolos vasculares, 4% de estádio IIA (3).

Critérios histológicos

Tipos histológicos particulares

Os tipos histológicos clássicos (escamosos, adenocarcinoma e adenoescamosos) são os tipos clássicos deste tipo de cirurgia. Poucos dados se referem às formas mistas (adenoescamosas muito pouco diferenciadas, denominadas *glassy-cell carcinoma ou carcinoma de células vitrosas*), pois há menos de 10 casos tratados por cirurgia conservadora. Em contrapartida, os tumores neuroendócrinos são claramente associados a um risco mais importante de recidiva local e de evolução metastática; o tratamento radical deve ser privilegiado neste tipo histológico (16, 17). Trata-se de uma contra-indicação absoluta à realização de um tratamento conservador.

Êmbolos vasculares ou linfáticos

Na literatura, a taxa de pacientes elegíveis para uma TR e apresentando êmbolos vasculares está estimada em 10-36%. Na série internacional de Chopin (4), de 454 pacientes tratadas por TR, 28,6% (130/454) delas tinham êmbolos vasculares.

Nas 8 recidivas pós-TR relatadas no artigo de Morice, 5 apresentavam êmbolos vasculares (14).

Para alguns, a presença de êmbolos vasculares é uma contra-indicação (absoluta ou relativa, dependendo das equipes) ao tratamento conservador e implica a realização ou de uma histerectomia, ou de uma radioterapia pós-operatória. Em nossa equipe, dado o risco de recidiva aumentado em 10% em caso de êmbolos, consideramos a presença desse fator prognóstico uma contra-indicação absoluta à realização de uma TR. A presença ou não de êmbolos é freqüentemente conhecida no início, pois a maioria das candidatas a uma cirurgia conservadora submeteu-se a uma conização primária por "lesão de alto grau", que depois se revelou invasora após a conização.

Entretanto, quando o diagnóstico de tumor maligno é feito em biopsias (e não em peça de conização), propomos às eventuais candidatas a uma cirurgia conservadora uma conização "diagnóstica" (verdadeira cirurgia de "estadiamento"), para confirmar a indicação de TR apenas em caso de ausência de êmbolos na peça de conização. Essa proposta é importante, pois, quando os tumores foram diagnosticados após biopsias, eles eram lesões macroscopicamente visíveis e, portanto, mais "volumosas" do que aquelas encontradas numa peça de conização por lesão de alto grau. O risco de êmbolos não pode ser ignorado no caso em questão.

Margens de exérese

Um exame extemporâneo da vertente endocervical da peça de traquelectomia é sistematicamente realizado em pré-operatório: em caso de acometimento tumoral da borda endocervical ou de margem limite, uma ressecção cirúrgica é realizada – se for tecnicamente possível – com um novo exame extemporâneo desta; se a ressecção cirúrgica não for possível, uma histerectomia é realizada na mesma operação.

Após traquelectomia, a taxa de tratamento radical para bordas limites está estimada em 4-10%: 4% (4/96) na série de Dargent (15), 7% (2/30) na série de Sheperd (24), e 9,5% (2/21) na série de Burnett (22).

A distância de segurança necessária pós-tratamento conservador é discutida na literatura, compreendida, com mais freqüência, entre 5 e 10 mm.

A positividade das margens no nível da vagina ou dos paramétrios é excepcional e foi relatada em pacientes com uma indicação "limite" de traquelectomia radical.

Acometimento ganglionar

O tratamento conservador só é proposto na ausência de invasão ganglionar. Esse envolvimento pode eventualmente ser suspeitado na TC ou na RM realizadas no pré-operatório.

Todavia, o melhor exame para detectar esse acometimento é o exame extemporâneo dos gânglios. A intervenção começa, portanto, por uma linfadenectomia pélvica idealmente por celioscopia com exame histológico pré-operatório dos gânglios. Em caso de descoberta de invasão ganglionar pélvica, o tratamento conservador é descartado. Um esvaziamento ganglionar para-aórtico é realizado (por laparoscopia, se possível), e nenhuma ressecção no colo ou no útero é feita, pois a paciente se beneficiará, graças ao seu acometimento ganglionar, de uma radioquimioterapia concomitante pélvica (que é o tratamento padrão nesse caso, como vimos no capítulo anterior).

	Plante (3)	Dargent (15)	Covens (20, 21)	Burnett (22)	Schlearth (23)	Chopin (4)
Pacientes elegíveis TR	82	95	93	21		454
Êmbolos vasculares	20%	24%	36%	11%	10%	130

Algumas pacientes, inicialmente tratadas por TR, necessitarão de um tratamento complementar. No estudo de Chopin (4) sobre uma série internacional de 321 pacientes operadas de uma TR, 44 delas se beneficiaram de um tratamento adjuvante: 7 pacientes retomadas cirurgicamente, 7 tratadas por braquiterapia, 18 por radioterapia, 11 por braquiterapia e radioterapia externa e 1 por quimioterapia. Os fatores de risco anatomopatológicos encontrados nas peças operatórias eram: uma invasão ganglionar pélvica em 6% dos casos (20/321), bordas de exérese positivas em 3% dos casos (11/321), paramétrios invadidos em 0,9% dos casos (3/321).

Técnicas cirúrgicas

A conização e a traquelectomia radical permitem tratar de maneira confiável e em indicações bem específicas os cânceres (micro)invasores do colo uterino em um estádio precoce.

A linfadenectomia pélvica é realizada por celioscopia, e a traquelectomia radical (TR), mais freqüentemente por via vaginal.

Conização e ressecção simples de colo

É uma intervenção simples realizada por via vaginal, consistindo em retirar um cone do colo uterino de espessura de 1 a 3 cm. Pode ser repetida uma ou duas vezes até amputar a totalidade da massa cervical. É praticada com alça diatérmica ou bisturi frio.

Está reservada ao tratamento cirúrgico das displasias de alto grau, carcinomas *in situ*, cânceres microinvasores, até cânceres invasivos de estádio IA1 sem êmbolos vasculares; é suficiente se as bordas de exérese estiverem livres com margens suficientes. Não costuma ser associada a linfadenectomia, pois a invasão ganglionar nesse estádio é exceção. As complicações são raras, essencialmente hemorrágicas ou infecciosas.

Esta intervenção é praticamente livre de seqüelas para a fertilidade e para o desenvolvimento de gravidez (25).

De forma secundária, algumas pacientes foram tratadas de maneira conservadora por cânceres do colo de maior tamanho, realizando uma conização após quimioterapia neo-adjuvante, ou associando a braquiterapia à transposição ovariana.

Em particular, um tratamento conservador dos cânceres do colo de menos de 3 cm foi proposto por alguns, consistindo em uma quimioterapia neo-adjuvante, seguida de uma conização para as pacientes responsivas. Das 8 pacientes responsivas na experiência italiana, 2 engravidaram, dando à luz uma criança viva.

O valor carcinológico dessa abordagem terapêutica e seus efeitos a longo prazo são desconhecidos. A situação não é a mesma para a TR, que permite obter grande número de sucessos na fertilidade, sem que essas jovens pacientes corram risco em longo prazo.

Outro tratamento conservador por braquiterapia uterovaginal (e, portanto, conservação uterina) após linfadenectomia pélvica associada a uma transposição ovariana foi relatado em algumas pacientes (26). As taxas de cura são de 100% em caso de tumor de estádio I sem acometimento ganglionar. Contudo, apenas 5 gravidezes foram observadas. Isso pode ser explicado, entre outros, pelo papel negativo da braquiterapia no músculo uterino e, portanto, na fertilidade posterior. Esse manejo terapêutico só é proposto em patologias específicas (adenocarcinomas com células claras).

Traquelectomia radical (TR)

Inicialmente descrita por D. Dargent em 1987, a TR vaginal (TRV) permitiu conservar a fertilidade de mulheres que até então eram tratadas unicamente de maneira radical.

Associada a uma linfadenectomia pélvica celioscópica, esta intervenção permite tratar corretamente essas pacientes sem a realização de laparotomia.

A eficácia da celioscopia e sua importância nos esvaziamentos pélvico e para-aórtico foram claramente relatadas no estudo de Lanvin (27). Este tratou da comparação, entre laparotomia e celioscopia, do número de gânglios extraídos e do escore aderencial. Assim, o número de gânglios extraídos por esvaziamento ganglionar celioscópico intraperitoneal é de 16,9 contra 16,5 em laparotomia. O escore aderencial é de 0 a 1,9, após celioscopia, contra 1,3 a 5,1 após laparotomia.

A traquelectomia abdominal foi descrita mais tarde por alguns autores, seja por laparotomia, seja por via celioscópica pura. Contrariamente à via vaginal, a via abdominal inclui, por vezes, a ligadura das artérias uterinas à sua origem.

Traquelectomia radical vaginal (TRV)

É uma intervenção modificada da histerectomia vaginal radical, combinada com linfadenectomia pélvica celioscópica. A linfadenectomia pélvica bilateral é realizada primeiro, com exame extemporâneo dos gânglios. Se estes estiverem livres de infiltração, dá-se continuidade à intervenção, realizando-se a traquelectomia radical.

O objetivo desta operação é ressecar a totalidade do colo uterino, com 1 a 2 cm de manguito vaginal, os paramétrios e os paracolpos (ligamentos paravaginais), da mesma maneira que uma histerectomia vaginal radical; em contrapartida, preserva-se o corpo uterino e a sua vascularização, principalmente a origem da artéria uterina e sua porção ascendente.

Os ovários e sua vascularização são conservados, pois o risco de acometimento anexial metastático é baixo (< 2%) nos tumores de estádio inferior ou igual a IB1 (7).

A técnica, para alguns, é facilitada pela passagem das sondas ureterais no início da intervenção, a fim de localizar melhor a parte distal dos dois ureteres. Uma infiltração vaginal de xilocaína com adrenalina próxima à linha de incisão pode favorecer a dissecção dos planos vesicovaginais e retovaginais.

Os diferentes tempos operatórios foram relatados em uma revisão muito recente (28):

- Delimitação do manguito vaginal por 6 pinças de Kocher posicionadas de modo circunferencial ao redor do colo, na mucosa vaginal.
- Incisão vaginal com bisturi frio; as incisões anteriores e posteriores são mais profundas que as incisões laterais, o que permite obter boa tração nos paramétrios e nos paracolpos. As pinças de Kocher são, então, retiradas para serem substituídas por 6 pinças de Kroback; estas são alinhadas, pinçando nas suas alças o manguito vaginal anterior e posterior, o que permite recobrir completamente a ectocérvice, isolando, assim, a lesão tumoral.
- Dissecção retovaginal e abertura do fundo-de-saco de Douglas, permitindo isolar os ligamentos uterossacros. A porção mais posterior desses ligamentos é ligada e seccionada, o que prepara a descida do útero.
- Dissecção vesicovaginal e abertura do fundo-de-saco vesicouterino, estando a tesoura posicionada perpendicularmente na vagina para evitar qualquer ferida vesical. As pinças de Kroback são, em seguida, reposicionadas mais acima no manguito vaginal, a fim de obter melhor tração.
- Abertura das fossas paravesicais. Essa manobra é realizada à esquerda, posicionando-se duas pinças de Kocher na mucosa vaginal, a 1 hora e 3 horas. A tesoura Metzenbaum abre então, progressivamente, sob a mucosa vaginal, o túnel situado entre as duas pinças de Kocher.
- O dedo indicador direito em gancho é introduzido na fossa paravesical esquerda para apalpar a junção do ureter esquerdo. Pode-se, então, seccionar para frente o pilar vesical esquerdo suburetreal.
- A mesma manobra é realizada à direita, posicionando duas pinças de Kocher, às 11 horas e 9 horas, o que permite abrir a fossa paravesical direita. O dedo indicador esquerdo em gancho é introduzido nessa fossa para apalpar a dobra ureteral direita, o que permite seccionar o pilar vesical direito.
- Estas manobras aumentam a descida do útero e permitem retrair completamente a bexiga e os ureteres. O paramétrio está agora bem visível; ele ainda fica preservado nesta técnica cirúrgica.
- Um dissector é introduzido no paramétrio esquerdo, na fosseta paraístmica. Os ramos do dissector são afastados, o que permite seccionar os paramétrios a aproximadamente 2 cm de sua inserção no colo uterino, depois nos paracolpos, com as artérias e veias cervicovaginais. A mesma manobra é realizada à direita.
- Incisão do colo no nível da junção cervicoístmica, ou, se possível, 5 mm abaixo, e extração da peça de traquelectomia radical.
- Implantação de um fio grosso não reabsorvível de cerclagem ao redor do istmo, este último canulado por uma vela de Hegar nº 8.
- Fixação da vagina no orifício ístmico por pontos de Sturmdorf, mantendo a vela de Hegar no orifício ístmico, para evitar qualquer fechamento deste. Esta etapa eventualmente é precedida do fechamento do fundo-de-saco vesicouterino e do fundo-de-saco de Douglas.

Às vezes, uma curetagem endometrial é associada, especialmente, aos adenocarcinomas, para pesquisar acometimento do endométrio que necessite de tratamento radical.

Um exame extemporâneo é sistematicamente realizado na parte superior da endocérvice, a fim de garantir que a exérese seja em borda livre com margens de segurança suficientes (em geral > 5 mm). Em caso de bordas comprometidas ou "limites", apesar da ressecção cirúrgica da endocérvice, uma histerectomia complementar será realizada simultaneamente à operação, estando a paciente previamente avisada da possibilidade do tratamento radical.

Traquelectomia radical abdominal (TRA)

Esta via raramente é escolhida, por ser mais complexa, e convém particularmente aos cirurgiões pouco habituados à via vaginal (29, 30). Os partidários desta abordagem sustentam que a ressecção parametrial é mais importante do que por via vaginal e reproduz exatamente a parametrectomia realizada na histerectomia radical (30).

Esse ponto de vista foi criticado por Dargent (31), que sustenta que o futuro está nas abordagens inovadoras que necessitam de uma boa prática em cirurgia vaginal e celioscópica, e que os estádios precoces não necessitam de ressecção parametrial de tipo III (ressecando a totalidade do paramétrio, rente à parede pélvica).

A intervenção é realizada por laparotomia mediana infra-umbilical, para poder estender a incisão cranialmente em caso de invasão ganglionar pélvica, implicando a realização de um esvaziamento ganglionar para-aórtico e a abstenção de qualquer conduta no útero.

A intervenção também foi realizada por via celioscópica pura com tempos operatórios que reproduzem exatamente os tempos realizados em laparotomia (32, 33).

A intervenção consiste em ressecar a totalidade do colo uterino, um manguito vaginal de 1 a 2 cm, os paramétrios e os paracolpos, da mesma maneira que na histerectomia radical abdominal de tipo III, mas preservando o corpo uterino.

Alguns autores, como Abu Rustum, descrevem a técnica por laparotomia ligando a artéria uterina em sua origem, sendo a vascularização do corpo uterino assegurada pelos ligamentos útero-ovarianos e paraovarianos (34). Outros tentam preservar as artérias uterinas, ligando somente a porção descendente cervicovaginal.

Por fim, alguns autores experimentaram a reanastomose das artérias uterinas após sua incisão em sua origem, com sucesso parcial (35).

Os tempos operatórios compreendem:

- Incisão dos ligamentos redondos. Grandes pinças de Kelly são posicionadas na porção medial desses ligamentos para mobilizar prudentemente o útero. Atenção especial é requerida para não ferir os ligamentos útero-ovarianos e paraovarianos e preservar a boa vascularização do corpo uterino, a abertura do fundo-de-saco vesicouterino e o descolamento vesicouterino e também vesicovaginal.
- Abertura das fossas paravesicais e pararretais.
- Ligadura e incisão dos vasos uterinos à sua origem no tronco umbilical-uterino. Esqueletização completa dos ureteres bilateralmente usando o ramo/porção distal da artéria uterina como trator.
- Abertura do fundo-de-saco de Douglas e incisão dos ligamentos uterossacros.
- Incisão dos paramétrios, em seguida, dos paracolpos perpendiculares às paredes pélvicas, e depois abertura vaginal 2 cm abaixo do colo uterino.
- O útero agora está suspenso somente pelos ligamentos útero-ovarianos e paraovarianos.
- O corpo uterino é medido para estimar o comprimento restante após a traquelectomia radical.
- Incisão do istmo uterino com bisturi frio, ao nível da junção istmocervical ou, se possível, 5 mm abaixo, e extração da peça de traquelectomia, que é enviada para exame extemporâneo.
- Uma cerclagem é realizada ao nível do istmo uterino, com uma vela de Hegar no orifício ístmico.
- Anastomose istmovaginal é realizada com sutura contínua.
- Se a exérese não for zona livre ou se as bordas forem limites, uma histerectomia interanexial é realizada na mesma operação.

Complicações, taxas de fertilidade e recidivas

A traquelectomia radical é responsável por morbidade pré e pós-operatória sensivelmente diferente da observada após histerectomia radical.

Complicações da traquelectomia radical (ou ampliada) vaginal (TRV)

A TRV é tecnicamente realizável na quase-totalidade dos casos.

Na série de Marie Plante (3) (82 pacientes), a TRV associada à linfadenectomia pélvica bilateral foi realizada com sucesso na maioria dos casos.

Em apenas 1 caso (1/82) ela não foi tecnicamente possível em razão de aderências tubárias consideráveis.

N. Chopin (4) relatou os resultados de uma série internacional sobre 532 pacientes candidatas a uma TR de 1987 a 2005, com acompanhamento médio de 4,6 anos.

O tempo operatório médio (linfadenectomia pélvica seguida de traquelectomia radical) é de 203 minutos, variando de 163 minutos para Dargent (36, 15) a 250 minutos para Plante (3). Os resultados são semelhantes na série internacional de Chopin (4), com tempo operatório médio de 232 minutos em 321 intervenções.

A duração de hospitalização média é de 3,5 dias, variando de 1 dia para Covens (20, 21) a 4,7 dias para Chopin (4) e 7 dias para Dargent (36, 15).

Taxa de complicações pré-operatórias

É globalmente baixa, estimada por Plante em 6% (sobre 72 TRV). Na série internacional (4) sobre 411 pacientes, essa taxa é estimada em 1% para a linfadenectomia e em 5,6% para a TR por via vaginal. Inclui:

- Lesões vesicais (1-19%): 1% (4/411) na série de Chopin (4), 1% (1/95) para Dargent (36), 1,4% (1/72) para Plante (3), 17% para Schlaerth (23), 19% para Covens (20, 21).
- Lesões ureterais (1%): 0% para Plante (3), 1/411 para Chopin (4), 1% para Dargent (36, 15) necessitando da colocação de sonda ureteral e sondagem vesical de 2 semanas;.

- Transfusão (1-9%): 1,4% para Plante, 6,5% (8/95) para Dargent, dos quais 2% (2/95) em peroperatório, 9,3% para Covens.
- Hemorragia parametrial: 0,5% (2/411) na série de Chopin (4), 1% (1/72) para Plante, às vezes necessitando de conversão para cirurgia aberta.
- Lesões vasculares ilíacas: 0,7% (3/411) na série de Chopin (4), 3% para Plante (3), ligadas à linfadenectomia pélvica, e necessitando com freqüência de conversão imediata.
- Lesões vasculares ligadas à introdução dos trocartes de celioscopia, envolvendo os vasos epigástricos ou ilíacos (37).
- Enfisema: 1/411 na série de Chopin (4).
- Conversões para cirurgia aberta (1-2%): 1,4% (1/72) para Plante (hemorragia parametrial), 2% (2/95) para Dargent (1 lesão vesical e 1 lesão ureteral).
- Revisões cirúrgicas: 8% (8/95) para Dargent, das quais 7 por sangramento pós-operatório (nas 4-48 horas seguintes) e revisão por linfocele (marsupialização celioscópica 6 semanas após a TRV).

O procedimento é abandonado em virtude da doença mais evoluída.

A TRV é rejeitada em aproximadamente 10% dos casos (9/82 na série de Plante e 13/108 na série de Dargent), em razão de invasão ganglionar pélvica (5% para Plante, 7,4% para Dargent) ou bordas comprometidas na peça de traquelectomia (6% para Plante, 4,6% para Dargent).

De fato:

- A descoberta de um tumor localmente mais avançado, especialmente com acometimento endocervical ignorado, requer a realização de histerectomia radical peroperatória, para a qual a paciente deverá ter sido preparada previamente.
- A RM pré-operatória permite limitar essa descoberta especificando o tamanho tumoral, sua extensão endocervical ou endometrial, o tamanho do colo restante após a conização, bem como o tamanho tumoral residual.
- A invasão ganglionar pode passar despercebida no estadiamento pré-operatório (RM pélvica, TC abdominal e pélvico, ou mesmo PET-TC) e ser diagnosticada no exame extemporâneo dos gânglios.

Taxa de complicações pós-operatórias

Também é baixa, sendo avaliada, na série internacional de Chopin (4) sobre 411 casos, em 5,6% para as complicações ligadas à linfadenectomia e em 15,3% para as complicações ligadas à TR por via vaginal.

A morbidade pós-operatória inclui:

- Hipotonia vesical persistente, necessitando das auto-sondagens prolongadas por mais de 2 semanas: 3% (2/72) para Plante (3), 5% (21/411) para Chopin (4).
- O estudo de Alexander-Sefre, comparando a morbidade da histerectomia radical (50 pacientes) em relação à TR (29 pacientes), relata taxas de complicações semelhantes, com uma hipotonia vesical mais freqüente no grupo das histerectomias radicais (38).
- A sonda urinária geralmente é deixada à mão até o 4º dia (5 a 6 dias para Burnett (22)), depois medem-se os resíduos pós-miccionais. Se estes permanecerem superiores a 100 ml, a educação da paciente nas auto-sondagens se inicia, que duram geralmente 2 semanas – depois das quais os problemas do escoamento vesical freqüentemente desaparecem. Para Schlaerth, a retenção vesical é comum durante as 2 a 3 semanas pós-operatórias (23).
- Infecção do trato urinário: 2% para Plante (3), 3% (12/411) para Chopin (4).
- Outras complicações, variando de 1 a 12%: linfoceles, linfedemas, edema ou hematoma vulvar ou pélvico, paralisia femorocutânea.

Complicações em longo prazo

Foram relatadas por Alexander-Sefre em 2005 (38):

- Dismenorréias (24%), ciclos irregulares (17%), amenorréias prolongadas (7%).
- Infecções, principalmente candidoses recidivantes (14%). Um caso de salpingite aguda por *Chlamydia*, necessitando de salpingectomia bilateral por hidrossalpinge, foi relatado 3 anos após TRV, por Del Priore em 2006 (39); para a paciente, foi recomendada, mais tarde, a fecundação *in vitro*.
- Estenoses do istmo (10%), necessitando de dilatações. Foram avaliadas em 3% (13/411) para Chopin (4).
- Fístulas: 0,2% (1/411) (4).
- Tromboses: 1% (5/411) (4).

Resultados carcinológicos após tratamento conservador da fertilidade

Taxa de sobrevida, taxa de óbito, taxa de recidivas

A taxa de sobrevida sem recidivas pós-TRV é estimada em 95% por Plante após acompanhamento médio de 60 meses (6 a 156 meses) (3).

Autor	Plante (3) (n = 72)*	Dargent (n = 95) (36, 15)	Covens (n = 93) (20, 21)
Taxa de recidiva	2,8% (2/72)	4,2%	7,3%
Taxa de óbito	1,4% (1/72)	3,1%	4,2%

Excluindo 1 paciente que apresentou tumor neuroendócrino, com recidiva e óbito.

A taxa média de recidivas pós-TRV é estimada em 4%, e a taxa de óbito, em 2,5% (3).

Normalmente precoces (nos 2 anos seguintes), as recidivas podem ser mais tardias: uma recidiva em 5 anos relatada por Takehara (40), uma recidiva em 8 anos relatada por Dargent (36, 15), o que aponta para acompanhamento prolongado das pacientes.

Características das recidivas

No total, 18 recidivas, dentre as quais 6 óbitos, foram relatadas na literatura (4) após TRV. As recidivas podem ser centropélvicas (7/18), a distância (9/18) ou ambas (2/18). As recidivas a distância envolvem parede pélvica, invasão ganglionar (gânglios pélvicos, aórticos ou supraclaviculares) ou metástase a distância (pulmão, ossos ou outro).

As recidivas parametriais ou ao nível da parede pélvica envolvem 50% das recidivas pós-TRV, o que sugere que a ressecção lateral ao nível dos paramétrios poderia ser insuficiente em alguns casos.

As recidivas ganglionares envolvem 50% das recidivas, fazendo sugerir a possibilidade de uma drenagem linfática anormal considerável/ampliada em algumas pacientes, especialmente com acometimento ilíaco comum ou para-aórtico isolado, ignorado durante a cirurgia.

As 8 recidivas levantadas por Morice (14), suas características e seus tratamentos são relatados na Tabela recapitulativa a seguir:

Autores	Pacientes	Recorrências	Histologia	Estádio	Tamanho (mm)	Êmbolos vasculares?	Localização	Prazo (meses)	Tratamento
Dargent (18, 15)	96	5	Neuroendoc. Adenoc. Epid. Epid. Epid.	IB1 IB1 IB1 IB1 IIB	15 21 25 30 25	SIM SIM NÃO SIM	supra-renal. lateropélv. lateropélv. paramétrio gg para-aórt.	19 19 108 7 18	? Radiação Cir. + rad. Rad. Rad.+ quimio
Roy (42)	30	1	Epid. Epid.	IIA	30	NÃO	Paramétrio	16	Rad.
Covens (37)	34	1	Adenoc.	IA2	4	SIM	Paramétrio	13	Rad.
Morice (14)	15	1	Adenoc.	IB1	21	SIM	Centropélv.	26	Rad. + quimio

Neuroendoc.: neuroendócrino; Epid.: carcinoma epidermóide; Adenoc.: adenocarcinoma; gg: gânglio; lateropélv.: lateropélvica; para-aórt.: para-aórtica; centro-pélv: centropélvica; Rad.: irradiação; Cir.: cirurgia; quimio: quimioterapia.

Os casos de recidiva centropélvica local são excepcionais. O primeiro foi relatado em uma paciente 24 meses após TRV, levantando, assim, o problema dos limites do tratamento conservador (tumor de mais de 20 mm com êmbolos) (14).

As outras recidivas relatadas pelo autor eram lateropélvicas regionais (5 casos) ou a distância (2 casos).

Apenas uma paciente com um tumor de menos de 2 cm e sem êmbolo recidivou.

Fatores de riscos de recidiva

Lesões de mais de 2 cm

O risco de recidiva após TRV de um tumor de mais de 2 cm é estatisticamente mais elevado em comparação com os tumores de menos de 2 cm. Esse dado é encontrado na série de Plante (3) e de Dargent (15): a taxa de recidivas nesse grupo é estimada em 19%. Na série de Dargent, todas as recidivas envolveram tumores de mais de 2 cm, exceto uma paciente que apresentava um tumor neuroendócrino.

No estudo de Chopin (4) relatando uma série internacional de 195 pacientes tratadas por TR, o tamanho superior a 2 cm foi estatisticamente ($p = 0,001$) um fator de risco significativo de recidiva: 2 recidivas nos 24 casos com tumores superiores a 2 cm, contra 4 recidivas nos 171 casos com tumores de menos de 2 cm.

Êmbolos vasculares

O risco de recidivas é estatisticamente maior na presença de êmbolos vasculares, o que já ocorria após histerectomia radical. Na série de Covens (37), os êmbolos estavam presentes em torno da recidiva de um adenocarcinoma de menos de 7 mm, ao passo que na série de Dargent (15) nenhuma recidiva foi relatada nas pacientes com um tumor de menos de 2 cm, inclusive com êmbolos vasculares.

Até o presente, na literatura, esse risco não estava claramente demonstrado. Recente estudo de Chopin (4), sobre uma série internacional de 418 pacientes tratadas por TR, confirma que a presença de êmbolos vasculares deve ser considerada um fator significativo de mau prognóstico. De fato, a presença de êmbolos vasculares é estatisticamente associada ao risco de recidiva (p = 0,0001): 11 recidivas relatadas entre as 110 pacientes com êmbolos vasculares, contra 4 recidivas sobre as 308 pacientes sem êmbolos vasculares.

Bordas de exérese limite

Nenhuma doença residual foi encontrada na peça de traquelectomia radical em 40 a 70% dos casos. Isso se explica facilmente pelo fato de mais de 2/3 das pacientes terem se submetido a uma conização inicial, levando ao diagnóstico de sua lesão invasora.

Se a distância de segurança das bordas de exérese é "limite" no exame extemporâneo, realiza-se uma ressecção endocervical, se a massa cervical persistir. Se a ressecção tiver sido acometida ou não puder ser realizada com bordas de exérese suficientes, uma histerectomia é realizada na mesma operação.

Todavia, os estudos da literatura não permitem estabelecer uma correlação direta entre as margens de exérese e o risco de recidiva local.

Na série de Plante, 3 pacientes de 72 tinham bordas limites (respectivamente 5, 4 e 1 mm); todas estão vivas sem recidiva. Schlaerth relata o caso de uma paciente com bordas limites de 1 mm que recusou a histerectomia; ela está viva sem recidiva após acompanhamento de 74 meses (23).

Em contrapartida, o único caso de recidiva centropélvica envolvia 1 adenocarcinoma de 21 mm com bordas de exérese de 5 mm (14).

O autor sugere que o risco de recidiva poderia ser aumentado por margens de exérese limites (< 5-8 mm) e que o tipo histológico poderia ter influência sobre as bordas necessárias. O mais seguro é ter uma margem livre superior a 1 cm. Talvez esse tamanho dependa do tipo histológico (5 mm bastariam para um tumor epidermóide, mas seriam eles insuficientes para um tumor adenocarcinomatoso?).

A existência de um registro das TR permitirá responder a essas questões ainda muito discutidas.

Tipos histológicos particulares

Muito recentemente, a primeira recidiva ovariana isolada foi relatada pela equipe de Darai *et al.* após TRV por um adenocarcinoma com todos os fatores de elegibilidade para traquelectomia radical (tumor < 2 cm, sem êmbolos e margens livres) (41). Essa importante observação volta a discutir a pertinência das cirurgias com conservação ovariana (mais do que o da traquelectomia) nos adenocarcinomas do colo uterino.

Os tumores neuroendócrinos estão claramente associados ao risco de recidiva maior e a um prognóstico mais desfavorável; o tratamento radical deve ser privilegiado nestes tipos histológicos agressivos.

O tipo adenoescamoso talvez esteja associado a uma taxa mais alta de recidivas (42). Os adenocarcinomas de células claras e os de células vitrosas estão associados, na literatura, a pior prognóstico (43). Entretanto, esse ponto é discutido, e há somente poucos dados no que se refere às traquelectomias.

Recidivas ganglionares

As recidivas ganglionares após linfadenectomia pélvica bilateral negativa levantam o problema das linfadenectomias ilíacas comuns e para-aórticas sistemáticas. Estas últimas só são realizadas em caso de invasão ganglionar pélvica descoberta no exame extemporâneo. As recidivas ganglionares registradas após traquelectomias radicais foram observadas em tumores que tinham fatores prognósticos negativos iniciais (êmbolos, tipo histológico neuroendócrino, acometimento ganglionar inicial etc.).

Fertilidade após traquelectomia radical

Após traquelectomia radical celiovaginal

O estudo de N. Chopin (4), relatado no IGCS 2006 e feito com a colaboração internacional de vários centros, envolve cerca de 500 pacientes tratadas por TR. Entre essas pacientes, 242 foram incluídas para avaliar a fertilidade após TR: foram relatados 132 nascimentos para 104 pacientes, e 192 nascimentos para 139 pacientes.

Bernardini relata taxa de concepção de 55% em 18 meses (44).

Deve-se notar que, no conjunto das séries publicadas, menos de 50% das pacientes que se submeteram a uma TR tentaram efetivamente conceber.

As gravidezes pós-TR geralmente foram de alto risco obstétrico, especialmente de parto prematuro por ruptura do saco amniótico ou dilatação cervical.

Autor	Dargent (36)	Roy (46)	Shepherd (24)	Covens (19)	Schlaerth (23)	Burnett (22)	Bernardini (44)	Total
Nº de pacientes	95	30	30	34	12	18	80	263
Nº de pacientes que tentaram conceber	42	6	13	13	4	3	39	103
Nº de gravidezes	56 (33 pacientes)	7	14	5	4	3 (das quais 1 aborto espontâneo tardio por corioamniotite em 20 SA)	22	75
Nº de recém-nascidos viáveis	34	4	9	3	2	3	18	49
Prazo		39 SA 38 SA 34 SA 25 SA	• 7 bebês prematuros (25 a 36 SA) • 2 a termo			• 1 criança a termo • 2 gêmeos em 24 SA		

Enquanto a taxa de abortos espontâneos no primeiro trimestre é estimada em 17% após TR – o que é próximo da taxa da população geral – a taxa de abortos espontâneos no segundo trimestre é de 12% (Plante, 45) a 19% (Dargent, 36) – sendo mais elevado do que na população geral.

Sonoda relata os resultados de grandes estudos sobre a fertilidade pós-TR na Tabela recapitulativa anterior (1).

A traquelectomia radical reduz de maneira importante a contenção mecânica do colo uterino e destrói as glândulas endocervicais que possuem papel antiinfeccioso.

Dois procedimentos cirúrgicos foram descritos por Dargent para limitar a taxa de abortos espontâneos tardios e de parto prematuro:

- A cerclagem do istmo logo após a traquelectomia radical.
- E a realização, no 3º mês de gravidez, do fechamento do orifício cervical, segundo a técnica que o alemão Saling (47) descreveu em 1981, consistindo em reavivar as bordas do colo, para que se fundam de maneira hermética, isolando, assim, a cavidade uterina da cavidade vaginal. O parto deve ser feito por cesariana sistemática, graças ao fio de cerclagem permanente.

Em uma série de Dargent, entre as 35 gravidezes que ultrapassaram 14 semanas de amenorréia, duas interrupções tardias foram observadas nas 4 primeiras, que se desenvolveram fora de toda cirurgia profilática; 4 interrupções para as outras 18, protegidas apenas pela cerclagem do istmo; e 2 para as 13 últimas, protegidas pela cerclagem do istmo e pelo fechamento do colo (46).

Para Dargent, essas duas técnicas permitiram diminuir a taxa de abortos espontâneos tardios de 50 para 10% (48).

Porém, apesar dos progressos do manejo neonatal dos grandes prematuros, os resultados sobre a evolução dessas crianças devem ser analisados em estudos prospectivos.

Após traquelectomia radical abdominal

Poucos estudos foram publicados envolvendo a fertilidade pós-TR abdominal; Ungar relatou, em 2005, uma série de 30 pacientes operadas de uma TR abdominal com ressecção dos paramétrios até a parede pélvica: 3 gravidezes, resultando em 2 crianças vivas (49).

Poderia parecer que poucas gravidezes foram relatadas por esta técnica cirúrgica, provavelmente porque favorece mais aderências pós-operatórias do que a via celiovaginal, o que aumenta o risco de infertilidade.

Estudos complementares sobre esse assunto continuam sendo necessários (2).

Vigilância após traquelectomia radical

Um exame clínico é realizado a cada 4 meses durante 2 anos, depois a cada 6 meses durante 5 anos, e posteriormente todos os anos. Um Papanicolaou associado ou não a colposcopia é realizado duas vezes por ano. RM pélvica é feita uma ou duas vezes por ano, especialmente quando o orifício istmovaginal é de difícil alcance.

Em caso de suspeita clínica de recidiva local, a RM pélvica é o exame de referência.

Conclusão

As taxas de recidivas e de óbitos após traquelectomia radical são inferiores a 5%; essa taxa é "aceitável", mas não devemos esquecer que é observada em uma população de pacientes em que essa taxa está próxima de 100% em caso de cirurgia radical.

A seleção das pacientes que apresentam câncer do colo uterino em estádio precoce e que desejam conservar sua fertilidade é, portanto, fundamental para propor uma cirurgia conservadora àquelas cuja taxa de sobrevida é estritamente similar ao tratamento radical.

Essas pacientes são as que têm um tumor e possuem as seguintes características:

- Paciente < 40 anos desejando preservar sua fertilidade.
- Estádio FIGO IB1.
- Tamanho tumoral < 2 cm.
- Tipo histológico: carcinoma epidermóide, adenocarcinoma e adenoescamoso.
- Ausência de êmbolos tumorais.
- Ausência de infiltração endocervical em RM, e acometimento do istmo.
- Ausência de invasão ganglionar.
- Zona de incisão cirúrgica passando em zona livre de doença com margem suficiente.
- Paciente concorda com o acompanhamento regular.

A traquelectomia radical é uma técnica confiável que oferece possibilidades de gravidez a muitas mulheres, mesmo as que possuem alto risco de ruptura prematura das membranas e de corioamnionite, com uma taxa de prematuridade importante.

Referência

1. Sonoda Y, Abu-Rustum NR, Gemignani ML et al. (2004) A fertility-sparing alternative to radical hysterectomy: how many patients may be eligible? Gynecol Oncol 95:534-8
2. Farthing A (2006) Conservative fertility in the management of gynaecological cancers. BJOG 113:129-34
3. Plante M, Renaud MC, François H, Roy M (2004) Vaginal radical trachelectomy: an oncologically safe fertility-pre-serving surgery. An updated series of 72 cases and review of the literature. Gynecol Oncol 94:614-23
4. Chopin N, Covens A, Roy M et al. (2006) Radical vaginal Trachelectomy and laparoscopic pelvic lymphadenectomy: an international series. Int J Gynecol.Cancer 16(Suppl 3):602-603. Présenté à l'International Gynecologic Cancer Society (IGCS) Meeting. Santa Monica. Oct 2006
5. Stehman FB, Rose PG, Greer BJ et al. (2003) Innovations in the treatment of invasive ervical cancer. Cancer 98:2052-63
6. Plante M (2000) Fertility preservation in the management of gynaecologic cancers. Curr Opin Oncol 12:497-507
7. Schorge JO, Lee KR, Lee SJ et al. (1999) Early cervical adenocarcinoma: selection criteria for radical surgery. Obstet Gynecol 94:386-90
8. Nagarsheth NP, Maxwell GL, Bentley RC, Rodriguez G (2000) Bilateral pelvic lymph node metastases in a case of FIGO stage IA1 adenocarcinoma of the cervix. Gynecol Oncol 77:467-70
9. Creasman WT, Zaino RJ, Major FJ et al. (1998) Early inva-sive carcinoma of the cervix (3-5 mm invasion). Risk fac-tors and prognosis. Am J Obstet Gynecol 178:62-5
10. Landoni F, Bocciolone L, Perego P et al. (1995) Cancer of the cervix, FIGO stages Ib and IIa: patterns of local growth and paracervical extension. Int J Gynecol Oncol 5:329-34
11. Inoue T (1984) Pronostic significance of the depth of inva-sion relating to nodal metastases, parametrial extension, and cell types. A study of 628 cases with stage Ib IIA, and IIb cervical carcinoma. Cancer 54: 3035-42
12. Benedet J, Odicino F, Maisonneuve P et al. (2001) Annual report on the results of treatment in gynaecological can-cers. J Epidemiol Biostat 6:5-44
13. Dargent D, Brun J-L, Roy M (1994) La trachelectomie élar-gie (TE). Une alternative de l'hystérectmie radicale dans le traitement des cancers infiltrants développés sur la face externe du col utérin. J Obstet Gynaecol 2:285-92
14. Morice P, Dargent D, Haie-Maider C et al. (2004) First case of a centropelvic recurrence after radical trachelectomy: literature review and implications for the preoperative selection of patients. Gynecol Oncol 92:1002-5
15. Dargent D, Franzosi F, Ansquer Y et al. (2002) Extended trachelectomy relapse: plea for patient involvement in the medical decision. Bull Cancer 89:1027-30
16. Weed Jr JC, Graff AT, Shoup B, Tawfik O (2003) Small cell undifferentiated (neuroendocrine) carcinoma of the uterine cervix. J Am Coll Surg 197:44-51
17. Boruta II DM, Schorge JO, Duska LA (2001) Multimodality therapy in early-stage neuroendocrine carcinoma of the uterine cervix. Gynecol Oncol 81:82-7
18. Dargent D, Martin X, Sacchetoni A, Mathevet P (2000) Laparoscopic vaginal radical trachelectomy: a treatment to preserve the fertility of cervical carcinoma patients. Cancer 88:1877-82
19. Covens A, Shaw P, Murphy J et al. (1999) Is radical trachelectomt a safe alternative to radical hysterectomy for patients with stage IA-B carcinoma of the cervix. Cancer 86:2273-9
20. Steed H, Covens A (2003) Radical vaginal trachelectomy and laparoscopic pelvic lymphadenectomy for preservation of fertility. Postgrad Obstet Gynecol 23:1-6

21. Covens A (2003) Preserving fertility in early stage cervical cancer with radiacl trachelectomy. Contemp Obstet Gynecol 48:46-66
22. Burnett AF, Roman LD, O'Meara AT, Morrow CP (2003) Radical vaginal trachelectomy and pelvic lymphadenec-tomy for preseravtion of fertility in early cerviocal carci-noma. Gynecol Oncol 88:419-23
23. Schlearth JB, Spirtos NM, Schlearth AC (2003) Radical trachelectomy and pelvic lymphadenectomy with uterine preservation in the treatment of cervical cancer. Am J Obstet Gynecol 188:29-34
24. Shepherd JH, Mould T, Oram DH (2001) Radical trachelectomy in early stage carcinoma of the cervix: outcome as judged by recurrence and fertility rates. BJOG 108:882-5
25. Mathevet P, Chemali E, Roy M, Dargent D (2003) Longterm outcome of a randomized study comparing three techniques of conization: cold knife, laser, and LEEP. Eur J Gyn Obstet Biol Reprod 106:214-8
26. Morice P, Ba-Thiam R, Castaigne D et al. (1998) Fertility results after ovarian transposition for pelvic malignancies. Hum Reprod 13:660-3
27. Lanvin D, Elhage A, Henry B et al. (1997) Accurancy and safety of laparoscopic lymphadenectomy. An experimental prospective randomized study. Gynecol Oncol 67:83-7
28. Sonoda Y, Abu-Rustum NR (2007) Radical vaginal trache-lectomy and laparoscopic pelvic lymphadenectomy for early-stage cervical cancer in patients who desire to pre-serve fertility. Gynecol Oncol 104(2 Suppl):50-5
29. Smith JR, Boyle DC, Corless DJ et al. (1997) Abdominal radical trachelectomy: a new surgical technique for the conservative management of cervical carcinoma. BJOG 104:1196-200
30. Rodriguez M, Guimares O, Rose PG (2001) Radical abdo-minal trachelectomy and pelvic lymphadénectomy with uterine conservation and subsequent pregnancy in the treatment of early invasive cervical cancer. Am J Obstet Gynecol 185: 370-4
31. Dargent D (2002) Radical abdominal trachelectomy and pelvic lymphadenectomy with uterine conservation and subsequent pregnancy in the treatment of early invasive cervical cancer. Am J Obstet Gynecol 187:1728
32. Cibula D, Ungar L, Palfalvi L et al. (2005) Laparoscopic abdominal radical trachelectomy Gynecol Oncol. 97:707-19
33. Lee CL, Huang KG, Wang CJ et al. (2003) Laparoscopic radical trachelectomy for stage Ib1 cervical cancer. J Am Asspc Gynecol Laparosc 10:111-5
34. Abu-Rustum NR, Sonoda Y (2007) Fertility-sparing radical abdominal trachelectomy for cervical carcinoma. Gynecol Oncol 104 (2 Suppl):56-9
35. Smith JR, Boyle D, Corless D et al. (1997) Abdominal radical trachelectomy: a new approach to the management of early cervical cancer. BJOG 104:1196-200
36. Mathevet P, Laszlo de Kaszon, Dargent D (2003) Fertility preservation in early cervical cancer. Gynecol Obstet Fertil 31:706-12
37. Covens A, Shaw P, Murphy J et al. (1999) Is radical trachelectomy a safe alternative to ra dical hysterectomy for patients with stage IA-B carcinoma of the cervix? Cancer 86:2273-9
38. Alexander-Sefre F, Chee N, Spencer C et al. (2006) Surgical morbidity associated with radical trachelectomy and radical hysterectomy. Gynecol Oncol 101:450-4
39. Del Priore G, Ungar L, Smith JR (2006) Complications after fertility-preserving radical trachelectomy. Fertil Steril 85:227
40. Takehara K, Shigemasa K, Sawasaki T et al. (2001) Recurrence of invasive cervical carcinoma more than 5 years after initial therapy. Obstet Gynecol 98:680-4
41. Piketty M, Barranger E, Najat M et al. (2005) Ovarian recurrence after radical trachelectomy for adenocarcinoma of the cervix. Am J Obstet Gynecol 193:1382-3
42. Lea IS, Coleman RL, Garner EO et al. (2003) Adenosquamous histology predicts poor outcomes in low-risk stage IBI cervical adenocarcinoma. Gynecol Oncol 91:558-62
43. Hophins MP, Morley GW (2004) Glassy cell adenocarci-noma of the uterine cervix. Am J Obstet Gynecol 190:67-70
44. Bernardini M, Barret J, Seaward G, Covens A (2003) Pregnancy outcomes in patients after radical trachelectomy. Am J Obstet Gynecol 189:1378-82
45. Plante M (2003) Fertility preservation in the management of cervical cancer. CME J Gynecol Oncol 8:97-107
46. Roy M, Plante M (1998) Pregnancies after radical vaginal trachelectomy for early stage cervical cancer. Am J Obstet Gynecol 179:149-6
47. Saling E (1981) Der frühe Muttermundverschluss zur Vermeidung Habitueller Aborte und Frühgeburten. Z Geburtshilfe Perinatol 185:259-61
48. Dargent D (2001) La trachélectomie radicale: une opéra-tion permettant de préserver la fertilité des femmes jeunes atteintes de cancer invasive du col utérin. Bull. Acad. Natl Med 185:1295-306
49. Ungar L, Palfalvi L, Hogg R et al. (2005) Abdominal radical trachelectomy: a fertility-preserving option for women with early cervical cancer. BJOG 112:366-9

PARTE VII

Patologia cervical em imagem – Tendências em colposcopia

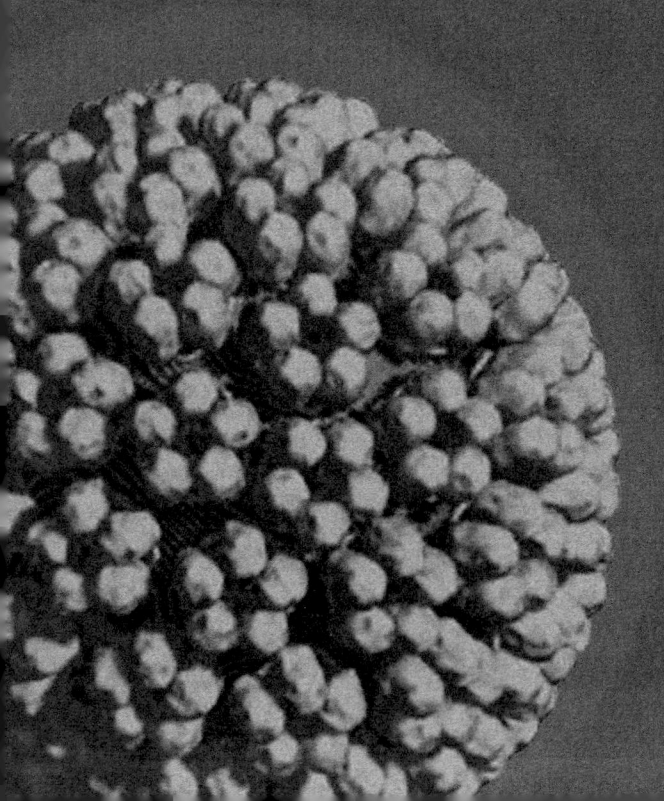

36 Zona de transformação normal através dos anos e avaliação da junção escamocolunar

C. Quéreux ♦ J.-P. Bory ♦ O. Graesslin

RESUMO

A zona de transformação cervical entre os epitélios malpighiano e colunar é o ponto de inflexão da carcinogênese, pois é uma zona de transição e de suscetibilidade máxima ao HPV, portanto, ao surgimento de um câncer. A ectocérvice é revestida por um epitélio malpighiano, escamoso, estratificado em três camadas: profunda, que garante a proliferação celular; intermediária, zona de maturação; e superficial, cujo destino é a descamação celular. A endocérvice é recoberta por um epitélio colunar, formado por uma única camada celular, mucípara. A zona de transformação é uma superfície mais ou menos extensa, em que o epitélio colunar em eversão, pouco à vontade em meio vaginal ácido, acabou por se transformar em malpighiano por meio de um mecanismo de metaplasia a partir das células de reserva da endocérvice. A junção escamocolunar tem uma topografia que varia conforme os indivíduos e está em permanente evolução no decorrer da vida genital, mais visível no orifício externo do colo no período de atividade genital, ao passo que, na menopausa, tende a integrar o canal endocervical. A avaliação da junção escamocolunar é indispensável, caso haja uma anomalia de esfregaço. A dificuldade surge quando a junção não está visível. A exploração da endocérvice torna-se, então, necessária.

PONTOS-CHAVE

1. A zona de transformação é uma superfície mais ou menos extensa em que o epitélio colunar em eversão, pouco à vontade em meio vaginal ácido, acabou por se transformar em malpighiano por meio do mecanismo de metaplasia.
2. A zona de transformação cervical entre os epitélios malpighiano e colunar é o ponto de inflexão da carcinogênese, zona de menor resistência às agressões, especialmente ao HPV.
3. A junção escamocolunar tem uma topografia que varia conforme os indivíduos e está em permanente evolução no decorrer da vida genital.
4. A evolução da junção escamocolunar é útil para melhor especificar a origem de um colo avermelhado; é indispensável no caso de existir uma anomalia de esfregaço.
5. É essencial visualizar bem a zona de transformação em sua totalidade, pois é aí que aparecem as NIC. Caso contrário, a colposcopia é insuficiente – portanto, não informativa.
6. Existem 3 tipos de zonas de transformação de acordo com a altura da zona de junção, que pode ser elevada na endocérvice, necessitando, então, de uma exploração específica.

Introdução

É importante entender a gênese da zona de transformação cervical entre os dois epitélios malpighiano e colunar, que se juntam ao nível do orifício cervical, pois essa zona é o ponto de inflexão da carcinogênese. É uma zona de transição e de suscetibilidade máxima ao HPV, portanto, ao surgimento de câncer, do qual se diz que nasce ao nível da zona de junção e depois se estende ao nível da zona de transformação.

Embriologia

Existem várias teorias que explicam a formação dessa zona de transformação:

- Antiga: colonização ascendente do epitélio mülleriano pelo epitélio malpighiano; de acordo com esta teoria, o quinto inferior da vagina é de origem sinusal [seio urogenital].
- Atual: os 4/5 superiores da vagina provêm do ducto de Wolff. Os estrogênios fazem descer a mucosa glandular na placa vaginal wolffiana, com metaplasia secundária.

Histologia da junção escamocolunar

Os dois colos (1)

- A ectocérvice, aberta ao mundo exterior, é feita para resistir aos ataques bacterianos, virais e traumáticos, de renovação rápida, organizada em estratos, com funções diversas. A ectocérvice é revestida por epitélio malpighiano, escamoso, estratificado em três camadas (Fig. 36-1): *profunda*, composta de células cúbicas ativas, ditas basais, que garantem a proliferação celular; *intermediária*, feita de células maduras poliédricas abundantes em glicogênio; e *superficial*, com células achatadas, zona de envelhecimento e descamação celular. Esse epitélio não é hormônio-dependente, mas sofre as influências hormonais, já que a espessura e a abundância em glicogênio dependem particularmente do grau de estrogenização.
- A endocérvice é feita para acolher e proteger, estável, revestida simplesmente por uma base mucossecretora de renovação lenta. A endocérvice é, de fato, recoberta por epitélio glandular, colunar, formado por uma única camada celular, mucípara, com algumas células de reserva que podem sofrer diferenciação de Malpighi (metaplasia).

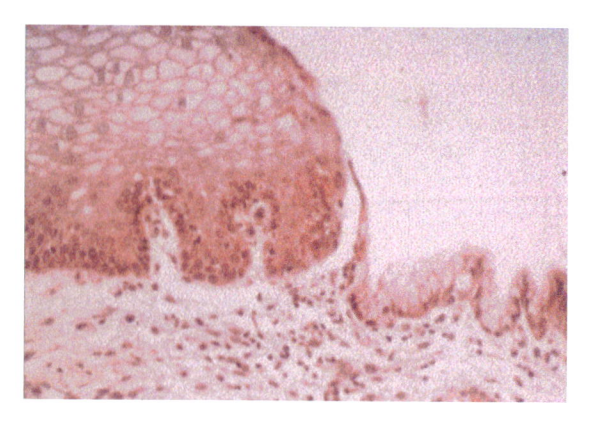

Fig. 36-1. Junção escamocolunar: a ectocérvice é revestida por epitélio malpighiano, escamoso, estratificado em três camadas. A endocérvice é recoberta por epitélio glandular, colunar, formado por uma única camada celular.

- A membrana basal é comum, horizontal e retilínea sob o epitélio malpighiano, sinuosa sob o glandular, pois é formada por pregas e invaginações. Isso dá ao observador um aspecto de mucosa papilar, pois é formada por enorme quantidade de papilas de tamanho homogêneo espremidas umas contra as outras, ao passo que o anatomopatologista descreve-a como uma mucosa glandular, pois vê inúmeras pregas recobertas de mucosa colunar e preenchidas com muco. Esse epitélio é hormônio-dependente, o que favorece sua exteriorização em períodos de atividade hormonal.

A junção

O grave problema do colo é que ele comporta uma zona fronteiriça... entre dois mundos de função diferente e, portanto, de estrutura diferente, adaptados a uma ecologia diferente (meios de defesa, agressores, metabolismo, homeostasia). O ponto fraco, o elo frágil, é **a zona de junção**, zona de menor resistência às agressões virais, sobretudo do HPV.

A superfície da zona de junção entre esses dois epitélios é variável. Pode tratar-se de uma simples *linha de junção*, situação rara em que há uma linha nítida entre epitélio malpighiano e glandular, sem tendência à reparação metaplásica do tecido colunar – é o que se observa em um ectrópio puro. Porém, na maioria das vezes, é uma superfície mais ou menos estendida, onde o epitélio colunar em eversão transformou-se em malpighiano, comprovando atividade de metaplasia – é a *zona de transformação* (Fig. 36-2).

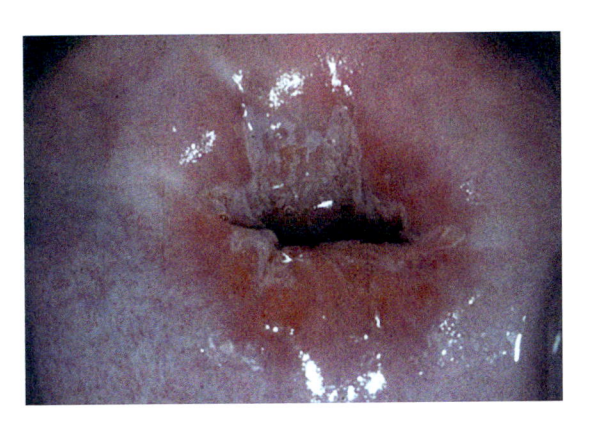

Fig. 36-2. A zona de transformação forma uma coroa de epitélio malpighiano levemente vermelho, por ser congestivo (seqüela vascular), entre, do lado de fora, o epitélio nativo, original e, do lado de dentro, o epitélio colunar, separados por uma fina margem branca que salienta a junção entre os dois epitélios.

■ Tribulações da zona de transformação (2, 3)

A junção escamocolunar tem uma topografia que varia conforme os indivíduos e está em permanente evolução no decorrer da vida genital; assim como a paisagem muda com a maré, o revestimento se modifica com uma junção mais visível no orifício externo do colo em período de atividade genital e mesmo evertido durante a gravidez, ao passo que, na menopausa, tende a integrar o canal endocervical.

Alguns fatores tendem a modificar sua localização:
- O estímulo hormonal, pelos estrogênios, é o principal: no nascimento, normalmente há um terço de ectopias ligado aos estrogênios maternos; antes da puberdade, a junção está na endocérvice, exceto ectrópio congênito, enquanto na fase de atividade genital, a junção está exteriorizada. Na menopausa, a atrofia colunar e vascular por carência de estrogênio deixa o campo livre ao epitélio malpighiano, que entra no canal cervical – a junção é endocervical.
- O estímulo mecânico: após os traumatismos do parto, a junção tende a se exteriorizar em função de uma freqüente laceração bicomissural comprovada pelo formato do orifício cervical em fenda e não mais puntiforme como na nulípara; esse fenômeno é ampliado pela abertura do espéculo. Inversamente, em caso de tratamento do colo, a esclerose pode favorecer uma estenose deste, responsável por certa fixação da localização da junção, infelizmente em sua maioria na endocérvice, o que atrapalha a visualização.
- A gravidez favorece a exteriorização da junção, mas, contrariamente ao senso comum, a junção escamocolunar nem sempre é amplamente exteriorizada. A freqüência dos ectrópios não ultrapassa 50%; em contrapartida, muitas vezes, há alargamento do orifício externo, facilitando a visualização da junção. Este tipo de ectrópio está ligado a mecanismos de origem edematosa, à hipertrofia glandular endocervical e a modificações da rede vascular subcolunar, mecanismos estes que podem facilitar a protrusão da mucosa colunar.

■ Metaplasia de Malpighi (1, 4-6)

No início, há o ectrópio

Fala-se de ectrópio (ectopia) quando o tecido colunar ocupa, em torno do orifício externo, mais de 0,5 cm de raio. Entre 30 e 40% das mulheres em período de atividade genital possuem um ectrópio, dos quais um grande número de origem congênita; é fisiológico. O ectrópio tem vários destinos possíveis:

- Reintegrar a cavidade endocervical: é o que acontece quando o fator desencadeante desaparece (após gravidez, interrupção de pílula, menopausa).
- Permanecer inalterado, sem variação nem manifestação particular no decorrer da vida (é possível).
- "Cicatrizar", termo impróprio para significar a substituição (transformação) de uma mucosa (colunar) por outra mucosa (de Malpighi) o que, em histologia, se denomina metaplasia; também se denomina reparação, reepitelização; é de longe o mais comum, pois a tendência natural, ao nível do colo, é a reconquista do terreno perdido pela mucosa de Malpighi, da qual é o meio natural. Por meio de qual fator desencadeante? Provavelmente, pelas agressões que a mucosa colunar ectópica sofre: a acidez vaginal (o pH é alcalino na endocérvice), a multiplicação microbiana (as infecções), os microtraumatismos físicos das relações sexuais ou dos partos...

Depois vem a metaplasia

Ela se realiza por meio da proliferação das células endocervicais de reserva, que se diferenciam em epitélio malpighiano que, progressivamente, tira e substitui o epitélio colunar. Essa metaplasia pode ser *incompleta*: o epitélio malpighiano ainda é sobreposto pelo epitélio colunar; ou *completa*: não há mais epitélio colunar visível. Ela pode ser *madura* e idêntica ao epitélio ectocervical de vizinhança, recobrindo recessos glandulares, fechados (cisto de Naboth) ou abertos. Pode ser *imatura*, pobre em glicogênio, feita de células de tamanho reduzido de relação nucleocitoplasmática elevada, até mesmo *atípica*, quando as anomalias nucleares existem em toda a espessura epitelial. De qualquer forma, é um longo processo que se estende por anos, perturbado pelos eventos da vida cervical (parto, infecções, vida sexual etc.).

Existem duas modalidades possíveis de cicatrização:

- A reepitelização por deslizamento (também impropriamente denominada metaplasia direta). Ela é centrípeta, o tecido malpighiano recobre o glandular e avança por meio de lingüetas – é o que o colposcopista vê (Fig. 36-3).
- A reepitelização por *metaplasia* (dita indireta ou *in situ*) por elaboração de células de Malpighi a partir das células de reserva do epitélio colunar (Fig. 36-4); ela começa em qualquer zona do ectrópio e se estende sem ordem predeterminada, unindo-se com mais ou menos rapidez às lingüetas de reepitelização periférica – é o que o histologista vê.
- Os dois mecanismos freqüentemente coexistem.

Essa cicatrização pode resultar em:

- Um colo normal sem anomalia, traduzindo a existência do antigo ectrópio, é raro. Um colo normal portador dos traços de cicatrização (seqüelas): cistos glandulares ou de Naboth, fundos-de-saco colunares presos pelo malpighiano; os orifícios glandulares, estreitos, ligando o fundo-de-saco glandular à superfície; ilhas de mucosa colunar persistente.
- Uma reepitelização atípica, grau I da classificação francesa.

■ Colposcopia da zona de transformação (1, 4)

A zona de transformação se apresenta como uma coroa de epitélio malpighiano metaplásico, em torno do orifício externo, entre, do lado de fora, a junção original sobre a ectocérvice, localizável pelo seu fino capilar vascular reticulado e, do lado de dentro, a junção funcional no orifício externo sublinhado por uma margem fina e acetobranca ("margem de segurança"), separando o epitélio malpighiano do colunar.

A mucosa colunar exteriorizada tende a se transformar em tecido malpighiano tanto na periferia, de onde saem as lingüetas que avançam como pseudópodes na direção do orifício do colo, quanto em pleno tecido colunar, onde se percebem zonas que não têm mais arquitetura papilar, mas estão revestidas por uma mucosa plana de feição de Malpighi muito jovem, pálida, no limite do acetobranqueamento leve em ácido acético. Nessas zonas de atividade metaplásica, o epitélio malpighiano recém-formado ainda é naturalmente imaturo, por ser jovem – portanto, um pouco acetobranco – o que pode parecer suspeito, mas, na maioria das vezes, uma reserva de glicogênio aparece com bastante

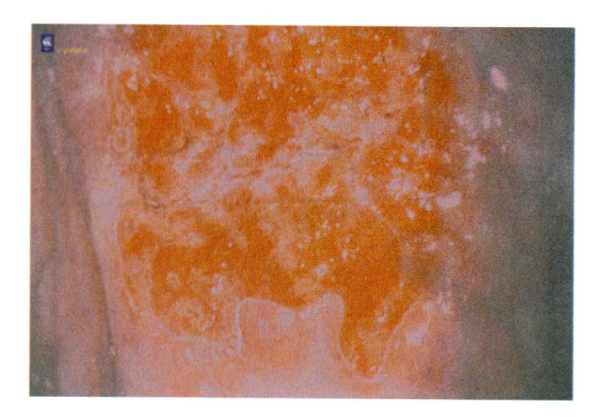

Fig. 36-3. Metaplasia direta: na periferia de um ectrópio; lingüeta malpighiana que começa a recobrir o epitélio colunar com uma bela zona de junção em ácido acético.

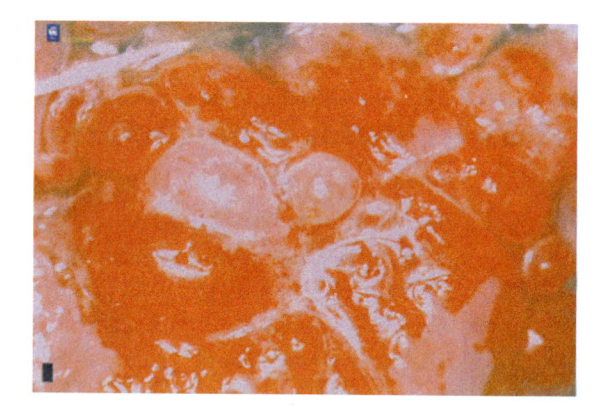

Fig. 36-4. Metaplasia indireta em pleno centro sobre duas papilas de ectrópio e direta na periferia.

rapidez no lugol, traduzindo a maturação, o que não determinaria uma lesão de NIC de alto grau.

A metaplasia cria uma verdadeira dificuldade visual, pois sem preparação é uma zona vermelha, que se torna levemente acetobranca sob ácido acético, de borda difusa e lugol negativo, todas as características que também são apresentadas pela NIC de alto grau do tipo transformação atípica de grau II. A diferença está essencialmente na presença de orifícios glandulares e na intensidade muito mais nítida do acetobranqueamento, em caso de NIC de alto grau.

O percurso muitas vezes é longo antes da reconstituição do colo, que pode ser normal ou quase normal com *seqüelas*. O cisto de Naboth pode ser facilmente reconhecido por sua saliência, e os inúmeros vasos regulares que correm em sua superfície são bem visíveis entre a mucosa de revestimento, e a glândula subjacente, cheia de muco translúcido. A congestão é uma seqüela vascular que se apresenta como uma zona vermelha sem preparação, não acetobranca e corando-se perfeitamente com o lugol. Os orifícios glandulares são as provas da persistência de glândulas abertas subjacentes, e as ilhas de ectopia de zonas onde a reepitelização não ocorreu podem ser facilmente reconhecidas por sua estrutura papilar, contornada por uma fina margem regular que é, ela própria, uma zona de junção, mesmo quando se localiza em pleno tecido malpighiano. A reserva de glicogênio ao nível ou ao redor desses aspectos de seqüelas é sempre fator de tranqüilidade (Fig. 36-5).

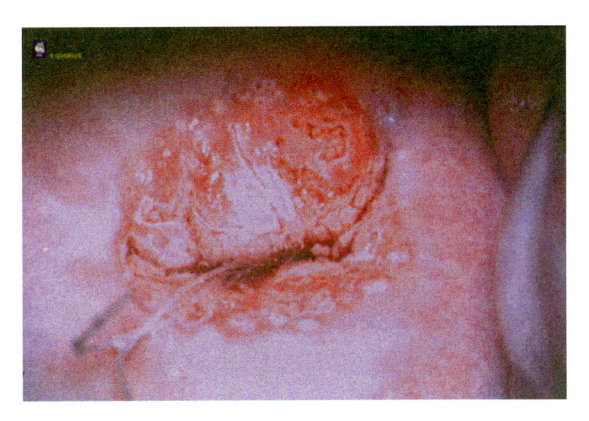

Fig. 36-5. Seqüelas de reepitelização: ilhas de ectopia em um lábio com brancura da ponta que corresponde à metaplasia com orifícios glandulares contornados no outro lábio.

Às vezes, a cicatrização se faz de *modo distrófico*, que aparece após ácido acético como uma zona branca, às vezes quadriculada, na margem de um ectrópio cujo limite interno é difuso, mas cujo limite externo é nítido, em golpe de machado [anguloso]. Ela é pouco intensa e sem orifício glandular em ácido acético, exceto na zona de progressão; o lugol é variável, freqüentemente negativo, com bordas nítidas. Quinze a vinte por cento dos ectrópios apresentam, em colposcopia, esse tipo de transformação periférica em parte ou raramente na totalidade; é a transformação atípica de grau I da classificação francesa, estado benigno, banal e freqüentemente pouco evolutivo.

Avaliação da junção escamocolunar

Quando avaliar?

A avaliação da junção escamocolunar é útil para melhor precisar a origem de um colo vermelho; é **indispensável** caso exista uma anomalia de esfregaço. A dificuldade surge quando a junção não está visível. A exploração da endocérvice se torna, então, necessária – especialmente quando a colposcopia é normal, mas a zona de transformação (ZT) entre epitélio malpighiano e colunar não é visualizada em sua totalidade ou se uma lesão visível penetrar na endocérvice – tanto para avaliar a altura da zona de junção com o tecido colunar quanto para reconhecer uma lesão mais grave, endocervical, que poderia modificar o projeto de tratamento.

O objetivo é encontrar argumentos seja para se ter completa certeza no final da análise, porque a zona de junção foi visualizada e está normal, seja para se abster na ausência de argumento desfavorável, propondo uma vigilância em 6 meses ou 1 ano, seja ainda para ir além (ERAD, conização), se houver anomalia significativa que não possa ser demonstrada pelos meios de investigação clássicos.

Localização da zona de junção

- É importante saber que existem 3 tipos de zona de transformação de acordo com a altura da zona de junção, pois as NIC nascem ao nível da zona de transformação, essa junção entre epitélio malpighiano e colunar pode ser elevada na endocérvice, necessitando de exploração específica:
  - tipo I: a zona é totalmente ectocervical e perfeitamente visível, limitada ou estendida (ZT1);
  - tipo II: a zona de transformação tem um componente endocervical, mas permanece totalmente visível e pode ter um componente ectocervical limitado ou estendido (ZT2);
  - tipo III: a zona de transformação tem um componente endocervical quase exclusivo, não está totalmente visível e pode ter um componente ectocervical limitado ou estendido (ZT3).
- O posicionamento da junção depende de 3 parâmetros:
  - *a idade*: na série de Boulanger (7), a junção só foi visualizada em 40% dos casos nas pacientes de 50 a 59 anos, e em 26% nas que tinham de 60 a 69 anos, ao passo que, nas pacientes de 30 a 39 anos, a junção foi visualizada em 87,5% dos casos;
  - *o estado hormonal*: sabe-se bem que, na menopausa, a zona de junção só é visualizada em aproximadamente um quarto dos casos, tanto graças à ascensão dessa zona de junção, quanto ao estreitamento do colo, atingido por estenose e hipoestrogenismo;
  - *a patologia*: a maioria das NIC de baixo e alto graus é visível em grande parte, mesmo se penetrar no canal cervical; é só nos cânceres microinvasores que essa junção é visualizada em apenas metade dos casos aproximadamente, e bem menos ainda nos cânceres invasivos, 8,9%. O mesmo ocorre com os adenocarcinomas *in situ*.

Quais são as possibilidades de exploração em caso de junção não visualizada? (8)

- No contexto do rastreio, toda paciente deve se beneficiar de um esfregaço do tipo endocervical, se a zona de junção não estiver visível e, em particular, na ausência de mácula rubra [erosão cervical] periorificial no espéculo; a escova *cytobrush*, que possui diversos modelos, permite varrer 2 cm da endocérvice e garantir, na maioria das vezes, a ausência de processo endocervical.
- *A estrogenoterapia* é interessante em fase menopáusica diante de um colo hipoestrogênico e estenosado para explorar uma anomalia, sabendo que, se o esfregaço for a favor de ASC-US ou de lesão de baixo grau, talvez isto se atribua totalmente à hipoestrogenia, desaparecendo no Papanicolaou, ao passo que, se for uma lesão de alto grau, a importância da estrogenoterapia será de simplesmente explorar melhor o canal cervical e avaliar a altura da anomalia no canal e sua natureza presumida.
- O uso de uma *pinça longuette* faz parte do exame colposcópico para explorar o primeiro centímetro da endocérvice, sobretudo após aplicação de ácido acético, e notar se há uma lesão evidente ou simplesmente um acetobranqueamento pronunciado.
- *O afastador de Koogan [pinça Menken/pinça Koogan/pinça Menken-Koogan]* é um pequeno espéculo endocervical cujo uso somente é possível se a endocérvice não estiver demasiado rígida ou estenosada. Permite uma exploração interessante, que pode facilitar uma biopsia e conferir, em certo número de casos, a visualização bastante correta do limite superior da anomalia acetobranca.
- *A histologia*: é possível fazer uma exploração histológica do canal endocervical, sobretudo com uma cureta de Kevorkian; é um gesto fácil, rápido, apenas um pouco doloroso. Porém, seu defeito é coletar somente uma quantidade modesta de material e resultar em falsos negativos e positivos. A biopsia também é possível, mas muito difícil de ser feita com uma pinça clássica de biopsia; é uma boa indicação usar a micropinça de trofoblasto que, é verdade, obtém um fragmento limitado, mas, na maioria das vezes, suficiente para uma histologia de qualidade.
- *O teste de HPV*: possui uma importância certa em caso de anomalia citológica menor (lesão de baixo grau, ASC-US) da endocérvice, essencialmente em razão de seu valor preditivo negativo muito elevado, próximo a 100%. Assim, quando a colposcopia for normal mas a junção não for visualizada e a curetagem endocervical for negativa, o teste de HPV também negativo permite praticamente confirmar que se trata de um falso positivo da citologia e tranqüilizar a paciente. Caso contrário, se positivo, nesses colos pouco exploráveis ou inexploráveis, convida a completar a exploração por um meio ou por outro.
- *A conização* tem seu valor enquanto método diagnóstico da endocérvice em caso de anomalia celular que sugira, sobretudo, uma lesão de alto grau ou de baixo grau persistente, se a exploração for tecnicamente impossível. Esse gesto será simultaneamente diagnóstico e terapêutico.

Conclusão

É essencial visualizar bem a zona de transformação em sua totalidade, pois é aí que aparecem as NIC. Sem isso, a colposcopia é insuficiente – portanto, não informativa – e justifica uma exploração do canal endocervical.

Referências

1. Polycopié du DIU de colposcopie et de pathologic cervicovaginale Lille Amiens Reims (2006)
2. Quéreux C, Leroy JL (2005) La zone de transformation normale. Gynécologie obstétrique pratique 176:20-1
3. Quéreux C, Bory JP (2004) Colposcopies particulières. In: La colposcopie, Masson, Paris, p. 127-41
4. Marchetta J (2004) Col normal. In: La colposcopie, Masson, Paris, p. 47-59
5. Blanc B, Benmoura 1) (1993) Le col normal: confrontation cyto-colpo-histologique In: Colposcopie et pathologic génitale, Arnette, Paris, 33-45
6. Cartier R (1984) Colposcopie Pratique. Labo Cartier Paris
7. Boulanger JC, Gondry J, Verhoest P, Najas S (1997) La stratégie thérapeutique des dysplasies cervicales est-elle différente aprés la menopause ? Reprod Hum Dorm 10:519-29
8. Quércux C, Bory JP, Boulanger JC (2005) Exploration de l'endocol: Gynécologic obstétrique pratique 180:4-5

37 Classificações colposcópicas

J. Gondry

RESUMO

A classificação colposcópica mais antiga data de 1975. Estabelecida pela Sociedade Internacional de Colposcopia no Congresso de Graz, na Áustria, foi completada no Congresso da Federação das Sociedades de Patologia Cervical e Colposcopia, em Roma, em 1990; a revisão mais recente data de 2002, realizada durante o 11º Congresso Mundial da Sociedade Internacional, em Barcelona.

Na França, a Sociedade Francesa de Colposcopia propôs, em 1983, sua própria terminologia, distinguindo as transformações atípicas de grau 1 e as transformações atípicas de grau 2. Essa terminologia apresenta não as imagens, mas uma tabela colposcópica sistemática que permite uma abordagem histológica final mais confiável.

PONTOS-CHAVE

1. As classificações colposcópicas são baseadas na descrição de imagens unitárias, cuja definição é internacional.
2. A Sociedade Internacional de Colposcopia propõe uma classificação descritiva (modificação menor ou maior).
3. A Sociedade Francesa propõe uma classificação sob a forma de duas tabelas colposcópicas (TAG1-TAG2).

Introdução

As terminologias usadas para classificar as imagens colposcópicas foram diversas desde a primeira utilização do colposcópio por Hinselman, em 1922. As classificações são baseadas na descrição simples de imagens elementares ou na integração dessas imagens elementares em uma tabela colposcópica.

Nas classificações descritivas, o aspecto observado é descrito pelo olho do examinador; assim, qualifica-se uma zona vermelha ou uma zona branca (leucoplasia), no exame sem preparação, imagens que apareceram após aplicação de ácido acético (reação acetobranca com eventual sobreposição vascular: mosaico ou pontilhado) ou ainda uma zona iodo-negativa após aplicação de lugol ou um aspecto de lugol heterogêneo.

Os valores preditivos dessas imagens elementares são baixos, e, logo, surge a necessidade de reuni-los na tabela colposcópica; são classificações sob forma de tabelas (complexas) colposcópicas com melhor reprodutibilidade e melhor correspondência histológica.

Não importando a classificação escolhida, uma conclusão especifica se a colposcopia foi satisfatória ou não (junção escamocolunar visível ou não) e se o aspecto foi normal, anormal, atípico, suspeito, duvidoso ou a ser biopsiado. Além disso, a biopsia envolverá o local reconhecido como mais grave nessas imagens colposcópicas – na maioria das vezes, ao nível da junção escamocolunar.

Contudo, é preciso lembrar que, apesar de todos os esforços empreendidos para alcançar o diagnóstico final, a colposcopia tem uma especificidade muito baixa (50%), mas sua força reside em sua excelente sensibilidade e em seu indispensável auxílio para guiar a biopsia (após esfregaço positivo). O conhecimento da semiologia das imagens unitárias é indispensável para reconhecer os sinais de gravidade e direcionar a biopsia para a zona mais patológica.

Na realidade, essas classificações colposcópicas possuem um objetivo didático, impondo ao colposcopista a integração e a interpretação das diferentes imagens; o outro objetivo é usar uma linguagem comum que permita trocas de informação entre profissionais.

Histórico

A colposcopia nasceu como exame diagnóstico. Hinselman primeiramente descrevia os aspectos normais e patológicos (Tabela 37-1). Esse autor estava convencido, ao descrever as imagens de leucoplasia de base, de mosaico e as zonas acetobrancas, de que havia identificado as lesões precursoras do câncer, mas logo demonstrou que essas lesões não evoluíam necessariamente para neoplasia e que não eram específicas.

Mais tarde, duas grandes tendências se opuseram:

Tabela 37-1 – Hinselman

1. **Aspectos normais**
   - Mucosa original
   - Ectopia
   Zona de transformação
2. **Aspectos patológicos**
   - Zonas matrizes
   - Leucoplasia
   - Base
   - Mosaico
   - Erosão verdadeira
   Zona de transformação anormal

- Européia: ainda à procura de critérios colposcópicos mais refinados, tentando prever a histologia (colposcopia diagnóstica). Assim, foram esmiuçadas as imagens elementares ao se descrever:
  – a reação acetobranca, leve ou densa;
  – o mosaico regular ou irregular;
  – o pontilhado fino ou grosseiro;
  – a reação lugol negativa, lugol politonal (ou malhada);
  – a diferença na distribuição dos vasos.

O defeito atribuído a essas classificações é a sua especificidade demasiadamente baixa e a dificuldade de obter uma quantificação e uma gradação, o que impede boa reprodutibilidade:

- Anglo-Saxônica: uso topográfico da colposcopia, proposta unicamente para localizar uma anomalia rastreada por esfregaço anormal e guiar a zona a ser biopsiada e, posteriormente, o eventual tratamento destruidor.

A terminologia é baseada na identificação de apenas duas imagens complexas:

- Zona de transformação normal.
- Zona de transformação atípica, dentro da qual é reservada a descrição das imagens elementares.

O resultado dessa tendência foi a terminologia adotada após o Congresso de Graz, em 1975, pela Sociedade Internacional de Colposcopia (Tabela 37-2), que inclui imagens e complexos, identificando imagens elementares no interior da zona de transformação atípica, chamando a atenção para o uso dos termos reprodutíveis em todos os países.

Classificações atuais

Várias classificações estão atualmente disponíveis nos diferentes países, mas todas têm em comum o uso dos mesmos termos para qualificar as imagens elementares.

Tabela 37-2 – Terminologia internacional (1975)

1. Aspectos colposcópicos normais
A. Epitélio escamoso original
B. Epitélio glandular (ectopia)
C. Zona de transformação

2. Aspectos colposcópicos anormais
A. Zona de transformação atípica
- Mosaico
- Base
- Epitélio acetobranco
- Leucoplasia
- Vasos atípicos

B. Forte suspeita de câncer invasivo

3. Colposcopias não interpretáveis
Zona de junção escamoglandular não visível

4. Lesões diversas
A. Inflamatória
B. Atrofia
C. Erosão
D. Condiloma
E. Papiloma
F. Outros

Classificação alemã

A classificação alemã proposta por Busch, em 1986, e modificada por Bauer, em 1989, propõe 5 aspectos colposcópicos que podemos aproximar da antiga classificação citológica de Papanicolaou; as 3 primeiras classes não justificam biopsia, ao passo que as classes 4 e 5 fazem fortes sugestões de lesões histológicas subjacentes e tornam obrigatória uma biopsia (Tabela 37-3).

Tabela 37-3 – Classificação de Bauer. Cinco classes: classes de Papanicolaou

1. Aspectos normais (epitélio original, zona de transformação)
2. Aspectos diversos (pólipo, cisto, inflamação, erosão, atrofia)
3. Aspectos atípicos não suspeitos (3b) ou não interpretáveis (3a)
4. Aspectos fortemente suspeitos, biopsia necessária
5. Elementos sugerindo um carcinoma

Classificação de Coppleson

A classificação de Coppleson, em 1986 (Tabela 37-4), propõe uma classificação em 3 graus, cuja particularidade mais importante é especificar a tabela em função da intensidade do acetobranqueamento na zona de transformação atípica (acetobranqueamento plano e transparente, acetobranqueamento mais opaco, acetobranqueamento cinza grosseiro). O grau 1 seria não suspeito e corresponde a uma metaplasia ou a uma lesão de baixo grau; no grau 2, encontram-se, na maioria das vezes, lesões histológicas de alto grau; e o grau 3 corresponde a lesões de alto grau ou câncer microinvasor.

Tabela 37-4 – Classificação de Coppleson

Três graus:
Grau 1 (não suspeito)
Acetobranqueamento plano, bordas ± nítidas, semitransparente
Com ou sem vasos, dimensão fina e regular
Desenho mal definido
Distâncias intercapilares curtas

Grau 2 (suspeito)
Acetobranqueamento plano, bordas nítidas, mais opaca
Com ou sem vasos dilatados, mas regular
Desenhos característicos
Distâncias intercapilares aumentadas

Grau 3 (muito suspeito)
Acetobranqueamento irregular (microexofítico), com bordas nítidas, muito brancas ou cinzas opacas
Com vasos dilatados irregulares, atípicos
Distâncias intercapilares aumentadas e variáveis

Classificação internacional

A classificação internacional (Roma, 1990) (Tabela 37-5) considera principalmente as imagens unitárias que serão classificadas por categoria (5), em função de sua topografia referente à zona de transformação ou à junção escamocolunar e da intensidade das modificações. Os aspectos anormais são descritos ao nível da zona de transformação ou fora desta e, para cada imagem elementar (acetobranqueamento, mosaico, pontilhado, leucoplasia), ele pode ser especificado como tênue ou denso.

Distinguem-se, portanto, as modificações menores e maiores, especificando, em cada caso, a sua topografia em relação à zona de transformação:

- Menores: mosaico fino, pontilhado fino, leucoplasia fina, acetobranqueamento leve.
- Maiores: mosaico grosseiro, pontilhado grosseiro, leucoplasia densa, vasos atípicos, erosão, acetobranqueamento denso.

A terminologia proposta pela Federação Internacional de Colposcopia após o Congresso de Roma (1990) continua sendo muito descritiva (imagens elementares), nem sempre reprodutível de um observador a outro, mas caminha no sentido de englobar melhor o aspecto patológico, ao reconhecer dois tipos de transformação atípica.

Tabela 37-5 – Roma, 1990. Nomenclatura proposta pela Federação Internacional de Patologia Cervical e Colposcopia (1990)

1. Aspectos normais
A. Epitélio estratificado original
B. Epitélio colunar
C. Zona de transformação normal

2. Aspectos anormais
A. No nível da zona de transformação
 1. Epitélio acetobranco (plano/micropapilar; tênue/denso)
  a) plano
  b) micropapilar ou cerebriforme
 2. Mosaico (fino ou regular)
 3. Pontilhado (irregular ou denso)
 4. Leucoplasia (plana ou espessa)
 5. Zona iodo-negativa
 6. Vascularização atípica
B. Fora da zona de transformação, ectocérvice e vagina
 1. Epitélio acetobranco (tênue/denso)
  a) plano
  b) micropapilar ou cerebriforme
 2. Mosaico (regular ou irregular)
 3. Pontilhado (fino/grosseiro)
 4. Leucoplasia (plana ou espessa)
 5. Zona iodo-negativa
 6. Vascularização atípica

3. Suspeita colposcópica de câncer invasivo

4. Exame insatisfatório
A. Junção escamocolunar não visível
B. Inflamação ou atrofia grave
C. Colo não visível

5. Lesões diversas
A. Superfície micropapilar não-acetobranca
B. Condiloma exofítico
C. Inflamação
D. Atrofia
E. Úlcera
F. Outros

Esta classificação da IFCPC (Federação Internacional de Patologia Cervical e Colposcopia) foi revisada durante o 11º Congresso Mundial, em Barcelona, em 2002. A principal contribuição é especificar a localização da zona de transformação (ZT) em função de sua visualização:

- ZT1: a área toda é visível, e sua borda interna é estritamente ectocervical.
- ZT2: os limites internos da área alcançam o orifício anatômico externo do colo e são visíveis ao se afastar, eventualmente, as bordas anatômicas deste orifício externo.
- ZT3: os limites internos da área penetram na endocérvice, ou mesmo a área é inteiramente endocervical. Neste caso, a especificação dos limites internos é difícil, até mesmo impossível.

Classificação francesa da Sociedade Francesa de Colposcopia e de Patologia cervicovaginal (SFCPCV)

A SFCPCV (1983) recomenda, a exemplo de Coupez, uma terminologia baseada muito mais nos complexos do que nas imagens elementares, com o objetivo de permitir a difusão da colposcopia por meio de uma terminologia simples, reprodutível, fácil de ser ensinada, específica o bastante para limitar as biopsias.

O esforço desta classificação concentrou-se, especialmente, no desmembramento da zona de transformação atípica. Detalharemo-na mais, uma vez que esta é a terminologia ensinada e usada na França.

Transformação atípica de grau 1 (TAG1)

TAG1 a: período de início, reparação ativa, estágio constitucional

- Sem preparação (SP): zona vermelha ou rósea periorificial, muitas vezes lisa, na periferia (tecido malpighiano) e mais irregular em direção ao centro (tecido colunar).
- Ácido acético (AA): desenham-se três coroas concêntricas formadas da periferia para o orifício cervical por:
  – um epitélio malpighiano normal que não muda de aspecto;
  – uma zona branca separada do epitélio sadio por uma borda bem marcada em golpe de machado, correspondente à antiga junção escamocolunar, ao passo que, em direção ao interior, a reação acetobranca se perde gradualmente nas primeiras papilas colunares;
  – essa zona branca pode ter uma sobreposição vascular de tipo mosaico ou pontilhado regular. Sua intensidade é variável e não inclui orifício glandular, exceto na zona de progressão nos arredores da nova junção escamocolunar. O epitélio glandular normal continua no orifício cervical.
- Lugol (L): a borda da reação acetobranca é nítida, mas às vezes muito recortada, como um mapa geográfico; toda a zona acetobranca é iodo-negativa.

TAG1 b: período de estado

- SP: a ectocérvice parece normal ou discretamente avermelhada e pouco congesta.

- AA: a reação acetobranca possui bordas externas densas, a zona branca não possui orifício glandular, a escamocolunar está presente. Essa zona branca, por ser discreta, pode passar despercebida às vezes sob ácido acético, se o tempo de observação for curto demais.
- L: as bordas são nítidas, **incisivas** do lado do epitélio normal. Essa zona de lugol negativa, às vezes, não tem nenhuma ligação com o orifício cervical e a zona de junção; na maioria das vezes, a TAG se perde gradualmente no orifício cervical externo.

Transformação atípica grau 2 (TAG 2)

TAG2 a: estágio constitucional imaturo ou pouco maduro

- SP: existe uma zona vermelha, orificial, sem limite nítido, freqüentemente lisa, mas, às vezes, irregular, até mesmo **verrucosa**.
- AA: a zona branca é **franca**, freqüentemente heterogênea, com diferentes gradações de branco, mais densa ao se aproximar do orifício cervical do que para fora, dando um aspecto de albumina coagulada em uma zona que era vermelha sem a preparação. Os limites são naturalmente muito difusos na periferia, claramente mais nítidos ao nível da junção escamocolunar. Os orifícios glandulares são numerosos, grosseiros, em fenda. Muitas vezes, há acréscimo de mosaico e pontilhado.
- L: a zona é teoricamente iodo-negativa com bordas difusas, mas pode ser ainda de bordas nítidas, e o lugol normalmente é heterogêneo.

TAG2 b: período de estado

- SP: as zonas vermelhas são congestivas, até mesmo erosivas, e podem se associar à leucoplasia.
- AA: as zonas vermelhas permanecem vermelhas ou se tornam acetobrancas; as lesões são muito evidentes, com bordas difusas.
- Iodo-negativo com bordas difusas.

TAG2 c: estado de rearranjo destrutivo

- SP: as zonas vermelhas estão irregulares, erosivas, ulceradas, até mesmo protuberantes. A hiperplasia vascular está em nível máximo. As hemorragias são freqüentes na limpeza.
- AA: as reações acetobrancas são possíveis, mas o vermelho e a erosão predominam sobre o branco, e o epitélio de cobertura muitas vezes já desapareceu.
- L: negativo com bordas difusas.

Tabela 37-6 – Sociedade Francesa de Colposcopia e de Patologia cervicovaginal

1. Colo normal
- Ectocérvice
- Junção escamocolunar
- Epitélio glandular

2. Ectrópio puro

3. Transformação normal
Seqüelas de transformação normal

4. Transformações atípicas
Grau 1 (a, b)
Grau 2 (a, b, c)

5. Lesões diversas
Pólipos mucosos
Papilomas – condilomas
Colpites
Endometriose
Adenose
Deciduose

A todas as marcações, podem ser acrescentados:
- Junção visível   JV
- Junção não visível   JNV
- Infecção: I+
  - gravidez   G+
  - tratamento hormonal   H+

O grau 1 corresponde principalmente a distrofias de correção de um ectrópio, mas também a alguns condilomas e NIC 1, destacando a importância do lugol heterogêneo ou politonal:
- As zonas iodo-negativas puras somente correspondem a lesões em menos de 10% dos casos, devendo a biopsia ser realizada somente se o esfregaço for anormal.
- Em caso de zona iodo-negativa heterogênea, as lesões são muito mais freqüentes, superiores a 50%, então a biopsia de primeira intenção se justifica.

O grau 2 é patológico em pelo menos 80% das observações; ele corresponde a uma NIC:
- Às vezes, condiloma plano ou lesão de baixo grau.
- Na maioria das vezes, lesão de alto grau.

A biopsia imediata é recomendável.

■ Conclusão

A dificuldade de harmonizar essas classificações colposcópicas em nível internacional talvez ilustre objetivos diferentes. As classificações descritivas permitem identificar a zona mais grave e, portanto, direcionar a biopsia; a classificação francesa se liga a uma tabela colposcópica que permite *in fine* obter uma abordagem provavelmente mais confiável da histologia final e, portanto, conseguir melhor especificidade. Em contrapartida, essas diferentes classificações tornam difíceis, até impossíveis, os intercâmbios de resultados em relação ao desempenho da colposcopia entre os diferentes países. Portanto, é certamente necessário continuar a harmonização de todas as terminologias, escolhendo critérios simples e reprodutíveis para facilitar um discurso coerente.

Referências

Burghardt E, Pickel H, Girardi F (1998) Colposcopy – Cervical Pathology. 3rd edition. Thieme, New-York

Coppleson M, Monaghan J.M, Morrow C.P, Tattersall M.H.N (1992) Gynecologic Oncologic, vol 1, Churchill Livingstone, Edinburgh London melbourne New York and Tokyo

Coupez F, Carrera J.M, Dexeus S (1974) Traité et atlas de colposcopie. Masson, Paris

Gondry J, Boulanger J.Ch, Naepels Ph, Hagnere P (2005) Quel type de conisation en fonction du siege des lesions?

Mises à jour en colposcopie et pathologic du col. College National des Gynécologues Obstétriciens Francois & Société Française de Colposcopie, Paris

Marchetta J, Descamps Ph (2004) La colposcopie. Pratique en gynécologie-obstétrique. Masson, Paris

Walker de Palo G, Campion M, Jakob C (2003) International terminology of colposcopy: an undated report from the international federation for cervical pathology and colposcopy. The American College of Obstetricians and gynecologists, vol 101, Elsevier, Amsterdam: n°1

Cartier R (1984) Colposcopie pratique. Laboratoire Cartier, Paris

38 Do condiloma ao câncer

J.-L. Leroy

RESUMO

É importante distinguir a contaminação pelo vírus HPV, verdadeira DST, e o processo de carcinogênese, que é um fenômeno que pode ser evitado. Na maioria dos casos, a infecção viral é eliminada. Evidentemente, quando o processo de integração de algumas proteínas virais, especialmente E6 e E7 na célula cervical, já foi desencadeado, pode-se chegar ao câncer invasivo. Felizmente, essas modificações levam vários anos para se concretizar. Há tempo para rastrear e tratar os estados pré-cancerosos. Por isso, não se pode dizer que a situação esteja perfeitamente controlada. Pode haver fracassos, mas são raros. Dispomos de ferramentas eficazes de prevenção do câncer do colo uterino, aguardando os benefícios da prevenção da vacina.

PONTOS-CHAVE

1. A presença de HPV é uma condição necessária, mas não suficiente, para o desenvolvimento de câncer do colo uterino.
2. A ausência de HPV é uma característica muito tranqüilizadora.
3. A presença de HPV não significa que a evolução para o câncer não possa ser evitada.
4. Na maioria das vezes, nossos meios naturais de defesa fazem com que o estado portador de HPV seja curto.
5. Já se sabe bem como rastrear e tratar os estados pré-cancerosos.
6. Atualmente não há nenhum meio eficaz para erradicar o HPV.

O atalho sugerido pelo título ilustra a má compreensão, demasiado freqüente, da patologia e uma interpretação errônea dos recentes progressos realizados em matéria de fisiopatologia do câncer do colo uterino. Existe, indiscutivelmente, uma falha de informação ao público e, aparentemente, muitos médicos que possuem conhecimento muito sumário da patologia HPV-induzida e que darão informações truncadas aos seus pacientes. Eles tendem a dramatizar a situação e transmitem um estado de angústia, enquanto esses progressos podem trazer esperança. As pacientes irão compreender que foram contaminadas com um vírus sexualmente transmissível – o que é verdade –, e que será inevitável que se evolua para o câncer, que corre o risco de matá-las – o que é possível, mas pouco provável e, de um modo geral, evitável. A partir daí, elas estarão prontas para aceitar e até exigir **sobretratamentos** mutilantes, ao passo que a lesão comporta pouquíssimo risco, se for tratada corretamente.

Uma informação mais condizente com a realidade deve ser divulgada não para mascarar a verdade, mas para restabelecê-la:

- Os papilomavírus oncogênicos (HPV) são responsáveis pelo câncer do colo uterino.
- São vírus muito difundidos.
- O período do estado portador geralmente é curto.
- Todos os cânceres passam pelo estágio de infecção por HPV.
- Mas somente uma minoria de pacientes contaminadas sofre evolução até o câncer invasivo, mesmo na ausência de tratamento.
- Dispomos de uma vacina preventiva eficaz.
- Mas não temos nenhum meio terapêutico contra esse vírus.
- Conhecemos muito bem as lesões precursoras do câncer invasivo.
- Os meios de rastreamento ainda devem ser aperfeiçoados, mas são eficazes.
- A prevenção atual do câncer é baseada no reconhecimento das lesões histológicas pré-invasoras, cuja evolução é longa, e posteriormente em sua destruição – ou melhor, sua exérese.

■ Epidemiologia da infecção pelos papilomavírus humanos

Estes vírus são onipresentes e estão pelo mundo todo. A infecção por HPV é muito comum, e estima-se que 70% da população será atingida (1). A freqüência geral do estado portador é da ordem de 15%. Há uma evolução do estado portador conforme a idade. Antes dos 30 anos, cerca de 30% das mulheres apresentam teste de HPV positivo por meio de uma técnica de detecção em biologia molecular (2, 3); posteriormente, assiste-se a uma diminuição regular até um número da ordem de 5% na pós-menopausa.

A transmissão é essencialmente sexual, com certo número de fatores de risco que foram identificados:

- Pouca idade na primeira relação sexual.
- Número de parceiros sexuais.
- Relações sexuais sem proteção.
- Gravidez precoce.

Na maioria das vezes, a infecção do vírus é:

- Assintomática (esfregaço, biopsia, colposcopia normais).
- Transitória, com 80% de eliminação do vírus em 12 a 18 meses.
- A duração média do estado portador é de 13,4 meses para os HPV oncogênicos e de 10,5 meses para os HPV de baixo risco (1).

A ação do vírus é esquematizada da seguinte forma: o vírus pode permanecer muito tempo latente na mucosa cervical vaginal. Pode ser neutralizado pelos meios de defesa imunológica do portador. Por fim, pode haver penetração viral no epitélio cervical ao nível das células basais da junção escamocolunar, zona de exposição dessas células basais. Aliás, sabe-se que a junção é a zona onde começa a displasia. Outros locais de penetração são possíveis: vagina, vulva, ânus, pênis.

Neste grupos de vírus com tropismo cutâneo-mucoso e genital, distinguem-se dois tipos, de acordo com o risco das lesões produzidas:

- Os HPV não-oncogênicos: HPV 6, 11 etc., responsáveis por lesões benignas:
  - verrugas genitais ou condilomas acuminados (períneo, vulva, vagina, colo, ânus, pênis);
  - condilomas planos.
- Os HPV oncogênicos: HPV 16, 18, 31, 33, 35, 45, 51 etc. responsáveis por lesões pré-cancerosas de risco invasor:
  - displasia cervical (NIC), câncer do colo;
  - displasia vulvar (NIV clássica ou NIV indiferenciada);
  - também: vagina (NiVa), pênis (NIP), ânus (NIA).

■ Mecanismos da carcinogênese

Os mecanismos da carcinogênese são conhecidos pelo menos em linhas gerais (4-6).

Os HPVs de alto risco (oncogênicos) podem ser responsáveis:

- Por uma infecção latente mais ou menos longa sem replicação viral.

- Os vírus HPV são DNA-vírus que comportam certo número de proteínas estruturais (L) ou não estruturais (E).
- Se a infecção do vírus persistir, pode haver integração do DNA viral ao genoma da célula cervical.

Destacamos no nível dessas proteínas:
- A abertura da molécula circular de DNA do HPV em E2.
- A perda da repressão de transcrição de E6 e E7.
- A integração das proteínas E6 e E7 no genoma da célula infectada.
- O aumento da produção de E6 e E7, que interagem com as proteínas supressoras de tumores p53 e p105-RB da célula hospedeira.
- A ativação de protoncogenes (c-myc, c-ras).

As proteínas supressoras de tumores envolvidas pela carcinogênese cervical são essencialmente:

- A p105-RB:
  - ponto de controle importante da entrada em divisão celular;
  - E7 (sobretudo dos HPVs oncogênicos) possui afinidade pela p105-RB;
  - essa ligação perturba a atividade de regulação da p105-RB.
- A p53:
  - interrompe a divisão celular;
  - favorece a reparação do DNA, se a alteração for moderada;
  - desencadeia a apoptose, se o dano celular for grave;
  - E6 possui afinidade pela p53;
  - essa ligação favorece a proteólise da p53;
- O HPV é um elemento necessário, mas não suficiente, da carcinogênese. Outros co-fatores foram identificados entre coortes de mulheres HPV+:
  - tabagismo;
  - contracepção oral;
  - alta paridade.

Reação imunológica

A reação imunológica induzida pela presença do vírus em caso de doença natural é essencialmente local, de tipo celular:

- A prevenção por vacina é de tipo sérico, com estímulo dos anticorpos neutralizantes ativos contra a proteína L1. Eles irão neutralizar os vírus antes que exerçam sua ação celular deletéria. Na infecção natural, a soroconversão pode ser retardada em vários meses, até mesmo por vários anos, pois a viremia é quase inexistente (7). Existe um gradiente de 100 a 1.000 entre a taxa de anticorpos constatados no decorrer da doença natural e aqueles induzidos pela vacina (15).
- A imunodepressão adquirida por meio de tratamento imunossupressor ou por infecção pelo HIV favorece o estado portador de HPV em longo prazo:
  - com o aumento de freqüência dos pré-cânceres;
  - mas são sobretudo lesões de baixo grau com evolução crônica;
  - os cânceres invasivos permanecem raros;
  - para as pacientes soropositivas para HIV, existe correlação entre a taxa de CD4 e a extensão e a quantidade de lesões mucosas.

Patologias HPV induzidas

Evidentemente, pensa-se, de imediato, no **câncer invasivo do colo uterino**, cuja incidência na França era de **8/100.000 em 2000**:

- Incidência: 3.387 casos por ano (8° lugar);
- Mortalidade: 1.000 casos por ano (5° lugar).

Assiste-se a uma queda constante da freqüência há 20 anos (1980), graças ao rastreio, ainda que não organizado, e à melhora do manejo:

- Incidência: 4.879 casos;
- Mortalidade: 1.941 mortes.

Ainda é possível aperfeiçoar, visto que a Finlândia fornece um número de 4/100.000 como resultado de rastreio citológico organizado.

Na escala mundial, este câncer ocupa o segundo lugar com 470.000 casos por ano e 230.000 mortes (Globoscan, 2002). Para dar uma idéia da gravidade do problema, é preciso lembrar que 80% dos cânceres invasivos se situam nos países emergentes, onde não há rastreio e onde a cobertura de saúde é insuficiente.

Existem **outros cânceres HPV-induzidos** dos quais temos o número de incidência na França (Globoscan, 2002):

- Vulva: 1,9.
- Vagina: 0,6.
- Ânus: 2,1 para as mulheres, 0,9 para os homens.
- Pênis: 0,9.
- Alguns cânceres.

Sobretudo, foram identificadas **as lesões pré-cancerosas** ou precursoras sobre as quais se faz o rastreio. As classificações evoluíram com o tempo. Os patologistas são muito fiéis à classificação de Richart. Os clínicos tiram vantagem de uma aplicação na histologia da classificação citológica de Bethesda. Para todas as localizações, tentou-se definir em função do risco de evolução, isto é, do risco invasor:

- Lesões de baixo grau.
- Lesões de alto grau.

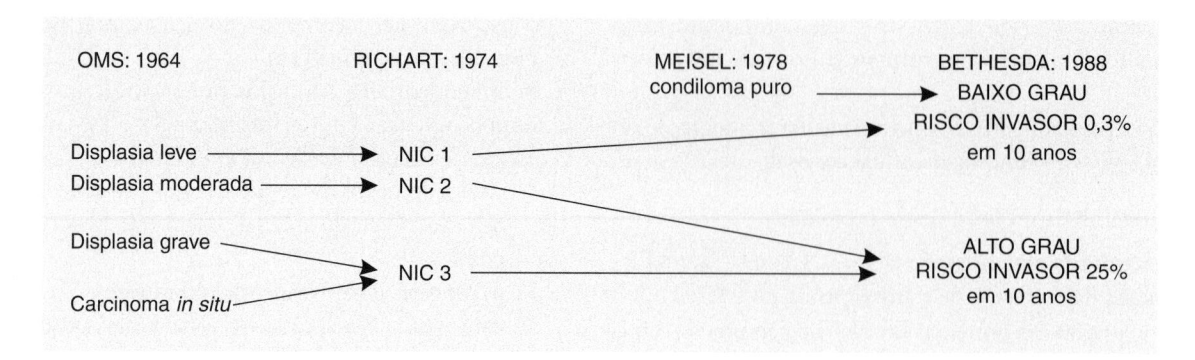

```
OMS: 1964              RICHART: 1974        MEISEL: 1978          BETHESDA: 1988
                                            condiloma puro   ───▶ BAIXO GRAU
                                                                  RISCO INVASOR 0,3%
   Displasia leve    ──▶ NIC 1                                    em 10 anos
   Displasia moderada ──▶ NIC 2

   Displasia grave  ╲
                     ──▶ NIC 3                              ───▶  ALTO GRAU
   Carcinoma in situ╱                                             RISCO INVASOR 25%
                                                                  em 10 anos
```

Todas essas lesões possuem potencial de regressão, estabilização ou evolução para o câncer invasivo com ruptura da membrana basal. A evolução da infecção viral até o câncer invasivo se realiza, em média, em 15 anos, e as formas que evoluem rapidamente são raras. Portanto, existe muito tempo para se organizar rastreio. É importante lembrar que a presença de vírus oncogênicos não é um fator de gravidade, mas, como há certa tendência ao sobrediagnóstico das lesões de baixo grau, um teste positivo confirma uma lesão displásica. Um teste negativo desmente um falso diagnóstico positivo da citologia ou da histologia, mas pode também confirmar uma cura espontânea. Discute-se ainda a relação entre a carga viral e o risco invasor da mesma forma que os marcadores histológicos, como o p16. A genotipagem viral permitirá reconhecer os vírus HPV 16 e 18, responsáveis por, no mínimo, 70% dos cânceres invasivos. O teste de HPV tem, sobretudo, um valor preditivo negativo. Na ausência de vírus, a pessoa estará segura por vários anos. A presença de vírus HPV oncogênicos na biologia molecular significa simplesmente que é necessário explorar completamente o colo.

São encontradas as mesmas lesões pré-cancerosas, especialmente ao nível da vulva e da vagina. A observação das lesões masculinas pré-cancerosas é muito mais rara, pois o câncer invasivo do pênis, na maioria das vezes, é secundário a um líquen escleroso. O uso do preservativo continua sendo controvertido na ausência de verruga genital. Porém, recentes trabalhos mostraram que seu uso pode retardar uma contaminação ou diminuir a probabilidade de recidiva pós-tratamento (8).

As **verrugas genitais** não comportam o mesmo risco vital, mas representam uma DST que particularmente traz más experiências, com prevalência, no decorrer da vida, contabilizada em 10,6% em recente estudo escandinavo (13). Elas aparecem, em geral, 2 a 3 meses após o contato infectante com um prazo mínimo de 10 dias e um prazo máximo desconhecido. Encontram-se uma grande freqüência e um número aumentado de lesões em caso de déficit imunológico. O tratamento é bastante penoso e, acima de tudo, relativamente aleatório, com freqüentes recidivas.

■ Rastreio e prevenção do câncer do colo uterino

Os princípios gerais desta ação preventiva podem ser, assim, esquematizados:

- Definir as lesões pré-invasoras.
- Conhecer sua história natural.
- Rastrear essas lesões na população geral assintomática.
- Uma histologia é necessária para confirmar sua existência.
- A prevenção do câncer invasivo é feita por meio da destruição ou da ablação dessas lesões.

As ferramentas da conduta diagnóstica foram definidas pela ANAES, em 1998, com uma atualização em 2002:

- O rastreamento é citológico.
- Utiliza-Se o valor preditivo negativo do teste de HPV nos esfregaços duvidosos que resultaram ASC-US.
- A localização colposcópica irá dirigir a biopsia da lesão quando tiver sido descoberta.
- Então disporemos de um diagnóstico histológico mais ou menos confiável.
- Na ausência desse diagnóstico histológico, pode ser necessário realizar conização diagnóstica.
- A curetagem endocervical pode evidenciar uma lesão endocervical inacessível à colposcopia, mas só tem valor positivo.
- Serão procuradas outras localizações genitais, em especial vaginal ou vulvar.

O rastreio citológico necessita da resposta formulada segundo a **terminologia de Bethesda** (9).

Com recomendações que foram emitidas pela ANAES em função dos resultados:

- Esfregaço normal, inflamatório.
- Esfregaço não interpretável.
- Esfregaço anormal
  - ASC-US (anomalia de Malpighi de significado indeterminado);
  - lesão de alto grau;
  - lesão de baixo grau;

- câncer invasivo;
- anomalia glandular.

Esse rastreio citológico permitiu a diminuição espetacular do câncer invasivo, como comprova a grande freqüência dos cânceres invasivos nos países onde não há esse rastreio. Na França, não há rastreio organizado, apesar das recomendações da Conferência de Consenso de 1990: um esfregaço [Papanicolaou] a cada 3 anos após 2 esfregaços anuais normais entre as mulheres de 25 a 65 anos.

A situação, em 2000, era de (BEH, 2004):
- 5,4 milhões de esfregaços reembolsados.
- Uma média de 27 esfregaços anuais para cada 100 mulheres.
- 14,5% das beneficiárias da Assistência Universal contra Doenças* submeteram-se a um Papanicolaou no ano.
- 34% das mulheres não se submetiam a um Papanicolaou havia mais de 6 anos.
- Existe um gradiente ascendente norte-sul e oeste-leste envolvendo as mulheres não rastreadas.
- Com efeito negativo da idade.

A descoberta de um câncer em estágio invasor representa um fracasso do rastreio, pois uma lesão deveria ser rastreada em um estágio pré-invasor. Os grandes fatores da demora de rastreio do câncer invasivo do colo na França são:
- A ausência de rastreio citológico. Na maioria dos cânceres invasivos, as pacientes não se submetiam a um Papanicolaou havia mais de 3 anos. Há necessidade de sensibilizar a população (10).
- Má qualidade da ferramenta. O esfregaço era falsamente negativo. O acréscimo, no rastreio citológico, do teste de HPV mais específico é uma opção atraente (11). Ela se choca contra um problema de custo e contra a seleção de uma proporção grande demais da população rastreada a ser orientada para a colposcopia.
- O mau manejo das pacientes com esfregaço positivo: houve tratamento destruidor de uma lesão invasora ignorada, por falta de tratamento de uma NIC ou a paciente abandonou o tratamento.

▪ Localização colposcópica

A partir do momento que um esfregaço cervicouterino é positivo, é indicada uma colposcopia, etapa indispensável para chegar ao diagnóstico de lesão que só pode ser histológica. Se o esfregaço resultou em ASC-US ou lesão de baixo grau, é possível repetir esse esfregaço. Mas, se a anomalia citológica persistir, é preciso realizar essa colposcopia.

O objetivo da colposcopia é avaliar:

- A junção escamolunar ou a zona de transformação.
- A topografia das lesões, especialmente em relação ao canal cervical.
- Buscar eventuais sinais de gravidade.
- Estabelecer o local da biopsia +++.

Poderemos definir situações colposcópicas diferentes, sobretudo na dependência de a lesão estar visível ou não em sua totalidade:

- Colposcopia normal, junção visível.
- Colposcopia anormal:
  - junção visível;
  - junção não visível (colposcopia insatisfatória);
  - ectocérvice normal (colposcopia insatisfatória).

Definimos tabelas colposcópicas de acordo com a gravidade:
- Colo normal:
  - ectrópio puro;
  - transformação normal;
  - distrofia.
- Transformação atípica:
  - grau 1 ou mudança menor *(minor change)*;
  - grau 2 ou mudança maior *(major change)*.
- Câncer evidente.

Mais recentemente, consideramos 3 situações em função da localização da lesão:

- ZT1: zona de transformação completamente ectocervical.
- ZT2: zona de transformação parcialmente endocervical, mas cujo limite endocervical esteja visível.
- ZT3: zona de transformação totalmente endocervical ou cujo limite endocervical não esteja visível.

▪ Biopsia

A biopsia representa a última etapa do diagnóstico, mas é preciso permanecer crítico, porque a coleta pode não ter sido realizada no local correto, sobretudo se a lesão for completa ou parcialmente endocervical.

---

*N. do T.: Em francês, Couverture Maladie Universelle. Programa do governo francês que visa a complementar o auxílio médico às classes menos favorecidas do país.

■ Discussão diagnóstica

A investigação cervical pode incorrer em erro. Para se aproximar ao máximo do diagnóstico exato, é necessário obter uma concordância entre os diferentes exames do tripé diagnóstico: citologia, colposcopia, biopsia.

Várias situações clínicas podem ser padronizadas:

- **O diagnóstico é confiável**: felizmente, ocorre na maioria dos casos. Há boa concordância citológica, colposcópica e histológica. O esfregaço sugere uma atipia mais ou menos marcada. Na colposcopia, a JEC está visível em totalidade; a biopsia será válida.
- **O esfregaço é anormal, mas a colposcopia é normal**: pode ser um falso positivo. Porém, é preciso desconfiar: de uma lesão vaginal que passou despercebida, de uma insuficiência da colposcopia. Controles repetidos são pertinentes.
- **A colposcopia não é válida**:
  - a ectocérvice está normal, mas a JEC está completamente interiorizada. É controlada por um segundo esfregaço ou uma curetagem endocervical. O teste de HPV tem excelente valor preditivo negativo. Somente a conização trará a solução diagnóstica;
  - a lesão visível penetra a endocérvice sem acesso ao limite superior;
  - a biopsia revela apenas uma lesão mínima;
  - a conização é obrigatória para eliminar uma invasão;
  - existe discordância cito-colpo-histológica: se o esfregaço ou a colposcopia forem mais pessimistas que a biopsia, se o teste de HPV der positivo.

É preciso desconfiar e realizar uma conização ao menor sinal de dúvida.

■ Tratamento

O tratamento das lesões precursoras representa uma ação muito eficaz de prevenção do câncer invasivo. A cura é comum, mesmo que as pacientes com antecedentes de displasia cervical tratada possuam maior probabilidade de desenvolver câncer invasivo em seguida. Antes de propor o tratamento, é sempre necessário ter em mente uma apreciação crítica da qualidade do diagnóstico.

- Em caso de lesão de baixo grau: a tendência atual é de vigilância durante 2 anos e, posteriormente, conização, se a lesão persistir.
- Em caso de lesão de alto grau:
  - destruição, geralmente por *laser*;
  - exérese cirúrgica com todas as variantes da conização a fim de dispor de um controle histológico;
  - atualmente, privilegia-se a eletrorressecção por alça diatérmica, que oferece a vantagem do controle histológico em troca de menor agressão cirúrgica.

■ Acompanhamento

O acompanhamento é importante, pois existe a possibilidade de lesão residual ou de recidiva real. Esse acompanhamento pode ser a oportunidade para redirecionar um diagnóstico inicial errôneo. Será usado o controle por esfregaço e colposcopia. O teste viral deve ser usado em curto prazo. O desaparecimento do HPV após tratamento é uma garantia de cura prolongada, mas sua persistência não confirma uma recidiva inevitável. De acordo com a nossa experiência, a *clearance* viral após tratamento de uma lesão de alto grau é de 65,4% para a conização e de 51,8% para o *laser*, e isso se reflete em maior freqüência das recidivas após vaporização a *laser*.

Ainda segundo a nossa experiência, parece existir menor eficácia do *laser* em relação à conização por alça diatérmica:

- lesão residual: 25,7 contra 13,2%.
- Recidiva real: 10,4 contra 1,9%.

Essas recidivas costumam ser intra-epiteliais sob a condição de uma vigilância regular anual após controles mais repetidos no primeiro ano.

■ Estado portador assintomático do vírus HPV oncogênico

Esta situação é cada vez mais freqüente, se não houver rastreio primário por meio do teste de HPV validado na França. Pode trazer ansiedade entre as pacientes não advertidas, que imaginam que o câncer logo irá ocorrer e que não é possível erradicar esse vírus. Elas irão solicitar uma vacina perfeitamente inútil fora de uma situação de prevenção. Rapidamente faz-se uma ligação com outras doenças virais cuja gravidade é bem conhecida. É importante lembrar que ser portadora do vírus HPV sem anomalia citológica evidentemente representa certa ameaça, mas que, em caso de evolução desfavorável, ela ocorrerá primeiro na direção de uma lesão pré-invasora em um estágio em que a ação terapêutica é quase sempre eficaz. Poderíamos simplificar a situação dizendo que a vigilância citológica cervical só é pertinente se o teste viral der positivo. Talvez seja a evolução do rastreio, que seria primeiramente virológico. Quando grande parte da população estiver vacinada, haverá menos pacientes selecionadas.

Podemos lembrar a freqüência do estado portador assintomático na população geral em situação de rastreio: 14,3% na Picardia, 14,7% em Champagne. Dispomos de números semelhantes oriundos do CDC, de Atlanta, para os EUA: 15,6% (12). Esse estado portador evolui com a idade: > 25% perto dos 25 anos, 10% perto dos 40 e ainda 6% perto da menopausa.

Felizmente, nem todas essas pacientes irão apresentar câncer invasivo. Pode-se deduzir a partir dos dados epidemiológicos: de 1.000 mulheres, 700 irão encontrar, no decorrer de suas vidas, um HPV oncogênico. Dez irão desenvolver NIC e < 1 será vítima de câncer invasivo.

Dispomos hoje de 3 estudos de coorte que foram comunicados nas recentes jornadas internacionais de Praga sobre o papilomavírus (setembro de 2006). Esses estudos tratam do risco do estado portador de HPV oncogênicos em pacientes com citologia normal (13):

- Meiers relata um acompanhamento de 713 mulheres HPV + citologia: em 18 meses, ele encontrou 13% de NIC 2 e 6% de NIC 3.
- Kruger apresentou um protocolo idêntico de 2.314 mulheres HPV + C–: em 31,6 meses, seus números foram de 3% de NIC 3 (vs. 0,3% se HPV–).
- Por fim, um importante estudo europeu multicêntrico envolvendo 36.059 mulheres avaliou o risco de NIC 3 em 5 anos.

O acompanhamento médio é de 72 meses. As pacientes com esfregaço negativo inicial possuem um risco relativo RR de 49 vezes de desenvolver NIC 3, se forem portadoras de HPV oncogênicos.

C+ HPV+ 4.394/10.000
C+ HPV– 283
C– HPV– 24
C– HPV+ 1.152 RR X 49

Conclusão

Aguardando os benefícios da prevenção da vacina, podemos aproveitar conhecimentos recentes da fisiopatologia do câncer do colo uterino. Trata-se de uma patologia tumoral vírus-induzida devida aos papilomavírus oncogênicos (HPV). Esses vírus estão muito difundidos e sua presença não confirma um câncer inevitável. O estado portador de um vírus HPV oncogênico dito de alto risco costuma inquietar as pacientes, até mesmo o médico. Na verdade, a positividade do teste viral não garante uma gravidade sequer da patologia. Deve ser o sinal de uma vigilância regular. Pode ser o momento da descoberta de uma displasia cervical. Se a citologia for negativa, a vigilância continuará, pois não possuímos nenhum meio terapêutico contra esses vírus. Na maior parte do tempo, eles irão desaparecer sob o efeito dos meios pessoais de defesa imunológica. Podem também persistir e induzir uma perturbação do ciclo celular, e é nesse momento que temos mais chance de ser eficazes. Conhecemos as lesões precursoras do câncer invasivo, cuja evolução se prolonga por mais de 10 anos. Podemos realizar prevenção eficaz por meio de sua destruição, ou melhor, sua exérese. Certamente, há falsos negativos da citologia, mas a maioria dos cânceres invasivos que observamos corresponde a uma falha de vigilância ou de manejo (14).

Referências

1. Burchell A et al. (2006) Epidemiology and transmission dynamics of genital HPV infection, Vaccine 24S3 S3/52-S3/61
2. Boulanger JC (2004) Epidemiology of HPV infection. Gynecol Obstet Fertil 32:218-23
3. Clavel C et al. (2001) Human papillomavirus testing in primary screening for the detection of high grade cervical lesions. Br J Cancer 84:1616-23
4. Munoz N et al. (2006) HPV in the etiology of human cancer. Vaccine 24S3 S3/1-53/10
5. Baseman J, Koutsky L (2005) The epidemiology of human papillomavirus infections. J Clin Virol 32S S16-S24
6. Hantz S et al. (2005) Vaccins anti-papillomavirus et prévention du cancer du col de l' utérus: avancées et perspectives. Presse med 34:745-53
7. Coursaget P, Touzé A (2006) Les vaccins contre les papillomavirus. Virologie 10:353-68
8. Winer R et al. (2006) Condom use and the risk of genital human papillomavirus infection in young women. N Engl J Med 354:2645-54
9. Blanc B (coordinateur) (2005) Le dépistage du cancer du col de l'utérus, Springer, Paris
10. Mubiayi N (2002) Histoire du suivi cytologique des femmes atteintes d'un cancer invasive du col utérin, GOF 30:210-6
11. Cuzic J et al. (2006) New dimensions in cervical cancer screening. Vaccine 24S3 53/90-53/97
12. Dunne E et al. Prevalence of HPV infection among females In the US CDC Atlanta; NHANES 2003-2004
13. 23rd international papillomavirus conference & clinical workshop. Prague sept 2006 Abstract book PS 10-1; 25-4; 25-6
14. Priest et al. (2006) Pathways to diagnosis of cervical cancer: screening history, delay in followup and smear reading. BJOG (epud ahead of print)
15. Harper D et al. (2004) Efficacy of a bivalent L1 virus-like particle vaccine in prevention of infection with human papillomavirus types 16 and 18 in young women: a randomised controlled trial. Lancet 364:1757-65

39 Digitalização de imagens – Aporte da informática

J.-C. Boulanger ♦ P. Verhoest

RESUMO

Se a técnica da colposcopia praticamente não evoluiu desde sua introdução, a digitalização de imagens e a informática revolucionaram as práticas. Hoje existe uma abundância de equipamentos para o nosso benefício. É impossível listá-los, e iremos descrever sumariamente aqueles que utilizamos. Os interesses são vários, e o primeiro – senão o principal – é a possibilidade de obter uma ficha médica perfeita.

PONTOS-CHAVE

1. A introdução da fotografia digital e do computador revolucionou a colposcopia.
2. A digitalização de imagens fez desaparecer progressivamente a fotografia analógica.
3. Os desempenhos limitados dos videocolposcópios atuais fazem preferir os colposcópios convencionais associados a um sistema de vídeo.
4. A facilidade de arquivamento de imagens permite um relatório colposcópico perfeito.
5. Hoje a telecolposcopia é possível.

Introdução

Desde sua descrição por Hinselman, em 1925, a técnica da colposcopia não mudou. As modificações vêm das evoluções tecnológicas dos colposcópios: filtro verde, luz fria, ampliação da capacidade das lentes e, sobretudo, procedimentos de coleta dos dados. Após o reinado do *slide*, a fotografia digital se impôs gradativamente na medicina em geral, mas também especialmente na colposcopia, bem como, aliás, em todos os campos não médicos, profissionais e da população geral. A associação com a informática revolucionou nossa prática e é um avanço fundamental.

Vamos tratar dos equipamentos necessários e, em seguida, das vantagens desta evolução tecnológica.

Equipamentos

A partir de 1988, apareceram os primeiros sistemas de tratamento eletrônico das imagens. Contini e Pasquinucci (1), de Milão, descreveram, em 1989, o uso da informática para obter imagens colposcópicas digitais que podem servir como documentos de arquivo, mas também ferramentas de pesquisa.

Em 1993, foi comercializado o primeiro videocolposcópio associado a um computador: o sistema da Denvu, apresentado no Congresso do IFCPC, em Chicago.

Não podemos fazer uma lista exaustiva de todos os equipamentos disponíveis na França, por isso limitar-nos-emos a descrever aqueles que já testamos.

O único e verdadeiro videocolposcópio é o da Welch Allyn (Fig. 39-1). Também foi o primeiro equipamento a nos ser apresentado. Trata-se de uma câmera de vídeo ligada a um computador que permite aumento de 4,5 a 25 vezes. A imagem do colo é analisada por meio do monitor. Foi uma inovação interessante, pois já estava ligado a um computador e permitia a gestão e o arquivamento das imagens. A nosso ver, pecava pela qualidade de suas imagens, pois a resolução era de apenas 365.000 pixels.

Os outros equipamentos disponíveis são colposcópios ligados a um sistema de vídeo que permitem realizar a colposcopia usando as oculares do colposcópio ou diretamente em um monitor de vídeo. É o caso, por exemplo, do equipamento distribuído pela Olympus (Fig. 39-2).

Há inúmeros outros, e a maioria dos fabricantes de colposcópios propõe opcionalmente, com seu equipamento, máquinas fotográficas digitais ou câmeras de vídeo. É o caso da Leisegang e da Zeiss, que oferecem a captura de imagens com aparelhos digitais ou câmeras de vídeo 1CCD ou 3CCD.

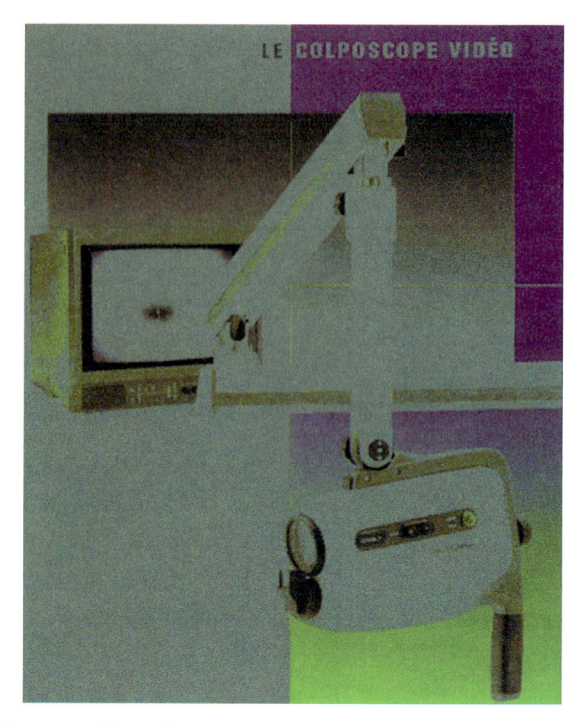

Fig. 39-1. Videocolposcópio Welch Allyn.

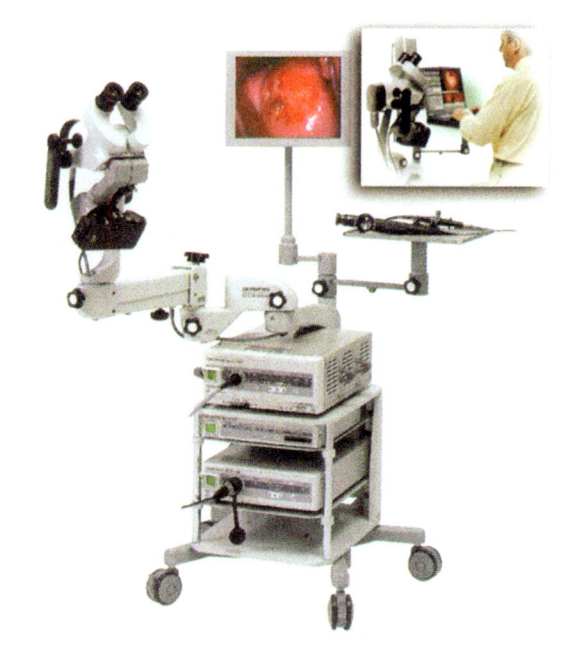

Fig. 39-2. Colposcópio Olympus acoplado a um sistema de vídeo.

Para o armazenamento de imagens, um computador será ligado aos equipamentos citados. Ele não existe no comércio globalizado, talvez com exceção da Zeiss, que nos ofereceu um equipamento que iremos testar em breve.

Digitalização de imagens – Aporte da informática

Testamos dois sistemas de armazenamento de imagens distribuídos na França: Médicasoft e Sonomed, com resultados muito satisfatórios.

Esses sistemas possuem o inconveniente de serem caros, mas é totalmente possível, a baixo custo, "arranjar" sua instalação.

Na primeira fase, colocamos nosso próprio sistema, que incluía um fotocolposcópio munido de anel adaptador, para a fixação de uma câmera de vídeo, câmera ligada a uma placa de captura de imagens conectada em um microcomputador (Figs. 39-3 e 39-4). Usamos o sinal de vídeo RVB, que dá uma qualidade de imagem superior comparada a uma captura a partir de um sinal composto em S-Vídeo. A placa tem resolução de 24 bits, o que permite a exibição das imagens em 16 milhões de cores. Em recente estudo, Hopman (2) aconselhou as mesmas escolhas de equipamento.

Vários autores já haviam tentado informatizar os dados da colposcopia (3), mas sem arquivamento de imagens.

O arquivamento das imagens pode ser feito a partir de um software de arquivamento multimídia em texto completo, e escolhemos o Phraséa II®. Esse aplicativo é programável, e as informações que julgamos indispensáveis são anotadas para cada imagem colposcópica. Para nosso sistema, optamos por listar nome, sobrenome, número de ficha, data, data da colposcopia, diagnóstico colposcópico, resultados da citologia e da anatomopatologia.

Alguns dados – como o diagnóstico histológico, por exemplo – podem ser registrados em outro momento.

Este sistema tem uma enorme vantagem em relação ao *slide*: a imagem pode ser visualizada em seguida, contrariamente ao *slide*, em que a qualidade das imagens só é conhecida quando o filme é revelado. Além disso, a etiquetagem é imediata, por isso não há problema de organização.

A busca na base de dados se faz no modo avançado. Assim, é possível exibir na tela todas as colposcopias de uma mesma paciente, todas as colposcopias com o mesmo diagnóstico colposcópico ou histológico etc.

A exibição pode ser feita em vários modos:

- *Exibição em contexto:* são exibidas na tela as imagens com o texto correspondente (Nome, Sobrenome etc.).
- *Referências:* apresentam-se sob a forma de uma tabela como se fosse um aplicativo de planilhas.
- *Documentos relacionados:* as imagens aparecem lado a lado em forma de folha de contato (Fig. 39-5).

Porém, acabamos trocando-o por um equipamento australiano que fornece imagens muito superiores às que obtínhamos com nosso equipamento: o MediScan, distribuído pela empresa Polartechnics; não é comercializado na França, mas há um importador no Reino Unido (Fig. 39-6).

Trata-se de uma câmera 3CCD associada a um microcomputador cuja placa de captura de imagens é de grande qualidade, tendo em vista os resultados obtidos. A imagem é controlada a todo momento na tela do computador – o que é interessante para a paciente, mas sobretudo para os nossos alunos –, mas isso se encontra em todos os aparelhos. As imagens que queremos guardar são "salvas" discretamente por meio de um telecomando e arquivadas no disco rígido. Podem conter anotações, o que é de interesse pedagógico evidente (Fig. 39-7). Também é possível arquivar relatórios em vídeo. O computador inclui um software que permite a gestão não apenas das colposcopias, mas de toda a patologia cervicovaginal e vulvar, bem como consultas marcadas. Assim, ele permite buscar na memória a descrição detalhada das imagens colposcópicas (Fig. 39-8), o diagnóstico colposcópico, os resultados dos exames citoló-

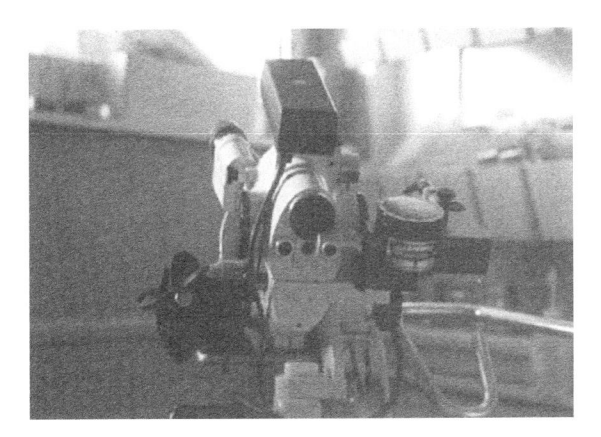

Fig. 39-3. Nosso equipamento: câmera de vídeo acoplada a um colposcópio Leisegang.

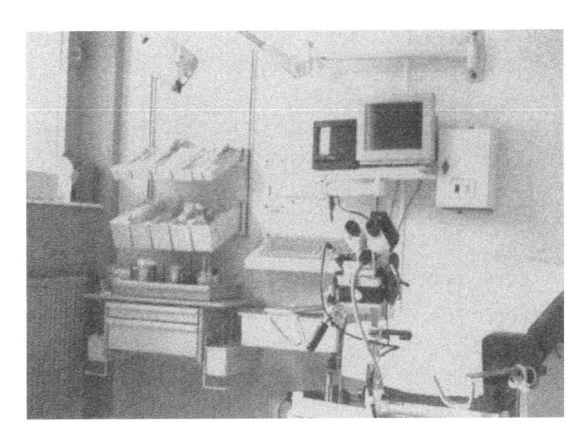

Fig. 39-4. Nosso equipamento: visão geral.

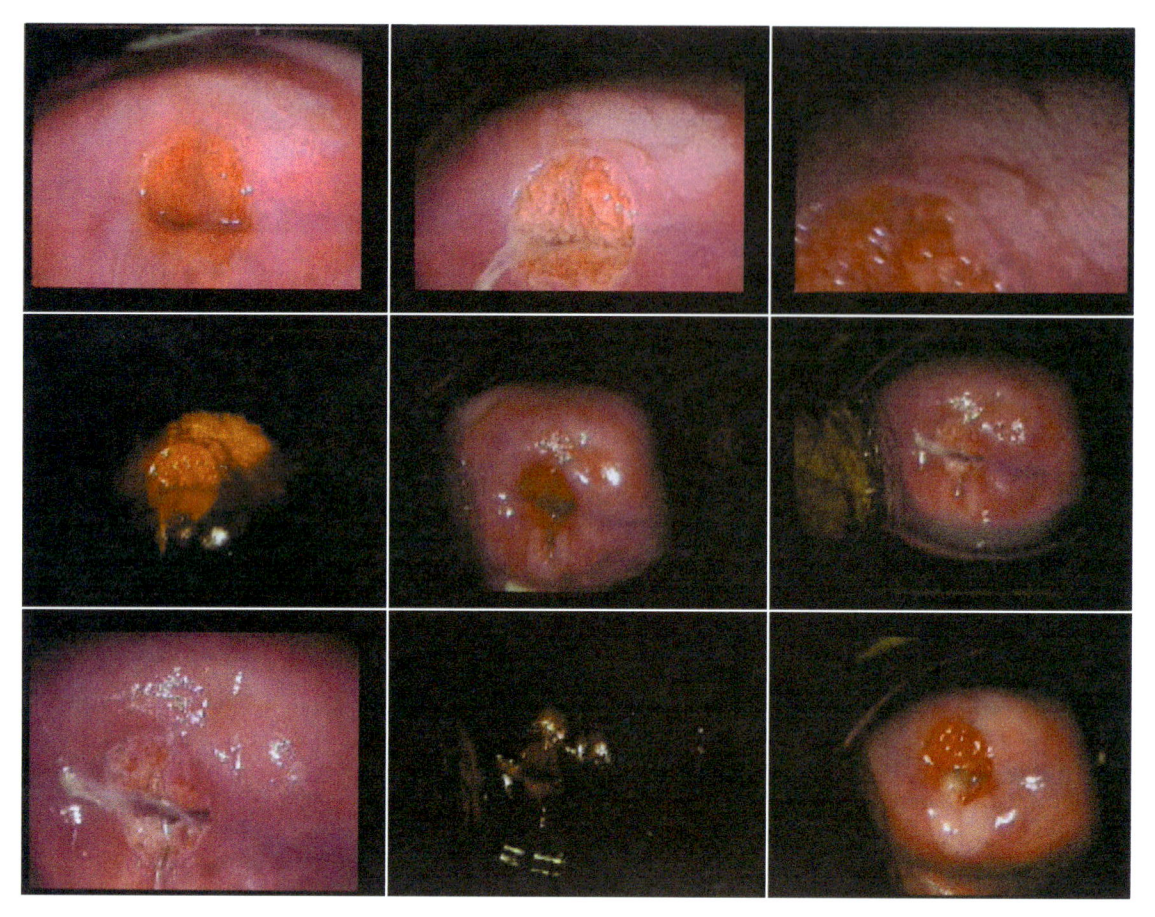

Fig. 39-5. Exibição de imagens obtidas em sucessivas consultas.

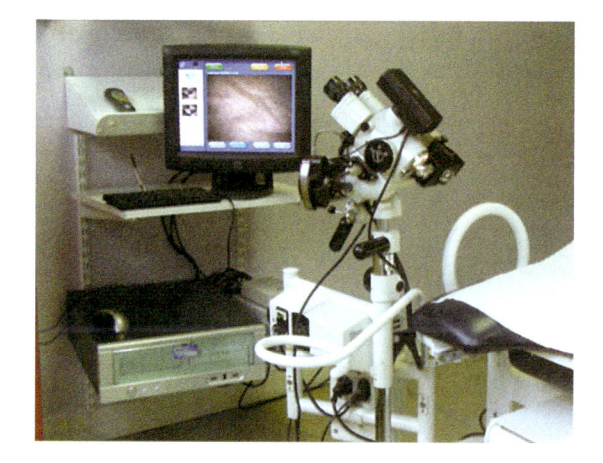

Fig. 39-6. Equipamento MediScan da Polartechnics.

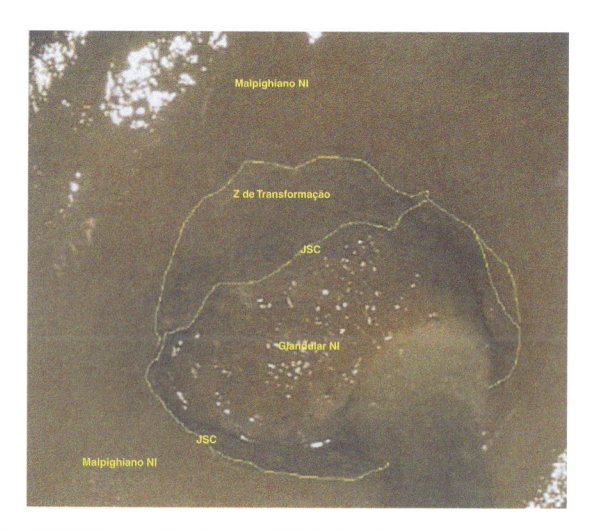

Fig. 39-7. Ilustração das possibilidades de anotações em imagens.

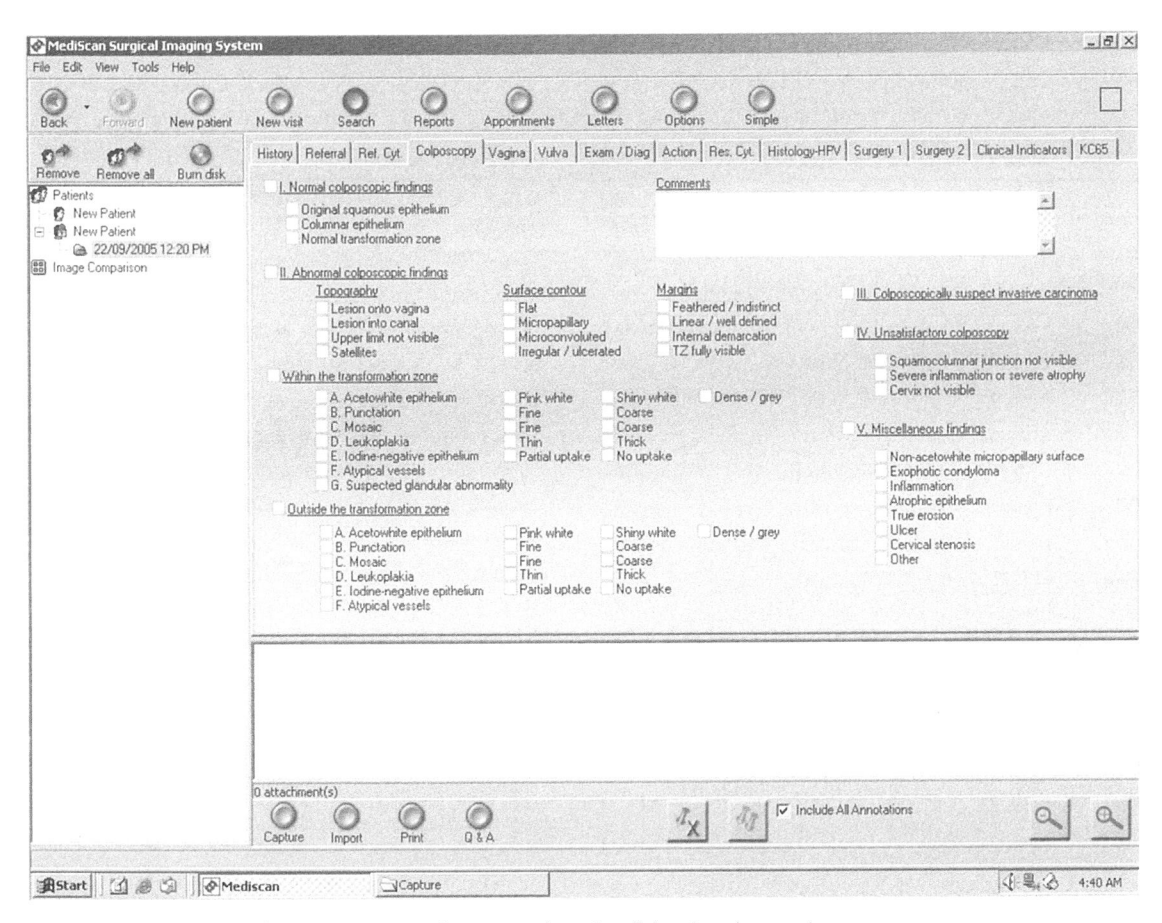

Fig. 39-8. Exemplo de informações que podem ser registradas: ficha de colposcopia.

gicos e anatomopatológicos e o tratamento realizado. Essa aparelhagem nos parece notável pela constante qualidade das imagens obtidas e por sua facilidade de implementação. Por haver testado todos os equipamentos que se apresentavam, é o primeiro com o qual fazemos, graças a essa facilidade, um relatório sistemático de todas as consultas de colposcopia.

Vantagens dessas inovações tecnológicas

As vantagens dessa tecnologia são evidentes:
- É a forma mais simples de realizar um relatório de exame colposcópico de qualidade. Os esquemas ainda são subjetivos. *Slides* podem ser feitos com um investimento inferior, mas com custo de funcionamento mais elevado, pressupõem um trabalho de classificação importante e, acima de tudo, não são muito fáceis de pesquisar durante uma consulta posterior para julgar a evolução.

A imagem digital arquivada no computador pode ser impressa, integrada à ficha, eventualmente enviada por correio. Por ser obtida instantaneamente, poderá ser refeita de imediato, se não for de qualidade ideal. Porém, e acima de tudo, seu interesse primordial é poder ser facilmente visualizada durante consultas reiteradas para julgar a evolução com perfeita objetividade.

Não seria demais insistir na importância de uma ficha médica impecável, atualmente, em face do peso do fator médico-legal.

- Telecolposcopia: as imagens digitalizadas podem ser facilmente transmitidas pelos meios modernos de comunicação. Graças à telemedicina, pode-se considerar o uso dessa tecnologia para transmitir imagens a um centro de referência, a fim de obter facilmente a opinião de um especialista em colposcopia em fichas difíceis, como já é feito em outras áreas (anatomopatologia, radiologia etc.). Michel Roy iniciou essa possibilidade em um estudo não publicado, apresentado no Congresso Europeu de Colposcopia e Patologia Cervicovaginal, em 2004 – da qual participamos – com excelentes resultados (4).

Ferris (5), em 2002, usou essa técnica para transmitir imagens colposcópicas vindas de centros rurais para especialistas. A qualidade das imagens transmitidas permitia uma boa avaliação da patologia cervicovaginal, com boa correlação com a histologia. Ele concluiu que a "telecolposcopia" permite diminuir as limitações do acesso a centros especializados para as mulheres que vivem em zonas rurais.

O ensino da colposcopia também é beneficiado por essas técnicas: não há mais necessidade de transportar enormes projetores de *slides*; as imagens podem ser transferidas para CD-ROM ou, agora, para DVD, o que permite selecionar imagens e elaborar uma apresentação que, graças a uma interface, pode ser retransmitida para um televisor ou um videoprojetor.

- Seu interesse científico começa a aparecer na literatura:
  - Crisp (6), em 1990, ao usar o filtro verde do colposcópio e associando a ele um filtro digital que acentuava a luminosidade e o contraste, mostrou que era possível melhorar o estudo dos vasos do colo; isso permite melhor análise da vascularização.
  - A análise por computador do tamanho das lesões colposcópicas de 68 pacientes com displasia leve foi empreendida, em 1992, por Mikhail (7), permitindo julgar com perfeita objetividade seu desaparecimento, sua persistência com ou sem modificações ou seu agravamento: um interesse para a vigilância dos tratamentos conservadores das displasias em casos selecionados, bem como para a vigilância das mulheres grávidas.
  - Craine (8), em 1993, estudou a evolução das lesões virais por HPV em 68 pacientes ao medir a superfície e o perímetro das lesões.
  - Shafi (9, 10), em 1994, analisou as imagens colposcópicas de mulheres com anomalias citológicas: ao estudar a distância intercapilar e as superfícies das lesões, conseguiu apreender o diagnóstico histológico fornecido por uma excisão por alça diatérmica.
  - Mikhail (11), em 1995, estudou por meio da videocolposcopia a evolução de 41 neoplasias intra-epiteliais no decorrer da gravidez. Todas as pacientes tinham uma medida, efetuada no computador, de suas lesões cervicais, todos os meses durante a gravidez e três meses após o parto.
  - Em 1995, Cristoforoni (12) avaliou a confiabilidade da análise por computador de imagens colposcópicas em 300 pacientes.

A análise por computador era mais eficiente do que a colposcopia tradicional para as lesões de alto grau, mas não havia diferença significativa na avaliação das lesões de baixo grau.

- Chenoy (13), em 1996, estudou o efeito das biopsias sobre a evolução das zonas de transformação atípicas em 161 pacientes randomizadas em 3 grupos: sem biopsia, biopsia na porção central, biopsia na periferia.
- Nenhuma modificação significativa do tamanho das lesões foi observada nos 3 grupos, e a gravidade das lesões era subestimada nas biopsias na periferia.
- Etherington (14), em 1997, avaliou a confiabilidade da videocolposcopia para o rastreamento das lesões cervicais. Cinqüenta mulheres submeteram-se a uma colposcopia tradicional associada a análise da imagem digitalizada do colo. Essas imagens eram de boa qualidade em 94% dos casos e havia concordância entre as duas técnicas para o diagnóstico em 86% dos casos. Em caso de discordância, nunca houve subestimação das lesões pela análise das imagens digitalizadas.
- Craine (15), em 1998, descreveu uma técnica de medida da superfície de lesões usada por ele para estudar a evolução de patologias ligadas ao HPV.
- Pogue (16), em 2000, analisou imagens digitalizadas de NIC 2 ou 3 e de metaplasias separando, para cada imagem, os canais vermelho, verde e azul. Ele concluiu que a análise eletrônica das imagens permite diferenciar as metaplasias das NIC.
- Por fim, Knapp (17) utilizou a análise eletrônica de imagens de fluorocolposcopia usando a laranja de acridina. Em 164 mulheres de 18 a 35 anos que apresentavam, em sua maioria, lesões de NIC 1 e 2, essa análise permitiu uma boa avaliação topográfica das lesões antes de tratamento por *laser* de CO_2. Após a introdução desta técnica de avaliação das lesões por computador, a eficácia do tratamento por *laser* de CO_2 das lesões de NIC nessas jovens mulheres era, então, de 99%.

Inconvenientes

Mesmo que as aplicações práticas estejam começando, portanto, a surgir, a técnica não está livre de inconvenientes:

- Ela necessita de investimento material relativamente alto: computador + câmera de vídeo ou máquina fotográfica digital ± placa de captura de vídeo + software de arquivamento + software de tratamento de imagem.
- São necessárias unidades de armazenamento bastante importantes, pois uma imagem de colo digitalizada ocupa espaço, com resolução média de aproximadamente 500 Kb... mas os computadores atuais possuem discos cujas capacidades de armazenamento aumentaram consideravelmente.

- Os colposcopistas tradicionais nem sempre encontram a mesma qualidade, a mesma definição das imagens digitalizadas em relação ao *slide* clássico. Porém, com os novos aparelhos digitais, obtêm-se imagens de alta definição... com custo material mais elevado.
- Por fim, esta técnica demanda tempo, sobretudo durante a fase de aprendizagem. Algumas pessoas correm o risco de serem desencorajadas...

Conclusão

O uso da tecnologia da informática dá à colposcopia novas possibilidades para o estudo da patologia cervicovaginal.

Ela corresponde ao manual do colposcopista do terceiro milênio:

- Aperfeiçoamento da ficha médica.
- Armazenamento de imagens.
- Possibilidade de acesso a especialistas a distância.

Referências

1. Contini V, Zobbi CL, Pasquinucci C (1989) Colposcopy and computer graphics: a new method? Ain J Obstet Gynecol 160:535-8
2. Hopman EH, Rozendaal L, Verheijen RH *et al.* (1998) Digital couleur imaging colposcopy: a matter of choice. Eur J Obstet Gynecol Reprod Biol 77:229-34
3. Soutter WP (1991) Computerization of a colposcopy clinic. Br J Obstet Gynaecol 98:824-8
4. Roy M, Boulanger J Ch Telecolposcopy. 3rd European Congress of Colposcopy and Cervical Pathology. Paris, 23-24/01/2004
5. Ferris DG, Macke MS, Miller JA *et al.* (2002) The efficacy of telecolposcopy compared with traditional colposcopy. Obstet Gynecol 99:248-54
6. Crisp WE, Craine BE, Craine ER (1990) The computerized digital imaging colposcope: future directions. Am J Obstet Gynecol 162:1491-8
7. Mikhail MS, Merkatz IR, Romney SL (1992) Clinical use-fulness of computerized colposcopy: image analysis and conservative management of mild dysplasia. Obstet Gynecol 80:5-8
8. Craine BL, Craine ER (1993) Digital imaging colposcopy: basic concepts and applications.Obstet Gynecol, 82:869-72
9. Shaft MI, Dunn IA, Chenoy R *et al.*(1994) Digital imaging colposcopy, image analysis and quantification of the colposcopic image. Br J Obstet Gynaecol 101:234-8
10. Shafi MI, Luesley DM (1995) Modern image capture and data collection technology. Clin Obstet Gynecol 38:640-3
11. Mikhail MS, Anyaegbunam A, Rommey SL (1995) Computerized colposcopy and conservative management of cervical intraepithelial neoplasia in pregnancy. Acta Obstet Gynecol Scand, 74:376-8
12. Cristoforoni PM, Gerbaldo D, Perino A *et al.* (1995) Computerized colposcopy: Results of a pilot study and analysis of its clinical relevance. Obstet Gynecol 85:1011-6
13. Chenoy R, Billingham L, Irani S *et al.*1996) The effect of directed biopsy on the atypical cervical transformation zone: assessed by digital imaging colposcopy. Br J Obstet Gynaecol 103:457-62
14. Etherington IJ, Dunn J, Shafi MI *et al.* (1997) Video colpography: a new technique for secondary cervical screening. Br J Obstet Gynaecol 104:150-3
15. Craine BL., Craine ER, O'Toole CJ, Ji Q (1998) Digital imaging colposcopy: corrected area measurements using shape-from-shading. Trans. Med. Imaging, 17:1003-10
16. Pogue BW, Mycek MA, Harper D (2000) Image analysis for discrimination of cervical neoplasia. J Biomed Opt 5:72-82
17. Knapp P (2000) The value of computerized topographic evaluation for CIN changes in the cervix of young women based on effectiveness of CO, laser therapy. Ginekol Pol 71:1513-22

40 Como escapar das armadilhas em colposcopia?

J. Marchetta

RESUMO

A colposcopia é uma metodologia de exame do colo uterino que infelizmente não fornece interpretação inequívoca. Portanto, ela dá margem a subavaliações lesionais – que podem ser prejudiciais no plano carcinológico –, a superavaliações que levam a sobrecustos de exames ou, mais tradicionalmente, a dificuldades de avaliação. Estas se encontram principalmente no diagnóstico diferencial entre uma TAG II e uma metaplasia imatura, que podem conferir mesmo aspecto a imagens em que somente uma abordagem rigorosa dos sinais colposcópicos pode fazer a diferença.

Epitélio acetobranco, pontilhados e mosaicos são característicos de ambas as situações, por meio de processos fisiopatológicos bastante diferentes. Analisamos neste capítulo os critérios colposcópicos que permitem "localizar-se".

PONTOS-CHAVE

1. Uma colposcopia "insatisfatória" é fonte de subavaliação lesional.
2. As lesões glandulares são as que mais escapam ao colposcopista.
3. As superavaliações são, com freqüência, uma característica das colposcopias feitas para esfregaços de baixo grau.
4. A principal dificuldade em colposcopia é diferenciar uma metaplasia imatura de uma TAG II.
5. Mosaico e pontilhado podem ser gerados por esses dois processos.
6. Apenas os orifícios glandulares deformados possuem valor patológico certo.
7. A disposição geográfica das zonas patológicas é um sinal distintivo maior.
8. Um **halo** vermelho perilesional é sinal de gravidade.
9. Uma metaplasia imatura pode se estender por toda a superfície do colo.

Tudo o que está em reparo é plano, tudo o que está proliferando está em relevo.

Introdução

Mesmo nas mãos mais especializadas, a colposcopia conhece limitações e, principalmente, "armadilhas", que regras rigorosas de interpretação conseguem, com freqüência, desarmar.

Essas armadilhas podem ser subavaliações lesionais – cujos riscos carcinológicos são facilmente compreendidos –, superavaliações – certamente menos perigosas, mas que levam a uma seqüência de exames desnecessários – ou falhas de avaliação, das quais a mais característica é a confusão entre uma metaplasia imatura e uma TAG II.

Subavaliações

Algumas correspondem, mais do que a uma real subavaliação, ao fracasso na pesquisa da zona patológica que motivou a exploração. Muitas vezes, a colposcopia não é totalmente negativa, mas está em concordância ruim com a gravidade esperada das lesões.

O caso mais comum é o da localização endocervical da lesão de Malpighi, ainda mais freqüente quando a idade aumenta, em função da elevação endocervical da junção. A "regra de ouro" para desarmar essa armadilha é não considerar uma colposcopia como "satisfatória" a não ser sob a estrita condição de que a junção escamocolunar tenha sido percorrida por toda sua extensão, única certeza de que a totalidade do revestimento epitelial de Malpighi pôde ser observada e analisada. Caso contrário, a colposcopia deve ser considerada como "insatisfatória", sobretudo para as lesões de alto grau.

Uma situação análoga é representada pela localização vaginal das lesões, que escapam ao observador, por estarem concentradas demais no colo.

Dentro de uma zona patológica marcada e, principalmente, estendida, focos microinvasores – e até mesmo invasores – podem permanecer ignorados, no local onde as biopsias deixam escapar essas zonas em favor de outras imagens de gravidade. Freqüentemente, não é a colposcopia que contorna essa falha no diagnóstico, mas a conização, que ainda é obrigatória nas displasias graves.

Porém, em primeiríssimo lugar, a armadilha mais freqüente das subavaliações são **as lesões glandulares**, pois elas nem sempre envolvem uma expressão colposcópica enfática. O risco de ignorar uma patologia glandular é ainda mais freqüente quando, muitas vezes, o que motiva o exame do colo é uma patologia de Malpighi.

A exploração do canal cervical continua sendo, portanto, o "empecilho" do exame colposcópico.

Superavaliações

As superavaliações representam seguramente um estudo de caso mais raro. A situação habitual corresponde à pesquisa de zonas patológicas a partir de um esfregaço de baixo grau, ao passo que este não corresponde a NIC 1 verdadeira. Assim, o colposcopista é levado a realizar biopsias a partir de imagens que não as requerem.

Escapar dessa armadilha significa não se deixar levar a retirar obrigatoriamente amostras do colo no decorrer das explorações das anomalias de baixo grau e saber confiar, em sua interpretação, nas imagens colposcópicas.

Falhas de avaliação

Assim como o citopatologista pode encontrar dificuldades diagnósticas entre uma simples metaplasia imatura e uma displasia do tipo NIC 3, o colposcopista também é confrontado com freqüência com esse dilema entre imagens de **metaplasia imatura e TAG II**.

De fato, dois processos tão diferentes como a metaplasia imatura, que é um processo de reparação, e a displasia grave, que é um processo proliferativo, podem gerar aspectos colposcópicos bastante similares (devemos especificar que a displasia em estágio avançado geralmente se traduz, na colposcopia, por uma zona de transformação atípica de grau II – TAG II).

O objeto desta exposição é essencialmente colposcópico, destinado a buscar aquilo que pode fazer a diferença entre essas duas situações sob o olho do colposcópio.

Fisiopatologia

Os aspectos de TAG II produzidos por displasia grave são bem conhecidos por apresentar epitélio acetobranco denso ligado à proliferação celular, ocupando toda a espessura do epitélio, com imagens de pontilhado e mosaico, geradas pelas **elevações conjuntivovasculares** do córion inflamatório subjacente (Fig. 40-1).

O processo de metaplasia de Malpighi é um mecanismo de reepitelização que visa restaurar, ao nível de um colo ocupado por ectrópio, uma situação fisiologicamente ideal.

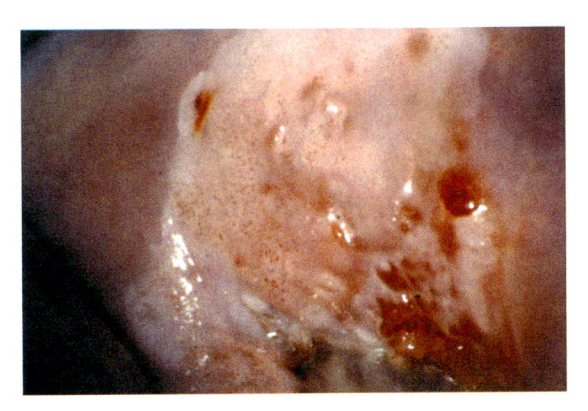

Fig. 40-1. Displasia – Pontilhado denso em epitélio acetobranco grosseiro. Cada ponto é uma elevação conjuntivovascular.

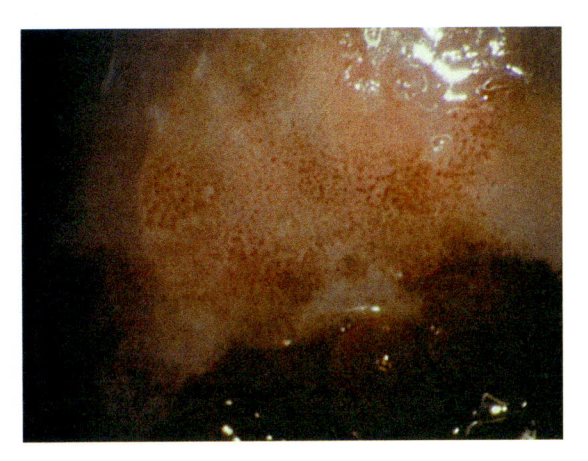

Fig. 40-2. Metaplasia imatura. Zona pontilhada, fina e regular em fundo de epitélio acetobranco leve.

Para fazê-lo, o epitélio de Malpighi ataca o revestimento colunar por meio de proliferação, suas células deslizam sob a camada colunar, multiplicam-se, empilham-se, depois diferenciam-se e amadurecem. Teoricamente, esse mecanismo terá reinstalado no colo um tecido de Malpighi normal.

Motivado a recuperar o terreno perdido diante do ectrópio, o epitélio da metaplasia tarda, às vezes, a amadurecer, privilegiando a "quantidade pela qualidade". As células de Malpighi irão se empilhar e se amontoar sem se organizar, com o mesmo aspecto em todas as camadas e assemelhando-se a células parabasais. Há uma diferenciação de Malpighi sem atipia – e, **principalmente, não há presença de glicogênio**.

Essas características do epitélio metaplásico imaturo geram aspectos enganosos para o colposcopista:

- O empilhamento de células de aspecto basal e parabasal em toda a espessura epitelial com persistência de atividade celular na superfície induz uma reação acetobranca.
- A ausência de glicogênio é responsável por uma verdadeira iodo-negatividade, normalmente similar à das TAG II.
- Em sua progressão centrípeta, o epitélio regenerativo imaturo, longe de deslizar sorrateiramente sob o epitélio colunar para levantá-lo e exfoliá-lo, irrompe em massa com sua profusão celular sobre a superfície glandular. Ele procede mais por "recobrimento" do epitélio colunar papilar do que por deslizamento sob esse epitélio. Ele "enche", assim, os espaços interpapilares, e as papilas residuais irão desenhar, nesse epitélio que branqueia com o ácido, o mesmo número de pequenos pontos vermelhos (Fig. 40-2). A acentuação do processo termina por esmagar as papilas, as quais se unem para formar **muretas** de mosaico.

Este último exemplo é o mais marcante para explicar a semelhança enganosa das imagens colposcópicas de pontilhado e mosaico produzidas por processos tão diferentes como a metaplasia imatura e a displasia grave.

Portanto, somente uma análise crítica e pertinente dos aspectos colposcópicos conseguirá distinguir as duas situações e evitar coletas biopsicas danosas. Vamos analisar aqui os sinais que permitem "localizar-se".

■ Aspectos colposcópicos

Epitélio acetobranco

- O epitélio acetobranco regular, "tranqüilo", bem visível, mas, às vezes, discreto, claro, plano, até mesmo mosaiciforme, da metaplasia imatura (Fig. 40-3).
- O epitélio acetobranco grosseiro, denso, de uma brancura opaca, mas intensa, irregular, acidentado e em relevo da TAG II (Fig. 40-4).

Orifícios glandulares com halos

Podem existir em uma metaplasia imatura, mas estão recuando da zona de progressão. São pouco numerosos e amplamente separados uns dos outros. Permanecem regulares, com halo relativamente fino e sem deformação.

Presença em uma zona vermelha, halo espessado e deformação em fenda, ou até mesmo em falha, são características das TAG II.

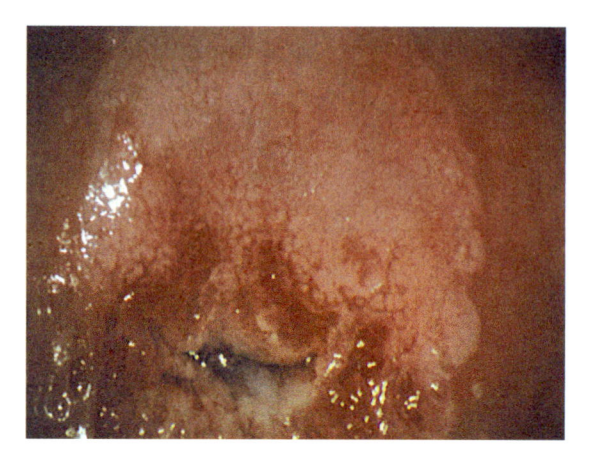

Fig. 40-3. Epitélio acetobranco discreto de metaplasia imatura.

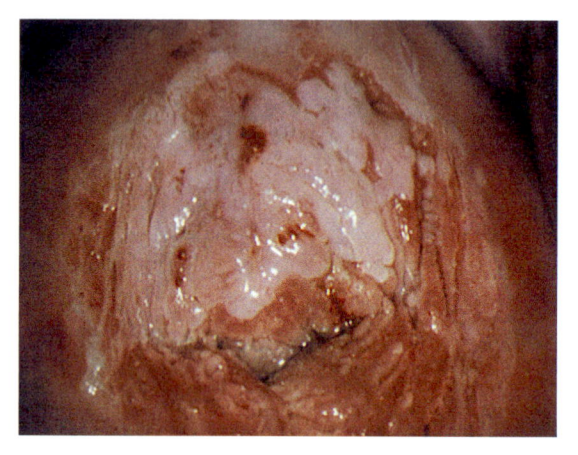

Fig. 40-4. Epitélio acetobranco de TAG II, intenso e em relevo.

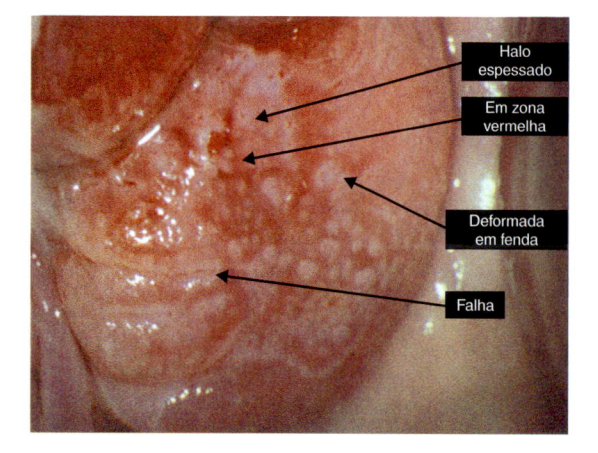

Fig. 40-5. Diferentes aspectos de orifícios glandulares. Sua deformação representa um sinal de gravidade.

(Halo espessado / Em zona vermelha / Deformada em fenda / Falha)

Zonas vermelhas

São centrais em um colo metaplásico. A reparação, imatura, se estende para a periferia das partes vermelhas do colo, que ela afasta de maneira centrípeta.

Ocorre totalmente o contrário em uma região displásica, sendo esta normalmente contornada por um **halo** vermelho periférico (Figs. 40-6 e 40-8). É um sinal muito importante, que pode ser observado quando se aplica o ácido acético, recuando um pouco a visão, uma vez identificada a zona patológica. Essa disposição zona branca-zona vermelha quase sempre denota a gravidade da zona de cujos limites a inflamação do córion subjacente ultrapassa. A espessura do epitélio acetobranco ao nível da displasia é tal que a vermelhidão da inflamação só permanece visível na periferia.

Disposição geográfica das zonas patológicas (Fig. 40-7)

Trata-se de um critério muito importante a considerar:

- Como a metaplasia é um processo de reparação, sua progressão é feita da periferia do ectrópio para o centro do colo. A disposição de uma zona de metaplasia imatura é, de maneira praticamente constante, maior na periferia, afilando-se em ponta na direção do orifício externo. De fato, a zona imatura é margeada por uma progressão idêntica de epitélios maduros que se afilam rapidamente na direção do centro e fecham progressivamente a zona imatura.
- A disposição de uma zona de TAG II resulta de um esquema oposto, uma vez que o processo displásico patológico começa na junção e progride na superfície do colo de maneira centrífuga, afilando-se, portanto, na periferia.

Imagens de mosaico e pontilhado

Freqüentemente, são as principais fontes de hesitação, pelo fato de seus aspectos, em uma primeira abordagem, parecerem semelhantes. Para conseguir fazer a distinção, é necessário valorizar dois critérios:

- O aspecto da imagem do mosaico:
  - mais regular, mais fino e menos grosseiro em uma metaplasia;
  - do que numa displasia (Fig. 40-8), onde as muretas são grosseiras, muito vermelhas em função da importância da inflamação, às vezes com traço vermelho vascular no próprio **campo**, e a presença de campos abertos que confirmam a gravidade do processo dis-

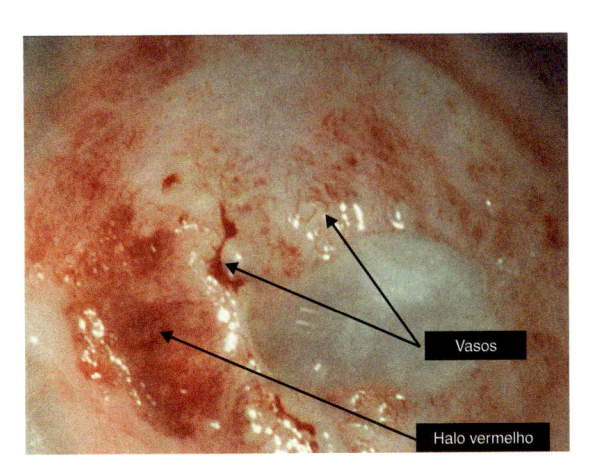

Fig. 40-6. Zona patológica contornada em sua periferia por um halo vermelho e contendo dois tipos de vasos patológicos (em poça e helicoidal).

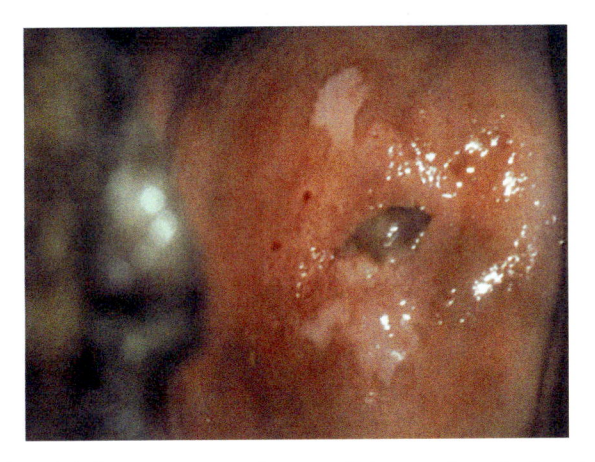

Fig. 40-7. Duas zonas acetobrancas de topografia radicalmente oposta. A zona às 12 horas, centrípeta, é uma metaplasia imatura. A zona às 6 horas, centrífuga, é uma proliferação displásica (ver este colo em lugol, Fig. 40-10).

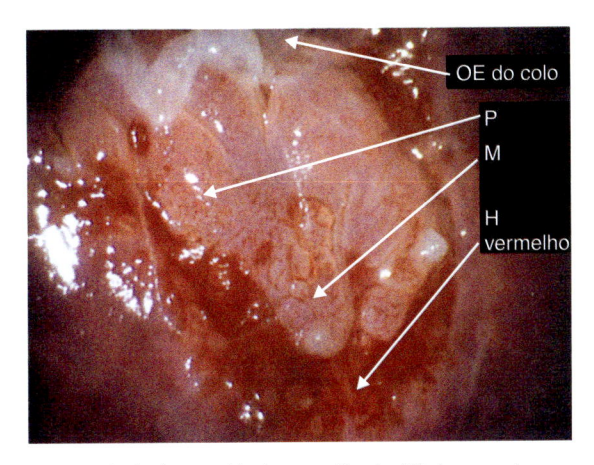

Fig. 40-8. Sinais de gravidade: pontilhado (P) denso sobre epitélio acetobranco espesso, mosaico (M) irregular com campos abertos, halo (H) vermelho perilesional.

plásico, pois, se não houver bordas, é porque a proliferação dos **brotos** tumorais provocou sua fusão.

- A integração das zonas patológicas em uma dinâmica da imagem: de fato, o colo não é um órgão estável, o colo se move, muda, evolui, seja para procurar reconstituir fisiologicamente uma situação melhor, seja, ao contrário, para lutar contra uma patologia proliferativa. Existe, de todo modo, um movimento permanente das estruturas, e a análise do colo em colposcopia deve considerar esse deslocamento:
  – assim, na metaplasia imatura, as imagens de pontilhado e mosaico irão se inserir em uma dinâmica de reparação que se realiza de maneira centrípeta. Elas participam do avanço do tecido metaplásico em direção ao orifício externo do colo;
  – um mosaico de TAG II se integra à expansão centrífuga da displasia, maior no centro do colo e terminando em ponta na periferia.

Extensão circunferencial das lesões

O estudo circunferencial das lesões, às vezes, é constatado:

- No contexto de uma metaplasia imatura. Toda a zona de transformação, periorificial, no lugar e posição do ectrópio, permanece imatura (Fig. 40-9). As imagens em mosaico e pontilhado são freqüentes, pois o epitélio metaplásico preferiu recobrir do que empurrar as papilas. Sugere-se a metaplasia imatura em virtude do aspecto acetobranco regular, não muito grosseiro; um sinal salvador para o diagnóstico é uma freqüente iodo-positividade inicial, principalmente em direção ao centro do colo. Não há nenhum sinal de gravidade, particularmente nenhuma erosão, ao passo que:
- No contexto de uma TAG II, tal extensão da zona patológica subentenderia um grau avançado de displasia (ao se dividir a superfície do colo em 8 zonas concêntricas, existe paralelismo entre o número de quadrantes ocupados e o grau de gravidade da lesão), confinando aqui a microinvasão, o que normalmente daria lugar a sinais de gravidade (erosão, leucoplasia, orifícios deformados, falhas etc.). Não haveria nenhum traço de iodo-positividade.

Aspectos vasculares

Nenhuma perturbação vascular acompanha a metaplasia imatura.

Aspectos vasculares patológicos são observados com evidência ao nível das zonas de TAG II: trajeto espiralado, aumento importante de dimensão e, principalmente, grandes vasos rígidos sem arborescência, freqüentemente mais bem observados durante o exame colposcópico sem preparação (Fig. 40-6).

Iodo-negatividade (Fig. 40-10)

É nítida e regular na metaplasia imatura pura. Contudo, a penetração do HPV, favorecida pela imaturidade epitelial, traduz-se pelo aspecto heterogêneo dessa iodo-negatividade – aspecto que jamais se vê ao nível de uma TAG II.

No contexto de uma displasia, o aspecto iodo-negativo, que pode manter a marca dos mosaicos observados com o ácido, toma um aspecto amarelo-pálido muito nítido: a cor é produzida pela necrose tissular, que se distingue dos outros tons marrom-mogno ou marrom-alaranjado das zonas normais ou benignas. O aspecto amarelo-pálido nunca é observado nos tecidos metaplásicos.

Relevo

O relevo é ainda um sinal distintivo maior, pois uma zona de reparação mesmo imatura sempre é plana (as TAG I são planas com bordas nítidas).

É característica das zonas de proliferação lesional apresentar um pequeno relevo (Fig. 40-4), sinal por vezes discreto, que é preciso saber procurar em todos os momentos do exame colposcópico, mas que possui enorme valor para o diagnóstico (as TAG II são salientes e com bordas difusas).

O que está em reparo é plano, o que está proliferando está em relevo.

Fator tempo

O fator tempo é o último critério de distinção no ácido acético:

- O que branqueia tardiamente e descolore-se rapidamente orienta para a benignidade.
- Contrariamente ao epitélio acetobranco, que aparece rapidamente e dura muito tempo.

Essa questão "metaplasia imatura-TAG II" é uma das mais freqüentes e mais tocantes para o colposcopista. Os 10 critérios que acabamos de expor permitirão "localizar-se", mas a custa de uma análise refinada e atenta das imagens para evitar deixar perguntas sem resposta.

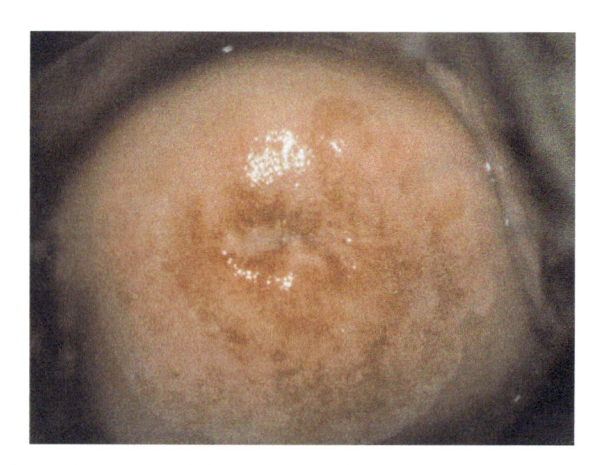

Fig. 40-9. Metaplasia imatura circunferencial.

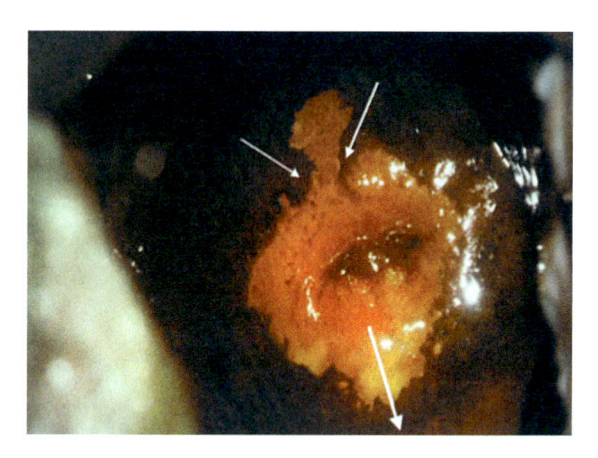

Fig. 40-10. Iodo-negatividade (colo da Fig. 40-7). Encontra-se a disposição geográfica oposta. A iodo-negatividade da zona de gravidade às 6 horas é amarelo-pálido.

Referências

Blanc B, Benmoura D (1993) Colposcopie et pathologic génitale. Arnette, Paris

Marchetta I, Descamps P (2004) La colposcopie, Masson, Paris

Barrasso R (1998) Colposcopie: la zone de transformation. Abstract gynéco

Monsonego J (1999) Pièges en colposcopie. Gynécologie Pratique 119

Tranbaloc P (2003) Métaplasie et CIN de haut grade, difficultés diagnostiques. Gynecol Obstet Fertil 31:317-8

41 Exploração da endocérvice

S. Douvier

RESUMO

A exploração da endocérvice revela-se necessária em três situações:
- A existência de uma anomalia no esfregaço, cuja junção não esteja visível ou não totalmente visível.
- Mais especificamente, se houver uma anomalia glandular no esfregaço.
- Por fim, no caso de um esfregaço repetido anormal com uma colposcopia normal, com zona de junção bem visível.

Os meios à nossa disposição para explorar a endocérvice são vários:
- O tratamento com estrogênio local ou por via oral durante 10 dias permite visualizar a junção.
- O uso de uma ferramenta para entreabrir as bordas do colo permite explorar o primeiro centímetro da endocérvice. Assim, a pinça *longuette*, mas também um simples *swab* de algodão permitirão afastar as bordas de maneira a expor o primeiro centímetro do colo. Essa ação será realizada durante o exame sem preparação e também depois da aplicação de ácido acético.
- A pinça de Koogan é um pequeno espéculo endocervical que permite o acesso à primeira parte da endocérvice para sua exploração colposcópica, mas também para a realização de biopsias.
- A microcolpo-histeroscopia teoricamente é a ferramenta ideal, pois permite, por contato direto após coloração, uma visualização das células da endocérvice e, assim, localiza a junção e a(s) lesão(es). Todavia, seus limites são as criptas glandulares, cujo fundo é difícil de explorar, e a tecnicidade da ação, que explica seu baixo uso corrente.
- Por fim, as coletas cito-histológicas da endocérvice são interessantes para explorar uma região inacessível no exame direto. A curetagem endocervical com o auxílio de uma cureta do tipo "Kevorkian" permite, por meio de um gesto simples e rápido, a coleta representativa da endocérvice.

Sua execução contudo, não é, indolor. Permite colher material adequado em 70 a 90% dos casos, e a correlação é relativamente boa com a histologia final. É menos eficiente nas lesões glandulares e nem sempre permite detectar invasão em razão da insuficiência do material e do caráter superficial da coleta.
- A exploração da endocérvice com uma escovinha é de fácil uso, especialmente nos colos pouco estenosados, é indolor e colhe material adequado na mesma proporção que a curetagem. A sensibilidade é equivalente à da curetagem para detectar uma lesão endocervical.
- A *pipelle* [cureta plástica de sucção] colhe um material menos abundante, mas guarda uma concordância com o diagnóstico final equivalente à curetagem. Seu uso é evidentemente menos doloroso que a curetagem.

Se a exploração com uma pinça de Koogan permite visualizar e biopsiar uma lesão proximal, a curetagem endocervical ou a escovinha não são sensíveis o bastante para permitir evitar uma conização diagnóstica em caso de lesão glandular não visível na colposcopia.

PONTOS-CHAVE

1. É preciso explorar a endocérvice quando a junção escamocolunar é endocervical.
2. A escovinha é a técnica mais simples e menos dolorosa, sendo também eficiente.
3. É possível melhorar a visualização da endocérvice por meio de estrogênios na pós-menopausa e/ou uma pinça de Koogan.
4. Em caso de lesão de alto grau ou de lesão glandular, o recurso à conização, com freqüência, é o melhor meio diagnóstico.

Introdução

A localização da junção escamocolunar (JEC) é uma etapa essencial da interpretação colposcópica, uma vez que é aí que se desenvolve a maioria das lesões. A exploração da endocérvice não é, portanto, sistematicamente realizada durante um exame colposcópico quando a junção se revela bem visível e quando há concordância entre a citologia e o aspecto colposcópico.

De fato, podemos ser levados a explorar a endocérvice em 4 situações:

- Existe uma anomalia no esfregaço cuja junção não está visível ou totalmente não visível.
- Existe uma anomalia colposcópica cujo limite endocervical não está totalmente visível.
- Mais especificamente, em caso de anomalia glandular no esfregaço.
- Por fim, no caso, mais raro, de um esfregaço repetido anormal com uma colposcopia normal, junção bem visível e exploração normal da vagina.

O objetivo dessa exploração da endocérvice é visualizar a zona de transformação de modo a conseguir realizar uma biopsia, caso esta esteja anormal. Normalmente, essa zona é visível. É classificada em função de sua posição em relação à endocérvice, em 3 tipos:

- *Tipo I:* com uma zona de transformação inteiramente ectocervical.
- *Tipo II:* com uma zona de transformação endocervical, mas facilmente visível.
- *Tipo III:* com uma zona de transformação totalmente endocervical e, sobretudo, não visível em sua totalidade.

Vários fatores intervêm na localização dessa junção.

- A idade: se, por um lado, a junção está visível em mais de 87% dos casos nas pacientes de 30 a 39 anos, por outro, ela só está visível em 40% dos casos nas pacientes de 50 a 59 anos e em 26% dos casos das pacientes de 60 a 69 anos.
- A condição hormonal: a menopausa, em razão de sua hipoestrogenia, é uma circunstância favorecedora de controle ruim da junção. Ela explica claramente os resultados de visibilidade da junção em função da idade vistos anteriormente. Este controle ruim se deve tanto à ascensão dessa junção na endocérvice quanto ao estreitamento do orifício endocervical, freqüentemente estenosado nessa idade.
- Por fim, a patologia cervical pode dificultar a visibilidade da zona de transformação. Em especial, no caso dos cânceres microinvasores, onde a junção é vista apenas na metade dos casos, e dos cânceres invasivos, onde a junção é vista somente em menos de 10% dos casos.

As diferentes situações nas quais seremos conduzidos a explorar a endocérvice podem ser assim analisadas:

- O esfregaço anormal com uma colposcopia não satisfatória torna indispensável a exploração da endocérvice.
- A existência de uma anomalia colposcópica cujo limite endocervical não esteja visível torna necessária a exploração da endocérvice, pois esta, em razão do grau da anomalia citológica inicial e do aspecto colposcópico, poderá modificar o projeto terapêutico.
- A descoberta de uma anomalia glandular no esfregaço pode, como se sabe, corresponder a uma autêntica lesão glandular ou a uma lesão de Malpighi. Na maior parte das vezes, a lesão permanece visível perto da junção. Entretanto, em caso de colposcopia normal ou não satisfatória, mas também em caso de discordância citocolposcópica, será preciso explorar obrigatoriamente a endocérvice, até mesmo o endométrio.
- Por fim, em uma última situação, rara, de esfregaço anormal – e de forma repetida – e uma colposcopia satisfatória e normal com vagina livre de lesão, o estudo da endocérvice é indispensável para não ignorar uma lesão, especialmente se as anomalias citológicas forem classificadas como de alto grau.

Meios de exploração da endocérvice

Dispomos de meios diretos, que permitem ver a junção e a endocérvice, e de meios indiretos, que só permitem explorar essa endocérvice sem visualizá-la.

Meios diretos

O tratamento com estrogênio local ou por via oral durante 10 dias permite visualizar a junção endocervical como costuma ser encontrada na menopausa, por meio da abertura do colo estenosado, facilitando, assim, a exploração da porção endocervical (Fig. 41-1). Às vezes, a anomalia citológica possui relação direta com a hipoestrogenia e, assim, desaparecerá no Papanicolaou após estrogenioterapia.

A utilização de uma ferramenta para entreabrir as bordas do colo permite explorar o primeiro centímetro da endocérvice. Assim, a pinça *longuette*, normalmente utilizada durante o exame colposcópico, mas também um simples *swab* de algodão permitirão afastar as bordas de um colo não muito estenosado, de modo a expor o primeiro centímetro da endocérvice. Essa ação será realizada durante o exame sem prepara-

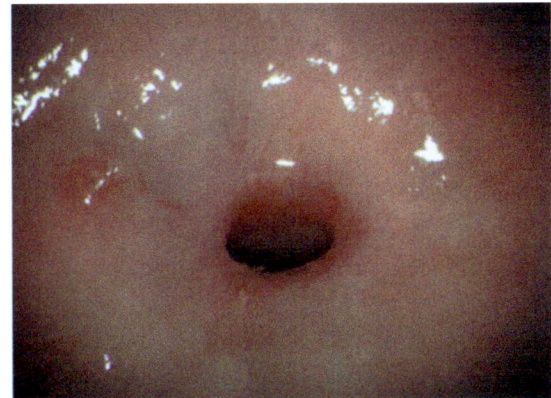

Fig. 41-1. Estenose do colo de uma mulher menopausada.

Dez dias após tratamento com estrogênios.

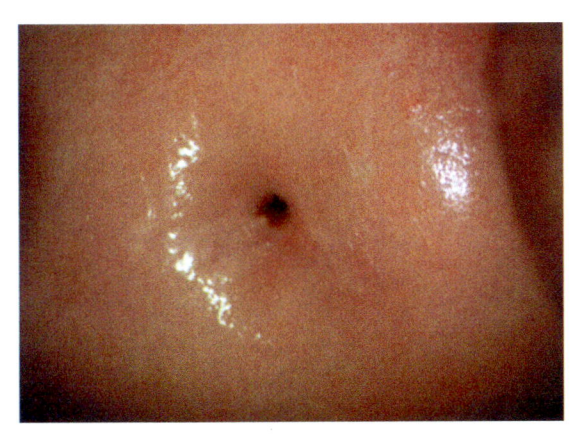

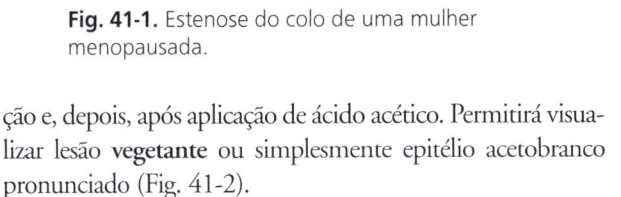

ção e, depois, após aplicação de ácido acético. Permitirá visualizar lesão **vegetante** ou simplesmente epitélio acetobranco pronunciado (Fig. 41-2).

A pinça de Koogan é um pequeno espéculo endocervical que permite o acesso à primeira parte da endocérvice para sua exploração colposcópica, mas também para realizar biopsias. Seu uso requer o colo relativamente complacente e o preparo com estrogênio freqüentemente é necessário antes de usá-la na mulher menopausada não tratada (Fig. 41-3). As biopsias, com freqüência, são mais difíceis de serem realizadas, por razões técnicas. O uso de uma pinça de trofoblasto permite o acesso da biopsia a zonas impossíveis às pinças de biopsia que costumam ser usadas. Evidentemente, os fragmentos são menores, mas, na maioria das vezes, suficientes para uma histologia de qualidade.

Alguns ginecologistas propuseram o uso de laminárias para obter a dilatação satisfatória do colo, a fim de explorar bem a endocérvice. As limitações desta técnica são as dificuldades de se colocar uma laminária no colo estenosado.

A microcolpo-histeroscopia teoricamente é a ferramenta ideal, pois permite, por contato direto, com a ajuda de uma lente de aumento de 150 vezes, após coloração com [azul de Waterman], a visualização das células da endocérvice e, assim, localiza a junção e a(s) lesão(ões) (1). Para alguns autores (2), esta técnica tem a mesma sensibilidade que a colposcopia. É uma contribuição menos agressiva para explorar a endocérvice com uma citologia endocervical positiva do que a conização diagnóstica normalmente proposta (3). No entanto, seus limites são as criptas glandulares, cujo fundo é difícil de explorar, e a tecnicidade do gesto, que explica sua pouca utilização na prática corrente.

Meios indiretos

As coletas cito-histológicas da endocérvice são interessantes para explorar uma região inacessível ao exame direto. A curetagem endocervical (CEC) com o auxílio da cureta de Kevorkian permite, por meio de um gesto simples e rápido, a coleta representativa da endocérvice. Outras curetas podem ser usadas – como a de Sims ou de Bushe –, o importante é que sejam estreitas e finas o bastante para penetrar na endocérvice e colher o material correto e, por fim, que seu cabo seja suficientemente longo para permitir seu uso através de um espéculo. Convém passar a cureta nos 4 quadrantes da endocérvice. Alguns autores passam uma escovinha após a curetagem para recuperar melhor o material coletado (4). Desse modo, Tate, de um total de 58 CEC, obteve 10% de coletas insuficientes, ao passo que não houve nenhuma quando associou uma escovinha após a

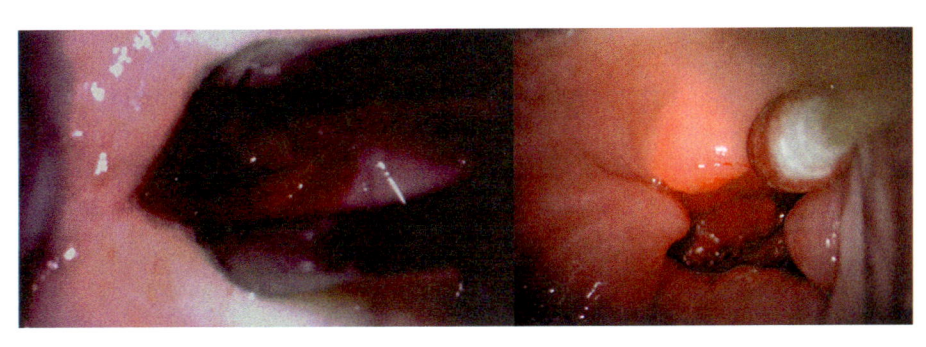

Fig. 41-2. Visualização do primeiro centímetro da endocérvice.

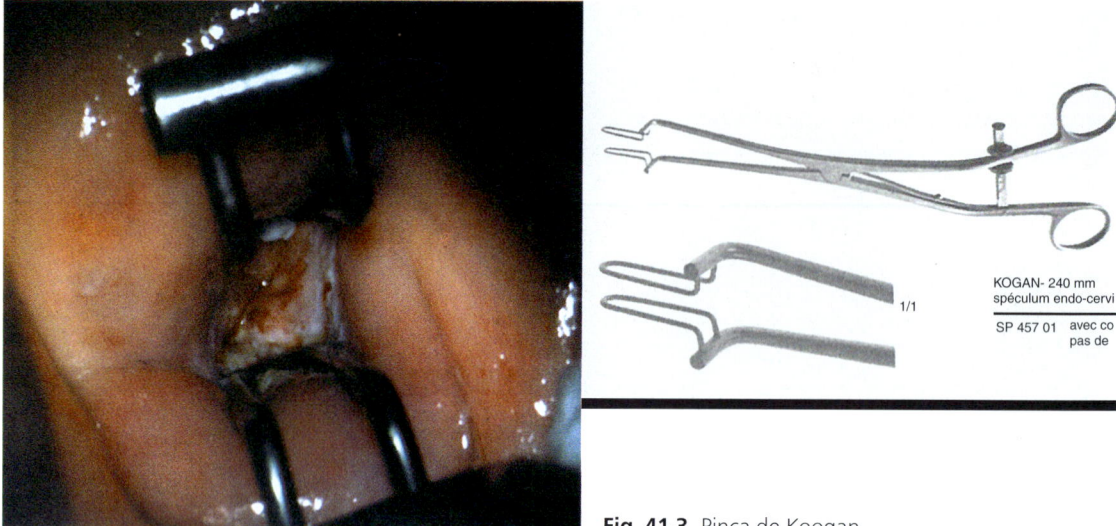

Fig. 41-3. Pinça de Koogan.

CEC. Seja qual for a cureta, a CEC não é indolor e é dependente de operador! (5) A curetagem permite colher um material adequado em 70 a 90% dos casos (4-6) com uma correlação relativamente boa com a histologia final. Para Dreyfus, essa concordância é melhor para as lesões de alto grau (82%) do que para as de baixo grau (75%), e a taxa de subavaliação da curetagem é de 13% (6). É menos eficiente nas lesões glandulares (7) e nem sempre permite detectar invasão (sensibilidade de 22%) graças à insuficiência do material e do caráter superficial da coleta.

A exploração da endocérvice com uma escovinha é de fácil utilização, especialmente nos colos pouco estenosados. É indolor (ou quase!) e colhe o material adequado na mesma proporção que a curetagem (4 a 28% para a CEC, e 1 a 8,5% para a escova). A sensibilidade, segundo vários estudos (4, 5, 8-10), é equivalente à da curetagem para detectar lesão endocervical (Tabela 41-1). A concordância histológica com o diagnóstico final é equivalente, entre 82 e 95%. A escova é significativamente menos dolorosa que a CEC para a maioria dos autores, exceto Klam (9), que observa um índice de dor comparável. Claramente, o resultado é que uma boa exploração da endocérvice por escovinha requer várias passagens em "vai-e-vem". A coleta do material pode ser feita por deposição em lâmina, diretamente em meio líquido do esfregaço em fase líquida ou fixado de imediato em formol, como se fosse para uma coleta histológica.

A Pipelle por aspiração endocervical colhe material menos abundante que a CEC. Contudo, em 2/3 dos casos, ela permite obter, no mínimo, uma **glândula endocervical completa**. No plano técnico, é preciso associar rotações e "vai-e-vens" à Pipelle. Este método guarda concordância com o diagnóstico final equivalente à curetagem. Porém, sobretudo, seu uso é menos doloroso que a curetagem (27% para a Pipelle contra 48,5% para a CEC) (11).

Tabela 41-1 – Sensibilidade, especificidade, valores preditivos positivo e negativo da escovinha (*cytobrush*, CB) comparados com os da curetagem endocervical em função dos autores

Autores	Sensibilidade		Especificidade		VPP		VPN	
	CB	CEC	CB	CEC	CB	CEC	CB	CEC
Klam	77%	64%	97	97	71	69	98	96
Boardman	44%	32%	88	100				
Martin	–	90%	–	92%	–	87%	–	
Dreyfus	–	84%	–	97%	–	95%	–	90%

Qual é o valor da pesquisa viral na exploração da endocérvice? A tipagem viral de HPV não permite fazer um diagnóstico. Entretanto, em função de seu forte valor preditivo negativo, ele pode tornar-se importante em certas situações. Assim, nos colos difíceis de explorar na colposcopia, e especialmente se forem lesões de baixo grau, a positividade do teste de HPV nos levará a avançar nossas investigações para a realização de curetagem, até de uma eletrorressecção diagnóstica. Da mesma forma, a pesquisa de HPV oncogênicos posteriormente a uma conização tem melhor sensibilidade que o esfregaço para detectar as recidivas ou as lesões residuais (49 contra 93%) com valor preditivo de 98 contra 93% para o esfregaço (12). Este teste será ainda mais interessante na exploração do colo pós-terapêutico, que, às vezes, é difícil. Nas raras situações de esfregaço anormal com colposcopia estritamente normal e informativa e exploração vaginal livre de lesão, diversos autores mostraram que o risco de passar ao largo de uma lesão é baixo, se for um esfregaço de baixo grau (13,14). A pesquisa viral poderá, nesse caso, encorajar ou, ao contrário, limitar a necessidade de explorações complementares como a curetagem ou a conização.

Por fim, a conização diagnóstica é o último meio de exploração da endocérvice. Ela tem seu valor enquanto método diagnóstico, em caso de anomalias celulares que sugerem lesão de alto grau ou lesão glandular. De fato, nessas situações, há grande probabilidade de existir uma lesão subjacente. Para as lesões glandulares, a baixa sensibilidade da CEC ou da escovinha nos leva a avançar nossas investigações até a conização diagnóstica. Da mesma forma, em caso de persistência das lesões de baixo grau com exploração da endocérvice pelos outros meios vistos anteriormente, sendo impossível ou não informativa, o recurso à conização é o único meio de explorar essa endocérvice de modo confiável. É nesse último caso que uma tipagem viral positiva, e de maneira repetida, nos levará à conização.

Conclusão

A exploração da endocérvice se revela necessária toda vez que a junção estiver endocervical. O esfregaço por escovinha é a sua base. A exploração com pinça de Koogan, especialmente após estrogenioterapia na mulher menopausada, permitirá visualizar e biopsiar uma lesão proximal. A curetagem endocervical ou a escovinha não são sensíveis o bastante para permitir que se evite uma conização diagnóstica em caso de lesão glandular não visível em colposcopia. A tipagem do HPV, identificando a presença de HPV oncogênico, permite, quando negativo, limitar as ações de exploração dolorosas da endocérvice e evitar a conização.

Referências

1. Hamou J, Salat-Baroux J, Coupez F et al. (1984) Microhysteroscopy: a new approach to the diagnosis of cervical intraepithelial neoplasia. Obstet Gynecol 63:567-74
2. Tseng P, Hunter V, Reed TP, Wheeless CR (1987) Microcolpohysteroscopy compared with colposcopy in the evaluation of abnormal cervical cytology. Obstet Gynecol 69:675-8
3. Hunter V, Tseng P (1989) Microcolposcopy vs cone histology in evaluation of the endocervix in women with inadequate colposcopy or positive endocervical curetage. J Reprod Med 34:625-8
4. Tate KM, Strickland J1. (1997) A randomized controlled trial to evaluate the use of the endocervical brush after endocervical curetage. Obstet Gynecol 90:715-7
5. Martin D, Umpierre SA, Villamarzo G et al. (1995) Comparison of the endocervical brush and the endocervical curetage for the evaluation of the endocervical canal. P R Health Sci J 14:195-7
6. Dreyfus M, Baldauf JJ, Ritter 1 (1996) Diagnosis value of endocervical curetage during colposcopy. Eur J Obstet Gynecol Reprod Biol 64:101-4
7. Denehy TR, Gregori CA, Breen JL (1997) Endocervical curetage, cone margins and residual adenocarcinoma in situ of the cervix. Obstet Gynecol 90:1-6
8. Weitzman GA, Korhonen MO, Reeves KO et al. (1988) Endocervical brush cytology. A alternative to endocervical curetage? J Reprod Med 33:677-83
9. Klam S, Arseneau J, Mansour N et al. (2000) A comparison of endocervical curetage and endocervical brushing. Obstet Gynecol 96:90-4
10. Boardman LA, Meinz H, Steinhoff MM et al. (2003) A randomized trial of the sleeved cytobrush and the endocervical curette. Am J Obstet Gynecol 101:426-30
11. Oliveira MM, Farias-Eisner RP, Pitkin RM (1995) Endocervical sampling by Kevorkian curette or pipelle aspiration device: a randomized comparison. Am J Obstet Gynecol 172:1889-94
12. Zielinski GD, Rozendaal L, Voorhorst FJ et al. (2003) HPV testing can reduce the number of follow-up visits in women treated for cervical intraepithelial neoplasia grade 3. Gynecol Oncol 91:67-73
13. Baldauf JJ, Ritter J (2001) Long term behavior of patients with low grades of squamous intraepithelial lesions and normal colposcopy. Eur Congress for Colposcopy and Cervical Pathology, Rhodes, p. 5
14. Williams DL, Dietrich C, McBroom J (2000) Endocervical curetage when colposcopic examination is satisfactory and normal. Obstet Gynecol 95:801-3

42 Patologia genital ligada à infecção por HPV nas mulheres HIV-positivas

I. Heard

RESUMO

A prevalência da infecção por papilomavírus humano é elevada nas mulheres soropositivas para o HIV, como acontece com as pacientes que apresentam imunossupressão iatrogênica. A prevalência da infecção está correlacionada com a gravidade da imunodepressão. Enquanto a prevalência das lesões cervicais é de aproximadamente 3% na população geral, vários estudos mostraram que ela varia de 20 a 40% nas mulheres HIV-positivas. Os dados da literatura mostram que as mulheres soropositivas têm risco relativo de surgimento de lesões cervicais cerca de cinco vezes mais alto que as mulheres soronegativas, sendo que esse risco está estreitamente correlacionado com o grau de imunodepressão. A evolução das lesões, tratadas ou não, mostra uma persistência muito mais freqüente do que na população geral.

Poucos dados estão disponíveis sobre o efeito da terapia anti-retroviral combinada nas evoluções das infecções cervicais pelo HPV e das lesões associadas.

Foi relatado que o câncer invasivo do colo uterino é mais freqüente e de evolução mais rápida nas mulheres HIV-positivas, e esse câncer foi incluído, em 1993, pelos centros de controle e prevenção de doenças (CDC) dos EUA entre os critérios definidores da síndrome da imunodeficiência adquirida (AIDS). No entanto, os dados atuais não permitem evidenciar risco aumentado de câncer invasivo do colo uterino nas mulheres HIV-positivas.

Considerada a alta prevalência das neoplasias intra-epiteliais cervicais nas mulheres soropositivas, é possível que o prolongamento do tempo de vida favorecido pela terapia lhes confira, no futuro, um risco mais elevado de desenvolver câncer cervical.

PONTOS-CHAVE

1. O rastreio das lesões do colo uterino deve ser freqüente nas mulheres que vivem com o HIV.
2. As lesões de baixo grau devem ser acompanhadas.
3. Somente as lesões de alto grau devem ser operadas.

Introdução

A infecção pelo vírus da imunodeficiência humana é responsável pelo aumento da incidência de certos cânceres, como o sarcoma de Kaposi e os linfomas não-Hodgkin. Estes cânceres passaram a ser considerados patologias indicadoras da síndrome da imunodeficiência adquirida (AIDS). Em 1993, após a observação do aumento do número de cânceres invasivos do colo uterino em mulheres HIV-positivas, essa patologia foi acrescentada à lista das patologias indicadoras de AIDS. Nos últimos 10 anos, inúmeros estudos confirmaram as altas prevalências da infecção pelo papilomavírus humano e das lesões anogenitais que estão ligadas a ele nos pacientes infectados pelo HIV. O papilomavírus humano (HPV) representa o fator etiológico principal do câncer do colo uterino e de lesões pré-cancerosas, isto é, as neoplasias intra-epiteliais cervicais (NIC). Contudo, mesmo que o aumento do número de casos de cânceres invasivos do colo uterino tenha sido relatado entre as mulheres soropositivas, esse aumento parece, na realidade, moderado, e hoje nenhum estudo de coorte evidenciou crescimento importante da incidência deste câncer. Pode-se levantar a hipótese segundo a qual seria ainda muito cedo, na história natural do HIV, para observar uma incidência em crescimento, já que o câncer invasivo do colo se desenvolve a partir de uma neoplasia intra-epitelial que persiste por aproximadamente uma década. Porém, também é possível que novas terapias anti-retrovirais combinadas tenham impacto sobre a infecção pelo HPV e sobre o câncer do colo.

Patologia do colo uterino

Infecções por HPV nas mulheres HIV-positivas

Epidemiologia, história natural

Diferentes estudos caso-controle compararam a prevalência da infecção por HPV em mulheres HIV-positivas e em mulheres soronegativas (1-8). Esta é sempre mais elevada (de 40 a 73%) entre as mulheres soropositivas do que no grupo-controle (de 23 a 43%).

No estudo publicado por Palefsky *et al.* sobre a coorte prospectiva americana *Women's Interagency HIV Study* (WIHS), a infecção por HPV era detectada na amostra cervicovaginal em 63% das 1.778 mulheres soropositivas e 30% das 500 mulheres soronegativas (6). Prevalências respectivamente equivalentes eram encontradas no estudo de Stover *et al.* (64 e 27%), a partir da coorte *Human Immunodeficiency Virus Epidemiology Research Study* (HERS) (8). O risco de uma infecção por HPV era multiplicado por um fator 4,7 (intervalo de confiança-IC 95%: 3,6-6,1) quando as mulheres eram soropositivas.

Nas mulheres HIV-positivas, nenhum dos fatores de risco de infecção por HPV ligados à atividade sexual descritos na população geral (idade, idade na primeira relação sexual, número de parceiros recentes) foi encontrado (6-8). Em particular, a prevalência não decresce com a idade das mulheres, ela permanece superior a 60%, tenham as mulheres menos de 20 anos ou mais de 60 anos (8). Isso sugere que a detecção do HPV nas mulheres soropositivas reflete mais provavelmente uma infecção persistente ou reativada do que a aquisição recente de uma nova infecção.

No estudo da coorte WIHS, tabagismo e faixa etária jovem (inferior a 30 anos) eram fatores epidemiológicos de risco de haver uma infecção por HPV nas mulheres soropositivas, ao passo que apenas o fato de ter menos de 30 anos era um fator de risco nas mulheres do grupo-controle (6). Foi mostrado que na mulher HIV-positiva, o fumo podia fazer com que a resposta imunológica diminuísse (9), inclusive a resposta local por meio de um efeito sobre as células de Langerhans (10). O fato de o fumo ser um fator de risco de infecção por HPV somente nas mulheres soropositivas – e não nas mulheres sem imunodepressão – levanta a suspeita de sensibilidade maior das mulheres imunodeprimidas ao seu efeito na imunidade local. A faixa etária menor das mulheres foi encontrada como fator de risco de infecção, independentemente de sua condição sorológica para o HIV. O fato de a idade ser um fator de risco, no estudo WIHS, tanto nas mulheres soropositivas quanto nas mulheres soronegativas, sugere que a proteção adquirida com a idade seria atribuída a outro mecanismo que não a aquisição de imunidade celular.

Porém, tanto no estudo da coorte WIHS como no da coorte HERS, a prevalência continua muito elevada quando a idade aumenta (superior a 50%) nas mulheres soropositivas enquanto ela se torna inferior a 30% nas outras (10).

Portanto, parece que o cenário atualmente predominante, segundo o qual a infecção por HPV seria adquirida em idade muito jovem e depois desapareceria – ou, em todo caso, não poderia mais ser detectada com as ferramentas disponíveis –, não pode ser aplicado às mulheres soropositivas ou com alto risco de soropositividade.

Características virológicas da infecção

Vários estudos descreveram as características virológicas da infecção por HPV nas mulheres soropositivas (1-8, 11-17). Se a prevalência da infecção for mais elevada nas mulheres soropositivas, o espectro dos genótipos que infectam o colo também é semelhante, sejam elas soropositivas ou não (18). Tanto no estudo HERS quanto no WIHS, a distribuição dos genótipos em função de seu potencial oncogênico é a mesma nos dois grupos de mulheres (6, 7). Nenhum HPV foi detectado em taxa superior a 11%. Entre os HPV oncogênicos, os HPV 16 e 18 não foram detectados com mais freqüência que os outros (4, 6, 7). Em contrapartida, a infecção múltipla por HPV é duas a três vezes mais freqüente entre as mulheres soropositivas (6, 7).

Dois estudos mostraram que as mulheres soropositivas eram mais suscetíveis que as soronegativas a adquirir novas infecções por HPV oncogênicos e a ter infecções persistentes (5-19). O grau do déficit imunológico seria um fator de risco significativo de persistência da infecção (4, 12, 19, 20).

Sun *et al.* (12) estudaram as características e a evolução da infecção por HPV durante dois anos em mulheres cujo esfregaço inicial era normal, não apresentando, portanto, tradução clínica dessa infecção. No exame inicial, 56% das mulheres soropositivas – contra 31% das mulheres soronegativas – apresentavam uma PCR positiva para o HPV. A prevalência cumulativa de 2 anos era de 83% nas mulheres soropositivas – chegando a 95% naquelas com menos de 500 células CD4+/mm^3 – contra 62% nas mulheres soronegativas (p < 0,001). Independente do tipo de HPV, a prevalência cumulativa era igualmente sempre mais alta entre as mulheres soropositivas. A detecção de infecção em mulheres cuja pesquisa por DNA do HPV era anteriormente negativa independia da atividade sexual desde o último exame. Uma metanálise descrevendo os genótipos de HPV observados em mulheres soropositivas foi recentemente publicada (21). A partir de 20 estudos realizados em mulheres com esfregaço anormal, a prevalência da infecção por HPV era de 36,3% e da infecção múltipla, de 11,9%. O HPV 16 era o genótipo encontrado com mais freqüência (4,5%). Nas mulheres com lesão de alto grau, a infecção por HPV 16 era menos freqüente do que na população geral com lesão de alto grau (OR, 0,6; IC 95%: 0,4-0,7).

Papel do déficit imunológico

Nas mulheres HIV-positivas, assim como nas mulheres que apresentam imunossupressão iatrogênica (22), a prevalência da infecção por HPV, da mesma forma que a prevalência da infecção múltipla, aumenta com a gravidade da imunossupressão (4, 6, 7, 12, 23). O grau do déficit imunológico é um fator de risco significativo de aumento da prevalência de detecção do HPV, esta variando de 48% – se a taxa de CD4+ for superior a 500/mm^3 – a 76% – se essa taxa for inferior a 200/mm^3 – no estudo WIHS (6). A imunodepressão também está associada à persistência da infecção (15).

O fato de a imunodepressão grave ser o principal fator de risco independente de infecção por HPV nas análises de regressão confirma a importância do papel da resposta imunológica no controle da infecção por HPV. A relação observada entre o aumento da carga viral de HPV e a importância do déficit imunológico sugere que o sistema imunológico também desempenha um papel no controle da replicação do HPV (7, 16, 24). A freqüência maior de infecções múltiplas observada nas mulheres muito imunodeprimidas poderia ser atribuída ao aumento da replicação viral ligada à perda do controle imunológico, tornando-se essa replicação intensa o bastante para permitir a detecção da infecção, ao passo que, nas mulheres pouco ou não imunodeprimidas, ela existe, mas não é detectável por PCR.

O estudo dos genótipos detectados em função do grau do déficit imunológico mostra que alguns genótipos são encontrados com mais freqüência nas mulheres gravemente imunodeprimidas. No estudo de coorte WIHS, trata-se dos genótipos 6, 11, 18, 40, 45, 51, 53, 54, 56, 59, 68 (6). Para o autor, graças à proximidade filogenética de alguns destes genótipos (os HPV tipos 18, 45, 53 e 59), é possível que compartilhem um ou mais epítopos que os tornariam mais sensíveis à perda do controle imunológico refletido pela diminuição dos linfócitos T CD4+.

Um estudo recente, realizado a partir dos dados provenientes das coortes WIHS e HERS, comparou a taxa de detecção dos HPV genitais em função do grau do déficit imunológico (menos de 200 CD4+/mm^3 *vs.* mais de 500 CD4+/mm^3) (25). Enquanto o déficit imunológico grave sempre está associado a uma detecção maior do HPV, a associação é menor com o HPV 16. A relativa independência do HPV 16 da condição imunológica sugere que ele seria mais capaz que os outros tipos de HPV de evitar os efeitos da vigilância imunológica. Isso explicaria o porquê de ele ser o tipo de HPV encontrado com mais freqüência nas mulheres, mesmo na ausência de lesão, bem como a persistência da infecção por esse tipo.

Se, por um lado, a distribuição dos HPV em função de seu potencial oncogênico é a mesma entre as mulheres tanto soropositivas quanto soronegativas para o HIV, por outro, o déficit imunológico das mulheres HIV-positivas modifica certas características de sua infecção. Esta é detectada em mais da metade das mulheres; associa, na maior parte das vezes, vários genótipos, e a carga viral dos HPV é elevada. Sua persistência e sua multifocalidade estão na origem das lesões.

Papel do HIV. Interação HIV-HPV

Vários estudos destacaram uma taxa de detecção maior do HPV nas secreções cervicovaginais entre as mulheres com carga viral plasmática do HIV elevada (6, 7).

Se o alvo cervical do HIV e do HPV for a zona de junção escamocolunar entre a endocérvice e a ectocérvice, a interação direta entre esses dois vírus, porém, é pouco provável, pois eles infectam células diferentes. O HPV infecta exclusivamente os queratinócitos do epitélio escamoso do colo (26), enquanto o HIV é detectado nos macrófagos ativados do epitélio glandular da endocérvice, mas também ao nível da submucosa profunda ao redor dos microvasos (27). É provável que os macrófagos infectados constituam um importante reservatório de vírus no colo. A infecção do colo pelo HIV poderia influenciar a patogênese da doença associada à infecção pelo HPV quer diretamente, por meio da interação molecular entre as proteínas virais, quer indiretamente, graças às modificações imunológicas induzidas pela infecção por HIV.

Interações entre as proteínas virais

Poucos estudos, realizados em modelos *in vitro*, mostraram a existência de interação molecular direta entre o HIV e outros vírus. Foi demonstrado que a proteína de regulação *Tat* do HIV-1 podia transativar o promotor precoce P97 do HPV 16 nas células de carcinoma do colo. A *Tat* também pode retirar a repressão da transcrição mediada pela proteína E2 do HPV 16 (28). Outro estudo realizado *in vitro* mostrou que o HIV ativa o HPV 18 integrado na linhagem celular HeLa e induz a síntese da proteína do capsídeo L1 (29). O gene *vpr* do HIV é capaz de induzir a interrupção do ciclo celular em fase G_2. A capacidade desse gene de bloquear as células em fase G_2 é aumentada pela adição da proteína E6 do HPV 16, ao passo que a adição da proteína E7 não produz efeito (30). Arany *et al.* observaram aumento da transcrição do gene E7 em condilomas penianos de pacientes HIV-positivos, enquanto que apenas o aumento da transcrição do gene L1 foi evidenciado no grupo de controle soronegativo (31).

Modificações imunológicas induzidas pela infecção por HIV

Um estudo realizado a partir de biopsias cervicais mostrou que, em NIC equivalente, a densidade das células de Langerhans era significativamente menor em mulheres soropositivas do que em mulheres soronegativas (10). No colo, essa depleção de células apresentadoras de antígeno poderia diminuir a eficácia da vigilância imunológica em relação ao HPV. O aumento das concentrações da IL-10 e da IL-12 foi observado em caso de co-infecção por HIV e HPV, enquanto que a IL-2 não havia aumentado (32). A IL-10 afetaria a transcrição do HPV (33). Esse aumento de concentração da IL-10 poderia estar na origem da persistência da infecção por HPV e da progressão das lesões observadas nas mulheres HIV-positivas (33).

O estudo de biopsias de NIC de mulheres soropositivas comparadas com biopsias de mulheres soronegativas com ou sem lesão mostrou diminuição da relação CD4/CD8 nos infiltrados linfocitários de lesões de mulheres soropositivas, enquanto que o número total de células CD4+ e CD8+ era mais importante. Os autores sugerem que essa diminuição de taxa poderia ser reflexo do recrutamento inadequado de células CD4+ auxiliares, fonte do recrutamento de células CD8 citotóxicas menos eficazes para a erradicação da lesão (32).

Por outro lado, a infecção por HPV, ao alimentar a produção de fatores inflamatórios ao nível do colo, poderia influenciar a expressão local da infecção pelo HIV (34).

O conjunto desses dados sugere que as interações entre o HIV e o HPV no colo poderiam ser causadas pelo efeito direto do HIV, mas também mediadas pelas citocinas induzidas pela infecção por HIV ou associadas à imunossupressão induzida pela infecção pelo HIV.

Doença do colo nas mulheres HIV-positivas

Incidência e prevalência das NIC

A associação entre a soropositividade e a NIC foi relatada pela primeira vez em 1987 (35). Desde então, trinta publicações se dedicaram a esse assunto, confirmando as elevadas incidência e prevalência das NIC nas mulheres soropositivas.

Nas mulheres HIV-positivas, o risco de surgimento de lesões pré-cancerosas do colo ligadas à infecção por HPV é significativamente mais alto do que nas mulheres soronegativas. É de 4,6 (IC 95%, 2,0-7,0) no estudo de Frisch *et al.* (36) e de 4,9 (IC 95%, 3,0-8,2) na metanálise realizada por Mandelblatt (37).

A incidência das NIC era de 8,3 para 100 mulheres-anos no estudo publicado por Ellerbrock *et al.* a partir da *New York Cervical Disease Study* (38) e de 11,5% no estudo HERS (17). Outros estudos relataram incidências iguais ou superiores a 20% em 1 ano (39-42) (Tabela 42-1). As lesões incidentes eram, na maioria das vezes, lesões de baixo grau (91% no estudo de Ellerbrock *et al.*).

Entretanto, lesões de alto grau e cânceres foram observados em 5,9% das mulheres sem antecedente de lesão (42).

O grau do déficit imunológico era um fator de risco de surgimento de lesão em alguns estudos, mas não em outros. Em contrapartida, em todos os estudos, a infecção pelo HPV era um fator de surgimento de lesões. O fato de, após unir-se à condição de infecção por HPV, a incidência ser significativamente mais elevada nas mulheres soropositivas do que nas mulheres soronegativas favorece a hipótese da existência de alterações da interação hospedeiro-vírus nas mulheres soropositivas que podem modificar a história natural da infecção por HPV (38).

A prevalência das NIC varia entre as mulheres soropositivas entre 20 e 40% conforme os estudos (14, 23, 39, 40, 43-45) (Tabela 42-2).

As anomalias citológicas encontradas com maior freqüência são as ASC-US, observadas em 21% dos casos no estudo da coorte WIHS (42) e em 19% dos casos na coorte HERS (45). Lesões de baixo grau são observadas em 15% dos casos na coorte WIHS (42) e 13% dos casos no estudo

Tabela 42-1 – Incidência de NIC nas mulheres soropositivas

Referências	Número de mulheres	Incidência
Six et al., 1998	271 HIV+ 171 HIV–	20,5% a 13 meses
Ellerbrock et al., 2000	328 HIV+ 315 HIV–	8,3% mulheres-anos se HIV+ 1,8% mulheres-anos se HIV–
Delmas et al., 2001	485 HIV+	23,6% em 1 ano 29,5% em 2 anos
Cohn et al., 2001	109 HIV + com CD4 < 500/mm^3	23% em 1 ano
Massad et al., 2001	1.639 HIV+ 452 HIV–	26,4% mulheres-anos se HIV+ 11% mulheres-anos se HIV–
Schuman et al., 2003	871 HIV+ 439 HIV–	11,5% mulheres-anos se HIV+ 2,6% mulheres-anos se HIV–

Tabela 42-2 – Prevalência da NIC em função do *status* do HIV

Referências	Esfregaço	Mulheres HIV+	Mulheres HIV–
Massad et al., 1999	Normal ASC-US NIC-BG NIC-AG	61,7% 20,9% 14,9% 12,5%	83,8% 12,7% 2,3% 1,2%
Wright et al., 1984	Normal Indeterminado NIC-BG NIC-AG	64% 16% 13% 7%	85% 10% 4% 1%
Six et al., 1998	Normal NIC-BG NIC-AG	73,5% 19,0% 7,5%	92,5% 5,0% 2,5%
Schuman et al., 2003	Normal NIC	81,1% 18,9%	94,7% 5,3%

NIC-BG: neoplasia intra-epitelial cervical de baixo grau; NIC-AG: neoplasia intra-epitelial de alto grau.

de Wright (44). A prevalência das lesões de alto grau é sempre inferior a 10%: 7% no estudo de Wright (44) e 2,5% na coorte WIHS (42).

Mesmo que a prevalência das lesões de alto grau seja mais elevada nas mulheres soropositivas do que na população geral, ela permanece, porém, relativamente moderada. Isso poderia ser atribuído ao fato de as mulheres incluídas em coortes de acompanhamento ginecológico terem o benefício da melhor vigilância do colo e melhor manejo terapêutico das lesões assim que são rastreadas. Todavia, a baixa eficácia do tratamento cirúrgico com forte taxa de recorrência ou de persistência das lesões torna essa hipótese pouco provável (46, 47).

Fatores de risco de lesões cervicais

A prevalência das NIC nas mulheres soropositivas parece estar estreitamente relacionada com o grau do déficit imunológico; ela é de duas a quatro vezes maior nas mulheres com menos de 200 células CD4+/mm^3 (16, 36, 42, 44, 45, 48). Na coorte HERS, a prevalência das ASC-US é significativamente aumentada somente nas mulheres soropositivas com menos de 500 CD4+/mm^3 e não está relacionada com a carga viral plasmática do HIV. Por outro lado, a prevalência das NIC de baixo e de alto graus aumenta em função da taxa de diminuição dos linfócitos T CD4+ e do aumento da carga viral plasmática do HIV (45).

Não se encontrou uma correlação entre a prevalência das NIC e a carga viral plasmática do HIV em todos os estudos.

A infecção pelo HPV – e especialmente pelos HPV oncogênicos – é o outro fator de risco maior de lesão cervical (3, 16, 42, 45, 48, 49). Em caso de infecção por HPV não-oncogênico, o risco de NIC é multiplicado por um fator 4,9 (IC 95%: 1,9-12,6). É multiplicado por um fator 11,8 (IC 95%: 4,1-34,1) caso se refira aos HPV oncogênicos (48). Carga viral alta de HPV é também fator de risco de NIC (16, 48).

Por outro lado, fatores comportamentais como fumo, idade precoce na primeira relação sexual e número de parceiros sexuais não são fatores de risco de NIC em alguns estudos (3, 42, 45, 48, 50). Para Duerr *et al.*, a ausência de relação entre os fatores comportamentais e a presença de uma NIC seriam atribuídas, assim como na população geral, ao papel preponderante da infecção por HPV no desenvolvimento de NIC (45, 51).

O papel da infecção pelo HIV sobre o risco de surgimento de NIC não está claro. A infecção pelo HIV poderia aumentar o risco de infecção persistente por HPV, mas pode também ter um efeito próprio sobre a doença do colo, essencialmente sobre as NIC de baixo e alto graus. De fato, após ajuste na infecção por HPV, observa-se uma prevalência duas vezes maior dessas lesões nas mulheres soropositivas do que nas mulheres soronegativas (45). Os mecanismos desse efeito próprio não são conhecidos. O aumento das NIC em função da carga viral plasmática do HIV poderia estar ligado a um papel direto local do HIV na doença do colo. Existe efetivamente forte correlação entre a carga viral plasmática e a carga viral no trato genital (52). No entanto, quando a carga viral e o déficit imunológico são incluídos em modelos multivariados de fatores associados à presença de NIC, a relação entre a carga viral e a NIC deixa de ser significativa (45). Isso sugere, portanto, que o aumento das NIC ligado à carga viral plasmática do HIV deveria, de fato, ser atribuído à diminuição da resposta imunológica contra o HPV que está associado a ele, mais do que à interação direta de proteínas de regulação do HIV com o HPV (28).

História natural, regressão, persistência, progressão das NIC

A história natural da doença do colo nas mulheres HIV-positivas é pouco conhecida. A evolução não tratada das lesões mostra sua persistência em 60 a 90% dos casos entre essas mulheres, enquanto é de aproximadamente 20% na população geral (43, 46, 53).

A regressão e a progressão em 6 meses das lesões cervicais foram estudadas a partir da coorte WIHS (42). Por meio de comparação com as mulheres soronegativas, a regressão das lesões, não importando seu grau, é significativamente menos freqüente entre as mulheres soropositivas (43 contra 66%, p < 0,001), ao passo que a progressão é duas vezes mais freqüente (OR, 2,2; p < 0,001). A regressão está correlacionada com a condição quanto à infecção por HPV (OR, 0,68; p < 0,001 em caso de infecção), com a carga viral plasmática do HIV (OR, 0,54; p < 0,001 se a carga viral for superior a 4.000 cópias/ml) e com o grau do déficit imunológico (OR, 0,56; p < 0,001, se a taxa de células CD4+ for inferior a 200/mm^3). A progressão também está correlacionada com a infecção por HPV (OR, 1,6; p < 0,001, em caso de infecção) e com a carga viral plasmática (OR, 1,3; p < 0,01 se carga viral for superior a 4.000 cópias/ml). Ao contrário da regressão, a progressão não está associada ao grau do déficit imunológico. Contudo, seja qual for a condição quanto à infecção por HPV, uma carga viral superior a 4.000 cópias/ml e de CD4 inferior a 200/mm^3 aumenta, por um fator que varia de 2 a 4, o risco de progressão das lesões.

Segundo esse estudo, aparentemente a progressão e a regressão estão ligadas não ao fato de ser soropositiva ou soronegativa (condição de HIV), mas à gravidade da doença HIV avaliada a partir da carga viral e do número de células CD4+. De fato, com uma condição idêntica diante da infecção por HPV, a história natural da doença cervical das mulheres cuja doença HIV é bem controlada não difere – em todo caso, do ponto de vista estatístico – daquela das mulheres soronegativas.

No estudo da coorte HERS, a progressão e a regressão foram estudadas durante um período médio de 4 anos e avaliadas a partir da citologia (17). A regressão também está relacionada com a infecção por HPV, com a carga viral plasmática do HIV, mas não com o grau de déficit imunológico. A progressão só está correlacionada com a infecção por HPV e com déficit imunológico grave (taxa de células CD4+ inferior a 200/mm^3). No estudo francês GYNVIH, a progressão e a regressão estavam relacionadas com o grau de déficit imunológico (39). Em caso de infecção por HPV, a regressão das lesões era menos freqüente, se a carga viral de HPV estivesse elevada.

No total, é difícil avaliar os respectivos papéis do déficit imunológico e da carga viral plasmática do HIV na regressão e na progressão das lesões, consideradas as diferenças conforme os estudos dos protocolos e das técnicas de análise desses parâmetros. O déficit imunológico, sozinho ou associado a uma carga viral elevada, poderia facilitar a progressão das lesões, favorecendo a persistência da infecção por HPV (4, 19, 20). A freqüência menor de regressão em caso de carga viral elevada do HIV favoreceria a existência de interações diretas entre o HPV e o HIV (28, 29).

Câncer do colo uterino

Foi relatado que o câncer invasivo do colo uterino era mais freqüente e de evolução mais rápida entre a mulheres HIV-positivas (54), e esse câncer foi incluído, em 1993, pelos centros de controle e prevenção de doenças (CDC) dos EUA entre os critérios definidores da AIDS (55). Os estudos realizados até hoje não permitem confirmá-lo.

Vários estudos realizados a partir dos registros do câncer e de revisões de fichas clínicas sugerem que o risco de câncer invasivo do colo uterino aumentou entre as mulheres HIV-positivas (36, 56-58). Dados provenientes do registro dos cânceres ligados à AIDS nos EUA mostravam aumento significativo do risco relativo de surgimento de carcinomas *in situ* (RR = 4,6; IC 95%: 4,3-5,0) e de cânceres invasivos (RR = 5,4; IC 95%: 3,9-7,2) entre as mulheres HIV-positivas (36). Entretanto, o risco de câncer do colo, assim como o de cânceres que não fazem parte da definição da AIDS, não estava ligado ao número de células CD4+ (p = 0,74) (59). A análise de dados provenientes da base francesa DMI2 e do registro de mulheres usuárias de drogas soropositivas ou não acompanhadas no Norte da Itália mostrava um risco de câncer do colo significativamente maior nas mulheres soropositivas e, entre estas, um risco maior entre as usuárias de drogas injetáveis do que nas outras (taxa de incidência padronizada: 12,8; 16,7 e 6,7 respectivamente) (57). Por outro lado, o risco cumulativo de lesão de alto grau e de câncer invasivo era de apenas 6% durante os 5 anos de acompanhamento das mulheres da coorte WIHS (42). Um estudo recente permitiu avaliar a incidência do câncer invasivo do colo entre as mulheres soropositivas da coorte WIHS, que apresentavam, na inclusão, uma infecção por HPV oncogênico em 14% dos casos e um esfregaço anormal em 38% dos casos (60). A taxa de incidência calculada a partir de 8.260 mulheres-anos de acompanhamento é de apenas 1,2 para 10.000 mulheres-anos (IC 95%: 0,3-6,7/100.000 mulheres-anos). De fato, um único caso de câncer foi confirmado entre as mulheres soropositivas durante o período de observação. A diferença de incidências entre as mulheres soropositivas e as mulheres soronegativas não é significativa (p = 1,0). Os dados publicados muito recentemente da coorte suíça VIH relatam que 6 casos de cânceres invasivos do colo foram observados nessa coorte entre janeiro de 1985 e janeiro de 2003,

isto é, uma taxa de incidência padronizada de 8,0 (IC 95%: 2,9-17,4) (61).

A possível explicação para esses resultados contraditórios seria que a maior parte dos estudos foi realizada a partir de registros do câncer e de revisões de fichas, sem que tenha havido confirmação histológica dos casos. De fato, é provável que certo número de NIC tenha sido classificado como câncer entre as mulheres soropositivas (60). O aumento dos casos de cânceres descritos na Europa provavelmente está ligado ao modo de infecção por uso de drogas injetáveis para uma parte importante das mulheres e à ausência de programas nacionais de rastreio do câncer na maioria dos países do Leste Europeu (62).

Outra explicação possível para a taxa relativamente baixa de cânceres do colo entre as mulheres soropositivas estaria ligada à relativa independência do HPV 16 da condição imunológica (25). Enquanto a incidência, a duração e a progressão da infecção pelos outros HPV oncogênicos seriam mais afetadas pela perda de controle imunológico, a da infecção pelo HPV 16 seria menor, reduzindo seu papel no câncer do colo das mulheres soropositivas (25).

No total, parece que a probabilidade de transformação maligna de uma neoplasia intra-epitelial persistente e a duração do processo por etapas que levam ao câncer invasivo (de 10 a 20 anos entre mulheres imunocompetentes) permanecem inalteradas nas mulheres HIV-positivas.

Tratamento das NIC

A eficácia da conização foi amplamente demonstrada para o tratamento das NIC na mulher imunocompetente, com taxas de cura entre 83 e 100% após exérese da lesão por alça ou bisturi (63, 64).

Vários estudos mostraram a baixa eficácia da conização para o tratamento das NIC entre as mulheres soropositivas (3, 43, 46, 47, 65, 66). De fato, entre estas, o risco de recidiva ou de persistência das lesões é elevado após tratamento cirúrgico, variando de 39 a 73%, e até 87% nas mulheres gravemente imunodeprimidas (47). Em um estudo envolvendo 60 mulheres soropositivas, foi demonstrado que a taxa de recidiva após tratamento cirúrgico era de 61%, sendo a cura mais freqüente nas mulheres com déficit imunológico moderado (mais de 500 células CD4/mm^3) (46).

O estudo das margens das peças de conização mostrou que a exérese incompleta da lesão era duas vezes mais freqüente nas mulheres soropositivas do que nas mulheres soronegativas após exérese por alça diatérmica (OR 2,25; IC 95%: 1,07-4,79) (43), independentemente do grau de déficit imunológico. Isso poderia estar ligado ao fato de o tamanho das lesões ser significativamente maior entre as mulheres soropositivas do que entre as mulheres soronegativas (43).

O grau da lesão inicial e a técnica cirúrgica não parecem influir sobre a recidiva (3, 43, 47, 66). Em contrapartida, o fato de a lesão não ter sido extraída em sua totalidade e o grau do déficit imunológico seriam fatores de risco de recidiva em alguns estudos.

A isotretinoína foi utilizada com sucesso no tratamento das NIC (68). Um estudo realizado em 117 mulheres soropositivas com NIC de baixo grau, das quais metade recebia essa substância, mostrou que a taxa de regressão era a mesma tanto entre as mulheres tratadas como nas outras (69).

Impacto da terapia anti-retroviral combinada

Na infecção por HPV e nas lesões cervicais

Poucos dados estão disponíveis quanto ao efeito de uma terapia combinada sobre as evoluções das infecções cervicais pelo HPV e sobre as NIC (70). Os resultados de um estudo prospectivo, tendo por objeto a vigilância ginecológica de uma coorte de mulheres francesas HIV-positivas, mostraram diminuição significativa da prevalência das NIC em 49 mulheres em tratamento anti-retroviral com inibidor de protease, após um período médio de tratamento de 5 meses (71). Um aumento mais importante da taxa de linfócitos CD4+ foi observado no subgrupo de mulheres cujas lesões tinham regredido, mas nenhum efeito da queda da carga viral plasmática do HIV foi evidenciado. Um estudo mais recente envolveu 168 mulheres portadoras de NIC com acompanhamento médio de 13,4 meses em tratamento (72). A taxa de regressão era duas vezes maior entre as mulheres em terapia combinada do que nas outras (RH = 1,93, 95%; IC: 1,14-3,29). Na análise multivariada, a terapia combinada era independentemente associada ao risco de regressão. Outros estudos sugerem igualmente um efeito positivo da terapia combinada na regressão das lesões intra-epiteliais de Malpighi cervicais (73, 74). Em contrapartida, esse efeito benéfico da terapia combinada não foi encontrado por outros (75-78). Um efeito modesto e não significativo (RR: 0,7; IC 95%: 0,4-1,2) da terapia combinada sobre a incidência das NIC foi relatado recentemente (79). Por outro lado, o efeito da terapia combinada sobre a evolução das NIC não parece, paradoxalmente, estar acompanhado de variação da prevalência elevada da infecção cervical, latente ou produtiva, pelos HPV potencialmente oncogênicos (71, 77).

Cirurgia associada a terapia anti-retroviral combinada

Um estudo recente tratou da eficácia do tratamento cirúrgico das lesões do colo em 54 mulheres soropositivas, além da terapia anti-retroviral (80). Após a conização, a taxa global de recorrência de 4 meses era de 53%. Essa taxa era de 18% nas mulheres em terapia combinada, ao passo que era de 82% nas mulheres que não estavam recebendo tratamento anti-retroviral. Por outro lado, Wright *et al.* não encontraram esse impacto positivo da terapia combinada associada ao tratamento cirúrgico (81). Em estudo publicado recentemente, a taxa de recorrência observada após cirurgia em 121 mulheres era de 26,2 para 100 mulheres-anos. Uma mulher desenvolveu câncer invasivo do colo durante o acompanhamento. Em análise multivariada, a exérese incompleta (RR: 4,0; IC 95%: 1,5-10,9), a imunodepressão grave (RR: 9,1; IC 95%: 2,7-30,7) e a ausência de tratamento com HAART (RR: 2,9; IC 95%: 1,2-6,9) eram fatores de risco de recorrência significativos. A taxa de recorrência era idêntica, não importando a técnica cirúrgica utilizada (82).

No câncer do colo uterino

O recente desenvolvimento dos tratamentos anti-retrovirais, disponíveis nos países desenvolvidos a partir de 1996, permitiu importante redução da morbidade e da mortalidade ligadas à infecção pelo HIV. Uma avaliação da incidência dos cânceres desde o uso da terapia combinada foi recentemente feita a partir de coortes compreendendo mais de 1.000 pacientes HIV-positivos (83). A incidência de sarcoma de Kaposi diminuiu de 152.000 por ano, em 1992, para 4.900 por ano em 1999 (RR: 0,32,99%; IC: 0,26-0,40; p < 0,0001); e a dos linfomas não-Hodgkin de 6.200 por ano, em 1992, para 3.600 por ano em 1999 (RR: 0,58; 99% IC: 0,45-0,74; p < 0,0001). Em contrapartida, a incidência de câncer do colo não diminuiu de maneira significativa (RR: 1,87; 99% IC: 0,77-4,56; p = 0,07). Na Itália, o estudo de coorte de mulheres com data de contaminação conhecida mostrou que a incidência de câncer do colo havia aumentado de 1.500 por ano, no período 1992-1995, para 4.900 no período 1996-1998 (84). Recentemente, dados provenientes da coorte WIHS mostraram que a taxa de incidência de câncer do colo era de apenas 1,2/10.000 mulheres-anos (IC 95%: 0,3-6,7/10.000 mulheres-anos) nessa mesma coorte, isto é, somente 1 caso de câncer confirmado em 8.260 mulheres-anos de observação (60). Destacou-se que nenhum caso de câncer invasivo foi observado em mulheres em terapia combinada acompanhadas na coorte suíça (61).

Considerada a elevada prevalência das NIC nas mulheres soropositivas, é possível que o prolongamento do tempo de vida favorecido pelo tratamento lhes confira, no futuro, um risco maior de desenvolver câncer cervical.

Os anti-retrovirais usados no tratamento da infecção por HIV não têm impacto algum sobre a *clearance* do HPV. Seu impacto na história natural das NIC é relativamente modesto. O aumento do tempo de vida ligado à terapia combinada poderia deixar, para as lesões cervicais e a infecção por HPV, tempo necessário para a transformação maligna.

Patologia vulvovaginal

Condilomas genitais

A prevalência da infecção pelos HPV 6 e 11, responsáveis pelos condilomas genitais, é alta nas mulheres soropositivas: é de 3,6 a 5,6 mais elevada do que nas mulheres soronegativas (85). Nesse contexto, não surpreende observar a prevalência de condilomas vulvovaginais e perineais seis vezes maior nas mulheres soropositivas do que na população-controle (p < 0,0001) (86). Os fatores de risco para desenvolver condilomas são infecção por HIV (RR: 6,96; IC 95%: 1,52-32,6), infecção por HPV (RR: 3,76; IC 95%: 1,67-8,43), imunodeficiência grave (RR: 1,66; IC 95%: 1,03-2,69) e antecedente de uso de drogas injetáveis (RR: 2,32; IC 95%: 1,14-4,71).

A NIC é encontrada com uma freqüência três vezes maior (OR: 2,9; IC 95%: 1,1-74) nas mulheres soropositivas com condilomas do que naquelas que não os têm (87). Resultados semelhantes foram publicados muito recentemente, salientando o caráter multifocal da infecção por HPV e das lesões resultantes entre as mulheres imunodeprimidas (88).

Neoplasias intra-epiteliais vulvares de alto grau e câncer da vulva

Poucos dados foram publicados sobre lesões de alto grau e câncer da vulva nas mulheres HIV-positivas. No estudo de Jamieson *et al.*, somente 4 das 16 NIV e NiVa observadas em mulheres soropositivas eram de alto grau (88).

Uma recente revisão da literatura contabilizou 30 casos de cânceres invasivos da vulva em mulheres soropositivas (89). Os autores salientam a faixa etária mais jovem em que esses tumores são detectados em caso de imunossupressão. Os dados publicados a partir dos registros dos cânceres e da AIDS nos EUA mostram risco relativo de câncer vulvovaginal *in situ* de 3,9 (IC 95%: 2,0-7,0) e de câncer invasivo de 5,8 (IC 95%: 3,0-10,2) (36).

Papel da terapia anti-retroviral combinada

O tratamento anti-retroviral está associado à diminuição significativa da incidência dos condilomas genitais (RR: 0,76; IC 95%: 0,58-0,99) e das NIV, não importando seu grau (RR: 0,65; IC 95%: 0,49-0,88). Por outro lado, a redução das NIV 2-3 e do câncer da vulva em mulheres em terapia combinada não é significativa (RR: 0,64; IC 95%: 0,40-1,04) (90).

Patologia do canal anal

Infecções por HPV

Recentemente foi demonstrado que a infecção do canal anal pelo HPV é freqüente nos homens HIV-positivos e, especialmente, nos homossexuais. Entre estes, a prevalência das lesões anais é elevada. O aumento dos cânceres anais foi relatado. A história natural da infecção por HPV do canal anal é pouco conhecida nas mulheres soropositivas (91,92). Dados provenientes do estudo da coorte WIHS mostraram que a prevalência da infecção por HPV no canal anal era alta (76%) entre as mulheres soropositivas, sendo o risco de infecção duas vezes maior do que entre as mulheres soronegativas (RR: 1,8; IC 95%: 1,3-2,5) (93). O HPV 16 era o tipo de HPV detectado com mais freqüência (15% dos achados positivos), sendo freqüente a infecção com HPV desconhecidos (35% dos achados positivos). A infecção anal era mais freqüente do que a infecção cervical nas mulheres soropositivas (79 e 53%, respectivamente). A imunodepressão grave era associada ao maior risco de infecção (RR: 1,4; IC 95%: 1,1-1,5) (93).

Lesões anais ligadas à infecção por HPV

Além das lesões do trato genital, lesões do canal anal também ligadas à infecção por HPV foram descritas. Apenas um estudo das lesões anais foi realizado entre mulheres soropositivas ou com risco de soropositividade (92). As mulheres soropositivas apresentavam lesões anais em 26% dos casos, contra 8% nas mulheres soronegativas, sendo que a taxa de detecção está fortemente relacionada com o número de células CD4+ (RR: 5,5; IC 95%: 2,2-16). O risco de lesão anal era mais alto entre as mulheres gravemente imunodeprimidas e cuja carga viral do HIV estava elevada.

Papel da terapia anti-retroviral combinada

O impacto da terapia combinada sobre as lesões anais nas mulheres não foi avaliado. Em contrapartida, os primeiros resultados sugerem que será baixo, mesmo que ele exista entre os homens soropositivos (70, 91). Palefsky *et al.* compararam as taxas de progressão e de regressão das lesões durante o ano que antecedeu o início da terapia combinada e durante os 6 meses que se seguiram à sua introdução em um grupo de 98 homossexuais HIV-positivos (91). No decorrer de seu acompanhamento, 52% dos pacientes em HAART apresentaram lesão, e a incidência das lesões foi maior entre os pacientes em terapia combinada do que entre os pacientes não tratados (94). Em estudo realizado na França, a persistência da infecção por HPV e das lesões foi observada após 31 meses de terapia combinada, apesar de restauração imunológica significativa (95). Resultados contraditórios envolvendo o efeito da HAART sobre a evolução das lesões anais foram relatados na literatura, da mesma forma que para as lesões cervicais (96,97).

Câncer do canal anal

Um recente estudo mostrou aumento do risco de 7,8 para o câncer anal *in situ* entre as mulheres soropositivas (36). Um caso de câncer anal foi relatado na coorte suíça, ou seja, uma taxa de incidência padronizada de 18,5 (0,0-106) (61).

■ Conclusão

As neoplasias intra-epiteliais do colo representam uma patologia ginecológica que não deve ser ignorada nas mulheres soropositivas, visto que a infecção pelo HPV é igualmente a causa da forte prevalência de lesões de todo o trato anogenital. A participação do déficit imunológico no surgimento e no futuro da doença permanece mal conhecida. Ao mesmo tempo em que os tratamentos anti-retrovirais têm impacto positivo sobre a infecção por HPV e sobre as lesões, a melhora da qualidade de vida e de sua duração deve vir acompanhada do desaparecimento desse problema. Caso contrário, essa patologia e sua complicação maior, o câncer, passaria ao primeiro plano, considerada a ausência de meio eficaz de tratamento.

Referências

1. Feingold AR, Vermund SH, Burk RD et al. (1990) Cervical cytologic abnormalities and papillomavirus in women infected with human immunodeficiency virus. J Acq Immun Def Synd 3:896-903
2. Ho G, Burk R, Fleming I, Klein R (1994) Risk of genital human papillomavirus infection in women with human immunodeficiency virus-induced immunosuppression. Int J Cancer 56:788-92
3. Wright T, Ellerbrock T, Chiasson M et al. (1994) Cervical intraepithelial neoplasia in women infected with human immunodeficiency virus: prevalence, risk factors, and validity of Papanicolaou smears. Obstet Gynecol 84:591-7
4. Sun X, Kuhn L, Ellerbrock T et al. (1997) Human papillomavirus infection in women infected with the human immunodeficiency virus. N Engl J Med 337:1343-9
5. Minkoff H, Feldman J, De Hovitz J et al. (1998) A longitudinal study of human papillomavirus carriage in human immunodeficiency virus-infected and human immunodeficiency virus-uninfected women. Am J Obstet Gynecol 178:982-6
6. Palefsky J, Minkoff H, Kalish L et al. (1999) Cervicovaginal human papillomavirus infection in human immunodeficiency virus-1 (HIV)-positive and high-risk HIV-negative women. J Natl Cancer Inst 91:226-36
7. Jamieson DJ, Duerr A, Burk R et al. (2002) Characterization of genital human papillomavirus infection in women who have or who are at risk of having HIV infection. Am J Obstet Gynecol 6:21-7
8. Stover CT, Smith DK, Schmid DS et al. (2003) Prevalence of and risk factors for viral infections among human immunodeficiency virus (HIV)-infected and high-risk HIV-uninfected women. J Infect Dis 187:1388-96
9. Royce RA, Winkelstein W Jr (1990) HIV infection, cigarette smoking and CD4+ T-lymphocyte counts: preliminary results from the San Francisco Men's Health Study. Aids 4:327-33
10. Spinillo A, Tenti P, Zappatore R (1993) Langerhans' cell counts and cervical intraepithelial neoplasia in women with human immunodeficiency virus infection. Gynecol Oncol 48:210-3
11. Johnson JC, Burnett AF, Willet GD et al. (1992) High frequency of latent and clinical human papillomavirus cervical infections in immunocompromised Human Immunodeficiency Virus-Infected women. Obstet Gynecol 79:321-7
12. Sun X, Ellerbrock TV, Lungu O et al. (1995) Human papillomavirus infection in human immunodeficiency virusseropositive women. Obstet Gynecol 85:680-6
13. Minkoff H, Eisenberger-Matityahu D, Feldman J (1999) Prevalence and incidence of gynecologic disorders among women infected with human immunodeficiency virus. Am J Obstet Gynecol 180:824-36
14. Massad LS, Riester KA, Anastos KM et al. Prevalence and predictors of squamous cell abnormalities in Papanicolaou smears from women infected with HIV-1. J Acquir Immune Defic Syndr 21:33-41
15. Ahdieh L, Munoz A, Vlahov D (2000) Cervical neoplasia and repeated positivity of human papillomavirus infection in human immunodeficiency virus-seropositive and -seronegative women. Am J Epidemiol 151:1148-57
16. Heard I, Tassie J-M, Schmitz V (2000) Increased risk of cervical disease among human immunodeficiency virus- infected women with severe immunosuppression and high human papillomavirus load. Obstet Gynecol 96:403-9
17. Schuman P, Ohmit SE, Klein RS et al. (2003) Longitudinal study of cervical squamous

intraepithelial lesions in human immunodeficiency virus (HIV)-seropositive and at-risk HIV-seronegative women. J Infect Dis 18:128-36
18. Cappiello G, Garbuglia AR, Salvi R et al. (1997) HIV infection increases the risk of squamous intra-epithelial lesions in women with HPV infection: An analysis of HPV genotypes. Int J Cancer 72:982-6
19. Ahdieh L, Klein RS, Burk R et al. (2001) Prevalence, incidence, and type-specific persistence of human papillomavirus in human immunodeficiency virus (HIV)-positive and HIV-negative women. J Infect Dis 186:682-90
20. Ho G, Burk R, Klein S (1995) Persistent genital Human papillomavirus infection as a risk factor for persistent cervical dysplasia. J Natl Cancer Inst 87:1365-71
21. Clifford GM, Goncalves MA, Franceschi S (2006) Human papillomavirus types among women infected with HIV: a meta-analysis. Aids 20:2337-44
22. Longuet M, Casonet P, Orth G (1996) A novel genital HPV, HPV type 74, found in immunosupressed patient. J Clin Microbiol 34:1859-62
23. Vermund SH, Kelley KF, Klein RS et al. (1991) High risk of human papillomavirus infection and cervical squamous intraepithelial lesions among women with symptomatic human immunodeficiency virus infection. Am J Obstet Gynecol 165:392-400
24. Weissenborn S, Funke A, Hellmich M et al. (2003) Oncogenic human papillomavirus DNA loads in human immunodeficiency virus-positive women with high-grade cervical lesions are strongly elevated. J Clin Microbiol 41:2763-7
25. Strickler HD, Palefsky JM, Shah KV et al. (2003) Human papillomavirus type 16 and immune status in human immunodeficiency virus-seropositive women. J Natl Cancer Inst 95:1062-71
26. Nuovo GJ, Gallery F, MacConnell P (1991) An improved technique for the in situ detection of DNA after polymerase chain reaction amplification. Am J Pathol 139:1239-44
27. Nuovo G, Forde A, MacConnell P, Fahrenwald R (1993) in situ detection of PCR-amplified HIV-1 nucleic acids and tumor necrosis factor cDNA in cervical tissues. Am J Pathol 143:40-8
28. Vernon S, Hart CE, Reeves WC, Icenogle JP (1993) The HIV-1 tat protein enhances E2-dependent human papillomavirus 16 transcription. Virus Res 27:133-45
29. Dolei A, Curreli S, Marongiu P et al. (1999) Human immunodeficiency virus infection in vitro activates naturally integrated human papillomavirus type 18 and induces synthesis of the L1 capsid protein. J Gen Virol 80:2937-44
30. Toy EP, Rodriguez-Rodriguez L, McCance D (2000) Induction of cell-cycle arrest in cervical cancer cells by the human immunodeficiency virus type 1 viral protein R. Obstet Gynecol 95:141-6
31. Arany I, Tyring S (1998) Systemic immunosuppression by HIV infection influences HPV transcription and thus local immune responses in condyloma acuminatum. Int J STD AIDS 9:268-71
32. Bell MC, Schmidt-Grimminger D, Turbat-Herrera E et al. (2000) HIV+ patients have increased lymphocyte infiltrates in CIN lesions. Gynecol Oncol 76:315-9
33. Arany I, Grattendick KG, Tyring SK (2002) Interleukin-10 induces transcription of the early promoter of human papillomavirus type 16 (HPV16) through the 5'-segment of the upstream regulatory region (URR). Antiviral Res 55:331-9
34. Gage JR, Sandhu AK, Nihira M et al. (2000) Effects of human papillomavirus-associated cells on human immunodeficiency virus gene expression. Obstet Gynecol 96:879-85
35. Bradbeer C (1987) Is infection with HIV a risk factor for cervical intraepithelial neoplasia? Lancet 2:1277-8
36. Frisch M, Biggar IJ, Goedert JJ (2000) Human papillomavirus-associated cancers in patients with human immunodeficiency virus infection and acquired immunodeficiency syndrome. J Natl Cancer Inst 92:1500-10
37. Mandelblatt JS, Fahs M, Garibaldi K et al. (1992) Association between HIV infection and cervical neoplasia: implications for clinical care of women at risk for both conditions. AIDS 6:173-8
38. Ellerbrock TV, Chiasson MA, Bush TJ et al. (2000) Incidence of cervical squamous intraepithelial lesions in HIV-infected women. JAMA 283:1031-7
39. Six C, Heard I, Bergeron C et al. (1998) Comparative pre-valence, incidence and short-term prognosis of cervical squamous intraepithelial lesions amongst HIV-positive and HIV-negative women. AIDS 12:1047-56
40. Delmas MC, Larsen C, van Benthem B et al. (2000) Cervical squamous intraepithelial lesions in HIV-infected women: prevalence, incidence and regression. AIDS 14:1775-84
41. Cohn JA, Gagnon S, Spence MR et al. (2001) The role of human papillomavirus deoxyribonucleic acid assay and repeated cervical cytologic examination in the detection of cervical intraepithelial neoplasia among human immunodeficiency virus-infected women. Cervical Disease Study Group of the American Foundation for AIDS Research Community Based Clinical Trials Network. Am J Obstet Gynecol 184:322-30
42. Massad LS, Ahdieh L, Benning I. et al. (2001) Evolution of cervical abnormalities among women with HIV-1: evidence from surveillance cytology in the women's interagency HIV study. J Acquir Immune Defic Syndr 27:432-42
43. Maiman M, Fruchter RG, Serur E (1993) Recurrent cervical intraepithelial neoplasia in human immunodeficiency virus-seropositive women. Obstet Gynecol 82:170-4
44. Wright TC, Jr, Koulos J, Schnoll F et al. (1994) Cervical intraepithelial neoplasia in women infected with the human immunodeficiency virus: outcome after loop electrosurgical excision. Gynecol Oncol 55:253-8
45. Duerr A, Kieke B, Warren D et al. (2001) Human papillomavirus-associated cervical cytologic abnormalities among women with or at risk of infection with human immunodeficiency virus. Am J Obstet Gynecol 184:584-90
46. Heard I, Bergeron C, Jeannel D et al. (1995) Papanicolaou smears in Human Immunodeficiency Virus-seropositive women during follow-up. Obstet Gynecol 86:749-53

47. Fruchter RG, Maiman M, Sedlis A et al. (1996) Multiple recurrences of cervical intraepithelial neoplasia in women with the human immunodeficiency virus. Obstet Gynecol 87:338-44
48. Klein R, Ho G, Vermund S et al. (1994) Risk factors for sqamous intraepithelial lesions on pap smear in women at risk for immunodeficiency virus infection. J Inf Dis 170:1404-9
49. Luque AE, Demeter LM, Reichman RC (1999) Association of human papillomavirus infection and disease with magnitude of human immunodeficiency virus type 1 (HIV-1) RNA plasma level among women with HIV-1 infection. J Infec Dis 179:1405-9
50. Heard I, Jeannel D, Bergeron C et al. (1997) Lack of behavioural risk factors for squamous intraepithelial lesions (SIL) in HIV-infected women. Int J STD AIDS 8:388-92
51. Schiffman NH, Bauer HM, Hoover RN et al. (1993) Epidemiologic evidence showing that human papilloma virus infection causes most cervical intraepithelial neoplasia. J Natl Cancer Inst 85:958-64
52. Kovacs A, Wasserman S, Burns D et al. (2001) Determinants of HIV-1 shedding in the genital tract of women. Lancet 358:1593-601
53. Östör A (1993) Natural history of cervical intraepithelial neoplasia: a critical review. Int J Gynecol Pathol 12:186-92
54. Maiman M, Fruchter R, Guy L (1993) Human immunodeficiency virus infection and invasive cervical carcinoma. Cancer 71:402-6
55. Centers for disease control and prevention (1993) 1993 revised classification system for HIV infection and expanded surveillance case definition for AIDS among adolescents and adults. MMWR 41:1-19
56. Chiasson MA, Berenson L, Li W et al. (1999) Declining HIV/AIDS mortality in New York City. J Acquir Immune Defic Syndr. 21:59-64
57. Serraino D, Carrieri P, Pradier C (1999) Risk of invasive cervical cancer among women with or at risk for, HIV infection. Int J Cancer 82:334-7
58. Frisch M, Biggar RJ, Engels EA, Goedert JJ (2001) Association of cancer with AIDS-related immunosuppression in adults. JAMA 285:1736-45
59. Mbulaiteye SM, Biggar RJ, Goedert JJ, Engels EA (2003) Immune deficiency and risk for malignancy among per-sons with AIDS. J Acquir Immune Defic Syndr 32:527-33
60. Massad LS, Seaberg EC, Watts DH et al. (2004) Low incidence of invasive cervical cancer among HIV-infected US women in a prevention program. AIDS 18:109-13
61. Clifford GM, Polesel J, Rickenbach M et al. (2005) Cancer risk in the Swiss HIV Cohort Study: associations with immunodeficiency, smoking, and highly active antiretroviral therapy. J Natl Cancer Inst 97:425-32
62. Serraino D, Dal Maso L, La Vecchia C, Franceschi S (2002) Invasive cervical cancer as an AIDS-defining illness in Europe. AIDS 16:781-6
63. Grundsell H, Alm P, Larsson G (1983) Cure rates after laser conization for early cervical neoplasia. Ann Chir Gynaecol 72:218-22
64. Lopes A, Monaghan JM, Robertson G, Murdoch JB (1993) Does application of Monsel's solution after loop diathermy excision of the transformation zone reduce post-operative discharge? Br J Obstet Gynaecol 100:794
65. Holcomb K, Matthew R, Chapman JE et al. (1999) The efficacy of cervical conization in the treatment of cervical intraepithelial neoplasia in HIV-positive women. Gynecol Oncol 74:428-31
66. Tate DR, Anderson RJ (2002) Recrudescence of cervical dysplasia among women who are infected with the human immunodeficiency virus: a case-control analysis. Am J Obstet Gynecol 186:880-2
67. Boardman LA, Peipert JF, Hogan JW, Cooper AS (1999) Positive cone biopsy specimen margins in women infected with the human immunodeficiency virus. Am J Obstet Gynecol 181:1395-9
68. Meyskens FL Jr, Surwit E, Moon TE et al. (1994) Enhancement of regression of cervical intraepithelial neoplasia II (moderate dysplasia) with topically applied alltrans-retinoic acid: a randomized trial. J Natl Cancer Inst 86:539-43
69. Robinson WR, Andersen J, Darragh TM (2002) Isotretinoin for low-grade cervical dysplasia in human immunodeficiency virus-infected women. Obstet Gynecol 99:777-84
70. Heard I, Palefsky JM, Kazatchkine MD (2004) The impact of HIV antiviral therapy on human papillomavirus (HPV) infections and HPV-related diseases. Antivir Ther. 9:13-22
71. Heard I, Schmitz V, Costagliola D (1998) Early regression of cervical lesions in HIV-seropositive women receiving highly active antiretroviral therapy. AIDS 12:1459-64
72. Heard I, Tassie J-M, Kazatchkine MD, Orth G (2002) Highly active antiretroviral therapy enhances regression of cervical intraepithelial neoplasia in HIV-seropositive women. AIDS 16:1799-802
73. Minkoff H, Ahdieh L, Massad LS et al. (2001) The effect of highly active antiretroviral therapy on cervical cytologic changes associated with oncogenic HPV among HIV-infected women. AIDS 15:2157-64
74. Luque A, Li H, Demeter L, Reichman R (2001) Effect of antiretroviraltherapy (ARVT) on human papillomavirus (HPV) infection and disease among HIV-infected women. 8th Conference on Retroviruses and Opportunistic Infections Chicago, USA 4-8 february 2001. Abstract 724
75. Orlando G, Fasolo MM, Schiavini M (1999) Role of highly active antiretroviral therapy in human papillomavirusinduced genital dysplasia in HIV-1 infected patients. AIDS 13:424-5
76. Del Mistro A, Franzetti M, Cattelan A (1999) Clinical and virological features of HPV-associated genital lesions in HIV-infected women (Abstract 11). 3rd International Conference on Malignancies in AIDS and Other Immunodeficiencies, Bethesda, USA
77. Lillo F, Ferrari D, Veglia F, Uberti-Foppa C (2001) Human papillomavirus infection and associated cervical disease in human immunodeficiency virus-infected women: effect of highly active antiretroviral therapy. J Infect Dis 184:547-51

78. Moore A, Sabin C, Madge S et al. (2002) Highly active antiretroviral therapy and cervical intraepithelial neoplasia. AIDS 16:927-9
79. Heard I, Potard V, costagliola D (2006) Limited impact of immunosuppresion and HAART on the incidence of cervical squamous intraepithelial lesions in HIV-positive women. Antivir Ther 11:1091-6
80. Robinson WR, Hamilton CA, Michaels SH, Kissinger P (2001) Effect of excisional therapy and highly active antiretroviral therapy on cervical intraepithelial neoplasia in women infected with human immunodeficiency virus. Am J Obstet Gynecol 184:538-43
81. Wright T, Bush T, Sawo D et al. (2002) A Clinical Trial Comparing Standard Treatment Modalities for Squamous Intraepithelial Lesions of the Cervix in HIV-Infected Women. 9th Conference on Retroviruses and Opportunistic Infections Seattle, USA, 24-28 February, 2002 Abstract LB 16
82. Heard I, Potard V, Foulot H et al. (2005) High Rate of Recurrence of Cervical Intraepithelial Neoplasia After Surgery in HIV-Positive Women. J Acquir Immune Defic Syndr 39:412-8
83. International Collaboration on HIV and Cancer (2000) Highly Active Antiretroviral Therapy and Incidence of Cancer in Human Immunodeficiency Virus-Infected Adults. J Natl Cancer Inst 92:1823-30
84. Dorrucci M, Suligoi B, Serraino D (2001) Incidence of invasive cervical cancer in a cohort of HIV-seropositive women before and after the introduction of highly active antiretroviral therapy. J AIDS 26:377-80
85. Silverberg M, Ahdieh L, Munoz A et al. (2002) The impact of HIV infection and immunodeficiency on human papillomavirus type 6 or 11 infection and on genital warts. Sex Transm Dis 29:427-35
86. Conley L, Ellerbrock TV, Bush TJ et al. (2002) HIV-1 Infection and risk of vulvovaginal and perianal condylomata acuminata and intraepithelial neoplasia: a prospective cohort study. Lancet 359:108-13
87. Chiasson M, Ellerbrock T, Bush T (1997) Increased prevalence of vulvovaginal condyloma and vulvar intraepithelial neoplasia in women infected with the human immunodeficiency virus. Obstet Gynecol 89:690-4
88. Jamieson DJ, Paramsothy P, Cu-Uvin S, Duerr A (2006) Group HIVERS. Vulvar, vaginal, and perianal intraepithelial neoplasia in women with or at risk for human immunodeficiency virus. Obstet Gynecol 107:1023-8
89. flit L, Voruganti S, Simunovic M (2005) Invasive vulvar cancer in a woman with human immunodeficiency virus: case report and review of the literature. Gynecol Oncol 98:151-4
90. Massad LS, Silverberg MJ, Springer G et al. (2004) Effect of antiretroviral therapy on the incidence of genital warts and vulvar neoplasia among women with the human immunodeficiency virus. Am J Obstet Gynecol 190:1241-8
91. Palefsky J, Holly E, Ralston M et al. (2001) Effect of higly active antiretroviral therapy on the natural history of anal squamous intraepithelial lesions and anal human papillomavirus infection. J Acquired Immun Defic Syndr 28:422-8
92. Holly EA, Ralston M, Darragh T et al. (2001) Prevalence and risk factors for Anal squamous intraepithelial lesions in women. J Nat! Cancer Inst 93:843-9
93. Palefsky JM, Holly E, Ralston M (2001) Prevalence and risk factors for anal human papillomavirus infection in human immunodeticiency virus (HIV)-positive and high-risk HIV-negative women. J Infect Dis 183:383-91
94. Palefsky J, Holly EA, Ralston M (2002) Effect of HAART on incidence of anal intraepithelial neoplasia grade 3 among HIV-positive men who have sex with men. XIVth International Conference on AIDS Barcelona, Spain 7-12 July 2002
95. Piketty C, Darragh TM, Heard I et al. (2004) High prevalence of anal squamous intraepithelial lesions in HIV-positive men despite the use of highly active antiretroviral therapy. Sex Transm Dis 31:96-9
96. Kiviat N, Redman M, Hawes S (2002) The effect of HAART on detection of anal HPV and squamous intraepithelial lesions among HIV infected homosexual men. 6th International Conference on Malignancies in AIDS and Other Immunodeficiencies, Bethesda, USA, 22-24 April, 2002 Abstract 1
97. Wilkin T, Palmer S, Brudney K et al. (2003) The association of antiretroviral therapy with anal squamous intraepithelial lesions among HIV positive men. 10th Conference on Retroviruses and Opportunistic Infections boston, USA, 10-14 february 2003 Abstract 819

43 Colposcopia e gravidez

B. Blanc • A. Agostini • J.-P. Estrade

RESUMO

A colposcopia não deve ser realizada de maneira sistemática durante a gravidez.

Seus aspectos particulares são representados pela deciduose e pelo ectrópio.

As coletas de biopsias sob colposcopia devem ser limitadas às imagens mais preocupantes, que estiverem sugerindo uma lesão invasora ou pré-invasora.

PONTOS-CHAVE

1. A deciduose é fisiológica, e sua descoberta colposcópica não justifica tratamento algum.
2. A conização cirúrgica ou a ressecção por alça diatérmica não devem ser feitas durante a gravidez, exceto em caso de suspeita de câncer invasivo.
3. O Papanicolaou deve ser realizado durante a gravidez na mulher não rastreada.

Introdução

A colposcopia pode perfeitamente ser realizada durante a gravidez, mas é preciso reconhecer, porém, que esse não é o melhor momento para realizar essa exploração. Não nos parece legítimo nem razoável propor esse exame de maneira sistemática durante a gravidez, ainda que esta represente um momento privilegiado nas pacientes que não consultam seu médico regularmente.

Em contrapartida, é preciso aproveitar esse período, em que a mulher é obrigada a consultar o médico para realizar de maneira sistemática um exame do colo e da vagina por meio da introdução do espéculo, e realizar um Papanicolaou nas mulheres que nunca se submeteram ao exame ou naquelas em que o último Papanicolaou foi feito há mais de 12 meses.

Por outro lado, a colposcopia deve continuar a ser indicada na presença de esfregaço cervicovaginal que apresente anomalia ou na presença de sinais preocupantes, tais como metrorragias espontâneas ou provocadas ou **leucorréias róseas**.

Particularidades técnicas da colposcopia

Se realizada durante o primeiro trimestre da gravidez, a colposcopia não apresenta, na maioria das vezes, nenhum problema, pois o colo é facilmente descrito. Em contrapartida, em caso de gravidez avançada, a realização da colposcopia se choca com inúmeras dificuldades ligadas às modificações histológicas referentes à **embebição** gravídica da vagina e, em menor grau, do colo uterino. Existe, de fato, uma hipertrofia das paredes vaginais hiperemiadas que atrapalham a visualização do colo uterino. Às vezes, é necessário usar um espéculo de válvulas longas para afastar as paredes laterais vaginais e, em alguns casos, válvulas vaginais específicas usadas em cirurgia vaginal (válvulas de **Breschi**); tudo isso dificulta o exame e, às vezes, requer o auxílio de um assistente. No final da gravidez, é aconselhável realizar essa exploração com a paciente posicionada em decúbito lateral para evitar o "**efeito Poseiro**", que poderia surgir na posição ginecológica. Assim, essa exploração deve ser feita sob as seguintes indicações: anomalias observadas no esfregaço cervicovaginal ou diante de sintomatologia preocupante (metrorragias ou leucorréias serossanguinolentas). O colo uterino costuma ser recoberto por muco espesso cuja limpeza se revela difícil e, às vezes, hemorrágica. Um último ponto a destacar: a colposcopia é excepcionalmente panorâmica em função da hipertrofia das paredes laterais da vagina, que atrapalham a visualização completa do colo uterino, tratando-se de uma inspeção **parcial**; por isso, a realização de coletas de biopsias não deve ser sistemática, mas reservada somente às imagens "preocupantes".

Alterações histológicas do colo normal na gravidez

Dependem das secreções hormonais esteroidais e explicam os aspectos colposcópicos; atingem o estroma, o epitélio glandular e o epitélio de Malpighi (1):
- O colo uterino é constituído essencialmente por tecido conjuntivo, o colágeno irá se edemaciar e hiperemiar, o que terá como conseqüência o aumento do número e da dimensão dos capilares e dos vasos distais; a hiperemia se apresenta como uma congestão tissular responsável pelo edema do córion. Essas modificações surgem de maneira muito precoce no plano histológico, mas seu aparecimento na colposcopia geralmente é mais tardia (quarto mês).
- Ao nível do endométrio, observa-se, desde o começo da gravidez, a transformação do endométrio em decídua. Esse processo fisiológico continua localizado, na maioria das vezes, no corpo uterino, mas em alguns casos pode ultrapassar os limites do endométrio e envolver o revestimento glandular endocervical e **submalpighiano**: é a deciduose.

Aspectos colposcópicos do colo na gravidez

À exceção de alguns casos especiais em que as modificações colposcópicas são muito precoces, o colo na gravidez apresenta aspecto característico a partir do quarto mês.

Colo normal

Ele irá tornar-se edemaciado e assumirá uma coloração violácea bastante característica. Esse aspecto, evidentemente, é reflexo das transformações histológicas do colágeno: hipervascularização capilar e dos vasos distais, transudato extravascular.

O exame colposcópico não apresenta problema particular. No exame sem preparação, o colo está vermelho – violáceo – congestivo; após aplicação de ácido acético, observa-se atenuação desse aspecto congestivo; o teste de Schiller resulta em uma coloração marrom-escura intensa graças à abundância de glicogênio no citoplasma; a junção escamocolunar (JEC) costuma ser visualizada e seguida em totalidade em virtude da freqüente eversão da mucosa glandular endocervical.

Deciduose

Sua freqüência exata não é conhecida, pois não existem séries publicadas de colposcopia realizadas de maneira sistemática e prospectiva durante a gravidez, mas aparentemente encontra-se entre 10 e 40% (1-2).

A deciduose é a tradução colposcópica da transformação do endométrio em decídua ao nível do epitélio glandular endocervical e submalpighiano.

Assim, distinguem-se:

- A deciduose subglandular, que atinge o epitélio glandular da endocérvice e do ectrópio; ela se traduz, após aplicação de ácido acético, pelo aparecimento de reação acetobranca intensa precoce e persistente ao nível do córion do epitélio glandular. É possível compará-la à deciduose de pólipos glandulares expelidos pelo colo uterino, que branqueiam de modo intenso após aplicação de ácido acético; não se pode confundir a deciduose dos pólipos com um fragmento de decídua em via de expulsão, cujo prognóstico obstétrico é ruim (ameaça iminente de aborto), ao passo que a deciduose não apresenta nenhum fator de risco de interrupção da gravidez.
- A deciduose submalpighiana é a variedade mais freqüente. Apresenta-se em duas formas:
  – a forma plana, que aparece no exame colposcópico sem preparação sob a forma de placa congestiva (às vezes, única, freqüentemente múltipla), situando-se próximo ou distante do orifício cervical – após aplicação de ácido acético essas placas são margeadas por uma borda branca característica;
  – a forma tumoral progride a partir do córion para o epitélio de superfície que ele afina e, às vezes, ulcera – a forma ulcerada sangra facilmente ao contato (relação sexual/espéculo/toque vaginal). Ela pode sugerir uma lesão displásica, mas o caráter "cristalizado" isolado após aplicação de ácido acético permite restabelecer o diagnóstico.

Seja qual for sua localização ou seu aspecto colposcópico, a deciduose não justifica nenhum tratamento cirúrgico além da prescrição de óvulos hemostáticos, se existirem metrorragias ou forma ulcerada.

Ectrópio gravídico

Sua freqüência é variável conforme as séries, mas sempre superior a 50% (2-4).

É tradicional diferenciar o ectrópio congênito agravado pela gravidez e o ectrópio mecânico criado pela gravidez:

- O ectrópio congênito é encontrado em 25% dos casos segundo Coupez, as imagens colposcópicas são "ampliadas" pela gravidez. Os aspectos em falhas são característicos e refletem a exteriorização da "árvore da vida" cuja localização costuma ser endocervical. As criptas observadas são de disposição oblíqua, ligadas em um eixo central endocervical; são grandes, profundas, recobertas por papilas glandulares muito congestivas, às vezes, sangrando ao contato.

  O aspecto polipóide traduz o aumento de volume das papilas endocervicais glandulares congestivas hiperemiadas e, por vezes, sangrando ao contato; esse aspecto, às vezes, é alarmante e pode levar a coletas de biopsias.

- O ectrópio mecânico é criado pelo estado gravídico, por isso é menos estendido que o ectrópio congênito; seu aspecto é plano, não existe falha, seus limites são nítidos, ele não é saliente, não sangra ao contato e, normalmente, se situa no lábio anterior do colo. A JEC é fácil de localizar e de seguir graças à exteriorização do tecido glandular.

A evolução do ectrópio mecânico é regressiva, ao contrário do ectrópio congênito, como mostrou Béolachi (5).

■ Transformações atípicas epiteliais

O diagnóstico de transformação atípica epitelial é sugerido diante dos resultados preocupantes do esfregaço cervicovaginal, realizado durante o primeiro exame obstétrico.

A pertinência do esfregaço cervicovaginal no decorrer da gravidez é satisfatória, apesar das modificações gravídicas do colo uterino (6). A avaliação da lesão cervical se baseia, assim como fora da gravidez, no tripé citologia-colposcopia-histologia.

A freqüência das anomalias citológicas observadas durante a gravidez é estimada em 5% (6). Para Douvier *et al.* (8), o Papanicolaou apresenta taxas idênticas de subavaliação (20,5%) e de superestimação em comparação com uma população de mulheres não-grávidas. Existe uma concordância de 58% entre os resultados da citologia e o resultado histológico realizado no pós-parto (3-4-7).

Na colposcopia, a zona de transformação costuma ser bem observada, pois existe a eversão da mucosa glandular. No exame sem preparação, a zona é vermelha congestiva e branqueia de maneira precoce, intensa e prolongada após aplicação de ácido acético. O edema do estroma "amplia" as imagens de transformação atípica, especialmente em caso de acometimento glandular profundo, em que os aspectos de halos glandulares são particularmente bem visíveis após aplicação de lugol. O teste de Schiller confirma a existência de zonas lugol-negativas de contornos difusos. Diante desse quadro, o tratamento local antiinfeccioso é desejável antes de se fazer coletas de biopsias ao nível da zona de transformação atípica e nos aspectos mais preocupantes.

- Na presença de NIC de baixo grau (NIC 1), não se deve propor nenhum tratamento – o controle citológico e colposcópico é desejável perto da 32ª semana para garantir a ausência de evolução; a paciente será revista em 3 meses após o parto para se fazer um balanço dos planos citológico, colposcópico e, eventualmente, histológico. A lesão deve desaparecer em mais de 60% dos casos.
- Na presença de NIC de alto grau (NIC 2/3), a mesma ação de vigilância deve ser proposta, salvo se existirem aspectos colposcópicos muito preocupantes sugerindo uma microinvasão, ainda que não confirmados pela histologia. Então será preciso reavaliar as imagens colposcópicas por meio de novas biopsias ou considerar a indicação de conização. Na ausência de microinvasão, as lesões de alto grau podem regredir após o parto em cerca de 25% dos casos (9).
- O câncer microinvasor raramente é diagnosticado durante a gravidez, em função da escassez de biopsias efetuadas. O diagnóstico só pode ser afirmado por conização. Afora essa situação excepcional, a conização deve ser evitada, pois acarreta conseqüências arriscadas para a mãe e o produto da concepção: hemorragias recidivantes (aborto, parto prematuro), ruptura das membranas, apesar da realização de uma cerclagem "preventiva?". O resultado terapêutico da conização é freqüentemente discutível graças ao caráter *comprometido* da incisão cirúrgica (30%). Alguns autores propuseram a realização de ressecção, por alça diatérmica, para reduzir as conseqüências iatrogênicas da conização cirúrgica, mas essa técnica está sendo avaliada durante a gravidez (6).

O câncer invasivo é de descoberta excepcional durante a gravidez. Envolve pacientes não vigiadas que apresentam essa lesão no início da gravidez. O câncer invasivo necessita de tratamento específico (9):

- Interrupção médica da gravidez no decorrer dos 5 primeiros meses de gravidez.
- Parto por cesariana perto das 32 semanas de amenorréia, seguida de histerectomia e linfadenectomia.

■ Conclusão

O colo uterino sofre mudanças durante a gravidez, dominadas pela hipervascularização e pelo edema.

Essas modificações histológicas explicam as imagens colposcópicas normais (deciduose-ectrópio) e atípicas.

A realização de conização no decorrer da gravidez deve continuar sendo excepcional.

Referências

1. Wahl P, Quéreux C, Gabriel R (1993) Colposcopie au cours de la grossesse. In: Colposcopie et pathologic génitale, Blanc B, Benmoura D, Arnette ed, Paris, p. 239-51
2. Coupez F (1984) Déciduose du col et colposcopie. Gynécologie 35:103-4
3. Baldauf JJ, Dreyfus M, Ritter J *et al.* (1995) Colposcopy and directed biopsy reliability duringpregnancy. Eur J Obstet Gynecol Reprod Biol 62:31-6
4. Ostergard R (1977) The effect of age gravidity and parity on the location of the cervical squamocolumnar juction as determined by colposcopy. Am J Obstet Gynecoll 29:595
5. Beolchi S, Frateschi M (2002) La comparsa dell'ectropiondopo il,parto. Edit Grafiche Cesari avril 1983. Rimini 8-9 octobre 2002
6. Boubli L, Sferlazzo K, Carcopino X, Shojai R (2007) Anomalies du frottis pendant la grossesse: 23e journées de techniques avancées en gynécologie Toscane, Azoulay M (ed):31-9
7. Benedet JL (1987) Colposcopic evaluation of abnormal Papanicolaou smears in pregnancy. Am J Obstet Gynecol 157:932-7
8. Douvier S, Fillipuzzi I, Sagot P (2003) Management of cervical intra epithelial neoplasm during pregnancy. Gynecol Obstet Fertil 851-5
9. Dargent D, Laffargue F (1984) Dysplasies sévères,cancer in *situ* et micro-invasifs chez la femme enceinte. Gynécologie 35:131-6

44 Carcinoma microinvasor e invasor

J.-J. Baldauf ♦ E. Baulon

RESUMO

A colposcopia é essencial para o diagnóstico dos cânceres iniciais, geralmente assintomáticos, descobertos graças ao rastreio. Não existem critérios patognomônicos para o diagnóstico da microinvasão na colposcopia, mas há associações de imagens elementares suspeitas que o sugerem, agravadas quando a paciente tem mais de 40 anos e/ou quando a citologia a havia sugerido no início. A colposcopia insatisfatória e o grande tamanho das lesões foram identificados como fatores independentes associados ao não-diagnóstico da microinvasão na colposcopia. Por outro lado, a gravidez constitui uma situação em que a interpretação colposcópica se torna particularmente difícil.

O câncer do colo se desenvolve a partir da junção escamocolunar e da zona de transformação anormal. Os carcinomas epidermóides representam cerca de 80 a 90% das lesões invasoras. Em 10 a 20% dos casos, trata-se de adenocarcinomas desenvolvidos a partir da mucosa colunar endocervical.

A colposcopia possui pouca utilidade nos casos em que o câncer é revelado por meio de sintomas mais ou menos evocadores: metrorragias provocadas, metrorragias espontâneas, leucorréias purulentas e normalmente estriadas de sangue. Nesses casos, a simples inspeção do colo com o espéculo a olho nu permite, na maioria das vezes, constatar o câncer, cuja biopsia confirmará facilmente o diagnóstico, quer se trate de uma forma vegetante freqüentemente friável que normalmente sangra ao contato, de uma forma infiltrante que se manifesta por meio do endurecimento dos tecidos, ou de uma forma ulcerada com bordas irregulares, de margens salientes e desiguais, às vezes uma verdadeira cratera que destrói todo o colo e faz desaparecer seu relevo.

O impacto de uma política de rastreamento é medido tanto pela redução do número de cânceres, graças ao tratamento eficaz das lesões pré-cancerosas, quanto pelo aumento relativo das formas iniciais e assintomáticas em relação às formas evoluídas clinicamente evidentes. Entre os cânceres rastreados na Alsácia, dentro da campanha EVE, 66% eram formas microinvasoras. Na literatura, a proporção de cânceres microinvasores em relação aos cânceres invasivos é menor, sendo o estádio IA1 aproximadamente quatro vezes mais freqüente que o estádio IA2.

PONTOS-CHAVE

1. Não existem critérios patognomônicos para o diagnóstico da microinvasão na colposcopia, mas há associações de imagens elementares suspeitas.
2. Entre os sinais de gravidade, nota-se o acetobranqueamento intenso, acinzentado, opaco e estendido, a ulceração, os vasos atípicos, as modificações de relevo e as deformações do orifício cervical.
3. A pertinência da colposcopia para o diagnóstico de carcinoma microinvasor aumenta com a profundidade da invasão. A proporção de carcinoma microinvasor diagnosticado na colposcopia e na biopsia dirigida varia entre 0 e 70% (em média, 33%), ao passo que o câncer epidermóide oculto é diagnosticado em 85 a 100% dos casos.

■ Importância da orientação da citologia

A probabilidade de câncer aumenta com a gravidade do resultado citológico. O valor diagnóstico do esfregaço, em contrapartida, é imperfeito. Mais cânceres são diagnosticados em pacientes que apresentam anomalias sugestivas de lesão intra-epitelial de alto grau do que naquelas cujo esfregaço sugere um carcinoma. Além disso, os cânceres podem ser diagnosticados mesmo em caso de anomalias citológicas menores. Convém, por conseguinte, propor um exame colposcópico às pacientes que apresentam anomalias citológicas de acordo com as recomendações em vigor (1). O exame colposcópico deve ser proposto imediatamente em caso de anomalias citológicas que sugiram uma lesão invasora, uma neoplasia de alto grau ou uma lesão glandular. Para o manejo das anomalias menores (ASC-US, lesão intra-epitelial de baixo grau), a colposcopia constitui uma das opções possíveis. Ela se torna indispensável se essas anomalias persistirem ou se repetirem, ou se HPV oncogênicos forem detectados em caso de esfregaço ASC-US.

■ Contexto clínico sugestivo

O risco de câncer aumenta com a idade. A média etária de descoberta dos cânceres microinvasores se situa entre 38 e 48 anos; a dos cânceres invasivos, entre 48 e 54 anos. O câncer microinvasor geralmente é assintomático. É encontrada, contudo, uma baixa porcentagem de metrorragias provocadas, que é difícil não atrelar à patologia cervical, e que o interrogatório antes da colposcopia deve procurar (2).

■ Sinais colposcópicos dos cânceres assintomáticos

Lesões escamosas invasoras

Conforme as escolas, a colposcopia é considerada ou um exame diagnóstico, que busca a melhor correlação colpo-histológica por meio da identificação das imagens elementares e seu agrupamento em tabelas ou complexos colposcópicos, ou um exame topográfico para dirigir a biopsia. Na realidade, esta segunda concepção da colposcopia pressupõe implicitamente um papel diagnóstico, na medida em que a biopsia deve ser dirigida para as zonas que apresentam as lesões mais graves. A obtenção de uma boa correlação colpo-histológica ou de identificação confiável da zona mais suspeita necessita de boa experiência colposcópica. Vários critérios são considerados para a análise dos aspectos colposcópicos (congestão, acetobranqueamento, vascularização, orifício glandular, erosão, irregularidades de superfície, reação ao lugol). A tabela colposcópica geralmente é rigorosa e reúne vários dos sinais de gravidade descritos logo a seguir. Constituem imagens elementares.

Acetobranqueamento

As lesões graves apresentam coloração mais intensa, mais rápida, mais acinzentada, com aspecto apagado e opaco. A demarcação interna entre áreas de acetobranqueamento de tonalidades diferentes é muito sugestiva de uma lesão grave. Em alguns casos, pode-se observar, após a aplicação de ácido acético, a inversão da relação zona vermelha-zona branca, com vastas zonas sem reação ao ácido acético ligadas ao desaparecimento do epitélio. Essa ausência epitelial pode se manifestar por meio de uma tendência hemorrágica espontânea ou durante o tamponamento com soro fisiológico ou durante a aplicação de ácido acético.

Ulceração

Com freqüência, é antecedida pela mudança de cor, espontaneamente visível, muitas vezes localizada fora da zona periorificial. Essa zona de cor amarelo-alaranjada corresponde, na realidade, a uma necrose tissular com iminência de ulceração. Freqüentemente, aliás, essa zona irá sangrar quando for aplicado o ácido acético. Por isso, a ulceração constatada é muito suspeita. Trata-se de perda de substância com bordas mal definidas, dentro da qual são evidenciados, com bastante freqüência, vasos irregulares e até mesmo vasos **desnudados**.

Mudanças de relevo

Em caso de neoplasia intra-epitelial de alto grau, a zona vermelha congestiva torna-se saliente em relação ao epitélio sadio. Quando a lesão invade o estroma, a superfície pode se tornar irregular, deformada por pregas, rugas ou pequenas excrescências ou até mesmo sinuosidades importantes.

Mudanças vasculares

Os vasos atípicos levantam a suspeita da presença de lesão invasora. Esses vasos se caracterizam por modificações importantes de tamanho, variações bruscas de trajeto, espaçamentos largos e irregulares e ramificações irregulares e estranhas. Elas se explicam pela intensa atividade metabólica que existe dentro da neoplasia. Existem irregularidades na distribuição, no trajeto e no tamanho dos vasos. A hipervascularização é, assim, limitada a uma zona nitidamente circunscrita, ao contrário do que se observa em caso de inflamação. Os aspectos de mosaico ou de pontilhado irregulares e grosseiros com aumento da distância intercapilar e vasos de tamanho variável justificam a biopsia. A anarquia do tamanho dos vasos e de sua distância intracapilar é muito freqüente em caso de câncer microinvasor. As irregularidades no tamanho geralmente são muito marcadas. Opostos às mudanças vasculares na superfície do cisto de Naboth na reepitelização normal, em que a distribuição é arborescente, os vasos geralmente estão em relevo, ou até totalmente desnudados, sofrendo modificações brutais de direção (com desenhos em forma de grampo de cabelo ou helicoidal). Esses vasos desenham, em alguns casos, grandes faixas que aparecem e desaparecem brutalmente. A freqüência dessas anomalias aumenta com a profundidade da invasão (3).

Extensão da lesão

Quanto mais importante for uma superfície tomada pela lesão, maior será a probabilidade de haver uma lesão microinvasora. Na maioria dos casos, os carcinomas microinvasores se apresentam na colposcopia sob a forma de lesões estendidas com uma zona de transformação anormal que envolve três ou quatro quadrantes cervicais e penetra na endocérvice. A extensão vaginal, muitas vezes correlacionada com a superfície lesional na ectocérvice, constitui um elemento de orientação importante. A extensão endocervical, que é muito mais freqüente nos cânceres microinvasores do que nas lesões de alto grau, constitui uma verdadeira dificuldade para o colposcopista. O limite superior escondido no canal endocervical pode necessitar de artifícios para evidenciar a junção. Com o auxílio de uma pinça de ponta romba ou de um espéculo endocervical, esse limite superior da lesão na endocérvice pode, em alguns casos, se tornar visível.

Orifícios glandulares espessados

A invasão de uma glândula pela neoplasia forma um anel que cerca mais ou menos profundamente o canal excretor da glândula e que aparece na colposcopia, após aplicação de ácido acético, sob a forma de uma mancha branca mais intensa do que o resto da lesão, ligeiramente deprimida e centrada por um buraco ou uma fenda. Esse espessamento branco pode aparecer como halo grande e, ao mesmo tempo, espesso, cercando o orifício da glândula. Em outras partes, os orifícios formam verdadeiras fendas glandulares que, espessadas, têm um valor desfavorável. Às vezes, a destruição epitelial é tanta que o córion é exposto, e somente ao nível dos orifícios de glândulas persiste algum epitélio patológico; observam-se então vários orifícios de glândulas contornados por branco em um fundo vermelho congesto.

Halo perilesional

Apresenta-se na forma de uma faixa vermelha discretamente saliente que cerca a zona acetobranca. Esse sinal contudo, não é, específico, pois, às vezes, é encontrado em quadro infecciosos ou após um tratamento destrutivo ou da exérese de uma neoplasia intra-epitelial.

Deformação do orifício externo do colo

A destruição ou mudanças importantes do estroma subjacente observado nos processos neoplásicos invasores deformam o orifício externo, que pode se tornar poliédrico. Todavia, essas deformações também podem ser observadas graças à cicatrização pós-tratamento.

No total, ainda que não existam critérios patognomônicos para o diagnóstico da microinvasão na colposcopia, há associações de critérios morfológicos e, principalmente, imagens elementares suspeitas que o sugerem – agravadas quando a paciente tem mais de 40 anos e/ou a citologia o havia sugerido no início.

Lesões glandulares invasoras

O rastreio das lesões glandulares é claramente mais delicado que o das lesões escamosas. O conceito de adenocarcinoma microinvasor da endocérvice é discutido e, ao mesmo tempo, mal definido no plano histológico. Os sinais clínicos habituais do adenocarcinoma invasor do colo são as metrorragias provocadas pelas relações sexuais e as leucorréias purulentas, mal cheirosas, às vezes, estriadas de sangue. Geralmente avançadas. Na realidade, o exame colposcópico só pode ser informativo quando a lesão está estendida para a ectocérvice. Nesses casos, é possível constatar a proliferação tumoral hipervascularizada, sangrando ao contato. A reação acetobranca é nítida, as papilas estão irreconhecíveis, hipertrofiadas e coalescentes. A presença de vasos atípicos nesse nível é muito sugestiva de lesão invasora.

■ Confiabilidade da colposcopia

Na literatura, a avaliação da confiabilidade da colposcopia para o diagnóstico das lesões invasoras e microinvasoras se choca contra duas dificuldades principais: de um lado, a ausência de unanimidade no que se refere à terminologia e, de outro, a ausência de um padrão de referência diagnóstica confiável. De fato, a biopsia não constitui um padrão de referência independente, na medida em que é implicitamente orientada pela colposcopia. Por outro lado, a avaliação das peças de exérese, graças à análise histológica, compreende um viés de recrutamento em favor das lesões mais graves, para as quais a interpretação colposcópica é considerada confiável. A análise anatomopatológica das peças operatórias nota cânceres invasivos ou microinvasores subestimados no balanço colposcópico pré-operatório em 0 a 9% dos casos (4-17).

Em caso de colposcopia satisfatória, o câncer epidermóide oculto é diagnosticado pelo colposcopista em 85 a 100% dos casos (15, 18, 19). O carcinoma microinvasor só é diagnosticado em um terço dos casos com variações compreendidas, conforme os autores, entre 0 e 70% (5, 13, 16-22). A pertinência da colposcopia para o diagnóstico de carcinoma microinvasor aumenta com a profundidade da invasão (3, 18, 23-25).

Os sinais sugestivos são muito mais inconstantes quando o foco de invasão é pequeno e pouco profundo (3, 23). Conseqüentemente, em caso de zona de transformação atípica com lesões maiores, a invasão não pode ser totalmente excluída, nem na ausência de sinais colposcópicos sugestivos, nem quando a biopsia mostra uma NIC de alto grau. Biopsias múltiplas foram recomendadas por essa razão (18, 26), mas sua confiabilidade permanece discutível (14). Em contrapartida, a exérese de toda a zona de transformação atípica permite afirmar o diagnóstico e pode constituir o tratamento apropriado dos cânceres microinvasores de estádio IA1 se a exérese for completa.

O não-diagnóstico da microinvasão diz respeito a 3 tipos de causas de freqüência sensivelmente idênticas: a ausência de sinais colposcópicos sugestivos, seu desconhecimento ou uma avaliação ruim da situação endocervical da junção escamocolunar (18).

Entre os fatores associados ao não-diagnóstico da microinvasão, destacamos nas análises unifatoriais: a idade da paciente (14, 27-29), o tamanho da lesão (14, 27), a colposcopia insatisfatória (4, 14, 27) e o número de biopsias (26). Em uma análise multifatorial que estudou a influência dos fatores clínicos e colposcópicos na pertinência da biopsia dirigida em 191 pacientes histerectomizadas para biopsia que mostrava uma NIC 3 (14), a colposcopia insafisfatória e o grande tamanho das lesões foram identificados como fatores independentes correlacionados com a existência de câncer microinvasor ignorado. A ascensão da junção escamocolunar no canal endocervical é observada sobretudo após a menopausa, em que a carência de estrogênio modifica consideravelmente o aspecto do colo, provocando atrofia dos tecidos. Pode ser útil completar a biopsia com pinça por meio de uma curetagem endocervical. O emprego de uma cureta endocervical adaptada a esse tipo de exame é necessário. Um dos instrumentos mais bem adaptados é a cureta de Kevorkian. O exame é simples e rápido, mas seu valor depende da quantidade de material coletado. A curetagem endocervical tem um valor de orientação. Cânceres microinvasores podem ser ignorados (30-32).

A gravidez constitui uma situação em que a interpretação colposcópica é particularmente difícil. As modificações colposcópicas ligadas à gravidez tornam difícil, até mesmo impossível, a distinção entre simples mudanças fisiológicas e uma neoplasia. O risco de superestimar lesões menores ou de ignorar uma lesão invasora é mais importante. A biopsia é especialmente indicada em caso de lesões estendidas que sugerem NIC de alto grau ou lesão invasora. Pinças de biopsias menores geralmente são usadas para minimizar o risco de hemorragia. Graças a uma profundidade insuficiente, o diagnóstico de invasão pode ser materialmente impossível. Vários autores notaram cânceres descobertos no pós-parto e não diagnosticados na colposcopia feita durante a gravidez. Em 47% dos casos, eram cânceres microinvasores (33-45).

■ Conclusão

A colposcopia é essencial para o diagnóstico dos cânceres iniciais cuja proporção em relação ao câncer avançado deve aumentar graças ao rastreio. Para esses estádios precoces, não existe critério morfológico colposcópico patognomônico. O caráter freqüentemente discreto dos sinais sugestivos corrobora a biopsia de toda a zona suspeita de lesão grave.

Em alguns casos, a biopsia suficientemente profunda permite diagnosticar, de imediato, o câncer invasivo, evitando, assim, a conização diagnóstica. Na maioria das vezes, entretanto, a colposcopia associada ao esfregaço e à análise histológica da biopsia permite identificar exatamente as pacientes que necessitam de exérese (mais do que tratamento destrutivo local) a fim de não ignorar e subtratar os cânceres microinvasores ou invasores ocultos.

Referências

1. Agence Nationale d'Accréditation et d'Évaluation en Santé (2002) Management of a patient with an abnormal cervical smear. Service Recommandations et Références Professionnelles et Service Evaluation Economique. ANAES, p. 1-92
2. Larsson G, Gullberg B, Grundsell H (1983) Pronostics factors in early invasive carcinoma of the uterine cerix: a clinical histopathologic and statistical analysis of 343 cases. Am J Obstet Gyecol 146:145-53
3. Sillman F, Boyce J, Fruchter R (1981) The significance of atypical vessels and neovascularization in cervical neoplasia. Am J Obstet Gynecol 139:154-9
4. Baldauf J-J, Dreyfus M, Ritter J, Philippe E (1997) An analysis of the factors involved in the diagnostic accuracy of colposcopically directed biopsy. Acta Obstet Gynecol Scand 76:468-73
5. Ang MS, Kaufman RH, Adam E et al. (1995) Colposcopically directed biopsy and loop excision of the transformation zone: comparison of histologic findings. J Reprod Med 40:167-70
6. Barker B, Garcia F, Lozevski J et al. (2001) The correlation between colposcopically directed cervical biopsy and loop electrosurgical excision procedure pathology and the effect of time on that agreement. Gynecol Oncol 82:22-6
7. Prendiville W, Cullimore J, Norman S (1989) Large loop excision of the transformation zone (LLETZ). A new method of management for women with cervical intraepithelial neoplasia. Br J Obstet Gynaecol 96:1054-60
8. Hallam NF, West J, Harper C et al. (1993) Large loop excision of the transformation zone (LLETZ) as an alternative to both local ablative and cone biopsy treatment: a series of 1000 patients. J Gynecol Surg 9:77-82
9. Oyesanya OA, Amerasinghe CN, Manning EA (1993) Outpatient excisional management of cervical intraepithelial neoplasia. A prospective, randomized comparison between loop diathermy excision and laser excisional conization. Am J Obstet Gynecol 168:485-8
10. Howe DT, Vincenti AC (1991) Is large loop excision of the transformation zone (LLETZ) more accurate than colposcopically directed punch biopsy in the diagnosis of cervical intraepithelial neoplasia? Br J Obstet Gynaecol 98:588-91
11. Massad LS, Collins YC (2003) Strenght of correlations between colposcopic impression and biopsy histology. Gynecol Oncol 89:424-8
12. Kirkup W, Singer A (1980) Colposcopy in the management of the pregnant patient with abnormal cervical cytology. Br J Obstet Gynaecol 87:322-5
13. Matseoane S, Williams SB, Navarro C et al. (1992) Diagnostic value of conization of the uterine cervix in the management of cervical neoplasia: a review of 756 consecutive patients. Gynecol Oncol 47:287-91
14. Chen RJ, Chang DY, Yen ML et al. (1995) Independent clinical factors which correlate with failures in diagnosing early cervical cancer. Gynecol Oncol 58:356-61
15. Ueda M, Ueki K, Kanemura M et al. (2006) Diagnostic and therapeutic laser conization for cervical intraepithelial neoplasia. Gynecol Oncol 101:143-6
16. Andersen ES, Nielsen K, Pedersen B (1995) The reliability of preconization diagnostic evaluation in patients with cervical intraepithelial neoplasia and microinvasive carcinoma. Gynecol Oncol 59:143-7
17. Byrom J, Douce G, Jones PW et al. (2006) Should punch biopsies be used when high-grade disease is suspected at initial colposcopic assessment? A prospective study. Int J Gynecol Cancer 16:253-6
18. Benedet J, Anderson G, Boyes D (1985) Colposcopic accuracy in the diagnosis of microinvasive and occult invasive carcinoma of the cervix. Obstet Gynecol 65:557-62
19. Staff A, Mattingly RF (1973) Colposcopic diagnosis of cervical neoplasia. Obstet Gynecol 41:168-76
20. Skehan M, Soutter WP, Lim K et al. (1990) Reliability of colposcopy and directed punch biopsy. Br J Obstet Gynaecol 97:81 1-6
21. Ritter J, Baldauf J-J, Dreyfus M (1995) La colposcopie. In: Tournaire M (ed) Mises à jour en Gynécologie-Obstétrique. Diffusion Vigot, Paris, p. 237-62
22. Chappatte OA, Byrne DL, Raju KS et al. (1991) Histological differences between colposcopic-directed biopsy and loop excision of the transformation zone (LETZ): a cause for concern. Gynecol Oncol 43:46-50
23. Paraskevaidis E, Kitchener HC, Miller ID et al. (1992) A population-based study of microinvasive disease of the cervix. A colposcopic and cytologic analysis. Gynecol Oncol 45:9-12
24. Swan RM (1979) Evaluation of colposcopic accuracy without endocervical curettage. Obstet Gynecol 53:680-4
25. Boulanger J-C, Gondry J, Sevestre H et al. (1990) Epitheliomas micro-invasifs du col utérin. Intérêt de la colposcopie. Gynécologie 41:353-7
26. Gage JC, Hanson VW, Abbey K et al. (2006) Number of cervical biopsies and sensitivity of colposcopy. Gynecol Oncol 108:264-72
27. Costa S, Nuzzo MD, Rubino A et al. (2003) Independent determinants of inaccuracy of colposcopically directed punch biopsy of the cervix. Gynecol Oncol 90:57-63
28. Killackey MA, Jones WB, Lewis JL Jr (1986) Diagnostic conization of the cervix: review of 460 consecutive cases. Obstet Gynecol 67:766-70
29. Wetrich DW (1986) An analysis of the factors involved in the colposcopic evaluation of 2.194 patients with abnormal Papanicolaou smears. Am J Obstet Gynecol 154:1339-49
30. Moniak CW, Kutzner S, Adam E et al. (2000) Endocervical curettage in evaluating abnormal cervical cytology. J Reprod Med 45:285-92
31. Fine BA, Feinstein GI, Sabella V (1998) The pre- and post-operative value of endocervical curettage in the detection of cervical intraepithelial neoplasia and invasive cervical cancer. Gynecol Oncol 71: 46-9
32. Dreyfus M, Baldauf JJ, Ritter J (1996) Diagnostic value of endocervical curettage during colposcopy. Eur J Obstet Gynecol Reprod Biol 64:101-4

33. Ackermann S, Gehrsitz C, Mehlhorn G, Beckmann MW (2006) Management and course of histologically verified cervical carcinoma *in situ* during pregnancy. Acta Obstet Gynecol Scand 85:1134-7
34. Bakri YN, Akhtar M, al Amri A (1990) Carcinoma of the cervix in a pregnant woman with negative Pap smears and colposcopic examination. Acta Obstet Gynecol Scand 69:657-8
35. Baldauf JJ, Dreyfus M, Ritter J (1997) Benefits and risks of directed biopsy in pregnancy. Lower Genital Tract Disease 1:214-20
36. Benedet JL, Selke PA, Nickerson KG (1987) Colposcopic evaluation of abnormal Papanicolaou smears in pregnancy. Am J Obstet Gynecol 157:932-7
37. Boardman LA, Goldman DL, Cooper AS *et al.* (2005) CIN in pregnancy: antepartum and post-partum cytology and histology. J Reprod Med 50:13-8
38. Economos K, Perez-Veridiano N, Delke I *et al.* (1993) Abnormal cervical cytology in pregnancy: a 17-year experience. Obstet Gynecol 81:915-8
39. Hellberg D, Axelsson O, Gad A, Nilsson S (1987) Conservative management of the abnormal smear during pregnancy. A long-term follow-up. Acta Obstet Gynecol Scand 66:195-9
40. LaPolla JP, O'Neill C, Wetrich D (1988) Colposcopic management of abnormal cervical cytology in pregnancy. J Reprod Med 33:301-6
41. Madej JG Jr, Szczudrawa A, Pitynski K (1992) Colposcopy findings of CIN and cancer-like lesions of the cervix in pregnancy. Clin Exp Obstet Gynecol 19:168-75
42. Paraskevaidis E, Koliopoulos G, Kalantaridou S *et al.* (2002) Management and evolution of cervical intraepithelial neoplasia during pregnancy and post-partum. Eur J Obstet Gynecol Reprod Biol 104:67-9
43. Robova H, Rob L, Pluta M *et al.* (2005) Squamous intraepithelial lesion-microinvasive carcinoma of the cervix during pregnancy. Eur J Gynaecol Oncol 26:611-4
44. Ueki M, Ueda M, Kumagai K *et al.* (1995) Cervical cytology and conservative management of cervical neoplasias during pregnancy. Int J Gynecol Pathol 14:63-9
45. Vlahos G, Rodolakis A, Diakomanolis E *et al.* (2002) Conservative management of cervical intraepithelial neoplasia (CIN(2-3)) in pregnant women. Gynecol Obstet Invest 54:78-81

45 Adenocarcinoma do colo

P. Collinet

RESUMO

O diagnóstico do adenocarcinoma *in situ* (AIS) costuma ser efetuado em uma peça de conização feita para uma lesão supostamente escamosa. A citologia que motiva a colposcopia raramente é uma atipia do tipo glandular, mas, na maior parte dos casos, escamosa, estando ou não associada a uma NIC. De fato, a colposcopia freqüentemente tende ao fracasso, principalmente porque o processo displásico se desenvolve em profundidade dentro das glândulas. Os aspectos colposcópicos que podem fazer sugerir um AIS são os seguintes: modificações das papilas, modificações dos orifícios glandulares, anomalias dos vasos. Essas dificuldades diagnósticas do AIS estimulam a prudência na colposcopia. É importante examinar bem a parte glandular do quadro colposcópico e realizar biopsias complementares ao menor sinal de dúvida.

PONTOS-CHAVE

1. O diagnóstico de AIS continua sendo um real desafio para o médico.
2. Os AIS são acompanhados de lesões escamosas em 50% dos casos.
3. A citologia, que pode evidenciar anomalias glandulares, muitas vezes incorre em erro.
4. Os aspectos colposcópicos são inespecíficos: modificações das papilas, mudanças dos orifícios glandulares, anomalias dos vasos.
5. A conização pode ser proposta como único tratamento se, e somente se:
   - Houver desejo de preservar a fertilidade;
   - For considerado um acompanhamento intensivo;
   - Houver informações sobre o caráter pouco sensível dos métodos de vigilância.

Introdução

O adenocarcinoma *in situ* do colo uterino (AIS) representa menos de 0,5% das lesões *in situ* do colo uterino segundo Ayer *et al.* (1, 2). A freqüência tende a aumentar. De fato, os recentes estudos de Sherman e Wang nos EUA relataram um aumento constante da taxa de AIS entre as mulheres com menos de 50 anos, entre 1976 e 2000 (3, 4). A média etária está estimada em 35 anos. O diagnóstico do AIS freqüentemente se revela difícil e continua sendo um verdadeiro desafio para o profissional. Na maior parte dos casos, a clínica é pobre, a citologia cervical contribui pouco, a colposcopia tende ao fracasso (é duvidosa), e os aspectos histológicos de AIS podem ser muito diferentes.

Fatores de risco

Assim como ocorre para os carcinomas epidermóides, a infecção por papilomavírus é o fator de risco principal de surgimento dos adenocarcinomas do colo uterino. De fato, o adenocarcinoma cervical e seus precursores foram claramente associados ao papilomavírus (HPV) (5, 6). A freqüência e o perfil de infecção por HPV diferem entre carcinoma epidermóide e adenocarcinoma. Clifford *et al.* (7) publicaram uma metanálise, reunindo 85 estudos. Entre as 5.825 pacientes que apresentavam carcinoma de Malpighi, 86,9% (84,8%-89,5%) delas apresentavam um teste de HPV positivo. Entre as 1.508 pacientes que apresentavam adenocarcinoma, 76,7% (72,3-80,3) tinham um teste HPV positiva foi encontrado o HPV do tipo 16 em 52% dos carcinomas epidermóides e em 31% dos adenocarcinomas; foi encontrado o tipo 18 em 37,7% dos adenocarcinomas e em 12,3% dos carcinomas epidermóides. Os tipos 31, 33, 53 e 58 são encontrados com mais freqüência nos carcinomas epidermóides do que nos adenocarcinomas. Segundo Andersson (8), existe uma correlação significativa entre a prevalência do teste de HPV e a idade das pacientes que apresentam um adenocarcinoma: o teste de HPV é positivo em 90% das pacientes com menos de 40 anos e em 43% das pacientes com mais de 60 anos.

O adenocarcinoma tem vários fatores de risco comuns com os carcinomas do endométrio, tais como o baixo nível socioeconômico, a obesidade, o diabetes ou ainda a hipertensão arterial (9, 10). Por fim, o uso de contracepção oral estaria associado ao aumento do risco de cânceres do colo e, em especial, de adenocarcinomas (11-13).

Circunstâncias de descoberta

Em 50% dos casos, os AIS são acompanhados de lesões intra-epiteliais de Malpighi (SIL) (42, 80). Isso explica por que o diagnóstico de AIS, na maior parte das vezes, é levantado no estudo histológico de uma peça de conização inicialmente realizada para SIL. O AIS também pode ser evidenciado pela presença de anomalias citológicas no esfregaço. Essas anomalias podem ser de tipo glandular ou de Malpighi. O diagnóstico citológico de atipias glandulares é um diagnóstico difícil com grande variabilidade interobservador. As topografias endocervicais das lesões glandulares as tornam menos acessíveis ao esfregaço. Além disso, a lesão inicial às vezes, pode, alcançar somente a glândula, respeitando o epitélio superficial da endocérvice (83). As anomalias glandulares representam 0,11% das anomalias citológicas observadas no Papanicolaou, segundo Bergeron *et al.* (14).

De acordo com a ANAES, a importância do teste de HPV ainda não está documentada o bastante, no manejo das anomalias das células glandulares, para que este possa ser recomendado na prática clínica. De fato, os números de adenocarcinomas *in situ* apresentados nos estudos publicados até hoje são baixos demais para tirar conclusões a respeito da rentabilidade do teste de HPV na triagem das anomalias citológicas glandulares. Por outro lado, o teste de HPV continua sendo pouco eficaz na avaliação endometrial.

A presença de anomalias citológicas glandulares justifica a realização sistemática da colposcopia com biopsias dirigidas, podendo ser acompanhada de curetagem da endocérvice e de biopsia endometrial, se as anomalias glandulares forem do tipo endometrial. É nesse estágio de biopsias dirigidas sob o colposcópio que o AIS costuma ser descoberto. Por outro lado, a curetagem da endocérvice com a cureta de Kevorkian pode permitir a confirmação do diagnóstico de anomalias glandulares.

As circunstâncias de descoberta do adenocarcinoma invasor costumam ser clínicas, pela presença de metrorragias, leucorréias e até hidrorréias. O esfregaço pode evidenciar uma necrose com suspeita de câncer invasivo. Por fim, o diagnóstico é feito pela análise histológica das biopsias efetuadas em zonas suspeitas de invasão na colposcopia.

Aspectos colposcópicos

O diagnóstico do AIS freqüentemente se revela difícil e continua sendo um verdadeiro desafio para o colposcopista. De fato, as anomalias colposcópicas dos adenocarcinomas podem estar ausentes ou ser pouco específicas. Isso se explica pela localização endocervical das lesões. Por outro lado, estas costumam localizar-se no fundo das glândulas, não acusando anomalias na superfície. Em 39 casos de AIS, o diagnóstico era estabelecido em 44% dos casos pela colposcopia/biopsia e em 56% dos casos pela análise histológica da peça operatória de conização ou de histerectomia realizada para anomalias de epidermóides de alto grau (15).

Vários autores relataram ausência de sinais colposcópicos na presença de AIS, insistindo na posição endocervical das lesões e na sua localização no fundo das glândulas (16). Esse argumento não é sustentado por Andersen, para quem o AIS estaria excepcionalmente localizado na parte superior da endocérvice e, em todos os casos, acometeria a zona de transformação (16). De fato, a lesão costuma começar na junção escamocolunar. Quando estão presentes, na colposcopia, as anomalias dos AIS costumam ser pouco importantes. Podem aparecer sob forma de anomalias glandulares ou epidermóides. Uma revisão da literatura dos aspectos dos AIS na colposcopia é apresentada na Tabela 45-1.

Tabela 45-1 – Aspectos colposcópicos dos AIS

Referências	N	Negativo	Aspecto NIC	Aspecto AIS	Aspecto AI
Luesley (17)	31	4	16	2	5
Andersen (16)	36	10		0	0
Ostor (18)	16	5	7	2	2
Lickrish (2)	16	6	5	5	0
Bertrand (16)	23	23			
Houghton (19)	19	3	11	0	2

Anomalias colposcópicas sugerindo NIC

Na maioria dos casos, a anomalia colposcópica sugere SIL. Essa constatação é lógica em razão da freqüência da associação AIS e SIL (50%). Portanto, costuma ser encontrado um quadro colposcópico de transformação atípica do tipo TAG 2 ou TAG 1. Essas anomalias colposcópicas sugerem, em primeiro lugar, uma SIL. São as biopsias que fazem o diagnóstico de AIS.

Anomalias colposcópicas sugerindo patologia glandular

Anomalias das papilas endocervicais

Após a aplicação de ácido acético, uma reação branca bastante nítida das papilas colunares pode ser observada: aspectos micro ou macropapilares irregulares e congestivos. As papilas vizinhas permanecem normais, isto é, rosa-pálido ou opalescentes. Essas papilas anormais apresentando reação acetobranca nítida podem estar isoladas ou em manchas, em dimensões variáveis. Essas anomalias papilares devem chamar a atenção do colposcopista e justificam a realização de biopsia(s) dirigida(s) (Fig. 45-1).

Por outro lado, devem ser procuradas irregularidades da extremidade distal das papilas (tamanho, forma, organização, implantação) (Fig. 45-2). Por fim, se existir uma formação pediculada apresentando sinais anormais em relação a um simples pólipo mucoso benigno da endocérvice, esta deve ser alvo de controle histológico.

Anomalias dos orifícios glandulares

Mudanças de tamanho dos orifícios glandulares podem ser observadas no quadro de AIS (Fig. 45-3). Os orifícios podem estar aumentados, até abertos, e cercados por um contorno esbranquiçado. Essas anomalias tornam necessária uma biopsia dirigida.

Anomalias vasculares endocervicais

As anomalias vasculares podem ser observadas. Pode-se tratar de vasos irregulares ao nível do epitélio glandular, às vezes bastante sugestivos quando esses vasos estão irregulares em sua dimensão e em sua distribuição (Figs. 45-4 e 45-5). Essas anomalias vasculares podem, às vezes, ser extremamente discretas. Em outros casos, existem anomalias vasculares mais importantes ou irregularidades de superfície com zonas que sangram ao contato, sugerindo lesão invasora.

No quadro de adenocarcinoma invasor, a colposcopia contribui mais, ao evidenciar aspectos que sugerem a invasão: vascularização anárquica irregular, neovascularização, sangramento ao contato, desorganização arquitetural das papilas, áreas de necrose. Então, o colposcopista sugere um câncer invasivo, sem poder diferenciar o carcinoma epidermóide do adenocarcinoma.

■ Manejo dos AIS

As modalidades de manejo cirúrgico dos AIS do colo uterino são de 2 tipos: conização ou histerectomia. De acordo com as recomendações da ANAES, a conização pode ser considerada respeitando-se importantes condições: pacientes que desejam manter a fertilidade ou conservar o útero; técnica de tratamento da peça em cortes seriados de, no máximo, 500 μ; pacientes que aceitem e entendam a necessidade do acompanhamento regular e próximo com esfregaço e curetagem da endocérvice; pacientes informadas do risco de recaída e do caráter pouco sensível dos métodos de

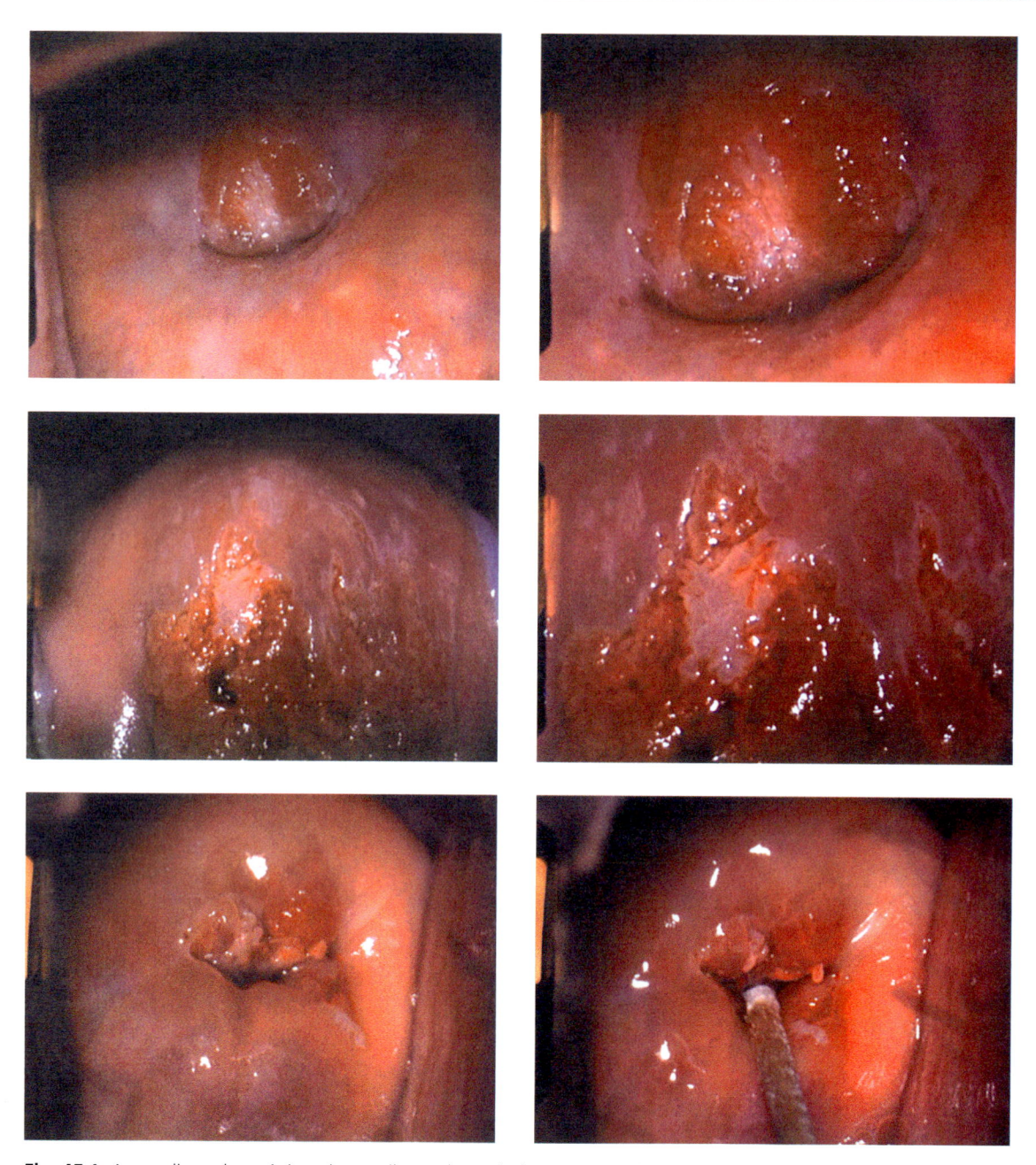

Fig. 45-1. Anomalias colposcópicas das papilas endocervicais: aspectos micro ou macropapilares irregulares e congestivos com reação acetobranca nítida (×10 e ×15).

Adenocarcinoma do colo 375

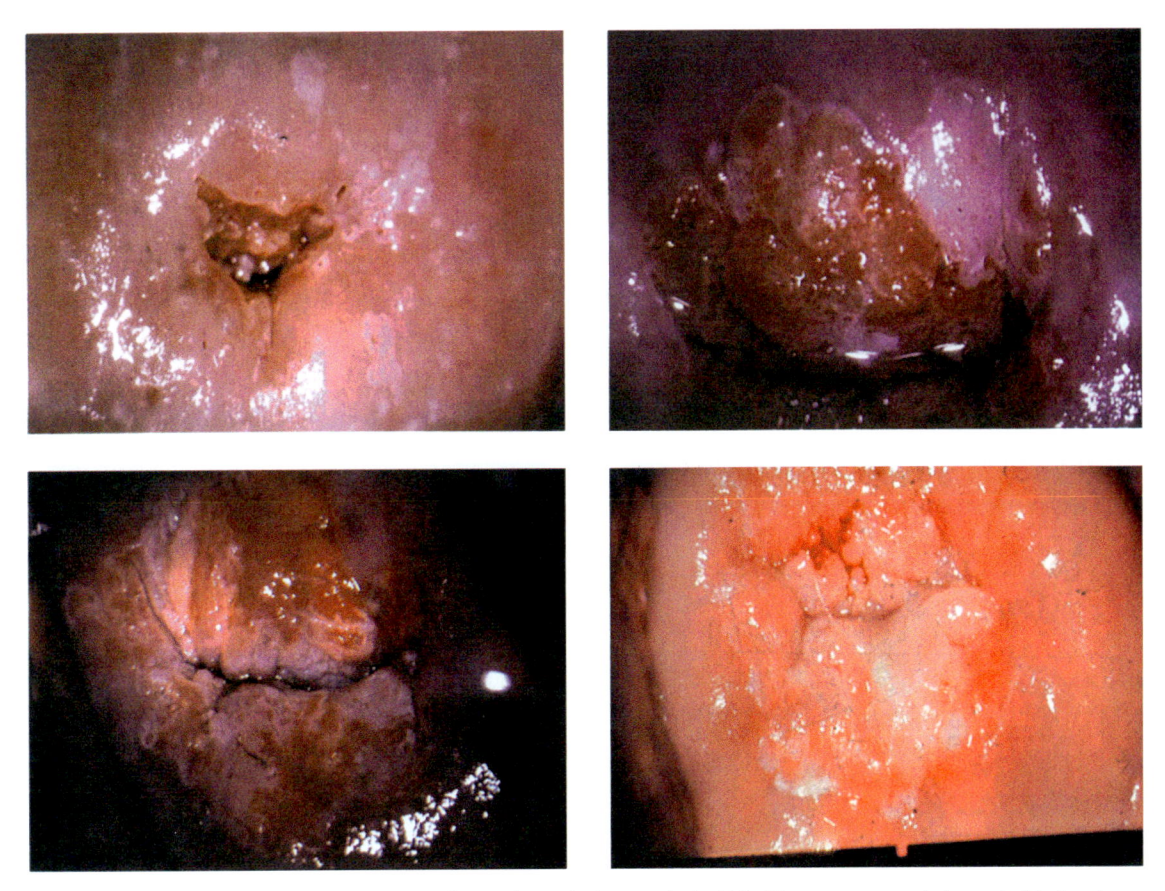

Fig. 45-2. Anomalias colposcópicas das papilas endocervicais sugerindo AIS: diferentes casos de irregularidades da extremidade distal das papilas (tamanho, forma, organização, implantação).

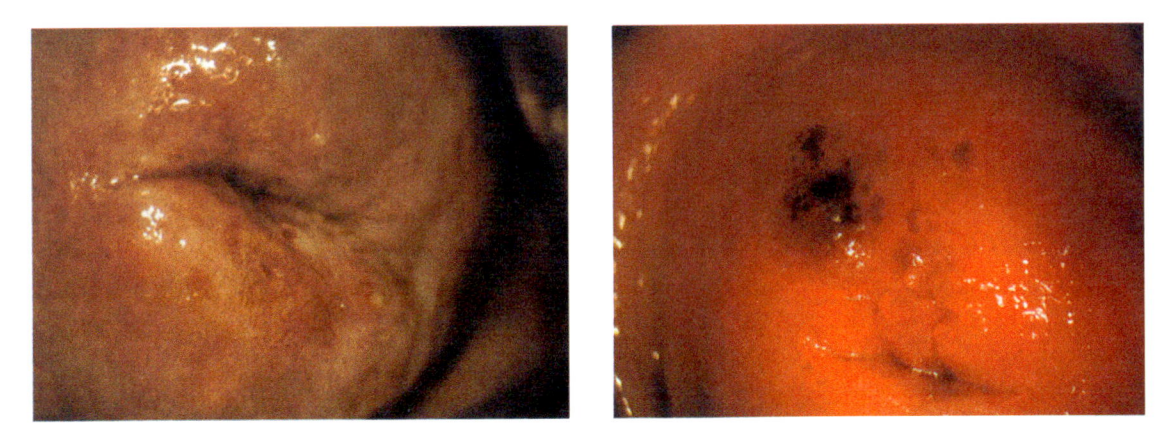

Fig. 45-3. Anomalias dos orifícios glandulares sugerindo AIS.

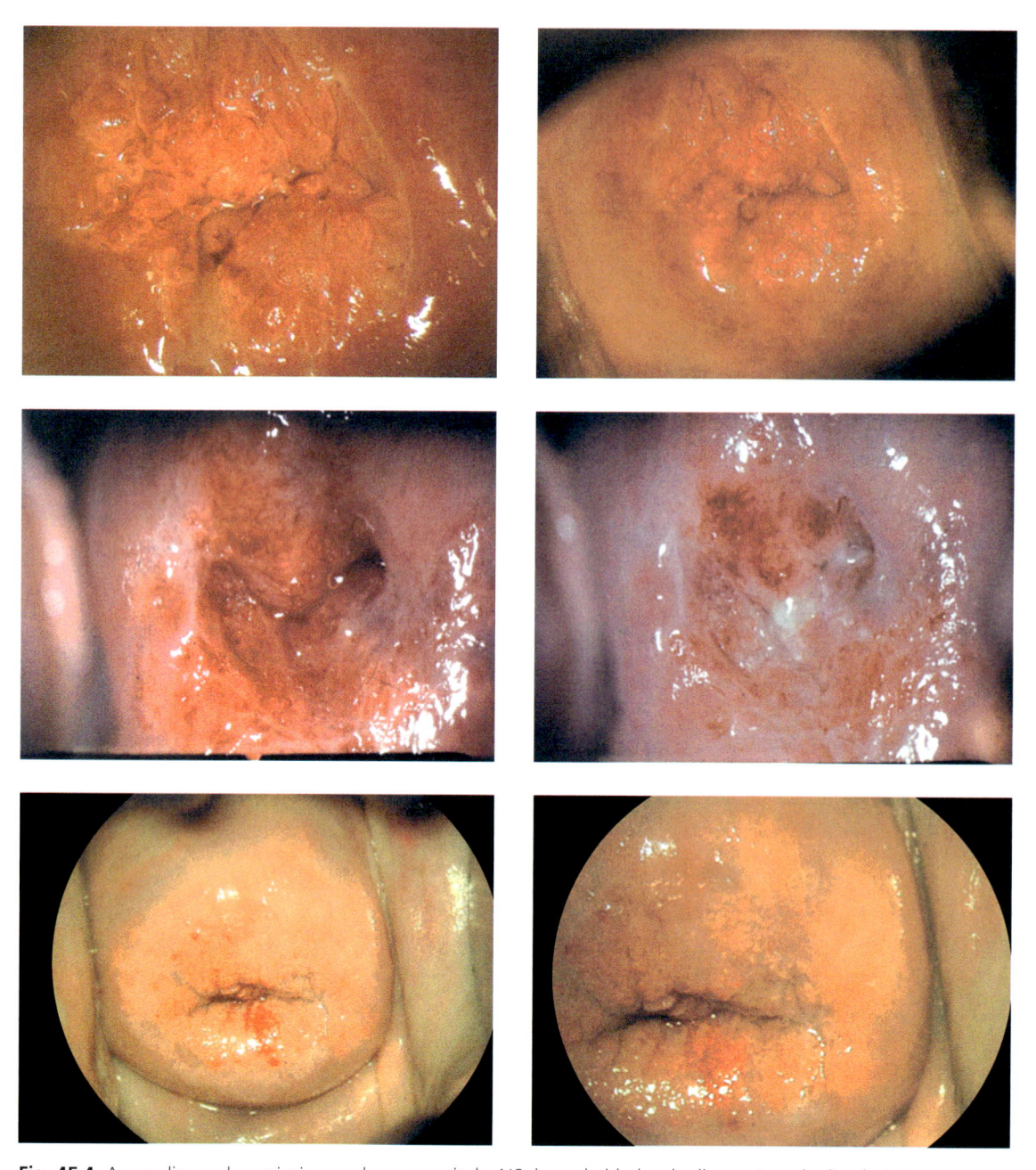

Fig. 45-4. Anomalias endocervicais vasculares sugerindo AIS: irregularidades da dimensão e da distribuição dos vasos.

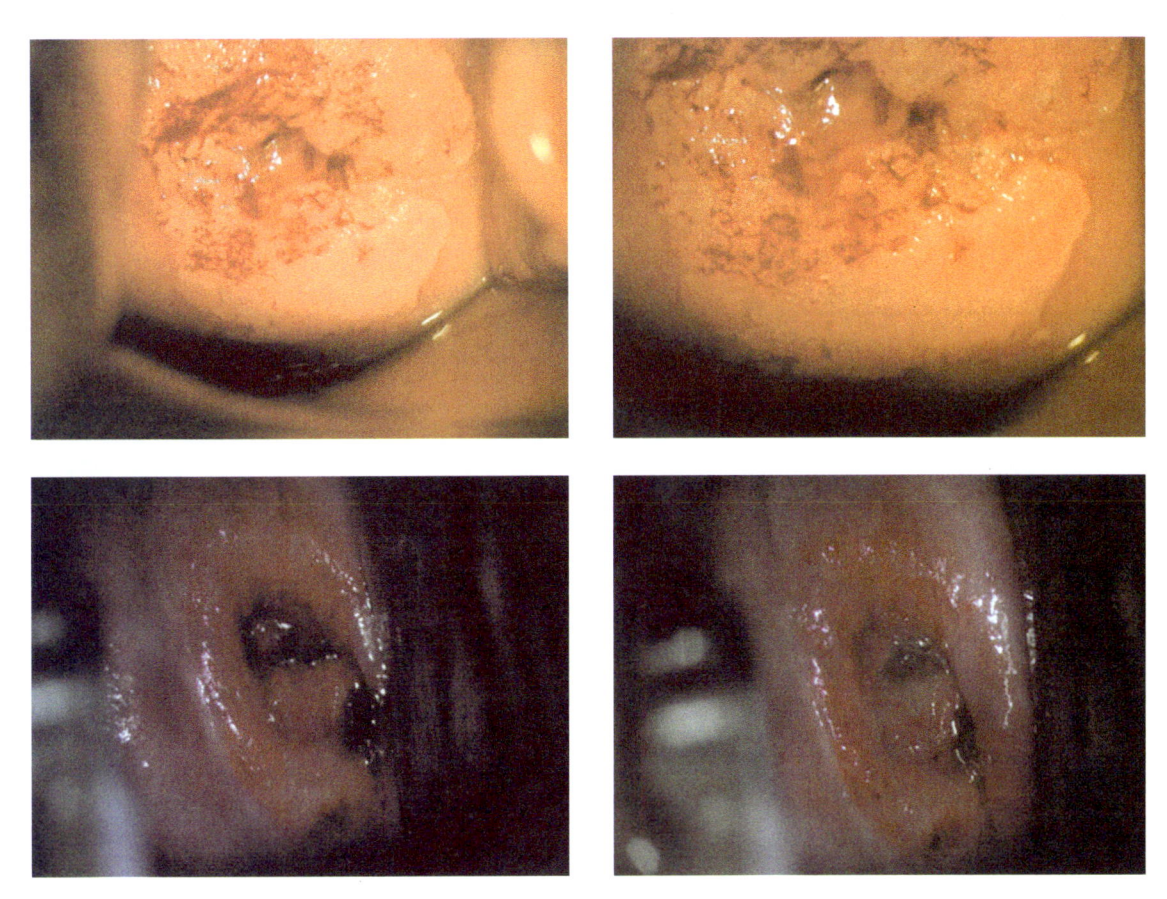

Fig. 45-5. Outros exemplos de anomalias endocervicais vasculares sugerindo AIS.

vigilância. Fora dessas condições, a histerectomia total é recomendada como tratamento-padrão.

Conclusão

O diagnóstico de AIS é um diagnóstico colposcópico difícil, que exige um excelente nível de formação e de competências. Não existe critério específico para o adenocarcinoma na colposcopia. Vários aspectos colposcópicos da endocérvice devem chamar a atenção: modificações das papilas, mudanças dos orifícios glandulares, anomalias dos vasos. Entretanto, a colposcopia pode tender ao fracasso, especialmente se o processo displásico se desenvolver em profundidade, dentro das glândulas. Quando há um aspecto sugerindo NIC, a confusão não é grave, pois a biopsia localizada, até mesmo a conização, permitirá o diagnóstico, e não haverá conseqüência para a paciente. Quando o aspecto está em favor de um adenocarcinoma invasor, a curetagem endocervical ou a conização redirecionarão o diagnóstico. O problema é mais grave e de pior conseqüência nos aspectos de atipia glandular pura, pois o diagnóstico diferencial é feito apenas com uma metaplasia direta imatura. Portanto, é a experiência e, sobretudo, a prudência do colposcopista que evitarão os erros, fazendo uma biopsia localizada ao menor sinal de dúvida.

Agradecimentos

ao Sr. Prof. Jean-Louis Leroy
ao Sr. Prof. Jean-Charles Boulanger
ao Sr. Prof. Christian Quéreux
pelas imagens apresentadas neste trabalho.

Referências

1. Ayer B, Pacey F, Greenberg M (1988) The cytologic diagnosis of adenocarcinoma *in situ* of the cervix uteri and related lesions. 1I. Microinvasive adenocarcinoma. Acta Cytol 32: p. 318-24
2. Lickrish GM, Colgan TJ, Wright VC (1993) Colposcopy of adenocarcinoma *in situ* and invasive adenocarcinoma of the cervix. Obstet Gynecol Clin North Am 20:111-22
3. Zelmanowicz Ade M, Schiffman M, Herrero R *et al.* (2005) Family history as a co-factor for adenocarcinoma and squamous cell carcinoma of the uterine cervix: results from two studies conducted in Costa Rica and the United States. Int J Cancer 116:599-605
4. Wang SS *et al.* (2004) Cervical adenocarcinoma and squamous cell carcinoma incidence trends among white women and black women in the United States for 1976-2000. Cancer 100:1035-44
5. Andersson S *et al.* (2001) The role of human papillomavirus in cervical adenocarcinoma carcinogenesis. Eur J Cancer 37:246-50
6. Ronnett BM, Manos MM, Ransley JE *et al.* (1999) Atypical glandular cells of undetermined significance (AGUS): cytopathologic features, histopathologic results, and human papillomavirus DNA detection. Hum Pathol 30:816-25
7. Clifford GM *et al.* (2003) Human papillomavirus types in invasive cervical cancer worldwide: a meta-analysis. Br J Cancer 88: p. 63-73
8. Andersson *S et al.* (2003) Types of human papillomavirus revealed in cervical adenocarcinomas after DNA sequencing. Oncol Rep 10:175-9
9. Muntz HG *et al.* (1992) Adenocarcinoma in situ of the uterine cervix. Obstet Gynecol 80: 935-9
10. Schorge JO, Knowles LM, Lea JS (2004) Adenocarcinoma of the cervix. Curr Treat Options Oncol 5:119-27
11. Castellsague X *et al.* (2006) Worldwide human papillomavirus etiology of cervical adenocarcinoma and its cofactors: implications for screening and prevention. J Natl Cancer Inst 98:303-15
12. Franceschi S (2002) Human papillomavirus: a vaccine against cervical carcinoma uterine]. Epidemiol Prev 26:140-4
13. Munoz N, Franceschi S, Bosetti C *et al.* (2002) Role of parity and human papillomavirus in cervical cancer: the IARC multicentric case-control study. Lancet 359:1093-101
14. Bergeron C (2005) Lésions précancéreuses et cancers du col de l'utérus diagnostiqués par le frottis cervical, Ile-de-France, enquête Crisap, 2002. In: Bulletin Epidémiologique Hebdomadaire
15. Graesslin O, Dedecker F, Collinet P *et al.* (2006) [Management of *in situ* cervical adenocarcinoma.]. Gynecol Obstet Fertil 34:1178-84
16. Bertrand M, Lickrish GM, Colgan TJ (1987) The anatomic distribution of cervical adenocarcinoma *in situ:* implications for treatment. Am J Obstet Gynecol 15:21-5
17. Luesley DM, Jordan JA, Woodman CB *et al.* (1987) A retrospective review of adenocarcinoma-in *situ* and glandular atypia of the uterine cervix. Br J Obstet Gynaecol 94:699-703
18. Ostor AG, Duncan A, Quinn M *et al.* (2000) Adenocarcinoma *in situ* of the uterine cervix: an experience with 100 cases. Gynecol Oncol 79:207-10
19. Houghton SI *et al.* (1997) Is loop excision adequate primary management of adenocarcinoma *in situ* of the cervix? Br J Obstet Gynaecol 104:325-9

46 Aspectos colposcópicos das lesões associadas ao HPV – Pranchas em Cores

J. Monsonego

Condilomas acuminados do colo uterino

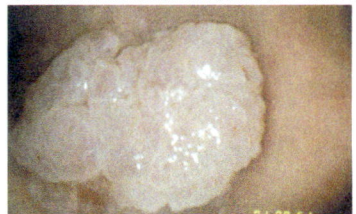

Condiloma exofítico obstruindo o orifício do colo

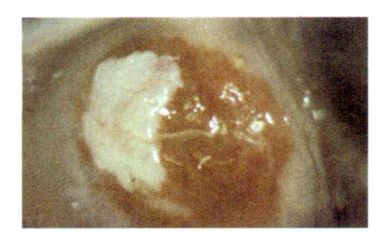

Leucoplasia espessa da comissura direita do colo: condiloma leucoplásico

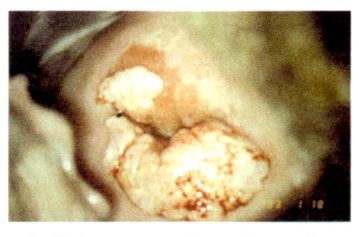

Lesão branca em relevo micropapilar mergulhando na endocérvice: NIC 3 assemelhando-se a um condiloma acuminado

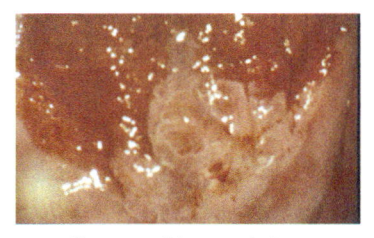

Condiloma exofítico associado a uma transformação atípica de grau 2 em uma mulher HIV-positiva

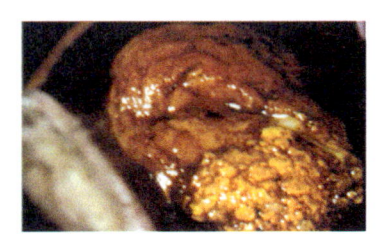

Lesão papilar do colo com depósito de glicogênio heterogêneo: condiloma acuminado vegetantes.

Condilomas planos e NIC 1

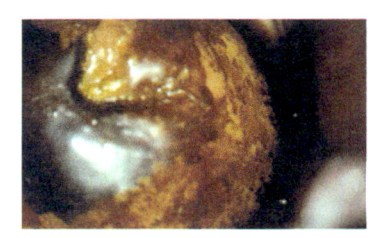

Condiloma plano com depósito de glicogênio heterogêneo

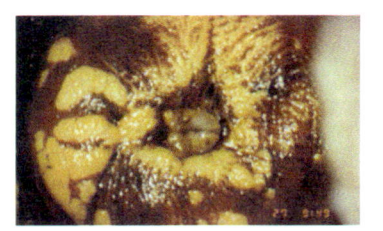

Condilomas confluentes associados a um aspecto retrátil raiado do lábio anterior cicatricial pós-*laser*

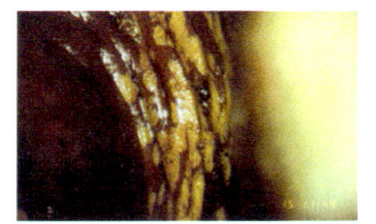

Condilomas planos confluentes da vagina

NIC de alto grau e cânceres do colo uterino

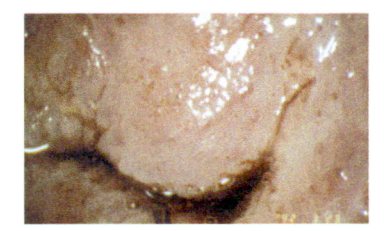

Pontilhado denso irregular dentro de uma transformação atípica de grau 2: NIC 3

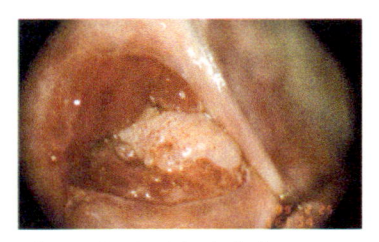

Na porção glandular, lesão branca em relevo com pontilhado denso irregular: adenocarcinoma

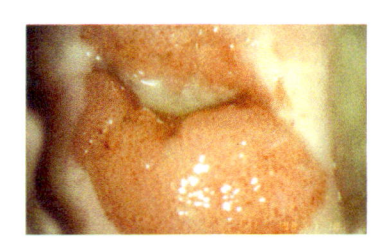

Pontilhado denso, mas regular: condiloma acuminado

380 Patologia cervical em imagem – Tendências em colposcopia

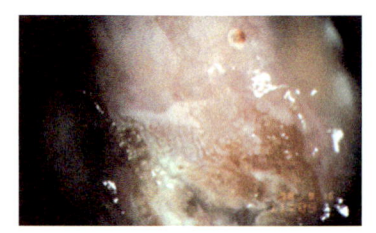

Mosaico denso e regular: NIC 2

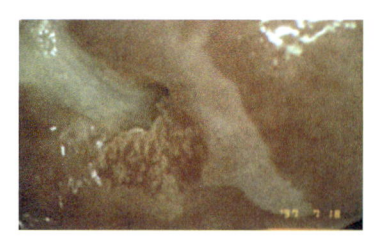

Mosaico erosivo com umbilicação nos campos bastante atípicos: carcinoma invasor

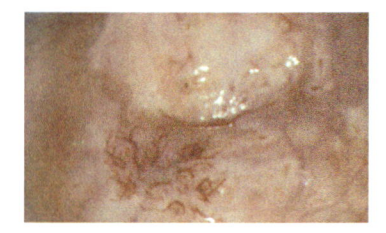

Vasos atípicos irregulares: carcinoma invasor

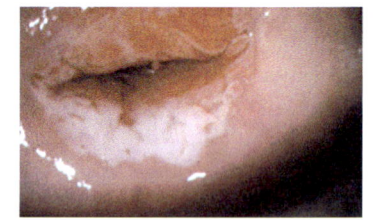

Transformação atípica de grau 2 com janelas glandulares: NIC 3

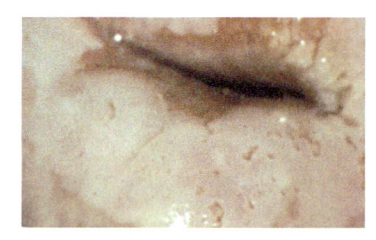

Transformação atípica de grau 2 com grandes janelas glandulares: NIC 3

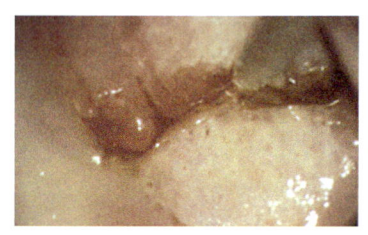

Transformação atípica de grau 2 com orifícios glandulares contornados: NIC 3

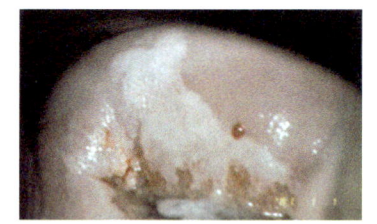

Transformação atípica de grau 2 com setor microcapilar: NIC 3

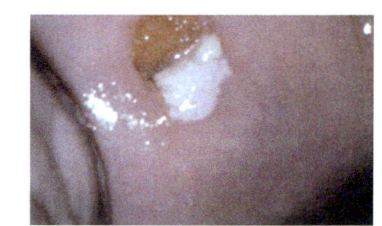

Transformação atípica de grau 2 leucoplásica: NIC 3

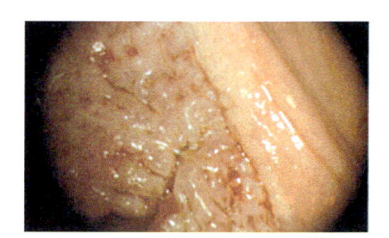

Lesão mamilar com grandes janelas glandulares na porção colunar: adenocarcinoma

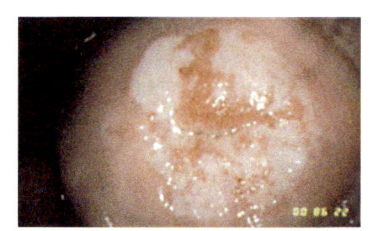

Transformação atípica de grau 2 com setor erosivo: carcinoma invasor

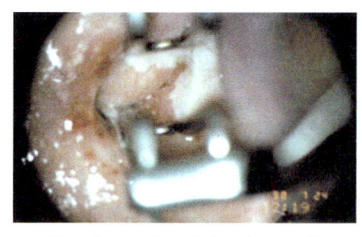

Transformação atípica de grau 2 endocervical: NIC 3

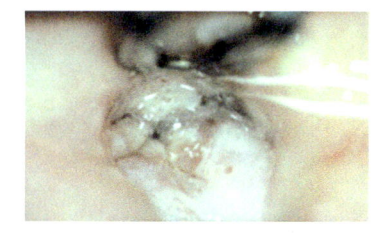

Lesão branca da endocérvice: metaplasia de Malpighi imatura

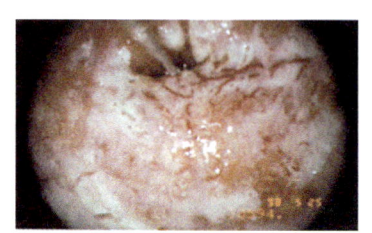

Grande lesão polimorfa associando vasos atípicos, pontilhado e mosaico irregular: carcinoma invasor

Aspectos colposcópicos das lesões associadas ao HPV – Pranchas em Cores

Topografia das NICs

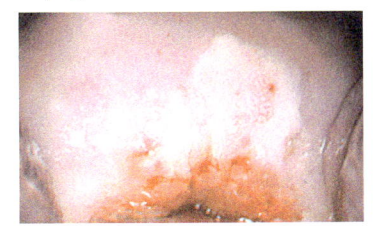

Zona de transformação ectocervical: Tipo 1

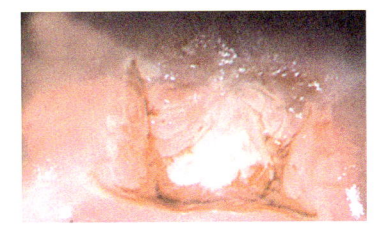

Zona de transformação ecto e endocervical visível: Tipo 2

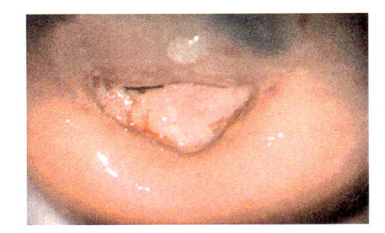

Zona de transformação endocervical não visível: Tipo 3

Semiologia colposcópica das NIC de baixo e alto graus

Intensidade do acetobranqueamento

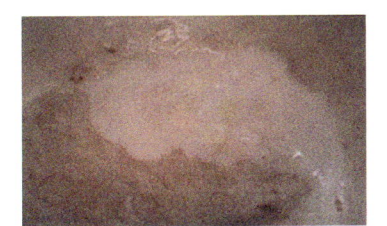

Reação acetobranca fraca, contorno nítido: NIC 1

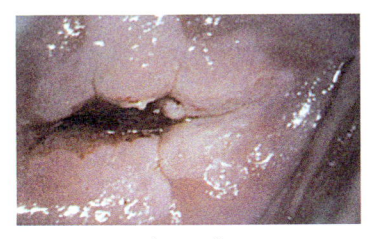

Reação acetobranca forte, contorno difuso: NIC 3

Bordas externas

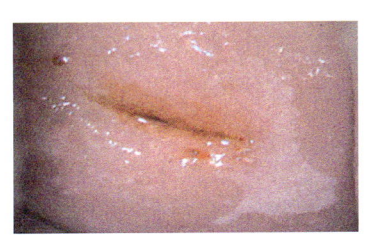

Reação branca e bordas externas nítidas: NIC 1

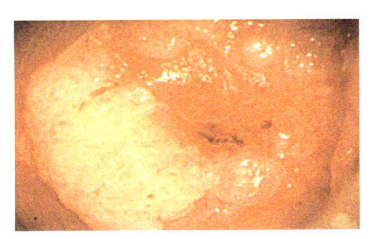

Reação branca e bordas externas difusas: NIC 3

Modificações epiteliais

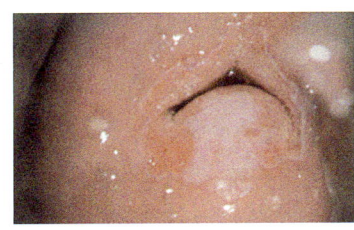

NIC 1

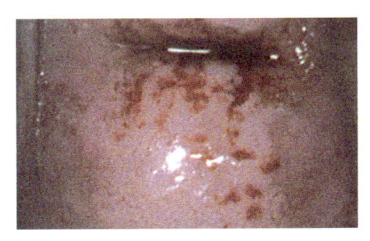

NIC 2

Superfície

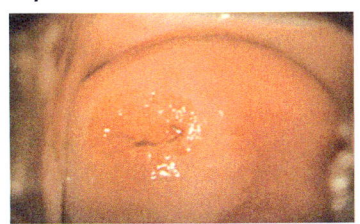

Superfície regular, reação branca fina: NIC 1

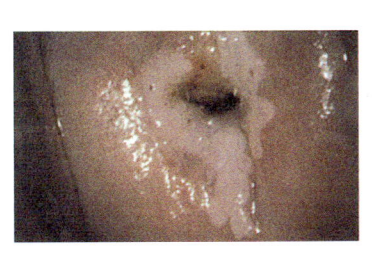

Superfície mais espessa, reação branca mais marcada: NIC 2

Bordas internas

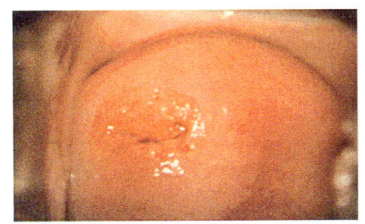

Bordas internas na ectocérvice: NIC 1

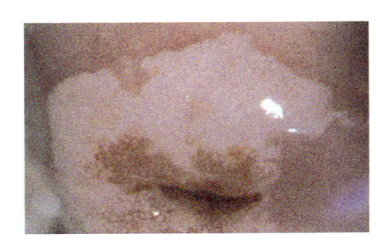

Bordas internas com prolongamento endocervical: NIC 2

Mosaico

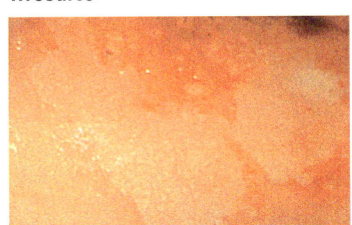

Mosaico fino: NIC 1

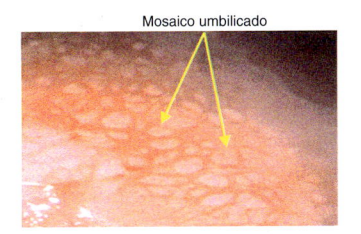

Mosaico umbilicado

O mosaico umbilicado é um sinal de gravidade: NIC 3

Patologia cervical em imagem – Tendências em colposcopia

Pontilhado
A distância intercapilar aumenta com a gravidade das lesões

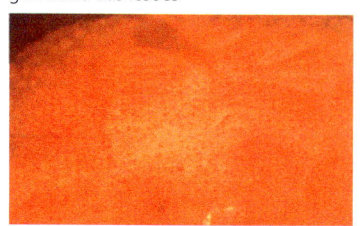

Pontilhado fino e regular: NIC 1

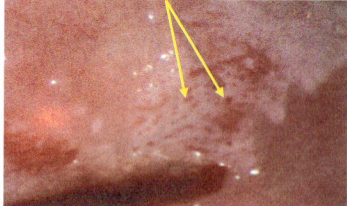

Pontilhado marcado

Pontilhado denso irregular: NIC 3

Vasos atípicos

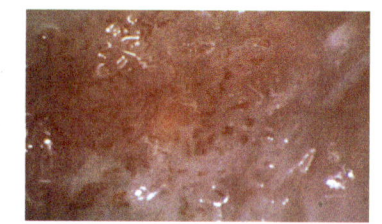

Vasos atípicos densos irregulares: carcinoma

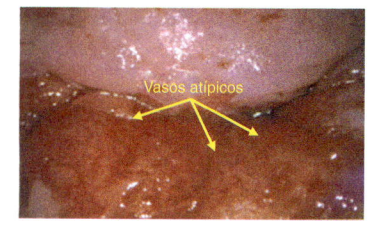

Vasos dilatados atípicos: carcinoma

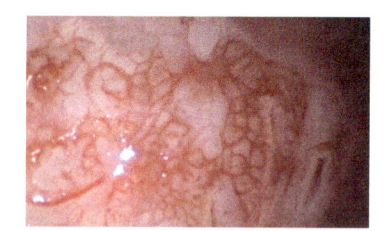

Mosaico irregular. Aumento da distância intercapilar: NIC 3

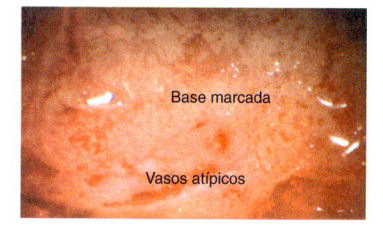

Base marcada

Vasos atípicos

Pontilhado marcado e vasos atípicos: NIC 3

Orifícios glandulares

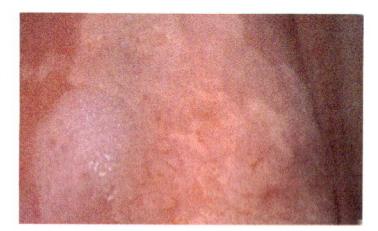

Orifícios glandulares contornados: NIC 3

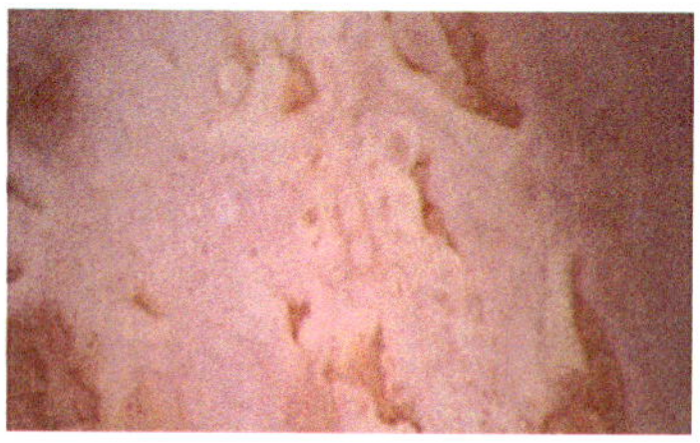

Grandes janelas glandulares: NIC 3 e adenocarcinoma

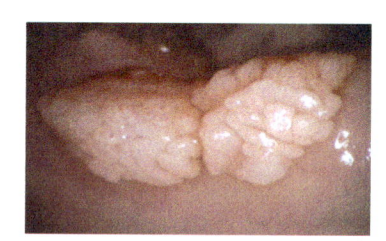

Papilomatose regular no orifício do colo: condiloma exofítico (diagnóstico diferencial)

Condilomas acuminados anogenitais e lesões genitais externas por HPV

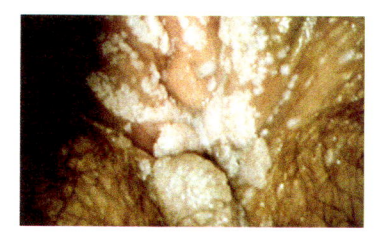

Condilomas acuminados genitais externos, porção cutâneo-mucosa

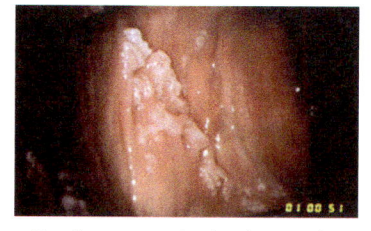

Condilomas acuminados das paredes vaginais

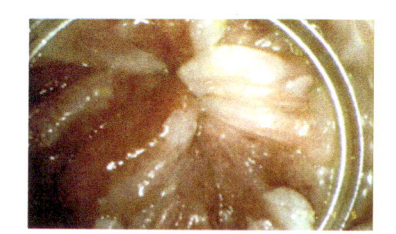

Condilomas acuminados intra-anais

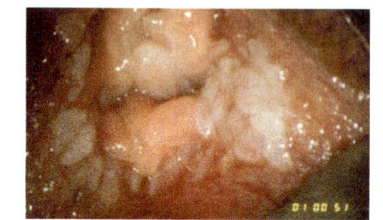

Papulose de Bowen extensiva, porção mucosa

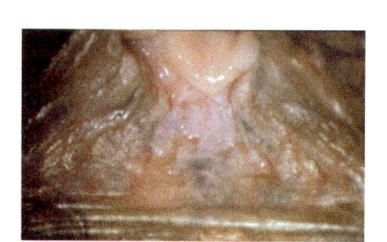

Papulose de Bowen extensiva, pigmentada extensiva

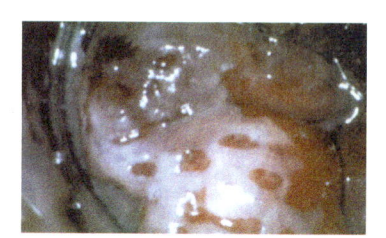

Transformação atípica intra-anal: NIA 3

PARTE VIII

Patologia vulvar por HPV e condilomas acuminados – A patologia revisitada

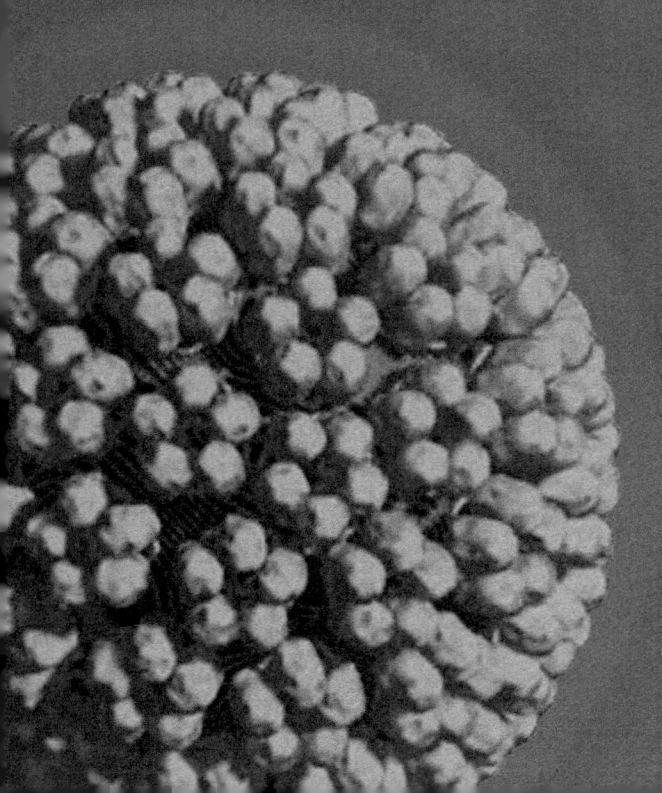

47 Epidemiologia, manejo terapêutico e impacto econômico

J.-G. Breugelmans

RESUMO

Os condilomas acuminados (verrugas genitais) são tumores benignos provocados por papilomavírus de tropismo genital, sexualmente transmissíveis e que afetam a pele e as mucosas das regiões anais e genitais. Estão em número crescente desde os anos de 1970, e seu pico de aparecimento é logo após a idade das primeiras relações sexuais. Em 90% dos casos, envolve um papilomavírus humano de baixo risco oncogênico de genótipo 6 ou 11.

Apesar de suas características diversas, o diagnóstico dos condilomas acuminados é simples. Sua regressão espontânea é bastante freqüente, mas a infecção viral subclínica pode persistir por toda a vida.

Se um simples contato genital basta para a contaminação, o desenvolvimento dos condilomas acuminados depende da condição imunológica do indivíduo infectado. Os preservativos não protegem 100% contra a infecção.

As recomendações publicadas pela Medical Society for the Study of Venereal Diseases of the United Kingdom e pelo European Course on Human Papillomavirus Associated Pathology Group abordam o tratamento, a informação às pacientes e o recurso a um especialista (8). Os tratamentos consistem em eliminar a lesão por meio de métodos locais físicos (crioterapia, *laser*) ou químicos (podofilotoxina, imiquimod). Exames complementares mais invasivos podem ser realizados para pesquisar outras localizações dos condilomas (uretra, vagina) ou outras doenças sexualmente transmissíveis. É recomendado informar e acompanhar o parceiro sexual, quando possível.

Na França, os conhecimentos adquiridos sobre a incidência e o tratamento dos condilomas acuminados permitiram estimar seu custo global anual direto em cerca de 54 milhões de euros, dos quais 36 milhões de euros a cargo do auxílio-doença. O número de pacientes que consultam anualmente seria de 130.000.

PONTOS-CHAVE

1. Os condilomas acuminados (ou verrugas genitais) são tumores benignos transmissíveis por simples contato genital.
2. São a manifestação cutâneo-mucosa de uma infecção por um papilomavírus de tropismo genital.
3. Os genótipos 6 e 11 de papilomavírus humanos são responsáveis por 90% dos condilomas acuminados.
4. A regressão espontânea dos condilomas acuminados é bastante freqüente, mas a infecção subclínica pode persistir por toda a vida.
5. Não existe método de rastreio dos condilomas acuminados.
6. O diagnóstico dos condilomas acuminados é fácil (as lesões costumam ser visíveis a olho nu).
7. Na França, cerca de 130.000 pacientes consultam todo ano um clínico geral (aproximadamente 10.000 consultas) ou um especialista (dermatologista: aproximadamente 70.000 consultas; ginecologista: cerca de 50.000 consultas) para uma primeira manifestação (aproximadamente 85.000 casos) ou uma recidiva ou condilomas acuminados resistentes aos tratamentos (cerca de 45.000 casos).
8. Os tratamentos se baseiam na ablação ou na destruição das lesões, mas não tratam a infecção.
9. As recidivas são freqüentes.
10. Na França, o custo global direto anual do tratamento dos condilomas acuminados está próximo a 54 milhões de euros, dos quais 36 milhões de euros para o auxílio-doença.

Patologia vulvar por HPV e condilomas acuminados – A patologia revisitada

Introdução

Os condilomas acuminados (do grego "kondylôma", que significa excrescência endurecida) ou verrugas genitais são tumores benignos sexualmente transmissíveis que afetam a pele e as mucosas das regiões anais e genitais. São a manifestação cutâneo-mucosa de uma infecção por um papilomavírus humano de tropismo genital. Em 90% dos casos, trata-se de um papilomavírus humano de baixo risco oncogênico pertencente ao genótipo 6 ou 11.

Ainda que sejam benignos, os condilomas acuminados têm um impacto considerável nas pacientes. Primeiramente, trazem más experiências para as pacientes, nas quais geram sentimentos de ansiedade, vergonha e culpa ou dúvida (trazem conseqüências deletérias para os casais). Além disso, seus tratamentos são penosos, incômodos e dolorosos, agravados pelas freqüentes recidivas. Por fim, pelo fato de os condilomas acuminados estarem freqüentemente associados a outras doenças sexualmente transmissíveis (DST), obrigam as pacientes a se submeterem a diferentes exames, às vezes invasivos.

Condilomas acuminados (1, 11)

Os condilomas acuminados possuem forma e cor variáveis. Costumam apresentar-se em grupos de 5 a 15 lesões de 1 a 10 mm de diâmetro, localizados em 1 ou vários pontos. Seu aspecto em pequenas massas carnudas e flexíveis com superfície coberta de pequenas verrucosidades valeu-lhes o nome de crista de galo (Fig. 47-1).

Como a contaminação viral geralmente ocorre durante a relação sexual, e o vírus penetra em uma brecha epitelial, as zonas mais atingidas são aquelas mais facilmente traumatizadas nas relações sexuais. São preferencialmente a face interna do prepúcio, o sulco e o freio balanoprepucial no homem não-circuncisado, o corpo do pênis no homem circuncisado e, na mulher, os grandes e os pequenos lábios, o clitóris e o vestíbulo. Formas extensas que se prolongam até a vagina, o períneo e a região perianal também são relatadas na mulher. A localização anal geralmente está ligada à prática de coitos anogenitais.

Por ser a via genital a via clássica de transmissão dos papilomavírus humanos de tropismo genital, o primeiro fator de risco de aparecimento de condilomas acuminados é a atividade sexual. Um simples contato direto com os órgãos genitais (pele ou mucosa) de uma pessoa infectada é o bastante para a infecção. A multiplicação de parceiros sexuais multiplica o risco de encontrar uma pessoa infectada. A ausência de uso de preservativo favorece igualmente a contaminação. Portanto, o uso de um preservativo é recomendado para diminuir o risco de transmissão da infecção. Todavia, é preciso notar que, ao contrário do que é observado para outras doenças sexualmente transmissíveis (DST), a eficácia de proteção do preservativo não é de 100%, já que as lesões podem não ser recobertas pelo preservativo. Por fim, a condição imunológica do indivíduo infectado influi no desenvolvimento das lesões. Todos os fatores que diminuem as defesas imunológicas locais (como o fumo, por exemplo) ou sistêmicas (transplantes, HIV) favorecem o aparecimento das lesões: os condilomas acuminados podem se estender amplamente nos pacientes imunodeprimidos.

Os condilomas acuminados não costumam causar nenhum sintoma e não acarretam complicações sérias. Entretanto, podem, às vezes, ser acompanhados de irritação, coceira ou de sangramentos. Os sintomas são muito mais importantes entre as mulheres grávidas, mas geralmente regridem após o parto. A regressão espontânea dos condilomas acuminados é bastante freqüente, mas as infecções subclínicas podem persistir por toda a vida.

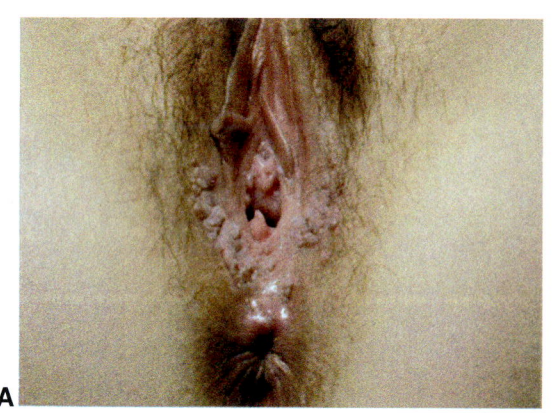

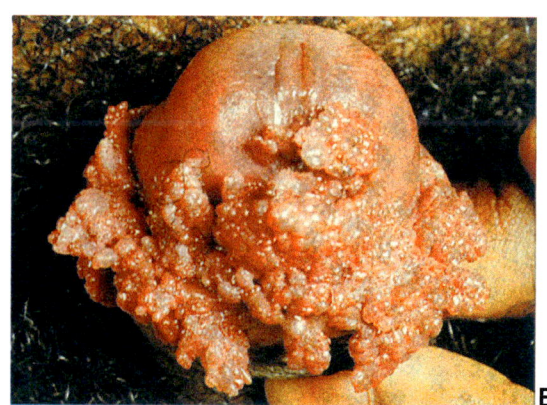

Fig. 47-1. Condilomas acuminados na mulher (**A**) e no homem (**B**). Com a gentil autorização do doutor Joseph Monsonego e de Gilles Doumer.

Epidemiologia dos condilomas acuminados na França

A prevalência e a incidência dos condilomas acuminados são difíceis de avaliar. De fato, nem todos os pacientes que apresentam condilomas acuminados são vistos em consulta, e alguns casos de condilomas acuminados podem passar despercebidos. Além disso, os pacientes que consultam para condilomas acuminados são vistos ou por clínicos gerais ou por diferentes especialistas (ginecologistas, dermatologistas, proctologistas, urologistas etc.), o que complica a avaliação do número de casos. No entanto, de acordo com os estudos epidemiológicos, os condilomas acuminados atualmente são uma das DST mais freqüentes na Europa, nos EUA e na Austrália. Em 1997, nos EUA, 1% dos adultos sexualmente ativos haviam sido atingidos (3). Ademais, a incidência dos condilomas acuminados está em nítido crescimento desde o início dos anos 1970 (10), provavelmente graças à evolução dos comportamentos sexuais. Por fim, os condilomas acuminados são uma doença do jovem adulto; a idade dos pacientes no momento do pico de primeira manifestação (aproximadamente 20 anos) está próxima da idade das primeiras relações sexuais (1, 10).

Os dados epidemiológicos específicos na França são raros. Eles decorrem de estudos epidemiológicos prospectivos realizados separadamente junto a diferentes agentes do manejo dos condilomas acuminados: dermatologistas, clínicos gerais e ginecologistas.

Entre os dermatologistas, um estudo de prevalência "de um dia", realizado em 2000 com 900 profissionais (5), permitiu estimar em 100.000 o número anual de consultas para condilomas em dermatologia na França, das quais 47.000 consultas para primeiras manifestações (6). Outro estudo, realizado 1 ano depois (7), mostrou que 11,8% dos pacientes que consultavam o dermatologista por condilomas eram mulheres.

Entre os clínicos gerais, um estudo realizado em 2000 (6) permitiu calcular a taxa de incidência dos condilomas acuminados por clínico geral e por ano. Era de 0,27 [0,24-0,31] (intervalo de confiança de 95%) para as primeiras manifestações e de 0,43 [0,39-0,46] para os novos episódios (primeiras manifestações + recidivas). Relacionando essas taxas com os 54.000 clínicos gerais ativos em 2000 na França urbana, o número anual de consultas para primeira manifestação estava estimado em 15.000 [13.000- 17.000] e, para novo episódio, em 23.000 [21.000- 25.000]. Reunindo esses resultados com aqueles obtidos junto aos dermatologistas (5), Lucasiewicz et al. (6) estimaram em 107 para 100.000 habitantes a incidência anual dos condilomas acuminados na França, uma incidência que os próprios autores julgavam como provavelmente inferior à realidade, visto que não considerava condilomas acuminados tratados, em especial, pelos ginecologistas e pelos proctologistas.

Por fim, em um estudo epidemiológico realizado em 2005 junto a 212 ginecologistas representativos do conjunto dos ginecologistas franceses, a taxa de incidência anual dos condilomas acuminados para 100.000 pacientes com idade entre 15 e 65 anos que consultavam um ginecologista foi estimada em:

- 92,2 [74,7-109,6] para as primeiras manifestações (homens: 7,1 [-0,9-15,0]; mulheres: 176,4 [141,1-211,6].
- 27,1 [17,2-37,0] para as recidivas (homens: 6,1 [-0,5-12,6]; mulheres: 47,9 [29,0-66,8]).
- 122,1 [103,1-141,0] para os episódios de condilomas (homens: 14,1 [2,7-25,5]; mulheres: 228,9 [191,9-265,9]).

O número total de pacientes tratados pelos ginecologistas para primeira manifestação de condilomas acuminados estava estimado em 36.826 [29.841-43.811], para novo episódio (primeiras manifestações + recidivas) em 48.784 [41.213-56.356] e para um caso resistente em 1.970 [333-3.607]. Finalmente, o número de pacientes que consultaram, um ginecologista para condilomas acuminados, na França, em 2005, era de 50.754 [43.182-58.325] (dos quais 47.755 mulheres e 2.999 homens). Independentemente do sexo dos pacientes, as maiores incidências eram sempre observadas entre 20 e 24 anos.

A partir do conjunto desses resultados, foi estimado que cerca de 130.000 pacientes haviam consultado um médico (ginecologista, dermatologista ou clínico geral) para condilomas acuminados na França em 2005 (Tabela 47-1). Esse número provavelmente é subestimado, uma vez que não considera pacientes vistos por outros especialistas (sobretudo proctologistas).

Tabela 47-1 – Estimativa do número total de pacientes que consultaram um médico por condilomas na França em 2005

Médicos	Novos casos	Recidivas ou condilomas resistentes	Total
Ginecologistas	36.826	12.800	50.754*
Dermatologistas	42.864	28.112	70.976
Clínicos gerais	5.400	1.680	7.080
Total	85.090	42.592	128.810*

*Em certo número de casos, a categoria de condilomas não era conhecida.

Rastreio e tratamento dos condilomas acuminados na França

Não existe teste de rastreio dos condilomas acuminados como ocorre com as displasias do colo uterino. O diagnóstico é feito durante a consulta, mas geralmente é fácil: as lesões são visíveis a olho nu ou com auxílio de lupa. Além disso, sinais de alerta (queda de sensibilidade, prurido, ardência, incômodo estético) podem servir de orientação.

Por outro lado, como as lesões atribuídas ao HPV de tropismo genital remetem a outras (autocontaminação e/ou contaminações múltiplas), é recomendado realizar exames mais invasivos para a pesquisa de condilomas internos (12): colposcopia com aplicação de uma coloração especial (lugol) e esfregaço cervicouterino na mulher, exame genital completo e endoscopia da uretra no homem e, às vezes, anuscopia em ambos. Também é recomendado pesquisar outras DST, e, toda vez que for possível, examinar o parceiro sexual. Na França, a maioria dos homens e mulheres que consultam por condilomas realiza exames complementares, e seus parceiros sexuais são igualmente acompanhados (Tabela 47-2).

Mesmo que os condilomas acuminados sejam tratados pelos clínicos gerais e diferentes especialistas, recomendações foram publicadas pela Medical Society for the Study of Venereal Diseases of the United Kingdom e o European Course on Human Papillomavirus Associated Pathology Group. Essas recomendações abordam o tratamento, a informação aos pacientes e encaminhamento a um especialista (8).

Os tratamentos usados podem ser agrupados em 3 categorias: tratamentos químicos com produtos citotóxicos, tratamentos imunoterapêuticos, que modulam a resposta imunológica do paciente, e tratamentos físicos, que destroem ou retiram a lesão. Cada médico deve escolher o tratamento mais apropriado, levando em conta a morfologia e a extensão dos condilomas acuminados, sua experiência e preferências do paciente. Em inúmeros casos, a podofilotoxina (creme a 0,15% ou solução a 0,5%) e o imiquimod (creme a 5%), que são os 2 tratamentos utilizáveis pelo paciente em casa, podem ser propostos como primeira escolha na ocasião das primeiras manifestações (11). Na França, os dermatologistas usam a crioterapia e a podofilotoxina como primeira escolha, e o *laser* e o imiquimod como segunda escolha (7), os clínicos gerais prescrevem preferencialmente um tratamento químico à base de podofilotoxina (6), e os ginecologistas usam preferencialmente o imiquimod e o *laser* (9).

Alguns condilomas acuminados regridem espontaneamente, e nem todos os condilomas acuminados devem ser tratados sistematicamente, sobretudo porque, quando um tratamento é aplicado, nem sempre traz inteira satisfação. Todos os tratamentos induzem reações locais (dores, ardência, coceiras), e alguns obrigam o paciente a se consultar várias vezes. Além disso, independentemente do tratamento administrado, a *clearance* viral é inconstante, e as recidivas são freqüentes. Em média, elas surgem em 20 a 30% dos casos (11). Os pacientes devem, pois, ser informados de que o objetivo dos tratamentos é a eliminação das lesões e a remissão dos condilomas acuminados, mas que não estão tratando a infecção pelo HPV (1).

Se a maioria dos condilomas acuminados pode ser tratada por um clínico geral, em alguns casos o recurso ao especialista é recomendado. Para von Krogh (11), o recurso a um especialista se revela necessário durante a gravidez (ginecologista, obstetra), em caso de condilomas anais, uretrais ou vaginais (proctologista, urologista ou ginecologista), de condilomas acuminados muito extensos (dermatologista especializado em DST) ou de imunossupressão (dermatologista especializado em DST ou ginecologista). Na França, os clínicos gerais encaminham o paciente para um especialista em 59% dos casos (6), e 23,8% das mulheres que consultam um ginecologista para condilomas acu-

Tabela 47-2 – Exames complementares feitos na ocasião da descoberta de condilomas acuminados

Exames complementares	Dermatologistas	Clínicos gerais	Ginecologistas (mulheres)
	(Mahé, 2002)*	(Lukasiewicz, 2002)†	(Monsonego, 2007)†
Todos os exames comparados	–	–	91,6%
Pesquisa de condilomas internos	–	63%	39,7% (colposcopia)
Esfregaço cervicouterino (displasia)‡	–	65%	77,8%
Pesquisa de outra DST	52%	54%	50,2%
Exame do parceiro sexual	38%	78%	55,7%**

*Porcentagem de dermatologistas que realizaram o exame sistematicamente; †porcentagem de casos para o qual o exame foi prescrito; ‡somente pacientes; **pesquisa de DST.

minados são encaminhadas, na saída da consulta, para outro médico (ginecologista: 42,6%; dermatologista: 36,1%; proctologista: 19,7%) (9). A presença de condilomas acuminados na criança deve levar a avaliar a possibilidade de abuso sexual, e o recurso a um pediatra e a uma equipe pluridisciplinar é necessário.

▪ Custos do tratamento dos condilomas acuminados na França

Existem poucos dados específicos sobre o custo do tratamento dos condilomas acuminados. Em 2003, Brown *et al.* (2) estimaram em 132.000 (76.457 primeiras manifestações + 38.902 recidivas + 16.755 casos resistentes) o número de condilomas acuminados tratados pelas clínicas especializadas no diagnóstico e no tratamento das DST *(Genito-urinary Medicine Clinics)* e em 22,4 milhões de libras esterlinas (ou seja, aproximadamente 33 milhões de euros) o custo global direto anual de seu tratamento nessas estruturas no Reino Unido. Na França, somente um estudo, realizado por Lafuma *et al.* (4), se interessou pelo custo do tratamento dos condilomas acuminados. Esse estudo, que tinha por objetivo comparar o custo de tratamento dos condilomas acuminados com o imiqimod e com a podofilotoxina, permitiu mostrar que o custo médio de tratamento de um paciente para condilomas acuminados era de aproximadamente 675 €.

O estudo prospectivo observacional realizado na França, em 2005, junto a 212 ginecologistas franceses, permitiu estimar a incidência anual dos condilomas acuminados, mas também especificar as condições de tratamento dos pacientes portadores de condilomas acuminados e, finalmente, estimar o custo médico direto desse tratamento entre os pacientes que consultavam um ginecologista (9). A partir desses resultados e estimativas do número de casos de condilomas acuminados tratados pelos dermatologistas e pelos clínicos gerais franceses, realizados por Lukasiewicz *et al.* (5) (6), o custo global direto ligado ao tratamento dos condilomas acuminados na França pôde ser calculado.

A análise dos custos foi realizada conforme a perspectiva do auxílio-doença e o da sociedade (custos pagos pelo auxílio-doença e custos arcados pelos pacientes e/ou os seguros privados) em termos de recursos consumidos e em termos monetários. Apenas os custos diretos foram considerados: visitas aos clínicos gerais e aos especialistas, exames diagnósticos, tratamentos, hospitalizações e faltas ao trabalho. Para as faltas ao trabalho, somente a parte paga pelo auxílio-doença foi considerada. O detalhe dos custos unitários dos exames é apresentado na Tabela 47-3.

A combinação dos consumos de recursos com os custos unitários permitiu calcular o custo médio por paciente. O custo médio do tratamento dos condilomas acuminados foi estimado em 476,20 € [413,00 €-539,40 €] para a sociedade, dos quais 336,60 € [284,80 €-388,40 €] para o auxílio-doença. O custo era maior para os condilomas acuminados resistentes ao tratamento (931,40 € e 656,80 € para a sociedade e para o auxílio-doença, respectivamente) do que para as recidivas (594,40 € e 424,00 €) ou para as primeiras manifestações (413,00 € e 290,90 €). Era mais elevado para as mulheres (482,70 € e 342,40 €) do que para os homens (369,10 € e 240,40 €). O essencial do custo estava ligado aos tratamentos (308,90 € e 233,10 €) e, em especial, aos tratamentos físicos e químicos que necessitavam de hospitalização (234,20 € e 187,40 €).

Para poder estimar o custo global dos condilomas acuminados, o custo por paciente foi multiplicado pelo número anual de pacientes vistos em consulta. Pressupôs-se que o custo de tratamento pelos outros profissionais seria semelhante ao dos ginecologistas. O custo global direto anual para a sociedade do tratamento dos condilomas acuminados tratados pelos ginecologistas franceses se elevava a um pouco mais de 24 milhões de euros, e o do conjunto dos condilomas acuminados a quase 54 milhões de euros (Tabela 47-4). Mais de 2/3 desses custos eram pagos pelo auxílio-doença.

Portanto, na França, aproximadamente 130.000 pacientes consultam anualmente um clínico geral ou um especialista (ginecologista ou dermatologista) para uma primeira manifestação, uma recidiva ou condilomas acuminados resistentes aos tratamentos. O tratamento desses pacientes, estimado em 54 milhões de euros por ano para a sociedade francesa, dos quais 36 milhões de euros a cargo do auxílio-doença, é considerável. A introdução de uma vacina profilática que previne os condilomas acuminados atribuídos aos HPV de tipos 6 e 11 (que estão envolvidos em 90% dos casos de condilomas acuminados) deveria permitir a redução dos custos ligados ao diagnóstico e ao tratamento dos condilomas acuminados. Deveria igualmente reduzir o incômodo que essas lesões benignas geram entre os pacientes tanto nos planos físico quanto no psicológico.

Tabela 47-3 – Custos unitários dos recursos consumidos para o tratamento dos condilomas realizado por um ginecologista.
*Porcentagem de dermatologistas que realizaram o exame sistematicamente; †porcentagem de casos para o qual o exame foi prescrito; ‡somente pacientes; **pesquisa de DST

	Auxílio-doença	Sociedade
Consultas*†		
Clínico geral	13,00 €	21,20 € *†
Ginecologista	16,50 €	33,80 € †
Dermatologista	16,50 €	30,80 € †
Exames realizados em ambulatório*		
Biopsia	18,80 €	27,80 €
Colposcopia	16,50 €	33,80 €
Esfregaço cervicovaginal	10,30 €	15,30 €
Teste de HPV	29,20 €	48,60 €
Tratamentos realizados em ambulatório*†		
Laser (sem hospitalização)	29,30 €	56,50 €
Outro – ácido tricloracético, eletrocoagulação, crioterapia – (sem hospitalização)	16,50 €	33,80 €
Medicamentos‡	Custo por semana de tratamento	
Podofilotoxina	2,72 €	4,19 €
Imiquimod	10,29 €	15,83 €
Fluorouracil	1,56 €	2,41 €
Hospitalizações (mínimo-máximo)**	462,50 € - 1.188,80 €	578,10€ - 1.486,00 €
Licenças remuneradas	41,93 €/dia a partir do 3º dia	

*Nomenclatura geral dos atos profissionais (NGAP) *www.ameli.fr* (consultado em 09/2005) 20 € tarifa de base mais 1,2 € honorários; †Point Stat nº 40, 2003; ‡dicionário Vidal, 2005; **base nacional de custos do PMSI (Programa de Medicalização de Sistemas de Informação) aplicados aos Grupos Homogêneos de Doença (GHM) dos diagnósticos identificados.

Tabela 47-4 – Estimativa do custo global anual de tratamento dos condilomas na França

	Homens	Mulheres	Total
Condilomas tratados por ginecologistas			
Número estimado de pacientes	2.999	47.755	50.754
Custo anual para o auxílio-doença	720.960 €	16.351.312 €	17.083.796 €
Custo anual para a sociedade	1.106.931 €	23.051.339 €	24.169.055 €
Condilomas tratados por dermatologistas, clínicos gerais e ginecologistas			
Número estimado de pacientes	75.304	53.507	128.810
Custo anual para o auxílio-doença	18.103.082 €	18.320.797 €	36.423.879 €
Custo anual para a sociedade	27.794.706 €	25.827.829 €	53.622.535 €

*Porcentagem de dermatologistas que realizaram o exame sistematicamente; †porcentagem de casos para os quais o exame foi prescrito; ‡somente pacientes; **pesquisa de DST.

Referências

1. Akom E, Venne S. L'infection au virus du papillome humain (HPV). Institut National de Santé Publique du Québec. 2003. Accessible à l'adresse http://www.inspq.qc.ca dernier accès le 23 mai 2007
2. Brown RE, Breugelmans H-G, Theodoratou D, Benard S (2006) Costs of detection and treatment of cervical cancer, cervical dysplasia, and genital warts in the UK. Curr Med Res Opin 22:663-70
3. Koutsky L (1997) Epidemiology of genital human papillomavirus infection. Am J Med 102:3-8
4. Lafuma A, Monsonego H, Moyal-Barracco M, Pribil C (2003) Comparaison coût-efficacité par modélisation de l'imiquimod et de la podophyllotoxine dans le traitement du condylome acuminé externe en France. Ann Dermatol Venereol 130:731-6
5. Lukasiewicz E, Martel H, Roujeau H-C, Flahault A (2002) La dermatologie libérale en France métropolitaine en 2000. Ann Dermatol Venereol 129:1261-5
6. Lukasiewicz E, Aractingi S, Flahault A (2002) Incidence et prise en charge des condylomes acuminés externes en médecine générale. Ann Dermatol Venereol 129:991-6
7. Mahé E, Descamps V, Bouscarat F, Crickx B (2002) Prise en charge des condylomes anogénitaux externes par les dermatologues: résultats d'une enquête nationale. Ann Dermatol Venereol 129:997-1002
8. Maw R, von Krogh G (2000) The management of anal warts. Topical self treatment, ablative therapy, and counselling should all be available. BMJ 321:910-1
9. Monsonego J, Breugelmans J-G, Bouée S et al. (2007) Incidence, prise en charge et coût des condylomes acumines anogénitaux chez les femmes consultant un gynécologue en France. Gynecol Obstet Fertil 35:107-13
10. UK Health Protection Agency (2003) CDR Weekly 13(44)
11. Von Krogh G, Lacey CNJ, Gross G et al. (2000) European course on HPV associated pathology: guidelines for primary care physicians for the diagnosis and management of anogenital warts. Sex Trans Inf 76:162-8
12. Waalboomers HM, Jacobs MV, Manos MM et al. (1999) Human papillomavirus is a necessary cause of invasive cervical cancer worldwide. J Pathol 189:12-9

48 Condilomas acuminados genitais externos

J. Monsonego

RESUMO

O tratamento dos condilomas acuminados externos é complexo, os métodos terapêuticos estão à disposição de vários médicos, e as recidivas são freqüentes. As conseqüências psicológicas e as repercussões no casal são importantes. As recomendações terapêuticas disponíveis na literatura ainda são bastante vagas. As lógicas prática e econômica devem ceder um lugar importante aos tratamentos auto-aplicados. Porém, isso requer uma boa informação do paciente sobre a natureza de suas lesões e sobre as aplicações práticas do produto.

PONTOS-CHAVE

O exame clínico é suficiente para fornecer o diagnóstico de condilomas anogenitais típicos.

1. Todas as lesões que aparecerem como atípicas ou que não responderem ao tratamento devem ser biopsiadas para eliminar a possibilidade de uma neoplasia intra-epitelial.
2. Na ausência de resposta terapêutica ao cabo de 4 semanas (ou de resposta parcial em 8 semanas), o tratamento deve ser interrompido. Será preciso alterar a modalidade terapêutica.
3. As estratégias terapêuticas devem ser discutidas com o paciente e estabelecidas com base em um acordo consensual paciente/médico.
4. Tanto a auto-administração do tratamento como a aplicação deste pelo médico devem ser consideradas ambas, por primeira ou segunda escolha. A escolha da forma de administração depende do volume, da extensão e do tipo de lesões, bem como das preferências do paciente e de seus recursos financeiros.
5. O desaparecimento dos condilomas – comparadas todas as modalidades terapêuticas – é obtido em cerca de 50% dos casos. As taxas de recorrência variam de 10 a 90%, com uma média de 30%. Os pacientes devem ser informados da eventual necessidade de tratamentos múltiplos e de seus possíveis efeitos colaterais.
6. No total, aproximadamente 80% dos pacientes serão curados de seus condilomas em menos de 1 ano; os 20% restantes necessitarão de tratamentos múltiplos em longo prazo.

Investigação e tratamento dos condilomas acuminados genitais externos (CAGE) na prática cotidiana

Prevalência e história natural dos condilomas acuminados genitais

A freqüência dos condilomas anogenitais não pára de aumentar.

Nos EUA, o número de novos casos por ano está estimado entre 500.000 e 1 milhão. Cerca de 1% das pessoas sexualmente ativas de 18 a 49 anos são afetadas por condilomas acuminados. Isso representa aproximadamente 240.000 consultas por ano, e o custo do tratamento nos EUA é avaliado em 3,8 bilhões de dólares (1). A prevalência dos condilomas acuminados é maior em certas populações, especialmente naquelas que comparecem às clínicas de DST (Fig. 48-1).

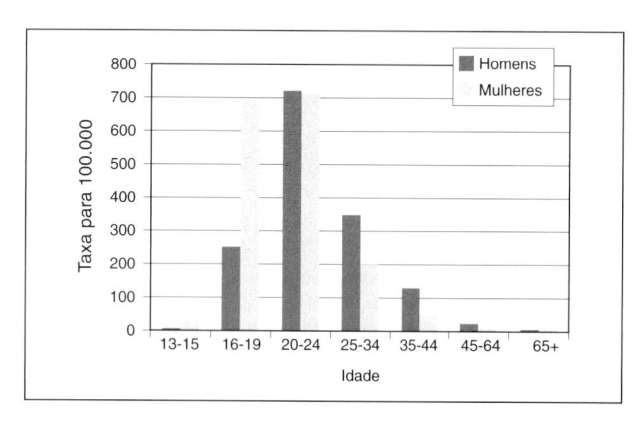

Fig. 48-1. Condilomas acuminados. Freqüência do primeiro diagnóstico no Reino Unido.

Os dados provenientes dessas clínicas indicam que a incidência dos condilomas varia de 4 a 13%. A afecção envolve tanto homens como mulheres.

Na França, os números variam de 0,25 a 0,3% (2). Representam a primeira causa de DST (doenças sexualmente transmissíveis) na Europa e nos EUA. Um estudo francês, realizado em 2000 junto a clínicos gerais da rede Sentinelles* (estudo prospectivo de 5 meses), mostrou que o número anual de episódios de condilomas acuminados externos (CAE) em clínica geral era de 23.000, dos quais 15.000 diagnósticos de novos casos. No mesmo ano, um estudo de prevalência "de um dia" feito com dermatologistas franceses havia estimado em 100.000 o número de consultas para CAE (dos quais 47.000 novos casos). Essas estimativas, que não levam em conta ginecologistas e outros especialistas, permitiram estimar a incidência dos CAE em 107 novos casos para cada 100.000 habitantes (3, 4).

A regressão espontânea dos CAG é avaliada em cerca de 20%. Cinqüenta por cento permanecem estáveis, e 30% têm risco de extensão e progressão para outras regiões anogenitais. O período de incubação é difícil de definir. Algumas afecções permanecem latentes ou subclínicas; outras podem aparecer somente em meses, até mesmo anos, após a aquisição do vírus. Os pacientes que tiveram contato pela primeira vez com HPV dos tipos 6 ou 11, logo depois de uma exposição sexual com novo parceiro, geralmente desenvolvem lesões visíveis após 2 a 8 meses em média (Fig. 48-2).

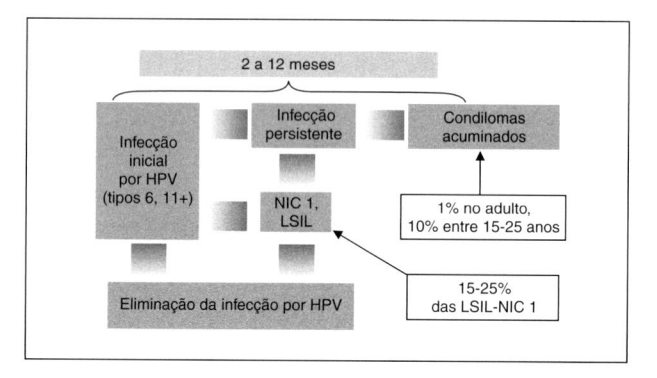

Fig. 48-2. História natural da infecção por HPV de baixo risco.

Modo de transmissão

A infecção genital por HPV é transmitida principalmente por contato sexual (5). As microabrasões do epitélio superficial, que costumam ser produzidas durante as relações sexuais, permitem aos vírions atravessarem sem dificuldade sua espessura para atingir as células da camada basal, onde desencadeiam seu primeiro efeito citopatogênico. A transmissão por contato sexual é, antes de mais nada, genital. Pode ser anal, nas relações anais entre os homossexuais, ou orais, nas relações bucogenitais entre os pacientes imunodeprimidos.

A transmissão por auto-inoculação do DNA do HPV de um ponto cutâneo não-genital (dedos) foi relatada especialmente entre os pacientes (crianças ou adultos) que tiveram práticas de toque anal. Os HPV dos tipos 1 e 2 implantados em verrugas digitais são capazes de provocar CAG.

A transmissão de HPV dos tipos 6-11 por uma superfície contaminada nas mucosas genitais externas foi encontrada. Lençóis ou instrumentos contaminados pelo vírus podem transmitir o DNA viral e provocar lesões genitais.

A transmissão materno-fetal dos tipos 6-11 de HPV também foi relatada. Essa transmissão costuma acontecer

---
*N. do T.: Rede de vigilância epidemiológica formada por médicos voluntários que trabalham nas regiões metropolitanas da França.

durante a passagem do recém-nascido pelo canal de parto que possui CAG cervicovaginais ou vulvoperineais. A transmissão *in utero* raramente é descrita. Essa transmissão dos HPVs 6 e 11 da mãe para o bebê pode desencadear uma patologia excepcional, mas gravíssima, chamada papilomatose faríngea do recém-nascido. Essa afecção é muito rara e só atinge 1 criança em cada 1.500 infectadas com o HPV (5).

Generalidades sobre o tratamento

Como o diagnóstico dos condilomas acuminados genitais (CAG) externos típicos é, antes de tudo, clínico, seu tratamento deve ser antecedido por um interrogatório preciso. A fim de pesquisar fatores favorecedores e lesões associadas, esse diagnóstico clínico genitourinário deve ser completado por citologia, investigação de DST e colposcopia sistemática (5).

Antes do tratamento, o interrogatório se dedicará particularmente a evidenciar o modo de transmissão (2 a 8 meses antes do aparecimento das lesões) – novo parceiro, sauna, jacuzzi, lençol trocado, verrugas cutâneas etc. – e a buscar fatores favorecedores como gravidez, homossexualidade, déficit imunológico ou doença auto-imune.

O exame clínico preciso permite especificar a topografia dos CAG externos (podendo ser isolados, confluentes ou extensos), sua extensão (anal, vulvoperineal, colo, vagina), suas características de acordo com o modo evolutivo das lesões (recentes, resistentes, recorrentes, antigos) e sua associação com as neoplasias intra-epiteliais ou NIE (ao nível do colo, da vagina, vulva ou do ânus) (Tabela 48-1).

Tabela 48-1 – Condilomas acuminados genitais externos (CAGE). Perguntas a serem feitas antes do manejo

1. Topografia: porção cutânea ou mucosa
- Isolados
- Confluentes
- Extensos

2. Extensão
- Anal
- Vulvoperineal
- Colo, vagina

3. Características
- Recentes
- Resistentes
- Recorrentes
- Antigos

4. Associação com neoplasias intra-epiteliais (NIE)
- Colo, vagina, vulva, ânus
- Sincrônica, metacrônica

Os resultados de uma enquete francesa, envolvendo o tratamento das CAG externas, realizada em dezembro de 2000 pelos laboratórios da 3M Saúde, mostram que o esfregaço é efetuado em 79% dos casos, e a colposcopia em 68%. A colposcopia deve, de fato, ser feita sistematicamente com biopsias dirigidas em caso de NIC, lesões da vagina, anomalias peri ou endoanais ou de lesão acuminada do canal anal na mulher com mais de 40 anos.

Os CAG geralmente são induzidos pelos papilomavírus (HPV) ditos "de baixo risco", os tipos 6 ou 11, que raramente são associados às lesões tumorais. Por outro lao, os HPVs de alto risco, como o HPV 16 ou 18, são agentes etiológicos e independentes dos tumores do trato genital inferior (5).

Sintomatologia dos condilomas acuminados

Os CAG geralmente são assintomáticos (1-5). Manifestações atípicas, como irritação, prurido, leucorréias, hematúria, metrorragias pós-coitais, podem ser mencionadas pelos pacientes. Por vezes, alguns CAG são revelados no colo ou na vagina após um Papanicolaou. Sua descoberta deve ser acompanhada da realização de uma investigação de DST completa com sorologias para HIV e sífilis, coleta de *Chlamydia* e micobacteriológica vaginal com pesquisa de *Chlamydia* no homem ou, melhor ainda, pesquisa de *Chlamydia* por PCR na primeira urina da manhã.

Na mulher, a presença de candidose vulvovaginal concomitante à descoberta de condilomas é freqüente. Muitas vezes, é responsável pelo prurido atribuído aos próprios condilomas. O tratamento antimicótico local imediato é necessário antes de qualquer investigação locorregional e antes de qualquer tratamento.

A partir do primeiro contato com o paciente, a história natural da infecção por HPV será explicada particularmente por seu período de incubação muito variável (de algumas semanas a alguns meses); o exame do(s) parceiro(s) será proposto; conselhos sobre prevenção serão dados juntamente com conselhos sobre relações protegidas até a eliminação das lesões, além de esclarecimentos sobre a ineficácia dos preservativos em caso de lesões que se localizem em zonas que não podem ser protegidas (púbis, grandes lábios); por fim, será proposta uma abordagem psicológica, e um calendário de cuidados e de vigilância será estabelecido em comum acordo.

Os CAG podem apresentar formas particulares em certas circunstâncias. Assim, os imunodeprimidos (pacientes HIV-positivos, sob uso de imunossupressores ou que apresentam doença auto-imune), os homossexuais masculinos e as mulheres grávidas (com um tratamento adaptado, levando em conta o risco de transmissão dos vírus HPV 6 e 11 para o recém-nascido) podem ser acometidos por condilomatoses anogenitais extensas. Crianças e adolescentes podem igualmente ser contaminados por CAG. Antes de considerar a contaminação por abuso sexual, convém levar em conta o risco de auto-inoculação por verrugas digitais, por meio de uma superfície contaminada ou transmissão da mãe para o bebê no momento do parto.

Diagnóstico e investigação

O pré-requisito indispensável antes de qualquer procedimento terapêutico é a realização de um exame genital completo por meio da pesquisa de outras localizações de lesões induzidas por HPV. De fato, a infecção por HPV muitas vezes é multicêntrica. Os exames poderão ser guiados pela topografia dos condilomas:

- Na mulher, exame por espéculo e esfregaços sistemáticos; colposcopia em caso de anomalias sugestivas no esfregaço; anuscopia em caso de condilomas perianais;
- No homem, uretroscopia em caso de condilomas na região do meato, cuja base de implantação não está visível; anuscopia em caso de condilomas perianais e sistemática nos pacientes homossexuais.

A maioria dos CAG é evidenciada durante o exame clínico. Às vezes, uma aplicação de ácido acético a 3 ou 5% pode ser útil para melhor avaliar as lesões dos tratos genital inferior e anal durante a colposcopia. Esse teste com o ácido acético pode ajudar a realizar biopsias dirigidas, especialmente ao nível do colo, da vagina e de alguns pontos das lesões anais. A sorologia de HPV e a tipagem viral em geral, são, pouco informativas, até mesmo desnecessárias. A investigação clínica deve compreender o rastreio de outras DST: sífilis, gonococo, *chlamydia*, hepatites B e C, dependendo do contexto, e HIV.

Podem necessitar de biopsia as formações de crescimento rápido, as lesões pigmentadas, as lesões papulares que sugerem neoplasia intra-epitelial ou câncer, as anomalias resistentes ou agravadas após um tratamento e os condilomas nos pacientes imunodeprimidos. Todas as lesões acuminadas do canal anal entre os homens homossexuais e as mulheres após os 45 anos, bem como as lesões papilares da zona de transformação do colo exigem sistematicamente um controle histológico em razão do risco de câncer associado.

Ainda que os HPV dos tipos 6 e 11 não estejam envolvidos no processo de transformação, a existência de infecções mistas associando o HPV de baixo e de alto riscos justifica a realização do rastreio do câncer do colo. Para esse rastreamento, é recomendado fazer um esfregaço, uma colposcopia com ou sem biopsias dirigidas do colo e, em caso de lesões associadas, da vagina, da vulva, do períneo, do ânus e do canal anal. Também se sugere realizar um rastreio citológico anual nas pacientes sem nenhuma lesão, mas cujo parceiro possua condilomas, dado o risco possível de lesões metacrônicas.

Não existe nenhuma recomendação para o rastreio do câncer anal. No entanto, considerado o risco aumentado de NIA e de câncer anal, esse rastreio é justificado especialmente entre os homossexuais masculinos, os pacientes HIV-positivos e as mulheres com mais de 45 anos. Hoje em dia, faltam avaliações clínicas para confirmar o real valor da citologia e da colposcopia anal (1-5).

Por fim, o exame do(s) parceiro(s) deve ser sistemático. De fato, 40% dos parceiros masculinos ou femininos com CAG têm essa patologia. É recomendado realizar sistematicamente peniscopia do parceiro masculino ou colposcopia do parceiro feminino. Os homossexuais, homens e mulheres, estão expostos ao risco de lesões anais e genitais tanto quanto os heterossexuais. Um recente estudo mostrou que, na prática dos clínicos gerais franceses, condilomas internos são pesquisados em 63% dos casos, e um esfregaço cervicovaginal é solicitado a 65% das pacientes. Uma investigação de DST foi solicitada sistematicamente em 54% dos casos (com presença de uma ou várias infecções em 15% dos casos). É solicitado um exame do parceiro em cerca de 80% dos casos (1-5).

Esses números são ainda piores entre os dermatologistas franceses, com investigação de DST sistemática em apenas 52% dos casos, exame do(s) parceiro(s) em 38% dos casos e exame locorregional sistemático somente em 17% dos casos.

Tratamentos

Vários tratamentos estão à disposição dos médicos. Antes de mais nada, é preciso considerar que nenhum tratamento é 100% eficaz, e que os condilomas podem regredir espontaneamente em 20 a 30% dos casos ao cabo de 6 meses.

Tratamentos físicos (Tabela 48-2)

- O nitrogênio líquido é considerado por muitos como o tratamento de primeira escolha dos CAE de pequena dimensão. É o mais empregado pelos dermatologistas. A aplicação prévia do creme Emla® pode diminuir as dores durante a aplicação. A freqüência das aplicações (incluindo 1, 2 ou 3 semanas) é estabelecida em função da rapidez de cicatrização. O número de aplicações varia conforme o tipo de lesão, sua localização, sua extensão e a condição imunológica do paciente.

Tabela 48-2 – Condilomas acuminados genitais externos: métodos de tratamento

Agentes citotóxicos	• Podofilina/podofilotoxina • Ácido tricloracético (ATA) • 5-fluorouracil (5-FU)
Imunoterapia	• Interferons (IFN) • Imiquimod • Vacinas
Tratamentos físicos e cirúrgicos	• Crioterapia • Eletrocauterização • Vaporização a *laser* • Excisão cirúrgica

- O *laser* de CO_2 necessita de uma anestesia local com xilocaína para as lesões externas pouco extensas. Seus resultados são muito operador-dependentes. Seus riscos cicatriciais não podem ser ignorados (até 28% em algumas séries). Gera vapores contendo DNA viral e necessita da utilização conjunta de um sistema de aspiração adaptado. Suas principais vantagens são o conhecimento do grau e da profundidade da destruição celular e a possibilidade de um tratamento simultâneo em caso de condilomas internos associados aos CAE.

- A eletrocoagulação pode ser efetuada sob anestesia local no consultório em caso de lesões pouco profusas. É igualmente dolorosa, com cicatrizações por vezes longas e risco cicatricial considerável. É indicada sobretudo em caso de condilomas muito exofíticos com uma fina base de implantação.

Tratamentos médicos

Os tratamentos médicos podem ser aplicados pelo médico ou pelo paciente.

Os mais antigos são a podofilina (10 a 30% em vaselina), o ácido tricloracético 50-80% e a 5-fluorouracil (Efurix®). Os mais recentes são a podofilotoxina (Condyline®, Wartec®) e o imiquimod (Aldara®).

- A podofilina é aplicada pelo médico em intervalos regulares. As taxas de eliminação dos condilomas variam de 22 a 70%, e a freqüência das recidivas é, em média, de 50%. Sua aplicação provoca fortes reações locais que limitaram seu uso depois do aparecimento de novas substâncias (6-10).

- O ácido tricloracético também é aplicado pelo médico. As taxas de desaparecimento dos condilomas variam de 50 a 100%, à custa de uma dor por vezes muito forte no momento da aplicação. Esse tratamento possui a vantagem de poder ser usado durante a gravidez, ao contrário dos outros tratamentos médicos.

- O uso da 5-fluorouracil é cada vez menos freqüente em razão da forte irritação que produz. O creme dosado em 5% pode permanecer no local por 12 horas seguidas, depois deve ser enxaguado cuidadosamente, em um período de 5 a 10 dias. Hoje, esse produto é reservado aos condilomas recidivantes do meato uretral.

- O princípio ativo da podofilotoxina é resina de podofilina diluída em 0,5%. Esse produto é aplicado pelo paciente duas vezes por dia, por 3 dias seguidos, com interrupção de 4 dias, iniciando-se, em seguida, novo ciclo, até o desaparecimento dos condilomas. Um amplo estudo controlado em 709 pacientes mostrou eficácia significativa em relação ao placebo com taxas de desaparecimento de 58 a 77% e de recidiva de 4 a 33%. Esse tratamento potencialmente irritante (eritema 64%, erosões 63%, edema 16%, ardência 59% etc.) é desaconselhado para o tratamento dos condilomas do colo uterino, do meato, da vagina e do ânus (6-10).

- O imiquimod é a substância mais recente. Pertence aos modificadores da resposta imune. Estimula a secreção de citocinas pelas células imunológicas locais (monócitos, macrófagos) (Tabela 48-3). Essas citocinas são o interferon-alfa, o fator de necrose tumoral alfa, as interleucinas 6, 8, 10 e 12. Isso corresponde à exacerbação da resposta fisiológica de eliminação das lesões virais. O imiquimod não possui ação antitumoral própria. Aplicado 3 vezes por semana por períodos de 6 a 10 horas, o creme dosado a 5% é restrito aos condilomas externos. Um estudo feito em 209 pacientes mostrou, ao cabo de 16 semanas, o desaparecimento das lesões em 50% dos casos (77% na mulher e 40% no homem) contra 11% com o placebo. O prazo médio de eliminação foi de 8 semanas na mulher e 12 semanas no homem (11). As taxas de recidivas foram baixas (13%), comparáveis àquelas observadas após regressão espontânea dos condilomas. Eritema, ligado ao modo de ação do produto, é observado em

Tabela 48-3 – Lógica para o tratamento dos CAGE com imiquimod

- Molécula original que não tem atividade direta, mas ação por estímulo do sistema imunológico local RC ≥ 50% dos pacientes tratados
- Menor taxa de recidiva após tratamento ≤ 20%
- Eficaz como tratamento adjuvante (antes ou depois do tratamento cirúrgico)
- Eficaz nos pacientes com um passado de CAGE recidivantes
- Tratamento sem perigo e freqüentemente bem tolerado

67% dos pacientes, sobretudo em início de tratamento. Às vezes, é acompanhado de prurido e erosões. Esse tratamento ainda deve ser avaliado entre os pacientes infectados pelo HIV.

Escolha do tratamento

De acordo com uma enquete nacional feita em 2001 junto a 652 dermatologistas franceses (4), os tratamentos estabelecidos com mais freqüência em primeira intenção diante dos CAE eram respectivamente para mulheres e homens: a crioterapia (84 a 93% dos casos) e a podofilotoxina (40 a 55%), seguidos do imiquimod (30 a 32%) e do *laser* de CO_2 (32 e 16%). Essa ordem era alterada como segunda escolha, com posição privilegiada para o *laser* de CO_2 (70 e 60%), seguido do imiquimod (38 e 47%), depois da crioterapia (32 e 34%) e da podofilotoxina (26 e 38%).

Os fatores de escolha terapêutica são:

- A localização das lesões.
- A extensão das lesões externas.
- Os desempenhos de cada tratamento.
- Os efeitos secundários esperados e as contra-indicações de cada tratamento.
- A preferência do paciente.
- A preferência do médico.
- Os casos particulares: gravidez, recidivas, imunodepressão (pacientes HIV-positivos).

Tudo se baseia inicialmente no balanço de extensão.

Na presença de lesões externas isoladas, são o tamanho e o número de lesões que guiam a ação terapêutica.

- Se as lesões forem muito limitadas (n < 5 ou < 1 cm^2), serão destruídas imediatamente durante a consulta por meio de aplicações de nitrogênio líquido ou eletrocoagulação. Três a cinco sessões podem ser necessárias para eliminar totalmente as lesões. Se o paciente recusar esses tratamentos físicos freqüentemente dolorosos, podem ser propostas aplicações de imiquimod.

A resistência aos tratamentos físicos se define pela ausência de desaparecimento ou pela recidiva das lesões no mesmo lugar antes de 3 meses. Se esse for o caso após 3 a 5 sessões, será proposta uma mudança de tratamento (imiquimod ou *laser* de CO_2).

- Se as lesões forem de média importância (entre 5 e 15 condilomas ou superfície total de 1 a 3 cm^2), o tratamento se baseia no compromisso entre os desejos do paciente e as condutas do médico. Se o paciente preferir tratamento imediato, realizado no consultório do médico, aplicações de nitrogênio líquido ou uma sessão de eletrocoagulação serão realizadas. Se o paciente preferir tratamento médico mais gradual, para fazê-lo ele mesmo, e se o médico julgar que o paciente está apto a aplicar regular e corretamente o tratamento sobre lesões facilmente acessíveis, serão prescritas aplicações de imiquimod.
- Se as lesões forem muito extensas (n > 15 ou > 3 cm^2), o fator determinante será a condição imunológica do paciente.

Entre os pacientes imunocompetentes, esses acometimentos extensos são a indicação preferencial para o imiquimod. Em caso de resistência ou de ausência de desaparecimento total das lesões após 16 semanas de aplicações regulares, o tratamento será completado por uma sessão de *laser* de CO_2, se as lesões ainda estiverem volumosas, ou por aplicações de nitrogênio líquido ou de bisturi elétrico se, não o forem tanto.

Entre os pacientes imunodeprimidos, o *laser* de CO_2 será o tratamento de escolha (ou eventualmente o nitrogênio líquido, se os condilomas forem pequenos e numerosos).

Na presença de lesões internas (colo, vagina, uretra, ânus), estas deverão obrigatoriamente ser destruídas por tratamento físico, na maioria das vezes por *laser* de CO_2 com anestesia geral.

- Se os condilomas externos forem pouco numerosos ou pouco extensos (n < 5 ou < 1 cm^2), podem ser destruídos na consulta, com aplicações de nitrogênio líquido ou eletrocoagulação, antes da sessão de *laser* de CO_2. Também podem ser destruídos de uma só vez na sessão de *laser* de CO_2 (preferência do paciente).
- Se os condilomas externos forem numerosos ou extensos (n > 5 ou > 1 cm^2), aplicações prévias de imiquimod serão propostas no aguardo da data da intervenção por *laser* de CO_2 (freqüentemente uma ou várias semanas). O objetivo desse tratamento será diminuir o número e o tamanho das lesões externas no período pré-operatório e, assim, limitar a morbidade do *laser* de CO_2.

Casos especiais

- Na mulher grávida, as lesões pequenas só podem ser vigiadas à espera de sua regressão espontânea. Em contrapartida, a ablação dos condilomas volumosos é recomendada, pois correm o risco de provocar obstáculo mecânico durante o parto. Os tratamentos físicos são indicados na ocasião (na maioria das vezes, *laser* de CO_2).

- Seja qual for o tratamento inicial, os condilomas recidivantes serão tratados preferencialmente com imiquimod.

Vigilância: exame de controle, alguns meses após a erradicação, para a pesquisa de recidivas (em média, 3 meses).

Esquemas terapêuticos

Os diferentes esquemas terapêuticos propostos para os CAG externos isolados, os CAG externos extensos, a condilomatose florida (vulva, períneo, ânus) e a condilomatose anal são apresentados respectivamente nas Figuras 48-3 a 48-6.

O esquema terapêutico dos CAG externos, guiado pelo paciente, de acordo com as recomendações européias

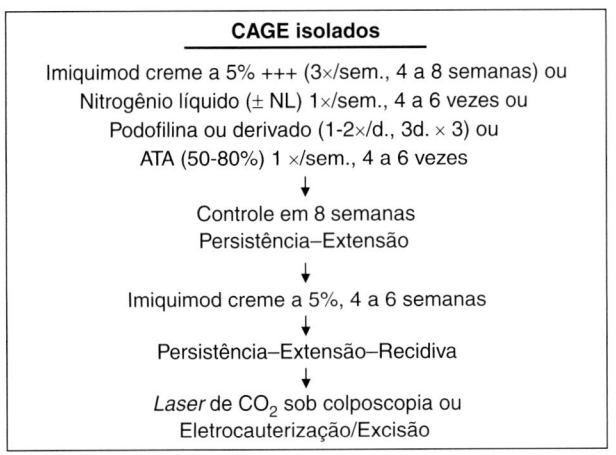

CAGE isolados

Imiquimod creme a 5% +++ (3×/sem., 4 a 8 semanas) ou
Nitrogênio líquido (± NL) 1×/sem., 4 a 6 vezes ou
Podofilina ou derivado (1-2×/d., 3d. × 3) ou
ATA (50-80%) 1 ×/sem., 4 a 6 vezes
↓
Controle em 8 semanas
Persistência–Extensão
↓
Imiquimod creme a 5%, 4 a 6 semanas
↓
Persistência–Extensão–Recidiva
↓
Laser de CO_2 sob colposcopia ou
Eletrocauterização/Excisão

ATA: ácido Tricloracético.

Fig. 48-3. Tratamento dos CAGE de acordo com sua topografia.

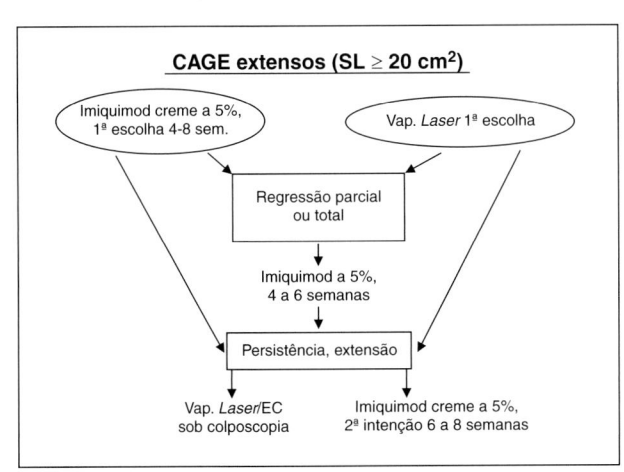

CAGE extensos (SL ≥ 20 cm^2)

Imiquimod creme a 5%, 1ª escolha 4-8 sem.
Vap. Laser 1ª escolha
↓
Regressão parcial ou total
↓
Imiquimod a 5%, 4 a 6 semanas
↓
Persistência, extensão
↓
Vap. Laser/EC sob colposcopia
Imiquimod creme a 5%, 2ª intenção 6 a 8 semanas

SL: superfície lesional; EC: eletrocauterização.

Fig. 48-4. Tratamento dos CAGE de acordo com sua topografia.

Condilomatose florida

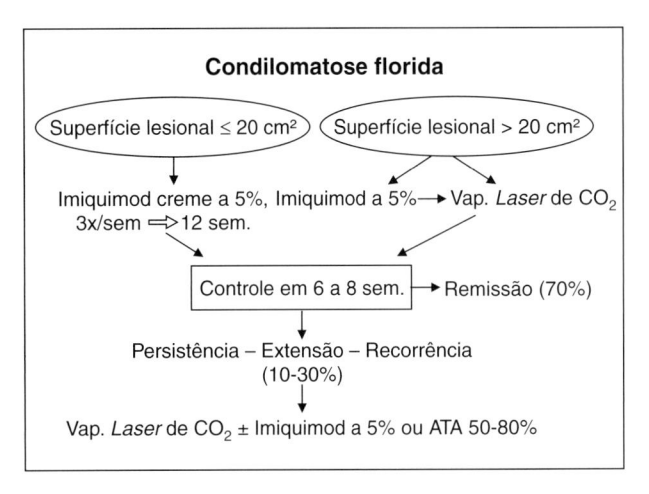

Superfície lesional ≤ 20 cm^2
Superfície lesional > 20 cm^2
↓
Imiquimod creme a 5%, 3x/sem ⇒ 12 sem.
Imiquimod a 5% → Vap. Laser de CO_2
↓
Controle em 6 a 8 sem. → Remissão (70%)
↓
Persistência – Extensão – Recorrência (10-30%)
↓
Vap. Laser de CO_2 ± Imiquimod a 5% ou ATA 50-80%

Fig. 48-5. Tratamento da condilomatose florida (vulva, períneo, ânus). CAGE extenso (SL ≥ 20 cm^2).

Condilomatose anal
↓
Biopsias sistemáticas

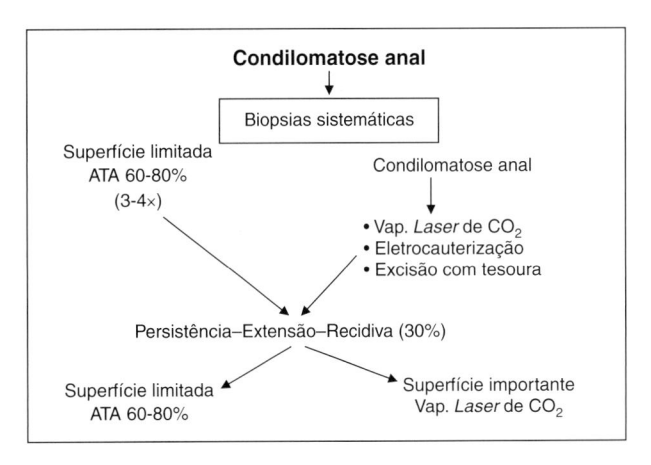

Superfície limitada ATA 60-80% (3-4×)
Condilomatose anal
↓
• Vap. Laser de CO_2
• Eletrocauterização
• Excisão com tesoura
↓
Persistência–Extensão–Recidiva (30%)

Superfície limitada ATA 60-80%
Superfície importante Vap. Laser de CO_2

Fig. 48-6. Condilomatose intra-anal.

apresentadas no Congresso Eurogin 2000, está resumido na Figura 48-7.

O manejo dos CAG externos, portanto, é multidisciplinar. Compreende a realização de investigação completa das lesões iniciais para acompanhar a evolução:

- Anuscopia sistemática, se a superfície lesional for superior a 10 cm^2 ou nos pacientes de risco.
- Esfregaço e colposcopia sistemática para a detecção das lesões planas.
- Meatoscopia em caso de sintomatologia urinária.
- Pesquisa de outras DST associadas.
- Pesquisa de lesões nos parceiros atuais e, se possível, nos parceiros dos últimos 6 meses. Aproveitar a ocasião para informar sobre as DST e os meios de prevenção.

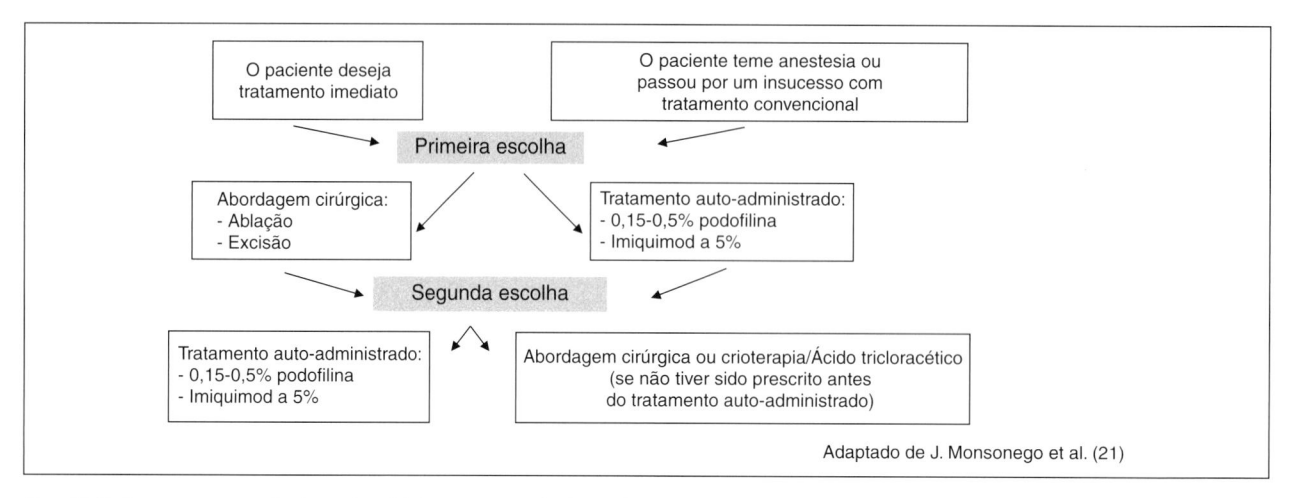

Fig. 48-7. Esquemas terapêuticos dos CAG externos guiados pelos pacientes.

- Vigilâncias regular e intensiva: por esfregaço de ritmo regular com ou sem lesão genital interna, por anuscopia em caso de lesões anais nos homossexuais, mulheres que têm relações anais e imunodeprimidos.

Prevenção: aporte da vacinação profilática

O estudo randomizado controlado por placebo de fase 3 (FUTURE 1) utilizando a vacina tetravalente da Merck (6, 1, 16, 18) (Gardasil®) permitiu avaliar, em uma população de 5.455 mulheres com idades entre 16 a 23 anos, a eficácia nos condilomas acuminados após um período de observação de 45 meses. A vacina foi administrada no dia D1, nos meses 2 e 6. Uma colposcopia foi realizada conforme um algoritmo definido. Coletas citológicas e virológicas foram feitas no conjunto do trato genital inferior.

Os resultados recentemente apresentados (S. Garland, Congresso da EUROGIN, Paris, 23-26 de abril de 2006, EUROGIN Abstract Book) mostram que essa vacina é 100% eficaz nos condilomas acuminados genitais externos, NIV e NIVa misturados (12).

A prevenção dos condilomas acuminados genitais externos, em especial entre as jovens, com o uso de vacina profilática em breve, permite vislumbrar uma perspectiva promissora para reduzir essa freqüente infecção sexualmente transmissível.

Resultados das enquetes recentes

Uma recente enquete (J. Monsonego, A. Flahaut et al., Congresso da EUROGIN, Paris, 23-26 de abril de 2006, Abstract Book) avaliou o manejo dos condilomas acuminados genitais externos nas consultas e nos postos médicos especializados em DST da França. A sondagem foi feita junto a uma amostra representativa de dermatologistas, ginecologistas e proctologistas para um total de 350 médicos e 122 médicos desses postos especializados (4).

O número total de consultas anuais para condilomas acuminados genitais externos foi estimado em 423.751. O número anual de consultas para novo episódio foi, em média, de 150.000 por ano. Quarenta e oito por cento dos pacientes tinham menos de 30 anos, e 48% eram mulheres. Trinta e sete por cento tiveram mais de um parceiro sexual nos últimos 12 meses, 12% tinham outra DST associada, e 8,5% eram imunodeprimidas. Quarenta por cento dos pacientes tinham antecedentes de condilomas acuminados genitais externos. Quarenta por cento dos pacientes foram encaminhados para outro médico, dos quais 25% a outro especialista. Metade das mulheres foi diagnosticada por um ginecologista. O tratamento iniciado pela primeira vez era um imunomodulador (imiquimod) em 40% dos casos, e tratamento físico em 60% dos casos. Em caso de recidiva, o imiquimod foi prescrito em 36% dos casos, e os tratamentos físicos em 69% dos casos.

Esses resultados são compatíveis com a prevalência dos estudos fora da França, isto é, 1% da população sexualmente ativa.

Outra sondagem (J. Monsonego, G. Breugelmans et al., Congresso da EUROGIN, Paris, 23-26 de abril de 2006, Abstract Book) incluiu uma amostra de ginecologistas representativos na França para avaliar a incidência e o manejo dos condilomas acuminados genitais externos (Figura 48-8). Responderam ao questionário 212 ginecologistas e 279 pacientes, dos quais 94,3% eram mulheres. Entre as pessoas consultadas, 75,3% eram novas pacientes para essa patologia e 20,2% correspondiam a recidivas, 4,6% envolviam casos de condilomas acuminados resistentes aos tratamentos. Um esfregaço foi realizado em 78% dos casos. Dos pacientes, 93,5% receberam 1

Condilomas acuminados genitais externos 401

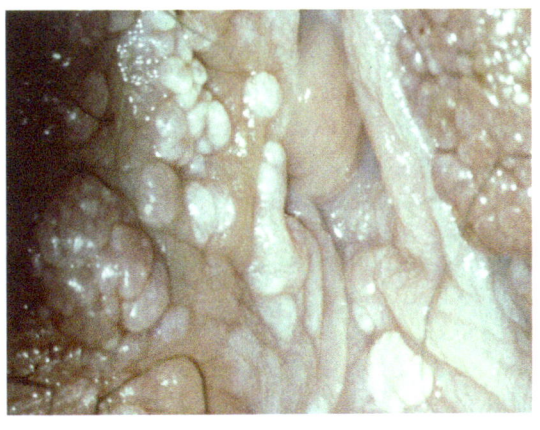

Condilomas acuminados genitais externos porção mucosa

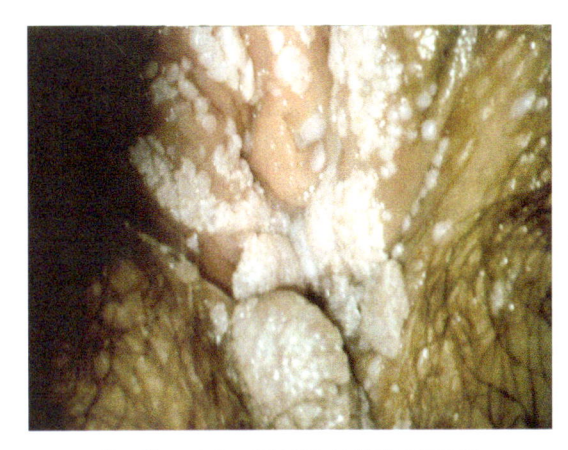

Condilomas acuminados genitais externos porção cutâneo-mucosa

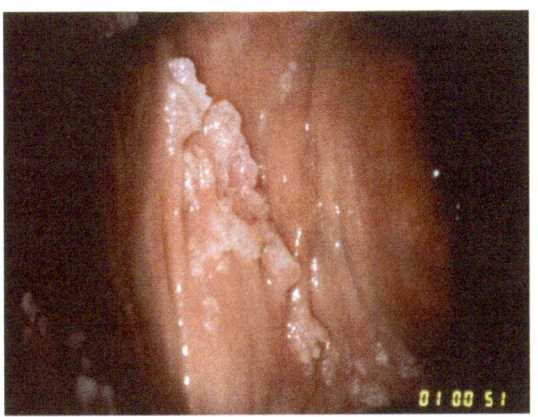

Condilomas acuminados das paredes vaginais

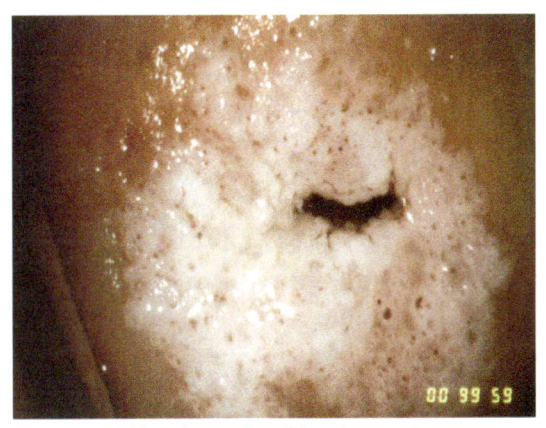

Transformação atípica de grau 2 associada a lesões acuminadas genitais externas

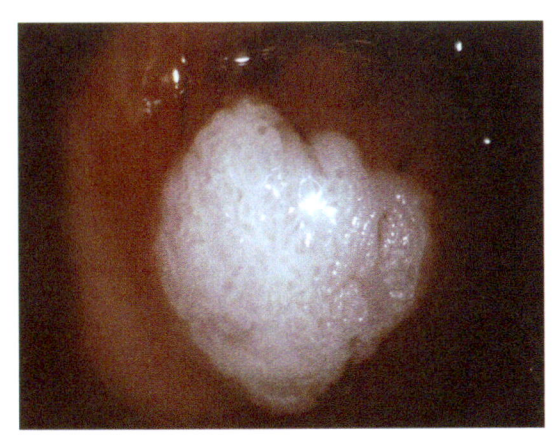

Condiloma exofítico da ZT do colo associado a condilomas acuminados externos

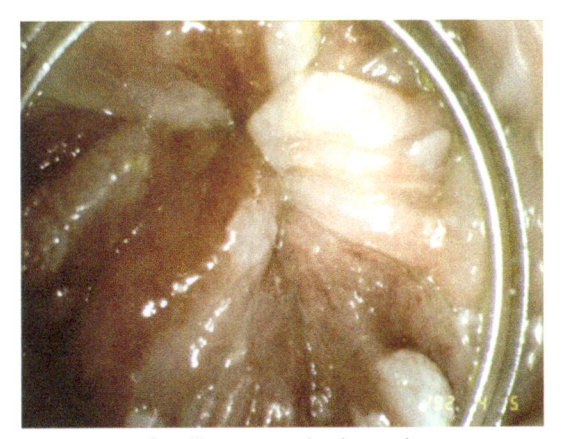

Condilomas acuminados anais

Fig. 48-8. Condilomas acuminados anogenitais e lesões genitais externas por HPV.

tratamento ou mais. A incidência global foi estimada em 114/ 100.000, isto é, em 35.425 casos tratados pelos ginecologistas. O custo médio de manejo foi estimado em 482,7 euros por caso. O custo médio anual global estava em torno de 24.169.055 euros (3).

Na França, o custo global do manejo dos condilomas acuminados genitais externos em 2005 foi estimado em 54.125.619 euros. Os tratamentos para o manejo dos condilomas acuminados genitais externos são consideráveis. Esse estudo sustenta a importância da vacinação profilática dos condilomas acuminados.

Conclusão (Tabela 48-4)

A escolha do tratamento dos CAGE depende do número de lesões, de sua extensão, dos pontos envolvidos e da natureza das lesões (CA/NIE). Na medida do possível, as modalidades práticas do tratamento são guiadas pela vontade do paciente – se o paciente desejar tratamento imediato, ou ele temer uma anestesia ou tiver passado por um insucesso com um tratamento convencional (crioterapia, ácido tricloracético, podofilina etc), ou tratar-se de mulher grávida.

Os diferentes métodos de tratamento usados atualmente são:

- Agentes citotóxicos: podofilina e seus derivados, ácido tricloracético, 5-fluorouracil.
- Imunoterapia: interferons (IFN), imiquimod creme a 5%, vacinas.
- Tratamentos físicos e cirúrgicos: crioterapia, eletrocauterização, vaporização de CO_2 com *laser* (sob colposcopia), excisão cirúrgica.

O tratamento com o imiquimod creme costuma ser auto-aplicado pela mulher, depois que as zonas a serem tratadas nas porções cutâneas e mucosas estiverem bem identificadas e sob a condição de que uma avaliação dos pontos internos (colo, vagina, canal anal) tenha sido feita. Nos outros casos, o tratamento é realizado pelo médico.

Os resultados esperados e as taxas de recidiva são resumidos na Tabela 48-5.

O imiquimod creme a 5% é um modulador da resposta imunológica com mediação celular por indução local de citocinas, como o interferon-alfa, o fator de necrose tumoral (TNF) e interleucinas. É um tratamento local, de atividade antiviral indireta, eficaz, seguro e bem tolerado na maioria das vezes. A taxa de recorrência, observada em 6 meses após a cura, é muito baixa (≤ 20%). O imiquimod creme geralmente é bem tolerado, mesmo em mais de 16 semanas de tratamento.

O imiquimod creme a 5% é usado como tratamento dos CAG externos, conforme as recomendações européias e do CDC. Também é eficaz em caso de recorrências em lesões já tratadas por imiquimod, como adjuvante (antes ou após cirurgia), para CAG externos resistentes aos tratamentos convencionais e nos pacientes HIV-positivos.

A taxa de regressão dos CAG, observada após regressão completa, varia de acordo com o método de tratamento utilizado. Após tratamento cirúrgico, a taxa de recidiva é de 65% em 5 meses; com o imiquimod sozinho, é de 15%; e após cirurgia seguida de imiquimod é de 20% em 16 semanas.

Tabela 48-4 – Manejo dos CAGE

Manejo multidisciplinar
1. Anuscopia (AA) sistemática, se a superfície da lesão for ≤ 10 cm² ou nos pacientes de risco
2. Esfregaço e colposcopia sistemáticos
3. Pesquisa de outras DST associadas
4. Vigilância regular e intensiva
    - Por esfregaço regular com ou sem lesão genital interna
    - Por anuscopia em caso de lesões anais entre os homossexuais, as mulheres que têm relações anais e os imunodeprimidos

Tabela 48-5 – Taxas de cura e de recidivas dos tratamentos atuais

Tratamento	Taxa de cura (%)	Taxa de recidiva (%)
Podofilina	22-80	21-65
Ácido tricloracético	64-80	36
Crioterapia	70-96	25-39
Eletrocauterização	72-94	25-51
Vaporização CO_2 a *laser*	72-97	6-49
Excisão	89-93	19-22
Interferon sistêmico	7-82	23
Intralesional	36-52	21-25
Tópico	33	
Podofilina (autotratamento)	68-88	16-34
Imiquimod (creme auto-aplicado)	50	3-19

Referências

1. Human Papillomavirus Infection in: CDC 1998 Guidelines for Treatment of Sexually Transmitted Diseases (1998) MMWR 47: 88-98, 118-9
2. Lukasiewicz E, Aractingi S, Flahault A (2002) Incidence et prise en charge des condylomes acuminés externes en médecine générale. Ann Dermatol Venereol 129:991-6
3. Monsonego H, Breugelmans JG, Boué S et al. (2007) Incidence, prise en charge et coats des condylomes acuminés anogénitaux chez les femmes consultant un gynécologue en France. Gynecol Obstet Fertil 35:107-13
4. Lafuma A, Monsonego J, Moyal-Barraco M, Pribil C (2003) Comparaison coût-efficacité par modélisation de l'imiquimod et de la podophyllotoxine dans le traitement du condylome acuminé externe en France. Ann Dermatol Venereol 130:731-6
5. Monsonego H (ed) (2000) Management of anogenital condylomata acuminata: an update. Genital Infections & Neoplasia. Eurogin
6. Trying SK, Edwards L, Cherry LK (1998) Safety and efficacy of 0,5 % podofilox gel on the treatment of anogenital warts. Arch Dermatol 134:33-8
7. Von Krogh G, Szpak E, Anderson et al. (1994) Self-treatment using 0,25-0,5% podophyllotoxin ethanol solutions against penile condylomata acuminata – a placebo-controlled study. Genitourin Med 70:105-9
8. The Condylomata International Collaborative Study Group (1991) A comparison of interferon alpha-2a and podophyllin in the treatment of primary condylomata acuminata. Genitourin Med 67:394-9
9. Mazurkiewicz W, Jablonska S (1986) Comparison between the therapeutic efficacy of 0,5% podophyllotoxin preparations and 20% podophyllin ethanol solution in condylomata acuminata. Z Hautkr 61:1387-95
10. Greenberg MI), Rutledge LH, Reid R et al. (1991) A double-blind, randomized trial of 0,5% podofilox and placebo for the treatment of genital warts in women. Obstet Gynecol 77:735-9
11. Trying SK, Arany I, Stanley MA (1998) A randomized controlled, molecular study of condylomata acuminate clearance during treatment with imiquimod. J Infect Dis 178:551-5
12. Garland SM, Hernandez-Avila M, Wheeler CM et ail. (2007) Females United to Unilaterally Reduced Endo/Ecto cervical Disease (FUTURE) I Investigators. Quadrivalent vaccine apaint human papillomavirus to prevent anogenital diseases. N Engl J Med 356:1928-43

49 Diagnóstico de neoplasias intra-epiteliais vulvares (NIV)

C. de Belilovsky

RESUMO

O termo neoplasia intra-epitelial vulvar (VuIN ou *Vulvar Intraepithelial Neoplasia* ou NIV) é um termo histológico que designa anomalias citológicas e arquiteturais que se localizam no epitélio. Assim, as NIV podem favorecer o desenvolvimento de carcinomas epidermóides. A ISSVD (International Society for the Study of Vulvar Disease) separou as NIV em duas categorias: NIV diferenciadas, que se traduzem unicamente por atipias epiteliais basais, e NIV clássicas, que comportam atipias graves, dispostas em toda a espessura do epitélio (NIV 3 na terminologia antiga). Na prática, as NIV diferenciadas não estão ligadas ao HPV, surgem em líquens esclerosos e se apresentam sob a forma de placas leucoplásicas ou ulceradas. Por outro lado, as NIV clássicas são HPV-induzidas. Dentro deste último grupo, distingue-se clinicamente a doença de Bowen da papulose de Bowen, cuja idade de surgimento, apresentação clínica, extensão, prognóstico e manejo são muito diferentes. Portanto, é essencial confrontar os dados do exame clínico com os da análise histológica para fornecer um diagnóstico preciso.

PONTO-CHAVE

Apesar de algumas semelhanças histológicas, as NIV têm idades de surgimento, apresentações clínicas e riscos neoplásicos muito diferentes: um confronto anatomoclínico é indispensável.

Introdução

A doença de Bowen é conhecida desde o início do século. Foi apenas em 1977 que Wade e Kopf (1) a diferenciaram, em bases puramente clínicas, da papulose de Bowen (PB), sendo as imagens histológicas idênticas. Posteriormente, o papel dos papilomavírus (HPV) foi reconhecido nessas patologias. Em razão da semelhança das imagens histológicas e da descoberta de HPV oncogênico idêntico na doença de Bowen e na papulose de Bowen, a ISSVD (International Society for the Study of Vulvar Disease) introduziu, em 1983, o conceito de NIV *(Vulvar Intraepithelial Neoplasia)* (2). Continuando a analogia com as NIC *(Cervical Intraepithelial Neoplasia),* essa classificação dividia as NIV em NIV 1 (atipias leves), NIV 2 (atipias moderadas) e NIV 3 (atipias graves). Era preciso, por outro lado, subdividir as NIV 3 em tipo indiferenciado (atipias graves dispostas em toda a espessura do epitélio ou carcinoma *in situ*) e diferenciado (atipias basais em líquen escleroso). As NIV representavam, a partir de então, o conjunto dos estados pré-cancerosos da vulva.

Essa classificação foi simplificada recentemente pela ISSVD (3). Recomenda-se não utilizar mais o termo NIV 1 e reunir as lesões de alto grau (NIV 2 e 3) em dois grupos:

- NIV clássica.
- NIV diferenciada.

As NIV clássicas estão ligadas à infecção por HPV e surgem em mulheres mais jovens do que as NIV diferenciadas. São a origem de 1/4 a 1/3 dos cânceres vulvares. Entretanto, o reagrupamento sob esse termo dos 2 grandes grupos clínicos – a doença de Bowen e a papulose de Bowen – anula as diferenças evolutivas próprias a cada um.

As NIV diferenciadas, não-HPV-induzidas, surgem em associação com dermatoses crônicas, tais como líquen escleroso ou líquen plano. Essas são as NIV que costumam estar na origem dos carcinomas epidermóides vulvares: 2/3 a 3/4 dos casos.

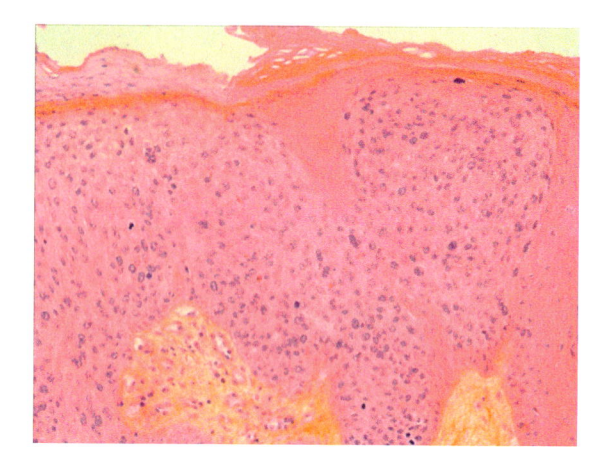

Fig. 49-1. NIV clássica, histologia: atipias celulares dispostas por toda a espessura da epiderme.

Definição das NIV

NIV clássicas (Fig. 49-1)

O aspecto é o de um carcinoma intra-epitelial pouco diferenciado. O epitélio tem aspecto muito basófilo, e sua arquitetura é desorganizada. Nota-se a existência de atipias dispostas em toda a espessura com células monstruosas, binucleadas e mitoses anormais. Na superfície, na camada granulosa, são encontradas com bastante freqüência células claras coilocitárias, provas de uma infecção por HPV (forma verrucosa) ou ausência de maturação (forma basalóide). Essa imagem histológica corresponde a duas afecções que são muito diferentes por seus aspectos clínicos, evolutivos, prognósticos e terapêuticos: a doença de Bowen e a papulose de Bowen. Na prática, a doença de Bowen é um verdadeiro estado pré-canceroso que surge nas mulheres menopausadas e que pode evoluir em 10 a 30% dos casos para um carcinoma epidermóide invasor. A papulose de Bowen tem aspecto clínico muito polimórfico, atinge a mulher jovem, pode regredir espontaneamente e continua, na maioria dos casos, com excelente prognóstico.

NIV diferenciada

Nessa lesão muito diferenciada, as atipias estão confinadas às camadas basais ou parabasais do epitélio. As camadas superficiais do epitélio têm maturação normal e não contêm coilócitos, pois essas lesões não estão ligadas ao HPV.

Existem alguns casos de NIV pagetóides ou que não podem entrar em nenhuma categoria. Nesse caso, o termo "NIV inclassificável" é usado.

NiV clássicas

Doença de Bowen (Figs. 49-2 e 49-3)

Clinicamente, a doença de Bowen não pode ser confundida com uma papulose de Bowen. Ela atinge, sobretudo, as mulheres menopausadas, com idade média de 56 anos (30-82 anos). Costuma manifestar-se por meio de prurido vulvar localizado, ardências ou fissuras. As lesões podem localizar-se em qualquer lugar, mas com mais freqüência na

Diagnóstico de neoplasias intra-epiteliais vulvares (NIV)

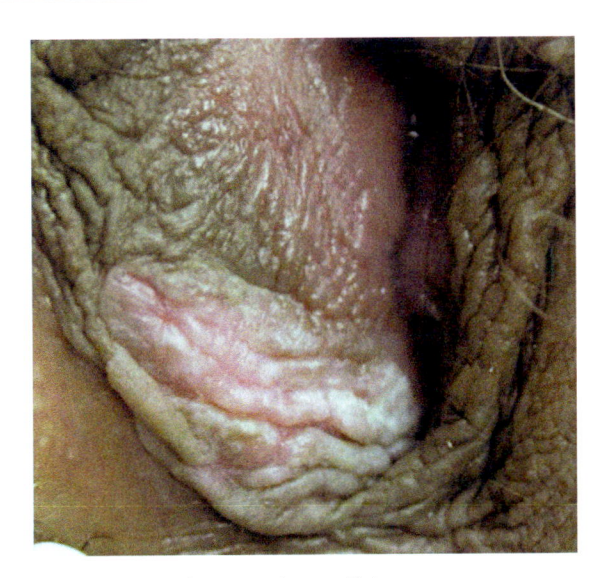

Fig. 49-2. Doença de Bowen leucoplásica.

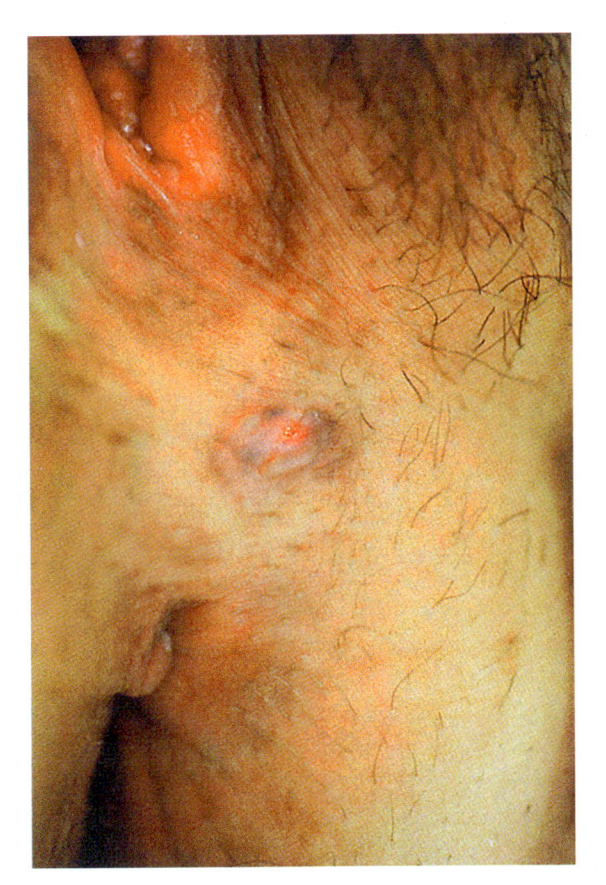

Fig. 49-3. Doença de Bowen pigmentada.

zona vestibular posterior. As lesões eritroplásicas (55,5%), leucoplásicas (15%) ou eritroleucoplásicas (20%) estão presentes de forma exclusiva. Essas lesões se localizam em mucosa sadia e formam placas bem limitadas. Podem ser verrucosas e pigmentadas na periferia. Na maioria das vezes, são unifocais (86%). Isso corresponde à descrição clássica de Abell (4). Essa placa fixa pode se estender na superfície e em profundidade. A existência de ulceração ou de uma zona infiltrada faz suspeitar de zona de invasão ou de microinvasão e deve ser biopsiada.

Papulose de Bowen (Figs. 49-4 e 49-5)

Atinge mulheres jovens (20-40 anos) e pode ter um início eruptivo, às vezes durante a gravidez. Adquire aspectos clínicos muito polimórficos com acometimento particularmente freqüente da parte posterior dos pequenos lábios, podendo passar para o períneo ou para a região perianal.

Ela pode se manifestar por prurido vulvar, mas geralmente é assintomática.

As semelhanças entre papulose de Bowen e condilomas são muito numerosas, com possibilidade, nos 2 casos, de lesões condilomatosas, papulosas, leucoceratósicas ou do tipo verrugas seborréicas (5). A distribuição multifocal é freqüente tanto nas papuloses de Bowen (79,5%) quanto nos condilomas (78,1%). Isto foi constatado por Friedrich em 1980 (70% dos casos) (6). Em 1993, nosso estudo retrospectivo envolvendo 75 NIV (36 doenças de Bowen e 39 papuloses de Bowen) mostrou que os principais critérios distintivos são o aspecto clínico e a idade de surgimento (7): 55,6 anos para a doença de Bowen; 32,2 anos para a papulose de Bowen. No grupo PB, as tabelas clínicas são polimórficas (74%) e freqüentemente de distribuição multifocal (80%) e associam um componente clínico papuloso (91%), pigmentado ou não, um componente condilomatoso (45%), leucoceratósico (30%) ou do tipo verruga seborréica. A predominância de lesões papulosas orienta mais para uma PB do que para condilomas. Isso havia sido mostrado por Gross *et al.* (8), que, a partir de 84 lesões pseudocondilomatosas em pacientes de 30 anos, os condilomas (isto é, as lesões exofíticas) mais ou menos acuminados são, na maioria das vezes, benignos (92,2%), ao contrário das pápulas, que correspondem a NIV clássicas em 50% dos casos. Assim, a presença de toda lesão papulosa, isolada ou que entre no quadro de lesões polimórficas, deve sugerir a possibilidade de uma NIV clássica e conduzir a biopsias.

Uma avaliação ginecológica sistemática encontrou NIC 3 em 32% das PB, contra 3% de doenças de Bowen.

É preciso classificar à parte a papulose de Bowen difusa ou extensiva que foi isolada por Leibowitch (9). Trata-se de uma forma extensiva de papulose de Bowen que invade, aos poucos, toda a vulva. Os quadros são formados pela associação de lesões condilomatosas policromáticas, verrucóides com lesões eritroplásicas e leucoplásicas que lem-

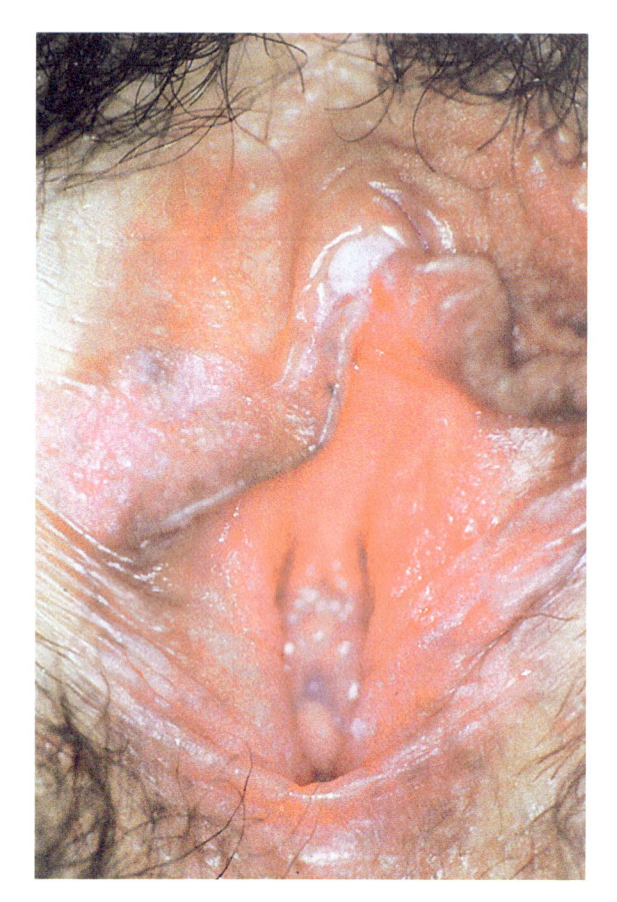

Fig. 49-4. Papulose de Bowen: pápulas róseas, leucoplasia clitoridiana.

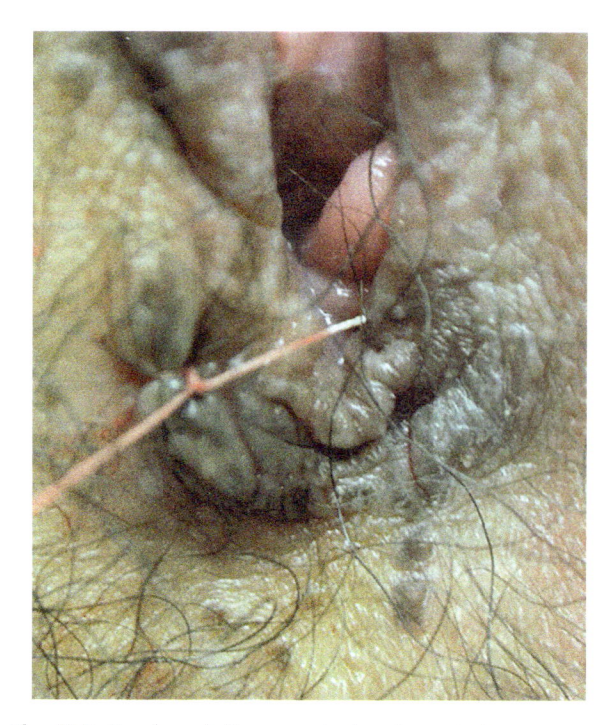

Fig. 49-5. Papulose de Bowen: pápulas pigmentadas posteriores.

bram a doença de Bowen. Essas papuloses de Bowen extensivas têm um potencial invasor, sendo que alguns casos de carcinomas invasores foram descritos na literatura.

Diagnósticos diferenciais

A doença de Bowen pode levantar a discussão sobre uma psoríase localizada, uma vulvite de Zoon, um líquen plano (erosivo ou não), uma doença de Paget, um carcinoma basocelular, uma dermatose bolhosa etc., ao passo que a papulose de Bowen costuma adquirir o aspecto de condilomas ou de verrugas seborréicas.

Em todos os casos, a presença de um nódulo erodido ou de uma placa vegetante, endurecida e ulcerada deve levantar a suspeita de carcinoma epidermóide invasor.

Dados evolutivos

A papulose de Bowen pode regredir espontaneamente (38%).

Em 1961, Abell *et al.* encontraram invasão em 41,7% dos casos de doenças de Bowen. Posteriormente, inúmeros autores destacaram que a crescente incidência das NIV entre as pacientes jovens se associava à evolução desordenada com regressões espontâneas possíveis, sem aumento paralelo do número de cânceres invasivos vulvares.

Essa freqüência de invasão das NIV não tratadas é pouco conhecida. Friedrich descreveu 9 pacientes não tratados, acompanhados por 2 a 7 anos. Entre eles, um paciente gravemente imunodeprimido evoluiu para câncer invasivo. Jones (10) acompanhou 8 pacientes não tratadas durante 8 anos: 7 desenvolveram câncer invasivo, 5/7 tinham mais de 50 anos, e 4/7 haviam se submetido a radioterapia anteriormente. Em nosso estudo (7), separando clinicamente doença de Bowen e papulose de Bowen, 10 dos 36 casos de doenças de Bowen (27,8%) já eram invasores na inclusão. A média etária em caso de invasão era de 66 anos, e de 52 anos em sua ausência. Esse caráter histologicamente invasor foi descoberto clinicamente a partir de uma lesão tumoral em 6 casos de 10, de uma eritroplasia e de uma leucoplasia em 2 casos cada. Um caso de invasão foi descoberto no grupo PB (2,6%), o qual se desenvolveu em forma extensiva. As raras observações publicadas sobre surgimento de carcinoma invasor em papulose de Bowen fazem parecer que essa transformação ocorre nas formas extensivas com a confluência em vastos estratos vegetantes e presença de ulcerações. O sistema imunodeprimido parece ser um fator favorecedor.

Em uma revisão sistemática recente, van Seters (11) descreveu a evolução de 3.322 pacientes com NIV clássica tratada. Um total de 215 cânceres invasores foi encontrado (6,5%). Tratava-se de câncer oculto em 3,2% dos casos e da descoberta de um câncer durante a vigilância em 3,3% dos casos. A média etária no momento do diagnóstico de câncer invasor era de 52 anos (21-87 anos). Oito pacientes eram imunodeprimidas, e 9 haviam passado por radioterapia local. A taxa de progressão não foi influenciada pelo tamanho ou pela extensão da excisão cirúrgica (52% após vulvectomia contra 48% após excisão local). O tempo médio de progressão foi de 55 meses. Cinco por cento dessas pacientes com câncer tinham margens cirúrgicas livres. A ausência de proteção contra o desenvolvimento de câncer invasor por margens cirúrgicas livres já havia sido mostrada em outros estudos. Por fim, 8 pacientes não tratadas de um total de 88 (9%) desenvolveram câncer após 33 meses em média. A metade havia sido tratada anteriormente por radioterapia, e uma era imunodeprimida. Para concluir, a taxa de progressão das NIV provavelmente é menor, mas é necessária a vigilância das pacientes tratadas pelo resto da vida. Em razão do caráter multicêntrico das NIV, particularmente da PB, é importante examinar toda a vulva, o períneo, a região perianal, a vagina e o colo em busca de outras neoplasias intra-epiteliais. A vigilância prolongada de todos os pontos potencialmente atingidos deve igualmente ser instituída.

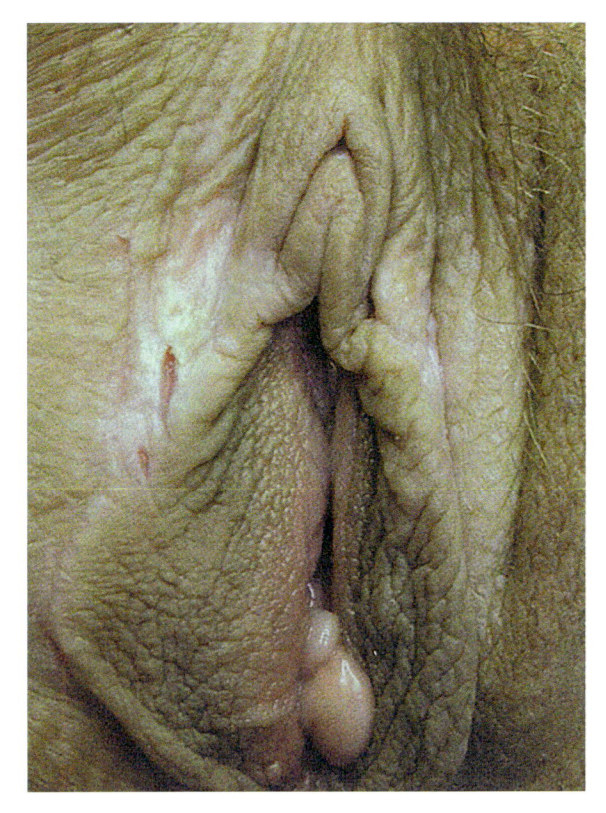

Fig. 49-6. NIV diferenciada sobre líquen escleroso: leucoplasia no pequeno lábio direito com ulceração central fixa.

■ NIV diferenciadas (Fig. 49-6)

Representam lesões hiperplásicas ou ulcerosas que se localizam em um líquen escleroso (LE). Essas formas de LE são essenciais para localizar e, posteriormente, para biopsiar, pois representam um fator de risco independente (assim como a idade) para o desenvolvimento de carcinoma epidermóide (12). Nem a presença ou a duração dos sintomas, nem a perda da arquitetura vulvar são indicadores úteis de potencial neoplásico.

Essa hiperplasia se manifesta clinicamente por meio da presença de placas leucoplásicas pruriginosas, que são brancas, espessas e com superfície opaca, lisa ou rugosa ao toque, às vezes, verrucosas. Elas se localizam essencialmente sobre a mucosa e a semimucosa (principalmente a região clitoridiana, os pequenos lábios e a fúrcula). Nas formas difusas, elas podem passar para a pele, o períneo e os vestíbulos anterior e posterior. Nas formas localizadas, observamos somente um pequeno foco leucoplásico nos limites difusos. Aparece então, na periferia, o LE clássico com seu aspecto branco, brilhante, nacarado e grau variável de atrofia dos relevos.

Essas placas leucoplásicas devem ser distinguidas de uma simples liquenificação ligada à escarificação por coçadura, sendo que esta possui uma topografia periférica cutânea, freqüentemente bilateral e simétrica, de coloração branca, cinza ou marrom-avermelhada com o clássico quadriculado superficial.

A presença de ulceração fixa representa igualmente uma lesão com risco de NIV diferenciada e deve ser biopsiada em caso de persistência superior a 1 mês.

Diagnósticos diferenciais

Como já citado, a doença de Bowen clássica freqüentemente se apresenta sob a forma de uma placa leucoplásica isolada das partes posteriores da vulva, simulando uma NIV diferenciada em todos os aspectos. A presença do LE adjacente e a biopsia sistemática confirmam o diagnóstico correto.

Uma hiperplasia ou uma ulceração localizadas, situadas em um LE, podem ser benignas e ligadas à escarificação por coçadura.

Referências

1. Wade TR, Kopf AW, Ackerman BA (1979) Bowenoid papulosis of the genitalia. Arch Dermatol 115:306-8
2. Ickcnberg H, Gissmann L, Gross G *et ul.* (1983) Human papilla virus type-16 related DNA in genital Bowen's disease ansd in bowenoid papulosis. Int J cancer 32:563-5
3. Sideri NI, Jones RW, Wilkinson El *et al.* 2005) Squamous vulvar intra-epithelial neoplasia. 2004 modified terminology, ISSVD Vulvar Oncology Subcommittee. J Reprod Med 50:807-10
4. Abell MR, Gosling JR (1961) Intraepithelial and infiltrative carcinoma of the vulva Bowen's type. Cancer 14:318-29
5. Hewitt J, Pelisse M, Paniel B (1987) Maladies de la vulve, Medsi/McGraw-Hill Ed, Paris
6. Friedrich EG, Wilkinson EJ, Shift' Y (198(1) Carcinoma in situ of the vulva: a continuing challenge. Am I Obstet Gynecol 136:830-43
7. de Belilovsky C, Lessana-Leibowitch M (1993) Maladie de Bowen et papulose bowénoïde: données cliniques, virologiques et évolutives comparatives. Contracept Fertil Sex 21:231-6
8. Gross G, Ikcnberg H, Gissmann I. *et al.* (1985) Papillomavirus infection of the anogenital region: correlation between histology, clinical picture and virus type. Proposal of a new nomenclature. J Invest Dermatol 85:147-52
9. Leibowitch NI (1988) Carcinome *in situ* de la vulve. La vulve et sa pathologic ; College national des gynécologues et obstétriciens français. Blanc B Ed
10. Jones RW, Rowan DM (1994) Vulvar intraepithelial neoplasia III: a clinical study of the outcome in 113 cases with relation to the later development of invasive vulvar carcinoma. Obstet Gynecol 84:741-5
11. van Seters, van Beurden NI, Craen JM (2005) Is the assumed natural history of vulvar intraepithelial neoplasia III based on enough evidence? A systematic review of 3 322 published patients. Gynecol oncol 97:645-51
12. Jones RW it *al.* (2004) Clinically identifying women with vulvar lichen sclerosus at increased risk of squamous cell carcinoma: a case-control study. J Reprod Med 49:808-11

50 Patologia vulvar pré-neoplásica induzida por HPV – as NIV

J.-L. Leroy

RESUMO

A patologia vulvar está na fronteira entre a dermatologia e a ginecologia. O ginecologista está envolvido por ser consultado pelas pacientes portadoras de um estado pré-canceroso da vulva. Ele está mais acostumado às lesões cervicais induzidas por HPV, mas deve conhecer também a patologia dermatológica correspondente ao diagnóstico diferencial. Sua conduta diagnóstica deverá ser feita em várias etapas:

- Rastrear a NIV.
- Saber reconhecê-la e afirmar o diagnóstico pela biopsia.
- Especificar sua etiologia.
- Avaliar o grau de gravidade.
- Identificar seus contornos para decidir sobre um tratamento destrutivo ou exérese.

Ele será auxiliado pela nosologia recente que individualiza os aspectos morfológicos das NIV: lesões histológicas de Malpighi intra-epiteliais e pré-cancerosas. São reconhecidas duas causas que resultam no câncer invasivo espinocelular: o líquen escleroso é uma patologia estritamente dermatológica, mas o ginecologista deve saber reconhecê-lo, mesmo que a vigilância deva ser dermatológica. A outra causa é a infecção pelo HPV com lesões associadas – especialmente cervicais, que são do campo da ginecologia. Cada uma das especialidades deve conjugar seus esforços para um manejo multidisciplinar, a fim de evitar a evolução para o câncer invasivo.

PONTOS-CHAVE

1. Uma nova classificação das NIV distingue as lesões HPV-induzidas daquelas que são secundárias a líquen escleroso.
2. O rastreio é feito por meio do exame visual de todas as pacientes que têm ou já tiveram displasia cervical.
3. O diagnóstico é histológico.
4. O tratamento cirúrgico, que permite o estudo histológico completo, deve ser privilegiado nas pacientes de mais idade.

Introdução

Algumas definições são necessárias. Denomina-se NIV uma lesão de Malpighi pré-cancerosa, estritamente, intra-epitelial. Em um estágio acima, o câncer é denominado microinvasor, quando a ruptura da membrana basal é inferior a 1 mm, e o diâmetro da lesão é inferior a 2 cm. Para além dessa descrição, considera-se o câncer invasivo.

O ginecologista pode encontrar-se em dificuldade diante dessa patologia vulvar pré-neoplásica na fronteira entre a dermatologia e a ginecologia, agravado pelo fato de haver inúmeras terminologias que reúnem entidades idênticas, o que só aumenta a confusão.

Felizmente, uma nova classificação acaba de ser adotada pela OMS e pela Sociedade Internacional de Patologia Vulvar (ISSVD) (5-7). Ela é mais clínica e parece poder ser usada com maior facilidade. Tornará mais fácil o manejo das NIV tanto pelos ginecologistas como pelos dermatologistas.

Dois tipos etiológicos e morfológicos de NIV serão reconhecidos:

- NIV diferenciada ou NIV simples, que surge após líquen escleroso.
- NIV indiferenciada ou NIV clássica "usual", lesão HPV-induzida.

Deve-se notar que não há gradação para as NIV pós-líquen escleroso. Para as NIV clássicas, todas as antigas NIV 3 são denominadas NIV. As NIV 1 ou 2 são condilomas planos. Essa sutileza histológica tem pouca incidência clínica, mas leva o clínico a distinguir NIV de alto ou de baixo graus com manejos diferentes. Isso é falso no plano conceitual, mas é prático para a decisão terapêutica.

A partir daí, é possível definir uma conduta diagnóstica:

- Rastrear a NIV.
- Saber reconhecê-la e afirmar o diagnóstico.
- Especificar sua etiologia.
- Avaliar o grau de gravidade.

Circunstâncias do diagnóstico

Em alguns casos, existem perturbações funcionais como prurido ou dores, que podem ter um caráter lancinante. Freqüentemente, observa-se um fenômeno curioso: após exérese cirúrgica, enquanto se temem dores pós-operatórias, a paciente muitas vezes se declara mais calma e muito

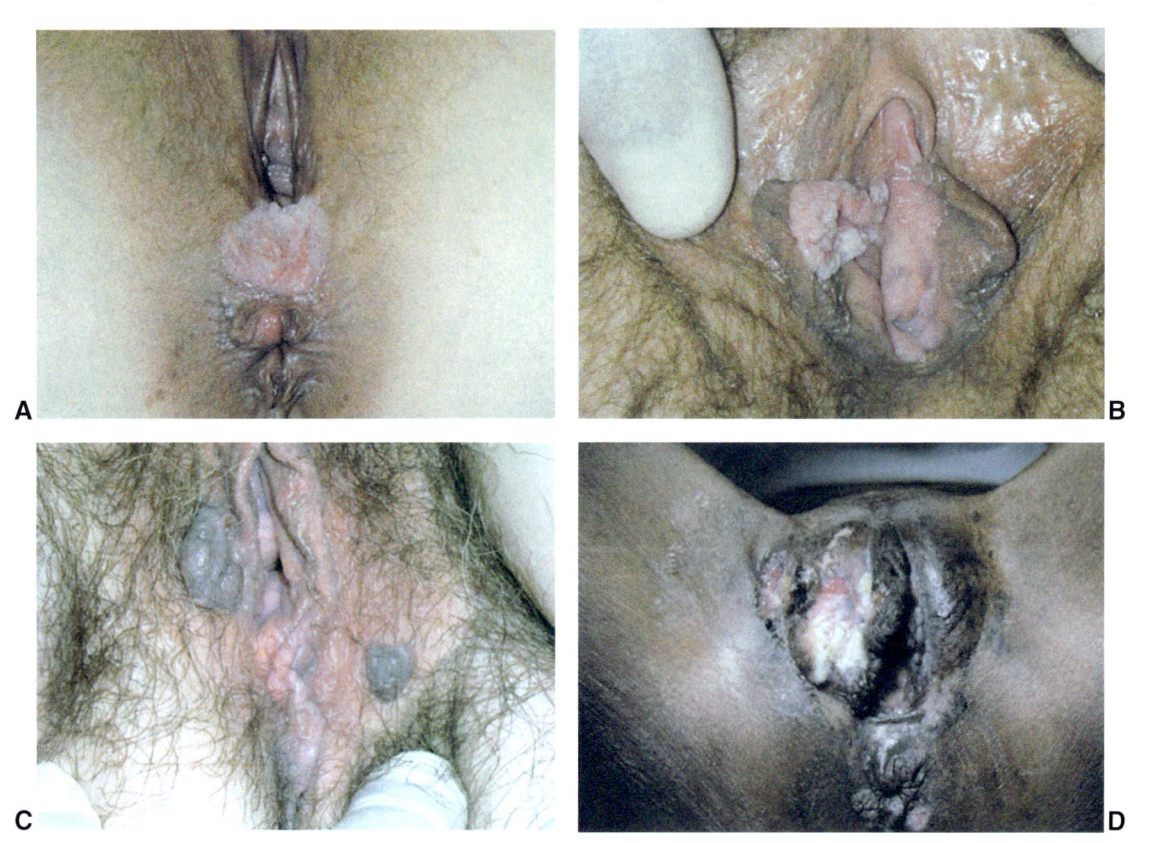

Fig. 50-1. Diferentes aspectos morfológicos das NIV. (**A**) Unifocal. (**C**) Multifocal. (**D**) HIV: forma confluente com microinvasão.

Patologia vulvar pré-neoplásica induzida por HPV – as NIV   413

melhor em relação às dores anteriores, a partir do momento em que a lesão é extraída.

Na maioria das vezes, a latência é completa. A vulva deve ser examinada sistematicamente, com cuidado:

- No balanço de uma lesão por HPV não apenas atual, mas também antiga.
- Evidentemente, durante a vigilância regular de um líquen escleroso.

Diagnóstico

O exame visual padrão é suficiente para que as lesões sejam vistas. A vulvoscopia de rastreio por colposcopia, após aplicação de ácido acético, deve ser abandonada, especialmente porque as reações acetobrancas muitas vezes evidenciadas não possuem especificidade alguma e correspondem a zonas inflamatórias de etiologias múltiplas. O instrumento

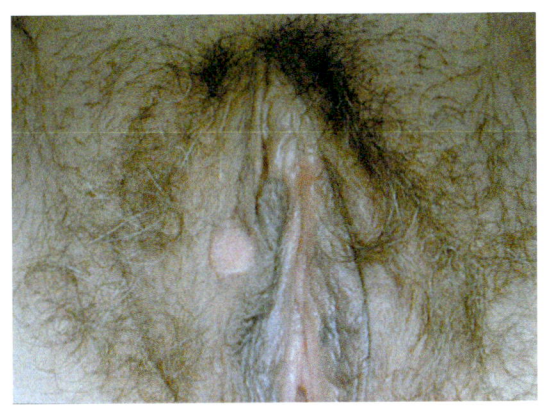

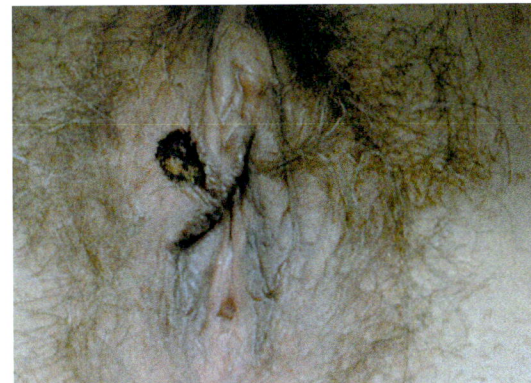

Fig. 50-2. Tratamento por *laser* das NIV.

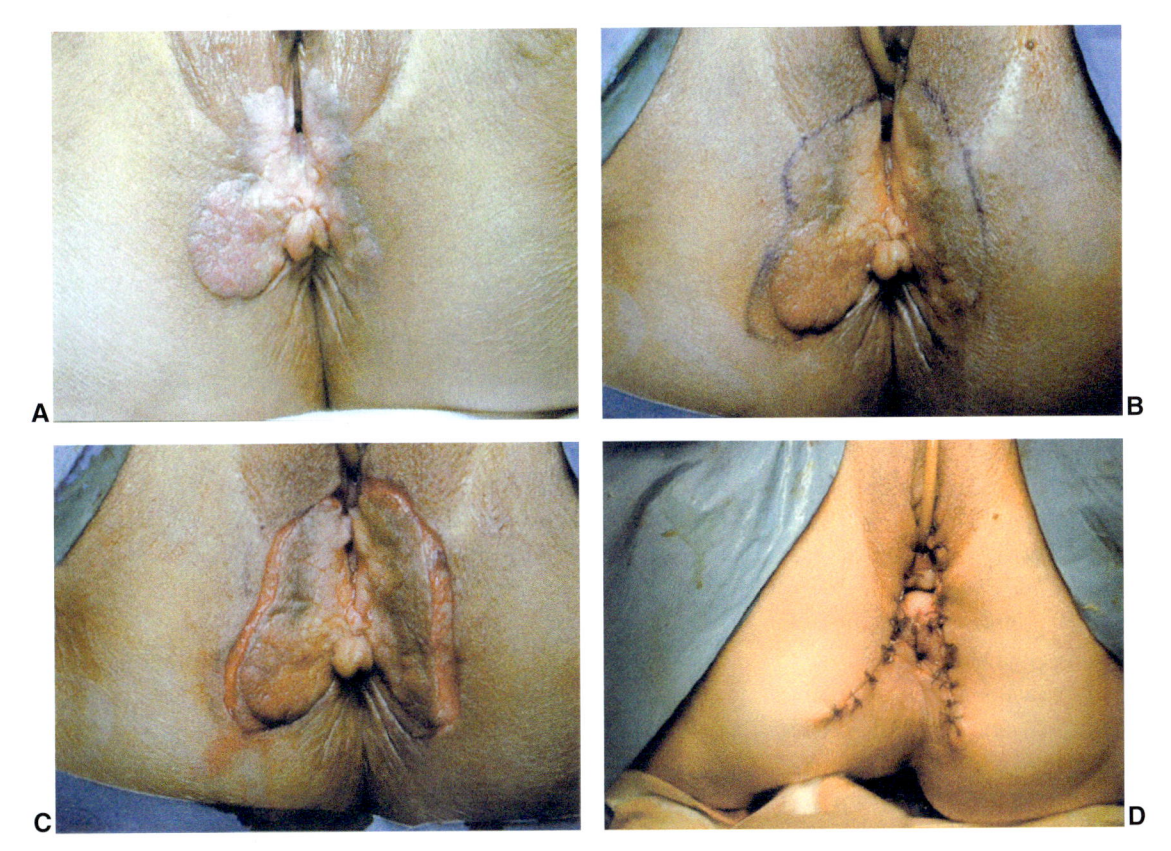

Fig. 50-3. Tratamento cirúrgico das NIV.

de ampliação só serve para melhorar o diagnóstico e a localização das lesões. O colposcópio, contudo, é útil como meio de análise mais refinado de uma lesão vista no exame padrão. O dermatologista também usa um instrumento de ampliação. É a lupa de exame com 10 dioptrias incorporada em uma lâmpada fluorescente, que permite clareamento semelhante à luz do dia, necessário para a identificação das nuances de cor. A citologia de rastreio não tem valor algum, pois a vulva está recoberta por uma epiderme ceratinizada que não descama.

Essas lesões se caracterizam por (Fig. 50-1):

- Aspecto clínico monomórfico ou polimórfico:
  - mancha sem relevo, de cor rosa, vermelha ou pigmentada, denominada mácula;
  - placa vermelha, saliente, bem limitada, chamada eritroplasia;
  - placa branca em relevo que resiste à fricção com compressa, denominada leucoplasia;
  - placa eritroleucoplásica;
  - placa saliente vermelha ou pigmentada, denominada pápula;
  - placa de superfície irregular, dita verrucosa, às vezes acuminada, dita vegetante.
- Caráter unifocal ou multifocal, às vezes, confluente.
- Topografia vulvar localizada ou aproximadamente difusa, com eventual extensão perineal.
- Será pesquisado o acometimento dos orifícios de emunctórios: ânus ou uretra.
- É preciso lembrar dos sinais clínicos de gravidade, que são:
  - aspecto erosivo;
  - lesão extensa *confluente*;
  - aspecto inflamatório com resistência à corticoterapia local;
  - infiltração.
- Será pesquisada a etiologia a partir desse estágio clínico.

A biopsia é o único meio de afirmar o diagnóstico. É preciso realizar uma biopsia por punção de acordo com as praxes dermatológicas. Uma coleta cervical com pinça corre o risco de quebrar o espécime e dificultar sua interpretação.

Ela será decidida diante de todos os aspectos descritos anteriormente. Também se deve desconfiar de lesões persistentes, aspectos inflamatórios ou erosivos. É igualmente indicada diante de um aspecto atípico de condiloma acuminado. Em todos esses casos de dúvida, uma biopsia é obrigatória, excluindo-se qualquer outro exame citológico, até mesmo virológico. A biopsia deve simples e comportar uma quantidade suficiente de córion para ser informativa. Como as lesões podem ser estendidas, às vezes é difícil determinar o local dessa biopsia. Deverá ser escolhida a zona mais suspeita. Não é preciso realizar a coleta no fundo da erosão, mas antes, em fuso, com uma zona de pele sadia por menos que a coleta seja suficiente. Ao contrário das lesões cervicais, a biopsia vulvar deve ser realizada a olho nu.

Diagnóstico etiológico

Deve ser considerado à luz da nova nosologia.

A infecção pelo HPV causa, ao nível vulvar, uma NIV indiferenciada ou NIV clássica "*usual*". A histologia está próxima da NIC 3, associando atipias celulares (anisocitose, anisocromia, mitoses anormais) e arquiteturais (perda da polaridade normal dos queratinócitos) que envolvem toda a espessura do epitélio sem ruptura da basal. Essa histologia é comum a todas as NIV induzidas por HPV, mas o aspecto morfológico é variável conforme a idade e a condição imunológica.

Na nova nosologia, as lesões condilomatosas acuminadas, verrucosas ou, mais raramente, planas não se encontram mais entre as lesões de alto risco oncogênico. Elas são remetidas a sua IST causal. Lembremos, entretanto, que algumas NIV têm aspecto morfológico próximo dos condilomas acuminados e que ele pode ser indicado para realizar uma biopsia quando o que se imagina ser uma verruga genital possui aspecto atípico.

A doença anterior de Bowen atinge pacientes por volta dos 50 anos que se consultam por prurido vulvar. A lesão é unifocal vulvar, mais do que perineal, leucoplásica ou eritroleucoplásica. O risco de invasão seria da ordem de 20 a 30%, mas surgiria de modo muito progressivo, de maneira que sua vigilância fosse facilitada. Veremos que essa vigilância prolongada é indispensável após tratamento.

Entre as pacientes mais jovens, assintomáticas, costumam-se observar lesões multifocais, envolvendo vulva, períneo e ânus. Essas lesões normalmente são papulosas, pigmentadas, associadas a outras lesões por HPV cervical ou vaginal induzidas por HPV. Essa papulose de Bowen foi individualizada para evitar as exéreses grandes e mutilantes em jovens pacientes, pois a evolução geralmente é benigna. Essa noção deve levar em conta a progressão, pois, com o tempo, pode-se ver o aparecimento de uma invasão.

Em algumas situações de déficit imunológico, encontram-se igualmente lesões difusas, denominadas papuloses de Bowen confluentes, cujo prognóstico é mais restrito. Essas formas confluentes e extensivas são características entre as imunodeprimidas.

Essa classificação clínica das NIV é uma noção puramente francesa, pois a literatura internacional reúne essas

NIV "usuais" ou clássicas em um mesmo grupo. Seja como for, parece importante lembrar que a pouca idade ou a multifocalidade das lesões são um fator de bom prognóstico. Em contrapartida, lesões difusas ou monofocais entre pacientes de mais idade são mais inquietantes.

A associação dessas NIV clássicas a lesões cervicais ou vaginais induzidas por HPV se explica facilmente por sua etiologia comum (1). Nossa experiência é resumida na Tabela 50-1, com certa correlação entre as NIC ou as NIV de alto grau. A associação das lesões cervicais e vulvares de baixo grau é, antes, a comprovação da infecção condilomatosa. Certamente, há vieses de recrutamento conforme o recrutamento seja feito em uma consulta de colposcopia ou uma consulta multidisciplinar de patologia vulvar.

Devemos assinalar que a descoberta das lesões vulvares no recrutamento ginecológico pode ser defasada em relação à da lesão cervical. Há varias explicações. As patologias têm a mesma causa, mas é possível que muitas vezes precipitemo-nos sobre o colo, pois o esfregaço é patológico, de modo que a lesão vulvar seja ignorada. Em nossa experiência, encontramos lesões cervicais e vulvares sincrônicas somente em 52,3% dos casos, com uma defasagem média de 23,2 meses (4 a 90 meses).

A associação a lesões vaginais é mais rara. Na consulta de colposcopia, encontramos 36 casos de associações completas cervical, vulvar e vaginal e dois casos de associação vulvovaginal pura, envolvendo lesões de baixo grau. Essas associações completas envolviam 30 NIV de baixo grau. As 6 NIV de alto grau estavam associadas a 5 NIC de alto grau e 3 NIV (NiVa) de alto grau.

O (**desequilíbrio imunológico**) parece ser um fator especialmente favorecedor, mas não apenas para as lesões vulvares de baixo grau. Entre as pacientes HIV-positivas, encontramos certa correlação entre a difusão das lesões vulvares e a taxa de CD4. Podemos fazer a mesma observação com a intensidade do tratamento imunossupressor nas transplantadas. Todavia, é difícil encontrar séries importantes, mas de 208 pacientes portadoras de lesões cervicais induzidas por HPV associadas a outras lesões, encontramos 15 pacientes, isto é, 7,2% de pacientes portadoras de tal déficit (soropositividade de HIV, tratamento imunossupressor, quimioterapia, corticoterapia de longo prazo), ao passo que essa porcentagem é de apenas 1,9% na população de mulheres simplesmente portadoras de uma NIC. Faltam séries conseqüentes, mas nossa experiência é de dois cânceres invasivos vulvares em uma imunodeprimida, ao passo que nunca encontramos câncer invasivo do colo nessas situações.

Diagnóstico diferencial

O líquen escleroso vulvar está na origem da NIV simples ou NIV diferenciada.

O líquen escleroso vulvar é uma dermatose inflamatória freqüente, de etiologia imunológica, associando um infiltrado linfocitário a uma hialinização da derme superficial. O risco é a possibilidade de degenerar para um carcinoma epidermóide da epiderme. Geralmente há um risco da ordem de 5%, com a influência positiva do tratamento preventivo por dermocorticóides de classe 1.

O aspecto clínico do líquen vulvar envolve pacientes menopausadas que se consultam por prurido vulvar (às vezes, ausente) e compreende:

- Aspecto branco nacarado da vulva por mudança das propriedades ópticas da derme hialinizada.
- Faixas de esclerose cercando a vulva, até mesmo a região perianal.
- Atrofia dos relevos mucocutâneos, que são difusos.
- Desaparecimento do clitóris.
- Estenose orificial moderada.

A NIV será considerada diante de qualquer leucoplasia, qualquer zona vermelha e/ou erosiva que não se modificar após um tratamento dermocorticóide intensivo de 1 mês. Essa NIV parece menos freqüente do que a NIV induzida por HPV, mas é, sem dúvida, de pior prognóstico. De fato, mais de 2/3 dos cânceres invasivos espinocelulares de vulva são secundários a um líquen escleroso.

Teoricamente, o diagnóstico etiológico pode parecer fácil. Na prática, em vários casos, constatamos a existência de uma zona de leucoplasia mais ou menos antiga em um ambiente clínico impreciso. A biopsia mostra que se trata de uma NIV. A histologia não traz argumento etiológico evidente. É difícil identificar o líquen escleroso causal ou a infecção de HPV inicial ou associada, e a causa não está

Tabela 50-1 – Associação entre NIV e lesões cervicais pré-cancerosas. Consulta de colposcopia entre 1996-2005

	1926 NIC	NIV de alto grau 30	NIV de baixo grau 103
Sem NIC	15	2	13
NIC de baixo grau	742	7	64
NIC de alto grau	1.095	19*	25
Epi microinvasor	89	2	1

evidente. Em todos os casos, isso não acarreta problema maior, uma vez que todas as pacientes devem ser acompanhadas de maneira prolongada. O diagnóstico de NIV sobre líquen escleroso nem sempre é evidente apenas na parte clínica, e a biopsia é necessária toda vez que se observa uma zona atípica. Lembremos que, em caso de líquen escleroso, pode ser pertinente retomar a corticoterapia local preventiva para prevenir a recidiva de NIV.

Decisão terapêutica

Será tomada, considerando-se certo número de dados:
- Avaliação do risco invasor.
- Confiança na investigação diagnóstica.
- Localização dos contornos da lesão para decidir por um tratamento destruidor ou uma exérese.
- Aporte recente, mas incompletamente validado, das possibilidades de imunoterapia.

Toda a gravidade dessas lesões se deve ao risco invasor, e todo o interesse de seu reconhecimento se baseia na prevenção possível da invasão por meio de um tratamento adaptado.

Aparentemente, observa-se certo rejuvenescimento das pacientes acometidas por NIV e lesões invasoras ou microinvasoras. Não é o caso do líquen escleroso, cuja incidência permanece estável, mas tem-se a impressão, como destacou Peto (3), que existe certa epidemia de cânceres HPV-induzidos que permaneceu pouco aparente, pois o rastreio se desenvolveu simultaneamente, pelo menos ao nível do colo.

Individualizamos alguns fatores de risco:

- Imunodeficiência.
- Tabagismo.
- Idade mais avançada.
- Pouca focalidade.
- Proximidade da margem anal.
- Radioterapia.
- Entre os fatores etiológicos, o líquen escleroso parece mais perigoso do que a infecção por HPV.

Não parece existir risco maior se as bordas estiverem comprometidas. Em todo caso, não parece necessário realizar uma nova exérese nessas situações (2, 6), mas os controles devem ser repetidos. Com a experiência, pareceu que existia pouca evolução rápida, e que a vigilância regular bastaria para diagnosticar a tempo uma evolução desfavorável que justificasse a retomada terapêutica.

O diagnóstico das formas iniciais da invasão não é fácil. A simples biopsia pode incorrer em erro por menos extensa que seja a lesão. De outro lado, o exame histológico completo de uma peça de exérese vulvar é complicado, pois a massa tissular é importante, muito mais do que em uma peça de conização. Compreendem-se facilmente certas imprecisões referentes à positividade das bordas e à pesquisa de uma microinvasão com diagnósticos em excesso e errôneos. Essa constatação é muito importante, pois todo o tratamento destrutivo pressupõe a confiança no exame pré-terapêutico. Disso se deduz que toda lesão um pouco extensa numa paciente com mais de 40 anos deve, de preferência, ser retirada, mais do que destruída. As rupturas da basal são, sobretudo, consequência das lesões unifocais da qüinquagenária, mas podem ser vistas igualmente após papulose de Bowen confluente, mesmo entre as mulheres jovens. Ainda não foi demonstrado que o déficit imunológico favoreça a evolução invasora, ao passo que essas pacientes são, na maioria das vezes, portadoras de displasias vulvares. É prudente, portanto, manter vigilância regular.

A localização precisa das margens da lesão continua sendo um problema. A avaliação visual com ou sem instrumento de ampliação não é fácil, pois existe uma passagem progressiva entre a lesão e a pele sadia. A aplicação de ácido acético salienta os relevos, mas não especifica os limites. O teste de Collins com azul de toluidina a 1% não possui especificidade. Comprova uma atividade celular mitótica importante, mas é muito menos preciso que o teste de Schiller ao nível do colo. Freqüentemente é usado para definir a extensão da destruição ou de exérese, pois é o único teste utilizável. É importante conhecer seus limites e pode-se dizer que não há meio confiável para especificar os limites de uma lesão; prova disso é a freqüência das exéreses com margens positivas (4).

A imunoterapia parece ser promissora, mas porque são relatados casos esporádicos de sucesso após vacinas terapêuticas.

Dispõe-se sobretudo de alguns resultados espetaculares de uso do imiquimod, imunoestimulante local que pode desencadear curas. Na maior parte das vezes, são apresentados protocolos ainda não validados. O imiquimod aplicado localmente no pré-operatório diminui a extensão das lesões e permite realizar exéreses mais limitadas.

Para a decisão final, é tradicional opor:

- A exérese cirúrgica para as mulheres de mais idade portadoras de lesões unifocais com risco invasor importante. As cicatrizes resultantes são o preço a ser pago para dispor do controle histológico.

- A vaporização a *laser*, que destrói as papuloses de Bowen das pacientes mais jovens, mas é preciso se certificar da benignidade.
- Pode-se acrescentar que essas lesões podem desaparecer espontaneamente ou persistir sem evolução invasora. Pode-se também destacar que os tratamentos locais imunomoduladores, como o imiquimod, representam uma nova opção terapêutica, mas a avaliação não está concluída.

Nossa prática atual está evoluindo. Encontram-se, com freqüência cada vez maior, lesões invasoras ou microinvasoras entre mulheres jovens, às vezes imunodeprimidas, mas também sem fator de risco. A partir daí, tende-se a privilegiar as exéreses cirúrgicas para dispor do controle histológico, mesmo que esse controle das bordas seja mais difícil do que em caso de lesão cervical. Essa cirurgia deve ser limitada para evitar as mutilações desnecessárias. É preciso encontrar um meio-termo entre a segurança carcinológica e uma preocupação estética, sem perturbar o esquema corporal. Realizam-se, portanto, exéreses limitadas com uma margem de alguns milímetros na periferia com uma profundidade de 0,5 cm. Pode-se obter auxílio de plásticas com retalhos de rotação, cuidando para não modificar as referências para a vigilância posterior em caso de exérese incompleta.

Conclusão

O exame vulvar faz parte de todo exame ginecológico. Certamente, é indispensável em toda a mulher portadora de lesões por HPV multicêntricas ou sintomáticas com prurido vulvar.

A biopsia de toda a zona eritroleucoplásica permite reconhecer as NIV de alto grau.

A prudência conduz a exéreses cirúrgicas, principalmente entre as mulheres de mais idade. Obter-se-á auxílio de meios de cirurgia plástica para preservar o esquema corporal dessas pacientes, freqüentemente jovens, avisando-as do risco de retomadas cirúrgicas. De fato, podem-se temer algumas recidivas com o tempo, mas estas não costumam ser invasoras, e a repetição do tratamento não representa dificuldade maior.

Referências

1. Ait Menguellet S, Collinet P, Debarge VH *et al.* (2006) Management of multicentric lesions of the lower genital tract. Eur J Obstet Gynecol Reprod Biol 132:116-20
2. Jones RW, Baranyai J, Steward AW (2005) Vulval intra epithelial neoplasia: Aspects of the natural history and out-come in 405 women. Obstet Gynecol 106:1319-26
3. Peto J, Gilham C, Fletcher O, Matthews F (2004) The cervical cancer epidemic that screening has prevented in the UK. Lancet 364:249-56
4. Quereux C, Leroy JL (1999) L'examen de la vulve. Genesis 48:10-2
5. Sideri M, Ronald WJ, Wilkinson EJ *et al.* (2005) Squamous vulvar intraepithelial neoplasia (2004): Modified Terminology. ISSVD vulvar oncology subcommittee. J Reprod Med 50:807-10
6. Van Beurden M, van der Vange N, ten Kate Fl *et al.* (1998) Restricted surgical management of vulvar intraepithelial neoplasia 3: Focus on exclusion of invasion and relief of symptoms. Int J Gynecol cancer 8:73-7
7. Wilkinson EJ, Teixeira MR (2003) Tumours of the vulva. Epithelial tumours, squamous tumours. In World Health Organization, Classification of tumours. Tavassoli FA & Devilee P (eds). IARC Press, Lyon.

51 Conselhos práticos perante os condilomas acuminados genitais

B. Halioua

RESUMO

O aconselhamento faz parte do manejo dos pacientes que apresentam condilomas. Deve ser articulado em torno das respostas às perguntas que o(a) paciente freqüentemente faz a respeito da infecção por HPV. O aconselhamento é o momento de explicar ao paciente o modo de transmissão, bem como os riscos carcinológicos de alguns tipos de HPV. Convém igualmente dar conselhos de prevenção, visando limitar o risco de transmissão da infecção por HPV, insistindo particularmente na importância do preservativo.

PONTOS-CHAVE

1. Os condilomas anogenitais são atribuídos ao papilomavírus humano (HPV). Trata-se da doença sexualmente transmissível mais freqüente no mundo.
2. A infecção por HPV tem conseqüências psíquicas importantes, ligadas em grande parte ao modo de transmissão sexual da infecção e aos temores de surgimento de complicações, especialmente de ordem carcinológica.
3. O aconselhamento personalizado faz parte do manejo dos pacientes que sofrem de condilomas. Ele se articula em torno da antecipação às questões que o(a) paciente faz a respeito da infecção por HPV.

Introdução

Os condilomas anogenitais são atribuídos ao papilomavírus humano (HPV). Essa doença sexualmente transmissível, que é a mais freqüente no mundo, afeta mulheres e homens sexualmente ativos de todas as idades, tanto heterossexuais como homossexuais (1). Aproximadamente 50% dos homens e das mulheres que têm relações sexuais, com idades entre 15 a 49 anos, apresentam infecção por HPV em algum momento de sua vida (2). É uma afecção cuja prevalência está em crescimento nítido há 30 anos em razão de vários fatores: a diminuição da idade da puberdade, o início cada vez mais precoce da vida sexual, a liberação dos costumes, a multiplicidade dos parceiros e os fluxos de populações (3).

Impacto psicológico

A infecção por HPV tem conseqüências psíquicas importantes, ligadas em grande parte ao modo de transmissão sexual da infecção e aos temores de surgimento de complicações, especialmente de ordem carcinológica (4). O anúncio da doença é o momento mais importante para o(a) paciente e, muitas vezes, aquele com o qual o médico menos sabe lidar. Assim, um estudo estabeleceu o surgimento, no momento do anúncio do diagnóstico, de problemas de ordem psicológica, que se dividem em vários tipos: emoções negativas (raiva, vergonha, depressão, isolamento, medo de rejeição) (66% dos casos), sentimentos de culpa (60-78% dos casos), preocupação em transmitir a infecção (73% dos casos) e medo de um julgamento negativo em 73% dos pacientes (5). Convém insistir no fato de que os problemas psicológicos persistem ao longo dos anos sem melhora significativa com o número de anos (6). É importante salientar que a vivência ansiogênica ligada ao sentimento de vergonha e de estigmatização é mais importante entre os pacientes cujo nível de conhecimento sobre essa afecção é limitado (7). O temor da rejeição, a baixa auto-estima e o medo de contaminar seu(sua) parceiro(a) constituem três temas recorrentes freqüentemente mencionados pelos pacientes. As perturbações da vida sexual, que são a conseqüência direta desses problemas psíquicos, são muito mais freqüentes quando a maioria das mulheres que sofre dessa afecção é casada ou vive maritalmente (8). Assim, foram relatados diminuição do prazer sexual (68%) e da percepção de sua desejabilidade (72%), medo de rejeição sexual (19%), dificuldade de se aproximar de um novo parceiro sexual, diminuição da espontaneidade (86 e 73%) e diminuição da freqüência das relações sexuais (72%). É importante destacar que esses problemas da sexualidade atribuídos, em grande parte, à percepção negativa de si e de seu corpo e à diminuição da auto-estima diminuem com o tempo, mas persistem em níveis significativos, às vezes por anos após o diagnóstico (9). Nesse estudo, foi claramente estabelecida uma mudança de médico em 1/3 dos casos, ligada à ausência de satisfação dos conselhos de ordens psicológica e sexual.

Baixo nível de conhecimento

O nível de conhecimento sobre a infecção por HPV geralmente é muito limitado, comparado àquele referente às outras DST, como destaca um estudo realizado em uma população de estudantes do Ensino Médio (10). No Reino Unido, 70% dos estudantes universitários nunca ouviram falar da infecção por HPV (11). Aparentemente, os jovens são relativamente bem informados sobre os condilomas anogenitais. Em contrapartida, seu conhecimento sobre a prevalência da infecção por HPV, o modo de transmissão, os fatores de risco e a associação com o câncer do colo são limitados (12-14). Esse relativo baixo nível de conhecimento explica que inúmeros jovens estejam pouco preocupados pelo risco de contrair uma infecção por HPV (15). A aquisição de um nível suficiente de conhecimento no domínio da infecção por HPV é um dos objetivos em prevenção primária.

Aconselhamento

A importância dos problemas psicológicos que se seguem à infecção por HPV e o baixo nível de conhecimento sobre essa DST levaram os autores anglo-saxões a considerarem, além do tratamento dos condilomas anogenitais, uma parte muito importante designada "aconselhamento". Esse aconselhamento personalizado, que faz parte do manejo dos pacientes, tem como objetivo, de um lado, levar informações específicas sobre a infecção por HPV para prevenir a transmissão da afecção e, de outro, um apoio adaptado a fim de administrar as repercussões físicas e psíquicas (16). O aconselhamento deve ser articulado em torno da antecipação das questões que o(a) paciente possui em relação à infecção por HPV. Oito perguntas invariavelmente aparecem nas conversas. O médico deve levar a cada uma dessas perguntas uma resposta clara e precisa, adotando um discurso que tranqüilize e, principalmente, que não aponte culpa.

Como, quando e quem me transmitiu essa infecção?

Convém explicar claramente que as infecções por HPV se manifestam pelo surgimento de lesões clínicas em 3 a 5% da população ou por meio de uma infecção latente que afeta 10 a 15% da população (17). Uma infecção latente pode passar para o estado ativo e se manifestar pelo surgimento de condilomas sob a influência de diferentes fatores, especialmente de ordem imunológica, mas também sob a influência de fatores genéticos e exógenos (como, por exemplo, o tabagismo). O modo de contaminação dos condilomas, na maioria das vezes, é sexual, por ocasião do contato entre as duas mucosas genitais que favoreça microlesões. Os condilomas genitais aparecem após um período médio de 4 semanas a 8 meses após o contágio (18), mas podem surgir vários anos depois. Portanto, é importante explicar que a infecção pode ter sido contraída vários anos antes e que se tornou ativa e detectável bem mais tarde. Por conseqüência, é extremamente difícil determinar com exatidão quando e quem transmitiu o HPV. Assim, convém insistir no fato de que a infecção por HPV não significa absolutamente que houve uma relação extraconjugal. No que se refere ao modo de transmissão, convém especificar que a autocontaminação ou a auto-inoculação a partir de verrugas dos dedos são possíveis. Foram relatados casos de transmissão não sexual indireta (objetos de toalete contaminados, banheira compartilhada, sauna, jacuzzi). Em caso de acometimento perianal isolado, a contaminação não-sexual é possível. Por outro lado, em caso de acometimento intraductal "profundo", a contaminação é sempre sexual. Condilomas da margem anal podem atingir crianças, sem que se trate de caso de abuso sexual.

Há risco de câncer?

As infecções por HPV constituem um problema de saúde pública em razão do papel carcinogênico de alguns tipos de HPV (16 e 18) ao nível do colo uterino e do ânus. Os condilomas anogenitais são causados por tipos de HPV com baixo risco oncogênico (6 e 11). O risco de surgimento de uma lesão cancerosa é conseqüência da persistência de um HPV oncogênico latente associado (multiinfecção), não à evolução maligna dessas lesões. Diferentemente dos acometimentos do colo e do ânus, os condilomas não evoluem da displasia leve à displasia moderada e, posteriormente, grave. Por outro lado, os condilomas genitais estão associados em 20 a 30% dos casos a lesões cervicais ou anais, o que justifica a realização de uma investigação de extensão da infecção por HPV.

Há risco de esterilidade?

Não há nenhum risco de esterilidade.

Devo contar ao(s) meu(s) parceiro(s)?

Os pacientes podem experimentar certo constrangimento para abordar a questão da infecção por HPV, que pode se estender a vários aspectos da sexualidade e repercutir nos comportamentos sexuais. Dificuldade de afirmação e baixa auto-estima podem acarretar a redução das medidas de prevenção por medo do julgamento do parceiro, expondo o outro à infecção por HPV. Portanto, a revelação é uma etapa-chave na aceitação da infecção por HPV. Um interrogatório cuidadoso e preciso dos dois membros do casal permite avaliar bem os diferentes fatores de risco e a importância dos meios preventivos a serem usados. Revelar logo é necessário, porque permite diminuir os riscos de transmissão bem cedo na vida de um casal. Várias pessoas estimam que têm tempo antes de contar ou de transmitir a doença. É sabido que há redução da taxa de transmissão quando o parceiro é informado, pois o risco não é mais teórico, mas bem real.

Há risco de transmissão durante felação ou cunilíngua?

Existe um risco possível de transmissão da infecção por HPV durante o sexo oral (19). Alguns autores questionam o papel da infecção por HPV no surgimento do câncer da mucosa bucal (20). Foi detectada a presença de HPV, particularmente o HPV 16, em 36% dos carcinomas da esfera oral (21).

É necessário tratar os condilomas?

Convém explicar que o objetivo do tratamento dos condilomas anogenitais é suprimir as lesões visíveis, especificando que os tratamentos disponíveis não permitem erradicar totalmente a infecção por HPV (22). O tratamento dos condilomas que são mais contagiosos do que a infecção latente ou subclínica tem como conseqüência limitar a transmissão (23). Um estudo realizado em militares mostrou que o uso de preservativos permite reduzir em 70% o risco de surgimento de condilomas e de infecção por HPV nos parceiros (24). É preciso insistir no fato de que é extremamente difícil predizer a evolução das lesões após tratamento. Convém tratar precocemente as lesões em razão do risco de multiplicações destas, que acarretará, por conseqüência, um tratamento mais complexo, mais caro e mais longo (25). No entanto, é preciso explicar ao paciente que existe uma possibilidade bem real de regressão espontânea na ausência do tratamento (26). Essa noção levou alguns pacientes a discutirem a utilidade do tratamento, especialmente em um casal estável e monogâmico. Essa opção não pode, contudo, ser considerada, pois é sabido que as lesões condilomatosas têm conseqüências psicológicas (27).

Devo usar preservativo? Por quanto tempo?

O preservativo permite diminuir, mas não limitar totalmente, o risco de transmissão da infecção por HPV. Essa afecção pode ser contraída em caso de contato com zonas não protegidas (em caso de lesões pubianas, perineais, escrotais) (28) ou em caso de "preliminares" amorosas sem qualquer penetração. Foi detectada, por PCR, a presença de DNA do HPV em 64% das coletas realizadas nas extremidades dos dedos dos pacientes que sofriam de condilomas genitais (29). Conseqüentemente, o uso do preservativo é aconselhado, mesmo que as opiniões divirjam sobre sua real utilidade. Dois estudos mostram que o uso de preservativo está associado a taxas superiores de regressão das NIC e de desaparecimento do HPV cervical nas mulheres, bem como a uma regressão das lesões por HPV do pênis (30). Não há registro sobre o tempo de continuação das relações protegidas após o desaparecimento das lesões. Todavia, costuma-se autorizar o prosseguimento das relações se 2 exames clínicos resultarem normais, com 2 meses de intervalo, em um casal estável.

Referências

1. Trottier H, Franco EL (2006) The epidemiology of genital human papillomavirus infection. Vaccine 24 (Suppl 1):S1-15
2. Koutsky LA, Kiviat NB (1999) Genital human papilloma virus, in: Holmes KK, Spading PF, Mardh PA et al. (eds). Sexually Transmitted Diseases. New York. McGraw-Hill. p. 335-46
3. Wiley D, Masongsong E (2006) Human papillomavirus: the burden of infection. Obstet Gynecol Surv 61(6 Suppl 1):S3-14
4. Mast T C, Gupta S, Coplan P (2001) « Measuring HPV-related quality of life: Challenges for the future », 19th International Papillomavirus Conference, Florianopolis, Brésil, septembre 2001, résumé n° 0-83
5. Clarke P, Ebel C, Catotti DN, Stewart S (1996) The psycho-social impact of human papillomavirus infection: implications for health care providers. Int J STD AIDS 7:197-200
6. Neill EH, Waldrop JB (1998) Changes in body image, depression, and anxiety levels among women with human papillomavirus infection. J Am Acad Nurse Pract 10:197-201
7. Harper D, Philips Z, Jenkins I) (2001) HPV testing: Psychosocial and cost-effectiveness studies of screening and HPV disease, Papillomavirus Report 12:1-5
8. Campion M, Brown JR, Mc Cance DJ et al. (1988) Psychosexual trauma of an abnormal cervical smear. Br J Obstet Gynecol 95:175-81
9. Clarke P, Ebel C, Catotti DN, Stewart S (1996) The psycho-social impact of human papillomavirus infection: implications for health care providers. Int J STD AIDS 7:197-200
10. Lambert EC (2001) College students' knowlwdge of human papillomavirus and effectiveness of a brief educational intervention. J Am Board Fam Pract 14:178-83
11. Pitts M, Clarke 1' (2002) Human papillomavirus infections and risks of cervical cancer: what do women Know? Health Educ Res 17:706-14
12. Baer H, Allen S, Braun L (2000) Knowledge of human papillomavirus infection among young adult men and women: implications for health education and research. J Community Health 25:67-78
13. Mays RM, et al. (2000) Human papillomavirus, genital warts, Pap smears, and cervical cancer: Knowledge and beliefs of adolescent and adult women. Health Care for Women International 21:361-74
14. Ramirez JE et al. (1997) Genital human papillomavirus infections: Knowledge, perception of risk, and actual risk in a nonclinic population of young women. J Women's Health 6:113-21
15. Baer H, Allen S, Braun L (2000) Knowledge of human papillomavirus infection among young adult men and women: implications for health education and research. J Community Health 25:67-78
16. Warren T, Ebel C (2005) Counseling the patient who has genital herpes or genital human papillomavirus infection. Infect Dis Clin North Am 19:459-76
17. Bouscarat F, Dupin N, Janier M et al. (2006) Section MST de la SFD. Condylomes génitaux. Ann Dermatol Venereol 133:2S36-2S38
18. Warren T, Ebel C (2005) Counseling the patient who has genital herpes or genital human papillomavirus infection. Infect Dis Clin North Am 19:459-76
19. Syrjanen S (2006) PL7 Oral viral infections that could be transmitted oro-genitally. Oral Dis 12(Suppl 1):2
20. De Petrini M, Ritta M, Schena M (2006) Head and neck squamous cell carcinoma: role of the human papillomavirus in tumour progression. New Microbiol 29:25-33
21. Ringstrom E, Peters E, Hasegawa M et al. (2002) Human papillomavirus type 16 and squamous cell carcinoma of the head and neck. Clin Cancer Res 8:3187-92
22. Ferenczy A (1995) Epidemiology and clinical pathophysiology of condylomata acuminata. Am J Obstet Gynecol 172:1331-9
23. Wilson J (2002) Treatment of genital warts – what's the evidence ? International Journal of STD and AIDS 13:216-22
24. Hippelainen M, Syrjanen S, Hippelainen M (1993) Prevalence and risk factors of genital human papillomavirus (HPV) infections in healthy males: a study on Finnish conscripts. Sex Transm Dis 20:321-8

25. Ferenczy A (1995) Epidemiology and clinical pathophysiology of condylomata acuminata. Am J Obstet Gynecol 172:1331-9
26. von Krogh G, Lacey CJ, Gross G *et al.* (2000) European course on HPV associated pathology: guidelines for primary care physicians for the diagnosis and management of anogenital warts. Sex Transm Infect 76:162-8
27. Verdon ME (1997) Issues in the management of human papillomavirus genital disease. Am Fam Physician 55:1813-6, 1819-22
28. Manhart LE, Koutsky LA (2002) Do condoms prevent genital HPV infection, external genital warts, or cervical neoplasia? A meta-analysis. Sex Transm Dis 9:725-35
29. Sonnex C, Strauss S, Gray JJ (1999) Detection of human papillomavirus DNA on the fingers of patients with genital warts. Sex Transm Infect 75:317-9
30. Holmes KK, Levine R, Weaver M (2004) Effectiveness of condoms in preventing sexually transmitted infections. Bull World Health Organ 82:454-61

52 Carcinoma invasor da vulva

M. Roy ◆ M. Plante ◆ M.-J. Chouinard

RESUMO

A maioria dos cânceres da vulva, sobretudo aqueles que surgem nas pacientes antes da menopausa, é causada pelo HPV. A freqüência desse câncer está em alta, principalmente entre as mulheres jovens. É uma realidade que deve ser lembrada durante o diagnóstico diferencial de lesões irregulares e/ou erosivas da vulva, e deve ser feita uma biopsia em caso de dúvida.

O tratamento dos cânceres da vulva é, antes de tudo, cirúrgico. Técnicas mais conservadoras já são propostas hoje. A técnica do gânglio sentinela é cada vez mais difundida e permite reduzir a taxa de complicações da linfadenectomia inguinal. A vulvectomia parcial tem preferência em relação à vulvectomia radical, a fim de dar resultados cosméticos vantajosos – e sem reduzir a taxa de cura, que é de mais de 90% quando os gânglios inguinais estão livres de metástases.

A radioterapia, associada ou não à quimioterapia, desempenha um papel importante nas pacientes acometidas por um tumor localmente avançado.

PONTOS-CHAVE

1. A maioria dos cânceres da vulva entre as mulheres jovens está relacionada com o HPV.
2. Para uma mulher jovem, o fumo aumenta o risco de desenvolver câncer da vulva, ao passo que, entre as mulheres de mais idade, o líquen escleroso sintomático e não tratado é um fator de risco importante.
3. O modo de disseminação do câncer da vulva é linfático.
4. A linfadenectomia inguinal não é indicada nos estádios 1A.
5. Para um câncer da vulva, a vulvectomia radical total raramente é indicada. O tratamento cirúrgico deve ser o mais conservador possível: técnica do gânglio sentinela e vulvectomia radical parcial.
6. O estado dos gânglios inguinais é primordial no prognóstico da doença. Na presença de metástases ganglionares, pode ser necessário um tratamento complementar por radioterapia.

Introdução

O câncer da vulva representa aproximadamente 1% dos cânceres que surgem na mulher e 5 a 8% dos cânceres do trato genital, ou seja, uma taxa de 1,5 a 2 para 100.000 mulheres. O aumento de sua freqüência no decorrer dos últimos anos seria causado pelo envelhecimento da população feminina e, sobretudo, pelo aumento da prevalência do HPV e das lesões intra-epiteliais entre as mulheres jovens (1). A média etária no diagnóstico é de 65 anos. Por outro lado, é importante saber que até 15% dos cânceres da vulva são diagnosticados entre as mulheres com menos de 40 anos (2).

O tipo histológico de câncer da vulva mais freqüente é a neoplasia epidermóide, que contabiliza cerca de 90% desses tumores. Os 10% restantes são melanomas, adenocarcinomas (principalmente da glândula de Bartholin), basocelulares e sarcomas (3). O carcinoma do meato urinário também faz parte do diagnóstico diferencial do câncer da vulva. Neste capítulo, somente a neoplasia epidermóide será discutida.

Epidemiologia e fatores de risco

A neoplasia epidermóide da vulva é tradicionalmente um câncer que atinge a mulher de mais idade, com uma média etária de 65 anos. Nessa faixa etária, entre os fatores etiológicos, a irritação crônica, especialmente o prurido associado ao líquen escleroso, é muito importante. A hipertensão arterial e o diabetes também seriam fatores que predispõem ao câncer da vulva.

A incidência dessa doença está em alta entre as mulheres antes da menopausa. Isso poderia ser atribuído ao aumento da prevalência do HPV: de fato, nessa faixa etária, a neoplasia invasora origina com freqüência uma zona de neoplasia intra-epitelial de alto grau (NIV), antes denominada "carcinoma *in situ*". A associação é mais forte com o HPV 16 (2). Na presença do HPV 16, o risco de desenvolver um câncer da vulva seria mais elevado com o tabagismo. Da mesma forma, entre as mulheres que sofrem de deficiência imunológica, o risco de câncer da vulva é aumentado.

Sintomatologia

As ardências, espontâneas ou durante as micções, o prurido e os sangramentos são os sintomas encontrados com mais freqüência em uma paciente portadora de câncer da vulva. Contudo, as pacientes costumam consultar o médico tarde demais, deixando ao câncer tempo para progredir, reduzindo, assim, tanto o prognóstico como a possibilidade de um tratamento conservador. O diagnóstico é feito por meio de biopsia. Às vezes, quando a lesão é superficial, a excisão completa é necessária para confirmar a ausência de invasão do estroma.

Apresentação clínica

A morfologia da doença é variada. Pode-se tratar de uma lesão vegetante exofítica, plana ou ulcerada. A lesão pode se apresentar inicialmente ou se desenvolver sobre um fundo de outra patologia vulvar (líquen escleroso, NIV).

A neoplasia epidermóide se origina do epitélio escamoso da pele e das mucosas entre o vestíbulo e o limite externo dos grandes lábios. A lesão primária se situa ao nível dos grandes lábios em 70% dos casos. O restante das lesões se localiza nos pequenos lábios, no clitóris, na fúrcula posterior ou no períneo. As lesões invasoras multifocais são raras, exceto pelas *kissing lesions*, que se apresentam como lesões isoladas e em espelho, normalmente na parte superior dos pequenos ou grandes lábios.

Modos de disseminação

A evolução da neoplasia da vulva é feita primeiramente de modo local, em detrimento do vestíbulo, da vagina, da uretra, do ânus ou do períneo. Raramente as lesões mais avançadas podem invadir o osso pubiano, estender-se à pele do monte de Vênus, das coxas ou invadir a bexiga. A propagação a distância é feita principalmente pela via linfática e, mais raramente, pela via hematogênica.

A drenagem linfática inclui os gânglios inguinais superficiais e profundos e, secundariamente, os gânglios pélvicos (ilíacos externos, obturadores). Se a lesão for lateral, isto é, de mais de 1 cm da linha mediana (4), a drenagem costuma ser ipsolateral, ao passo que a drenagem linfática de um tumor central (aproximando-se de 1 cm ou menos da linha mediana) muitas vezes é bilateral. Excepcionalmente, um tumor lateralizado pode resultar em uma drenagem contralateral (ver "Gânglio sentinela"). É excepcional fazer uma drenagem pélvica de imediato.

A disseminação hematogênica só acontece em um estágio muito avançado da doença.

Estádios

O estadiamento clínico foi abandonado pela FIGO em 1988, em função da baixa correlação entre a avaliação clínica dos gânglios e sua real condição histológica. Atualmente, o estadiamento do câncer da vulva é cirúrgico. Essa classificação foi ligeiramente modificada em 1995, para a inclusão do estádio 1A (Tabela 52-1).

■ Tratamento

Normalmente, o tratamento do câncer da vulva é cirúrgico, exceto nos casos muito avançados em que a radioterapia, sozinha ou com quimioterapia, pode ser indicada. Dois avanços recentes mudaram nossa conduta diante de um câncer da vulva: a aplicação, ao câncer da vulva, do princípio do gânglio sentinela e a abordagem mais conservadora da cirurgia radical da vulva.

Gânglio sentinela

O conceito do gânglio sentinela (GS) está baseado no princípio de que o primeiro gânglio que recebe a drenagem linfática de determinado órgão representa, de maneira precisa, o estado dos outros gânglios localizados na mesma bacia linfática. Por exemplo, no caso do câncer da vulva situado no pequeno lábio esquerdo, se o GS da região inguinal esquerda for negativo, isso significa que todos os outros gânglios inguinais desse lado também estão negativos. A evidente vantagem dessa técnica é por ela ser suficiente para localizar, excisar e examinar o GS a fim de evitar a retirada desnecessária dos gânglios sadios. Assim, no tratamento do câncer da mama, a morbidade em prazo maior e o risco de complicações, especialmente o linfedema, são nitidamente diminuídos (5).

A primeira etapa da técnica consiste em localizar o GS. Existem dois métodos usados com mais freqüência: um corante azul (isossulfano ou azul patente) ou um traçador fracamente radioativo, o Tecnécio 99 (Tc-99). Em ambos os casos, o produto é injetado superficialmente na borda da lesão tumoral (Fig. 52-1), onde é captado pelos vasos linfáticos superficiais da derme e transportado até a primeira retenção ganglionar. Uma pequena incisão cutânea na região inguinal (Fig. 52-2) permite, no caso do corante azul, localizar facilmente o GS (Fig. 52-3) a olho nu, graças à coloração. No caso do Tc-99, uma sonda gama é usada para detectar o gânglio radioativo (Fig. 52-4). A vantagem da técnica do Tc-99 é o acréscimo de uma linfocintigrafia, que permite detectar no pré-operatório a presença ou não de um GS (Fig. 52-5). Isso é particularmente útil nos casos em que se encontra uma drenagem linfática aberrante (isto é, do lado contralateral à lesão ou uma drenagem pélvica

Tabela 52-1 – Cânceres da vulva: estádios segundo a FIGO

Estádio Tis			Carcinoma *in situ*, carcinoma intra-epitelial
Estádio I TI	N0	M0	Tumor limitado à vulva e/ou ao períneo – de 2 cm ou menos em seu maior diâmetro (sem metástases ganglionares)
Estádio IA			Lesão de 2 cm ou menos confinada à vulva ou ao períneo com invasão estromal de menos de 1 mm (sem metástases ganglionares)
Estádio IB			Lesão de 2 cm ou menos confinada à vulva ou ao períneo com invasão estromal de mais de 1 mm (sem metástases ganglionares)
Estádio II T2	N0	M0	Tumor confinado à vulva e/ou ao períneo – de mais de 2 cm de diâmetro (sem metástases ganglionares)
Estádio III T3 T3 T1 T2	N0 N1 N1 N1		Tumor de qualquer tamanho com: (1) invasão da uretra e/ou da vagina, do ânus, e/ou (2) metástase ganglionar inguinal unilateral
Estádio IVA T1 T2 T3 T4	N2 N2 N2 N0-2	M0 M0 M0 M0	Tumor invade a uretra superior, mucosa vesical ou retal, osso pubiano e/ou metástases inguinais bilaterais
Estádio IVB T1-4	N0-2	M1	Metástases a distância que incluem os gânglios pélvicos

direta sem drenagem inguinal etc.). A segunda etapa do GS é a análise histopatológica visando detectar a presença de micrometástases. Assim, o GS é analisado por inteiro por meio de cortes seriados (6 níveis) e analisado por imunoistoquímica (citoqueratina).

A técnica do gânglio sentinela é amplamente utilizada hoje no câncer de mama (5) e no melanoma (6), em que é considerada a abordagem "padrão". Até o presente, os estudos indicam que a técnica funciona bem no câncer da vulva e que é confiável (7). Estudos randomizados comparando a exérese do gânglio sentinela sozinho *versus* a linfadenectomia inguinofemoral completa indicam que a morbidade do GS é muito menor. O recente estudo de van der Zee (8) também demonstra que a taxa de recidivas inguinais entre as pacientes que tiveram somente a ablação de um gânglio sentinela patologicamente negativo é semelhante à taxa de recidiva entre pacientes que haviam se submetido a uma linfadenectomia completa. Por fim, estudos atualmente em curso visam determinar se é preciso reoperar uma paciente com gânglio sentinela metastático desco-

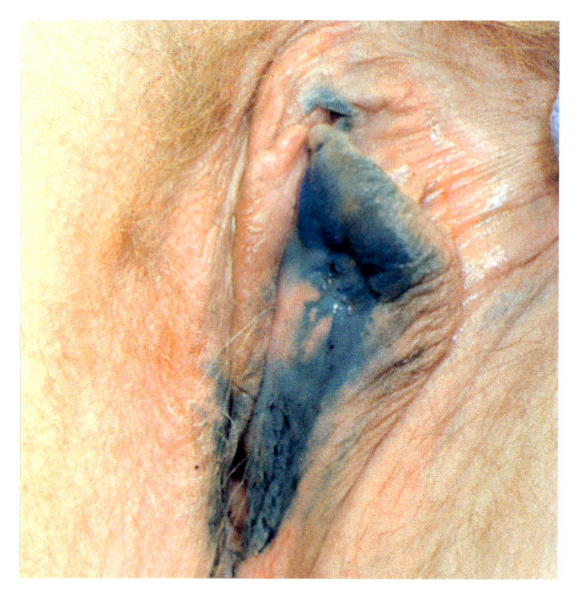

Fig. 52-1. Injeção de isossulfano ao redor de uma lesão neoplásica no pequeno lábio esquerdo.

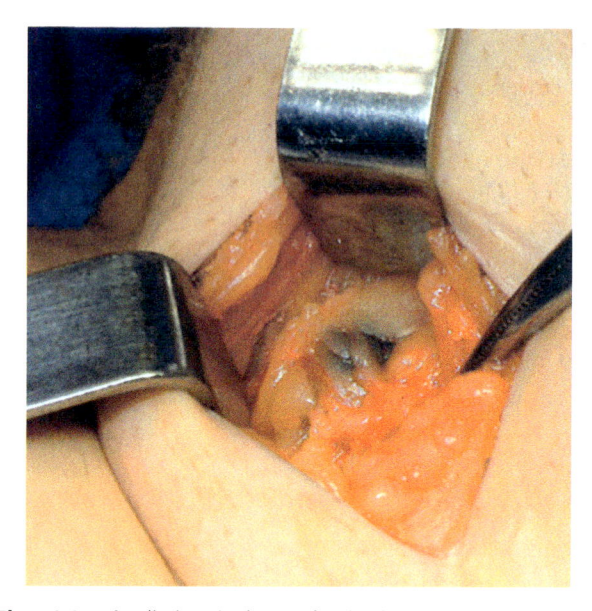

Fig. 52-3. Gânglio inguinal superficial colorido (sentinela).

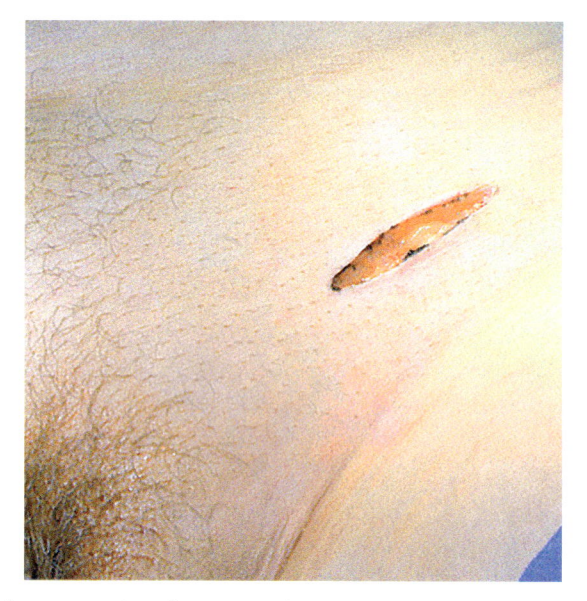

Fig. 52-2. Incisão de 3 cm em região inguinal esquerda.

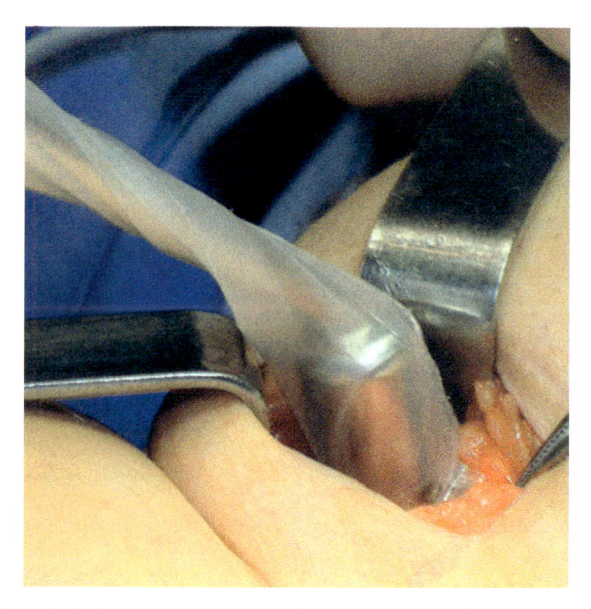

Fig. 52-4. Sonda gama que confirma a presença de um GS radioativo ("quente").

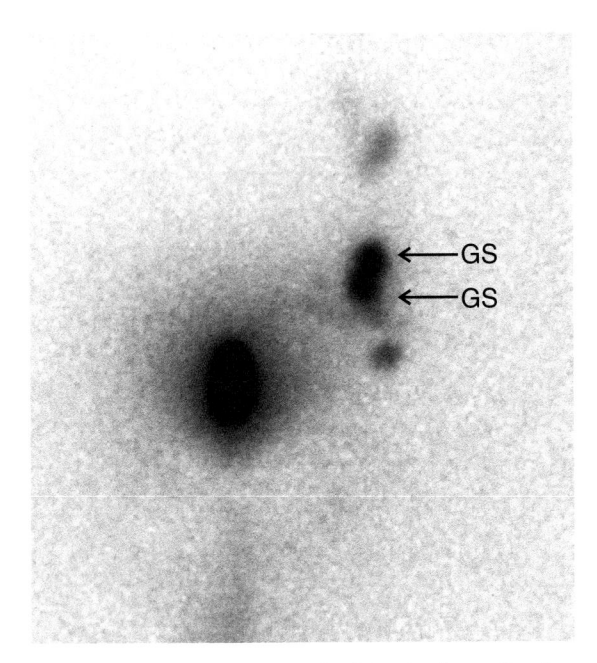

Fig. 52-5. Linfocintigrafia indicando dois gânglios radioativos unilaterais (à esquerda).

berto em patologia final, a fim de completar a linfadenectomia, ou recomendar imediatamente um tratamento complementar de radioterapia. Em uma paciente na qual um GS metastático é confirmado durante a cirurgia, normalmente recomenda-se fazer uma linfadenectomia completa para determinar se outros gânglios foram atingidos. Também é indicado explorar a região inguinal contralateral para excluir metástases a esse nível.

Cirurgia conservadora

A vulvectomia radical total com linfadenectomia inguinal "em bloco", que era a abordagem terapêutica privilegiada anteriormente, praticamente não é mais usada hoje em dia. Atualmente, uma cirurgia mais conservadora (isto é, hemivulvectomia radical ou vulvectomia parcial) costuma ser privilegiada, pois reduz substancialmente a morbidade e dá melhores resultados cosméticos sem impacto negativo na sobrevida. A dissecção ganglionar geralmente é feita por uma ou mais incisões inguinais separadas.

■ Estádio IA

O estádio IA é definido como uma lesão de 2 cm ou menos de diâmetro e com uma profundidade de invasão que não ultrapassa 1 mm. Nesse estádio, o risco de metástases ganglionares é praticamente inexistente. Uma excisão local com margens livres de 5 a 10 mm é o tratamento de escolha.

Se a pele adjacente for afetada por uma lesão intra-epitelial, ela também deverá ser excisada. Não há indicações para se proceder a uma linfadenectomia inguinal (9).

■ Estádios IB, II

Por definição, este estádio compreende a lesão de 2 cm ou menos cuja invasão estromal é de mais de 1 mm, ou um tumor de mais de 2 cm limitado à vulva ou ao períneo. Nesses estádios, o tratamento deve ser individualizado. A vulvectomia parcial – ou hemivulvectomia radical – geralmente é escolhida, precedida por uma pesquisa do gânglio sentinela com linfadenectomia inguinal. Esta pode ser ipsilateral, tal como determinado pela localização do tumor (central ou lateral) ou pela linfocintigrafia (Fig. 52-5). Se a linfocintigrafia demonstrar drenagem bilateral ou não evidenciar nenhum gânglio sentinela, a dissecção ganglionar deve ser bilateral. A mesma regra se aplica, seja a lesão neoplásica central ou lateral. Se o gânglio sentinela for neoplásico, também é recomendado completar a linfadenectomia do mesmo lado, bem como na região inguinal contralateral.

Estádios III e IV

O câncer da vulva de estádio III se caracteriza pela presença de metástases ganglionares inguinais unilaterais ou por extensão local nas estruturas vizinhas (uretra distal, ânus, vagina). Já o estádio IV se caracteriza por metástases ganglionares inguinais bilaterais, por extensão local mais importante (reto, bexiga, osso pubiano) (IVA) ou por metástases a distância, incluindo as metástases ganglionares pélvicas (IVB).

Para as pacientes que apresentam metástases ganglionares clinicamente palpáveis, o tratamento cirúrgico (linfadenectomia radical parcial com excisão das adenopatias macroscópicas) é a melhor conduta. Nesses casos, uma linfadenectomia completa é desnecessária, uma vez que radioterapia, com ou sem quimioterapia, é indicada de qualquer modo. Por outro lado, se metástases inguinais forem diagnosticadas durante a avaliação patológica final, um tratamento adjuvante de radioterapia geralmente é recomendado se dois gânglios ou mais estiverem invadidos. Nesses casos, radioterapia inguinal bilateral – e pélvica ipsilateral – é indicada (10). Para as pacientes que apresentam câncer localmente avançado (quando o tumor invade a vagina, a bexiga ou o reto), o tratamento de escolha normalmente é a radioquimioterapia imediata. Em geral, as pacientes acometidas por esses cânceres avançados têm mais idade, e os riscos de exenteração total ou parcial são muito importantes. Além disso, a taxa de remissão após radioquimioterapia nos casos de doença localmente avançada é de aproximadamente 50% (11).

Complicações da cirurgia

A taxa de complicações está ligada à extensão da cirurgia. Mais de 50% das pacientes que se submetem a uma vulvectomia radical parcial ou total terão, pelo menos, uma complicação maior: infecção de ferida operatória (35%), deiscência completa ou parcial da ferida (20%), linfedema crônico (30%), linfocele (10%), tromboflebite (3,5%), embolia pulmonar (1,2%). O linfedema pode ser parcialmente evitado pelo uso de meias elásticas de compressão no pós-operatório. O risco de tromboflebites e de embolias pulmonares pode ser reduzido pelo uso de pneumocompressores no per e pós-operatório, bem como por profilaxia com heparina adequada.

As complicações psicológicas e as repercussões da cirurgia radical na vida sexual das pacientes podem ser muito importantes (12). As conseqüências estéticas também podem ser substanciais. O advento de uma abordagem cirúrgica menos extensiva contribuiu enormemente para melhorar a qualidade de vida das pacientes.

Tabela 52-2 – Câncer da vulva: sobrevida em função do estádio (13)

Estádio FIGO	Nº	Sobrevida corrigida em 5 anos (%)
I	306	91,1
II	252	80,9
III	213	48,4
IV	101	15,3
Total	872	68,9

Tabela 52-3 – Câncer da vulva: sobrevida em função do estado dos gânglios inguinais (13)

Fatores prognósticos	Nº	Sobrevida em 5 anos (%)
Gânglios negativos	201	92
Gânglios ipsilaterais positivos (1 ou 2)	61	75
Gânglios positivos bilaterais	16	30
Somente gânglios contralaterais positivos	8	27
> 2 gânglios positivos	75	25
> 6 gânglios positivos	16	0

■ Sobrevida (Tabelas 52-2 e 52-3)

O estádio da doença é o fator determinante da sobrevida, indo de 91% para um estádio I a 15% em 5 anos para um estádio IV. Além do estádio, o fator que prediz a sobrevida com mais precisão é a condição dos gânglios. De modo global, a sobrevida de 5 anos é de 90%, se os gânglios forem negativos, comparada a 58%, se forem positivos. O número de gânglios atingidos também é importante, já que a sobrevida é de 75% se um ou dois gânglios tiverem sido acometidos, *contra* 30% se três gânglios ou mais foram atingidos. Igualmente, o acometimento uni ou bilateral dos gânglios influencia o prognóstico, com 70% de sobrevida de 5 anos, se o acometimento for unilateral, contra 35% se for bilateral. Recentes estudos também demonstraram que o acometimento extracapsular de um gânglio tem influência negativa na sobrevida (14). É por isso que um tratamento adjuvante por radioterapia (regiões inguinais e/ou pélvicas) geralmente é indicado na presença de metástases ganglionares, a menos que haja somente um único gânglio acometido e que a cápsula esteja intacta (15).

■ Recidiva

Mais da metade das recidivas surge nas proximidades do local da lesão primária, logo depois da invasão dos espaços linfáticos ou de cirurgia com margens insuficientes. Quando uma recidiva local é tratada, por reexcisão ou por radioterapia, o prognóstico geralmente permanece bom. Em contrapartida, para as recidivas ganglionares e as metástases a distância, o prognóstico é muito mais sombrio. O tratamento deve ser individualizado de acordo com o local da recidiva, a idade e o estado geral da paciente.

■ Acompanhamento

Mais de 80% das recidivas locais ou a distância surgirão nos 2 primeiros anos após o tratamento. O acompanhamento inicial será, portanto, mais intensivo. Será feito a cada 3 meses por 2 anos, depois a cada 6 meses por 3 anos, e posteriormente todo ano. O acompanhamento consiste em exame pélvico com uma atenção especial aos órgãos genitais externos, no local da cirurgia e nas áreas inguinais.

Referências

1. Hampl M, Sarajuuri H, Wentzensen N et al. (2006) Effect of human papillomavirus vaccines on vulvar, vaginal, and anal intraepithelial lesions and vulvar cancer. Obstet Gynecol 108:1361-8
2. Al-Ghamdi A, Freedman D, Miller D et al. (2002) Vulvar squamous cell carcinoma in young women: a clinicopathologic study of 21 cases. Gynecol Oncol 84:94-101
3. Jemal A, Tiwani RC, Murray T et al. (2004) Cancer Statistics 2004. CA Cancer J Clin 54:8-29
4. Burger MP, Hollema H, Emanuels AG et al. (1995) The importance of the groin node status for the survival of Tl and T2 vulval carcinoma patients. Gynecol Oncol 57:327-34
5. Kuijt GP, van de Poll-Franse LV, Voogd AC et al. (2006) Survival after negative sentinel lymph node biopsy in breast cancer at least equivalent to after negative extensive axillary dissection. Eur J Surg Oncol epub Dec 28
6. Alex JC, Krag DN, Harlow SP et al. (1998) Localization of regional lymph nodes in melanomas of the head and neck. Arch Otolaryngol Head Neck Surg 124:135-40
7. Makar APH, Scheistroen M, van den Weyngaert D et al. (2001) Surgical management of stage I and II vulvar cancer: The role of the sentinel node biopsy. Review of the literature 11:255-62
8. Van der Zee AG (2006) Omission of full inguinofemoral lymphadenectomy after negative sentinel node (SN) is safe in patients with early stage vulvar cancer. IGCS Congress, Santa Monica, California, 14-18 octobre
9. Heaps J, Fu YS, Montz F et al. (1990) Surgical pathologic variables predictive of local recurrence in squamous cell carcinoma of the vulva. Gynecol Oncol 38:309-14
10. Homesley HD, Bundy BN, Sedlis A, Adcock L (1986) Radiation therapy *versus* pelvic node resection for carcinoma of the vulva with positive groin nodes. Obstet Gynecol 68:733-40
11. Moore DH, Thomas GM, Montana GS et al. (1998). Preoperative chemoradiation therapy for advanced vulvar cancer: a phase II study of the Gynecologic Oncology Group. hit J Radat Oncol Biol Phys 42:79-85
12. Ghurani GB, Penalver MA (2001) An update on vulvar cancer. Am J Obstet Gynecol 185:294-9
13. Morrow CP, Curtin JP (1998) Synopsis of Gynecologic Oncology. Churchill Livingstone, Philadelphia
14. van der Velden J, van Lindert AC, Lammes FB et al. (1995). Extra capsular growth of lymph node metastases in squamous cell carcinoma of the vulva. Cancer 75:2885-90
15. Faught W (2006) Prise en charge du cancer spinocellulaire de la vulve. J Obstet Gynecol Can 28:646-51

PARTE IX

Vacinas HPV profiláticas – Conhecimentos atuais, impacto e perspectivas

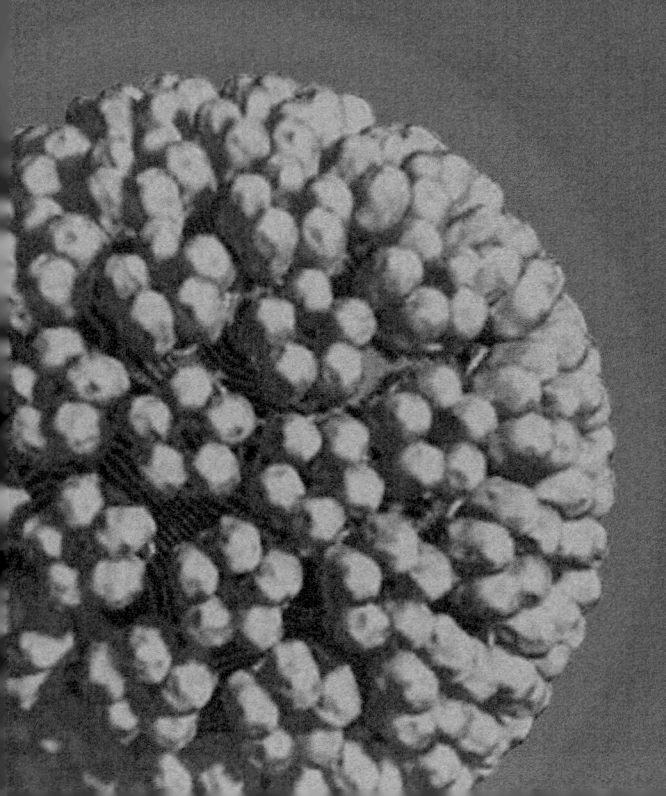

53 Vacinação profilática para HPV, conhecimentos atuais, modalidades práticas e novos desafios

J. Monsonego

RESUMO

Os estudos clínicos de vacinas antipapilomavírus para a prevenção do câncer do colo uterino e das verrugas genitais mostram resultados notáveis e uma eficácia perfeita nunca igualada na história da vacinação antiinfecciosa.

A eficácia vacinal só foi demonstrada nas jovens que ainda não tiveram relações sexuais, ou seja, nunca expostas aos vírus e somente para as lesões associadas aos tipos virais da vacina. Dados preliminares indicam que a vacinação é eficaz nas mulheres que já eliminaram o vírus, no passado, naturalmente. Ela não tem efeito terapêutico apenas para as lesões, mas também nas portadoras sadias dos vírus. Questões práticas deverão ser resolvidas. Se a vacinação fosse deixada à iniciativa individual e sem cobertura vacinal suficiente, nenhum benefício de redução de freqüência do câncer do colo seria perceptível. As políticas vacinais não serão idênticas nos países pobres, onde a doença representa uma das principais causas de mortalidade das mulheres, e nos países ricos, onde os programas de rastreio reduziram consideravelmente a freqüência desse câncer.

A instauração de uma vacinação sistemática das jovens com idade entre 9 e 15 anos e uma recuperação progressiva dos conjuntos de jovens com idade entre 16 e 26 anos correspondem, atualmente, ao posicionamento dos produtos. No entanto, os modelos matemáticos e os resultados de imunogenicidade indicam um benefício potencial da vacinação individual no adulto. Essa abordagem deve ser avaliada ainda nos experimentos clínicos que estão em andamento, uma vez que as vacinas não protegerão de todos os HPV associados ao câncer do colo uterino, devendo o rastreio ser mantido na freqüência e nas condições estabelecidas. Vacinação e rastreio, ações complementares e sinérgicas, constituem a partir de então novos padrões de prevenção da doença.

As recomendações francesas que datam de 9 de março de 2007 estipulam para a vacina quadrivalente que a vacinação deverá ser expandida a todas as jovens de 14 anos, com uma recuperação para as virgens ou aquelas que ainda não completaram um (1) ano de sua primeira relação sexual (ver www.sante.gouv.fr). As mães e os profissionais devem aproveitar com urgência as oportunidades para não adiar a vacinação nesse período, em que o benefício da proteção ideal é esperado.

PONTOS-CHAVE

1. O benefício da vacinação antipapilomavírus para prevenir os pré-cânceres e as lesões associadas ao HPV foi amplamente demonstrado em vastos programas de estudos clínicos.

2. O impacto da vacinação sobre o câncer do colo será perceptível tardiamente, sobretudo nos países pobres, onde a doença é freqüente. Um impacto rápido em um prazo menor de 4 anos será visto principalmente nos exames com resultados anormais, dos quais se admite que a diminuição será de 50%. Proposta em larga escala, a vacina terá um impacto sobre as lesões pré-cancerosas, os custos, a qualidade de vida, além de salvar vidas.

3. Para as jovens com menos de 26 anos, os novos padrões de prevenção do câncer do colo uterino são baseados na vacinação em uma idade precoce, antes das primeiras relações de preferência, associada ao rastreio na mulher com mais de 20 anos. Vacinação e rastreio são ações de prevenção sinérgicas e complementares.

Introdução

Apesar do sucesso considerável registrado pelo rastreio precoce na prevenção do câncer do colo uterino, o exame de Papanicolaou não satisfez todas as esperanças que podiam ser esperadas para reduzir em larga escala sua incidência. O rastreio só parece ser aproveitado por uma parte ínfima da população mundial e, ao mesmo tempo, uma grande proporção desta que se beneficia dos exames sofre com suas limitações. Os HPV 16 e 18 são responsáveis por dois terços dos cânceres do colo uterino no mundo. As verrugas genitais, provocadas pelos HPV 6 e 11, são freqüentes nas jovens e difíceis de serem tratadas.

A extensão e o peso da infecção por papilomavírus (HPV) são consideráveis. O impacto psicológico e emocional das patologias associadas ao HPV é grande.

O fato de essas lesões serem a última conseqüência da infecção crônica por HPV dá uma extraordinária oportunidade de preveni-las por meio da vacinação. Com efeito, uma vacina profilática, por proteger contra lesões pré-cancerosas e cancerosas associadas ao HPV, acabará salvando vidas, reduzindo as intervenções caras e com um ganho individual e coletivo não desprezível.

A vacina quadrivalente que protege contra o câncer do colo uterino, seus precursores e as lesões genitais externas provocadas pelos HPV 16, 18, 6 e 11 (Gardasil®) recebeu, em outubro de 2006, a autorização de comercialização na Europa (1). A vacina bivalente (Cervarix®), contra os tipos 16 e 18, está disponível desde então. Essas novas vacinas que previnem certas infecções por papilomavírus e suas conseqüências suscitam uma grande esperança de dominar e controlar doenças com conseqüências graves.

Os esforços para se proteger contra o câncer do colo começaram há 50 anos com a introdução do exame de Papanicolaou. O rastreio citológico reduziu a incidência do câncer do colo uterino em 75% nos países que criaram programas de rastreio organizados, centralizados e controlados (2). Nos anos de 1980, a relação entre câncer do colo e HPV foi o que desencadeou uma série de pesquisas e promoveu o controle da doença (3). Durante esses 20 últimos anos, os estudos epidemiológicos demonstraram claramente que a infecção com tipos específicos de HPV ditos "de risco" ou carcinogênicos é necessária para que se desenvolva o câncer (4). Atualmente, de 12 a 18 tipos virais de HPV são classificados como "carcinogênicos para os humanos". Realmente foi possível desenvolver métodos moleculares muito sensíveis para detectar os HPV a fim de aumentar o desempenho na identificação das lesões pré-cancerosas (5). E isso também abriu a via para uma prevenção primária do câncer do colo baseada na vacinação.

Por ser a extensão da infecção por HPV no mundo considerável e graças ao fato de o rastreio por exame de Papanicolaou não ter permitido erradicar a doença, a vacinação HPV suscita um interesse particular e será, com certeza, adotada em muitos países.

Papilomavírus

São vírus nus que compreendem um capsídeo icosaédrico de 45 a 55 nm de diâmetro. O genoma se apresenta na forma de DNA bicatenário circular, do qual uma única fita é codificante (6). Entre as diferentes proteínas codificadas, L1 e L2 participam da elaboração do capsídeo, ao passo que somente E6 e E7 dos papilomavírus de risco estão implicadas na transformação das células se ligando, respectivamente, às proteínas inibidoras do ciclo celular p53 e pRb. Os HPV de baixo risco não têm essa propriedade (7).

Os HPV possuem uma pequena especificidade de hospedeiro e afetam os epitélios pavimentosos e mais raramente cilíndricos dos tecidos cutâneo-mucosos. Mais de 200 genótipos são conhecidos. Os HPV ditos de risco são responsáveis pelos cânceres do colo (8), do ânus e de certos cânceres da vagina, da vulva e de seus precursores. Os HPV ditos de baixo risco estão implicados nas verrugas genitais e mais raramente em certas lesões planas condilomatosas (Tabela 53-1).

Tabela 53-1 – Tipos de HPV nas lesões genitais

Tipos de lesão genital	Tipos de HPV	
	Menos prevalentes	Mais prevalentes
Condilomos acumulados	42, 44, 51, 53, 83	6, 11
Lesões intra-epiteliais	6, 11, 26, 30, 33, 34, 35, 40, 42, 43, 53, 54, 55, 57, 61, 62, 64, 66, 67, 69, 70, 71, 73, 74, 79, 81,82, 83, 84	
Cânceres cervicais e anogenitais	6, 11, 54, 66, 69	

Mecanismos de ação dos HPV

Os HPV penetram nos epitélios pavimentosos para se instalar em suas células-alvo, as células basais. No colo uterino, esse contato é facilitado pela junção escamocolunar constituída de uma única camada de células basais. Nos outros locais, a penetração é feita através de microtraumatismos ocasionados pelas relações sexuais. O DNA viral se replica sob uma forma incompleta (epissomal) nas células basais. Durante sua migração para as camadas superiores, as células-filhas infectadas continuam sua diferenciação pavimentosa que condiciona o fim do ciclo de replicação viral, particularmente a expressão dos genes virais L1 e L2 que participam da elaboração do capsídeo, essas proteínas se automontam para envolver o DNA viral. Os vírus maduros são liberados na superfície e podem se propagar no seio do mesmo epitélio ou são transmitidos por contato quando das relações sexuais. É preciso lembrar que esse processo "de excreção" do vírus é maior nos condilomas acuminados, sede de uma forte replicação viral, muito fraca ou mesmo nula nos precursores do câncer (NIC de alto grau) onde as formas epissomais ou integradas ao DNA da célula predominam nas formas maduras e produtivas (6, 7).

A infecção pode evoluir de dois modos: o *clearance* ou a persistência. A maioria das infecções por HPV de risco evolui de acordo com o modo do *clearance*, especialmente nas jovens com menos de 30 anos, ao passo que evolui para a persistência após essa idade, sobretudo para o HPV 16 (9, 10). A persistência anuncia transformações morfológicas (11, 12, 13, 14) que testemunham a expressão dos genes E6 e E7 dos papilomavírus de risco e, portanto, anomalias celulares. Nesse estágio, o HPV é epissomal ou integrado ao genoma das células (7).

História natural da infecção por HPV

Nos anos de 1960 a 1970, os dados epidemiológicos mostraram que a doença é transmitida por contato sexual e inspiraram a pesquisa para identificar um agente microbiano como fator etiológico das neoplasias cervicais. Naquela época, os dados disponíveis indicavam que a infecção genital com o vírus do herpes simples (HSV) provavelmente era a responsável. Ainda que esses vírus tenham mostrado seu papel carcinogênico *in vitro* e *in vivo*, a relação com o câncer do colo uterino só era indireta. Nos anos de 1980, a atenção se voltou progressivamente para um novo candidato, o HPV, com o surgimento de grandes evidências provenientes da biologia molecular, implicando certos tipos de vírus como agentes responsáveis pela transformação (15). O risco relativo da associação entre o HPV e o câncer do colo uterino é de duas a três vezes superior aos outros fatores fortes de risco de câncer (3). Em 1995, a AIPC classificou os HPV 16 e 18 como agentes carcinogênicos nos humanos (4). No entanto, a infecção por papilomavírus é relativamente freqüente na população em geral. Estima-se que, aproximadamente, 7 a cada 10 mulheres tenham sido expostas ao menos uma vez durante sua vida aos HPV (16). Admite-se que, sem intervenção, uma de cada cinco mulheres exposta aos HPV pode desenvolver um câncer do colo uterino. A exposição a esses vírus se dá por contato sexual na mulher jovem, normalmente nas primeiras relações (9, 10). A prevalência da infecção antes dos 30 anos é estimada, em média, em 30% (16, 17). Ela diminui progressivamente com a idade para chegar a uma média de 10% entre 30 e 50 anos e de 5% depois dos 50 anos (Fig. 53-1) (18, 19). Os tipos 16 e 18 são os mais prevalentes na Europa nas mulheres com um exame de Papanicolaou normal, ao passo que variações geográficas podem ser observadas na Ásia ou na África subequatorial (20). Enquanto o tipo 16 só representa 26,3% das lesões intra-epiteliais de baixo grau (LSIL ou displasia leve) e 45% das lesões intra-epiteliais de alto grau (HSIL ou displasia média a grave), segundo uma recente metanálise, para o HPV 16 a razão câncer/LSIL é de 2 (21) e é de 1,21 para a razão câncer/HSIL (22). Mais recentemente, mostrou-se que o risco em 10 anos de se desenvolver uma NIC 3 (neoplasia intra-epitelial cervical de grau 3) ou um câncer é de 17,2% para a infecção por HPV 16 e de 13,6% para o HPV 18 (23). A exposição e a persistência são mais predominantes para HPV 16 se comparadas aos outros tipos de HPV de risco (24). Todos esses dados reforçam a lógica para uma vacinação preventiva contra os HPV 16 e 18. A maioria das mulheres expostas aos HPV desenvolve uma imunidade liminar para escapar deles. Esse *clearance* dos HPV é observado em geral em um prazo de 9 a 12 meses (10). Um número limitado de mulheres manterá os papilomavírus "latentes ou quiescentes" durante meses, ou mesmo anos. Estas podem desenvolver, em caso de persistência da infecção, uma lesão intra-epitelial, que pode resultar em câncer anos depois se o rastreio não for realizado ou fracassar (11, 12, 13, 14) (Tabela 53-2). Em outras palavras, o desenvolvimento de lesões pré-cancerosas do colo uterino demonstra uma queda imunológica diante dos papilomavírus, que é própria de cada um, essa perda é mais marcada no caso dos HPV 16 e 18 (24).

Modelo etiológico da carcinogênese do colo uterino (Fig. 53-2)

A maioria das infecções por HPV da jovem com menos de 30 anos é, portanto, transitória, ao passo que aquelas observadas após a idade de 30 anos são mais freqüentemente persistentes e podem resultar em lesões (25). Assim, a presença instantânea dos HPV no colo uterino não significa a presença de uma lesão, pode se tratar também de uma presença silenciosa.

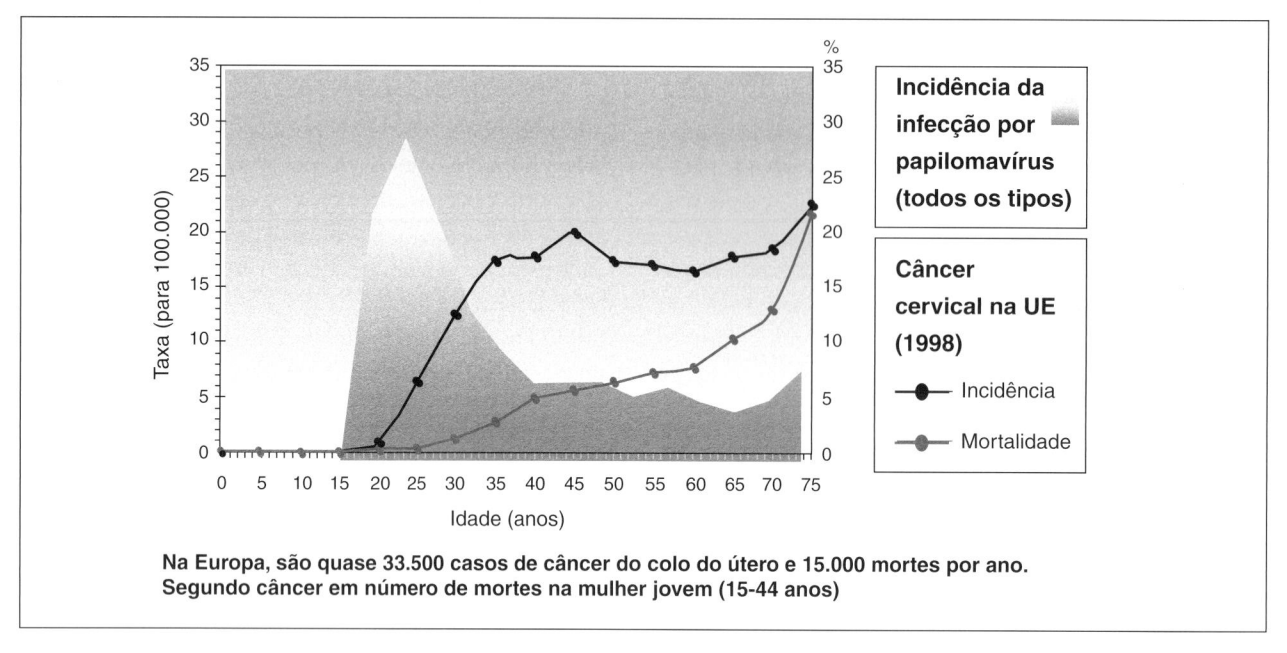

Fig. 53-1. Freqüência da infecção por HPV, das NIC 3 e do câncer invasivo de acordo com a idade.

Tabela 53-2 – Persistência viral e risco de lesão

Autores	OR-RR SIL/NIC
• V. Dalstein (2003)/JL Bory (2002)	237/NIC 2-3
• C. Meijer/M. Nobbenhuis (1999)	327/NIC 3
• G. HO (1998)	37,2/SIL
• E. Franco (1998)	20,6/SIL
• L. Koutsky (1992)	11/NIC 2-3
	OR Cx invasor
• K.L. Wallin/J. Dillner (1999)	16,4

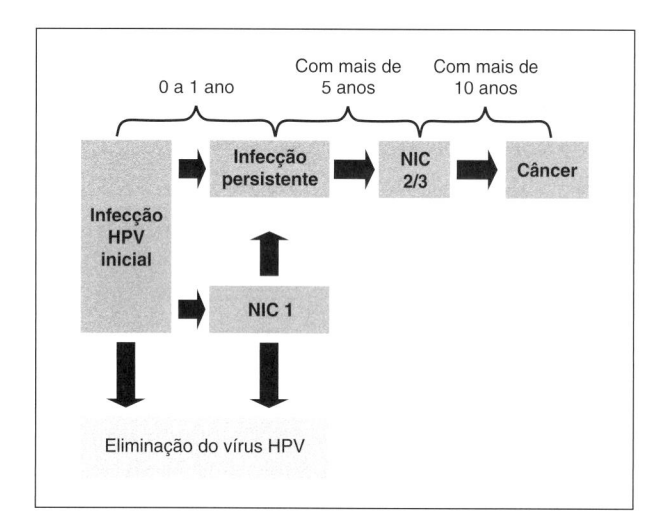

Fig. 53-2. História natural da infecção por HPV.

Ao contrário, está claramente comprovado que a persistência do DNA viral após 12 ou 18 meses de intervalo é um bom indicador lesional atual ou futuro. Esse fenômeno é mais marcado para a infecção HPV 16 e 18 (24). O risco relativo de desenvolver uma lesão anos mais tarde é avaliado em 11 a 350. Essa persistência viral se traduz pela expressão de certos genes virais, especialmente pelos genes E6 e E7 dos HPV de risco somente, cujo papel na imortalização das células é demonstrado por sua ação nas proteínas inibidoras do ciclo celular (7, 26). A ligação específica da proteína E7 com produtos do gene inibidor do ciclo celular p.RB é responsável pela proliferação celular. A ligação da proteína E6 com a proteína p53 destrói esta última, provocando uma disfunção no processo de apoptose (27).

Por que uma vacina contra HPV?

Extensão e peso das doenças por HPV associadas

O câncer do colo uterino: um grande problema de saúde pública

O câncer do colo uterino (Fig. 53-3) é uma doença grave que afeta geralmente as mulheres em idade jovem, por volta dos 40 anos, em um momento em que suas responsabilidades familiares, sociais e profissionais são grandes.

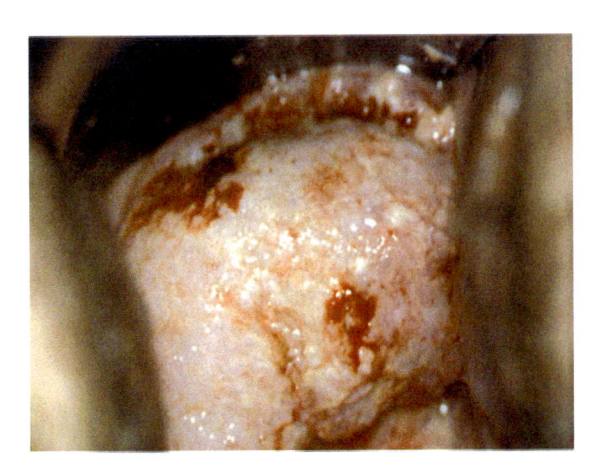

Fig. 53-3. Câncer epidermóide do colo.

É a segunda causa de câncer feminino no mundo. Em 2002, estimava-se em 493.000 o número de cânceres invasivos; 83% desses cânceres são observados nos países em desenvolvimento (28). As zonas de risco para o câncer do colo uterino estão situadas na África do Sul e do leste, nas Caraíbas e na América Central, onde a incidência média é superior a 30 para cada 100.000 mulheres por ano. A cada ano, estima-se em 273.000 as mortes provocadas, das quais três quartos são registradas nos países pobres (28). Menos de 50% das mulheres com câncer de colo nos países em desenvolvimento sobrevivem por mais de 5 anos. Ele atinge normalmente as mulheres que tiveram muitos filhos e com grandes encargos familiares. A razão maior tem a ver com a ausência de estruturas para o rastreio e o tratamento.

Nos países ricos, onde o rastreio existe, a infecção por papilomavírus é a primeira causa da mortalidade por doença infecciosa. Registrou-se uma diminuição de 75% dos cânceres do colo uterino desde a introdução do exame de Papanicolaou nos anos de 1950 (2), mas em nenhum país a doença foi erradicada. Na Europa, a incidência é estimada, em média, em 15,7/100.000, e 80 mulheres morrem por dia da doença.

Nos países desenvolvidos, a taxa de sobrevida em cinco anos é de, aproximadamente, 66% (28).

Na França, em 2000, registraram-se 3.400 casos de cânceres invasivos do colo uterino, ou seja, uma incidência de 8/100.000 e 1.000 mortes (1,9/100.000) (29). A incidência e a mortalidade aumentam com a idade, sendo que o primeiro pico de freqüência fica em torno dos 45 anos. Ocupa o 8º lugar dos cânceres femininos e o 5º lugar em mortalidade. É a segunda causa de câncer, depois do câncer de mama nas mulheres de 20 a 44 anos. Dos anos de 1970 aos de 1990, observou-se uma redução dos casos de aproximadamente 2,5% a cada ano. Essa incidência se mantém, entretanto, estabilizada há, aproximadamente, 10 anos.

As intervenções para tratamento dos pré-cânceres e dos cânceres são consideráveis. O Instituto Nacional do Câncer (INCA) estimou em 34.157 as internações, 24.536 as conizações e 3.525 as histerectomias realizadas em 2004 na França (ver Capítulo "Orientações do plano câncer" nesta obra). O custo do tratamento do câncer do colo uterino na França foi estimado em 43.862.125 euros em 2003, ou seja, um custo médio por paciente de 13.509 euros (29a).

A cada ano na França, 6 milhões de exames de Papanicolaou são realizados, gerando 240.000 exames anormais, dos quais dois terços não representam nenhum risco para as pacientes, mas geram numerosos exames complementares de alto custo (teste de HPV, colposcopia, biópsia), que produzem com freqüência sobrediagnósticos e sobretratamentos. O impacto desses tratamentos para a fertilidade e suas conseqüências obstétricas foi demonstrado (29b).

Outros cânceres associados

Outros cânceres estão associados aos HPV. Certamente são menos freqüentes do que o câncer do colo uterino, mas representam um número não desprezível (Tabela 53-3). Em 2002, estimavam-se em 27.300 cânceres anais, 16.000 cânceres da vulva e do ânus, 10.500 cânceres penianos, 8.200 cânceres bucais e 6.200 cânceres da nasofaringe atribuídos aos HPV (28). As lesões glandulares do colo uterino, os pré-cânceres da vulva e do ânus são uma realidade clínica que não pode ser ignorada (Fig. 53-4).

Tabela 53-3– Cânceres atribuídos aos HPV

Colo	100%
Ânus	90%
Vulva, vagina	40%
Orofaringe	12%

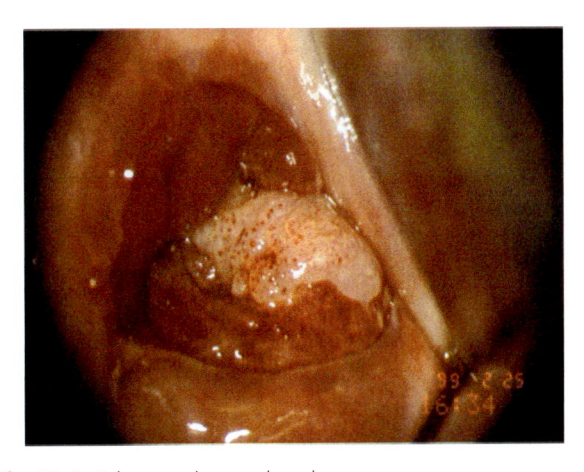

Fig. 53-4. Adenocarcinoma do colo.

Condilomas acuminados

Os HPV 6 e 11 são responsáveis por 90% dos condilomas acuminados, lesões sempre benignas, nunca responsáveis pelo câncer, e observadas tanto no homem quanto na mulher, normalmente entre 15 e 25 anos. Quase 50.000 pessoas são tratadas por ano na França por condilomas acuminados externos, e o custo das intervenções é estimado em 23.051.339 euros, ou seja 482,70 euros em média por paciente (29c).

Ainda que sem gravidade, a doença afeta muitos indivíduos, é difícil de ser tratada em razão de uma taxa substancial de recidivas, causa morbidade psicológica e gastos consideráveis (30).

Os HPV 6 e 11 são responsáveis por uma doença muito rara, a papilomatose laríngea do recém-nascido, patologia recorrente, mas, às vezes, grave que afeta as vias aéreas superiores.

Peso psicológico e emocional da doença

O anúncio do resultado de exame anormal e os condilomas acuminados são vividos como um choque psicológico, em que a imagem do câncer está presente na mente. O traumatismo dos tratamentos que atinge a intimidade e a percepção acerca dos riscos de infertilidade, a desconfiança no seio dos casais e, às vezes, a vergonha e a culpabilidade são muitos dos elementos que alimentam a doença, a ansiedade e o estresse.

Papilomavírus de risco: causa única e necessária para o desenvolvimento do câncer do colo uterino

O impacto da infecção por papilomavírus na população é considerável (31). Mais de uma a cada duas mulheres foi exposta aos HPV durante sua vida, 10% são portadoras do vírus de forma crônica e, entre estas, uma de cada cinco mulheres corre o risco de desenvolver um câncer do colo uterino na ausência de rastreio ou em caso de falha do exame.

Os HPV 16 e 18 são responsáveis por 70% dos cânceres do colo no mundo (8, 22) (Fig. 53-5). Há certamente variações geográficas na distribuição desses vírus associadas ao câncer do colo, mas, na Europa e nos Estados Unidos, eles causam dois terços desses cânceres, enquanto na África subsaariana somente a metade (22). Comparados a outros papilomavírus associados ao câncer, esses dois tipos são reconhecidos como os principais agentes associados a um alto risco (na ausência de rastreio precoce) de desenvolver lesões pré-cancerosas (Fig. 53-6) e cancerosas (8) (Fig. 53-5). A relação de causalidade com esse câncer é muito forte comparada a outros fatores de risco de câncer, como o tabaco para o câncer do pulmão ou a infecção pelo vírus da hepatite B e o câncer do fígado. Por outro lado, o tipo 16 é aquele pelo qual

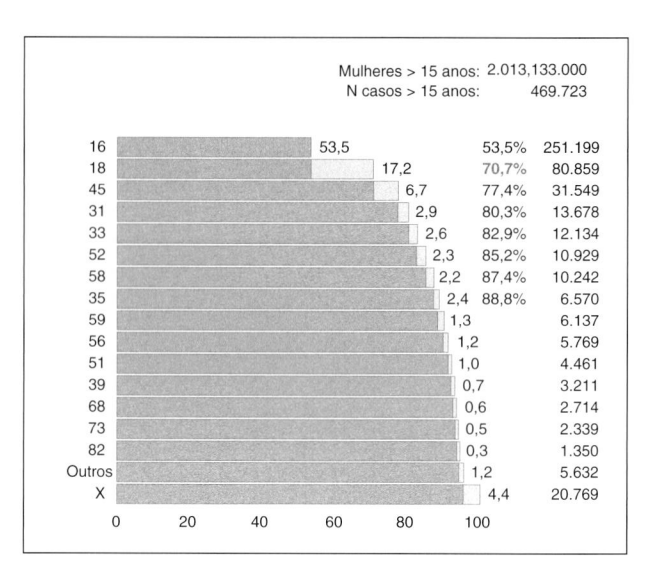

Fig. 53-5. Distribuição mundial dos HPV nos cânceres do colo.

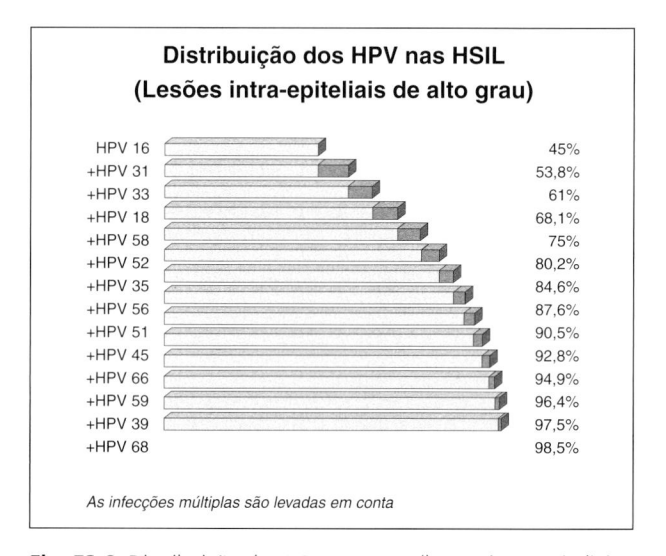

Fig. 53-6. Distribuição dos HPV nas HSIL (lesões intra-epiteliais de alto grau).

a imunidade natural é a menos ativa; a infecção por HPV 16 é, de fato, normalmente, persistente, portanto ativa, se comparada às infecções com outros tipos virais (24). Se a exposição a esses vírus é dominante quando das primeiras relações e em uma idade jovem, ela pode seguir por toda a vida, uma vez que as doenças provocadas por esses vírus se manifestam por volta dos 30 anos, para os pré-cânceres, e por volta dos 40 anos, para o câncer do colo uterino.

As lesões de alto grau, precursoras dos cânceres do colo, mas também da vagina, da vulva e do ânus, também estão associadas aos HPV de risco (32). Uma recente metanálise conclui que 84% das NIC 2-3 estão associadas aos HPV de risco (22) (Fig. 53-6). As mulheres que têm um resultado normal no exame de rastreio, mas HPV 16 positivo, têm risco significativo de desenvolver uma lesão de alto grau ou um câncer dentro dos cinco anos seguintes, se comparadas às mulheres HPV negativas (23) (Fig. 53-7). Nas lesões citológicas de baixo grau, o HPV 16 só representa 26,6% (21); as lesões são mais heterogêneas com mais infecções múltiplas (Fig. 53-8).

Todos esses argumentos justificam fortemente o desenvolvimento de uma vacinação contra HPV com base nesses tipos virais.

Um dos pontos importantes na pesquisa e no desenvolvimento das vacinas HPV é o número de tipos virais a ser incluído como agentes imunogênicos. Os estudos epidemiológicos disponíveis são bastante convincentes para atribuir a cada tipo viral a proporção dos cânceres do colo pelos quais são responsáveis. É evidente que o ganho obtido diminui depois de quatro tipos virais ao gerar sobrecustos de fabricação. No entanto, o impacto potencial da vacinação para HPV requer modelos complexos que incorporem variáveis que afetam a história natural do câncer do colo uterino em diferentes países e segundo diferentes contextos.

Rastreio precoce, uma prevenção secundária insuficiente (33)

Até o momento, a única prevenção do câncer do colo era baseada no rastreio precoce das células anormais retiradas da superfície do colo uterino por meio do exame de Papanicolaou. Essas células, que integraram os papilomavírus, se modificaram, e o exame citológico deve detectá-las no estágio das lesões benignas.

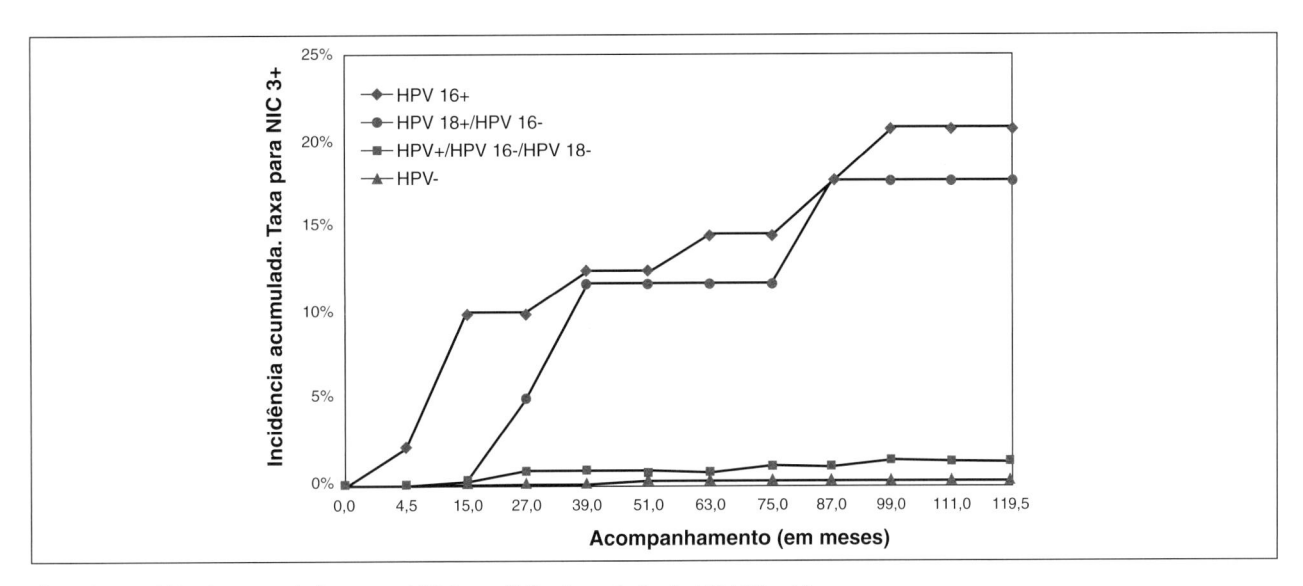

Fig. 53-7. Incidência acumulada para ≥ NIC 3: a adição do rastreio de HPV 16 e 18.

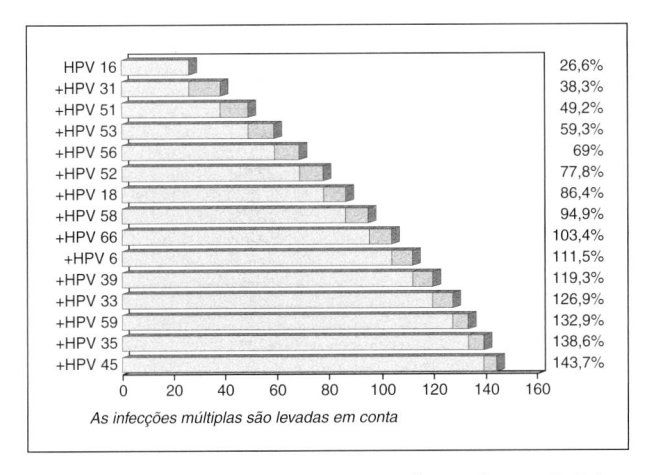

Fig. 53-8. Distribuição dos HPV nas LSIL (lesões intra-epiteliais de baixo grau).

A colposcopia, por sua vez, permite identificar, então, a lesão e programar seu tratamento. Essa ação de prevenção dita "secundária", quando ocorre sem falhas, é sempre benéfica para proteger a paciente da doença.

Nos países desenvolvidos, onde o rastreio precoce pelo exame de Papanicolaou é amplamente implantado, essa ação de prevenção deu provas de sua eficácia, já que se registrou, desde sua implantação, nos anos de 1950, uma diminuição considerável da freqüência do câncer do colo comparada à época em que esse rastreio não existia.

Esse câncer continua sendo um problema maior de saúde pública, no entanto, nos países pobres, onde as estruturas de rastreio não existem ou são pouco eficazes. Dois terços dos cânceres do colo uterino são observados nesses países.

Nos países em que o rastreio e a informação sobre a prevenção do câncer do colo uterino são amplamente divulgados, a doença ainda continua sendo uma realidade, mas ao mesmo tempo é considerada evitável. Em nenhum país onde existe rastreio precoce, a doença pôde ser erradicada. As principais razões estão ligadas à complexidade do processo de rastreio. As dificuldades em garantir uma cobertura excelente da população rastreada e em responsabilizar as mulheres por uma observância regular desse rastreio, seguindo um calendário preciso dos 20 aos 70 anos, são as principais razões. Em um terço dos casos, os cânceres do colo ocorreram em mulheres examinadas regularmente, mas mostrando um desempenho incompleto do exame. Às vezes, esse câncer é observado porque o tratamento, depois de um resultado anormal, foi inadequado.

Apesar do sucesso considerável do exame de Papanicolaou para prevenir o câncer do colo uterino, este não satisfez todas as esperanças nele depositadas para reduzir em larga escala a incidência desse câncer.

O fato de o câncer do colo ser a conseqüência última da infecção crônica por papilomavírus favorece de forma extraordinária a prevenção da doença por meio da vacinação.

Uma vacina profilática contra esses tipos virais, para prevenir as lesões pré-cancerosas, deveria salvar vidas, reduzir a ansiedade, as intervenções caras e propiciaria um benefício individual e coletivo considerável.

Até então, a prevenção do câncer do colo era baseada somente no rastreio (prevenção secundária) e no tratamento das lesões pré-cancerosas identificadas (prevenção terciária). A partir de agora a prevenção primária, com base na vacinação anti-HPV, vai passar a integrar as ações de proteção contra a doença.

■ Histórico da vacinação (Fig. 53-9)

A odisséia começou com a identificação do agente causal (o HPV) do câncer do colo uterino ao longo dos anos de 1970, seguida de grandes coortes epidemiológicas que demonstraram o risco principal de câncer do colo atribuído aos HPV de risco e o papel carcinogênico desses vírus sobre as células hospedeiras, depois o uso do teste viral na prática clínica para melhorar o tratamento e o rastreio. Todas essas etapas marcaram a pesquisa, os trabalhos e os esforços do conjunto da comunidade científica desses dez últimos anos (6, 31).

Há muito tempo era difícil desenvolver, na prática, vacinas contra os HPV, pois esses vírus não podem se reproduzir em cultura celular. As vacinas vivas atenuadas, oriundas desse procedimento de fabricação, teriam contido genes virais potencialmente oncogênicos que impediriam seu uso a título preventivo em mulheres com boa saúde. Os progressos começaram a surgir a partir do momento em que foi possível produzir, nas células de mamíferos, uma proteína recombinante do envelope do vírus. A atenção se voltou, então, para o desenvolvimento de vacinas subunitárias baseadas na produção de uma proteína que compõe o envelope viral, a proteína L1. As primeiras tentativas que visavam a produzir essa proteína a partir de

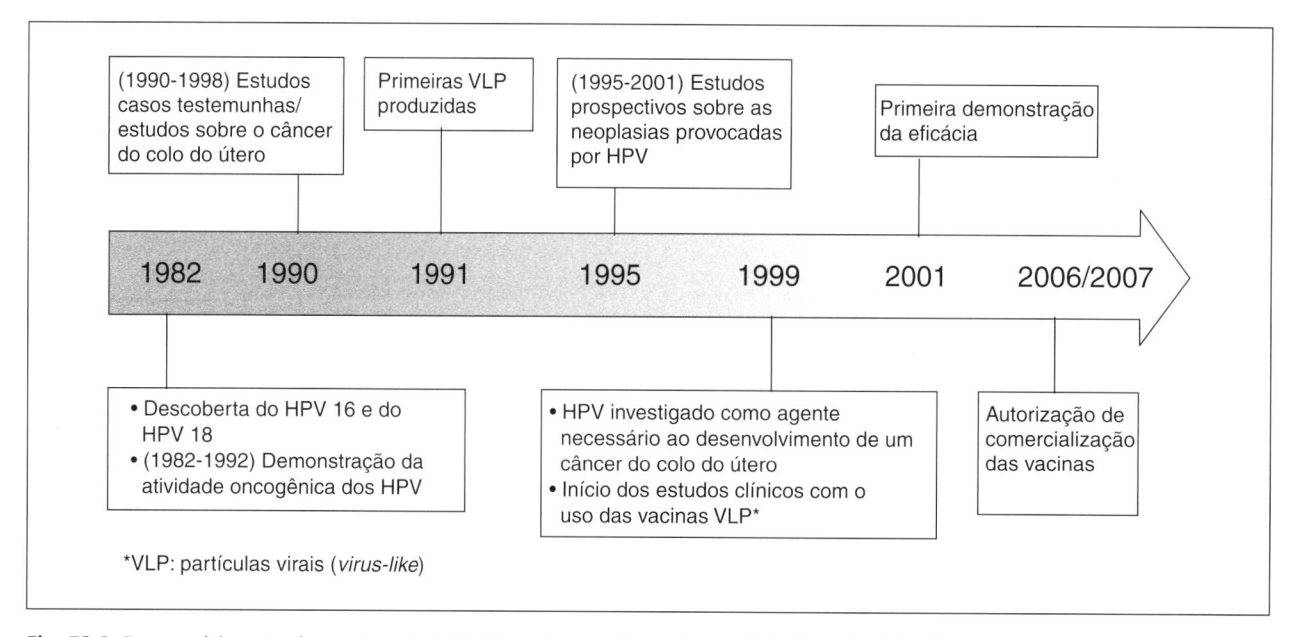

Fig. 53-9. Desenvolvimento das vacinas de HPV à base de pseudopartículas virais *(virus-like)* (VLP).

bactérias fracassaram, pois a proteína purificada era, mais freqüentemente, mal formada e não provocava uma produção suficiente de anticorpos nos modelos animais. Os progressos vieram com a descoberta do fenômeno de desdobramento e de automontagem espontânea da proteína de envelope L1. Pôde-se observar que, uma vez produzida, essa proteína tinha uma capacidade espontânea de se autogerir para formar um envelope esférico exatamente igual àquele do vírus. Uma grande descoberta tinha sido feita (Fig. 53-10). Essas partículas pseudovirais se pareciam com o vírus, mas não continham seu material genético. De fato, inoculadas em animais ou em seres humanos, elas não provocam a doença, mas, em compensação, suscitam uma reação imunológica bastante forte para eliminar o vírus. É dessa inovação importante baseada na produção das VLP, ou partículas virais que imitam o vírus, que nasceu o princípio da vacinação contra os papilomavírus. Essas partículas não são infectantes, pois não contêm nenhum material genético. Elas enganam o sistema imunológico, que as reconhece como vírus e produz altas taxas de anticorpos sem provocar a doença.

Vários experimentos clínicos tratando das vacinas anti-HPV à base de VLP foram realizados ao longo dos últimos cinco anos. As VLP têm um grande poder imunogênico em doses de 10 a 50 microgramas depois de três injeções intramusculares. Os efeitos indesejáveis associados à vacinação foram raros.

Princípios da vacinação preventiva para HPV: imunidade natural e imunidade vacinal

O princípio de certas doenças infecciosas, particularmente virais, é o de proporcionar defesas imunológicas suficientes que protegem os indivíduos diante de nova exposição. Assim, a rubéola ou a varíola só são contraídas uma vez, pois os anticorpos produzidos pela primeira infecção são suficientes para proteger diante de uma nova exposição. A infecção por papilomavírus é caracterizada por uma imunidade natural insuficiente que nem sempre protege contra uma nova exposição ao vírus.

Imunidade natural contra o HPV

Nas condições naturais, o vírus transmitido por via sexual chega à superfície do colo em contato com as células. O alvo preferencial dos vírus é a zona de transformação especialmente das células mais profundas do colo, cujo acesso é facilitado na região da zona de junção entre o revestimento externo (pavimentoso) e o interno (glandular). A partir daí, o vírus, no estado inativo na célula, suscita uma reação do sistema imunológico para se liberar. Dois mecanismos têm início, então (34). A imunidade dita humoral faz intervir células imunológicas, chamadas linfócitos B. Essas células produzem anticorpos que vão transudar a superfície do

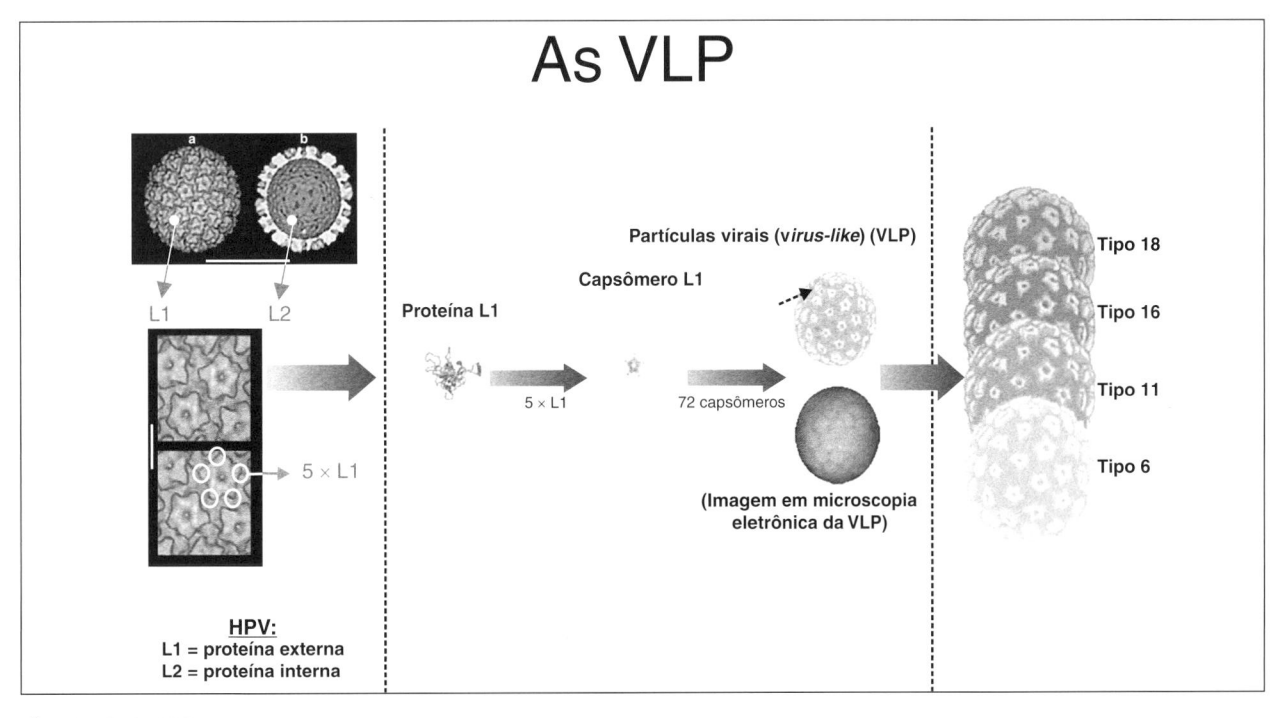

Fig. 53-10. As VLP.

colo. Esses anticorpos são chamados neutralizantes, pois agem como guardiões na superfície do colo para neutralizar e eliminar papilomavírus que poderiam se representar na superfície deste. Outra reação imunológica se produz, fazendo intervir células imunológicas, chamadas linfócitos T, células que têm a particularidade de eliminar os vírus que estão no interior da célula porque memorizaram seus antígenos (Fig. 53-11).

Os anticorpos neutralizantes estão, portanto, lá, na superfície do colo, como guardiões, fazendo uma barreira aos vírus HPV que chegam ao contato com o colo e os impedem de penetrar nas células do epitélio. As células imunológicas de memória se colocam em ação, caso os vírus já estejam no interior das células, para eliminá-las.

Para a infecção por papilomavírus nas condições naturais, esse processo imunológico não é eficiente. Ele varia muito de um indivíduo para outro. Isso explica porque, na superfície do epitélio, os anticorpos neutralizantes não são suficientes, a barreira imunológica na superfície do colo é permeável e a memória imunológica pouco ativa. É por isso que uma infecção por papilomavírus pode não ser erradicada espontaneamente; lesões podem se reproduzir, e a infecção pode reaparecer. Diz-se que a infecção por papilomavírus é caracterizada por sua tolerância imunológica.

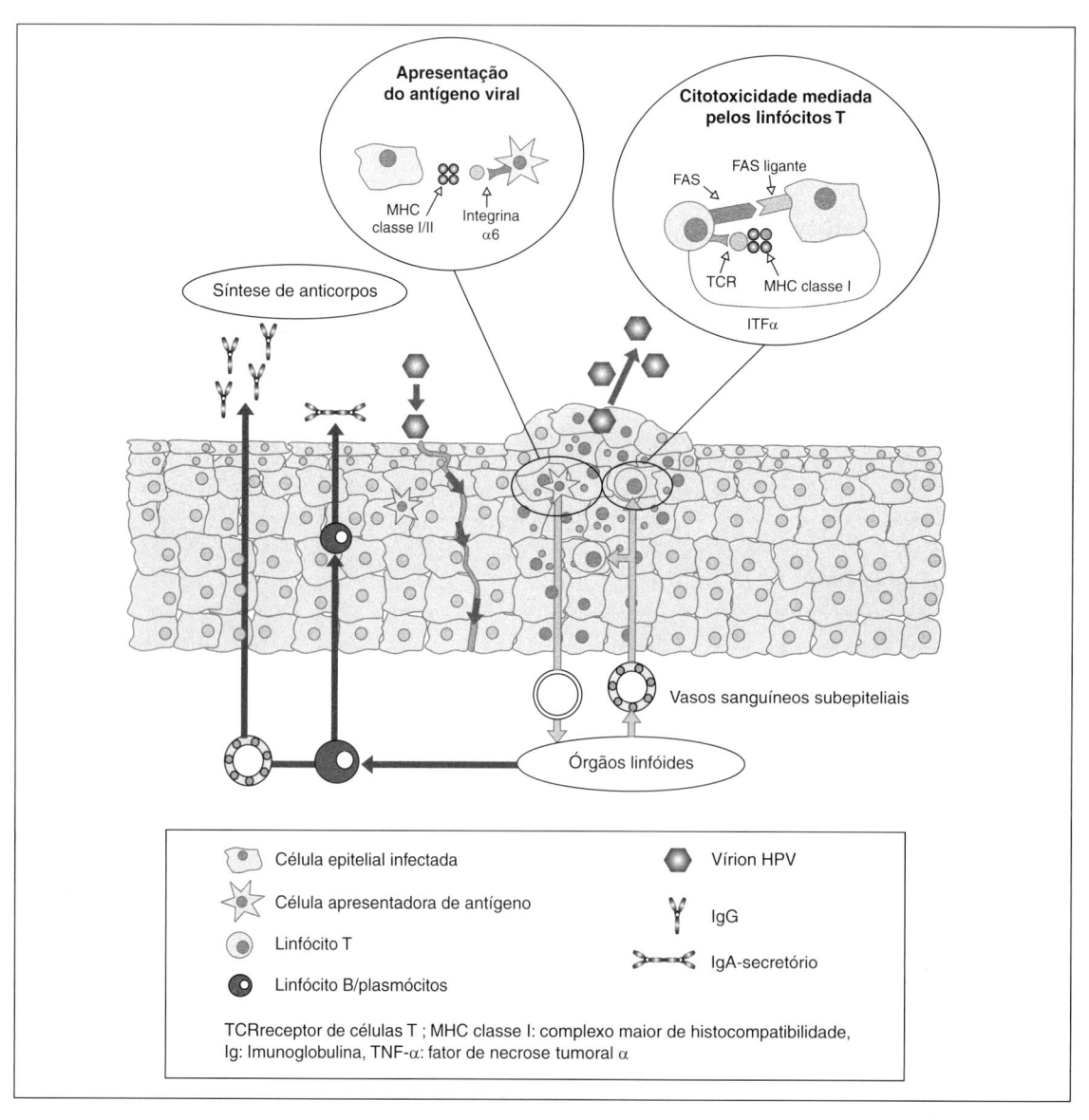

Fig. 53-11. Respostas imunológicas específicas diante dos HPV.

Imunidade vacinal

As vacinas recombinantes não-infecciosas e preparadas a partir de partículas virais (VLP) purificadas da principal proteína L1 do envelope dos HPV provocam uma forte reação da imunidade humoral (produção de anticorpos), muito superior àquela da imunidade natural, o que sugere atualmente o princípio de sua eficácia (35). Três situações são possíveis.

Mulheres nunca expostas aos vírus HPV da vacina ou já expostas, mas que o eliminaram

É o caso das jovens antes das primeiras relações sexuais (Fig. 53-12). A vacinação HPV profilática baseada nas VLP L1 proporciona uma produção de anticorpos neutralizantes muito grande. Esses anticorpos se concentram na superfície do colo, no muco que o cobre, formando um verdadeiro tapete protetor que impede qualquer passagem para o interior de células de papilomavírus que chegarem novamente. Essa barreira imunológica impermeável às passagens dos papilomavírus é o modo como age tal vacinação. Isso indica que a vacinação HPV é eficaz, sobretudo, na situação das mulheres nunca expostas até então ao vírus ou que já o tenham eliminado. Em uma jovem não exposta, da qual sabemos com certeza que se trata de jovem antes de suas primeiras relações sexuais, a vacinação proporciona uma taxa de anticorpos neutralizantes suficientemente grande para lhe permitir eliminar o vírus e protegê-la. É por isso que essa vacinação tem todo sentido antes das primeiras relações. No entanto, essa situação de não-exposição ao vírus ou de já ter sido exposta e ter eliminado naturalmente também pode ser observada nas mulheres adultas.

Mulher exposta aos vírus HPV da vacina e que não produziu lesões (Fig. 53-13)

Essa situação pode ser observada em qualquer idade após as relações sexuais. Os resultados preliminares com a vacina quadrivalente (Gardasil®) mostram que, nessa situação, a vacinação é pouco ou nada eficaz.

Mulher cujo vírus produziu lesões

Nesse caso, a vacinação profilática não tem nenhum efeito. Não se trata de uma vacinação terapêutica.

■ Parâmetros de avaliação da eficácia das vacinas

Os resultados dos estudos disponíveis tratam da vacina monovalente HPV 16, bivalente HPV 16 e 18 e quadrivalente HPV 16-18-6-11. Os estudos de fases 2 e 3 avaliaram a tolerância e a imunogenicidade (medida da taxa de anticorpos) com um distanciamento, hoje, de aproximadamente 5 anos. A eficácia vacinal é avaliada com base em indicadores virais e lesionais, quais sejam, a infecção incidente ou instantânea, a infecção persistente por HPV, as NIC, sobretudo as lesões de alto grau, e o câncer, ainda que, neste caso, seja difícil fazer um julgamento, considerando um acompanhamento no momento inferior a 5 anos. Com a vacina quadrivalente que comporta ainda os tipos 6 e 11, responsáveis pelos condilomas acuminados, mediu-se igualmente o efeito protetor quanto a essas lesões e às neoplasias intra-epiteliais da vagina e da vulva.

É preciso lembrar os seguintes pontos importantes:

- Os resultados disponíveis dos estudos atuais feitos há 5 anos só tratam de **populações jovens com menos de 25 anos, virgens, ou seja, nunca expostas aos vírus**. As avaliações estão em andamento nos indivíduos com mais de 25 anos e portadores do vírus.

- A análise trata da **eficácia específica aos tipos virais contidos nas vacinas**, isto é, os tipos 16 e 18 no caso de uma vacina (Cervarix®) e 16-18-6-11 no caso da outra (Gardasil®). Claro, será preciso integrar esse efeito na eficácia global das lesões associadas aos HPV.

- Os anticorpos produzidos em resposta à injeção parental das VLP L1 são **de tipo específico**.

No entanto, foi possível medir uma **proteção complementar** por uma potencial ação **de imunidade cruzada** da vacina 16,18 em outros tipos virais não contidos nas vacinas e integrar o impacto sobre as NIC, **que a vacina contendo as valências 6 e 11**.

- No plano da imunidade induzida pelas vacinas, **não se conhece a taxa mínima de anticorpos que produzirá proteção**. A taxa dos anticorpos neutralizantes é bem correlata à eficácia vacinal nas mulheres virgens nunca expostas ao vírus, porém o mesmo não pode ser dito atualmente para as mulheres já expostas ou infectadas.

- Não há **correlação entre taxas de anticorpos neutralizantes e eficácia vacinal**.

- **A duração de proteção só é conhecida por 5 anos**, a necessidade de reposições será examinada depois de uma experiência vacinal de 10 a 20 anos; resultados preliminares indicam, no entanto, uma memória imunológica para uma importante resposta anamnéstica.

- Os experimentos estão em andamento para responder a muitas perguntas ainda em aberto.

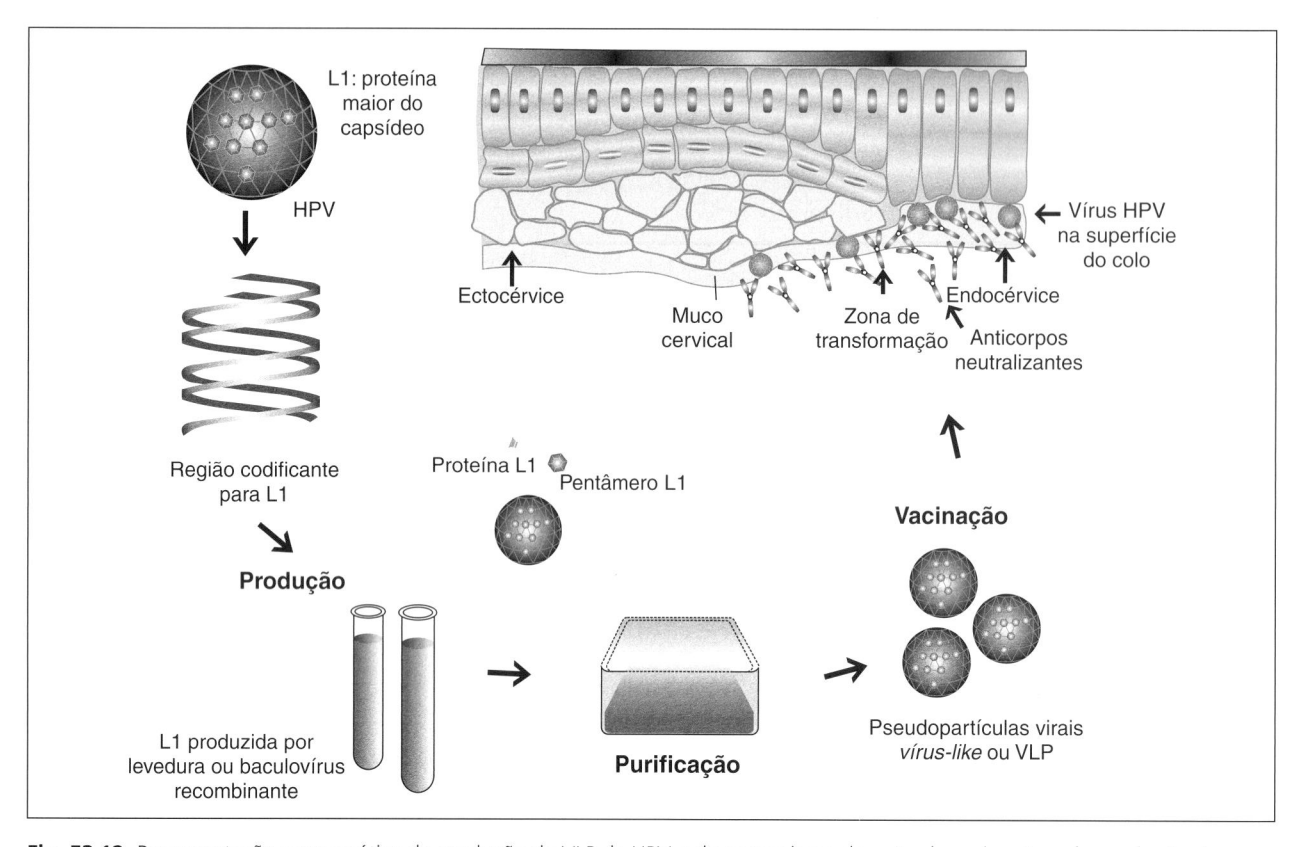

Fig. 53-12. Representação esquemática da produção de VLP de HPV e do mecanismo de ação da vacinação pela produção de anticorpos neutralizantes em uma mulher que se depara pela primeira vez com o vírus HPV.

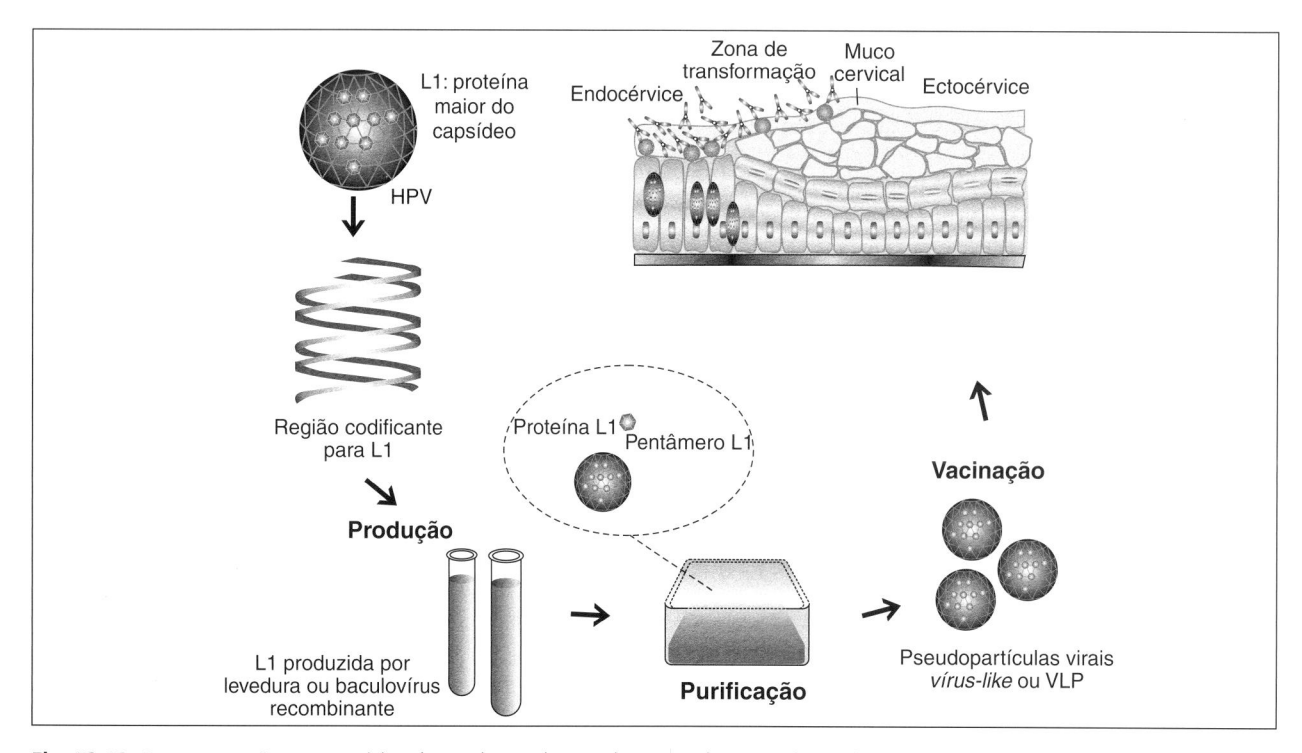

Fig. 53-13. Representação esquemática da produção de VLP de HPV e do mecanismo de ação da vacinação em uma mulher que se deparou com o vírus HPV presente nas células.

■ As duas vacinas VLP L1 atuais

Duas vacinas foram amplamente avaliadas em vastos programas de experimentos clínicos mundiais:

- A vacina Merck (Gardasil®) comercializada e distribuída na Europa por Sanofi Pasteur MSD. É uma vacina recombinante quadrivalente que utiliza as VLP L1 dos HPV 6, 11, 16 e 18. Ela contém um adjuvante universal, o alumínio, produto sempre associado ao princípio ativo da vacina que tem como efeito potencializar a reação imunológica. É indicada na prevenção das NIC do colo, lesões mais raras da vagina e da vulva e para os cânceres associados a esses tipos virais, bem como para os condilomas acuminados. Ela recebeu em setembro de 2006 sua homologação européia para ser comercializada. É indicada para as jovens mulheres de 9 a 26 anos, intramuscular, em um esquema de 0, 2 e 6 meses.
- A vacina Glaxo Smith Kline (Cervarix®) é uma vacina recombinante bivalente constituída das VLP L1 dos HPV 16 e 18. A vacina GSK é destinada a prevenir as NIC e os cânceres do colo e outros locais associados aos HPV 16 e 18. Ela contém um adjuvante original, chamado ALO4, que é apresentado como um novo imunoestimulante de forte potencialização da imunidade humoral. Essa vacina se posiciona em prevenção dos précânceres e dos cânceres, intramuscular e de acordo com o esquema 0, 1 e 6 meses. Essa vacina foi homologada em setembro de 2007.

■ O que podemos aprender com os resultados dos estudos clínicos? (36-41c)

Efeitos indesejáveis, tolerância

Para as duas vacinas, os estudos clínicos em larga escala indicam que a tolerância é satisfatória depois de 5 anos de avaliação. Não há acidente importante atribuído à vacinação. Poucos indivíduos saíram dos estudos em razão de efeitos indesejáveis.

Os efeitos secundários locais (vermelhidão no local da injeção, inchaço, dores, irritações) são relatados em 1% e sem diferença significativa em relação ao grupo-placebo.

Os efeitos gerais (febre, sobretudo urticária) são relatados, mas sem diferença marcante em relação aos indivíduos que receberam o placebo.

Não há, segundo o que sabemos, estudos realizados com mulheres grávidas. Os estudos com animais não mostraram efeitos deletérios. Por prudência, não se deve recomendar essa vacinação durante a gravidez. O aleitamento não parece ser uma contra-indicação.

Respostas imunológicas

Testes imunológicos específicos para cada tipo de vacina permitiram medir a taxa dos anticorpos neutralizantes para cada tipo de HPV da vacina. O acompanhamento é de 5 anos. Esses métodos são particulares para cada vacina. Não são sobrepostos e não estão disponíveis em rotina.

Em suma, as duas vacinas proporcionam uma forte reação imunológica. Na população virgem, nunca exposta aos vírus HPV contidos na vacina, observa-se, segundo o esquema de três injeções vacinais, uma grande produção de anticorpos neutralizantes que são máximos no sétimo mês. É uma soroconversão, isto é, uma produção muito grande de anticorpos em mulheres que não apresentavam esses vírus. Essa soroconversão é observada no caso dos anticorpos neutralizantes de HPV 16 e 18 para Cervarix® (Tabela IV) e 16, 18, 6 e 11 para Gardasil® (Fig. 53-14). A taxa dos anticorpos diminui com o tempo, mas continua significativamente alta até 5 anos de acompanhamento, em particular para o HPV 16. A taxa dos anticorpos neutralizantes da infecção natural é muito menor do que aquelas produzidas pela vacina.

Não há estudos que comparem, em um mesmo grupo, a reação imunológica das duas vacinas. Os dados são, portanto, separados por tipo de vacina. É preciso lembrar que os métodos de medida das taxas de anticorpos não são os mesmos para as duas vacinas.

A importância da reação imunológica depende da idade. Com as duas vacinas, ela é maior com uma vacinação nas jovens com menos de 15 anos. Isso destaca o interesse de uma vacinação nas adolescentes. Com a vacina Gardasil®, a taxa de anticorpos neutralizantes é alta para os 4 tipos virais (6, 11, 16 e 18).

Com a vacina Cervarix®, a taxa dos anticorpos neutralizantes é maior com o passar do tempo quando se usa uma vacina que contenha o adjuvante ASO4 do que uma

Tabela IV – Persistência viral e risco lesional

Tipo	Tempo	Soro-positividade (%)	Taxa em anticorpos GMT	Razão Taxa de anticorpos-vacinação/ infecção natural
HPV 16	Inclusão	0	4	
	7º mês	100	5.334	107
Infecção natural HPV 16			50	
HPV 18	Inclusão	0	4	
	7º mês	99,7	3.365	82
Infecção natural HPV 18			41	

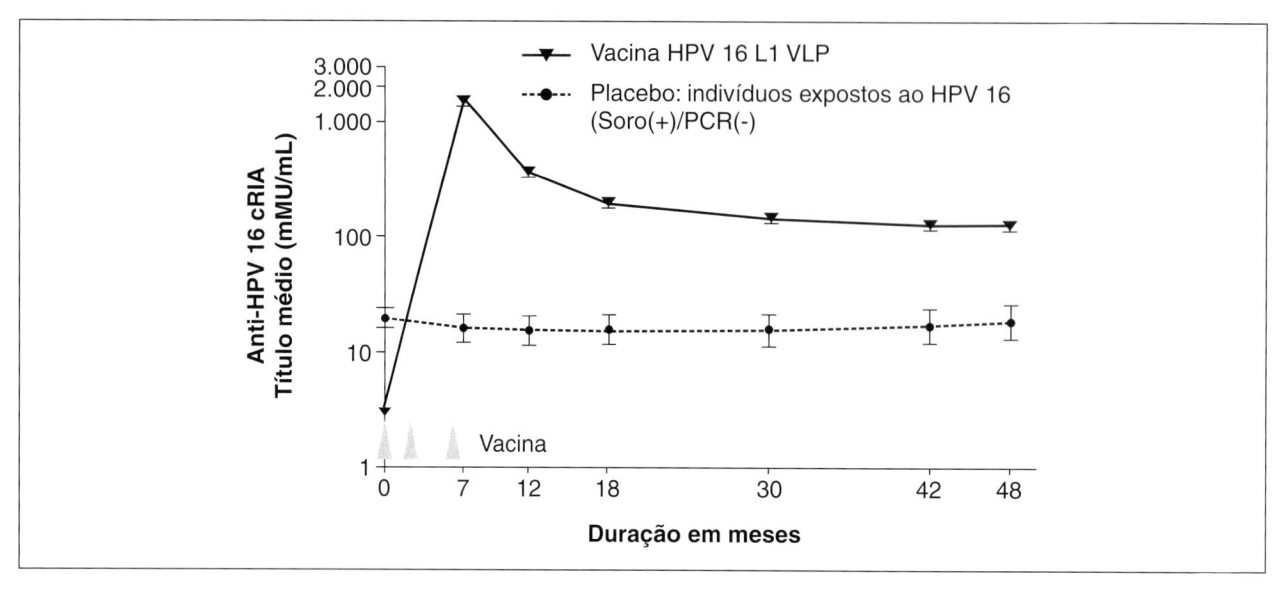

Fig. 53-14. Taxa de anticorpos anti-HPV 16 depois de 3,5 anos de acompanhamento pós-vacinal (vacina Gardasil®).

vacina que contenha o alumínio, levando a supor um efeito imunológico mais duradouro.

Para as duas vacinas e na população nunca exposta a esses vírus, ou seja, jovens com menos de 25 anos, a importância da reação imunológica vacinal é perfeitamente correlata de uma eficácia clínica de 100% para os tipos virais contidos em cada uma das vacinas.

Nos indivíduos já expostos a esses vírus sem lesões associadas, as vacinas produzem uma reação imunológica mais forte do que a infecção natural, mas o impacto em termos de eficácia clínica não foi demonstrado.

Os papilomavírus 16 e 18 têm analogias com outros tipos de vírus HPV. Se poderia pensar, portanto, que vacinar com certos tipos das VLP de HPV dariam uma proteção a mais em relação a outros tipos virais associados àqueles da vacina.

Para as duas vacinas, observa-se uma imunização cruzada com um aumento significativo e duradouro da taxa dos anticorpos contra certos tipos de HPV não contidos nas vacinas. No momento atual, não há dados sobre uma correlação com uma eficácia clínica nas lesões associadas a esses outros tipos de vírus não contidos na vacina, em particular os HPV 45 e 31 (39).

Em resumo, a reação imunológica de anticorpos produzida pelas duas vacinas é forte e duradoura por um período de 5 anos de acompanhamento. Ela é correlata a uma eficácia clínica notável nas mulheres nunca expostas a esses vírus e cujas vacinas dão uma proteção absoluta para as lesões pré-cancerosas associadas a esses tipos virais.

■ Eficácia vacinal

Vacina quadrivalente 6, 11, 16 e 18 (Gardasil®) (Tabelas 53-5 e 53-6)

Os ensaios clínicos duplo-cegos, controlados com placebo, tratam mais de 20.541 mulheres com idades entre 16 e 26 anos e com 5 anos de observação. A taxa de anticorpos neutralizantes produzida pela vacinação do adulto continua muito alta até o 7º mês e leva a supor uma ação protetora individual (35c).

O ensaio Futuro I é um estudo de fase 3 que incluiu 5.455 mulheres de 16 a 24 anos. O acompanhamento foi de 4 a 6 meses. Ele mediu o impacto da vacinação nas lesões vaginais genitais externas e nas NIC e nos adenocarcinomas *in situ*.

O experimento Futuro II é um experimento de fase 3 que incluiu 12.167 mulheres de 15 a 26 anos. O acompanhamento foi de 3 anos. Ele mediu o impacto da vacinação nas NIC 2-3/adenocarcinoma *in situ*.

Três ensaios foram analisados (41a, 41b, 41c), o protocolo 007, Futuro I e Futuro II e os dois combinados.

Três populações foram incluídas nos experimentos clínicos para avaliar a eficácia profilática da vacinação:

- As pacientes que seguiram estritamente o protocolo (PPP). Essas pacientes:
  - receberam 3 doses de vacina ou de placebo;
  - são HPV e sorologia negativas para HPV 6, 11, 16 e 18 incluindo e durante os 12 primeiros meses após a primeira injeção;
  - continuam sendo HPV negativas um mês após a terceira dose;
  - não violaram o protocolo.

Tabela 53-5 – Análise da eficácia de Gardasil® em prevenção das NIC 2/3 e das verrugas genitais na população PPE

	Gardasil		Placebo		% Eficácia (IC = 95%)
	n	Nº de casos	n	Nº de casos	
NIC 2/3 ou AIS devidos aos HPV de tipos 16 e 18					
Protocolo 005*	755	0	750	12	100,0 (65,1-100,0)
Protocolo 007	231	0	230	1	100,0 (< 0,0-100,0)
Protocolo 013	2.200	0	2.222	19	100,0 (78,5-100,0)
Protocolo 015	5.301	0	5.258	21	100,0 (80,9-100,0)
Protocolos combinados	8.487	0	8.460	53	100,0 (92,9-100,0)
Condilomas acuminados devidos aos HPV de tipos 6/11/16/18					
Protocolo 007	235	0	233	3	100,0 (< 0-100,0)
Protocolo 013	2.261	0	2.279	29	100,0 (86,4-100,0)
Protocolo 015	5.401	1	5.387	59	98,3 (< 90,2-100,00)
Protocolos combinados	7.897	1	7.899	91	98,9 (< 93,7-100,0)

Tabela 53-6 – Eficácia do Gardasil® nas lesões não-cervicais

Desfeicho	GARDASIL™ Casos† (N = 2.261)	Placebo Casos† (N = 2.279)	Eficácia Vacina	IC	Valor de P
HPV 6/11/16/18-EGL	0	40	100%	88,100%	P < 0,001
HPV 6-associados aos EGL	0	23	100%	83,100%	
HPV 11-associados aos EGL	0	10	100%	55,100%	
HPV 16-associados aos EGL	0	10	100%	56,100%	
HPV 18-associados aos EGL	0	3	100%	< 0,100%	
EGW, NIV 1 e NIVa 1	0	34	100%	89,100%	
NIV 2/3 ou NIVa 2/3	0	7	100%	30,100%	

EGL: lesões genitais externas; NIV: neoplasias intra-epiteliais vulvares; NIVa: neoplasias intra-epiteliais vaginais.

Nesses casos, foi possível avaliar a eficácia profilática em condições ótimas.
- As pacientes que violaram o protocolo (USP), mas continuam sendo HPV e sorologia negativas para os HPV 6, 11, 16 e 18 na inclusão.

Nesses casos, foi possível medir a eficácia profilática em intervalos variáveis da vacinação.
- As pacientes cujo protocolo não foi acompanhado. Trata-se, particularmente, de pacientes que tiveram uma infecção ou uma doença por HPV 6, 11, 16 e 18 antes da vacinação ou no dia da inclusão.

Nesses casos, foi possível medir a eficácia da vacinação na população em geral com ou sem HPV em J1.

A eficácia foi avaliada nas infecções persistentes devidas ao HPV 16, 18, 6 e 11, nas lesões de displasias do colo (NIC), da vagina (NIVa), da vulva (NIVu) de qualquer grau e nos condilomas acuminados. A associação dos tipos 6 e 11 confere uma proteção adicional para as displasias leves (NIC 1) de, aproximadamente, 15% nessas lesões freqüentes, mas raramente de risco. A eficácia profilática do Gardasil® nas populações jovens não expostas anteriormente aos vírus da vacina foi demonstrada perfeitamente.

1. No experimento Futuro I (41a):
- Para as lesões associadas aos tipos virais da vacina (6-11-16-48):
  - a eficácia de 100% nas NIC 1-2 e 3 e as neoplasias intra-epiteliais 1-2 e 3 da vagina e da vulva, bem como os condilomas acuminados externos para as pacientes que seguiram estritamente o protocolo (PPP);
  - a eficácia é de 95 e 98% para as lesões vaginais externas (NIVa) e condilomas acuminados externos, NIC 1-2-3 e adenocarcinoma *in situ*, respectivamente para

aquelas com intervalos de vacinação diferentes de uma flexibilidade possível do esquema vacinal;
- a eficácia de 73 e 55% para as lesões da vagina, genitais externas e NIC 1-2 e 3, adenocarcinoma *in situ* respectivamente para as mulheres que têm uma infecção por HPV 6, 11, 16 ou 18 em J1 ou antes desse período.
• Para todas as lesões misturadas, qualquer que seja o status viral, a eficácia vacinal é menor: 34% para as lesões vaginais e genitais externas e 20% para as NIC 1-2 e 3.
2. No experimento Futuro II (41b), os resultados sobre o colo uterino são muito parecidos:
• Nas NIC 2-3/adenocarcinoma *in situ* HPV 16 ou 18:
- a eficácia é de 98 e 95% para as mulheres sem HPV 16-18 em J1 com ou sem violação do protocolo;
- a eficácia cai para 44% no caso das mulheres HPV 16-18 positivas em J1.
• Para todas as NIC 2-3/adenocarcinoma, qualquer que seja o status viral, a eficácia é de 17%.

Nos indivíduos não-infectados e sem contato prévio com um ou mais tipos de HPV contidos na vacina

Os resultados estão resumidos nas Tabelas 53-5 e 53-6.

A eficácia do Gardasil® sobre as lesões NIC 1, 2 e 3 ou as lesões associadas da vulva e da vagina que incluem os condilomas acuminados devidos aos HPV 16, 18, 6 e 11 varia de 95,2% a 100% conforme os protocolos.

Quanto à persistência viral definida como a presença do mesmo vírus após 12 meses de intervalo, a eficácia da prevenção varia de 93,3% a 100% conforme os protocolos. Todos esses resultados se mantêm na avaliação em 5 anos.

Nos indivíduos com uma infecção ou uma lesão anterior ou em curso (Tabela 53-7)

Não foi demonstrada proteção contra a doença devida aos tipos de HPV pelos quais os indivíduos eram portadores do vírus no início do estudo e/ou tinham marcas de uma infecção antiga. No entanto, se a infecção antes da vacinação dizia respeito a vários tipos de HPV da vacina somente, observou-se uma proteção clínica para as lesões provocadas pelos outros tipos de vírus contidos na vacina. Isso leva a supor que uma eficácia limitada da vacina pela eliminação dos vírus presentes é possível, mas inconstante quando a infecção por HPV é recente e quando é pouco provável ou nula em uma infecção mais antiga.

Não há eficácia terapêutica do Gardasil® dos indivíduos infectados pelos tipos 16, 18, 6 e 11 e sem lesões, mas uma provável ação limitada sobre as infecções recentes. Não há nenhuma ação demonstrada nas lesões constituídas em relação aos tipos virais da vacina.

Vacina bivalente 16, 18 (Cervarix®)
(Tabela 53-8)

O estudo principal multicêntrico, randomizado, duplo-cego, controlado com placebo, foi realizado no Brasil, no Canadá e nos Estados Unidos. Aproximadamente 1.100 mulheres com idade entre 15 e 25 anos foram selecionadas e avaliadas em 27 e 54 meses após a vacinação. Todas as mulheres eram virgens inicialmente, mas expostas a esses vírus previamente, e apresentavam um exame de Papanicolaou normal (39, 40).

Comparada ao placebo quanto às infecções atuais ou incidentes, a eficácia varia de 91,5 (tipos 16 e 18) a 100% (tipo 16). Quanto às infecções persistentes, a eficácia é de 100% (tipos 16 e 18). Quanto às anomalias do exame citológico relacionadas com esses tipos virais, a eficácia é de 93%. Quanto às NIC associadas a esses tipos virais, a eficácia é de 100%. Vale notar que esses resultados analisados em 27 meses se mantêm por 5 anos.

Em termos de reação imunológica, observa-se uma soroconversão forte com taxas de anticorpos neutralizantes muito altas para HPV 16 e 18 no sétimo mês, enquanto em relação à infecção natural os anticorpos são de 80 a 100 vezes superiores. Taxas de anticorpos elevadas se mantêm estáveis até a análise depois de 5 anos. Comparada ao alumínio como adjuvante, a vacina bivalente que contém o ASO4 acarreta uma produção de anticorpos duradoura contra HPV 16 e 18 que continuam sendo 100 vezes superiores à infecção natural e bem mais elevada do que a vacina bivalente que contém o alumínio.

Tabela 53-7 – Eficácia do Gardasil na população em intenção de tratar (ITT) modificada qualquer que seja o status HPV inicial

Critérios de avaliação	Gardasil ou vacina HPV 16 L1 VLP		Placebo		% Redução (IC em 95%)
	N	Casos	N	Casos	
NIC 2/3 ou AIS devidos aos HPV de tipos 16/18	9.831	122	9.896	201	39,0 (23,3-51,7)
NIV 2/3 devidas aos HPV de tipos 16/18	8.954	7	8.962	18	61,0 (2,1-86,2)
Condilomas acuminados devidos aos HPV de tipos 6/11/16/18	8.954	58	8.962	184	68,5 (57,5-77,0)

Tabela 53-8 – Eficácia da vacina bivalente para HPV

Estudo	Acompanhamento médio (ano)	Vacina		Placebo			
		Número	Casos	Número	Casos	Eficácia	95% IC
Infecção persistente por HPV 16 ou 18							
Harper et al.	2,2	366	0	355	7	100%	77-100%
Harper et al.	4	311	0	295	7	100%	34-100%
HPV 16 ou 18 associado a uma NIC 2-3							
Harper et al.	2-4	481	0	385	5	100%	−7,7-100%

O vasto programa de fase 3 que começou em 2003 diz respeito a 30.000 mulheres de 10 a 25 anos e com mais de 25 anos. Ele tem como objetivo precisar as idades da vacinação, sua tolerância e sua eficácia a longo prazo.

Resultados preliminares mostram que a vacina bivalente confere uma proteção cruzada para as infecções atuais ditas incidentes contra tipos virais que têm uma analogia com HPV 16 e 18, os tipos 45 e 31 (39). No entanto, não dispomos de dados reconhecidos sobre os indicadores de eficácia, as infecções persistentes e as lesões.

Os resultados intermediários de um estudo de fase III que avalia a vacina contra os papilomavírus humanos (HPV) de tipos 16 e 18 Cervarix® (GlaxoSmithKline) mostram especialmente uma alta eficácia profilática contra as lesões pré-cancerosas nas mulheres não infectadas por esses HPV, mas que podem estar infectadas por outros tipos de HPV ou que apresentam anomalias citológicas de baixo grau no início (40a).

Trata-se de uma análise intermediária programada no início, desencadeada desde o momento em que no mínimo 23 casos de neoplasias intra-epiteliais cervicais de alto grau (NIC 2/3) tiverem aparecido.

A eficácia da vacina foi demonstrada em um estudo de fase II com quase 5 anos de seguimento, em mulheres soronegativas para HPV 16 e 18 e negativas para todo outro DNA de PPV oncogênico no início do estudo.

O estudo internacional randomizado duplo-cego PATRICIA (*Papillomavirus TRIal against Cancer In young Adults*) incluiu 18.644 mulheres com idade entre 15 e 25 anos e que receberam Cervarix® ou uma vacina contra a hepatite A (formulação experimental baseada no Havrix®, GSK).

As vacinas eram administradas em 0, 1 e 6 meses. O principal critério de avaliação era a eficácia da vacina contra as NIC 2/3 associadas aos HPV 16 e 18 nas mulheres soronegativas e DNA-negativas para esses HPV inicialmente.

Antes da primeira injeção, 81% das participantes em cada grupo eram soronegativas e DNA-negativas para HPV 16 e 87% eram também para HPV 18.

Além disso, 90% das participantes que haviam tomado Cervarix® e 91% daquelas do grupo-controle apresentavam uma citologia negativa, inicialmente, ao passo que 9% nos dois grupos apresentavam anomalias de significação indeterminada (ASC-US) ou lesões de baixo grau (LSIL) e 0,5% em cada grupo de lesões de alto grau (HSIL) e atipias (AGC e ASCH).

A análise intermediária foi realizada ao final de 14,8 meses de acompanhamento. Nesse momento, dois casos de NIC 2/3 associados aos HPV 16 e 18 foram detectados no grupo Cervarix® e 21 casos no grupo-controle.

A eficácia da vacina contra as NIC 2/3 por HPV 16 ou 18 era de 90,4% na totalidade do conjunto. Era de 100% tirando a análise de três casos que apresentavam no mínimo um outro tipo de HPV em sua lesão NIC 2/3, mas em quem, nos exames citológicos anteriores, nunca havia sido encontrado HPV 16 ou 18, ao passo que um outro tipo de HPV tinha sido encontrado.

Uma eficácia de 89,2% contra as displasias leves (NIC 1) foi igualmente observada com Cervarix®.

O nível de proteção contra a infecção persistente por HPV 16 ou 18 atingia 80,4% em 6 meses e 75,9% em 12 meses, nas mulheres negativas no início do estudo.

A análise evidencia também uma eficácia contra três tipos de HPV mais comumente encontrados no câncer do colo uterino, depois dos HPV 16 e 18. Uma proteção cruzada foi observada, assim, contra as infecções persistentes em 6 meses por HPV 45 (59,9%), 31 (36,1%) e 52 (31,6%).

Esses dados estendem a proteção cruzada descrita anteriormente contra as infecções incidentes por HPV 45 e 31 a um critério biologicamente mais pertinente, a infecção persistente.

Espera-se por uma proteção cruzada ainda mais extensa durante a fase final.

Questões-chave sobre a vacinação preventiva para HPV

Impacto precoce e tardio da vacina contra HPV

Se comparada com a vacinação da hepatite B, que implica da mesma forma um vírus oncogênico, os resultados poderiam ser notáveis. Na África e no sudoeste da Ásia, 10% das crianças têm hepatite B. Um programa intensivo de vacinação começou em 1984, tendo como alvo os recém-nascidos. Em 1992, a prevalência da hepatite B nas crianças passou de 10,5 a 1,7% com uma redução por um fator 4 da freqüência do carcinoma hepatocelular. Em 2010, projeta-se uma taxa de 0,1% de hepatite B nas crianças, ou seja, uma redução de 99% dos portadores e uma redução maior da doença (42).

A imunização contra os HPV terá um impacto maior nos países pobres, onde 70% dos cânceres do colo uterino são observados a cada ano e onde o rastreio precoce é inexistente ou ineficaz. As vacinas HPV 16 e 18 protegeriam de 70% dos casos de câncer do colo. No entanto, considerando a história natural da infecção por HPV, o efeito sobre o câncer do colo uterino só seria perceptível muito tardiamente, em média em torno de 20 anos depois da aplicação de um programa vacinal. Nos países ricos, o impacto sobre os parâmetros do rastreio será observado rapidamente, uma redução da incidência da infecção por HPV 16 e 18 de 90%, anomalias do exame citológico de aproximadamente 50%, NIC na metade dos casos e NIC 3 em 65% dos casos (39). A redução significativa da taxa dos exames citológicos anormais será perceptível em um prazo rápido, em média dentro de 3 a 5 anos. Como a maioria dos cânceres do colo uterino está associada aos HPV 16 e 18, o nível de proteção contra as mortes por esse câncer poderia ultrapassar 95%.

Quanto mais jovem for a população vacinada, maior será o intervalo antes de se observar um efeito sobre a infecção por HPV e o câncer. Essa noção deve ser levada em consideração para fixar a idade ideal dos indivíduos a serem vacinados, considerando que o pico de incidência do câncer do colo é observado aos 40 e aos 60 anos.

Com a vacina quadrivalente (Gardasil®), o impacto precoce é grande nos condilomas acuminados e será rapidamente perceptível nas jovens de 15 a 25 anos.

Estudos de projeção de impacto. Custo/benefício das vacinas HPV

A partir das simulações realizadas com modelos matemáticos recentes, parece que, no contexto de prevenção do câncer do colo uterino com a prática do rastreio por exame de Papanicolaou, a vacinação precoce oferece a oportunidade de reduzir a freqüência dos condilomas acuminados, das lesões pré-cancerosas em 55% e do câncer do colo em 75%, além de dividir por 4 o risco absoluto do câncer do colo uterino pela vida inteira (43, 44). Os modelos sugerem o benefício de uma vacinação em massa antes dos 26 anos e uma vacinação com alvo ou individual naqueles com mais de 26 anos. A estratégia de uma vacinação aos 11-13 anos com recuperação vacinal dos 14-26 anos é, provavelmente, aquela que permite, a muito longo prazo, evitar o maior número de casos de verrugas genitais, de displasias ou de cânceres ligados aos HPV 16 e 18. No entanto, o roteiro em que se vacinam as meninas de 15 e 17 anos e a reposição aos 18-25 anos é superior, se visamos a um horizonte mais próximo, o que permitiria aproximar a idade da vacinação daquela da exposição ao risco da infecção HPV e das lesões associadas. Esses mesmos modelos indicam um benefício da vacinação HPV associado ao rastreio depois dos 26 anos.

Os modelos de simulação matemáticos indicam que a associação de um programa de vacinação contra HPV ao rastreio do câncer do colo tem um impacto potencial sobre o custo-benefício nos países desenvolvidos (45, 46). Os modelos indicam que uma prevenção baseada somente na vacina HPV reduziria, mas não eliminaria, o câncer do colo. De fato, não há nenhuma demonstração séria de que as vacinas HPV substituiriam os programas de rastreio. No entanto, é mais plausível considerar um programa de prevenção do câncer do colo baseado na prevenção primária das jovens em larga escala (vacinação) e secundária (rastreio) nas mulheres com mais idade, cujas vantagens seriam certamente maiores do que aquelas da situação atual. Os estudos indicam que as estratégias que associam vacinação e rastreio por exame de Papanicolaou têm um custo-benefício superior às estratégias baseadas unicamente no rastreio por exame de Papanicolaou. O benefício mais marcante parece se encontrar no equilíbrio adequado de um rastreio trienal que começa a partir dos 20 anos de idade associado a uma vacinação entre 9 e 26 anos. Com a vacinação HPV gerando uma redução significativa maior para os resultados HSIL do que para os LSIL, seria então possível considerar intervenções menos agressivas do que fazemos atualmente nestes últimos casos.

Aplicação das vacinas HPV

Quem pode receber a vacina HPV?

A Tabela 53-9 resume os pontos importantes da vacinação em função da idade.

Dos 9-26 anos

A AMM na Europa autoriza a vacinação de 9 a 26 anos sem qualquer restrição. As recomendações francesas estipulam que a vacinação deve ser sistemática para as jovens de 14 anos. Uma recuperação é possível dos 15 aos 23 anos antes das primeiras relações ou, no máximo, um ano após (www.sante.gouv.fr).

Os estudos mostram que, para ser mais eficaz, a vacinação contra os HPV mais comuns para a prevenção do câncer do colo deve ser iniciada antes dos 26 anos. Se se sabe que o benefício da vacina é baseado em um programa coletivo para as pré-adolescentes e as adolescentes antes das primeiras relações (não expostas aos HPV ou virgens), é provável que, a título individual, um benefício seja esperado nas mulheres mais velhas que não tenham sido expostas a esses vírus. O benefício esperado nos adultos já expostos aos vírus é provavelmente fraco ou nulo.

A idade média das primeiras relações sexuais diminui nos países industrializados (47). Na Europa, é estimada em 17 anos. No entanto, muitas meninas iniciaram sua vida sexual muito antes disso, em geral antes da maioridade. As bem jovens não são tão visadas pela vacina anticâncer, uma vez que o benefício só seria perceptível 2 a 3 décadas depois. A introdução de uma vacina HPV para as jovens adolescentes exigiria um programa de educação das jovens e de seus pais. A aceitabilidade de uma vacina será maior depois dos 18 anos, no momento da consulta de contracepção, quando então a vacinação teria uma boa aceitabilidade e uma boa motivação, mas essa população não é muito mobilizável para uma campanha. Não é indicado nessas idades propor a vacinação em função do status viral (1), mesmo que algumas delas sejam prevalentes para a infecção. Isso se deve ao fato de que a maioria é espontaneamente transitória.

Mulheres com mais de 26 anos

Ainda que não haja nenhuma AMM da vacinação para os adultos com mais de 26 anos, pode-se pensar que a vacinação para essa faixa etária teria um interesse certo. Os argumentos a favor são os seguintes:

- As mulheres adultas podem não ter tido relações sexuais.
- Nem todas as mulheres adultas foram expostas aos tipos virais associados à vacina (a prevalência da infecção por HPV 16 e 18 é inferior a 3% nos países desenvolvidos).
- As mulheres adultas são mais motivadas a fazer a vacinação do que as adolescentes.
- O impacto sobre a doença, especialmente sobre as lesões pré-cancerosas e os cânceres, será mais rápido.
- As mulheres adultas correm mais risco de desenvolver lesões pré-cancerosas ou um câncer do que as adolescentes, pois a persistência viral para os HPV 16 e 18 é mais freqüente e o *clearance* mais fraco.
- A infecção natural por HPV não é imunizante para os tipos virais aos quais já se foi exposto ou em relação a novos tipos virais.
- Deve-se lembrar que há uma nova emergência da infecção por HPV na mulher na fase da menopausa.

Os estudos de imunogenicidade indicam uma resposta imunológica pós-vacinal bastante forte no adulto, mas faltam dados clínicos.

Considerando a prevalência da infecção por HPV 16 e 18 no adulto, a questão do conhecimento do *status* viral antes de vacinar é objeto, atualmente, de discussões. Por outro lado, essa condição não é exigida nas recomendações atuais para a vacinação da adolescente e da jovem adulta mesmo que elas já tenham sido expostas aos vírus no momento das relações e isso graças a um benefício sempre possível da vacinação em relação a outros tipos virais para os quais o sujeito não foi exposto durante as relações sexuais.

Essa questão debatida hoje em dia quanto à mulher adulta ainda não tem uma resposta clara (47a).

De fato, o conhecimento do *status* viral no adulto com mais de 26 anos permitiria visar à população que mais se aproximaria daquela atualmente recomendada, especialmente para as mulheres que, no momento da vacinação, não têm a infecção.

Tabela 53-9 – Benefícios da vacinação HPV de acordo com a idade

Parâmetros	9-26 anos	> 26 anos
Risco lesional		
SIL	2-4%	1,5-2%
NIC AG	+	++
Câncer	–	+++
CAGE	2%	0,5%
Imunogenicidade vacinal	+++	++
Aplicação da vacinação		
Programa coletivo	+++	–
Ação individual	–	++
Aceitabilidade	+	++
Motivação	–	++
Associação ao rastreio	+/-	++
Benefício		
Virgens	Consistente	Provável
HPV prevalente sem lesão		
Inf. recente	Provável	A ser provada
Inf. crônica	Ineficaz	A ser provada
HPV com lesões	Ineficaz	Ineficaz

Aqueles que se opõem ao conhecimento do *status* viral antes da vacinação argumentam sobre o aumento dos custos por um benefício, em última análise, muito reduzido, pois é excepcional ser exposta ao mesmo tempo aos dois tipos virais da vacina, a prevalência viral para um dos tipos deixaria, entretanto, um benefício sempre possível para as lesões associadas a outro tipo viral da vacina.

Os dados atuais indicam que a diminuição da prevalência dos exames de Papanicolaou anormais vai levar a uma diminuição do valor preditivo positivo desses exames, justificando a introdução, no rastreio futuro, do teste HPV para tornar esses exames mais eficazes.

Como as vacinas não protegerão de todos os HPV associados ao câncer do colo, o rastreio se manterá no ritmo e nas condições fixadas.

Vacinação e rastreio, ações complementares e sinérgicas, constituem a partir de então os novos padrões de prevenção da doença.

Depois dos 26 anos, para qualquer demanda individual, será preciso distinguir corretamente as mulheres não expostas aos HPV, que tirariam sem dúvida proveito individual da vacinação, das mulheres expostas, para as quais se antecipa uma eficácia muito fraca. Testes virológicos permitem fixar esse *status* hoje e provavelmente amanhã com a sorologia. Em todos os casos, a vacinação preventiva HPV não é eficaz quando lesões por HPV são constituídas. Isso leva a supor a realização, no mínimo, de um exame de Papanicolaou antes de qualquer demanda individual de vacinação na mulher com mais de 26 anos. A certeza só pode ser fornecida por meio de um duplo teste: exame de Papanicolaou e teste HPV.

Meninas ou meninos?

Para prevenir o câncer do colo uterino e limitar a extensão da infecção, faltam dados e não há uma resposta clara, neste momento, para essa questão. Ainda que vacinar os meninos tenha certamente um impacto na limitação da doença, os pré-cânceres e cânceres do colo provocados pelo HPV de risco são uma doença relacionada com o potencial imunológico de cada mulher. Vacinar os dois sexos exigiria recursos financeiros maiores, para o qual será preciso, certamente, demonstrar o custo/benefício dessa abordagem. Parece claro que, na perspectiva de prevenção do câncer do colo, uma vacina eficaz na mulher não exigiria vacinar os homens. De fato, para prevenir a doença, pareceria mais sensato concentrar os recursos em uma larga cobertura vacinal das jovens do que vacinar para todos os lados, meninos e meninas. No entanto, essa noção pode evoluir ainda, pois sabemos há pouco tempo que a imunização obtida no menino é tão forte quanto aquela da menina (35a). Com a vacina quadrivalente (Gardasil®), que inclui os HPV 6 e 11 e cujo benefício é real para prevenir as verrugas genitais, doença benigna tão freqüente no rapaz quanto na moça entre 15 e 25 anos, o interesse é real para o jovem em relação a essa doença (1).

Duração de proteção, necessidade de reposições

O distanciamento que temos atualmente é de, aproximadamente, 5 anos. Os estudos randomizados com a vacina quadrivalente HPV 6, 11, 16 e 18 (Merck) e bivalente HPV 16 e 18 (GSK) mostram que a soroconversão é grande depois de três injeções. Os anticorpos neutralizantes permanecem, de acordo com os tipos virais, de 50 a 100 vezes mais altos do que aqueles da infecção natural. O estudo de fase 3 com a vacina quadrivalente permitiu uma medida dos anticorpos neutralizantes HPV 16, 18, 6 e 11 em 36 meses. Se a taxa dos anticorpos permanecer significativamente alta em 36 meses para HPV 16, ela diminui para HPV 18, 6 e 11. No caso dos anticorpos anti-HPV6, a imunização parece muito claramente superior entre 9 e 15 anos do que depois dos 16 anos de idade, justificando a aplicação da vacina nas pré-adolescentes e adolescentes. Será preciso examinar futuramente a competição imunológica conforme o número de tipos virais associados à vacina. Não conhecemos atualmente a correlação exata entre taxa mínima de anticorpos neutralizantes e o efeito protetor. No entanto, hoje em dia, as taxas de anticorpos neutralizantes permanecem altas e estáveis 5 anos após a vacinação, deixando entrever uma proteção duradoura especialmente para os HPV 16 e 18. Pode-se pensar que um efeito "booster" poderia se produzir com novas exposições naturais, mas cujo desempenho ainda deve ser demonstrado. Os estudos a longo prazo permitirão dizer se injeções de reposição são necessárias. Sabemos desde já que são muito imunogênicas.

Devem ser considerados grupos de risco?

Se há um grupo de risco a ser considerado é aquele dos imunodeprimidos: HIV positivos, doenças auto-imunes, pacientes sob imunossupressores. Quanto aos indivíduos HIV positivos, a introdução da triterapia permitiu o restabelecimento imunológico que torna esses indivíduos de risco iguais diante do câncer do colo comparados aos imunocompetentes. No entanto, as patologias recorrentes por HPV do trato genital, casos recalcitrantes aos tratamentos convencionais, as lesões plurifocais e multicêntricas continuam sendo uma realidade nesse contexto. É preciso que se demonstre ainda a eficácia de uma imunização nos indivíduos imunodeprimidos. Se esse é o caso, será preciso considerar provavelmente também a vacinação HPV nos indivíduos imunodeprimidos, particularmente HIV positivos. Poder-se-ia propor também a vacinação antes da realização de um tratamento imunossupressor para transplante ou em caso de doença auto-imune. Esses casos continuam, porém, marginais. Pelo fato de o câncer do colo ser uma doença que pode atingir potencialmente toda mulher que tem uma vida sexual e pelo fato de a causa ser uma diminuição imunológica específica de cada indivíduo, a vacinação HPV só pode ser concebida e proposta a grupos de risco. Esse percurso não teria nenhum efeito nos países pobres e teria um benefício menor e não perceptível nos países desenvolvidos.

Vacinação recomendada ou simplesmente exigida?

O processo de comercialização comporta etapas indispensáveis na França. A homologação de comercialização é dada pela agência européia do medicamento (o Gardasil® a recebeu em setembro de 2006 e o Cervarix® em 2007).

A tomada de decisão segue então certo percurso.

Ainda que o câncer do colo seja um problema de saúde pública, cuja prioridade de ação varia conforme os países, questões continuam em aberto sobre as orientações que as agências nacionais tomarão para recomendar ou não essa vacinação em larga escala.

Custo

Na França, o custo da vacina Gardasil® é de 135,59 euros por injeção, reembolsada pelo sistema de saúde público em 65% e o restante pelos seguros de saúde nas indicações previstas pelas recomendações (as jovens de 14 anos e aquelas entre 15 e 23 anos que não tiveram relações sexuais ou que tiveram a menos de 1 ano). O reembolso da vacina Cervarix® é esperado antes do final do ano de 2007. Nos Estados Unidos e no Canadá, seu custo é de 120 dólares por injeção, ou seja, 360 dólares para as três vacinas. Mas é uma injeção de forte valor agregado. Na França, será preciso ter atenção para evitar as desigualdades no acesso à prevenção. Não obteremos um ganho maior de redução do câncer do colo uterino se a vacina for reservada àqueles que podem pagá-la. Outra reflexão mais importante ainda é necessária para favorecer essa vacinação nos países pobres, que têm mais necessidade.

Aceitabilidade

A aceitabilidade dessa vacina junto aos profissionais e ao público estará ligada diretamente à mensagem que será atribuída a ela: vacina para prevenir uma infecção sexualmente transmissível ou para proteger do câncer do colo, ou os dois? Será preciso ter atenção com a percepção da mensagem. As enquetes internacionais mostram que a aceitabilidade será boa junto a profissionais, contanto que eles possam se apoiar em recomendações (48). A aceitabilidade junto às mães e a suas filhas é muito boa (48). Se os estudos clínicos confirmam a proteção em relação às NIC, será possível propor essas vacinas como finalidade primeira para evitar a infecção por HPV? A mensagem "vacina anticâncer" teria claramente um impacto maior junto às mulheres com mais de 30 anos, ao passo que a "vacina protetora de uma infecção sexualmente transmissível" teria mais impacto junto às mais jovens.

Promoção e educação

Uma das barreiras ao desenvolvimento de uma vacina HPV está ligada à subinformação e às falsas idéias que circulam sobre a infecção por HPV e suas relações com o câncer do colo. Diferentes enquetes junto ao público mostram que mais de 80% das mulheres não têm a menor idéia da causa do câncer do colo (49, 50). A comercialização de uma vacina HPV vai certamente reforçar as ações de educação e de informação sobre as causas da doença e os meios que temos para preveni-la. Um amplo programa de educação do público e de informação dos profissionais faz parte das exigências indispensáveis ao desenvolvimento de um programa vacinal. As mensagens deverão ser claras e sem ambigüidade. Será preciso fazer a distinção entre a infecção HPV relativamente freqüente e assintomática na população em geral e suas conseqüências mais raras, que são os pré-cânceres e os cânceres do colo uterino. A ansiedade que poderia ser gerada pelo conhecimento da presença de um vírus oncogênico é um dos efeitos perversos. Ela será dissipada por mensagens claras e sem ambigüidade para evitar catástrofes psicológicas individuais e entre os casais. Será preciso ter cuidado para não desmotivar quanto ao rastreio do câncer do colo e diante da prevenção das infecções sexualmente transmissíveis.

Desempenho de uma campanha vacinal: papel fundamental da observância

Em termos de saúde pública, a participação do programa vacinal é, assim como no caso do rastreio, determinante. Os modelos matemáticos nos indicam que com uma vacina HPV 16 e 18, eficaz em mais de 90% para os cânceres associados a esses tipos virais, a proteção do câncer do colo só seria de 25% para uma cobertura de 40% da população, de 38% para uma cobertura de 60% da população e de 51% para uma cobertura de 80% da população (46). O desempenho para prevenir o câncer do colo depende, portanto, dos tipos virais associados à vacina e da extensão da participação da população.

Se a mamografia parece reduzir as mortes devidas ao câncer de mama em mais de um terço dos casos, o rastreio por exame citológico nos países desenvolvidos protege da morte por câncer do colo. É lógico pensar que um programa baseado na vacinação para HPV e no rastreio aumentarão a proteção e reduzirão a mortalidade por câncer do colo de forma mais significativa (51, 52).

Vacina HPV e rastreio, ações de prevenção sinérgicas e complementares

Estratégias de rastreio na era vacinal

Um dos assuntos mais debatidos atualmente diz respeito às futuras estratégias e aos desenvolvimentos de algoritmos para fazer coexistir prevenção primária (vacinação) e secundária (rastreio) nos diferentes países. O câncer do colo é um acontecimento raro depois de uma infecção por HPV. No entanto, o sucesso do rastreio é fundado em condições rigorosas para sua realização e particularmente no respeito absoluto, mas sempre aleatório, de um intervalo regular e de um calendário rigoroso com base na prática do exame de Papanicolaou em uma freqüência bi ou trianual dos 20 aos 70 anos (53, 54, 55). A introdução da vacinação na prevenção do câncer do colo trará uma segurança a mais que garantirá uma proteção excelente. Será preciso evitar que se oponham vacinação e rastreio. Pode-se imaginar a vacinação como um aspecto de segurança a mais do rastreio. Rastreio e vacinação são duas ações de prevenção sinérgicas e complementares (Fig. 53-15).

Foi relatado (56) que a vacinação HPV, ao diminuir a prevalência das anomalias citológicas, vai provocar uma queda do valor preditivo positivo do exame de Papanicolaou e de sua especificidade (Fig. 53-16). Isso leva a supor um desempenho atenuado do rastreio citológico exclusivo. Se esses dados forem confirmados nos experimentos clínicos, o rastreio citovirológico se imporá na era vacinal.

De modo mais imediato, a prevenção do câncer do colo uterino deve incluir a vacina HPV como uma ação que deve ser realizada juntamente com o rastreio.

Duas concepções preventivas podem ser então consideradas:

- Uma, simples, consiste em propor a vacina muito amplamente, de preferência às jovens antes das primeiras relações e seguir com o rastreio mais tarde sem alterações. Para as mulheres com mais idade, a demanda individual seria administrada caso a caso, contanto que não se vacine inutilmente mulheres portadoras de lesões associadas aos vírus da vacina cujo benefício seria nulo, ou mesmo perigoso, se considerado o sentimento de busca de uma vacinação protetora. Os experimentos clínicos não mostram atualmente efeitos deletérios da vacinação.
- A outra consistiria em responder à demanda individual das mulheres com mais de 26 anos por uma abordagem mais

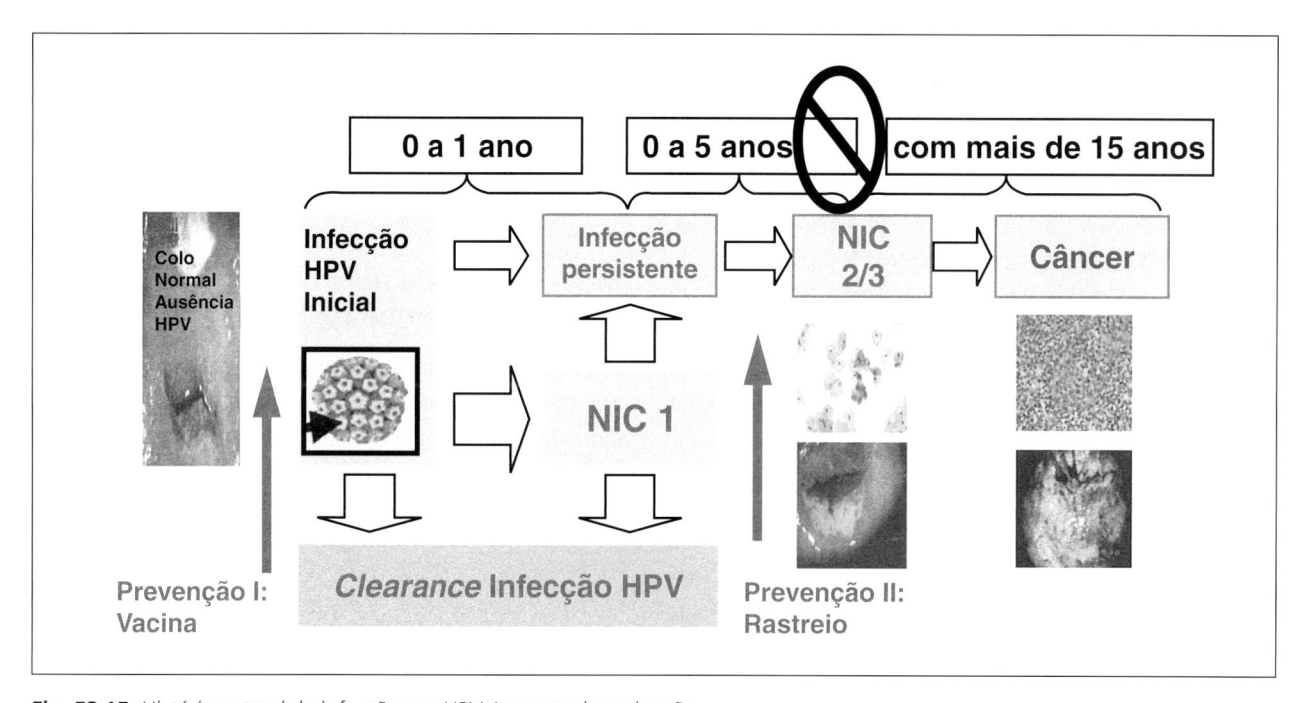

Fig. 53-15. História natural da infecção por HPV. Impacto da vacinação.

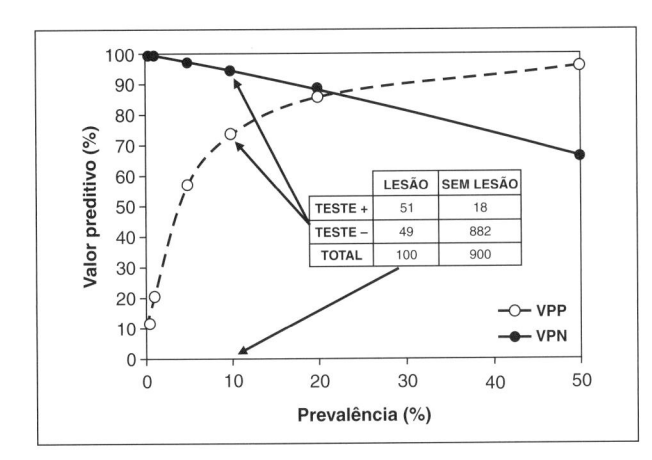

Fig. 53-16. Influência das variações sobre a prevalência das lesões (0,5; 1; 5; 10; 20 e 50%) VPP e VPN em citologia, considerando 51% de sensibilidade de 98% de sensibilidade dos exames citológicos.

sofisticada que exija a citologia e a genotipagem viral antes da vacinação para excluir uma lesão preexistente.

Os roteiros de estratégias de prevenção estão sendo estudados. Hipoteticamente, eles poderiam ser os seguintes:

- *Antes dos 26 anos*, amplo programa vacinal sem condições prévias para conhecer o *status* viral e realização do rastreio a partir dos 20 anos de idade conforme as recomendações habituais.

- *Após os 26 anos*, de acordo com a demanda individual (Fig. 53-17):
  - realização de, no mínimo, um exame de Papanicolaou e/ou um teste HPV a fim de excluir as mulheres que têm uma lesão confirmada por HPV, não tendo a vacinação, nesse caso, efeito terapêutico;
  - a realização de um teste HPV por genotipagem (HPV 16-18-6-11) seria proposta.

- *Para os indivíduos com resultado negativo* para HPV 16, 18, 6, 11, a vacinação HPV é possível, e o rastreio pelo exame de Papanicolaou e/ou por um teste HPV em três anos seria indicado. No mínimo 85% das mulheres com mais de 26 anos se encontram nessa situação e poderiam, teoricamente, beneficiar-se da vacinação.

- *Se o HPV for positivo* (16-18-6-11) na idade em que se iniciam os exames de rastreio, um exame de Papanicolaou e um tratamento ou um acompanhamento adequado seriam propostos. Na ausência de lesões, não há dados atualmente sobre o benefício da vacinação, mesmo que se possa esperar por um benefício parcial para as lesões associadas de 1, 2 ou 3 tipos virais da vacina, conforme o produto usado.

Na população não-vacinada, o rastreio por exame de Papanicolaou associado ou não ao teste HPV será seguido como abordagem essencial de prevenção do câncer do colo uterino.

Antecipa-se que a participação no programa vacinal se dará de modo progressivo, crescendo nos próximos 40 anos.

■ Benefícios maiores das vacinas profiláticas HPV

Nos países onde o rastreio existe, antecipa-se que uma diminuição significativa da incidência dos exames de Papanicolaou anormais, das colposcopias-biópsias, dos tratamentos, dos acompanhamentos e dos custos ligados a esse rastreio serão perceptíveis em um prazo curto. Uma diminuição dos casos de câncer do colo nas populações de risco que não contam com o rastreio e para aquelas que são rastreadas (30% dos cânceres invasivos do colo, 1.000 casos aproximadamente na França por ano) seria um dos impactos maiores dessa nova estratégia. No entanto, o impacto na diminuição do câncer do colo será pouco perceptível nos países onde a doença é pouco freqüente e de qualquer forma tardia. Será preciso avaliar o custo-benefício relacionado com esses novos programas comparados às estratégias convencionais, baseadas no exame citológico de rastreio. Já se podem antecipar possíveis mudanças nas recomendações do rastreio. A proposta de uma vacina HPV associada a um rastreio espaçado e em uma idade mais tardia de início de rastreio é uma perspectiva que deve ser avaliada, considerando seu custo-benefício. Também será necessário não se descuidar do risco potencial sobre a observância e do risco de relaxamento do rastreio por mulheres tranqüilizadas pelo efeito "protetor" da vacina. Será preciso evitar a possível confusão junto ao público entre rastreio e vacinação. Essa é a razão pela qual os programas vacinais certamente vão fazer parte da educação, da informação e da promoção do rastreio do câncer do colo uterino. Vacinação e rastreio estarão intimamente ligados para melhorar os benefícios da prevenção.

Nos países em desenvolvimento, onde o rastreio é inexistente ou pouco eficaz, o impacto nos cânceres será evidente, mas tardio. De fato, a promoção do rastreio de massa por métodos simples deveria continuar. Mesmo que programas vacinais tenham conseguido provar sua eficácia nesses países, dificuldades de realização não devem ser ignoradas: custo elevado do produto, administração pouco adequada a uma vacinação em massa (3 injeções, a cadeia do frio etc.). Outras formas de administração estão sendo estudadas (via oral ou nasal) e poderiam se adaptar às condições específicas dessas populações.

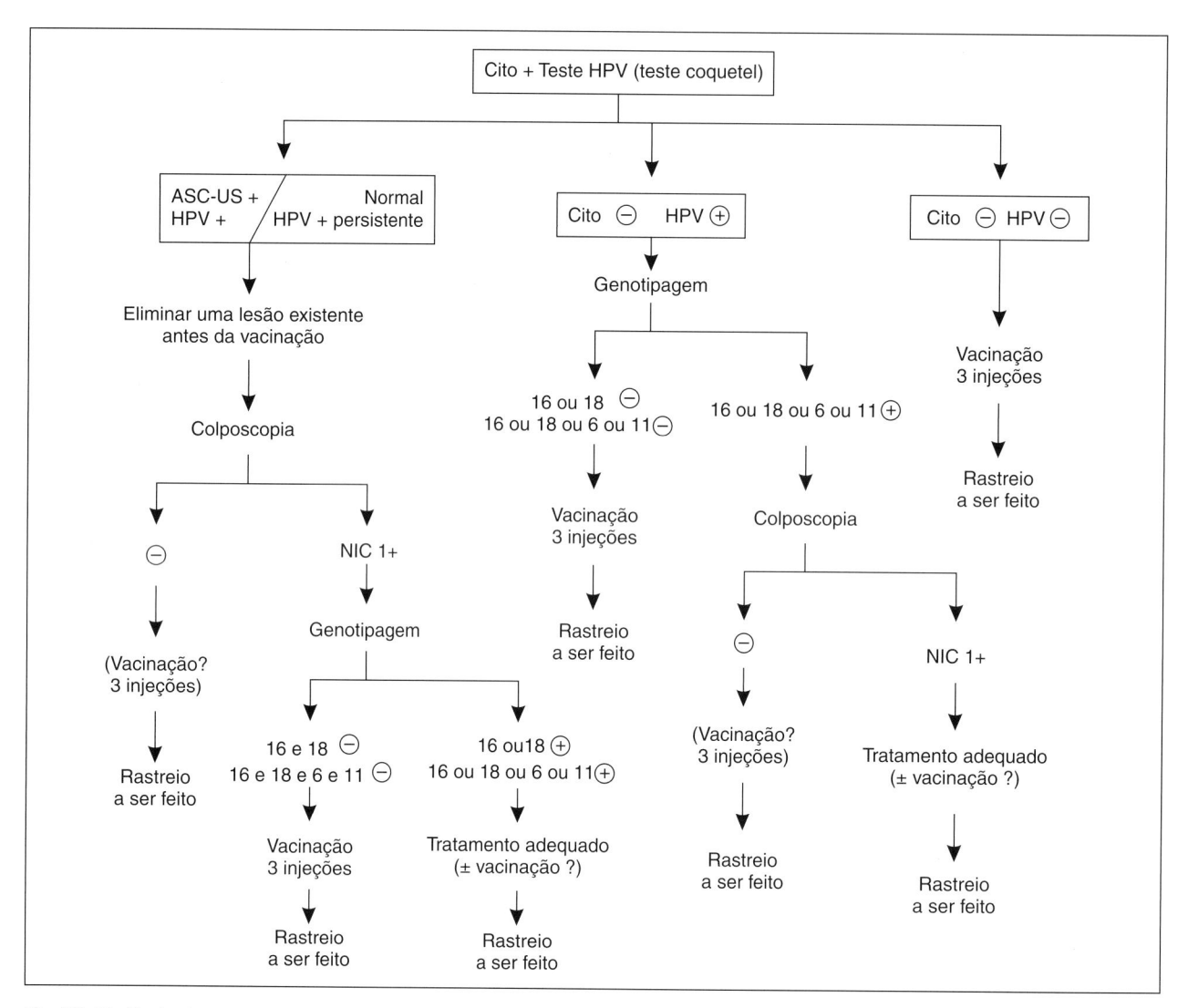

Fig. 53-17. Citologia e teste HPV.

Vacinação das mulheres adultas ou com uma infecção HPV prevalente

A vacinação HPV não é eficaz nas mulheres portadoras do HPV com ou sem lesões. No entanto, o princípio da vacinação profilática é produzir anticorpos neutralizantes no muco cervical que forma um tapete protetor na superfície do colo; essa barreira imunológica impede a penetração dos vírus após exposição por contato sexual. Isso levaria a pensar que a vacinação só seria eficaz nesse estágio, antes mesmo da penetração do vírus no epitélio. Será difícil afastar essas mulheres, em geral mais motivadas, mesmo que a vacinação não tenha impacto na infecção prevalente e latente por HPV. A vacinação poderia proteger de outros tipos virais não contidos na vacina (proteção cruzada). A vacinação poderia diminuir igualmente a persistência, prevenindo as autocontaminações. E poderia, finalmente, controlar a disseminação da infecção. O impacto econômico dessas abordagens deveria, evidentemente, ser avaliado.

Questões ainda não resolvidas

Muitas questões ainda estão em aberto (57).

Os homens podem beneficiar-se com essa vacinação? Atualmente, não dispomos de informação sobre a eficácia vacinal. Se for o caso, um impacto maior nos países industrializados pode ser esperado ao se vacinar os meninos adolescentes para reduzir o risco de verrugas genitais com a vacina quadrivalente. Essa abordagem permitiria reduzir a disseminação da infecção. Os modelos matemáticos podem ser usados para medir o benefício a mais que se teria vacinando-se os homens. Parece que, na prevenção do câncer do colo com um efeito ideal na mulher, o benefício obtido com a vacinação do homem seria limitado.

Os estudos em andamento trarão esclarecimentos sobre a história natural da doença para a qual os estudos epidemiológicos ainda não trouxeram. As infecções múltiplas por HPV dizem respeito a mais de 30% da população. A história natural dessas infecções associadas não é conhecida: na ausência de intervenção, o câncer do colo é a conseqüência da passagem da infecção persistente ou latente, ou antes de uma infecção incidente, recentemente adquirida, em uma idade mais avançada?

Não sabemos tampouco se as vacinas atuais não seriam capazes de selecionar e de favorecer o desenvolvimento de outros genótipos virais até então muito raramente implicados nesse câncer. Os resultados preliminares nos experimentos com a vacina quadrivalente não mostram o desenvolvimento de novas infecções por HPV que seriam mais freqüentes no grupo vacinado comparado aos indivíduos do grupo-placebo.

Todas essas questões exigirão tempo para a obtenção das respostas racionais, considerando as restrições econômicas de cada país. Mas não deveriam ser um freio à comercialização e ao estudo dessas vacinas.

Conclusão

As vacinas HPV profiláticas são bem toleradas, imunogênicas e eficazes nas infecções por HPV mais comuns e suas conseqüências. A imunização é forte, mas a duração da proteção só é conhecida por 4 anos, e a taxa mínima de anticorpos anti-HPV protetora não está definida. A estratégia mais eficaz de prevenção do câncer do colo uterino, com base na vacinação HPV, é garantir um alto nível de participação das mulheres. O benefício a mais proveniente da vacinação nos homens ainda deve ser demonstrado. O rastreio do câncer de colo continuará sendo praticado. Suas modalidades estão sendo avaliadas, e as estratégias de prevenção do câncer de colo que combinam o rastreio e a vacinação estão sendo estudadas. Em termos de prevenção global do câncer do colo no mundo, a vacinação HPV teria um impacto variável. Nos países desenvolvidos, o impacto no rastreio e em seu meio pela redução significativa das lesões pré-cancerosas (NIC) e passível de ser medida em curto prazo constituiria o fato marcante. Nos países em desenvolvimento, o impacto mais tardio sobre a incidência e a mortalidade por câncer do colo seria a conseqüência mais esperada.

Recomendações européias estão desde já disponíveis (58). Recomendações nacionais e o reembolso para o público-alvo logo estarão disponíveis.

Vemos a história da infecção por papilomavírus, que surgiu há 30 anos, ter seu percurso chegando ao fim. Assistimos gradual e progressivamente à eliminação de todas as barreiras para prevenir o câncer do colo para o maior benefício das pacientes e um desempenho maior da proteção graças aos meios e aos instrumentos postos à disposição dos profissionais de saúde.

Referências

1. European Medicines Agencies-CHMP' European public assessment report Gardasil. Scientific discussion, www.emea.eu.int/humandocs/PDFs/EPAR/gardasil/070306frl.pdf
2. Cervix Cancer Screening. Lyon International Agency for Reascarch on Cancer, 2005
3. Bosch FX, Lorincz A, Munoz N et al. (2002) The causal relation between human papillomavirus and cervical cancer. J Clin Pathol 55:244-65
4. IARC Working Group, Human Papillomavirus. IARC Monographs on the evaluation of carcinogenics risk to humans. Vol. 64. Lyon: International Agency for Research on Cancer, 1995
5. Cox T, Cuzick J (2006) HPV DNA testing in cervical cancer screening: from evidence to policies. Eurogin 2006 Expert's Consensus Conference. Gynecol Oncol 103:8-11
6. Monsonego J (2006) Infections à papillomavirus, état des connnaissances, pratiques et prevention vaccinale. Paris, Springer
7. Monsonego J (1996) Papillomavirus et cancer du col de l'utérus. Médecine/Sciences, 12:733-44
8. Munoz N, Bosch FX, de Sanjose S et al. (2003) International Agency for Research on Cancer Multicenter Cervical Cancer Study Group. Epidemiologic classification of human papillomavirus types associated with cervical cancer. N Engl J Med 348:518-27
9. Schiffman M, Kruger Kjaer S (2003) Natural history of anogenital human papillomavirus infection and neoplasia. J Natl Cancer Institute Monographs 31:14-9
10. Franco EL, Villa LL, Sobrinho JP et al. (1999) Epidemiology of acquisition and clearance of cervical human papillomavirus infection in women from a high-risk area for cervical cancer. J Infect Dis 180:1415-23
11. Ho GY, Burk RD, Klein S et al. (1995) Persistent genital human papillomavirus infection as a risk factor for persistent cervical dysplasia. J Natl Cancer Inst 87:1365-71
12. Dalstein V, Riethmuller D, Pretet JL et al. (2003) Persistence and load of high-risk HPV are predictors for development of high-grade cervical lesions: a

longitudinal French cohort study. Int J Cancer 106:396-403
13. Schlecht NF, Kulaga S, Robitaille J et al. (2001) Persistent human papillomavirus infection as a predictor of cervical intraepithelial neoplasia. JAMA 286:3106-14
14. Wallin KL, Wiklund F, Angstrom T (1999) Type-specific persistance of human papillomavirus DNA before the development of invasive cervical cancer. N Engl J Med 341:1633-8
15. Monsonego J (1988) Dysplasies du col et papillomavirus humains. Paris, Maloine
16. Moscicki AB, Schiffman M, Kjaer S, Villa LL (2006) Updating the natural history of HPV and anogenital cancer. Vaccine 21(Suppl 3):S42-51
17. Winer RL, Lee SK, Hughes JP et al. (2003) Genital human papillomavirus infection: incidence and risk factors in a cohort of female university students. Am J Epidemiol 157:218-26. Erratum in: Am J Epidemiol, 2003, 157:858
18. Rozendaal L, Westerga J, van der Linden JC (2000) PCR based high risk HPV testing is superior to neural network based screening for predicting incident CIN III in women with normal cytology and borderline changes. J Clin Pathol 53:606-11
19. Melkert PW, Hopman E, van den Brule AJ et al. (1993) Prevalence of HPV in cytomorphologically normal cervical smears, as determined by the polymerase chain reaction, is age-dependent. Int J Cancer 53:919-23
20. Clifford GM, Gallus S, Herrero R et al. (2005) IARC HPV Prevalence Surveys Study Group. Worldwide distribution of human papillomavirus types in cytologically normal women in the International Agency for Research on Cancer HPV prevalence surveys: a pooled analysis. Lancet 366:991-8
21. Clifford GM, Rana RK, Franceschi S (2005) Human papillomavirus genotype distribution in low-grade cervical lesions: comparison by geographic region and with cervical cancer. Cancer Epidemiol Biomarkers Prev 14:1157-64. Review
22. Clifford GM, Smith JS, Aguado T, Franceschi S (2003) Comparison of HPV type distribution in high-grade cervical lesions and cervical cancer: a meta-analysis. Br J Cancer 89:101-5
23. Khan MJ, Castle PE, Lorincz AT (2005) The elevated 10-year risk of cervical precancer and cancer in women with human papillomavirus (HPV) type 16 or 18 and the possible utility of type-specific HPV testing in clinical practice. J Natl Cancer Inst 97:1072-9
24. Castle PE, Solomon D, Schiffman M (2005) Wheeler CM for the ALTS Group Human Papillomavirus Type 16 infections and 2-Year absolute risk of cervical precancer in Women with equivocal or mild cytologic abnormalities J Natl Cancer Inst 97:1066-71
25. Koutsky LA, Holmes KK, Critchlow CW (1992) A cohort study of the risk of cervical intraepithelial neoplasia grade 2 or 3 in relation to papillomavirus infection. N Engl J Med 327:1272-8
26. Chellappan S, Kraus VB, Kroger B (1992) Adenovirus EIA, simian virus 40 tumor antigen, and human papillomavirus E7 protein share the capacity to disrupt the interaction between transcription factor E2F and the retinoblastoma gene product. Proc Natl Acad Sci 89:4549-53
27. Thomas M, Matlashewski G, Pim D, Banks L (1996) Induction of apoptosis by p53 is independent of its oligomeric state and can be abolished by HPV-I8 E6 through ubiquitin mediated degradation. Oncogene 13:265-73
28. Ferlay L, Bray F, Pisani P, Parkin DM. GLOBOCAN 2002: cancer incidence, mortality and prevalence worldwide IARC CanceBase n° 5, version 2.0. Lyon IARC Press, 2004
29. Remontet L, Esteve 1, Bouvier AM et al. (2003) Cancer incidence and mortality in France over the period 1978-2000. Rev Epidemiol Sante Publique 51:3-30
29a. Arveux P, Benard S, Bouee S et al.(2007) Invasive cervical cancer treatment costs in France. Bull Cancer 94:219-24
29b. Kyrgiou M et al. Obstetric outcomes after conservative treatement for intraepithelial or early invasive cervical lesions: systematic review and meta-analysis. Lancet 2006. 367:489-98
29c. Monsonego J, Breugelmans JG, Bouée S et al. (2007) Anogenital warts incidence, medical management and costs in women consulting gynaecologists in France. Gynecol Obstet 35:107-13
30. Lacey CJ, Lowndes CM, Shah KV (2006) Chapter 4: Burden and management of non-cancerous HPV-related conditions: HPV-6/11 disease. Vaccine 24(Suppl 3):S35-41
31. Monsonego J (2006) Emerging issues on HPV infections, from science to practice. Basel, Ed, Karger
32. Parkin DM (2006) The global health burden of infection-associated cancers in the year 2002. Int J Cancer 118:3030-44
33. Monsonego J (2007) Prévention du cancer du col, apport du dépistage, récents progrès et perspectives. Press Med 36: 92-101
34. Stanley M. Immune responses to genital HPV (2006) In: Emerging Issues of HPV Infections, from Science to Practice. Monsonego J (Ed), Basel, Karger
35a. Block SL, Nolan T, Sattler C et al. (2006) Protocol 016 Study Group. Comparison of the immunogenicity and reactogenicity of a prophylactic quadrivalent human papillomavirus (types 6, 11, 16, and 18) L1 virus-like particle vaccine in male and female adolescents and young adult women. Pediatrics 118:2135-45
35b. Abstract ASCO 2006
35c. Stanley M, LowyD, Frazer I (2006) HPV Prophylactic Vaccines: Underlying mechanisms. Vaccine 106:S3/113
36. Koutsky LA, Ault KA, Wheeler CM (2002) Proof of Principle Study Investigators. A controlled trial of a human papillomavirus type 16 vaccine. N Engl J Med 347:1645-51
37. Villa LL, Costa RL, Petta CA et al. (2005) Prophylactic quadrivalent human papillomavirus (types 6, 11, 16, and 18) L1 virus-like particle vaccine in young women: a randomised double-blind placebo-controlled multicentre phase II efficacy trial. Lancet Oncol 6:271-8
38. Villa LL, Costa RL, Petta CA et al. (2006) High sustained efficacy of a prophylactic quadrivalent

human papillomavirus types 6/11/16/18 LI virus-like particle vaccine through 5 years of follow-up. Br J Cancer 95:1459-66

39. Harper DM, Franco EL, Wheeler C (2004) GlaxoSmithKline HPV Vaccine Study Group. Efficacy of a bivalent LI virus-like particle vaccine in prevention of infection with human papillomavirus types 16 and 18 in young women: a randomised controlled trial. Lancet 364:1757-65

40. Harper DM, Franco EL, Wheeler CM et al. (2006) HPV Vaccine Study group. Sustained efficacy up to 4.5 years of a bivalent LI virus-like particle vaccine against human papillomavirus types 16 and 18: follow-up from a randomised control trial. Lancet 367:1247-55

40a. Paavonen J, Jenkins D, Bosch FX (2007) Efficacy of a prophylactic adjuvent bivalent L1 virus-like-particle vaccine against infection with human papillomavirus types 16 and 18 in young women: an interim analysis of a phase III double-blind, randomized controlled trial. Lancet 369:2161-70

41. Mao C, Koutsky LA, Ault KA (2006) Efficacy of human papillomavirus-16 vaccine to prevent cervical intraepithelial neoplasia: a randomized controlled trial. Obstet Gynecol 107:18-27

41a. Garland SM, Hernandez-Avila M, Wheeler CM et al. (2007) Females United to Unilaterally Reduce Endo/Ectocervical Disease (FUTURE) I Investigators. Quadrivalent vaccine against human papillomavirus to prevent anogenital diseases. N Engl J Med 356:1928-43

41b. FUTURE II Study Group (2007) Quadrivalent vaccine against human papillomavirus to prevent high-grade cervical lesions. N Engl I Med 356:1915-27

41c. Joura EA, Leodolter S, Hernandez-Avila M et al. (2007) Efficacy of a quadrivalent prophylactic human papillomavirus (types 6, 11, 16, and 18) LI virus-like-particle vaccine against high-grade vulval and vaginal lesions: a combined analysis of three randomised clinical trials. Lancet 369:1693-702

42. Huang K, Lin S (2000) Nationwide vaccination: a success story in Taiwan. Vaccine 18(Suppl):S35-8

43. Goldie SJ, Grima D, Kohli M (2003) A comprehensive natural history model of HPV infection and cervical cancer to estimate the clinical impact of a prophylactic HPV-16/18 vaccine. Int J Cancer 106: 896-904

44. Goldie SJ, Kohli M, Grima D (2004) Projected clinical benefits and cost-effectiveness of a human papillomavirus 16/18 vaccine. J Natl Cancer Inst 96:604-15

45. Sanders GD, Taira AV (2003) Cost-effectiveness of a potential vaccine for human papillomavirus. Emerg Infect Dis 9:37-48

46. Kulasingam SL, Myers ER (2003) Potential health and economic impact of adding a human papillomavirus vaccine to screening programs. JAMA 290:781-9

47. Bozon M (2003) At what age do women and men have their first sexual intercourse? World comparisons and recent trends. Population et Sociétés 391:1-4

47a. Monsonego J (2007) Prévention du cancer du col utérin (II): vaccination prophylactique, connaissances actuelles, modalités pratiques et nouveaux enjeux. La Presse Médicale 36:640-6

48. Zimet GD, May, RM, Winston Y (2000)Acceptability of human papillomavirus immunization. J Women Health Gend Med 1:47-50

49. Anhang R, Wright TC Jr, Smock L, Goldie SJ (2004) Women's desired information about human papillomavirus. Cancer 100:315-20

50. Anhang R, Stryker JE, Wright TC Jr, Goldie SJ (2004) News media coverage of human papillomavirus. Cancer 100:308-14

51. Duffy SW, Tabar L, Chen HH et al. (2002) The impact of organized mammography service screening on breast carcinoma mortality in seven Swedish counties. Cancer 95:458-69

52. Feig SA (2002) Effect of service screening mammography on population mortality from breast carcinoma. Cancer 95:451-7

53. Monsonego J (1997) Spontaneous screening: benefits and limitations. In: Franco E, Monsonego J (eds). New developments in cervical cancer screening and prevention. Oxford, Blacwell Science, pp. 220-40

54. Monsonego J (1996) Enquête nationale sur le dépistage du cancer du col auprès des gynécologues. Gynécol Obstét pratique 81:1-5

55. Camatte S, Morice P, Pautier P (2005) Incidence et mortalité du cancer du col en France. Quelle relation avec le dépistage. In: Bernard Blanc (Ed), Paris, Springe, pp. 35-45

56. Franco E, Cuzick J, Hidelsheim A, de Sanjose S (2006) Issues in planning cervical cancer screening in the era of HPV vaccination. Vaccine 24:S171-7

57. Garnett GP, Waddell HC (2000) Public health paradoxes and the epidemiological impact of an HPV vaccine. J Clin Virol 19:101-11. Review

58. Monsonego J, Cox T, Cuzick J et al. (2006) EUROGIN Expert's Consensus Conference Report. Innovations in cervical cancer prevention. Gynecol Oncol 103:1-24

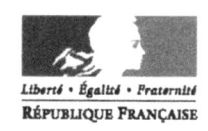

RÉPUBLIQUE FRANÇAISE
Liberté • Égalité • Fraternité

MINISTÉRIO DA SAÚDE E DA SOLIDARIEDADE (França)

DIREÇÃO GERAL DA SAÚDE

COMUNICADO DO COMITÊ TÉCNICO DE VACINAÇÕES
e do
CONSELHO SUPERIOR DE HIGIENE PÚBLICA DA FRANÇA

SEÇÃO DAS DOENÇAS TRANSMISSÍVEIS

Relativo à vacinação contra os papilomavírus humanos 6, 11, 16 e 18

(sessões de 9 de março de 2007)

Após ter tomado conhecimento do relatório do grupo de trabalho *ad hoc*;

Considerando por um lado:

- O parecer relativo à vacinação antipapilomavírus de tipos 16 e 18, emitido pelo Conselho Superior de Higiene Pública da França na sessão de 5 de dezembro de 2006.

Considerando por outro lado:

- Que certos papilomavírus humanos (HPV) são encontrados em 99,7% dos cânceres do colo uterino.[1]
- Que se admite atualmente que certos HPV são a causa dos cânceres do colo uterino.[1]
- Que, na França, o câncer do colo uterino é a 8ª causa de câncer na mulher e a 15ª causa de morte por câncer.
- Que o pico de incidência do câncer do colo uterino ocorre por volta dos 40 anos.[2]
- Que a idade média de descoberta desse câncer se dá aos 51 anos na França.[2]
- Que o número anual de mortes relacionadas com esse câncer diminuiu entre 1980 e 2000 passando, segundo os dados dos registros do câncer, de 1.941 mortes em 1980 a 1.004 mortes em 2000;[3] em 2002, esse número foi estimado em 904 mortes.
- Que a incidência do câncer do colo uterino diminuiu de forma paralela.

14, avenue Duquesne, 75350 PARIS 07 SP – Tel: 01 40 56 60 00 – Fax: 01 40 58 78 00
www.sante.gouv.fr

- Que os cânceres de Malpighi são precedidos por lesões pré-cancerosas; a incidência estimada de NIC[a] 2/3 em 2004 na França urbana foi de 20 a 30.000.[4]
- Que a evolução dessas lesões para o câncer não é sistemática.[5]
- Que o câncer invasivo se desenvolve, aproximadamente, em 15 a 25 anos depois da aquisição da infecção por HPV.[5]
- Que os HPV também são responsáveis por verrugas genitais.
- Que a incidência anual das verrugas genitais foi estimada, na França, em 10^7 para cada 100.000 habitantes, e que as mulheres representam, aproximadamente, 40% desses casos.[6]
- Que os condilomas têm uma grande repercussão na vida psicoafetiva.[7]
- Que a transmissão dos HPV se dá por via cutâneo-mucosa, mais freqüentemente nas relações sexuais, e que o uso dos preservativos só protege parcialmente da infecção pelos HPV.[8]
- Que a infecção é adquirida mais freqüentemente no início da vida sexual.[9]
- Que aproximadamente 3% das jovens têm sua primeira relação sexual antes dos 15 anos, e 9% antes dos 16 anos.[10]
- Que há aproximadamente 120 genótipos de HPV, dos quais 40 infectam o epitélio genital, sendo alguns HPV oncogênicos (especialmente os HPV 16 e 18) e podendo estar na origem de cânceres do colo uterino, da vulva e do ânus, sendo outros não-oncogênicos e podendo estar na origem de condilomas ou vegetações venéreas (HPV 6 e 11, especialmente).[11]
- Que, na Europa ocidental, os genótipos 16 e 18 estão implicados em aproximadamente 73% dos cânceres do colo uterino, 57% das lesões de alto grau, 24% das lesões de baixo grau.[12,13]

Considerando ainda:
- Que há um teste de rastreio das lesões que podem levar ao câncer do colo uterino, o exame de Papanicolaou.
- Que a realização de um rastreio organizado em certos países da Europa do Norte permitiu reduzir a incidência e a mortalidade do câncer do colo em 80%.[14]
- Que, na França urbana, o rastreio do câncer do colo uterino é atualmente individual, sendo o exame de rastreio recomendado para as mulheres de 25 a 65 anos a cada 3 anos após 2 exames de Papanicolaou iniciais normais com um ano de intervalo (ANAES).
- Que os tratamentos aplicados às NIC 2/3 apresentam uma eficácia próxima dos 100%.[15]
- Que o tratamento das verrugas genitais, seja químico, físico ou cirúrgico, nem sempre permite a erradicação e que as recidivas ocorrem em 20 a 30% dos casos.[16]
- Que há uma vacina, o Gardasil®, contra os genótipos 6, 11, 16 e 18.
- Que a eficácia dessa vacina em 2 anos em relação às lesões cervicais de alto grau (NIC 2/3) e dos cânceres *in situ* do colo uterino associados à infecção pelos HPV 16 e 18 é da ordem de 95%; com efeito, dois estudos de fase III[17] dessa vacina foram realizados em mulheres, na Ásia, na Oceania, nas Américas e na Europa, com idades entre 16 e 23 anos.[b]

---

[a]Neoplasia intra-epitelial cervical.

- Essas mulheres receberam ou uma injeção de vacina em M0, M2 e M6, ou 3 injeções de placebo conforme o calendário.
- Dezessete mil mulheres aproximadamente receberam, no mínimo, uma injeção ou de vacina ou de placebo.
- Entre as 16.000 mulheres aproximadamente que receberam três injeções de vacina ou de placebo que não estavam infectadas e não foram[c] até a 3ª injeção, a eficácia da vacina quanto à prevenção das NIC 2/3 e dos cânceres *in situ* associados à infecção pelos HPV 16 e 18 diagnosticados a partir do mês seguinte à 3ª injeção foi de 100%.
- Entre as 17.000 mulheres aproximadamente que receberam no mínimo uma injeção de vacina ou de placebo e que não estavam infectadas no dia da primeira injeção[c], a eficácia da vacina quanto à prevenção das NIC 2/3 e dos cânceres *in situ* associados à infecção pelos HPV 16 e 18 diagnosticados a partir do mês seguinte à 1ª injeção foi da ordem de **95%, valor que pode ser aquele considerado para a eficácia dessa vacina na situação na qual será usada.**
- Entre as 17.000 mulheres aproximadamente que receberam no mínimo uma injeção de vacina ou de placebo, infectadas ou não, a eficácia da vacina quanto à prevenção das NIC 2/3 e dos cânceres *in situ* associados à infecção pelos HPV 16 e 18 diagnosticados a partir do mês seguinte à 1ª injeção foi da ordem de 40%.

◆ Que nesses mesmos estudos, a eficácia dessa vacina em relação aos condilomas vulvares associados à infecção pelos HPV 6, 11, 16 e 18 é da ordem de 95%.[17]

- Entre as 16.000 mulheres aproximadamente que receberam três injeções de vacina ou de placebo que não estavam infectadas e que não foram[c] até a 3ª injeção, a eficácia da vacina quanto à prevenção dos condilomas vulvares associados à infecção pelos HPV 6, 11, 16 e 18 diagnosticados a partir do mês seguinte à 3ª injeção foi da ordem de 99%.
- Entre as 17.000 mulheres aproximadamente que receberam no mínimo uma injeção de vacina ou de placebo que não estavam infectadas[c] no dia da primeira injeção, a eficácia da vacina quanto à prevenção dos condilomas vulvares associados à infecção pelos HPV 6, 11, 16 e 18 diagnosticados a partir do mês seguinte à 1ª injeção foi da ordem de **95%, valor que pode ser considerado para a eficácia dessa vacina na situação na qual ela será usada.**
- Entre as 17.000 mulheres que receberam no mínimo uma injeção de vacina ou de placebo, infectadas ou não, a eficácia da vacina quanto à prevenção dos condilomas vulvares associados à infecção pelos HPV 6, 11, 16 e 18 diagnosticados a partir do mês seguinte à 1ª injeção foi da ordem de 70%.

◆ Que o número médio de parceiros sexuais era 2 e inferior ou igual a 4 para 99% das mulheres que participaram do estudo.

◆ Que a tolerância dessa vacina foi satisfatória, mas que os efetivos não permitiam detectar um efeito indesejável cuja incidência seria inferior a 1/4.000.

◆ Que, entre as mulheres grávidas no mês seguinte à vacinação, foram observadas 5 malformações congênitas *versus* 0 no grupo placebo; ainda que essa diferença não seja significativa, uma informação referente a esse ponto foi incluída no resumo das características do produto.

---

[b]menos de 100 mulheres com idades entre 24 e 26 anos foram inseridos em um dos estudos.
[c]soronegativos e negativos para PCR em relação ao HPV 6, 11, 16 e 18

- Que os dados imunológicos coletados ao longo dos experimentos mostram um título dos anticorpos superior àquele observado após infecção natural e permitem antecipar uma proteção forte e prolongada.
- Que a análise feita para comparar, no nível populacional, o impacto epidemiológico e econômico da organização do rastreio e da vacinação das adolescentes de 14 anos mostra que:
  - A prioridade deveria ser dada à organização do rastreio.
  - No entanto, a vacinação teria um impacto epidemiológico adicional significativo: nos 70 primeiros anos, a organização do rastreio e a organização do rastreio associado à vacinação permitiriam diminuir, respectivamente, em 16% e em 34% o número de cânceres diagnosticados.
  - Com o custo atual da vacina, da relação custo/eficácia da vacinação associada ao rastreio organizado a estimativa fica, do ponto de vista do serviço de saúde público na França, entre 17.500 euros e 35.400 euros por ano de vida ganha, de acordo com as taxas de desconto considerado para atualizar os benefícios, sem levar em conta o impacto da vacinação sobre os condilomas.

Considerando por fim:

- Que a porcentagem de mulheres que não realizaram o exame de Papanicolaou em 6 anos na França era da ordem de 34% em 2000 com disparidades regionais.[18]
- Que, conforme a experiência de rastreio organizado no Bas-Rhin, a cobertura chega a 72% em 3 anos e em 82% em 5 anos.[19]
- Que o rastreio é uma prevenção secundária do câncer do colo uterino.
- Que a vacina é uma prevenção primária das lesões pré-cancerosas e cancerosas do colo uterino, bem como dos condilomas acuminados.
- Que o tratamento de eventuais lesões pode ter conseqüências físicas e psíquicas.
- Que o impacto da vacina sobre a incidência e a mortalidade do câncer do colo uterino só se tornará aparente a longo prazo, em 15 a 25 anos.
- Que o que se busca a curto e a médio prazos com essa vacina é reduzir as situações potencialmente traumatizantes, que são a descoberta e o tratamento de lesões do colo uterino, a descoberta de condilomas vulvares e o tratamento destes.
- Que seria possível que, se as mulheres vacinadas realizassem menos exames preventivos, a incidência e sobretudo a mortalidade em função do câncer do colo uterino aumentem, não sendo a vacina eficaz em relação a 30% dos cânceres.
- Que não se pode negar que o efeito da vacina só seja transitório graças à emergência de outros genótipos de HPV oncogênicos, vindo substituir os genótipos 16 e 18.
- Que a duração da proteção dada pela vacina, avaliada em uma população restrita de aproximadamente 100 mulheres e com base nos dados imunológicos, é de, no mínimo, 5 anos, mas que a duração da proteção a longo prazo ainda não pode ser conhecida.
- Que se uma reposição fosse necessária e se certas mulheres negligenciassem esse recurso, haveria um risco de diferença da incidência do câncer do colo em uma idade mais avançada.

O Comitê Técnico das vacinações e o Conselho Superior de Higiene Pública da França, seção das doenças transmissíveis:

- **Lembram a recomendação de organizar o rastreio das lesões precursoras e cancerosas do colo uterino por exame de Papanicolaou em todo o território**, não podendo a vacinação contra os papilomavírus 16 e 18 substituí-la.

- **Lembram a recomendação para que ações de informação e de formação** sejam desenvolvidas junto aos profissionais da saúde sobre a complementaridade da vacinação e do rastreio, bem como sobre a forma de abordar o tema da sexualidade junto às jovens pacientes.

- **Lembram a recomendação para que uma campanha de comunicação visando a promover o rastreio** do câncer do colo uterino e a lembrar sua importância, tanto junto às mulheres vacinadas quanto junto àquelas não vacinadas, seja aplicada pela autoridade sanitária.

- **Recomendam, na perspectiva da prevenção das lesões precursoras e cancerosas do colo uterino, bem como da prevenção dos condilomas vulvares, a vacinação das jovens de 14 anos,** a fim de proteger as jovens antes que elas sejam expostas ao risco da infecção por HPV.

- **Recomendam que a vacina seja também proposta às jovens de 15 a 23 anos** que não tenham tido relações sexuais ou, no máximo, dentro de um ano após o início da vida sexual, proposta que poderia ser feita no momento da primeira inscrição de contracepção, ou de um pedido de uma pílula do dia seguinte ou de uma consulta por qualquer outro motivo.

- **Recomendam a ampliação dos dispositivos** atuais para permitir que se financiem as adolescentes que desejam ser vacinadas sem permissão parental.

- **Recomendam que seja explicado pelo médico e antes da vacinação** sobre a necessidade e as modalidades de rastreio, o esquema de vacinação, a ausência preferível de gravidez ao longo do mês seguinte à injeção, a ausência de eficácia sobre a prevenção de aproximadamente 30% dos cânceres, a eventualidade que uma reposição se torne necessária e que seja dado um documento escrito indicando a data na qual deverá ser feito o primeiro exame de rastreio.

- **Recomendam que seja obrigatório para as firmas** que produzem ou são levadas a produzir uma vacina HPV promover simultaneamente, em sua comunicação, o uso dessa vacina e o rastreio das lesões do colo uterino e de mencionar a ausência de eficácia de prevenção em aproximadamente 30% dos cânceres.

- **Solicitam que estudos de impacto em saúde pública** sejam realizados nas seguintes áreas: tolerância; tratamento das malformações congênitas nos filhos de mulheres que teriam sido vacinadas, por erro, durante a gravidez ou que tenham engravidado imediatamente após a vacinação; duração de proteção; incidência das lesões cancerosas e precursoras; emergência de novos genótipos oncogênicos e ecologia dos genótipos de HPV; proteção cruzada com os outros genótipos, diferentes do 16 e do 18; impacto da vacinação no rastreio e impacto da vacinação nos comportamentos de prevenção das infecções sexualmente transmissíveis.

14, avenue Duquesne, 75350 PARIS 07 SP – Tel: 01 40 56 60 00 – Fax: 01 40 58 78 00
www.sante.gouv.fr

- **Desejam que seja criado um centro nacional de referência** dedicado aos papilomavírus.

- **Solicitam** que estudos sejam feitos especificamente sobre a vacinação nas jovens moças e mulheres imunodeprimidas.

- **Lembram** que o uso do preservativo faz parte da prevenção das outras infecções sexualmente transmissíveis; a perenidade das campanhas de promoção do uso desses preservativos deve ser, portanto, garantida.

ESTE COMUNICADO SÓ PODE SER DIFUNDIDO EM SUA INTEGRIDADE, SEM QUALQUER SUPRESSÃO OU ACRÉSCIMO.

Referências bibliográficas

Recomendações francesas do Ministério da Saúde e da Solidariedade de 9 de março de 2007, disponíveis em francês no site www.sante.gouv.fr.

1. Walboomers JM, Jacobs MV. Manos MM. Bosch FX. Kummer JA. Shah KV. *et ai*. Human papillomavirus is a necessary cause of invasive cervical cancer worldwide. J Pathol 1999;189:12-9.
2. Duport N. Données épidémiologiques sur le cancer du col de l'utérus / état des connaissances. Saint Maurice: InVS; 2006.
3. Remontet L. Esteve J. Bouvier AM, Grosclaudc P. Launoy G. Menegoz F, *et al*. Cancer incidence and mortality in France over the period 1978-2000. Rev Epidemiol Sante Publique 2003;51:3-30.
4. Bergeron C. Collet C. Coût de la prise en charge des froths anormaux et des néoplasies intraépithéliales du col de l'utérus en France. BEH 2007;4-6.
5. Moscicki AB, Schiffman M, Kjaer S, Villa LL. Chapter 5: Updating the natural history of HPV and anogenilal cancer. Vaccine 2006;24 Suppl 3:S42-S51.
6. Lukasiewicz E. Aractingi S. Flahault A. Incidence et prise en charge des condylomes acuminés externes en médecine générale. Ann Dermatol Venereol 2002;129:991-6.
7. Maw RD. Reitano M. Roy M. An international survey of patients with genital warts: perceptions regarding treatment and impact on lifestyle. Int J STD AIDS 1998;9:571-8.
8. Manhart LE. Koutsky LA. Do condoms prevent genital HPV infection, external genital warts, or cervical neoplasia? A meta-analysis. Sex Transm Dis 2002;29:725-35.
9. Moscicki AB, Hills N. Shiboski S. Powell K. Jay N, Hanson E. *et al*. Risks for incident human papillomavirus infection and low-grade squamous intraepithelial lesion development in young females. JAMA 2001;285:2995-3002.
10. Beltzer N. Lagarde M. Wu-Zhou. Vongmany N. Grémy I. Les connaissances. attitudes. croyances et compartments face au VIH/sida en France. Paris: ORS Ile de France: 2005.
11. Munoz N. Bosch FX, de SS. Herrero R. Castellsague X. Shah KV. et al. Epidemiologic classification of human papillomavirus types associated with cervical cancer. N Engl J Med 2003:348:518-27.
12. Clifford GM, Smith JS. Aguado T. Franceschi S. Comparison of HPV type distribution in high-grade cervical lesions and cervical cancer: a meta-analysis. Br J Cancer 2003;89:101-5.
13. Clifford GM, Rana RK. Franceschi S, Smith JS. Gough G. Pimenta JM. Human papillomavirus genotype distribution in low-grade cervical lesions: comparison by geographic region and with cervical cancer. Cancer Epidemiol Biomarkers Prev 2005;14:1157-64.
14. Miles A. Cockburn J. Smith RA, Wardle J. A perspective from countries using organized screening programs. Cancer 2004;101:1201-13.
15. Martin-Hirsch PL. Paraskevaidis E. Kitchener H. Surgery for cervical intraepithelial neoplasia. Cochrane Database Sys' Rev 2000;CDO01318.
16. Von Krogh G, Lacey CJ, Gross G, Barrasso R, Schneider A. European course on HPV associated pathology: guidelines for primary care physicians for the diagnosis and management of anogenital warts. Sex Transm Infect 2000;76:162-8.
17. EPAR Gardasil®. 2006;www.emea.eu.int/humandocs/PDFs/EPAR/gardasil/H-703-Pi-fr.pdf

18. Rousseau A, Bohet P. Mertiére J, Treppoz H. Heules-Bernin B. Ancelle-Park R. Evaluation du dépistage organisé et du dépistage individuel du cancer du col de l'utérus: utilité des données de l'Assurance maladie. BEH 2002:81-3.
19. Fender M. Schott J. Baldauf JJ, Muller J. Schlund E. Dellenbach P. [EVE, une campagne régionale de dépistage du cancer du col de l'utérus. Organisation. résultats à 7 ans et perspectives'. Presse Med 2003;32:1545-51.

54 Imunogenicidade e tolerância

P. Coursaget ♦ A. Touzé ♦ L. Bousarghin ♦ M. Fleury

RESUMO

Os resultados de tolerância e imunogenicidade obtidos com as vacinas anti-HPV compostas por pseudopartículas virais são muito encorajadores. Os anticorpos persistem por 4 a 5 anos a um título no mínimo superior ao observado numa infecção natural. Entretanto, algumas questões ainda estão em suspenso, como a duração da proteção e a necessidade de injeções de reforço depois de 5 anos, ou o título protetor de anticorpos anti-HPV. Essa vacinação deve levar, daqui a algumas décadas, a uma significativa redução dos cânceres do colo uterino e, em um prazo mais curto, a uma redução dos tratamentos, graças a uma importante redução das lesões pré-cancerosas.

PONTOS-CHAVE

1. As vacinas são bem toleradas.
2. Os anticorpos persistem durante, no mínimo, 5 anos.
3. Mais de 99% das mulheres vacinadas desenvolvem anticorpos.

Introdução

Os dados acumulados no decorrer dos últimos 20 anos sobre a epidemiologia das infecções genitais pelos papilomavírus, a demonstração do papel de alguns desses vírus no desenvolvimento dos cânceres do colo uterino (1, 2) e a demonstração da eficácia de vacinas VLP em vários modelos animais de infecção por papilomavírus justificam plenamente, de um ponto de vista de saúde pública, o desenvolvimento de vacinas contra os papilomavírus humanos genitais de alto risco.

Os papilomavírus são DNA-vírus sem envelope cujo capsídeo resulta da união de 360 proteínas L1 (proteína maior de capsídeo) e de 12 a 36 proteínas L2 (proteína menor de capsídeo). Os vírions, compostos por 72 capsômeros, reúnem-se no núcleo das células infectadas.

Entre os cerca de 40 papilomavírus humanos que infectam as mucosas genitais, 15 foram reconhecidos como responsáveis por cânceres do colo uterino (2). Entre eles, os HPV 16 e 18 são os tipos mais freqüentes. Além disso, Khan *et al.* (3) mostraram que as mulheres infectadas pelos tipos 16 e 18 apresentavam um risco aproximadamente 5 vezes maior de desenvolvimento de displasia do tipo NIC 3 e de cânceres do que as mulheres infectadas por outros tipos de papilomavírus de alto risco. A infecção genital por HPV é considerada a doença sexualmente transmissível mais freqüente, com 30 a 60% de indivíduos infectados em 5 anos após o início da atividade sexual e uma taxa de infecção de pelo menos 75% ao longo da vida (4-6). Geralmente, admite-se que somente cerca de 15% das infecções são persistentes e associadas a lesões. A persistência das infecções é mais freqüente com os HPV de alto risco do que com os HPV de baixo risco, e a persistência é particularmente freqüente para as infecções com o tipo 16 (7, 8). A detecção persistente dos HPV de alto risco está claramente associada ao desenvolvimento posterior de lesões pré-cancerosas e de cânceres. O conjunto desses dados justifica o foco principalmente nas vacinas anticâncer do colo uterino contra os tipos 16 e 18, que são os tipos mais freqüentes e perigosos.

Vacinas profiláticas contra os HPV genitais

Assim como para outras vacinas profiláticas, o objetivo principal das vacinas antipapilomavírus é gerar taxas importantes de anticorpos capazes de neutralizar o inóculo viral. A realização de vacinas preventivas somente foi possível a partir dos anos 1990, com a descoberta da automontagem da proteína L1, quando esta está expressa no sistema eucariótico, em pseudopartículas virais ou VLP *(Virus-Like Particles)* (9, 10). Os estudos em modelos de papilomavírus que infectam bovinos, cães e coelhos mostraram que era possível proteger esses animais contra um teste virulento após vacinação com vírus inativados homólogos (11-16). A proteção é específica de tipo e sem desnaturação dos capsídeos. Além disso, a proteção é transferível por injeção de soro de animais vacinados. Esses resultados levaram ao desenvolvimento das vacinas contra os papilomavírus humanos.

As VLP usadas como antígeno vacinal têm uma estrutura e uma morfologia semelhantes às dos vírus e possuem os epítopos conformacionais necessários à indução dos anticorpos neutralizantes (Fig. 54-1).

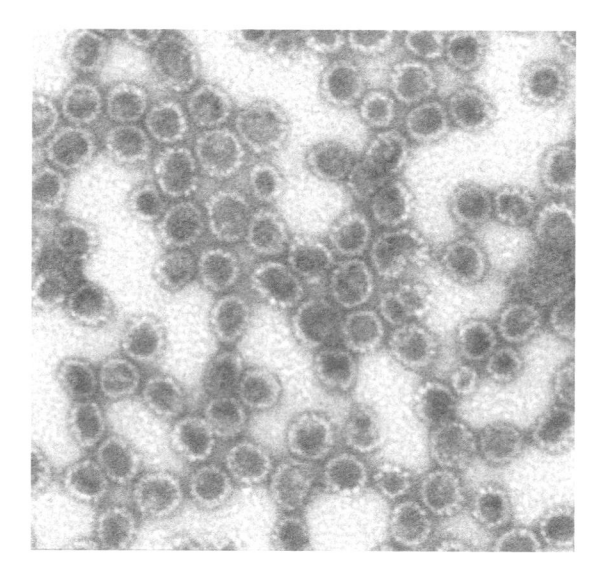

Fig. 54-1. Pseudopartículas virais de HPV 16.

Essas VLP são não-infecciosas, uma vez que são desprovidas de genoma viral e induzem a produção de grande quantidade de anticorpos neutralizantes. Os anticorpos protetores são dirigidos contra determinantes antigênicos conformacionais ligados à estrutura terciária da proteína maior de capsídeo. Os anticorpos neutralizantes anti-L1 são, em sua grande maioria, de tipos específicos (17-20).

Duas vacinas, Gardasil® e Cervarix®, foram desenvolvidas respectivamente pelas companhias Merck e GlaxoSmithKline (GSK). As VLP usadas pela Merck são produzidos por leveduras recombinantes, ao passo que as VLP da GSK são produzidas em células de insetos com o auxílio de baculovírus recombinantes. A vacina Gardasil® (Merck) contém VLP dos HPV 6, 11, 16 e 18 e alumínio como adjuvante (21, 22). A vacina Cervarix® (GSK) contém VLP dos HPV 16 e 18, e **AS04** como adjuvante (23, 24). As duas vacinas são administradas por via intramuscular em 3 doses de 0,5 mL em um período de 6 meses.

■ Tolerância e imunogenicidade das vacinas antipapilomavírus

A tolerância às vacinas é baseada na observação dos efeitos colaterais locais e gerais após cada injeção em mulheres de 15 a 26 anos, comparando-os àqueles observados em mulheres que receberam uma vacina-placebo. No total, as duas vacinas anti-HPV foram bem toleradas. Efeitos colaterais no local da injeção (dor, vermelhidão, inchaço) foram observados com mais freqüência entre os indivíduos que receberam uma das vacinas anti-HPV (86 a 94%) do que entre os indivíduos que receberam o placebo (77 a 88%) (21, 23). Os efeitos colaterais sistêmicos (dores de cabeça, fadiga, sintomas gastrointestinais) foram observados em proporções equivalentes nos indivíduos que receberam as vacinas de HPV e os que receberam um placebo. A maioria dos efeitos colaterais foi classificada como fraca ou moderada. Cerca de 1% dos indivíduos dos grupos vacina e controle relataram efeitos colaterais sérios, mas nenhum foi ligado à vacinação anti-HPV.

Os resultados da imunogenicidade mostram que o total das mulheres vacinadas – e não infectadas na ocasião da primeira injeção de vacina – desenvolveram anticorpos contra os tipos de papilomavírus incluídos nas preparações vacinais utilizadas (22, 24, 25-27). Em especial, os 1.375 indivíduos desses estudos, vacinados contra o HPV 16, desenvolveram anticorpos anti-VLP do HPV 16 após a terceira injeção da vacina. Da mesma forma, os 521 indivíduos vacinados contra o HPV 18 desenvolveram anticorpos anti-HPV 18. Os títulos médios geométricos de anticorpos anti-VLP observados após vacinação contra o tipo 16 variaram de 1.519 a 5.334 (Fig. 54-2). Na ausência de um padrão internacional, esses números são difíceis de ser comparados, e os testes usados pela Merck e pela GSK são diferentes. Contudo, por comparação com o título médio geométrico observado nos grupos-controle entre os indivíduos infectados naturalmente, o título de anticorpos é 66 a 148 vezes maior após vacinação do que após infecção natural. Para o tipo 18, o título médio geométrico dos anticorpos foi de 801 no estudo de Villa *et al.* (21) e de 3.364 no estudo de Harper *et al.* (24), ou seja, 19 e 129 vezes o que é observado numa infecção natural. Para os tipos 6 e 11, títulos médios geométricos de 582 e 697 foram observados, o que representa aproximadamente 10 e 11 vezes os títulos de anticorpos detectados em infecções naturais.

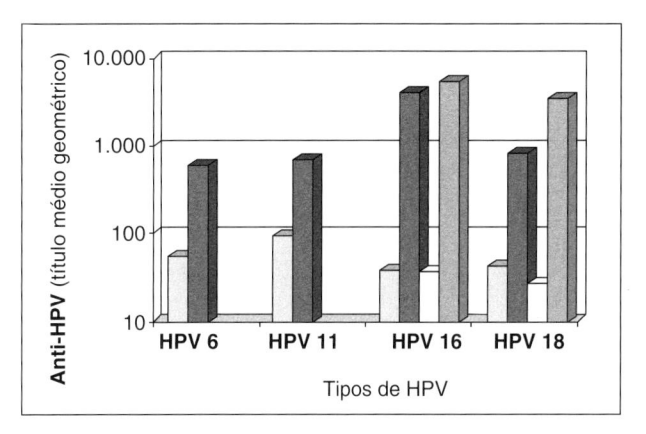

Fig. 54-2. Título médio geométrico em anticorpos anti-HPV após vacinação e infecção natural para os tipos HPV 6, 11, 16 e 18. Em cinza-claro, são apresentados os títulos médios geométricos observados após infecção natural para cada tipo considerado (Villa *et al.*, 2005) e, em branco, os dados para os tipos 16 e 18 do estudo de Harper *et al.* (2005, 2006). Em preto, são representados os resultados observados após vacinação com a vacina tetravalente 6, 11, 16, 18 (Villa *et al.*, 2005) e, em cinza-escuro, os resultados com a vacina bivalente (Harper *et al.*, 2005, 2006). Os títulos para as vacinas Gardasil® são calculados em mMU/mL e, para a vacina Cervarix®, em mU/mL, unidades que não são equivalentes.

A medida dos anticorpos neutralizantes tornou-se possível por meio do desenvolvimento de testes que usavam pseudovírions contendo um gene repórter (28, 29). Com os testes mais sensíveis, anticorpos neutralizantes são detectados em cerca de 100% dos indivíduos vacinados, e existe uma correlação entre o título dos anticorpos detectado por ELISA e o título dos anticorpos neutralizantes. Em virtude do número limitado de estudos realizados e do baixo número de indivíduos infectados após vacinação, não foi possível, até o momento, determinar um título neutralizante protetor.

Os resultados indicam uma queda do título dos anticorpos após a injeção de reforço, seguindo uma curva de descréscimo semelhante ao que é observado para outras vacinas. Os dados disponíveis (21, 24, 27) mostram que os anticorpos persistem no mínimo 4-5 anos com um título superior àquele observado após uma infecção natural (Fig. 54-3). O estudo de Villa *et al.* (21) indica que, 36 meses após a vacinação, os títulos de anticorpos anti-HPV 6 e HPV 11 são semelhantes àqueles observados nas infecções naturais, os títulos de anticorpos anti-HPV 18 são aproximadamente duas vezes maiores do que aqueles observados após uma infecção natural e 17 vezes no que se refere aos anticorpos anti-HPV 16. Com uma vacina de HPV 16 monovalente, o título médio geométrico era, 48 meses após vacinação, de 128 (27), isto é, cerca de cinco vezes maior do que numa infecção natural. Os estudos de Har-

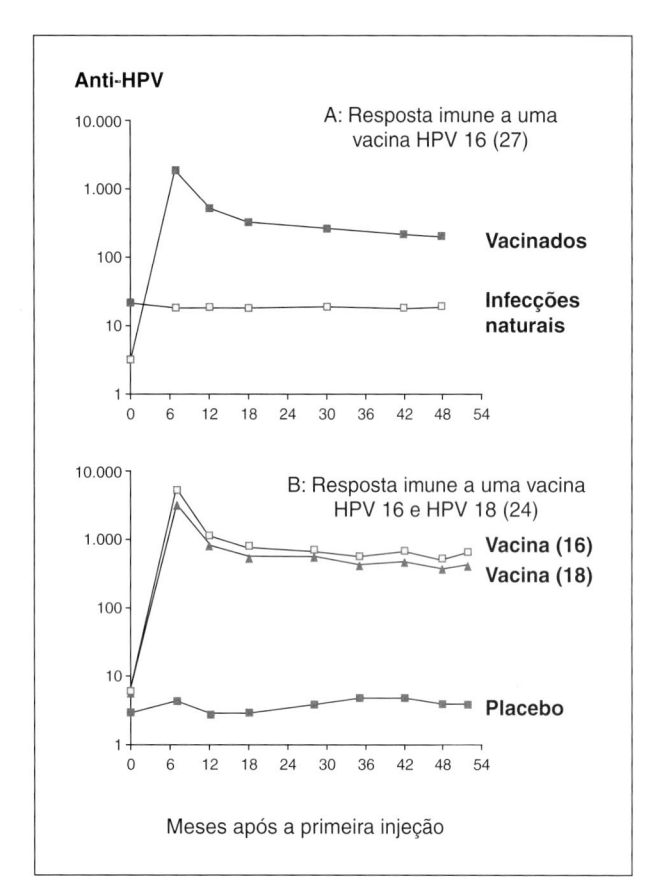

Fig. 54-3. Persistência dos anticorpos anticapsídeo viral: (A) após vacinação HPV 16 e infecção natural; (B) após vacinação com uma vacina HPV 16 e 18 ou um placebo. Conforme os dados de Mao et al. (27) e de Harper et al. (24). (TMG: título médio geométrico).

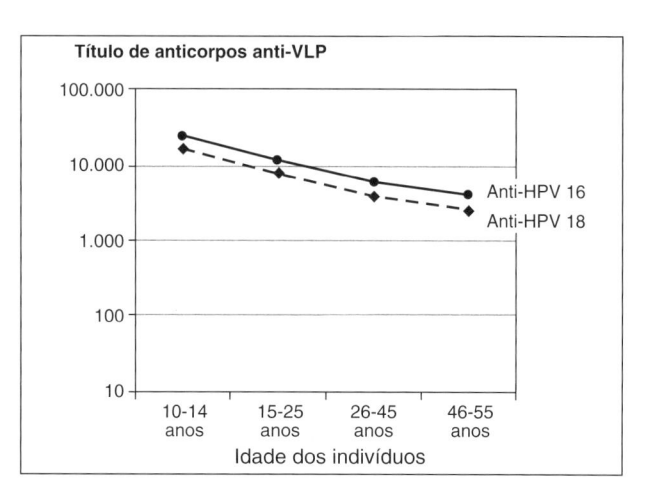

Fig. 54-4. Resposta imune a uma vacina bivalente HPV 16 e HPV 18 em função da idade.

per et al. (23, 24) com a vacina HPV 16/18 (Cervarix®) indicam que, 51 a 53 meses após vacinação, todos os indivíduos ainda possuem anticorpos antipapilomavírus dos tipos 16 e 18, com títulos médios de anticorpos que são respectivamente 17 e 14 vezes mais elevados do que aqueles que foram observados em uma infecção natural. Esses dados foram obtidos em mulheres de 15 a 25 anos, e esses satisfatórios resultados de imunogenicidade foram confirmados recentemente em pré-adolescentes e mulheres de mais idade (Fig. 54-4). Em especial, dois estudos mostraram que a soroconversão é de 100% independente da idade dos indivíduos vacinados, e que o título médio de anticorpos é máximo entre os indivíduos de 10 a 14 anos, decrescendo depois com a idade para atingir uma taxa média que é de, aproximadamente, 8 a 10 vezes menor entre os indivíduos de 46 a 55 anos (30, 31).

Conclusão

A chegada das vacinas contra os papilomavírus genitais com capacidade de prevenir pelo menos dois terços dos cânceres do colo uterino constitui um grande avanço em termos científicos e de saúde pública. Os dados obtidos ao longo de vários testes clínicos indicam que essas vacinas são bem toleradas. Os resultados de imunogenicidade, bem como os resultados de eficácia, sugerem que não será necessário fazer uma injeção de reforço antes de 5 anos. Entretanto, ainda não conhecemos o título protetor dos anticorpos, nem se as infecções naturais são capazes de manter um nível protetor dos anticorpos estimulando uma resposta anamnéstica. Na verdade, o mecanismo de proteção das infecções não é completamente conhecido, e é possível que, mesmo com uma taxa muito baixa de anticorpos, até mesmo na ausência de anticorpos detectáveis, exista memória imunológica suficiente para impedir o surgimento de uma infecção persistente.

Referências

1. Walboomers JM, Jacobs MV, Manos MM et al. (1999) Human papillomavirus is a necessary cause of invasive cervical cancer worldwide. J Pathol 189:12-9
2. Munoz N, Bosch FX, de Sanjose S et al. (2003) Epidemiologic classification of human papillomavirus types associated with cervical cancer. N Engl J Med 348:518-27
3. Khan MJ, Castle PE, Lorincz AT et al. (2005) The elevated 10-year risk of cervical precancer and cancer in women with human papillomavirus (HPV) type 16 or 18 and the possible utility of type-specific HPV testing in clinical practice. J Natl Cancer Inst 97:1072-9
4. Cates W Jr (1999) Estimates of the incidence and prevalence of sexually transmitted diseases in the United States. American Social Health Association Panel. Sex Transm Dis. (4 Suppl):S2-7
5. Ho GY, Bierman R, Beardsley L et al. (1998) Natural history of cervicovaginal papillomavirus infection in young women. N Engl J Med 338:423-8

6. Woodman CB, Collins S, Winter H et al. (2001) Natural history of cervical human papillomavirus infection in young women: a longitudinal cohort study. Lancet 357:1831-6
7. Brisson J, Bairati I, Morin C et al. (1996) Determinants of persistent detection of human papillomavirus DNA in the uterine cervix. J Infect Dis 173:794-9
8. Molano M, Van den Brule A, Plummer M et al. (2003) Determinants of clearance of human papillomavirus infections in Colombian women with normal cytology: a population-based, 5-year follow-up study. Am J Epidemiol 158:486-94
9. Rose RC, Bonnez W, Reichman RC, Garcea RL (1993) Expression of human papillomavirus type 11 L1 protein in insect cells: in vivo and in vitro assembly of viruslike particles. J Virol 67:1936-44
10. Kirnbauer R, Taub J, Greenstone H et al. (1993) Efficient self-assembly of human papillomavirus type 16 L1 and L 1-L2 into virus-like particles. J Virol 67:6929-36
11. Bell JA, Sundberg JP, Ghim SJ (1994) A formalin-inactivated vaccine protects against mucosal papilomavirus infection: a canine model. Pathobiology 62:194-8
12. Breitburd F, Kirnbauer R, Hubbert NL et al. (1995) Immunization with viruslike particles from cottontail rabbit papillomavirus (CRPV) can protect against experimental CRPV infection. J Virol 69:3959-63
13. Suzich JA, Ghim SJ, Palmer-Hill F et al. (1995) Systemic immunization with papillomavirus L1 protein completely prevents the development of viral mucosal papillomavirus. Proc Natl Acad Sci USA 92:11553-7
14. Kirnbauer R, Chandrachud LM, O'Neil BW et al. (1996) Virus-like particles of bovine papillomavirus type 4 in prophylactic and therapeutic immunization. Virology 219:37-44
15. Christensen ND, Reed CA, Cladel NM et al. (1996) Immunization with viruslike particles induces long-term protection of rabbits against challenge with cottontail rabbit papillomavirus. I Virol 70:960-5
16. Breitburd F, Coursaget P (1999) Human papillomavirus vaccines. Seminars in Cancer Biology 9:431-44
17. Rose RC, Reichman RC, Bonnez W (1994) Human papillomavirus (HPV) type 11 recombinant virus-like particles induce the formation of neutralizing antibodies and detect HPV-specific antibodies in human sera. J Gen Virol 75:2075-9
18. Christensen ND, Dillner J, Eklund C et al. (1996) Surface conformational and linear epitopes on HPV-16 and HPV-18 Lt virus-like particles as defined by monoclonal antibodies. Virology 223:174-84
19. Christensen ND, Reed CA, Cladel NM (1996) Monoclonal antibodies to HPV-6 L1 virus-like particles identify conformational and linear neutralizing epitopes on HPV-11 in addition to type-specific epitopes on HPV-6. Virology 15:477-86
20. Fleury MJ, Touze A, Alvarez E et al. (2006) Identification of type-specific and cross-reactive neutralizing conformational epitopes on the major capsid protein of human papillomavirus type 31. Arch Virol 151:1511-23
21. Villa LL, Costa RL, Petta CA et al. (2005) Prophylactic quadrivalent human papillomavirus (types 6, 11, 16, and 18) LI virus-like particle vaccine in young women: a randomised double-blind placebo-controlled multicentre phase II efficacy trial. Lancet Oncol 6:271-8
22. Villa LL, Ault KA, Giuliano AR et al. (2006) Immunologic responses following administration of a vaccine targeting human papillomavirus Types 6, II, 16, and 18. Vaccine 24:5571-83
23. Harper DM, Franco EL, Wheeler C et al. (2004) Efficacy of a bivalent L1 virus-like particle vaccine in prevention of infection with human papillomavirus types 16 and 18 in young women: a randomised controlled trial. Lancet 364:1757-65
24. Harper DM, Franco EL, Wheeler C et al. (2006) Sustained efficacy up to 4.5 years of a bivalent L1 virus-like particle vaccine against human papillomavirus types 16 and 18: follow-up from a randomised control trial. Lancet 367:1247-55
25. Harro CD, Pang YY, Roden RB et al. (2001) Safety and immunogenicity trial in adult volunteers of a human papillomavirus 16 Ll virus-like particle vaccine. J Natl Cancer Inst. 93:284-92
26. Fife KH, Wheeler CM, Koutsky LA et al. (2004) Dose-ranging studies of the safety and immunogenicity of human papillomavirus Type 11 and Type 16 virus-like particle candidate vaccines in young healthy women. Vaccine 22:2943-52
27. Mao C, Koutsky LA, Ault KA et al. (2006) Efficacy of human papillomavirus-16 vaccine to prevent cervical intraepithelial neoplasia: a randomized controlled trial. Obstei Gynecol 107:18-27
28. Bousarghin L, Combita AL, Touzé A (2002) Immunization with HPV LI VLPs induced cross-neutralizing antibodies. 20th International Papillomavirus Conference, Paris, 2002;O100, p.98
29. Buck CB, Pastrana DV, Lowy DR, Schiller JT (2005) Generation of HPV pseudo-virions using transfection and their use in neutralization assays. Methods Mol Med 119:445-62
30. Dubin G (2005) Enhanced Immunogenicity of a Candidate Human Papillomavirus (HPV) 16/18 LI Virus Like Particle (VLP) Vaccine With Novel ASO4 Adjuvant in Pre-Teens/Adolescents. Proc. 45th Interscience Conference on Antimicrobial Agents and Chemotherapy (ICAAC) 2005, Washington (USA)
31. Schwarz TF (2006) An ASO4-containing human papillomavirus (HPV) 16/18 vaccine for prevention of cervical cancer is immunogenic and well-tolerated in women 15-55 years old. J Clin Oncol 24 (Suppl):50s Abstr. 1008. ASCO 2006

55 Avaliação e acompanhamento da eficácia vacinal

P. Mathevet

RESUMO

A avaliação da eficácia vacinal se baseia em vários dados que atualmente não são bem conhecidos. Assim, intervêm nas características da eficácia: a taxa de cobertura da população considerada, a idade de realização da vacinação, a duração da proteção da vacina, a prevalência dos HPV dos tipos 16 e 18 nos estados pré-cancerosos e cancerosos do colo uterino, a vacinação de um ou ambos os sexos, as mudanças futuras do rastreamento cervical. Os futuros estudos dessas diferentes noções permitirão esclarecer a eficácia esperada da vacina.

PONTOS-CHAVE

A eficácia vacinal depende da intervenção destes fatores:
1. A taxa de cobertura da população.
2. A idade da vacinação.
3. A duração de proteção da vacina.
4. A prevalência dos HPV de tipos 16 e 18.
5. A vacinação de um ou ambos os sexos.
6. As futuras mudanças do rastreio cervical.

Introdução

Um preâmbulo importante ao estudo da eficácia vacinal corresponde à definição da vacina profilática. Esse tipo de vacina não é *a priori* eficaz a não ser que seja proposta apenas para populações que ainda não tiveram contato com o HPV, isto é, antes das primeiras relações sexuais. Os dados franceses permitem saber que a média etária das primeiras relações sexuais é de 17,5 anos, mas que, aos 15 anos, 20% das adolescentes já tiveram relações sexuais (1). A população a ser focada para a vacina de HPV profilática corresponde, portanto, às pré-adolescentes com menos de 15 anos.

A avaliação e o acompanhamento da eficácia vacinal devem ser considerados em dois níveis: no âmbito individual e no nível mais global da população.

No âmbito individual: qual a proteção antigênica adequada?

Até o momento, os dados envolvendo o acompanhamento da eficácia das vacinas profiláticas são muito fragmentados. De fato, o acompanhamento das primeiros coortes de pacientes vacinadas atualmente não passa de 5 anos (2, 3). Está demonstrado que, em 5 anos, persiste uma taxa elevada de anticorpos anti-HPV e, principalmente, a manutenção de uma proteção próxima a 100%.

Porém, a duração da persistência dos anticorpos e, sobretudo, o nível de anticorpos suficiente para garantir uma proteção permanecem completamente desconhecidos.

Por outro lado, foi mostrado que, para a vacina de HPV quadrivalente, existe uma forte resposta imunológica na adolescente (9-15 anos) com o dobro da taxa de anticorpos daquela observada na mulher com maior idade (16-25 anos) (4).

No entanto, a análise desses dados requer certa prudência. Não se deve esquecer que os dados apresentados envolvem uma taxa de IgG séricos anti-HPV. A proteção vacinal de HPV faz essencialmente intervir a imunidade local e os IgA presentes na superfície do epitélio genital (5). Mesmo que os dados envolvendo outros tipos de vacinas profiláticas permitam pensar que a taxa de anticorpos sérica seja uma boa prova da proteção obtida pela vacina, nenhum estudo permite afirmar que, para a vacina de HPV, a taxa sérica de IgG seja uma boa prova da imunidade local.

Da mesma forma, nessa ótica, duas questões importantes devem ser respondidas: qual é o nível mínimo de anticorpos anti-HPV que permite garantir uma proteção completa em relação a uma infecção por HPV? Qual é a duração da persistência dessa taxa de anticorpos?

Estão sendo realizados estudos para responder a essas duas questões. Todavia, os dados referentes a esses estudos só serão conhecidos daqui a vários anos. Esses resultados são importantes, pois permitirão saber se é preciso considerar vacinações de reforço e qual deve ser o ritmo dos reforços.

No nível das populações: avaliação da eficácia da vacina

A eficácia vacinal deve se manifestar por meio de uma diminuição das patologias relacionadas com os HPV envolvidos pela vacina. Duas vacinas em teste devem ser comercializadas em breve: uma bivalente, e a outra, quadrivalente. Assim, a vacina profilática mais avançada e comercializada há pouco tempo (Gardasil®) focará os HPV 6 e 11 (fonte dos condilomas genitais) e os HPV 16 e 18 (implicados na maioria dos estados pré-cancerosos e dos cânceres do colo uterino) (6). A segunda vacina, bivalente (Cervarix®), focará apenas os HPV 16 e 18 (7).

No nível das populações, a ação sobre os condilomas genitais só será observada com a vacina quadrivalente. O uso dessa vacina deverá permitir a obtenção rápida de uma diminuição dos casos de condilomatose genital, já que os HPV de tipos 6 e 11 estão envolvidos em mais de 90% dos casos de condilomas genitais (8). Porém, na ausência de registro centralizado dessa patologia, a avaliação da eficácia da vacina será difícil de ser feita.

No que se refere à ação das vacinas no nível das populações sobre os estados pré-cancerosos e os cânceres do colo uterino, essa eficácia poderá ser observada para ambas as vacinas (bivalente e quadrivalente). Entretanto, é preciso levar em conta o prazo entre a contaminação pelo HPV e o aparecimento desses estados pré-cancerosos e cancerosos: como esse prazo comporta vários anos (até mesmo algumas décadas), a eficácia vacinal só será evidenciada de forma muito tardia. Para tentar avaliar a eficácia vacinal sobre os cânceres do colo uterino, vários indicadores foram elaborados. O indicador estabelecido pelos estudos de eficácia da vacina é a taxa de lesão de alto grau (pois permite uma avaliação mais precoce). No longo prazo, os registros dos cânceres dos países europeus e, mais particularmente, dos países escandinavos servirão de base para a vigilância dessa eficácia (9).

Contudo, inúmeros problemas interferentes devem ser considerados para a avaliação da eficácia vacinal: a população submetida à vacina, o nível de vacinação da população, a possibilidade de aparecimento de cânceres do colo relacionados com outros tipos de HPV e com as mudanças e a eficácia dos procedimentos de rastreio dos cânceres do colo uterino.

- Quanto à população submetida à vacina: *a priori*, a vacina será proposta às meninas próximas dos 11 anos. Portanto, a eficácia da vacina só aparecerá de maneira tardia: 5 a 20 mais tarde para a condilomatose genital e 25 a 40 anos depois para os cânceres do colo uterino. Além disso, para ter um efeito significativo no nível da população, será preciso esperar que várias gerações de meninas sejam vacinadas, o que retardará ainda mais o aparecimento dos efeitos favoráveis da vacina. No entanto, é provável que um reforço vacinal seja proposto para as adolescentes com mais de 11 anos e as mulheres de maior idade. Esse reforço levanta outras questões: qual proteção pode ser esperada entre as mulheres que já tiveram contato com o HPV e, portanto, qual ação pode ser esperada sobre a eficácia vacinal global?

  Ainda quanto à população submetida à vacina, um problema continua sendo discutido: a vacinação deve se concentrar em um sexo (mulheres) ou ser global (mulheres e homens)? O problema foi resolvido, pois vários elementos devem ser considerados: existem dificuldades para implementar vacinações de um só sexo (10), o homem também é atingido pelos condilomas, e uma melhor proteção pode ser esperada se a vacinação for global (graças à diminuição do risco de transmissão).

- No que se refere ao nível de vacinação da população, vários dados devem ser considerados: como a vacina deve ser aplicada mediante prescrição médica, não está confirmado se a cobertura vacinal da população visada é muito importante para observar um efeito de proteção notável sobre a população global (11). Nesse contexto de vacinação das adolescentes, a experiência da vacinação contra a hepatite B requer prudência quanto à importância da cobertura vacinal obtida. A informação das adolescentes, de sua família e dos médicos que eventualmente a prescreverão será fundamental no sentido de se ter uma cobertura máxima da população visada.

- A possibilidade de aparecimento de cânceres relacionados com outros tipos de HPV (12, 13). De fato, a vacinação enfoca somente os HPV 16 e 18 (aproximadamente 80-85% dos cânceres do colo na França). Também cânceres do colo relacionados com outros tipos de HPV poderiam ser observados. A história natural das infecções por HPV oncogênico que não o 16 ou o 18 é pouca, até mesmo não conhecida. Em especial, a duração da fase pré-clínica, a agressividade das lesões cervicais observadas etc. são totalmente não avaliadas para os HPV oncogênicos de tipo outro que não o 16 ou o 18.

- É difícil estimar a incidência desses cânceres após a vacinação, pois leva em conta dados que atualmente não são bem conhecidos. Os principais fatores modificadores da eficácia vacinal sobre a incidência dos cânceres cervicais são: a possibilidade de imunização cruzada contra outros tipos pela vacina HPV 16-18, o surgimento de outros tipos virais e o aumento da freqüência de certos tipos (graças à erradicação das infecções por HPV dos tipos 16 e 18). No que se refere à possibilidade de imunização cruzada, isso foi demonstrado por ambas as vacinas: a vacinação contra a infecção por HPV 16-18 acarreta um aparecimento de anticorpos contra os HPV de tipo 31, 45, 52 e 58 e uma diminuição da incidência das lesões cervicais de alto grau em relação aos HPV de tipos 45 e 31 (2). Os virologistas sabem há muito tempo que a imunização de uma população contra certos vírus acarreta um risco de aparecimento de vírus do mesmo tipo, mas mutados para adquirir fatores de resistência ou de superação das defesas imunológicas. Entretanto, ainda que essa eventualidade seja possível, ela é pouco provável, em particular, em função de uma taxa muito baixa de mutação e recombinação dos vírus do grupo HPV. Da mesma forma, e por razões semelhantes, é pouco provável que a erradicação das infecções por HPV 16-18 não modifique a taxa absoluta da incidência de infecções relacionadas com outros HPV oncogênicos.

- As modalidades e a eficácia dos procedimentos de rastreio dos cânceres do colo uterino correm o risco de serem alteradas pela introdução da vacina, o que é agravado pelo fato de que as técnicas de rastreio do câncer do colo uterino atualmente estão evoluindo, especialmente com a introdução da pesquisa e tipagem viral em substituição ou complemento à citologia esfoliativa cervical (14). Outras técnicas, como a avaliação da proteína p16, estão em fase de pesquisa (15). Além disso, é provável que a introdução da vacina leve a modificar as modalidades do rastreio, especialmente na população vacinada. Assim, uma vez que a vacinação esteja amplamente implantada, não sabemos quais serão as modalidades do rastreio recomendadas: deverá o rastreio ser citológico e/ou viral? Deverá o rastreio ser diferenciado: mulher vacinada – mulher não-vacinada? Deverão as mulheres vacinadas submeter-se simplesmente a uma pesquisa virológica de HPV oncogênicos outros que não os HPV 16 e 18?

Se a vacinação for eficaz, a redução esperada da incidência do câncer do colo uterino tornará o rastreio menos rentável em termos de relação custo-benefício para a sociedade. O número de casos rastreados deverá ser muito maior para encontrar um caso positivo. Nessas condições, levanta-se a seguinte questão: qual o tipo e qual o ritmo de rastreio continuarão economicamente rentáveis?

A resposta a essa pergunta passa por uma escolha política de saúde. De fato, é provável que as autoridades sanitárias francesas só aceitem um reembolso da vacina tendo como contrapartida uma queda do custo do rastreio.

No total, o conjunto desses dados deve ser integrado ao modelo de saúde que mudará depois da provável introdução da vacina contra o HPV. Assim, a incidência dos cânceres do colo uterino irá regredir fortemente, e inúmeros fatores irão perturbar a avaliação da eficácia vacinal. Alguns desses fatores terão um efeito positivo, ao passo que outros terão um efeito negativo. No atual estado de nossos conhecimentos, não podemos prever para qual lado irá pender a balança.

Conclusão

Assim, há muitas incógnitas presentes, e estas impedem o fornecimento de elementos precisos que permitam analisar o acompanhamento e a eficácia das vacinações profiláticas. Porém, o futuro próximo aparece, portanto, como um campo fascinante e com pesquisa praticamente inexistente nessa área.

As indicações da vacinação começam a ser definidas. Para a AMM européia, a indicação estabelecida é: homens (?) e mulheres de 9 a 25 anos.

Na França, um reembolso talvez pudesse ser considerado na indicação das pré-adolescentes (antes dos 15 anos) com um reforço entre os 15 e os 18 anos, somente sob prescrição médica.

Nos EUA, a indicação estabelecida junto à FDA é semelhante à AMM européia: mulheres jovens de 9 a 25 anos.

Se, na França, a indicação estabelecida para o reembolso da vacinação são as pré-adolescentes, quais mudanças do rastreio podemos esperar?

Não haverá mudança das práticas atuais, pelo fato de que essas coortes de mulheres não terão idade para se beneficiar do rastreio, o que corresponde a um prazo mínimo de 8 a 10 anos (passagem de uma idade de 11 a 20 anos). Além disso, as mudanças só serão implementadas quando inúmeras coortes de mulheres vacinadas forem incluídas no rastreio, o que corre o risco de acrescentar 10 a 20 (?) anos a mais de prazo.

Referências

1. Darroch JE, Singh S, Frost 11 (200]) Differences in teenage pregnancy rates among five developed countries: the roles of sexual activity and contraceptive use. Fam Plann Perspect 33:244-50
2. Harper DM, Franco EL, Wheeler CM et al. (2006) Sustained efficacy up to 4.5 years of a bivalent L1 virus-like particle vaccine against human papillomavirus type 16 and 18: follow-up from a randomized study. Lancet 367:1247-55
3. Villa LL, Costa RLR, Andrade RP et al. (2006) High sustained efficacy of a prophylactic quadrivalent human papillomavirus type 6/11/16/18 Lt virus-like particle vaccine through 5 years of follow-up. Br J Cancer 95:1459-66
4. Block SL, Nolan T, Sattler C et al. (2006) Comparison of the immunogenicity and reactogenicity of a prophylactic quadrivalent human papillomavirus (type 6, 11, 16, and 18) Lt virus-like particle vaccine in male and female adolescents and young adult women. Pediatrics 118:2135-45
5. Bosch FX, Lorincz A, Munoz N et al. The causal relation between human papillomavirus and cervical cancer. J Clin Pathol 55:244-65
6. Villa LL, Costa RL, Petta CA et al. (2005) Prophylactic quadrivalent human papillomavirus (types 6, 11, 16, and 18) LI virus-like particle vaccine in young women: a randomised double-blind placebo-controlled multicentre phase II efficacy trial. Lancet Oncol 6:271-8
7. Harper DM, Franco EL, Wheeler CM et al. (2004) Efficacy of a bivalent LI virus-like particle vaccine in prevention of infection with human papillomavirus types 16 and 18 in young women: a randomised controlled trial. Lancet 364:1757-65
8. Von Krogh G (2004) Management of anogenital warts. Eur J Dermatol 11:598-603
9. Pagliusi SR, Teresa Aguado M (2004) Efficacy and other milestones for human papillomavirus vaccine introduction. Vaccine 23:569-78
10. Moulin AM (2003) Les vaccins: implications sociales et politiques Med Mal Inf 33:564-9
11. Taira AV, Neukermans CP, Sanders GD (2004) Evaluating human papillomavirus vaccination programs. Emerg Inf Dis 10:1915-23
12. Munoz N, Bosch FX, De Sanjose S et al. (2003) Epidemiologic classification of human papillomavirus types associated with cervical cancer. N Engl J Med 348:518-27
13. Wieland U, Pfister H (1997) Papillomaviruses in human pathology: Epidemiology, pathogenesis and oncogenic role. In: Gross, Barrasso (eds.) Human papilloma virus infection: A clinical atlas. Ullstein Mosby p. 1-18
14. Miller A, Sankaranarayanan R, Bosch X, Sepulveda C (2003) Can screen-ing for cervical cancer be improved, especially in developing countries? Int J Cancer 107:337-40
15. Dehn D, Torkko KC, Shroyer KR (2007) Human papillomavirus testing and molecular markers of cervical dysplasia and carcinona. Cancer 111:1-14

56 Educação e informação

P. Faucher

RESUMO

O sucesso da introdução da vacina HPV deve ser sustentado pela adesão dos responsáveis pela saúde pública, profissionais de saúde e da população em geral. Para que isso ocorra, é preciso que haja previamente uma compreensão perfeita das conseqüências da infecção por HPV, bem como dos benefícios esperados da vacina.

As atuais pesquisas sobre o impacto e as perspectivas da vacinação HPV indicam que muitas mulheres e profissionais de saúde têm conhecimentos muito escassos sobre a infecção HPV e seriam beneficiados se contassem com ações de educação e de informação.

Inúmeras barreiras ao desenvolvimento da vacinação são previsíveis tanto junto aos profissionais de saúde quanto junto à população de modo geral. Estratégias de comunicação específicas sobre a vacina HPV devem, desse modo, ser elaboradas e avaliadas em escalas francesa e internacional.

PONTOS-CHAVE

1. O envolvimento dos profissionais de saúde será uma chave determinante para que os pais aceitem vacinar seus filhos contra o HPV.
2. Parece haver um incômodo por parte dos clínicos em falar sobre a vacinação contra IST aos pré-adolescentes e a seus pais, conseqüência da dificuldade que os profissionais sentem de falar de sexualidade com adolescentes.
3. As mensagens devem ser preparadas de tal forma que a população fique convencida do risco da infecção por HPV e peça a vacinação, sem que isso gere, no entanto, muita ansiedade ou prometa benefícios exagerados.
4. É provável que a aceitabilidade da vacinação HPV pelos pais dependa de outros fatores que vão além do simples conhecimento da história natural do HPV: cobertura da mídia,

Introdução

O sucesso da introdução da vacina HPV deve ser sustentado pela adesão dos responsáveis da saúde pública, dos profissionais de saúde e da população em geral. Para que isso ocorra, é preciso que haja previamente uma compreensão perfeita das consequências da infecção por HPV, bem como dos benefícios esperados da vacina. O objetivo deste capítulo é descrever as estratégias de comunicação relativas à educação e à informação sobre a vacina HPV.

Comunicação junto aos atores e responsáveis pela saúde pública

As pessoas envolvidas na gestão da saúde pública são numerosas e variadas: os legisladores, os funcionários dos ministérios da saúde e das finanças, os funcionários da Alta Autoridade de Saúde francesa (HAS), os responsáveis pelas associações profissionais, sociedades científicas ou institutos, ONGs, associações de mulheres, associações de luta contra o câncer etc. As informações destinadas a essas diferentes pessoas devem ser, portanto, formuladas em termos relativamente simples, de tal modo que não haja necessidade de ser um especialista em patologia relacionada com o HPV para compreender o desafio que essa infecção representa em termos de saúde pública. A apresentação dos dados deve ser feita de tal maneira que seja possível comparar a estratégia vacinal com as estratégias já realizadas para lutar contra as consequências da infecção por HPV. Com efeito, os programas de rastreio pelo exame de Papanicolaou já deram prova de sua eficácia para diminuir a incidência do câncer do colo uterino. Mas é preciso, por outro lado, ser capaz de condensar vários dados estatísticos (morbidade e mortalidade da infecção, eficácia da vacina, porcentagem antecipada de cobertura da população, tempo adquirido para medir o efeito da vacinação etc.), para permitir aos responsáveis da saúde pública avaliar a relação custo-benefício da vacinação e de seus benefícios diretos na saúde. Os responsáveis também precisam conhecer as resistências previsíveis à prática dessa vacinação a fim de poder eventualmente antecipá-las, sobretudo quando é destinada a adolescentes para lutar contra uma infecção sexualmente transmissível (IST). Será importante, assim, que eles determinem os meios mais eficazes de informação sobre a vacinação HPV visando aos profissionais de saúde e à população em geral. Além disso, a questão de integrar essa vacinação a programas de vacinações já existentes terá como corolário, na França, a sustentação por parte da sociedade dessa nova vacina por meio do reembolso dado pelo sistema de saúde. Ou seja, é dever das autoridades de saúde pública acompanhar a comercialização da vacina determinando sua eficácia e sua segurança, particularmente em certas situações: vacinação incompleta, administração simultânea de outras vacinas, doenças crônicas ou infecciosas que podem comprometer a resposta imunológica à vacina ou comprometer sua segurança... O acompanhamento a longo prazo das pessoas vacinadas é igualmente indispensável, sobretudo para se ter certeza da ausência de riscos de patologias que possam estar relacionados com um efeito secundário da vacinação. Todas as informações que dizem respeito ao acompanhamento das pessoas vacinadas deverão ser comunicadas, portanto, aos responsáveis e aos agentes de saúde pública.

Comunicação com os profissionais de saúde

Informação sobre a vacinação

Os profissionais de saúde que podem ser levados a discutir e/ou a realizar a vacinação HPV também são múltiplos e variados: ginecologistas, pediatras, médicos generalistas, mas também médicos que trabalham em centros de saúde para adolescentes, em centros de planejamento e de educação familiar (CPEF), em dispensários antivenéreos (DAV), em centros de diagnóstico anônimo e gratuito do HIV e das hepatites (CDAG), em centros de vacinação, em centros de prevenção do câncer. Não se deve esquecer tampouco os responsáveis por dar a informação e a educação sexual nos estabelecimentos escolares (enfermeiras, conselheiras conjugais, assistentes sociais, médicos escolares) e, em certa medida, os farmacêuticos. Vários estudos mostraram a que ponto os profissionais de saúde são considerados pela população como a fonte de informação mais usada e mais confiável no que diz respeito à saúde em geral e à vacinação em particular (1, 2). Dessa forma, o envolvimento dos profissionais de saúde será uma chave determinante para fazer com que os pais aceitem vacinar seus filhos contra o HPV (3).

Várias dificuldades devem, porém, ser previstas:

O nível de conhecimento dos profissionais sobre a infecção por HPV

Dois estudos americanos indicam que o conhecimento da infecção por HPV é relativamente modesto por parte dos pediatras e dos médicos generalistas (4, 5). Ao contrário, um recente levantamento realizado no México junto aos ginecologistas-obstetras e aos generalistas indica um nível de conhecimento da infecção por HPV bastante elevado (6). Um estudo feito junto a enfermeiras britânicas mostrou que estas conheciam a relação entre a infecção por HPV e o câncer do colo, mas não compreendiam a diferença entre HPV de alto risco e de baixo risco, nem quais subtipos estavam associados ao câncer do colo (7). Ainda não há na França estudos publicados sobre a questão do nível de conhecimento dos profissionais de saúde. De qualquer forma, está claro que será preciso formar os profissionais de saúde completando seu conhecimento sobre a infecção por HPV e lhes dando instrumentos para que possam se comunicar de modo eficaz com a população. Além dos jornais científicos, existem outros meios para que os profissionais de saúde possam obter informações sobre o HPV e a vacinação: formação médica contínua, conferências ou fóruns durante congressos médicos, criação de sites na Internet, entre outros.

A atitude dos profissionais diante da vacinação HPV

Há quatro estudos, todos anglo-saxões, que foram realizados junto a ginecologistas, médicos generalistas, pediatras e enfermeiras a fim de avaliar sua atitude diante da vacinação contra uma IST e/ou dos HPV. Os quatro estudos indicaram uma relativa preferência dos profissionais em vacinar, sobretudo, os adolescentes mais velhos do que os mais novos e mostraram a importância da cobertura dessa ação pelas organizações profissionais (4, 5, 7, 8). Parece haver um incômodo em falar de vacinação contra IST a pré-adolescentes e a seus pais, conseqüência da dificuldade que os profissionais sentem em falar de sexualidade com adolescentes, como foi mostrado por vários estudos (9). Esse incômodo parece estar relacionado com certo número de crenças e de atitudes. Abordar o tema da sexualidade durante uma consulta (sobretudo se o motivo da consulta for outro) parece difícil para certos profissionais, que percebem esses adolescentes muito novos como tendo um baixo risco de contrair uma infecção por HPV. O medo de uma reação negativa dos pais diante de uma discussão iniciada com seu filho sobre as IST pode ser um bloqueio não desprezível. Finalmente, alguns clínicos podem temer que os jovens vacinados percebam as relações sexuais como sem perigo e comecem a ter condutas de risco. Não se sabe se podemos transpor o resultado dessas pesquisas à atitude dos profissionais franceses. Nesse sentido, um estudo acaba de ser lançado a fim de conhecer o estado de espírito dos ginecologistas franceses em relação à vacinação HPV (Estudo Sauvegard).

Prática da vacinação

Pode-se perguntar quais são os profissionais de saúde que serão os mais disponíveis para a prática da vacinação e os mais envolvidos com ela. Sabe-se que os pediatras são os médicos que têm a maior prática em vacinação, seguidos pelos generalistas. Os ginecologistas, em contrapartida, estão pouco envolvidos com a vacinação, com exceção daquela contra a rubéola. Um estudo americano realizado junto a ginecologistas-obstetras mostrou que menos de 60% deles interrogavam seus pacientes sobre o estado de imunidade, que somente 10% recomendavam as vacinações adultas, e que 44% pensavam que as vacinas devem ser feitas em outro lugar (10). É possível pensar, portanto, que a prática do ato de vacinação seja mais difícil de entrar na prática corrente de um ginecologista do que na de um pediatra ou de um médico generalista.

Comunicação visando à população em geral

É crucial fornecer à população uma informação clara, simples e facilmente assimilável sobre a vacinação HPV. As mensagens devem se dirigir não somente aos pais e aos adolescentes, mas também aos representantes da sociedade civil, aos professores e à mídia. Paralelamente à informação sobre a infecção por HPV, será necessário fornecer informações sobre a eficácia da vacina, sua segurança, seus potenciais efeitos secundários, o grau e a duração da proteção que ela vai conferir e sobre seu custo. As famílias devem conhecer igualmente a logística da administração da vacina, bem como o calendário vacinal. As mensagens sobre a vacina devem ser preparadas de tal modo que a população fique convencida do risco da infecção por HPV e solicite a vacinação, sem, no entanto, gerar muita ansiedade ou prometer benefícios exagerados.

Dificuldades gerais ao desenvolvimento da vacinação

Várias dificuldades gerais ao desenvolvimento da vacinação são previsíveis.

Baixo nível de conhecimento sobre HPV

Os resultados de vários estudos mostram um nível muito baixo de conhecimento da população a respeito da infecção por HPV. Na Inglaterra, menos de 1% das pessoas questionadas podiam nomear o HPV como a causa do câncer do colo do útero, e 14% sabiam que existe um elo entre esse câncer e uma IST (11). Na Alemanha, somente 3,2% das pessoas interrogadas sabiam que o HPV é um fator de risco do câncer do colo uterino (12). Nos Estados Unidos, menos de um terço da população geral já ouviu falar do papilomavírus (13-15). Os levantamentos realizados em universidades mostraram que, se todos os estudantes já tinham ouvido falar das verrugas genitais, entre 28 e 67% nunca tinham ouvido falar do papilomavírus (14, 15). Esses estudantes indicam que conhecem menos sobre o HPV do que sobre todas as outras IST (14). Entre aqueles que já tinham ouvido falar do HPV, poucos têm consciência da relação com o câncer do colo do útero (16), do caráter assintomático da infecção (16) ou da possibilidade de transmissão por contato sem penetração ou apesar do uso de um preservativo (14).

Informações difíceis de dar

A informação a ser dada sobre a infecção por HPV pode ser confusa, angustiante e estigmatizante. Por exemplo, parece difícil compreender a distinção entre HPV de baixo risco e de alto risco ou como a infecção por HPV pode ser, ao mesmo tempo, incurável e transitória. A informação segundo a qual a infecção por HPV é incurável e muito facilmente transmissível pode gerar muita ansiedade. Finalmente, apesar de se insistir sobre a banalidade e a freqüência dessa infecção, as suspeitas de traições e de infidelidade surgem comumente entre o casal (17).

Custo da vacina

A disponibilidade da vacina por um custo razoável e a possibilidade de ser reembolsado pelo serviço de saúde pública ou pelos seguros de saúde são um elemento capital para a difusão da vacina entre todas as categorias sociais da população. Na França, no estado atual das coisas, um custo de aproximadamente 437 euros não reembolsado é um freio para o desenvolvimento da vacina, especialmente nas categorias sociais de baixa renda, que não contam com seguros complementares.

Oposições "de princípio"

Ainda que a oposição à vacinação seja normalmente a conseqüência da falta de informação ou de uma má informação, indivíduos ou organizações podem se opor à vacinação por razões morais, filosóficas ou religiosas. Por exemplo, certos indivíduos pensam que a aquisição de uma IST é uma punição por ter tido relações sexuais antes do casamento; outros, que a prevenção e o tratamento das IST podem ser interpretados como uma garantia para um comportamento sexual depravado ou ainda que a prevenção das IST é um sinal do declínio moral de nossa sociedade.

Atitude específica dos pais

Para a obtenção de uma eficácia máxima, a idade ideal para ser vacinado contra o HPV deveria ser durante a pré-adolescência, antes do início da atividade sexual. Ora, os pré-adolescentes e os adolescentes dependem sempre, hoje em dia, da vontade de seus pais quanto às questões de saúde. Deve-se lembrar, porém, que desde a lei de março de 2002 na França, acerca dos direitos dos pacientes, um menor pode receber cuidados sem obter obrigatoriamente o consentimento parental. Na maioria dos casos, no entanto, os pais vão desempenhar um papel central nas decisões referentes à vacinação de seus filhos. Vários estudos americanos examinaram a atitude dos pais diante da vacinação de seus filhos contra IST, dentre as quais o HPV (2, 18-21). Três deles mostraram níveis relativamente altos de aceitabilidade da vacinação HPV por parte dos pais (2, 20, 21). Na França, os resultados do estudo ENJEUX mostram que 65% das mães pensam em vacinar sua filha de 15 a 17 anos e 59% vacinariam sua filha de 11 a 14 anos (22). Os pais são sensíveis sobretudo à proposta de proteger seu filho contra uma infecção grave com uma vacina eficaz, qualquer que seja a fonte dessa infecção (especialmente sexual) (19, 20). Parece também que os pais estão mais inclinados a aceitar uma vacina contra uma infecção para a qual nenhum outro meio de luta é possível (19). O fato de que o preservativo não previne o risco de infecção por HPV é, pois, um argumento a ser salientado. Por outro lado, a atitude geral dos pais em relação às questões de saúde, assim como sua história pessoal de IST, parecem ser fatores preditivos da intenção de vacinar seus filhos (21).

Diante da reticência de certos pais em vacinar seus filhos contra o HPV, a questão agora é saber se educar e informar precisamente os pais sobre a infecção por HPV poderia aumentar sua aceitabilidade da vacina. Dois estudos americanos mostraram resultados contraditórios (2, 23). No primeiro, os pais de crianças de 10-15 anos tiveram que preencher um questionário uma vez antes e uma vez depois de ler uma ficha de informação sobre a infecção por HPV (prevalência, modo de transmissão, gravidade etc.). A aceitabilidade da vacinação passou de 55 a 73% depois da leitura da ficha de informação (2). O segundo estudo tratava de pais de crianças de 8-12 anos que foram randomizados em dois grupos, conforme recebessem ou não uma informação detalhada sobre a infecção por HPV. O estudo mostrou que, se o nível de conhecimento sobre o HPV é maior no grupo que recebeu informações, a intenção de vacinar seu filho não é maior do que no grupo que não recebeu as mesmas informações (23). É provável, portanto, que a aceitabilidade da vacinação HPV por parte dos pais dependa de outros fatores do que o simples conhecimento da história natural do HPV e que a análise de sua influência seja fundamental para favorecer a difusão da vacina.

Fatores socioambientais

A cobertura na mídia da vacinação é um fator que pode influenciar os indivíduos. Em vários países, foram formulados ataques pela imprensa contra as vacinas: ameaça contra a liberdade individual, controle governamental, envenenamento de massa, complicações graves etc. No País de Gales, a campanha de um jornal local contra a vacina tríplice viral (sarampo, rubéola e caxumba) fez com que a taxa de cobertura vacinal caísse na região onde era distribuído (24). Na França, as falsas informações dadas pela imprensa sobre o risco de esclerose em placas associado à vacinação contra a hepatite B tiveram conseqüências catastróficas sobre a cobertura vacinal (25). A melhor forma de responder aos ataques é fornecer, em uma apresentação acessível, dados críveis e comprovados que provenham de fontes confiáveis *(Evidence Based Medicine)*. Nem todas as polêmicas merecem, entretanto, uma resposta, que só faria aumentar o problema; em compensação, é preciso, às vezes, saber responder às desinformações maiores que podem aparecer na mídia.

Tirando a mídia, os indivíduos também são submetidos, no que diz respeito à saúde, às crenças e às normas do grupo social ao qual pertencem *(Health Belief Model)*. Estão submetidos igualmente à influência da opinião de grupos de pares. As pessoas vacinam seus filhos porque todo mundo vacina e isso parece normal, ou porque são os "bons" pais que vacinam (26).

Interface com o sistema de saúde

A atitude dos profissionais de saúde quanto à vacinação (grau de recomendação, experiência pessoal das vacinas) foi estudada para saber em que medida esta poderia influenciar a decisão dos pais em vacinar seus filhos. Um estudo americano referente à vacinação contra a varicela mostrou que, entre os pais que aceitavam a vacinação, 60% diziam ter sido influenciados pela recomendação do médico, ao passo que somente 17% dos pais que recusaram a vacinação citavam a opinião do médico como um fator importante (27).

Um segundo estudo sobre a vacinação contra a varicela mostrou uma atitude mais positiva diante da vacina por parte dos pais que dão importância à opinião do pediatra (28). Esse vínculo entre o pai e o profissional de saúde também foi verificado em um estudo sobre a aceitabilidade por parte dos pais da vacinação contra a hepatite B. O melhor fator preditivo da aceitação parental foi a crença dos pais na opinião do médico, que estimava ser importante fazer a vacinação (29).

Fatores pessoais

- Vários trabalhos mostraram que, quando a vacina não é reembolsada pelo sistema de saúde, os fatores parentais mais importantes que influenciam a taxa de cobertura vacinal estão relacionados com a pobreza: baixo nível de estudos, família numerosa, baixa posição socioeconômica, minoria étnica etc. (30). Para os pais que têm poucos recursos ou pouco tempo para cuidar da saúde de seus filhos, a importância da vacinação pode vir após outros problemas (drogas, violência, relações etc.) (31).

- O medo dos efeitos secundários na criança é uma barreira comum para a realização de uma vacinação (32). Várias atitudes foram descritas. Uma delas consiste no medo de um acontecimento indesejável que coloque em xeque a responsabilidade de ter decidido pela vacinação antes da ocorrência de uma complicação ligada à omissão da vacinação. Uma outra consiste em recusar a possibilidade do menor risco. Por exemplo, alguns pais pensam que um risco de acontecimento grave em 1/300.000 ainda é muito alto e que eles não querem jogar "a roleta russa" com seu filho (26). Uma terceira consiste em se preocupar, acima de tudo, com efeitos secundários da vacinação, mais do que enxergar os benefícios esperados (má avaliação da relação/riscos/benefícios).

- Alguns pais podem rejeitar uma vacina contra uma infecção sexualmente transmissível. Eles não conseguem considerar que seus filhos possam ter, em um futuro próximo, uma vida sexual, justificando isso por meio de certas características psicocomportamentais ou físicas de seus filhos, que os colocariam em um baixo risco de ser infectados pelo HPV (timidez, imaturidade emocional, tendência ao isolamento, negligência com as roupas etc.). É o medo de ter de discutir sobre sexualidade com seus filhos que representa um elemento maior de rejeição da vacinação. No entanto, alguns pais dizem estar prontos a reconsiderar a necessidade da vacinação quando perceberem que seu filho iniciou a vida sexual (19). Alguns pais podem pensar ainda que, ao aprovar a vacinação HPV, eles estão estimulando seus filhos a terem relações sexuais precocemente e a apresentarem comportamentos de risco (objeção já feita, há 15 anos, quando das campanhas de vacinação da hepatite B). No entanto, o desenvolvimento de programas de educação sexual nos colégios e a distribuição de preservativos não mostraram um crescimento da atividade sexual dos estudantes (33). Além disso, sabe-se que o medo das IST não é uma motivação maior para explicar a abstinência sexual dos jovens e pode-se pensar, portanto, que liberá-los desse medo não resultará automaticamente em sua passagem ao ato (34).

Atitude dos adolescentes

Ainda que a decisão dos pais seja o fator preditivo mais forte da aceitabilidade da vacina (21), não se deve desprezar a comunicação diretamente com os adolescentes e com os jovens adultos. Estudos americanos mostraram, de fato, que os adolescentes estão interessados pela vacinação contra o HPV (35, 36). Em um estudo sobre a aceitabilidade da vacinação por parte dos pais, 74% dos pais interrogados indicam que a decisão de ser vacinado deve ser tomada juntamente com o filho (37). Na França, 80% das jovens de 15 a 17 anos e das mulheres jovens de 18 a 25 anos gostariam de ser vacinadas (22). Estratégias inovadoras foram desenvolvidas para informar os jovens sobre a vacinação e para ajudá-los a falar sobre isso com seus pais (38). Parece, por outro lado, que o fato de o(a) adolescente ter um(a) amigo(a) que já iniciou a atividade sexual seja um fator notável de aceitabilidade da vacina (20). Nem por isso a baixa percepção da noção de risco que existe na adolescência pode ser um freio para a prática da vacinação HPV.

■ Conclusão

As pesquisas atuais sobre o impacto e as perspectivas da vacinação HPV indicam que muitas mulheres e profissionais de saúde têm conhecimentos bastante limitados sobre a infecção por HPV, e ações de educação e de informação poderiam ser úteis, portanto. Uma parte dessa educação deve ser focalizada em um grupo particular, as crianças e os adolescentes de 9-15 anos, para garantir que a imunidade contra o HPV seja adquirida antes das primeiras relações sexuais. As pesquisas americanas indicam que os profissionais de saúde e os pais estão muito interessados na vacinação HPV e que não parece haver oposição em princípio a essa prática. Diversas questões sobre as consequências da vacinação HPV não serão resolvidas antes que esta esteja totalmente disponível, mas já se pode pensar que não haverá um aumento das práticas sexuais de risco nem uma incitação a se ter relações sexuais mais precocemente. Estratégias de comunicação eficazes voltadas para os pais serão um elemento fundamental para permitir o sucesso dos programas de vacinação contra HPV. Essas estratégias devem ser avaliadas e, sobretudo, compartilhadas entre todos os países que permitirem à sua população contar com a vacinação HPV.

Referências

1. Streefland PH (2003) Introduction of a HIV vaccine in developing countries: social and cultural dimensions. Vaccine 21:1304-9
2. Davis K, Dickman ED, Ferris D, Dias JK (2004) Human papillomavirus vaccine acceptability among parents of 10 to 15 year old adolescents. J Low Genit Tract Dis 8:188-94
3. Zimet GD (2005) Improving adolescent health: focus on HPV vaccine acceptance. J Adolesc Health 37(Suppl 6):S17-23
4. Kahn JA, Zimet GD, Bernstein DI et al. (2005) Pediatricians' intention to administer human papillomavirus vaccine: the role of practice characteristics, knowledge, and attitudes. J Adolesc Health 37:502-10
5. Riedesel JM, Rosenthal SL, Zimet GD et al. (2005) Attitudes about human papillomavirus among family physicians. J Pediatr Adolesc Gynecol 18:391-8
6. Aldrich T, Becker D, Garcia SG, Lara D (2005) Mexican physician's knowledge and attitudes about the human papillomavirus and cervical cancer: a national survey. Sex Transmit Infect 81:135-41
7. Mays RM, Zimet GD (2004) Recommending STI vaccination to parents of adolescents: the attitudes of nurse practitioners. Sex Transmit Dis 31:428-32
8. Raley JC, FollowwillKA, Zimet GD, Ault KA (2004) Gynecologist's attitudes regarding human papillomavirus vaccination: a survey of fellows of the American College of Obstetricians and Gynecologists. Inf Dis Obstet Gynecol 12:127-33
9. Schuster MA, Bell RM, Petersen LP, Kanouse DE (1996) Communication between adolescents and physicians about sexual behaviour and risk prevention. Arch Pediatr Adolesc Med 150:906-13
10. Schrag SJ, Fiore AE, Gonik B et al. (2003) Vaccination and perinatal infection prevention practices among obstetrician-gynecologists. Obstet Gynecol 101:704-10
11. Waller J, McCaffery K, WardleJ (2004) Beliefs about the risk factors for cervical cancer in a British population sample. Prev Med 38:745-53
12. Klug SJ, Hetzer M, Blettner M (2005) Screening for breast and cervical cancer in a large German city: participation, motivation and knowledge of risk factors. Eur J Public Health 15:70-7
13. Dell DL, Chen H, Ahmad F, Stewart DE (2000) Knowledge about human papillomavirus among adolescents. Obstet Gynecol 96:653-6
14. Baer H, Allen S, Braun L (2000) Knowledge of human papillomavirus infection among young adult men and

women: implications for health education and research. J Community Health 25:67-78
15. Ramirez JE, Ramos DM, Clayton L et al. (1997) Genital human papillomavirus infections: knowledge, perception of risk, and actual risk in a nonclinic population of young women. J Womens Health 6:113-21
16. Yacobi E, Tennant C, Ferrante J et al. (1999) University students' knowledge and awareness of HPV. Prev Med 28:535-41
17. Anhang R, Wright Jr TC, Smock L, Goldie SJ (2004) Women's desired information about human papillomavirus. Cancer 100:315-20
18. Mays RM, Sturm LA, Zimet GD (2004) Parental perspectives on vaccinating children against sexually transmitted infections. Soc Sci Med 58:1405-13
19. Zimet GD, Mays RM, Sturm LA (2005) Parental attitudes about sexually transmitted infection vaccination for their adolescent children. Arch Pediatr Adolesc Med 159:132-7
20. Lazcano-Ponce E, Rivera L, Arillo-Santillan E et al. (2001) Acceptability of a human papillomavirus (HPV) trial vaccine among mothers of adolescents in Cuernavaca, Mexico. Arch Med Res 32:243-7
21. Zimet GD, Perkins SM, Sturm LA et al. (2005) Predictors of STI vaccine acceptability among parents and their adolescent children. J Adolesc Health 37:179-8614
22. Grange G, Malvy F, Lançon F, El Hasnaoui A (2006) Perception de la relation entre HPV et cancer du col de l'utérus: étude enjeux Abstract 7e Journèes nationales d'infectiologie ; Bordeaux 7-9 juin 2006
23. Dempsey AF, Zimet GD, Davis RL, Koutsky L (2006) Factors that are associated with parental acceptance of human papillomavirus vaccines: a randomized intervention study of written information about HPV. Pediatrics 117:1486-93
24. Mason BW, Donnely PD (2000) Impact of a local newspaper campaign on the uptake of the measles mumps and rubella vaccine. J Epidemiol Community Health 54:473-4
25. Kane M (1997) Absence d'arguments en faveur d'une relation entre la sclérose en plaques et la vaccination contre l'hépatite B. Virologie 1:363-4
26. Sturm LA, Mays RM, Zimet GD (2005) Parental Beliefs and decision making about child and adolescent immunisation: from polio to sexually transmitted infections. J Dev Behav Pediatr 26:441-52
27. Freeman VA, Freed GL (1999) Parental knowledge, attitudes, and demand regarding a vaccine to prevent varicella. Am J Prev Med 17:153-5
28. Taylor JA, Newman RD (2000) Parental attitudes toward varicella vaccination. Arch Pediatr Adolesc Med 154:302-6
29. Rosenthal SL, Kottenhahn RK, Biro FM et al. (1995) Hepatitis B vaccine acceptance among adolescents and their parents. J Adolesc Health 17:248-54
30. Wright TC, Van Damme P, Schmitt HJ, Meheus A (2006) HPV vaccine introduction in industrialized countries. Vaccine 24(Suppl 3):S3/122-31
31. Keane V, Stanton B, Horton L et al. (1993) Perceptions of vaccine efficacy, illness, and health among inner-city parents. Clin Pediatr 32:2-7
32. Taylor JA, Darden PM, Brooks DA (2002) Association between parents' preferences and perceptions of barriers to vaccination and the immunization status of their children: a study from pediatric research in office settings and the National Medical Association. Pediatrics 110:1110-6
33. Kirby D (2002) The impact of schools and school pro-grams upon adolescent sexual behaviour. J Sex Res 39:27-33
34. Abma JC, Martinez GM, Mosher WD, Dawson BS (2004) Teenagers in the United States: sexual activity, contraceptive use and childbearing 2002. Vital Health Stat 23:1-48
35. Zimet GD, Mays RM, Winston Y et al. (2000) Acceptability of human papillomavirus immunization. J Womens Health Gend Based Med 9:47-50
36. Hoover DR, Carfioli B, Moench EA (2000) Attitudes of adolescent/young adult women toward human papillomavirus vaccination and clinical trials. Health Care Women Int 21:375-91
37. Brabin L, Roberts SA, Farzaneh F, Kitchener HC (2006) Future acceptance of adolescent human papillomavirus vaccination: a survey of parental attitudes. Vaccine 24:3087-94
38. Smith T, Wittet S (2000) Helping young people become youth advocates for immunization. Disponible sur http://childrenvaccine.org/files/CVP_Occ_Paper3.pdf

57 Integrar a vacinação HPV aos outros programas – Aceitabilidade das vacinas HPV

C. Weil-Olivier

RESUMO

A integração de uma nova vacina, no caso o HPV, ao calendário vacinal francês provém da lei de 9 de agosto de 2004 relativa à saúde pública. A EMEA (agência européia de medicamentos) autoriza a comercialização (a AMM) européia. A recomendação nacional, própria de cada país europeu, se baseia nos pareceres do Comitê Técnico das Vacinações e da Comissão Sanitária do Alto Conselho da Saúde Pública européia.

O benefício individual de uma vacina é a proteção do sujeito vacinado. A busca do benefício coletivo na escala de uma população e as análises médico-econômicas são indispensáveis. Os pontos importantes são também a avaliação do "serviço médico prestado" à Comissão de Transparência, a negociação de preço público entre o Conselho Médico-Econômico e o Industrial, e o reembolso pelo serviço de saúde pública. A aplicação nacional do programa vacinal comporta a disponibilização das vacinas, a qualidade da cobertura vacinal para as populações visadas, o acompanhamento em farmacovigilância, as boas práticas. As recomendações evoluem com o tempo conforme os dados vão sendo atualizados.

A vacina HPV, profilática, foi recomendada em março de 2007.

O programa de saúde pública comporta uma visão global do HPV, com aspectos epidemiológicos clínicos e virológicos, um percurso junto ao corpo médico (formação, comunicação), ao grande público e à mídia (educação, informação e comunicação). Outros corpos de profissionais (farmacêuticos, enfermeiros, parteiras, enfermeiras escolares etc.) deveriam participar.

O benefício da vacinação só será visível dentro de 5-10 anos (lesões pré-cancerosas), ou mesmo 15 anos e mais (incidência do CC).

Existem riscos também: sentimento excessivo de segurança das jovens, fonte de condutas de risco quanto à sexualidade ou, ao contrário, atitude de retraimento acarretada por explicações que as preocupam; má-percepção dos acontecimentos indesejáveis, risco notável, sendo que essa faixa etária coincide com a ocorrência de doenças auto-imunes e pode resultar erroneamente na associação de um vínculo temporal real a um vínculo supostamente causal, muito difícil de contra-argumentar (as seqüelas em termos de cobertura vacinal contra a hepatite B ainda hoje são grandes...). Um programa prospectivo nacional de farmacovigilância é criado na França.

Esse programa nacional, global, coerente, deverá levar em conta os dados científicos, econômicos, culturais, religio-

PONTOS-CHAVE

1. As vacinas profiláticas contra o HPV
- Garantem uma prevenção primária: proteção contra a infecção persistente e suas conseqüências.
- Completam a prevenção secundária por meio do rastreio. O exame de rastreio deverá ser seguido nas mulheres vacinadas conforme recomendado.
- Protegem contra os HPV 16 e 18; Gardasil® também é ativo contra os HPV 6 e 11.
- Têm, em 2007, uma duração de 5 anos.

2. A recomendação vacinal de março de 2007 diz respeito à vacina Gardasil®
- Ela é destinada à prevenção das lesões pré-cancerosas NIC 2+ e CC por HPV 16 e 18, condilomas por HPV 6 e 11 e lesões da esfera genital feminina relacionadas com os genótipos 6, 11, 16 e 18.
- Coloca em pauta o reforço do rastreio.
- Implica as jovens de 14 anos e as mulheres jovens de 15-23 anos na ausência de relações sexuais ou em até um ano após o início da vida sexual.
- Provém de um amplo programa de saúde pública em uma visão global do HPV.
- Fundamenta-se em dados suficientes sobre: o correlato de proteção; a duração de proteção (será preciso uma reposição?); os resultados em mulheres já infectadas por um dos tipos contidos na vacina; a soroproteção cruzada com outros genótipos oncogênicos; as co-administrações vacinais; o acesso à vacinação das mulheres que tiveram bons resultados no exame de rastreio (da ordem de 40%).
- Provém de um programa prospectivo de farmacovigilância.

Introdução

Este capítulo aborda dois aspectos: como se dá a integração de uma nova vacina, no caso a vacina HPV, ao *calendário vacinal* de um país industrializado, a França? Quais são os graus de aceitabilidade tanto por parte da população quanto dos profissionais de saúde, dos políticos e de todos aqueles que gravitam em torno desses três grupos?

Integrar uma nova vacinação ao calendário vacinal francês: contexto geral

A lei de 9 de agosto de 2004 relativa à Saúde pública explica que *"a política de vacinação é elaborada pelo Ministro da Saúde que fixa as condições de imunização, formula as recomendações necessárias e torna público o calendário das vacinações depois do parecer do Alto Conselho da saúde pública (fusão do Conselho Superior de higiene pública da França, CSHPF, e do Alto Comitê da saúde pública, HCSP)"*.

Duas situações estimulam um percurso oficial de reflexão em uma política vacinal: uma realidade epidemiológica/clínica, estimada prioridade de saúde pública, surge ou é identificada; e uma nova vacina chega à maturidade suficiente de seu plano de desenvolvimento.

Uma política vacinal tem como objetivo principal prevenir uma infecção e suas conseqüências em um indivíduo e em uma população.

Da autorização européia de comercialização da vacina a uma recomendação vacinal nacional

Vários elementos são indispensáveis.

Registro do produto

A primeira etapa é o registro do produto. A vacina é um medicamento. Enquanto tal, seu dossiê é analisado (tolerância, efeitos indesejáveis, imunogenicidade, eficácia) por dois países, relator e co-relator, sob a responsabilidade da European Agency for the Evaluation of Medicinal Products, EMEA, baseada em Londres. A França, por meio da AFSSAPS (agência francesa de segurança sanitária dos produtos de saúde), como cada estado-membro europeu, participa de todas as etapas de questões (postas pelos avaliadores)/respostas (das empresas farmacêuticas) cuja cronologia é muito precisa.

Recomendações

A etapa das recomendações é a segunda necessária para a criação de um *programa de vacinação*. Seu desenvolvimento é sintetizado no Guia das Vacinações (1, 2), acessível no site francês da Internet www.sante.gouv.fr, e pode ser resumido da seguinte forma:

- A regra de base é que a recomendação nacional só pode ser feita a partir do conteúdo do dossiê de registro da vacina validada pela EMEA.
- As recomendações nacionais são próprias de cada país europeu, conforme o princípio de subsídios, e estão submetidas à autorização européia de comercialização. Cada país tem especificidades médicas (epidemiológicas, clínicas, terapêuticas etc.), mas também uma especificidade de quadro legal e decisório na área das vacinações.
- Na França, o processo é nacional. Ele se apóia nos pareceres e propostas da Comissão Sanitária do Alto Conselho da Saúde Pública (antigo Conselho Superior de Higiene Pública da França, CSHPF) e do grupo proveniente desta: o Comitê Técnico das Vacinações (CTV). Os objetivos deste último são seguir, quanto à vacina, as evoluções e as novas perspectivas e elaborar a estratégia vacinal e as recomendações. O CTV propõe um texto de recomendações, discutido e validado pela Comissão Sanitária, sob o controle da Direção Geral da Saúde, que garante um secretariado técnico.
- As condições que regem a aceitação de recomendações na escala nacional variam conforme cada país. Na França, somente recomendações são propostas agora, ficando as obrigações vacinais restritas às vacinas mais antigas (BCG, difteria, tétano, pólio).
- A elaboração da política vacinal leva em conta características nacionais (organização do sistema de tratamentos, medidas de prevenção já estabelecidas, percepção das necessidades e expectativas dos profissionais de saúde como da população) e internacionais (recomendações da OMS na Região Européia do Oeste, por exemplo).
- Os especialistas que participam dos grupos de trabalho, reunidos em torno de determinada questão de vacinogenia, vêm de horizontes diversos (pediatria, infectologia, imunologia, microbiologia e, para o HPV, ginecologistas, anatomopatologistas, virologistas) e são ajudados por epidemiologistas, médicos da saúde pública, farmacovigilantes, médicos generalistas e da medicina do trabalho, sociólogos. O trabalho é feito em colaboração estreita com as agências nacionais: AFSSAPS, InVS e os Centros Nacionais de Referência para as doenças transmissíveis.

- São analisados os dados epidemiológicos (nos quais o InVS, instituto de vigilância sanitária francês, ocupa um lugar importante), clínicos, referentes a determinado agente patogênico, sendo os dados também referentes às atitudes terapêuticas ou de prevenção já estabelecidas. As discussões se apóiam nos estudos disponíveis, franceses e internacionais, que tratam dos resultados sobre a relação fundamental riscos/benefícios (cada país tem sua "sensibilidade" própria aos riscos eventuais). Esta varia de acordo com o agente patogênico discutido, suas conseqüências conhecidas no Homem e os procedimentos terapêuticos ou de prevenção já criados.
- O benefício esperado de uma vacina é, evidentemente, em primeiro lugar individual: é destinado a proteger o sujeito vacinado do risco de contrair a infecção ou das conseqüências da infecção. No entanto, em uma perspectiva de saúde pública, o benefício coletivo na escala de uma população deve ser, mais freqüentemente, considerado em um percurso de política vacinal e de implantação de um programa vacinal. O estabelecimento de um modelo matemático, a partir de hipóteses de trabalho (dados estabelecidos, epidemiológicos, clínicos etc. ou benefícios esperados), contribui para estabelecer o fundamento das razões custo/benefício em dada estratégia vacinal. Em matéria de HPV, esses dados se multiplicam (3, 4).
- Somente os conhecimentos validados são levados em conta. Os pontos em aberto ou que faltam no momento do registro e das recomendações são revelados, podendo resultar em projetos de pesquisa ou na solicitação de informações complementares, necessárias a uma decisão.

Dimensão financeira

A dimensão financeira é a terceira etapa, verdadeira "mola mestra". É importante compreender que, se a saúde tem um custo (percurso da cura), a prevenção também tem. As análises médico-econômicas se tornaram indispensáveis, pois avaliam as relações custo/benefício e custo/eficácia (e custo/eficácia na população – o que os anglo-saxões chamam de *effectiveness*). Os custos diretos, mas também, se necessário, os custos indiretos (com, entre outros, as dimensões sociais próprias de cada país), são levados em conta. Essas diferentes análises variam, por isso, de um país para outro (3, 4). Fazem parte agora inteiramente da decisão; são avaliados o custo de uma nova implantação de uma vacina em um programa, os benefícios esperados e os riscos potenciais previstos, os instrumentos já existentes na área da prevenção (é o caso para o HPV com o rastreio secundário por teste de Papanicolaou).

Na decisão intervêm as atitudes preconizadas, os diferentes roteiros possíveis, as modalidades de financiamento possíveis, mas também a vontade política. Com efeito, a reflexão sobre o financiamento implica em apoio indispensável por parte das autoridades de saúde, mas também das instâncias políticas. Ela se apóia na avaliação dos benefícios trazidos ("serviço médico prestado", SMR na França) pela Comissão de Transparência. As negociações de preço público fixado são feitas entre o Conselho Médico-Econômico e o industrial. Elementos da negociação são, por um lado, o peso atual do programa de desenvolvimento das novas vacinas e, por outro, as restrições econômicas em matéria de saúde do país pronto a estabelecer uma recomendação, bem como os custos respectivos da infecção, de suas conseqüências e dos instrumentos já existentes (nesse caso, o rastreio secundário). O reembolso pelo serviço de saúde público francês é um trunfo importante. Há uma diferença de alguns meses entre este, a autorização de comercialização e a recomendação dada.

Aplicação do programa em escala nacional

A quarta etapa é a aplicação do programa vacinal em escala nacional e seu acompanhamento, isso durante toda a vida do indivíduo vacinado. Após negociação do preço e eventual reembolso (na maioria das vezes, estreitamente ligado à existência de uma recomendação positiva), é preciso garantir a disponibilização das vacinas, uma qualidade de cobertura vacinal para as populações visadas pelo programa, a observação (farmacovigilância), as boas práticas.

Programa vacinal

Por fim, o acompanhamento de um programa vacinal, quinta etapa, também é totalmente indispensável. Um programa vacinal não é estático e, sim, dinâmico. As respostas dadas a perguntas anteriores (a vacina trouxe o que prometia nos estudos de registro? Em escala de uma população, deve-se avançar o programa vacinal, e então por que e como? etc.) repousam nos dados anteriores epidemiológicos, clínicos, microbiológicos e mesmo médico-econômicos, e nos novos dados científicos complementares validados quanto à vacina. Tudo está em constante evolução.

Especificidades da vacina HPV no processo de integração ao calendário vacinal

Contrariamente à maioria dos outros programas vacinais destinados à amenização do peso de uma doença ou à eliminação desta, ou mesmo à erradicação do agente infeccioso responsável, para os quais a vacinação é o único meio de prevenção possível.

Contrariamente à vacinação contra a hepatite B, fundamental para proteger recém-nascidos, lactentes, crianças e adolescentes de uma doença, normalmente assintomática, cuja prevalência na França é pequena certamente, mas cujo risco de passagem à cronicidade (hepatite crônica com as conseqüências a longo prazo de cirrose, câncer do fígado) nessa faixa etária é maior; ainda que a transmissão horizontal pós-natal seja sobretudo de natureza sexual agora (os doadores de sangue são extremamente controlados), a doença é acima de tudo hepática (sem localizações genitais, nem conseqüências sexuais) e não existem medidas atuais de prevenção sólida que não a vacinal.

A infecção por HPV é "diretamente" sexual, muito freqüente, difícil de ser evitada, mas não deixa marcas na maioria dos casos. Algumas mulheres desenvolvem lesões de baixo e de alto graus, assintomáticas, e é somente no estágio de câncer que se dá a expressão clínica. Existe há mais de 50 anos um rastreio por esfregaço vaginal, o teste de Papanicolaou. Essa medida de prevenção secundária detecta anomalias citológicas já instaladas, que ocorrem (normalmente depois de muito tempo) após a infecção persistente. Ainda que o rastreio seja oportunista na França, e que o método usado seja pouco sensível (ver capítulo correspondente), uma diminuição de três quartos dos cânceres do colo uterino foi observada desde sua aplicação nos últimos 50 anos na França. Os tratamentos das lesões cervicais de alto grau são cirúrgicos e fonte possível de conseqüências obstétricas. O tratamento do câncer do colo uterino é pesado, e o prognóstico de sobrevida em 5 anos é fraco. Finalmente, as verrugas genitais têm uma prevalência atual de 3 a 6% que vem aumentando. Seu tratamento é penoso, não evitando recidivas.

Trata-se de encontrar, desse modo, um compromisso pertinente entre duas medidas complementares de prevenção primária, a vacina, e secundária, o rastreio. Isso leva a uma visão global do HPV e a discutir, em escala nacional, um programa de saúde pública anti-HPV. Finalmente, enquanto os programas de vacinação estiveram, primeiro, nas mãos dos pediatras, depois dos médicos generalistas, em relação ao HPV, até o momento ele envolve, sobretudo, os ginecologistas, em sua patologia e prevenção por rastreio, ao passo que atualmente esses profissionais não são vacinadores.

Integrações possíveis ao calendário vacinal das vacinas profiláticas HPV

O objetivo fixado no momento atual é a prevenção individual das mulheres vacinadas em relação aos sorotipos contidos nas vacinas. Hoje em dia, nenhum objetivo de modificação da transmissão por HPV entre os homens e as mulheres é considerado, e a vacinação dos homens ainda não está em pauta.

Por que as adolescentes e as jovens mulheres em um primeiro momento? A história natural do HPV, as reações mucosas diferentes à infecção nas mulheres e nos homens, a maior vulnerabilidade das mulheres, com incidência bem superior de conseqüências deletérias de uma infecção persistente àquela dos homens (mesmo que a incidência global das conseqüências esteja crescendo neles), fazem da população feminina atualmente o alvo primeiro da vacinação (5-7).

A recomendação francesa de 9 de março de 2007 da vacinação contra o HPV (www.sante.gouv.fr) diz respeito somente à vacina que recebeu, em 2006, sua AMM européia (vacina quadrivalente Gardasil®). Ela trata da prevenção do câncer do colo e de suas lesões pré-cancerosas, dos cânceres da vulva e da vagina e da prevenção das verrugas genitais; ressalta o reforço do rastreio por exame de Papanicolaou na França; propõe a vacinação para adolescentes com idade de 14 anos, mas também para jovens e mulheres com idade entre 15 e 23 anos que não tenham tido relações sexuais ou no caso de terem iniciado sua vida sexual há no máximo um ano; deixa a possibilidade de propor, sem permissão parental, a vacinação às menores que fizerem o pedido (facilitando a vacinação).

A recomendação nasceu de um verdadeiro programa de saúde pública destinado ao grande público que associa aspectos epidemiológicos clínicos e virológicos, um percurso de formação do corpo médico, de informação e de comunicação em torno do HPV.

A escolha de uma população-alvo vacinal levou em conta vários elementos: a epidemiologia do país, o momento do risco, os dados validados sobre as vacinas HPV e as possíveis consultas vacinais clássicas para as adolescentes e as jovens. Os primeiros pontos estão detalhados em outros capítulos e podem ser resumidos assim:

- Os sorotipos 16 e 18, ditos de alto risco oncogênico, são bem mais freqüentes na França como na maioria dos países da Europa; assim como os sorotipos 6 e 11, ditos de baixo risco, contidos em Gardasil®.
- O HPV é a causa necessária ao desenvolvimento do câncer do colo uterino (e das lesões pré-cancerosas) (8). Está provado *in vitro* e *in vivo* (9, 10) que certos tipos de HPV, ditos oncogênicos de alto risco, têm uma relação estatística maior nunca identificada na epidemiologia dos cânceres. Os tipos 16 e 18 foram decretados carcinogênicos pela AIPC (8).

- A incidência e a prevalência do HPV são grandes na Europa e na França, nos meses que se seguem ao início das relações sexuais, expondo assim muito rapidamente as jovens aos riscos do HPV (11-13). A idade média, na França, das primeiras relações sexuais é aos 17 anos e meio, mas aos 15 anos de idade 20% das jovens já tiveram relações sexuais (14) e, além disso, simples contatos sexuais são suficientes para iniciar a infecção (15). A proteção por preservativos é parcial.
- As vacinas HPV, profiláticas (ver capítulo correspondente), deram prova de sua tolerância e de sua eficácia em mulheres virgens (isto é, que ainda não se depararam com sorotipos de HPV, de todo modo com aqueles contidos nas vacinas) de 15 a 26 anos na prevenção das infecções persistentes (ponto de partida inevitável para o desenvolvimento das lesões de baixo grau, alto grau e cancerosas no nível do colo uterino e no conjunto das mucosas genitais, onde são mais raras), nas lesões NIC 2/3 (Gardasil®) e nas lesões NIC 1/2 (vacina bivalente GSK). Estudos propostos a pré-adolescentes ou adolescentes de 9 a 15 anos dos dois sexos demonstram a qualidade da resposta imune nelas (superior em relação aos sorotipos contidos na vacina quando aplicada à faixa etária dos 15-25 anos). Por analogia com a resposta imune observada na faixa etária de 15-25 anos, pode-se pensar que, uma vez vacinadas, as adolescentes virgens no momento da vacinação estariam protegidas da infecção e, sobretudo, de suas conseqüências. Finalmente, a imunogenicidade cruzada demonstrada em relação a outros genótipos HPV de alto risco (HPV 31 e 45) traz uma proteção clínica potencial a mais.

Faltam resultados, no entanto, tão sólidos no que diz respeito às mulheres que já foram infectadas por um dos tipos contidos na vacina, à existência de um correlato de proteção (até que limite a taxa de anticorpos séricos protege da infecção?), a um conhecimento preciso da duração de proteção (o distanciamento é de quase 5 anos após vacinação com uma taxa estável de anticorpos que permite supor uma estabilidade posterior da qual não se sabe a duração. Será preciso uma reposição? Se sim, quando?) e à possibilidade de co-administrações vacinais (outras injeções de vacinas no mesmo dia em dois pontos diferentes).

Qual a idade ideal para iniciar a vacinação HPV?

As vacinações feitas na primeira infância e na criança representam a base de programas vacinais nos países industrializados. Eles são norteados pela epidemiologia das doenças contra as quais um Estado deseja garantir uma prevenção. Em matéria de HPV, a falta completa de dados sobre as vacinas HPV antes dos 9 anos de idade e a raridade do risco na infância bem antes do início das relações sexuais não justificam a vacinação na primeira infância (*sobretudo* se muito tempo antes da possibilidade de risco).

A idade ideal da primeira vacinação é aquela que antecede qualquer início das relações sexuais.

- A vacinação das jovens de 14 anos responde ao mesmo tempo a um início potencial posterior do risco (possíveis contatos sexuais devidos a paqueras). A consulta vacinal de 11-13 anos permite preparar a informação sobre o HPV e a aceitação posterior da vacina. Os pais, sempre presentes nessa decisão, foram há vários anos sensibilizados às vacinas. Essa idade coincide também com o surgimento das primeiras menstruações, tornando propícia a abordagem de regras de higiene, da contracepção, de uma educação sexual, das noções de prevenção das infecções sexualmente transmissíveis (IST).
- A vacinação dos 15-23 anos, na ausência de relação ou no ano seguinte às primeiras relações sexuais, fica também em torno de uma primeira consulta vacinal (nas meninas com 16 a 18 anos). Esse programa de recuperação é simultâneo e transitório (por alguns anos). Dados sobre as vacinas estavam disponíveis até os 26 anos, mas o pequeno número de mulheres que participou dos estudos entre 23 e 26 anos levou a escolher a idade superior a 23 anos para a recomendação. O benefício fundamental é atingido mais rapidamente, com uma taxa de cobertura alta na população, o que protegeria mais mulheres que acabam de chegar ao período de alto risco. Os inconvenientes são a quantidade das populações a ser protegida (muito diferentes em sua maturidade, riscos, abordagem da sexualidade com risco de mensagens confusas), o maior número de profissionais envolvidos, o custo mais elevado do programa. Nesse caso ainda, nessa zona de risco HPV alto, a sensibilização das jovens às mensagens que abordam a sexualidade, as afecções ginecológicas e as IST é pertinente, e a vacinação garantiria uma proteção duradoura nos anos de alto risco. Mas também já cobre o período de risco: um número considerável de adolescentes já pode ter sido infectado (a infecção por HPV está ligada aos contatos de pele ou de pele com mucosas: um "ficar" pode ser suficiente), tornando a eficácia vacinal mais aleatória (ver mais adiante). Além disso, na adolescência, a percepção da saúde, dos eventuais riscos e da dimensão do tempo e do futuro difere daquela dos adultos. Essa população é mais difícil de ser apreendida em um tempo mais longo do que no instante (é preciso três injeções HPV, ou seja, 6 meses de acompanhamento), e algumas de suas decisões são tomadas sem a opinião dos pais.

- Existem benefícios comuns nessas duas faixas etárias em termos de eficácia e de custo do programa, mesmo que o benefício só seja visível dentro de 10-15 anos, período necessário para que as lesões de alto grau e cancerosas sejam "não diagnosticadas" de forma significativa após a vacinação. A avaliação global de um programa de vacinação HPV sobre a incidência do câncer do colo levará mais de 15 anos (Fig. 57-1).
- Também existem riscos comuns a essas duas faixas etárias. Na conduta de sua sexualidade, essas jovens poderiam tanto viver um sentimento excessivo de segurança (ao passo que a vacina HPV só cobre 70% dos sorotipos HPV oncogênicos e não tem nenhum impacto sobre as outras doenças sexualmente transmitidas), com indução de condutas de risco, como atitudes de retraimento, provocadas por explicações que vão além do que podem suportar ou sobretudo que as preocupam. Em termos de percepção dos acontecimentos indesejáveis, essa faixa etária coincide com a ocorrência de doenças auto-imunes, sem vínculo com a vacinação, mas que podem provocar – injustamente – o "deslizamento" da explicação que encontram, passando de um vínculo temporal real a um vínculo supostamente causal, muito difícil de contra-argumentar.
- A eventualidade de uma reposição é, no momento, impossível de ser avaliada, mas provável, em um prazo não determinado. Com efeito, a real duração de proteção garantida pelas vacinas HPV ainda não foi definida (em 2007, o distanciamento era de 5 anos nos estudos protocolares). A duração da resposta imune pós-vacinal, mas também as taxas residuais observadas muito a distância e que garantem uma proteção (mais de 10 anos após a primeira vacina) ainda estão sendo avaliadas.

Não há atualmente recomendação vacinal para as mulheres sexualmente ativas há vários anos e, em particular, para aquelas de 26 anos ou mais. Privar mulheres de qualquer idade, sexualmente ativas (e especialmente no ano seguinte ao início das relações sexuais), dos potenciais benefícios da vacinação comporta um aspecto injusto do ponto de vista da sociedade. Nos estudos do relatório de registro, a eficácia observada nas mulheres de 15 a 26 anos já infectadas por um tipo HPV contido na vacina é menor em relação às infecções persistentes e às lesões que decorrem deste nas mulheres virgens. No entanto, não está fora de cogitação que as mulheres possam tirar proveito da proteção conferida contra um sorotipo com o qual elas ainda não se depararam, sendo as co-infecções por vários sorotipos possíveis, mas pouco freqüentes. Além disso, a idade não é nem um marcador totalmente confiável no início da atividade sexual nem de sua intensidade (o número de parceiros corre o risco de ser maior na adolescência do que em uma idade mais madura, em uma relação estável). Nessas mulheres, uma genotipagem HPV não resolveria a questão, só respondendo a um instante T sobre o fato de que a mulher abriga um dado sorotipo sem prejulgar infecções anteriores com eliminação completa de outros sorotipos. Finalmente, faltam dados atuais para se ter certeza de que as mulheres infectadas anteriormente por sorotipos contidos nas vacinas e DNA negativas para esses sorotipos tirariam ainda proveito da vacinação. A avaliação das mulheres vacinadas entre a idade de 25 anos e 45 anos ainda está em andamento.

Outros países europeus refletiram sobre essas recomendações: variações relativas às faixas etárias são observadas. Nos Estados Unidos, desde junho de 2006, a Gardasil® recebeu uma recomendação provisional do ACIP, American Committee for Immunization Practice: "uso em

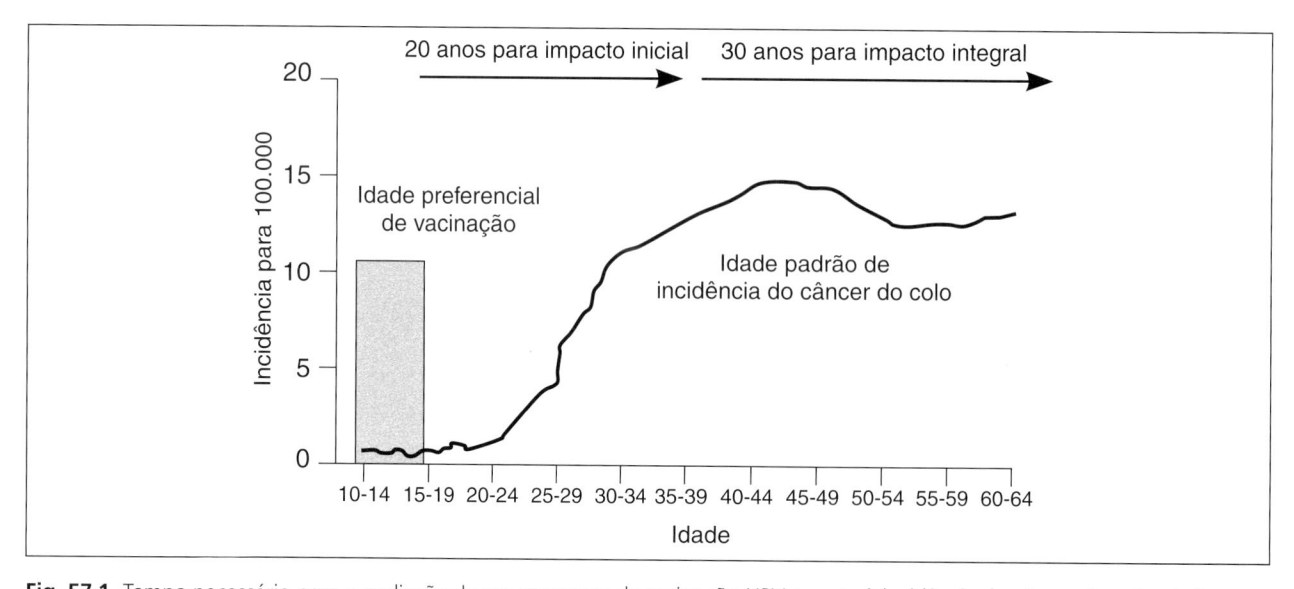

Fig. 57-1. Tempo necessário para a avaliação de um programa de vacinação HPV quanto à incidência do câncer do colo uterino.

rotina das vacinas HPV nas mulheres com idade de 9 a 26 anos, com início da imunização aos 11-12 anos. As meninas com idade de 9 anos também podem se beneficiar com a vacinação, o que é deixado à discrição do médico responsável. A vacina pode ser administrada de forma concomitante com as outras vacinas recomendadas na adolescência. A imunização completa exige três doses de vacina administradas em intramuscular no músculo deltóide, conforme o esquema 0, 2 e 6 meses. As mulheres com idade entre 13 e 26 anos são tratadas em um grupo de recuperação *(catch-up)*. Esse grupo estará em interação crescente com os profissionais de saúde no quadro de outras vacinações, de tratamentos primários que incluem a contracepção, os programas de rastreio das lesões cervicais em período de atividade sexual. Para ter um resultado ideal, a vacinação deveria estar completa antes do início da atividade sexual, mas a imunização é recomendada, porém, para cada mulher dessa faixa etária identificada. Pede-se aos pediatras, médicos generalistas e ginecologistas, assim como aos outros profissionais de saúde envolvidos com adolescentes e jovens mulheres, que se mantenham informados sobre a importância da prevenção das doenças relacionadas com o HPV e da vacina correspondente." (16).

Uma mensagem fundamental e prioritária quanto a essa população de adolescentes e às mulheres sexualmente ativas vacinadas é a aplicação e o acompanhamento do programa de rastreio por esfregaço vaginal de acordo com as condições estabelecidas pelas autoridades sanitárias (em termos de modalidades, de idade de início e de intervalo entre os rastreios). A justificativa é, entre outras, a noção de que, para uma taxa ideal de cobertura vacinal de 100%, somente 70% dos cânceres do colo (aqueles ligados aos HPV 16 e 18) serão prevenidos por vacinação. A reflexão que trata das respectivas vantagens de cada estratégia e sobretudo de seu impacto combinado é fundamental (6, 17).

Há outras questões em aberto em 2007?

- A vacinação dos homens, e particularmente dos adolescentes, estará na ordem do dia quando dados suficientes tiverem sido validados. O benefício individual esperado atualmente é impreciso: as reações imunes das mucosas genitais do homem são diferentes daquelas das mulheres, e a freqüência das conseqüências deletérias de uma infecção por HPV por sorotipos 16 e 18 é bem menor do que nas mulheres. Em compensação, os homens deveriam contar com a proteção garantida por Gardasil® em relação aos sorotipos 6 e 11, os principais responsáveis pelas verrugas genitais. Finalmente, o benefício coletivo garantido por uma vacinação universal dos dois sexos em termos de redução da transmissão do vírus (e, portanto, de um eventual efeito indireto) é uma hipótese interessante que precisa ser investigada.

- A vacinação dos indivíduos imunodeprimidos, cujo risco de cânceres anogenitais e orais por HPV cresceu, precisa ser avaliada (18).

- Entre os pontos a serem estudados nos próximos anos, o risco de modificação da ecologia viral (substituição dos HPV predominantes circulantes por outros países) será levado em conta.

- Finalmente, a fim de antecipar o risco de ocorrências indesejáveis raras e/ou que acometam a longo prazo, um programa de farmacovigilância é implantado na França. Ele diz respeito especialmente à determinação da incidência das doenças auto-imunes na ausência e na presença de vacinação. É importante não reviver os rumores relacionados com a vacinação da hepatite B, muito difíceis de serem refutados e que ainda deixam seqüelas muito fortes em termos de insuficiência maior de cobertura atual dos segmentos de população para as quais é fortemente recomendada.

Aceitabilidade das vacinas profiláticas HPV

As autoridades sanitárias francesas se preocupam com as potenciais barreiras relativas à imunização por HPV por parte do público – incluindo a população e os profissionais de saúde envolvidos. Estas podem ser discutidas pelo diálogo (19). Uma pesquisa feita pelo INPES sobre o assunto foi finalizada em junho de 2007.

A identificação das dificuldades, múltiplas, é útil. Elas são de ordem estrutural/pragmática (o custo e o financiamento, mas também a provisão suficiente de doses vacinais e as questões ligadas à fidelização das pré-adolescentes e adolescentes às repetidas visitas devidas às três doses vacinais e, portanto, as estruturas públicas e privadas de acolhimento suficientes para que o programa seja bem aplicado). Elas estão relacionadas com a população-alvo: as adolescentes e a relação estreita entre as vacinas HPV e uma infecção sexualmente transmissível (IST). Este último ponto exige que cada país avalie de modo preciso a vontade dos pais (em proteger seus filhos), das adolescentes e jovens mulheres (em receber a vacinação) e, evidentemente, dos profissionais de saúde (em propor a vacinação e estimular as famílias) em relação às vacinas HPV (19-21) e aos conhecimentos adequados trazidos tanto aos profissionais de saúde quanto ao público. Estudos anglo-saxões (22-24) mostraram recentemente os limites atuais dos conhecimentos tanto por parte das mulheres quanto das estudantes, de homossexuais e também certos segmentos do corpo médico: pediatras e médicos generalistas. Porém, a isso se associa uma apetência por informações relativas ao HPV, sua história natural e suas conseqüências tardias possíveis e os dados atuais sobre a vacinação HPV.

Para o corpo médico, qualquer que seja sua especificidade, parece importante ter o apoio das Sociedades Científicas (25, 26). Considerando a idade prevista de 14 anos na recomendação, alguns expressam suas reservas quanto a uma dificuldade sentida em evocar, falar de sexualidade nessa faixa etária, o que corre o risco de frear qualquer proposta de vacina.

Quanto aos pais, parece haver um grande interesse identificado em vários estudos (todos anglo-saxões) (16, 27, 28) por essa vacinação, e a transmissão sexual do HPV não parece ser um obstáculo. De modo geral, os pais querem proteger seus filhos em relação às doenças infecciosas e têm uma grande confiança em seu médico e em suas propostas, trunfo fundamental em uma política vacinal. Nesse caso ainda, uma informação educativa, breve, médica, trazida aos pais facilita sua aceitação (29). As barreiras relacionadas com as atitudes e as percepções precisam, para não aparecerem ou para serem superadas, ser compreendidas levando-se em conta os fatores sociais, culturais e religiosos, ou mesmo éticos, próprios a cada grupo étnico ou social.

Alguns grupos, presentes em todos os países industrializados, se opõem às vacinações em sua totalidade. É particularmente importante difundir informações claras, precisas, não controversas sobre os dados referentes à infecção por HPV e às vacinas (30).

Nas adolescentes e nas jovens mulheres, vários estudos (31-33) mostram seu interesse pelas vacinas, em sua dimensão de prevenção das lesões do colo cervical e das verrugas. A atenção será dada ao aspecto de IST do HPV. Isso pode se tornar tanto um trampolim para informações positivas relativas às possíveis medidas de prevenção (amplas em todas as IST e específicas do HPV) quanto fonte de reservas e potencial barreira.

Finalmente, é difícil antecipar a respeito das conseqüências inesperadas desse vasto programa de saúde pública HPV nas adolescentes, nas jovens mulheres e em suas famílias: será fonte de informação integrada e madura com abordagem positiva, responsável, pois mais bem informada sobre os riscos da vida sexual, ou será fonte de condutas de risco, de excessiva ansiedade, de medos das IST, de relaxamento em relação ao rastreio por teste de Papanicolaou? Somente uma comunicação clara e precisa referente às IST, ao HPV, o que podem proporcionar, respectivamente, prevenção primária e prevenção secundária, evitará esse obstáculo.

Por outro lado, durante o programa vacinal, o acompanhamento regular das atitudes, crenças e condutas da população é indispensável. Um problema ainda em aberto está relacionado com o acesso à vacinação por parte da população das mulheres (da ordem de 40% de mulheres nas faixas etárias adequadas) que escapa, no momento, do rastreio por exame de Papanicolaou na França. A compreensão da ausência de motivações em relação a esse teste exige também um investimento oficial por parte das autoridades de saúde para favorecer o grau de conhecimentos do HPV e suscitar interesse em relação à sua prevenção. Isso é indispensável, pois um programa vacinal destinado às mulheres, que seria desde o início destinado a 40% da população feminina, seria difícil de ser implantado.

As ações de educação, de informação, de formação e de comunicação parecem, pois, essenciais (34, 35). Elas serão personalizadas em função das sensibilidades sociais, culturais, étnicas, religiosas e éticas. Destinadas aos legisladores, aos profissionais de saúde e ao público, elas devem ser adequadas às necessidades e às especificidades de cada um desses grupos. Elas têm por objetivo nivelar conhecimentos atuais e atualizados, que deverão ser claros, factuais, sólidos, não controversos, evitando as mensagens contraditórias e os mal-entendidos. A diversidade dos alvos (políticos, instâncias da saúde pública, sociedades médicas especializadas, associações médicas de especialistas: pediatras, médicos generalistas, médicos da adolescência, ginecologistas, cancerologistas, dermatologistas, venereologistas, mas também farmacêuticos etc.) reforça a utilidade de ações coordenadas e de ligação entre todos eles.

As ações de informação e de formação destinadas aos profissionais de saúde dizem respeito aos médicos, em que cada categoria tem trunfos e limites. Os trunfos dos vacinadores (pediatras e médicos generalistas) são a experiência e a prática; dos ginecologistas, responsáveis por 85% do rastreio por teste de Papanicolaou, o conhecimento das doenças ginecológicas, dos tratamentos pelos quais as pacientes passam no caso de lesões cervicais; dos médicos generalistas, a consulta regular das mulheres. Os limites de cada um são a falta de informação referente ao HPV no caso dos pediatras, que não fazem exames de rastreio, e dos médicos generalistas, que fazem muito pouco; e os ginecologistas, por sua vez, não são, até o momento, vacinadores. Cada um aproveitaria o conhecimento do outro. Os farmacêuticos próximos das famílias também não sabem muito sobre o HPV e, às vezes, sobre a vacinação. As enfermeiras, ou mesmo as parteiras, agora envolvidas na vacinação, contribuem para a difusão da informação, que deve, portanto, lhes ser fornecida. Em todos os casos, o aumento de conhecimento passa por uma informação precisa, ampla, didática, pragmática.

O público, freqüentemente informado sobre o câncer do colo uterino, sabe muito pouco sobre o HPV, sua história natural, seu lugar nas doenças sexualmente transmissíveis e suas relações com as lesões cervicais. A informação dada às famílias, aos pais em sua comunicação com os filhos, aos adolescentes, de natureza médica, levará em conta especialmente as dimensões social, cultural ou religiosa. Os pais ficam, com freqüência, bastante à vontade para discutir sobre órgãos genitais e contar "como são feitos os bebês", mas podem ter dificuldade diante de questões que tratam da sexualidade, aspecto íntimo da pessoa. É fácil compreender o caráter muito individual do diálogo e de seu fundamento diversificado social, cultural, religioso que deve ser respeitado. Enfim, as interessadas discutiriam entre si, poderiam contar com a educação escolar que lhes desse uma informação por inteiro que lhes fosse especificamente destinada.

As ações de comunicação devem ser baseadas na coerência das mensagens, na ausência de dramatização. A mídia é indispensável para veicular mensagens informativas, simples, pela imprensa escrita, falada, pela Internet. A adaptação das mensagens para cada segmento da população deveria permitir levar em conta a diversidade cultural, religiosa, das famílias, das pessoas. As instâncias escolares, universitárias, meio natural dos pré-adolescentes e dos adolescentes, são um meio pelo qual uma informação e uma comunicação de qualidade podem ser feitas. As instâncias religiosas, informadas, deveriam contribuir para a comunicação, evitando estigmas ou mesmo a "condenação" da população feminina. Por fim, uma comunicação simples, ampla e adequada, que levasse em conta os aspectos sociológicos e sociais, deveria facilitar o acesso aos cuidados, ao rastreio, à vacinação de uma categoria de mulheres que, no momento, escapam a isso. Nesse caso ainda, o apoio oficial das instâncias políticas e das autoridades sanitárias nesse percurso de comunicação é indispensável para marcar o interesse nacional geral que representa o HPV tomado em sua totalidade, verdadeiro problema de saúde pública.

Conclusão

As infecções por papilomavírus humano (HPV) constituem um desafio maior da saúde pública conforme a escala de cada país. A relação irrefutável entre certos tipos oncogênicos, 16 e 18 prioritariamente, e de alguns outros e a ocorrência do câncer do colo uterino resultaram, com conhecimentos virológicos, na disponibilização de vacinas. A tomada de consciência atual da amplitude das conseqüências deletérias relacionadas com os HPV foi estimulada pela autorização da comercialização muito recente das vacinas profiláticas HPV, permitindo uma prevenção primária da infecção por HPV e de suas conseqüências: as lesões pré-cancerosas e o câncer do colo uterino. Isso revoluciona a abordagem tradicional de prevenção secundária pelo exame de Papanicolaou das lesões já existentes do colo uterino. Essas vacinas, promissoras em termos de tolerância e de eficácia, deverão encontrar seu lugar com relação ao rastreio clássico bem estabelecido. Trata-se de muito mais do que uma "simples" integração de uma nova vacinação ao calendário vacinal: é importante criar um programa nacional global, coerente, que leve em conta os dados científicos, econômicos, culturais, religiosos e sociais.

Referências

1. Guide des vaccinations. Elaboration de la politique vaccinale. Direction générale de la santé. Édition 2006 ; éditions Inpes. p. 78-89
2. Guide des vaccinations. Suivi et évolution des programmes de vaccination. Direction générale de la santé. Édition 2006 ; éditions Inpes. p. 90-106
3. Goldie SJ, Grima D, Kohli M et al. (2004) Projected clinical benefits and cost-effectiveness of a human papillomavirus 16/18 vaccine. J Natl Cancer Inst 96:604-15
4. Goldie SJ, Goldhaber-Fiebert JD, Garnett GP (2006) Public health policy for cervical cancer prevention: the role of decision science, economic evaluation, and mathematical modelling. Vaccine 24S3:S3/155-S3/163
5. Schmitt HJ, Booy R, Weil-Olivier C et al. (2003) Child vaccination policies in Europe: a report from the Summit of Independent European Vaccination Experts. Lancet Infect Dis 3:103-8
6. Munoz N, Bosch FX, Castellsague X et al. (2004) Against which human papillomavirus types shall we vaccinate and screen ? Int J Cancer 111:278-85
7. Wright TC, van Damme P, Schmitt HJ, Meheus A (2006) HPV vaccine introduction in industrialized countries. Vaccine 24S3, S3/122-S3/131
8. IARC Working Group. Human papillomaviruses (1995) IARC monographs on the evaluation of carcinogenic risks to humans, vol. 63, Lyon: International Agency for Research on Cancer
9. Franco EL, Rohan TE, Villa LL (1999) Epidemiologic evidence and human papillomavirus infection as a necessary cause of cervical cancer. Int J Cancer 91:506-11
10. Bosch FX, Lorinez A, Munoz N et al. (2002) The causal relation between human papillomavirus and cervical cancer. J Clin Pathol 55:244-65
11. Woodman CB, Collins S, Winter H et al. (2001) Natural history of cervical human papillomavirus infection in young women. Lancet 357:1831-6
12. Brown DR, Shew ML, Qadrasi B et al. (2005) A longitudinal study of genital human papillomavirus infection in a cohort of closely followed adolescent women. J Infect Dis 191:182-92

13. Richardson H, Kelsall G, Tellier P *et al.* (2003) The natural history of type-specific human papillomavirus infection in female university students. Cancer Epidemiol Biomarkers Prev 12:485-90
14. Bozon M (2003) At what age do women and men have their first sexual intercourse? World comparisons and recent trends. Population et Sociétés 391:1-4
15. Franco EL, Harper DM (2005) Vaccination against human papillomavirus infection: a new paradigm in cervical cancer control. Vaccine 23:2388-94
16. Centers for Disease Control and Prevention (CDC) (2006) CDC's Advisory Committee recommends human papillomavirus vaccination [press release]. Atlanta: CDC; June 29, 2006. Available at: http://www.cdc.gov/od/oc/media/pressrel/r060629.htm Accessed September 28, 2006.
17. Garnett GP, Kim JJ, French K, Goldie SJ (2006) Modelling the impact of HPV vaccines on cervical cancer and screening programmes. Vaccine 24S3:S3/178-S3/186
18. Palefsky JM, Gillison ML, Strickler HD (2006) HPV vaccines in immunocompromised women and men. Vaccine 24S3, S3/141-S3/146
19. Guide des vaccinations. Savoir instaurer un dialogue sur la vaccination. Direction générale de la santé. Edition 2006 ; éditions Inpes. p. 107-12
20. Ehreth J (2003) The global value of vaccination. Vaccine 21: 596-600
21. Zimet GD, Liddon N, Rosenthal SL *et al.* (2006) Psychosocial aspects of vaccine acceptability. Vaccine 24S3, S3/201-S3/209
22. Dell DL, Chen H, Ahmad F *et al.* (2000) Knowledge about human papillomavirus among adolescents. Obstet Gynecol 96:653-6
23. Pitts M, Clarke T (2002) Human papillomavirus infections and the risk of cervical cancer: what do women know ? Health Educ Res 17:706-14
24. Waller J, McCaffery K, Wardle J (2004) Beliefs about the risk factors for cervical cancer in a British population sample. Prev Med 38:745-53
25. Kahn JA, Zimet GD, Bernstein DI *et al.* (2005) Pediatricians' intentions to administer human papilloma virus vaccine: the role of practice characteristics, know-ledge and attitudes. J Adolesc Health 37:502-10
26. Riedesel JM, Rosenthal SL, Zimet GD *et al.* (2005) Attitudes about human papillomavirus vaccine among family physicians. J Pediatr Adolesc Gynecol 18:391-8
27. Olshen E, Woods ER, Austin SB *et al.* (2005) Parental acceptance of the human papillomavirus vaccine. J Adolesc Health 37:248-51
28. Dempsey AF, Zimet DG, Davis RL *et al.* (2006) Factors that are associated with parental acceptance of human papillomavirus vaccines: a randomised intervention study of written information about HPV. Pediatrics 117:1486-93
29. Davis K, Dickman ED, Ferris D *et al.* (2004) Human papillomavirus vaccine acceptability among parents of 10-15-year-old adolescents. J Low Genit Tract Dis 8:188-94
30. Leak J, Chapman S (2002) The cold facts' immunisation and vaccine preventable diseases in Australia' newsprint media 1993-98. Soc Sci Med 54:445-57
31. Humiston SG, Rosenthal SL (2005) Challenges in vaccinating adolescents: vaccine implementation issues. Pediat Inf Dis J 24S:S134-40
32. Zimet GD, Mays RM, Winston Y *et al.* (2000) Acceptability of human papillomavirus immunization. J Womens Health Gend Med 9:47-50
33. Boehner CW, Howe SR, Bernstein DI *et al.* (2003) Sexually transmitted disease vaccine acceptability among college students. Sex Transm Dis 30:774-8
34. Sherris J, Friedman A, Wittet S *et al.* (2006) Education, training, and communication for HPV vaccines. Vaccine 24S3, S3/210-S3/218
35. Alliance for cervical cancer prevention (2004) Women's stories, women's lives: experiences with cervical cancer screening and treatment. Seattle: ACCP; www.ACCP-cxca.org

58 Vacinação profilática contra o HPV – O que já sabemos e quais são as principais questões em aberto?

F. Meurice

RESUMO

Duas vacinas profiláticas contra as infecções por HPV estão se tornando atualmente disponíveis em inúmeros países e podem ter um impacto maior na prevenção do câncer do colo uterino. Ainda que não se conheça hoje em dia a concentração de anticorpos séricos que é necessária para garantir a proteção da pessoa vacinada, as vacinas testadas geraram taxas de dez a cem vezes superiores àquelas induzidas por uma infecção natural. Essa resposta imunológica é ainda maior quanto mais jovem for o sujeito vacinado. Em estudos realizados entre as meninas e as jovens de 15-16 anos a 25-26 anos, uma eficácia elevada da ordem de 90 a 100% foi constatada contra as lesões de tipo NIC 2+ relacionadas com a persistência dos vírus HPV 16 e 18, com um distanciamento atual de mais de 5 anos. Uma das vacinas parece até mesmo revelar a possibilidade de certa proteção cruzada contra outras fontes virais não visadas pela vacina, mas geneticamente próximas dos tipos 16 e 18.

Outros estudos em andamento ou a serem iniciados com mulheres com mais de 25-26 anos, com os homens, com os pacientes HIV+ etc., ou no contexto de programas de vacinação nacionais permitirão definir melhor o perfil das vacinas nos próximos meses e anos. Desde o presente momento, no entanto, as autoridades sanitárias devem preparar a implementação de programas nacionais de vacinação contra o HPV como complemento dos programas de rastreio, quando já existem, a fim de garantir uma proteção máxima contra o câncer do colo uterino.

PONTOS-CHAVE

1. Há no mundo quase meio milhão de novos casos de câncer do colo uterino por ano, com uma mortalidade próxima dos 50%.

2. O câncer do colo se deve à infecção persistente do epitélio cervical por vírus HPV oncogênicos cujos tipos 16 e 18 representam aproximadamente 70%.

3. Duas vacinas que incluem as proteínas L1 tendo como alvo os tipos 16 e 18 já estão disponíveis, com uma eficácia de 90 a 100% nas lesões pré-cancerosas que estão associadas a esses vírus.

4. A correlação dos títulos em anticorpos com a eficácia vacinal não foi feita ainda, mas as taxas de anticorpos persistem em níveis elevados, e a eficácia se mantém por uma duração atual de, no mínimo, 5 anos.

5. A implantação da vacinação deverá ser feita conjuntamente com os programas de rastreio do câncer do colo, mas não deixará de levantar inúmeras questões práticas.

Introdução

A epidemiologia da infecção devida ao papilomavírus humano (HPV), sua história natural e sua responsabilidade agora bem definida na etiologia do câncer do colo uterino são mais bem conhecidas atualmente, embora ainda subsistam incertezas, ligadas especialmente à possibilidade de infecções latentes que podem se reativar e aos fatores que determinam a evolução das infecções persistentes em lesões.

O recente desenvolvimento de duas vacinas profiláticas contra as infecções por HPV e as lesões provocadas por elas permitiram que a ciência progredisse de forma rápida quanto ao conhecimento dos mecanismos de proteção contra essas infecções. As conclusões alcançadas até o presente momento pelos amplos estudos clínicos promovidos por Merck e por GSK vão permitir provavelmente avanços maiores na luta contra o câncer do colo uterino. Como ocorreu com todas as vacinas anteriores, ainda há questões que só poderão ser resolvidas por um acompanhamento contínuo e programas de desenvolvimento de fase IV que ocorrerão ao longo dos próximos anos. Este capítulo busca definir os elementos já conhecidos quanto às vacinas e à vacinação contra o HPV, assim como as principais questões que permanecem ainda em aberto.

Epidemiologia

A importância maior das infecções HPV está, fundamentalmente, na amplitude do problema médico e social que o câncer do colo uterino representa no mundo: aproximadamente, 500.000 novos casos são diagnosticados por ano, e a mortalidade é estimada em 270.000 casos por ano. Os países em desenvolvimento são os mais atingidos, com quase 80% dos novos casos e mortes anuais. A Europa e a América do Norte contam 75.000 novos casos e 36.000 mortes anuais, sendo que a Europa, aliás, representa a maior parte desses casos (60.000) e dessas mortes (30.000) (1). Essas diferenças refletem, fundamentalmente, o impacto dos programas de rastreio, que conhecem um sucesso muito diversificado na Europa.

Ao lado do câncer do colo, outras doenças são provocadas por infecções de vírus HPV. As mais freqüentes são os condilomas anogenitais, que se devem principalmente aos tipos virais 6, 11, 40 e 44. Esses vírus fazem parte dos genótipos ditos de "pequeno risco", pois são encontrados raramente nas lesões de câncer do colo uterino. Entre eles, os tipos 6 e 11 são detectados em, no mínimo, 90% dos condilomas anogenitais (2-4). Dez a 20% entre eles curam espontaneamente (5), mas o tratamento normalmente é longo e trabalhoso, considerando a recorrência dessas lesões. A papilomatose respiratória recorrente (PRR) é, por sua vez, uma doença mais grave, porém raríssima, ligada aos HPV 6 e 11 (6). É caracterizada por excrescências epiteliais benignas, mas recorrentes no trato respiratório; a regressão espontânea é o mais comum, embora tratamentos cirúrgicos possam ser necessários (7).

História natural do câncer do colo uterino

Associação entre HPV "de alto risco" oncogênico e câncer do colo uterino

A relação de causalidade entre o câncer do colo uterino e o vírus HPV é, no momento, bem reconhecida, e o próprio vírus, pequeno vírus de dupla fita de DNA contido em um capsídeo esférico de, aproximadamente, 55 nanômetros de diâmetro, foi bem descrito. Há mais de 100 tipos de vírus HPV, classificados em tipos "de alto risco" e de "baixo risco" oncogênico. Há em torno de 15 vírus de alto risco oncogênico, cuja distribuição varia de uma região para outra no mundo. No entanto, em todas as regiões, os tipos 16 e 18 são os mais freqüentemente detectados entre as lesões cancerosas do colo uterino e representam, respectivamente, 53,5 e 17,2% destas; depois, vêm por ordem de freqüência decrescente os tipos 45 (6,7%), 31 (2,9%), 33, 52, 58 e 35: os tipos 16 e 18 são responsáveis por, aproximadamente, 88,8% dos cânceres do colo detectados no mundo (8). Na França, um estudo recente mostrou que os tipos 16 e 18, sem considerar os casos de co-infecção, eram responsáveis por 84% dos cânceres do colo uterino e que os tipos 16, 18, 45 e 31, levando em conta os casos de co-infecção, eram responsáveis por, aproximadamente, 90% dos casos (9).

Quando se considera a força da associação entre a infecção por HPV 16 e o câncer do colo uterino, fica-se surpreso em constatar que seu risco relativo (da ordem de várias centenas) vai muito além daquele descrito, por exemplo, pela associação clássica entre o tabaco e o câncer do pulmão (risco relativo = 10) ou mesmo entre o vírus da hepatite B e o câncer do fígado (RR = 20 a 100) (10).

Progressão da infecção

O vírus HPV é transmitido geralmente por contato cutaneomucoso da esfera genital. Um contato de pele com pele durante uma atividade sexual pode ser suficiente, no entanto, mesmo sem penetração (11). Considerando o modo como o vírus é transmitido, o preservativo não protege completamente contra as infecções por HPV. A maioria das mulheres será infectada por um HPV de alto risco em dado momento de sua vida (normalmente, bastante cedo depois de suas primeiras relações sexuais), mas nem todas irão desenvolver modificações celulares anormais. Com efeito, a maioria (mais de 80%) das infecções por HPV são transitórias, assintomáticas e curam espontaneamente (12).

O câncer do colo uterino pode ocorrer, se a infecção por um HPV de alto risco se tornar persistente.

Co-fatores relacionados com o desenvolvimento do câncer do colo uterino

Os fatores comentados a seguir também estão associados ao desenvolvimento do câncer do colo na mulher infectada por um tipo de alto risco de HPV: a idade precoce do início das relações sexuais, um número de gravidezes elevado (mais de 3 nascimentos vivos), o tabagismo, o uso a longo prazo de contraceptivos orais e antecedentes de infecções sexualmente transmissíveis (*Chlamydia*, herpes simples de tipo 2, HIV). Esses co-fatores aumentam o risco de câncer cervical de um fator que varia de dois a quatro (13, 14).

■ Constituição das vacinas: princípios essenciais

Os componentes essenciais das vacinas profiláticas contra as infecções por HPV são os antígenos virais. Usa-se a proteína L1 do capsídeo, produzido por engenharia genética e altamente purificada. As proteínas L1 apresentam essa propriedade excepcional de poder formar, por automontagem, pseudopartículas virais ditas *Virus-Like Particles* (VLP) ou partículas virus-like muito semelhantes ao vírus HPV original. Essas VLP apresentam uma conformação similar à parte externa do vírus, mas não possuem seu DNA e não são, portanto, de forma alguma infecciosas.

As vacinas produzidas usam um adjuvante a fim de reforçar a resposta imunológica, mas este pode ser de composição e de propriedade diferente. A vacina desenvolvida por Merck usa um adjuvante clássico à base de alumínio, enquanto a vacina de GSK usa uma nova tecnologia de adjuvantes (AS04). Combinada a um mesmo antígeno, a AS04 provoca uma resposta imunológica mais intensa (15). Títulos em anticorpos mais altos persistem por mais tempo, como foi mostrado por meio da comparação de duas formulações de vacinas HPV idênticas, uma sendo formulada com a AS04 e a outra com o hidróxido de alumínio (16).

As duas vacinas são administradas conforme um esquema de três injeções intramusculares com intervalo de 6 meses.

O objetivo buscado pelas vacinas profiláticas é ajudar o sistema imunológico a reconhecer e a destruir o agente patogênico antes que a infecção possa se instalar de forma duradoura, graças à transudação dos anticorpos séricos na mucosa do colo uterino.

A vacina de GSK é composta por dois principais tipos de HPV de alto risco, que são os tipos 16 e 18, ao passo que a vacina de Merck possui, além disso, as VLP dos tipos 6 e 11 de baixo risco oncogênico, mas responsáveis pelos condilomas anogenitais. Os sistemas de expressão dessas duas vacinas recombinantes também são diferentes: GSK usa um novo sistema de expressão que combina um vetor viral (o *Baculovirus*) e células hospedeiras para produzir a proteína L1 desejada. Merck usa células de levedura como sistema de expressão e *E. coli* como vetor de DNA. Em suma, quanto ao que diz respeito aos dados clínicos disponíveis publicamente, GSK gerou dados clínicos que cobrem as idades, indo de 10 a 55 anos no sexo feminino, enquanto Merck tem dados que cobrem as idades de 9 a 26 anos no sexo feminino, bem como dos rapazes de 9 a 15 anos. Para os dois produtores, os dados de eficácia disponíveis cobrem as idades de 15 ou 16 anos a 25 ou 26 anos nas mulheres (22, 23).

■ Mecanismos imunológicos particulares à infecção por HPV

A exposição natural aos agentes virais resulta normalmente em respostas imunológicas celulares e/ou em produção de anticorpos específicos. No entanto, no caso da infecção por vírus HPV de alto risco, este estimula as células epiteliais a fim de que estas inibam as respostas imunológicas locais! A partir daí, uma infecção prévia por um vírus HPV oncogênico não vai levar automaticamente a uma imunidade contra uma infecção posterior; o nível de proteção conferido por uma exposição natural ao vírus é, pois, variável e, às vezes, insuficiente. Se o HPV leva à infecção local, a prevenção precisa de uma concentração suficiente de anticorpos que neutralizem o lugar da infecção potencial, isto é, o colo uterino. Ainda que não se conheça o nível de imunidade humoral necessária para a proteção, é tranqüilizador constatar que as vacinas testadas geraram taxas de anticorpos séricos de dez a cem vezes superiores às taxas medidas depois da infecção natural (17a, 18). É interessante que Harper *et al.* tenham relatado, quando de um acompanhamento da persistência dos anticorpos provocados pela vacina GSK, que os títulos tanto contra HPV 16 quanto 18 se estabilizaram em um patamar passados 18 meses e se mantiveram assim durante todo o período posterior a esse acompanhamento (até 53 meses no total nessa publicação) em um nível mais de 14 vezes superior àquele observado após injeção natural (17b).

■ Mecanismos de ação das vacinas contra a infecção por HPV

A imunidade que resulta da vacinação parece se manifestar essencialmente no nível humoral pelo aparecimento de anticorpos séricos. Além das taxas elevadas em anticorpos que elas produzem, as vacinas usam adjuvantes de nova geração como o AS04, levando igualmente a uma imunidade de componente celular marcado, o que poderia ser útil, por exemplo, reforçando a memória imunológica; mas isso ainda deve ser confirmado. A imunidade mucosa não parece se desenvolver de forma significativa após vacinação. Em contrapartida, a presença de anticorpos séricos é detectada na mucosa cervical após vacinação. Isso poderia constituir o principal mecanismo de proteção conferido pela vacinação contra as infecções por HPV. Inúmeras questões sobre esse assunto ainda não estão, resolvidas, porém, especialmente sobre os estágios da infecção sensíveis à imunidade vacinal e sobre o título mínimo de anticorpos séricos necessário à proteção, isto é, o "correlato de proteção". Nós dispomos atualmente de um distanciamento de mais de 5 anos da eficácia vacinal depois das primeiras vacinações durante as quais esta é mantida em um nível notável (19, 20). Entretanto, ignora-se ainda por quanto tempo a resposta imunológica conseguirá se manter de forma satisfatória para impedir novas infecções e se doses de renovação serão necessárias. Como observado anteriormente, a importância de uma imunidade celular (de tipo "memória") na persistência da proteção conferida pela vacina não é conhecida, mas também poderia desempenhar certa função.

■ Eficácia e imunogenicidade da vacina

Influência da idade

Os estudos clínicos realizados pelos dois produtores mostraram igualmente que a resposta imunológica humoral provocada pela vacinação é ainda melhor quanto mais jovem for o indivíduo. No entanto, mesmo nas mulheres com idade entre 45 e 55 anos, que receberam a vacina de GSK, as taxas de anticorpos séricos permanecem próximas (ainda que um pouco inferiores) daquelas observadas durante o estudo de eficácia nas mulheres de 15 a 25 anos, e sua diminuição segue uma curva paralela (21, 22).

Eficácia

Os estudos de eficácia das duas vacinas foram realizados em grupos de mulheres com idade comparável (de 15-16 anos a 25-26 anos) e o acompanhamento de, aproximadamente, 5 anos, atualmente disponível, continua excelente no nível da eficácia das vacinas contra as infecções HPV persistentes devidas aos tipos virais contidos nas vacinas e contra as lesões de tipo NIC 2+ (90 a 100% conforme os critérios e grupos considerados) (22, 23). Os investigadores que usam a vacina GSK publicaram dados promissores que poderiam anunciar uma proteção maior do que contra somente os tipos 16 e 18, graças a uma proteção cruzada contra a infecção por outras fontes virais não contidas na vacina e que têm um genótipo próximo dos tipos 16 e 18: fundamentalmente os tipos 45, 31 e 52 (24).

■ Questões em aberto relativas à vacinação de certos grupos particulares

Mulheres já infectadas por um vírus HPV

Um aspecto inesperado da sorologia anti-HPV está relacionado com o fato de que nem toda infecção natural por HPV acarreta necessariamente o surgimento de anticorpos detectáveis. Para isso, é preciso provavelmente que a infecção tenha sido bastante persistente e que os mecanismos imunológicos individuais tenham podido se expressar corretamente. Na realidade, quando eles infectam as células epiteliais, os vírus HPV de alto risco as estimulam a produzir citocinas que deprimem a resposta imunológica local, o que permite uma tolerância em relação a eles (25, 26).

Entre as mulheres que foram infectadas por um vírus de tipo visado pela vacina, serão distinguidos dois subgrupos principais: as que já encontraram um dos vírus vacinais antes, mas que conseguiram eliminá-lo (*clearance* natural) e aquelas que ainda estão infectadas por esse vírus. Em princípio, uma boa parte das primeiras serão soropositivas para esse vírus, mas DNA-negativas, ao passo que certo número de mulheres do segundo grupo será soropositiva e se tornarão DNA-positivas.

Mesmo que certos detalhes ainda devam ser definidos, parece se confirmar que essas vacinas profiláticas não têm propriedades terapêuticas e são incapazes de eliminar uma infecção existente. Em compensação, deveriam proteger a pessoa vacinada contra uma futura infecção persistente (devida a esse vírus ou a um outro tipo de vírus igualmente visado pela vacina).

Quanto ao grupo de mulheres infectadas por vírus HPV não visadas pela vacina, parece que esta também é capaz de lhes conferir a mesma proteção contra os HPV de tipo vacinais (ou muito próximos) vista nas mulheres que nunca foram infectadas por nenhum HPV.

Mulheres com mais de 25-26 anos

Teoricamente, as observações de eficácia feitas no grupo dos 15 aos 26 anos provavelmente são exploráveis nas mulheres com mais idade com base nas respostas imunológicas constatadas. No entanto, várias questões ainda estão em aberto e devem ser consideradas em relação a esse grupo. Primeiramente, como foi dito antes, ignora-se ainda se há uma taxa de anticorpos que esteja em estrita correlação com a proteção contra as lesões pré-cancerosas e cancerosas, bem como, evidentemente, seu valor mínimo, logo após vacinação ou no momento de uma infecção posterior. Ora, as respostas em anticorpos, ainda que muito próximas e paralelas às respostas das mais jovens, são levemente inferiores nas mulheres com mais idade. Em segundo lugar, os antecedentes de infecções às vezes múltiplas por HPV ou por modificações fisiológicas e anatômicas cervicais nas mulheres mais velhas talvez possam desempenhar certo papel... Estudos clínicos de eficácia que enfocam esses grupos de idade estão sendo desenvolvidos e permitirão precisar esses elementos em um futuro relativamente próximo. O que parece cada vez mais certo é que um risco não desprezível de nova infecção por um HPV de alto risco oncogênico (da ordem de um pouco mais de 5% ao ano) persiste nas mulheres com mais de 25-30 anos (27-29) e que a proporção de infecções persistentes (as quais se sabe que são responsáveis pelas lesões graves ou cancerosas) aumenta com a idade (30-31). Nos Estados Unidos, o Comitê Consultivo para Práticas de Imunização (ACIP) estendeu, aliás, as recomendações vacinais às mulheres sexualmente ativas (32).

Interações com outras vacinações concomitantes à vacinação contra HPV

Merck mostrou que a administração simultânea de sua vacina HPV com sua vacina contra a hepatite B não acarretava efeitos secundários particulares e produzia taxas de soroproteção contra a hepatite B que não eram inferiores àquelas obtidas pela injeção não concomitante das mesmas vacinas, ao passo que os títulos de anti-HPV continuam sendo comparáveis àqueles do grupo que não recebe a vacina contra a hepatite B. Outros estudos estão sendo desenvolvidos com os dois produtores para avaliar a situação em relação à administração concomitante de outras vacinas.

Mulheres infectadas pelo vírus do HIV e as imunodeprimidas

Estudos clínicos em andamento ou programados a curto prazo avaliarão a segurança e a imunogenicidade das vacinas anti-HPV nessas pacientes. Atualmente, ainda que tais dados ainda não estejam disponíveis, certas autoridades de registro tomaram uma atitude permissiva em relação às pessoas cuja imunidade não é muito fortemente deprimida, justificada pelo fato de que se trata de vacinas recombinantes não-infecciosas (32). Isso deveria permitir igualmente coletar dados pós-comercialização em diferentes subgrupos que tenham uma imunidade levemente alterada por diferentes motivos.

Pacientes masculinos

Merck mostrou que as respostas em anticorpos geradas nos meninos entre 9 e 16 anos são, no mínimo, iguais às das meninas da mesma idade (33) e estudos similares estão em andamento com a vacina de GSK. Mesmo que isso ainda deva ser demonstrado, espera-se que as vacinas possam proteger esses indivíduos contra as lesões anogenitais devidas aos vírus HPV de tipos visados por essas vacinas. Porém, uma questão fundamental ainda é saber se certa taxa de anticorpos permitirá impedir a transmissão do vírus oncogênico de um indivíduo masculino a um feminino... Tal estudo é extremamente difícil de ser realizado e não parece estar previsto no momento pelos laboratórios envolvidos. Dados desse tipo foram gerados por GSK com uma vacina que protegia contra outro vírus de transmissão sexual, o vírus do herpes simples de tipo 2. Embora se trate, nesse caso, de um vírus e de uma patologia diferente que não permite, portanto, realmente extrapolar para o HPV, foi uma surpresa constatar que esse candidato à vacina, mesmo que levando a uma resposta humoral similar no homem e na mulher, protegia unicamente a mulher contra uma infecção transmitida por seu parceiro masculino, mas não protegia este último contra uma infecção transmitida pela mulher (34)!

Provavelmente será preciso esperar que as vacinas anti-HPV sejam usadas em larga escala antes de se obter informações complementares sobre esse assunto. Desde o presente momento, modelos indicam que uma vacinação limitada às mulheres é interessante e eficaz de um ponto de vista "custo-benefício" (35).

Implementação da vacinação e suas conseqüências

Impacto dos programas existentes de rastreio do câncer do colo uterino

Na maioria dos países industrializados, programas de rastreio do câncer do colo uterino foram implementados em graus variáveis. Em alguns países europeus, como o Reino Unido, a Holanda ou a Finlândia, esses programas foram criados há várias décadas com uma eficácia e um sucesso significativos, o que permitiu reduzir em quase 80% a mortalidade por câncer do colo uterino (36, 37). Infelizmente, este está longe de ser o caso na maioria dos outros países europeus graças a ineficiências variadas nos programas: má cobertura das mulheres visadas pelo programa, ausência de sistema de convocação e de chamada sistemáticas de todas as mulheres definidas para as consultas de rastreio, reembolso insuficiente dos procedimentos de rastreio para as pacientes ou para o pessoal de saúde em certos países, falta de prioridade e de amparo do programa em nível nacional, deficiências na supervisão, na coordenação ou na avaliação etc. Em vários desses outros países europeus, a redução de mortalidade observada depois da implementação dos programas de rastreio, às vezes, é muito marginal.

Inclusão da vacinação junto às outras medidas preventivas

Em todo o mundo, a inclusão de programas de vacinação de grande escala contra o HPV às medidas eventualmente estabelecidas constituirá um avanço espetacular na luta contra o câncer cervical uterino. Ela permitirá, evidentemente, reduzir ainda mais a mortalidade, mesmo que esta continue eventualmente alta, apesar de toda a medida preventiva já em vigor, e isso influenciará diretamente as considerações de tipo "custo-benefício" que devem, portanto, ser calculadas para cada país. Os países em desenvolvimento em que nenhuma medida ainda foi aplicada são capazes de se beneficiar de maneira considerável. Mas é claro que, na Europa igualmente, um acesso generalizado a essa vacinação terá um impacto maior não somente em nível da redução dos casos de cânceres do colo uterino (e da mortalidade que continua associada a ela apesar dos tratamentos atuais), mas também no nível das lesões pré-cancerosas e das anomalias citológicas detectadas pelos programas clássicos de rastreio. Esses últimos aspectos terão uma influência positiva quanto aos custos (permitindo evitar os procedimentos complementares que devem ser aplicados quando da detec-ção dessas lesões ou anomalias), bem como quanto ao lado psicológico pessoal, em relação à ansiedade às vezes considerável relacionada com a detecção desses casos (38). De qualquer forma, parece evidente que os programas de vacinação contra o HPV deverão ser realizados conjuntamente com os programas de rastreio existentes, mas nunca em substituição a estes. Com efeito, as vacinas não protegem contra todos os tipos de HPV de alto risco, assim como tampouco parecem proteger as mulheres já infectadas por um vírus de alto risco que estaria presente no colo uterino. Mesmo que seja provável que poucos países instituam um programa sistemático de vacinação para as mulheres adultas, o risco persistente de infecção por HPV oncogênico justifica uma discussão personalizada de sua indicação e exige que o acesso à vacina seja facilitado mesmo para as idades que não estão incorporadas aos programas de vacinação sistemática.

Impacto complementar relacionado com a vacinação

Alguns autores calcularam o impacto que uma vacinação generalizada contra HPV 16 e 18 na Europa poderia ter, como complemento às medidas de prevenção já estabelecidas: ela poderia reduzir a freqüência dos cânceres do colo uterino em até 73%, a das lesões escamosas intra-epiteliais de alto grau (HSIL) e de baixo grau (LSIL) em 57 e 24%, respectivamente, e as anomalias citológicas atípicas de significado indeterminado (ASC-US) em 19% (39).

Outras questões em aberto

As outras questões que permanecem em aberto em relação à implementação da vacinação têm a ver, fundamentalmente, com aspectos programáticos, em especial:

- Com as estratégias vacinais a serem aplicadas (incentivar e financiar a vacinação para o conjunto da população feminina para a qual a vacina obteve uma "autorização de ser comercializada", ou somente para uma ou várias faixa(s) etária(s) específica(s).
- Com o impacto da vacinação nos métodos de rastreio (introdução de teste HPV) e sua coexistência com a prática do preventivo do câncer cervicouterino.
- Com o papel dos atores da saúde na administração e no acompanhamento da vacinação (vacinadores habituais: pediatras ou generalistas? Ou ainda ginecologistas, enfermeiras e outros profissionais de saúde? Em associação ou não com os atores já implicados nas consultas de ras-

treio do câncer do colo, no quadro de estruturas privadas ou públicas? etc.
- Com a eficiência do programa com o passar do tempo, dependendo da conservação de uma boa cobertura vacinal, da duração de eficácia das vacinas e da necessidade ou não de administrar uma dose a mais depois de certo tempo, da substituição teórica (ou não) dos tipos virais 16 e 18 por outros tipos de alto risco menos freqüentes atualmente, da contribuição adicional eventualmente conferida por uma imunidade de grupo que poderia se desenvolver etc.

Caberia assim às autoridades sanitárias, acima de tudo, decidir quanto às melhores medidas de implementação do programa vacinal em função dos dados disponíveis e das prioridades nacionais. No plano individual, o diálogo entre a mulher e seu médico continuará sendo capital para determinar a melhor conduta a ser seguida.

Conclusão

Inúmeras informações já estão disponíveis atualmente, permitindo tomar as decisões que se impõem com a inclusão da vacina ao arsenal dos métodos preventivos dos quais se dispõem em nível nacional para lutar eficazmente contra o câncer do colo uterino, bem como para poder recomendar a vacinação a título individual, ou mesmo coletivo. Os próximos anos nos permitirão conhecer ainda mais dados, mas isso não pode justificar evidentemente a demora da disponibilização das vacinas que aparecem como um avanço maior para a saúde das mulheres.

Referências

1. Ferlay et al. Globocan 2002: Cancer incidence, mortality, prevalence worldwide. IARC Cancerbase No.5, 2004
2. Burd EM (2003) Human papillomavirus and cervical cancer. Clin Microbiol Rev 16:1-17
3. Munoz N et al. (2003 Epidemiologic classification of human papillomavirus types associated with cervical cancer. N Engl J Med 348:518-27
4. von Krogh G (2001) Management of anogenital warts (condylomata acuminata). Eur J Dermatol 11: 598-603
5. Prendiville W et al. (2004) The Health Professional's HPV Handbook: Volume 1: Human Papillomavirus and Cervical Cancer - Eds Walter Prendiville, Philip Davies
6. Lacey C et al. Lowdes CM, Shah KV (2006) Chapter 4: Burden and management of non-cancerous HPV-related conditions: HPV-6/11 disease. Vaccine 24 Suppl 35-41
7. Lee JH, Smith RJ (2005) Recurrent respiratory papillomatosis: pathogenesis to treatment. Curr Opin Otolaryngol Head Neck Surg 13:354-9
8. Munoz N, Bosch X, Castellsagué X et al. (2004), Against which human papillomavirus types shall we vaccinate and screen? The international perspective. Int J Cancer 111:278-85
9. Riethmuller D et al. Abstract P-565, 23th International Papillomavirus Conference and Clinical Workshop 2006
10. Bosch FX, Lorinez A, Munoz N et al. (2002) The causal relation between human papillomavirus and cervical cancer. J Clin Pathol 55:244-65
11. McIntosh N. Human papillomavirus and cervical cancer. JHPIEGO 2000
12. Giuliano AR, Harris R, Sedjo RL et al. (2002) Incidence, prevalence, and clearance of type-specific human papillomavirus infections: The Young Women's Health Study. J Infect Dis 186:462-9
13. Franco EL, Duarte-Franco E, Ferenczy A (2001) Cervical cancer: epidemiology, prevention and the role of human papillomavirus infection. CMAJ 164:1017-25
14. Hildesheim A, Schiffman M, Bromley C (2001) Human papillomavirus type 16 variants and risk of cervical cancer. J Natl Cancer Inst 93:315-8
15. Garçon N et al. (2006) Development and evaluation of ASO4, a novel and improved adjuvant system containing MPL and aluminum salt, In: Schijns & O'Hagan: Immunopotentiators in Modern Vaccines
16. Giannini SL, Hanon E, Moris P et al. (2006) Abstract Enhanced humoral and memory B cellular immunity using HPV16/18 LI VLP vaccine formulated with the MPL/aluminium salt combination (ASO4) compared to aluminium salt only. Vaccine 24:5937-49
17a. Harper D, Franco EL, Wheeler C et al. (2004) Efficacy of a bivalent LI virus-like particle vaccine in prevention of infection with human papillomavirus types 16 and 18 in young women: a randomised controlled trial. Lancet, 364:1757-65
17b. Harper D et al. (2006) Sustained efficacy up to 4-5 years of a bivalent LI virus-like particle vaccine against human papillomavirus types 16 and 18: follow-up from a randomised control trial. Lancet 367;1247-55
18. Villa LL, Ault KA, Giulano AR et al. (2006) Immunologic responses following administration of a vaccine targeting human papillomavirus Types 6, 11, 16, and 18. Vaccine 24:5571-83
19. Villa LL, Costa RL, Petta CA et al. (2006) High sustained efficacy of a prophylactic quadrivalent human papillomavirus types 6/11/16/18 L1 virus-like particle vaccine through 5 years of follow-up. Br J Cancer 95:1459-66
20. Gall S et al. (2007) Substantial impact on precancerous lesions and HPV infections through 5.5 years in women vaccinated with the HPV-16/18 LI VLP ASO4 candidate vaccine. In: American Association for Cancer Research (AACR) Annual Meeting Proceedings, 2007 Apr 14-18, Los Angeles, CA. Abstract n° 4900
21. Schwarz T et al. (2006) An ASO4-containing human papillomavirus (HPV) 16/18 vaccine for prevention of

cervical cancer is immunogenic and well-tolerated in women 15–55 years old. J Clin Oncol 24 18S:1008
22. Harper DM, Franco El, Wheeler CM et al. (2006) Sustained efficacy up to 4.5 years of a bivalent Ll virus-like particle vaccine against human papillomavirus types 16 and 18: follow-up from a randomised control trial. Lancet 367:1247-55
23. Villa L, Costa RL, Petta CA et al. (2005) Prophylactic quadrivalent human papillomavirus (types 6, 11, 16, and 18) Ll virus-like particle vaccine in young women: a randomised double-blind placebo-controlled multicentre phase II efficacy trial. Lancet Oncology 6:271-8
24. Paavonen J et al. (2007) Efficacy of a prophylactic adjuvanted bivalent Ll virus-like-particle vaccine against infection with human papillomavirus types 16 and 18 in young women: an interim analysis of a phase III double-blind, randomized controlled trial. Lancet 369:2161-70
25. De Jong A, van der Hulst JM, Drifhout JW et al. (2004) Human papillomavirus type 16-positive cervical cancer is associated with impaired CD4+ T-cell immunity against early antigens E2 and E6. Cancer Research 64:5449-55
26. Stanley M (2006) Immune responses to human papillomavirus. Vaccine 24S1:S1/16-22
27. Franco EL, Villa LL, Sobrinho JP et al. (1999) Epidemiology of acquisition and clearance of cervical human papillomavirus infection in women from a high-risk area for cervical cancer. J Infect Dis 180:1415-23
28. Sellors J, Karwalajtys TL, Kaczorowski J et al. (2003) Incidence, clearance and predictors of human papillomavirus infection in women. CMAJ 168(4):421-5
29. Bory JP, Cucherousset J, Lozenzato M et al. (2002) Recurrent human papillomavirus infection detected with the hybrid capture II assay selects women with normal cervical smears at risk for developing high grade cervical lesions: a longitudinal study of 3,091 women. Intl J Cancer 102:519-25
30. Kjaer S et al. (2006) The absolute risk of cervical abnormalities in high-risk human papillomavirus-positive, cytolo gically normal women over a 10-year period. Cancer Res 66(21):10630-6
31. Castle PE, Wacholder S, Sherman ME et al. (2002) Absolute risk of a subsequent abnormal pap among oncogenic human papillomavirus DNA-positive, cytologically negative women. Cancer 95:2145-51
32. ACIP Provisional Recommendations for the Use of Quadrivalent HPV Vaccine, posted CDC website August 14, 2006
33. Block S et al. (2006) Comparison of the Immunogenicity and reactogenicity of a prophylactic quadrivalent human papillomavirus (Types 6, 11, 16, and 18) Ll virus-like particle vaccine in inale and female adolescents and young adult women. Pediatrics 118:2135-45
34. Stanberry L, Spruance SL, Cunningham AL et al. (2002) Glycoprotein-D-adjuvant vaccine to prevent genital herpes. New Engl J Med 347:1652-61
35. Goldie SJ, Kohli M, Grima D et al. (2004) Projected clinical benefits and cost-effectiveness of a human papillomavirus 16/18 vaccine. J Nat Cancer Inst 96:604-15
36. Peto J, Gilham C, Fletcher O et al. (2004) The cervical cancer epidemic that screening has prevented in the UK. Lancet 364:249-56
37. Anttila A, Pukkala E, Soderman B et al. (1999) Effect of organised screening on cervical cancer incidence and mortality in Finland, 1963-1995: recent increase in cervical cancer incidence. Int J Cancer 83:59-65
38. Wardle J et al. (1995) Psychological consequences of positive results in cervical cancer screening. Psychology and Health 10:185-94
39. Clifford G, Franceschi S, Diaz M et al. (2006) Chapter 3: HPV type-distribution in women with and without cervical neoplastic diseases. Vaccine Suppl 3: S26-34

59 Vacina HPV e saúde pública – As lições da vacinação da hepatite B

F. Denis • S. Hantz • S. Alain

RESUMO

As infecções pelos papilomavírus (HPV) e pelos vírus das hepatites (HBV) comportam semelhanças, nos dois casos, com uma transmissão sexual quase exclusiva no primeiro, uma das modalidades para o outro, e diferenças, uma sendo uma infecção mucosa e a outra sistêmica. Nos dois casos, a infecção freqüentemente não é aparente, com uma evolução freqüente para a cura e para uma proporção de 5 a 10% de evolução para a persistência, que tem como conseqüência, por sua vez, depois de décadas, uma possível evolução para um câncer, do colo uterino em um caso (HPV), e para um hepatocarcinoma no outro (HBV).

Vacinas obtidas por engenharia genética foram desenvolvidas tanto para um quanto para outro, com uma grande anterioridade no caso da vacina HBV.

A vacina HBV acarreta a síntese de anticorpos séricos protetores fáceis de serem dosados, capazes de neutralizar o vírus no sangue; enquanto a vacina HPV induz anticorpos séricos que, por neutralizar os HPV introduzidos na vagina, devem transudar pela mucosa para chegar ao muco e à zona de junção.

As duas vacinas demonstraram seu poder protetor à vida: para o HBV, mesmo após o desaparecimento dos anticorpos séricos graças a uma memória imunológica; para o HPV, por uma duração no mínimo igual a 5 anos, que pode ser prolongada ou por reposições, cuja freqüência deve ser determinada, ou graças a uma memória imunológica não demonstrada atualmente, mas cuja eficácia não foi avaliada ao longo do tempo.

A vacinação deve ser feita bem antes do risco nos dois casos com 3 injeções (0-1-6) recomendadas para o lactente no caso do HBV, visto a proteção conferida por toda a vida, e aos 11-13 anos ou mesmo 14 no caso do HPV, ou ainda em uma idade próxima do risco, ou seja, quando das primeiras relações sexuais, sem que se tenha um distanciamento necessário para saber se uma reposição será necessária para cobrir todo o período de atividade sexual.

A vacinação HBV diz respeito aos dois sexos; a vacinação HPV só foi avaliada quanto à sua eficácia, até o momento, para as mulheres de 16 a 26 anos.

Para evitar efeitos indesejáveis reais ou supostos, especialmente as coincidências temporais entre vacinação e danos neurológicos ou patológicos auto-imunes, é preferível, visto as acusações recebidas no caso da vacina HBV, vacinar, no caso do HPV, as faixas etárias sem compensação depois dos 18-23 anos.

A fim de avaliar a eficácia vacinal, deve-se dispor nos dois casos de linhas de base de incidência, prevalência das infecções e dos cânceres, mas também dos soro/genótipos circulantes.

Finalmente, a criação de uma farmacovigilância pós-AMM (Associação Médica Mundial) irretocável parece necessária desde o lançamento da vacina HPV para evitar as críticas e a perda de confiança na vacina, situação vista na França com a vacina HBV.

PONTOS-CHAVE

1. Trinta anos separam a aplicação das duas vacinas anticancerosas, o HBV, primeiramente, o HPV, mais recentemente. Se a vacina HBV protege por toda a vida, no caso do HPV se dispõe de um tempo de 5 anos, o que faz com que, no caso do HBV, se possa vacinar os lactentes e, no caso do HPV, deve-se vacinar próximo do risco (11-13 anos, ou mesmo 14).

2. Para evitar o risco de coincidência entre vacinação e efeito indesejável, a recuperação HPV deve ser estritamente limitada (< 24 anos).

Introdução

A saúde pública contribui para a promoção das ações favoráveis à saúde, como a redução dos riscos... (1).

As vacinações correspondem ao número dessas ações, já que têm como objetivos (2):

- Por um lado, garantir uma proteção eficaz dos indivíduos vacinados contra as doenças infecciosas mais perigosas.
- Por outro lado, contribuir para a proteção coletiva contra as mesmas infecções reduzindo, ou mesmo interrompendo, a circulação dos agentes microbianos que são responsáveis por elas.

Inúmeros fatores vão influenciar a decisão de recomendar determinada vacina. Entre estes, nota-se a situação epidemiológica, o "peso" da doença (letalidade, entre outros), os dados demográficos referentes à população-alvo, a eficácia vacinal, a percepção da vacinação, os elementos financeiros, mas também e cada vez mais a tolerância vacinal.

Quanto a este último ponto, lembremos que *"o primum non nocere... é exatamente o princípio com base no qual se constrói atualmente a doutrina da segurança sanitária"* (1).

Resulta imediatamente dessa enumeração que, se o efeito vacinal e o impacto em termos de saúde pública forem levados em conta, os problemas de tolerância reais ou supostos, sobretudo se são difundidos pela mídia, correm o risco de limitar a recomendação e a aceitação da vacinação.

A história das vacinações é permeada por polêmicas (aliás, freqüentemente limitadas a um único país) que atrasaram o uso de certo número de vacinas. Podem-se lembrar, assim, considerando-se os episódios mais recentes, algumas "associações", tais como a morte súbita do lactente e a vacina Tetracoq, o autismo e os distúrbios de absorção intestinal atribuídos à vacina contra a rubéola, a esclerose em placas e diversas outras patologias que levaram a suspeitar da vacinação contra a hepatite B, neste último exemplo fundamentalmente na França.

Nossa implicação nos relatórios das duas vacinas papilomavírus (HPV) e da hepatite B (HBV) nos levou a analisar comparativamente as problemáticas postas por essas duas vacinações e a tirar lições da experiência adquirida com a vacina da hepatite B para definir melhor os alvos e as estratégias vacinais contra o papilomavírus e evitar assim as dificuldades encontradas com a outra.

Lembremos que, nos dicionários, "lição" é definida como aviso salutar, ensinamento aproveitável que se deve tirar de alguma coisa e especialmente de um erro, de uma desventura; as "lições" da vacinação contra a hepatite B devem ser levadas em conta (3).

Elementos comparativos referentes às infecções por HPV e por HBV

HPV e HBV

Os HPV e HBV continuam sendo não cultiváveis atualmente, sendo ambos de pequeno tamanho, o HBV (45 nm), o HPV (45-55 nm), de simetria cúbica, uns sendo nus (HPV), os outros encapados (HBV). Seu genoma se apresenta na forma de DNA bicatenário circular de 8 kpb para HPV e de 3,2 kpb para HBV, possuindo, portanto, um pequeno número de genes, mas isso não limita em nada sua patogenicidade, nem sua diversidade soro/genotípica. Para o HBV, não se identificam menos de 8 genótipos designados por letras, de A a H (as diferenças de virulência entre os diferentes genótipos não estão claramente definidas) e nos HPV humanos, mais de 120 genótipos, dos quais quase 30 relativos àqueles que atingem a mucosa genital. Distinguem-se, entre os HPV, os genótipos de alto risco (HPV-AR) oncogênicos de evolução maligna e os de baixo risco (HPV-BR) (Fig. 59-1).

O modo de transmissão desses HPV é quase exclusivamente sexual. Sendo amplamente distribuídos em inúmeros líquidos biológicos, o HBV pode ser transmitido conforme inúmeras modalidades, especialmente pelo sangue, da mãe à criança, e faz parte também dos agentes das infecções sexualmente transmissíveis (IST).

História natural comparada das infecções por HBV e HPV

A história natural das infecções apresenta algumas semelhanças. Pode-se tentar uma comparação das histórias naturais das infecções por HBV e HPV na forma piramidal (Fig. 59-2) para resumi-la. As primeiras etapas das infecções são cada vez mais freqüentemente inaparentes, quase sempre para o HPV, em 75% dos casos para o HBV. Em sua maioria, as infecções são espontaneamente resolvidas. A evolução é feita, no caso do HBV, para a cronicidade (persistência do vírus por mais de 6 meses) em 5 a 10% dos casos, no adulto imunocompetente, e com uma freqüência muito maior na criança e nos imunodeprimidos.

No caso do HPV, o estudo de grupos mostrou o caráter transitório da maioria das infecções que regridem em um ano aproximadamente. Propôs-se definir a persistência da infecção com base em duas coletas positivas com um ano de intervalo. A proporção de infecções persistentes aumenta com a idade, variando segundo os autores de 2 a 41%. As infecções persistentes antecedem as displasias leves (NIC 1) ou as lesões de baixo grau (LSIL) nas quais se

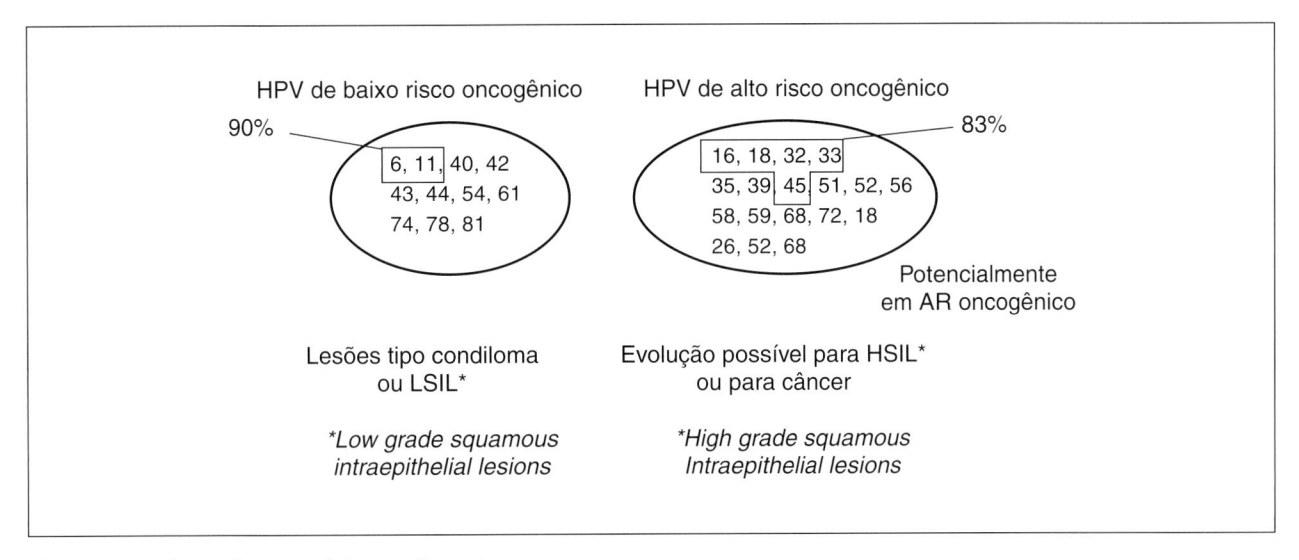

Fig. 59-1. Genótipos "mucosos" dos papilomavírus.

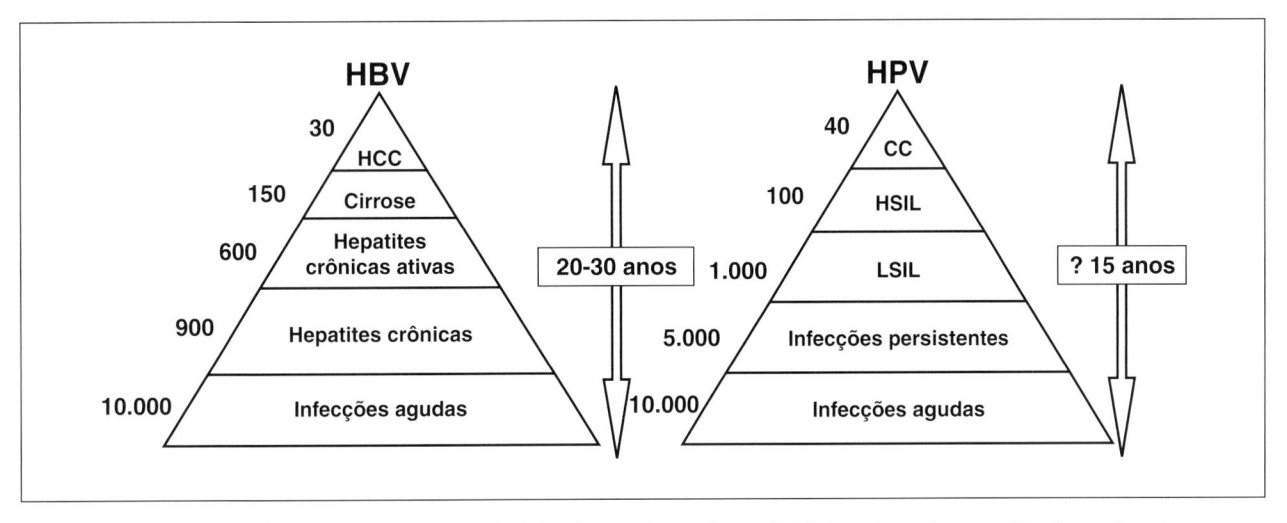

Fig. 59-2. Comparar as infecções por HBV e HPV da infecção aguda ao câncer (HCC: hepatocarcinoma; CC: câncer do colo; HSIL: *high grade squamous intraepithelial lesion*; LSIL: *low grade squamous intraepithelial lesion*).

encontram 80% de HPV AR e 20% de HPV BR. Nesse caso ainda, uma forte taxa de regressão é observada (47 a 57%). De acordo com Ostor (4), as displasias moderadas (NIC 2) evoluem em 22% dos casos para uma NIC 3, as NIC 3 podem regredir também em um terço dos casos ou progredir para um câncer do colo em 18% das pacientes. O pico das infecções fica, para os dois vírus, nos adolescentes e nos jovens adultos (Fig. 59-3) nas idades de atividade sexual e de risco de diversas naturezas (droga etc., sobretudo no caso do HBV).

Dessa forma, na França, estima-se que 18% das meninas de 15 anos tiveram relações sexuais e que a idade média das primeiras relações ficaria em torno dos 17 anos (5, 7).

Os HPV genitais são adquiridos muito precocemente depois das primeiras relações sexuais (40% nos dois anos seguintes às primeiras relações).

As doenças devidas aos dois vírus aumentaram nos imunodeprimidos, assim a presença crônica do HBV foi multiplicada nestes por 10 em relação aos imunocompetentes, e no caso do HPV, a persistência viral aumentou e as neoplasias se multiplicaram por 3 a 7 vezes para o câncer do colo, podendo chegar a um sobre-risco considerável no caso do câncer anal (40 vezes).

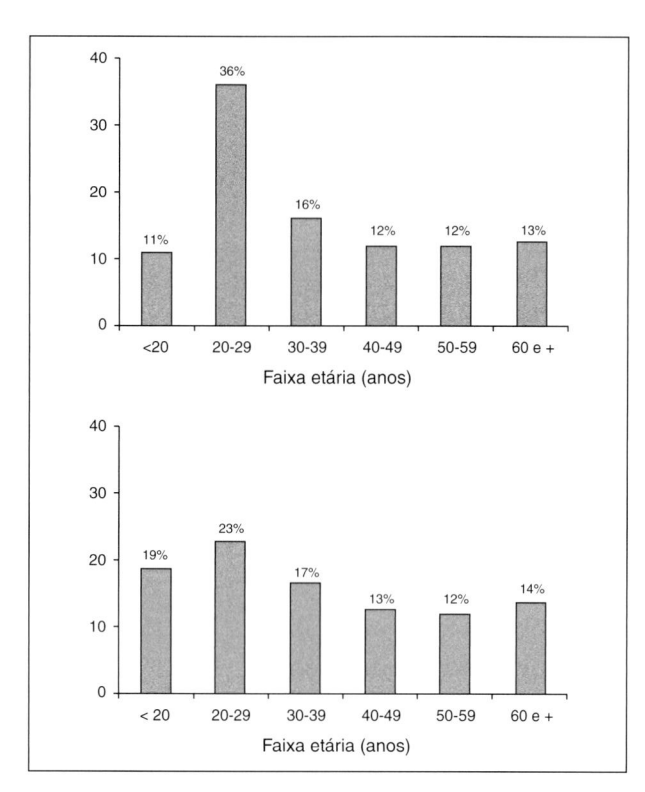

Fig. 59-3. Distribuição comparada dos testes genitais de HPV de alto risco (AR) positivos em função da idade na França (média de dois estudos, adaptado de Boulanger e Clavel em 5) e das declarações das hepatites B agudas (HBV) na França (1991-1996 redes sentinelas) (adaptado de 6).

Peso das doenças por HBV e por HPV

O peso das doenças devidas ao HBV e aos HPV mucosos, na França, foi estimado comparativamente. No caso do HBV, considera-se que 8,2% dos adultos foram infectados e que 0,68% é portador crônico. De acordo com uma estimativa recente, haveria na França 300.000 portadores crônicos por HBV e 1.500 mortes anuais seriam atribuíveis a esse vírus (6).

Para os HPV mucosos, 70% dos adultos são expostos a esses vírus em determinado momento de sua vida... e as co-infecções não são raras: considera-se que 15% das mulheres são portadoras de HPV de alto risco e que essas infecções são a causa, na França, de 3.400 novos cânceres do colo uterino por ano e de 1.000 mortes anuais de mulheres. As estimativas referentes aos outros cânceres devidos aos mesmos HPV-AR, tais como o câncer vulvar, o câncer anal, nos dois sexos, são menos precisas, assim como as informações relativas às infecções benignas, tais como os condilomas. Com efeito, a diferença é grande, já que se estima que haveria anualmente, na França, entre 300.000 e 600.000 novos casos de condilomas nos dois sexos e que 200.000 casos passariam, a cada ano, por um tratamento (5, 7).

Comparação das vacinas HBV e HPV

As vacinas HBV e HPV são ambas produzidas por engenharia genética, e é interessante compará-las (Tabela 59-1).

Hepatite B

A vacina é à base de antígeno de superfície (Ag HBs) automontado (partículas de 22 nm). Atualmente, ela é obtida por engenharia genética, o gene S sendo clonado a partir de um único genótipo e o produto expresso ou por leveduras *(Saccharomyces cerevisiae)* ou por células de mamíferos (CHO). As doses de vacina contêm entre 5 e 40 mg de Ag HBs, e como co-adjuvante o hidróxido de Al (500 mg). O ritmo de injeção usado com mais freqüência é de 0-1-6, ou seja, duas injeções com intervalo de 1 mês seguidas de uma repetição aos 6 meses. A resposta imune (anti-HBs) é quantificável em rotina por todo laboratório e validada com soros bases da OMS. A taxa sérica considerada como protetora é de 10 UI/L; os anticorpos séricos impedem o vírus de chegar a seu alvo hepático. Após a vacinação, taxas protetoras persistem nos responsivos (95-98%) durante, no mínimo, 5 a 10 anos; depois disso, os indivíduos estão protegidos mesmo quando o título dos anticorpos cai para menos de 10 UI/L, graças à longa duração da incubação e do desencadeamento da memória imunológica (6).

Papilomavírus

A vacina é constituída de pseudopartículas obtidas por clonagem do gene que codifica a proteína maior de capsídeo (L1), sendo essa proteína expressa ou em leveduras *(Saccharomyces cerevisiae)* ou em um sistema baculovírus (5, 7). Ambos os fabricantes de vacinas usam essas pseudopartículas virais (VLP, *virus-like particles*) feitas de subunidades de proteínas L1 automontadas, não infecciosas, já que não contêm DNA e aparecem em modelo animal mais imunogênicas do que as partículas virais inteiras. Podem-se observar em microscopia eletrônica os antígenos particulares constitutivos das vacinas HBV e HPV, o que é muito raro em microbiologia (Fig. 59-4). A imunogenicidade aumentou graças a adjuvantes que diferem de um fabricante para outro, com o clássico hidróxido de alumínio para Meck Aventis Pasteur MSD (Gardasil®) e com a ASO4 feita de uma mistura de 3-monofosforil lipídio A (MPL que é, na verdade, LPS destoxificada) com o hidróxido de alumínio para GSK (Cervarix®). Os anticorpos induzidos pela vacinação são anticorpos séricos que, para ser ativos, devem transudar pela mucosa uterina e vaginal (ou mesmo anal) para se encontrar ao nível da superfície da mucosa, especial-

Tabela 59-1 – Características comparadas das vacinas HBV e HPV, modos de ação e modalidades de administração

	HBV	HPV	
		GSK Cervarix®	Merck/SPMSD Gardasil®
Antígeno vacinal Genótipo	Ag HBs protéico anel "a" comum a todos os genótipos A-H	L1 protéica 16, 18	L1 protéica 6, 11, 16, 18
Concentração antigênica	5-40 mg	40 mg	20-40-40-20 mg
Expressão	*S. cerevisiae* ou CHO	Baculovírus	*S. cerevisiae*
Forma	Bolas 22 nm	Pseudopartículas virais (VLP) nm de 50 nm	
Adjuvante	Hidróxido de Al	Hidróxido de Al 500 mg + LPS destoxificada (ASO4) 50 mg	Hidróxido de Al 225 mg
Anticorpos protetores dirigidos contra	Envelope	Capsídeo anti-L1	
Efeito protetor de "grupo"	Demonstrado	Provável	
Dosagem anticorpos protetores	Rotina (anti-HBs)	Laboratório especializado	
Local de ação dos anticorpos	Soro +++ + Ac transudados	Ac transudados na mucosa	
		Útero vaginal	Útero vaginal
Esquema vacinal (meses)	0-1-6 +++ 0-1-2-12	0-1-6	0-2-6
Via de administração	IM	IM	
Duração proteção	Ac. circulantes > 5-15 anos Memória imune protetora provavelmente por toda a vida	Ac transudados 7-10 anos Memória imune demonstrada, mas duração de proteção desconhecida	

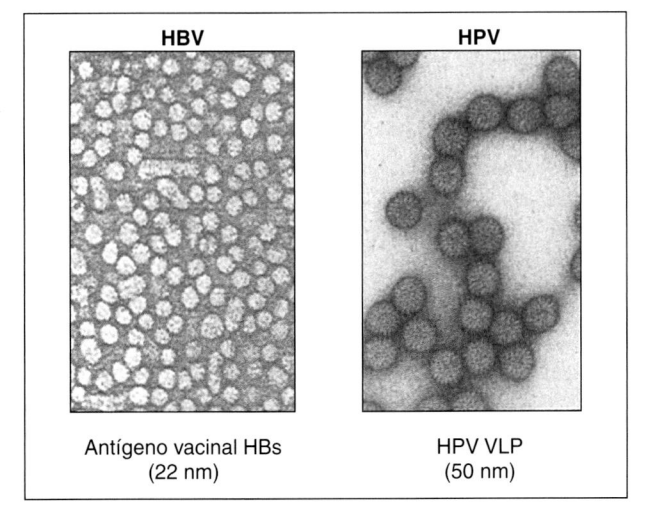

Fig. 59-4. Aspecto em microscopia eletrônica dos antígenos particulares constitutivos das duas vacinas.
a. Ag HBs bolas de 22 nm para o HPV.
b. Pseudovírus à base de antígeno de capsídeo L1 para o HPV.

mente da junção escamocolunar e no muco, a fim de neutralizar *in situ* os HPV introduzidos quando das relações sexuais (7). A dosagem dos anticorpos neutralizantes é delicada, mal padronizada e só serve praticamente para anticorpos séricos, uma vez que os anticorpos localizados na luz vaginal são difíceis de dosar, e a transudação é muito variável com a idade da mucosa e com o ciclo menstrual.

Cinética comparada dos anticorpos

É interessante estudar comparativamente a cinética dos anticorpos anti-HBs e anti-HPV (Fig. 59-5). Se a vacina HBV mostrou uma excelente imunogenicidade nos dois sexos e do nascimento à idade adulta, lembremos que uma idade superior a 24 anos, o sexo masculino, a imunodepressão e o tabagismo são fatores de menor resposta; a imunogenicidade da vacina HPV foi testada sobretudo nos pré-adolescentes –

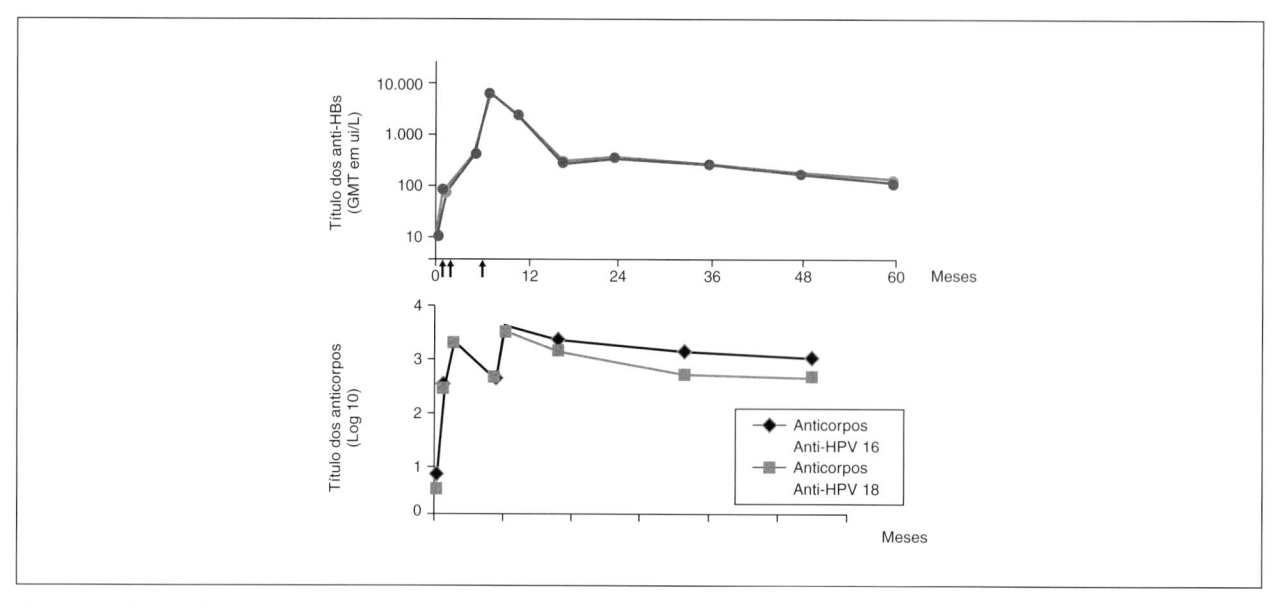

Fig. 59-5. Cinética dos anticorpos séricos anti-HBs após vacinação contra a hepatite B (a) e anti-HPV (HPV 16 e 18) após vacinação contra papilomavírus (b).

adolescentes e nas jovens mulheres; a resposta é levemente superior nos de 11-13 anos e de 18-24 anos. Os jovens adultos do sexo masculino também respondem à vacina.

Cobertura vacinal teórica e real das vacinas HBV e HPV

O alvo viral da vacina HBV se estende a todos os genótipos, uma vez que todos os soro/genótipos possuem um anel dito "a" dentro do Ag HBs, alvo dos anticorpos protetores. O surgimento de mutantes de escape não constituem, de acordo com a OMS, um problema preocupante hoje em dia (8), e as vacinas atuais podem reivindicar legitimamente uma taxa de proteção teórica que se estenda a quase 100% das fontes.

As vacinas HPV são essencialmente homólogas e dirigidas contra os soro/genótipos contidos na vacina. Não é possível incluir os 30 soro/genótipos mucosos em uma vacina, também devem-se escolher os mais prevalentes. A taxa de cobertura teórica homóloga para os HPV 6, 11 dominantes nos condilomas é próxima de 90%. Para os HPV 16, 18, a cobertura teórica, tradicionalmente, na Europa, é devida somente à especificidade homóloga, de 60-70% em relação aos HPV responsáveis pelos cânceres do colo uterino (um recente estudo francês dito "EDITH Study" ainda não publicado mostra que, na verdade, nos cânceres do colo, os genótipos 16 + 18 eram encontrados em 82% dos cânceres) (9), ou mesmo mais, graças a reatividades cruzadas que confeririam uma proteção cruzada em relação a genótipos próximos filogeneticamente (HPV 45, 31 e a um grau menor 52 e 58), o que aumenta o espectro de 7 a 10%.

Eficácia comparada das vacinas HBV e HPV

A eficácia das vacinas HBV é avaliada fundamentalmente na prevenção das infecções, da presença crônica e, a longo prazo, das hepatites crônicas, das cirroses e dos carcinomas hepatocelulares. Para a prevenção das infecções e das presenças crônicas, os estudos preliminares trataram dos grupos de alto risco, tais como profissionais de saúde, pacientes de hemodiálise e homossexuais masculinos que mostram uma eficácia protetora de 100% para os respondedores, depois em populações que vivem em regiões de forte prevalência, que viram, após instauração de vacinações de massa, passar de 92 a 95% a taxa de portadores crônicos, sabendo que as taxas de cobertura nunca são de 100%. Essas vacinações mostraram uma proteção praticamente por toda a vida dos portadores crônicos, mesmo que os indivíduos não tenham mais anti-HBs detectáveis. Além disso, constatou-se um efeito de "tropa", já que a vacinação em massa protege, evidentemente, os vacinados, mas acarreta também uma diminuição da circulação do HBV, o que permite uma redução das exposições, portanto das infecções, mesmo nos não-vacinados. É evidente que, se a avaliação da eficácia em relação às infecções e à presença crônica foi obtida muito rapidamente em 1 ou 2 anos, a eficácia em relação a carcinomas hepatocelulares exigiu um prazo maior, que se estimava em 20-30 anos. Porém, nas zonas de endemia muito forte (Taiwan, Coréia), foi possível demonstrar a prevenção dos tumores hepáticos das crianças e dos adultos jovens somente de 10 a 15 anos depois da aplicação das vacinações em massa (6).

Para as vacinas HPV, a eficácia protetora da vacina HPV quadrivalente, atualmente, foi avaliada em relação aos condilomas em 100% (6). Para a eficácia em relação às infecções, infecções persistentes, NIC 1, NIC 2, obtiveram-se com as vacinas HPV 16 + 18 taxas de proteção respectivas de 88 a 94% para as infecções e de quase 100% para as infecções persistentes em 1 ano e as NIC 1/2/3 devidas aos HPV de alto risco oncogênico vacinal 16 e 18 (10, 11); assim como uma proteção parcial foi sugerida para os genótipos 45, 31, 52, 58 e 33. Esses estudos de eficácia tiveram um distanciamento de 5 anos para Gardasil® (11) e de 4, 5 anos para Cervarix® (11). Por falta de distanciamento (o pico das infecções é aos 20 anos, o da incidência dos cânceres, aos 40 anos), deve-se contentar atualmente com esses desfechos e avaliar a eficácia fundamentalmente em relação às lesões pré-cancerosas; para o Gardasil®, notou-se uma eficácia de 100% (IC 92,9-100,0) em relação aos cânceres *in situ* (NIC 3).

Se a duração de proteção da vacina HBV provavelmente é superior a 15 anos e realmente conferida por toda a vida, para as vacinas HPV, o tempo de duração não passa da ordem de 5 anos. Mas pode-se, visto a cinética dos anticorpos séricos, esperar uma proteção de, no mínimo, 10 anos sem reposição (8).

O fato de que a vacina contra a hepatite B seja muito imunogênica e muito eficaz, conferindo uma proteção provavelmente por toda a vida, mesmo que administrada na primeira infância, faz com que, visto o desafio mundial que constitui a hepatite B, uma vacinação universal tenha sido estimulada e constitua um objetivo a curto prazo para a OMS.

Obstáculos à vacinação dos pré-adolescentes e adolescentes foram encontrados e devem ser analisados. Na França, o objetivo de uma vacinação generalizada foi definida em 1994, mas se o número de doses distribuídas chegou a 25 milhões em 1995, uma queda brutal foi observada desde então, sendo o número de doses vendidas em 2005 estimado em muito menos de 2 milhões (6).

Se as taxas de cobertura alcançadas com a vacina contra a hepatite B, na França, são satisfatórias para os profissionais da saúde (> 90%), continuam muito insatisfatórias para a população em geral. Considera-se, de fato, que menos de um terço dos lactentes e que menos de dois terços dos adolescentes estão completamente vacinados.

Esses resultados não são satisfatórios, e 25 anos após a autorização de comercialização as hepatites B crônicas continuam sendo estimadas, na França, em 300.000 casos, e as hepatites B agudas e fulminantes não desapareceram (6).

Causa do fracasso da vacinação HBV

O fracasso dessa vacinação está relacionado com as polêmicas associadas a essa vacina. Amplamente divulgada na mídia e nas associações antivacinais, elas foram consecutivas à vacinação em "massa" aplicada em meio escolar entre 1994-1995 na França.

Na medida em que o alvo atual principal das vacinas contra os papilomavírus é constituído pelas jovens de 11-13 anos, ou mesmo de 14 anos, ou seja, uma faixa etária comparável, é legítimo examinar objetivamente os efeitos indesejáveis reais encontrados com a vacinação HBV nos pré-adolescentes/adolescentes e aqueles que poderiam ser atribuídos à vacina HPV.

As principais inquietudes diziam respeito às patologias neurodegenerativas e, particularmente, à esclerose múltipla (8).

É preciso lembrar que a esclerose múltipla atinge, aproximadamente, 60.000 franceses, que aparece a cada ano em 1.000 a 2.000 novas pessoas. Ela se declara, em média, aos 30 anos (20 a 40 anos) com uma predominância feminina.

Compreende-se que, matematicamente, vacinando-se amplamente faixas etárias alvos da esclerose múltipla, fica-se confrontado com os primeiros episódios ou com manifestações de esclerose múltipla que têm um vínculo temporal com a vacinação.

Inúmeros estudos casos/testemunhos foram feitos a fim de avaliar se a vacinação HBV acarretava um sobre-risco de esclerose múltipla, com intervalos de tempo de exposição entre a vacinação contra a hepatite B e o episódio neurológico que vai de 60 dias a 2-3 anos mais freqüentemente, ou mesmo sem limite de duração em certos estudos. Deve-se notar que, de um estudo para outro, as validações das vacinações tinham confiabilidades variáveis que iam da simples conversa telefônica ao controle da ficha vacinal.

A amplitude dos estudos era muito variável. Alguns estudos comparavam uma centena de episódios desmielinizantes a uma centena de testemunhos, outros observavam dois grupos vacinados e não vacinados com mais de 250.000 pessoas cada um.

Globalmente, o risco relativo *(odds ratio)* aparece praticamente em todos os estudos de 0,6 a 1,9, sendo que o intervalo de confiança compreende sempre 1, com exceção de um estudo de 2004 muito controverso (6, 8).

A análise crítica de Confavreux reúne as conclusões das conferências de consenso vistas em âmbito nacional e internacional, qual seja, "em função dos conhecimentos atuais, a posição é que a vacinação contra a hepatite B não é um fator de risco comprovado para o início ou as manifestações de esclerose múltipla; a explicação mais razoável para os casos relatados que associam a vacinação à esclerose múltipla mostra uma relação de coincidência e não de causalidade" e conclui que, se tal associação existe, o aumento do risco é pequeno, não demonstrável (ou é nulo). Apesar dessas conclusões muito positivas, mas muito menos difundidas do que as acusações, a vacinação contra a hepatite B não teve na França uma retomada e parou em um nível muito longe das taxas de cobertura superiores a 90-95% obtidas nos lactentes e nos pré-adolescentes na maioria dos países europeus e norte-americanos.

■ Estratégias vacinais

O alvo e a estratégia vacinal são claros tanto para a vacina HBV quanto para HPV, graças ao distanciamento maior do qual se dispõe (de 30 anos) no caso da primeira vacina.

Para a vacina contra a hepatite B

A estratégia atual para o HBV consiste em vacinar muito cedo, bem antes da idade em que costumam aparecer as afecções neurodegenerativas, a fim de não se ficar exposto a uma coincidência.

Para a vacina contra a hepatite B, visto a duração da proteção conferida, é coerente vacinar muito cedo... Conforme a situação epidêmica, a vacinação generalizada pode ser indicada, ou em todos os recém-nascidos ou em todos os lactentes.

Na França, recomenda-se o início da vacinação aos 2 meses, de acordo com o esquema 0-1-6 ou com uma vacina hexavalente de 2-4 e 16/18 meses, com reposição aos 11-13 anos, sendo a idéia vacinar simultaneamente os lactentes e fazer a reposição aos 11-13 anos, esperando uma taxa de cobertura correta nos lactentes que não torne mais indispensável essa reposição quando os lactentes vacinados se tornarem pré-adolescentes.

A vacinação contra a hepatite B mostrou sua imunogenicidade e sua eficácia para os dois sexos, ambos com risco de desenvolver cirrose e câncer do fígado.

A vacinação é realizada, na França, em parte pelos médicos generalistas (70,7%), em menor número pelos pediatras (8,4%) e o restante se distribui entre médicos escolares e médicos do trabalho (12).

A eficácia é de quase 100% e provavelmente conferida por toda a vida.

Para a vacina contra os papilomavírus

Poder-se-ia ficar tentado a vacinar os lactentes, mas nos faltam dados sobre a imunogenicidade da vacina nessa idade e sobre a duração da proteção. Os estudos realizados nos adolescentes e jovens adultos levam a crer em uma proteção de, no mínimo, 7 a 10 anos, depois disso sendo necessárias reposições sem que se saiba com que freqüência. Orienta-se, atualmente, a vacinação somente nas meninas e mulheres porque, mesmo que os dados de imunogenicidade sejam tranqüilizantes no caso dos meninos, faltam dados relativos à proteção conferida a eles (condiloma, câncer peniano ou anal etc.), pois eles não são atingidos, como as mulheres, pelo câncer normalmente devido aos papilomavírus, o câncer do colo uterino. Claro que a vacinação dos homens, responsáveis pela transmissão do vírus, limitaria assim a circulação e a exposição das parceiras femininas ao vírus e a suas conseqüências. No entanto, muitos consideram que o benefício individual relacionado com a prevenção dos condilomas no homem seria mínimo, e que o custo para prevenir o câncer do colo com essa estratégia mista (homens + mulheres) em relação à vacinação somente das mulheres deveria ser considerado. Desse modo, segundo Taira et al., a razão dos custos vacinação mista/vacinação feminina seria de 30 (13).

Por essas razões, e considerando a falta de distanciamento sobre a duração da proteção conferida pela vacina papilomavírus (nos dois sexos), a escolha feita será provavelmente vacinar as meninas de 11 a 13 anos, ou mesmo 14, com reposição das mais velhas dentro de limites a serem definidos, provavelmente entre 15-23 anos.

■ Antecipação das polêmicas que a vacina papilomavírus poderia suscitar

A lição aprendida com a vacina contra a hepatite B mostra que é preciso desconfiar de um desvio quanto às idades de recuperação e quanto ao número e às idades de reposição depois da idade da população-alvo, pois se chega muito rapidamente nas faixas etárias nas quais ocorrem as escleroses múltiplas espontâneas (20-40 anos, média de 30 anos) para o sexo feminino, mais freqüentemente atingido do que o sexo masculino. Nas jovens, as coincidências temporais entre injeções vacinais e primeiros ataques ou recorrências de esclerose múltipla se tornariam matematicamente mais numerosas.

Nesse caso ainda, para se precaver em relação a eventuais polêmicas, seria interessante comparar os determinantes antigênicos da proteína maior de capsídeo L1 dos HPV 6, 11, 16, 18 e da mielina a fim de verificar a ausência de comunidades antigênicas e de rejeitar um eventual processo auto-imune. Lembremos que tal comunidade tinha sido buscada em vão entre Ag HBs e mielina (8).

Além do problema neurológico, pode-se esperar uma polêmica relacionada com o adjuvante. Em virtude das injeções complementares exigidas pela vacina papilomavírus (3 injeções atualmente, mais eventuais reposições) em relação ao calendário vacinal atual, é provável que, considerando a presença nessas vacinas de hidróxido de alumínio com ou sem LPS destoxificada, suspeitas de miofasciíte microfágica sejam observadas.

Deve-se lembrar ainda, além dos efeitos indesejáveis, dos problemas estratégicos. Assim, as condições de realização da vacinação não são sem importância, como se viu no caso da hepatite B, a grande oposição suscitada pela vacinação em meio escolar em turmas de 6ª série do ensino fundamental. Essa opção tinha a vantagem de alcançar todas as crianças de qualquer meio socioeconômico e esperar uma taxa de cobertura alta, mas tinha o inconveniente de ser uma vacinação sistemática, ou mesmo em massa... e, por isso, o Ministro da Saúde na França acabou optando por uma vacinação individual a partir do diálogo singular entre o médico e o interessado (e sua família). Está fora de cogitação, portanto, realizar na França uma campanha de vacinação contra o papilomavírus em meio escolar. Essa vacinação deve ocorrer quando de uma consulta a um médico, deve ser feita, idealmente, antes das primeiras relações sexuais, ou por ocasião de uma consulta específica ou de reposição de vacinas aos 11-13 anos, ou por ocasião das primeiras menstruações ou da prescrição de contraceptivos.

Uma das dificuldades encontradas pelas famílias quanto à vacinação contra a hepatite B nos adolescentes de 11-13 anos estava relacionada com o fato de que essas pessoas estavam próximas da fase das primeiras relações sexuais e, portanto, dos riscos de infecções sexualmente transmissíveis e também de práticas delituosas, tais como o uso de drogas por via intravenosa, e certos pais se recusavam a considerar que, um dia, seu filho correria riscos de infecção conforme essas modalidades (mesmo aquelas ligadas a uma sexualidade "normal"), sendo a vacina acusada, portanto, por alguns pais, de ser um passaporte para seu filho se expor a todos esses riscos.

No caso da vacinação contra o papilomavírus, a transmissão é quase exclusivamente sexual, o que pode simplificar o discurso. Mas se já não é necessariamente fácil abordar a sexualidade informando logo sobre os riscos de IST, pode ser delicado também falar logo de uma prevenção do câncer do colo uterino, mesmo que esse risco seja bem conhecido das mães.

Para a vacinação contra a hepatite B, o esforço maior atual deve ser para com os lactentes, com recuperação aos 11-13 anos. São, portanto, fundamentalmente os pediatras e os médicos generalistas que vacinam.

No caso da vacina contra papilomavírus, considerando a idade realmente indicada, ou seja, 11-13 anos ou mesmo 14 anos, do sexo feminino, pode-se perguntar sobre a pessoa que informará (sobre a sexualidade, as IST etc.) e que vacinará: pediatra, generalista certamente, mas pode-se pensar que ginecologistas e parteiras também podem desempenhar esse papel.

Uma das principais críticas feitas quando da campanha de vacinação contra a hepatite B dizia respeito à falta de informação. Será preciso assim, quanto ao papilomavírus, evitar essa crítica e dispor de uma informação de qualidade tanto para os vacinadores quanto para os vacinados.

Instruímo-nos igualmente com a experiência da vacinação contra a hepatite B quanto ao cuidado com a tolerância da vacina. As vacinas contra papilomavírus atuais satisfazem os critérios de tolerância (manifestações locais e gerais) e, hoje em dia, milhares de mulheres receberam uma vacinação completa (3 injeções) de vacina contra papilomavírus.

Caso se decida recomendar essa vacinação (sem torná-la obrigatória evidentemente, sendo essa opção "histórica" abandonada) e se obtenha uma taxa de cobertura satisfatória > 80-90%, isso supõe vacinar para as três faixas etárias 11-13 anos não menos de 1.900.000 vacinados, sem contar as recuperações, e por isso, sem fazer um julgamento da causa dos efeitos indesejáveis, coincidência ou causalidade, haverá efeitos indesejáveis e uma constatação de acontecimentos eventualmente graves. Dessa forma, é preciso antecipar e realizar imediatamente uma observação pós-AMM irretocável.

■ Conclusão

Apesar da dificuldade esperada de se aplicar uma vacinação contra papilomavírus nos adolescentes (tanto no que diz respeito à estratégia quanto à comunicação), o desafio é grande e merece que as pessoas se envolvam na prevenção vacinal de uma IST freqüente e que pode evoluir para câncer.

Trinta anos separam as primeiras tentativas de prevenção dos hepatocarcinomas por vacinação HBV e a comercialização da vacina HPV; a experiência adquirida durante esse período deveria permitir rapidamente a obtenção de uma taxa de cobertura satisfatória com essa segunda vacina anticancerosa.

Do HBV ao HPV... há todo um programa que devemos administrar da melhor maneira possível.

Em um recente artigo, Zimmerman (1), à pergunta referente à vacina HPV *"is hepatitis B vaccine an appropri-*

ate analogy", responde que "*the analogy between* HBV *and* HPV *is imperfect for policy decisions*". Se há analogias entre as infecções por HBV e por HPV e semelhanças quanto às populações-alvo, às modalidades de transmissão, à percepção da doença, as vacinas diferem assim como o distanciamento do qual se dispõe para julgar a duração da eficácia. Tudo isso faz com que a problemática da vacinação contra papilomavírus difira notavelmente daquela com a qual se foi confrontada com a vacina contra a hepatite B.

A experiência adquirida com a vacinação contra a hepatite B deve ser levada em conta, mas se ela permite afinar a estratégia, em nenhum caso ela permite prever a adesão ou as dificuldades com as quais se ficará confrontado se se quer vacinar amplamente as pré-adolescentes com a vacina papilomavírus.

Referências

1. Levy-Bruhl D (2004) Politique vaccinale In: Bourdillon F, Brücker G, Tabuteau D Ed. Traité de Santé Publique. Médecine-Sciences. Flammarion Paris, p. 134-45
2. Drucker J, Levy-Bruhl D (1998) Stratégies vaccinales et Santé publique. Virologie, 2 (N° spécial): 97-108
3. Denis F (2005) Vaccins de l'enfant et de l'adulte: rationnel et évolution du calendrier vaccinal en France. Thérapie 60:215-20
4. Ostor AG (1993) Natural history of cervical intraepithelial neoplasia: a critical review. Int J Gynecol Pathol 12:186-92
5. Denis F et un groupe d'experts (2006) Place de la vaccination contre les Papillomavirus humains en France. Les Argonautes, 109 p.
6. Denis F (2006) Mass vaccination against hepatitis B: the French example. CTMI 304:115-29
7. Hantz S, Alain S, Denis F (2005) Vaccins anti-papillomavirus et prévention du cancer du col de l'utérus. Avancées et perspectives. Presse Med 34:745-53
8. Denis F, Dubois F, Alain S, Siegrist CA (2004) Immunothérapie passive et vaccination contre l'hépatite B. In: Virus des hepatites B et delta. Denis F et Trepo C, Ed. Elsevier. Paris, p. 155-98
9. Prete JL, Jacquard AC, Carcopino X *et al.* (2006) For EDITH Study group. Human Papillomavirus (HPV) genotype distribution in invasive cervical cancer (ICC) in France: Results of the EDITH study. IDSA Prague Abstract. Soumis International Journal of Cancer
10. Villa LL, Costa RL, Petta CA *et al.* (2005) Prophylactic quadrivalent human papillomavirus (types 6, 11, 16, and 18) L 1 virus-like particle vaccine in young women: a randomised double-blind placebo-controlled multicentre phase II efficacy trial. Lancet Oncol 6:271-8
11. Harper DM, Franco EL, Wheeler C *et al.* (2006) Sustained efficacy up to 4.5 years of a bivalent L1 virus-like particle vaccine against human papillomavirus types 16 and 18: follow-up from a randomised control trial. Lancet 367:1247-55
12. Denis F (2004) Vaccination contre l'hépatite B en France: enquête sur la couverture vaccinale en 2002. Bull Acad Natl Med 188:115-23
13. Taira AV, Neukermans CP, Sanders GD (2004) Evaluating human papillomavirus vaccination programs. Emerg Infect Dis 10:1915-23
14. Zimmerman RK (2006) Ethical analysis of HPV vaccine policy options. Vaccine 24:4812-20

60 Impacto potencial da vacinação HPV nos programas de rastreio do câncer do colo uterino

H. Trottier ◆ E.-L. Franco

RESUMO

A vacinação HPV terá um impacto importante nas estratégias de prevenção do câncer do colo uterino. Entretanto, o rastreio das lesões pré-cancerosas deverá ser seguido por várias razões. Primeiramente, as vacinas não visam à totalidade dos tipos de HPV responsáveis pelos cânceres do colo uterino. Além disso, ainda que os experimentos clínicos tenham mostrado que as vacinas têm uma eficácia de quase 100% depois de um acompanhamento de 5 anos para prevenir as infecções persistentes com os tipos 16 e 18 (responsáveis pela maioria dos casos de lesões pré-cancerosas do colo uterino), a eficácia vacinal não foi medida a longo prazo. Não se conhece tampouco sua eficácia em escala populacional. Dessa forma, a curto prazo, a maioria das mulheres continuará contando com o rastreio, já que a vacinação não chegará a todas as jovens. Em compensação, ainda que se reconheça que o rastreio deva ser feito, há um consenso também para dizer que seu programa deve ser revisado com a entrada nessa era vacinal, pois a citologia (teste de Papanicolaou) se tornará muito cara, e sua sensibilidade e valor preditivo positivo diminuirão consideravelmente em um contexto de pequena prevalência das lesões. O rastreio por intermédio do teste do HPV como instrumento primário combinado com o exame de Papanicolaou como teste secundário de valor diagnóstico constitui, então, uma alternativa vantajosa ao problema. Para aumentar os benefícios, o teste do HPV, que tem uma sensibilidade alta deveria ser usado em primeiro lugar, ao passo que o exame de Papanicolaou (que tem uma alta especificidade) deveria ser reservado às mulheres HPV positivas. A integração do teste de HPV teria a vantagem igualmente de tornar possível a criação de um registro das infecções para acompanhar a evolução do HPV no tempo e permitir uma estratégia pouco custosa e eficaz pela análise da eficácia da vacinação HPV na escala populacional e a longo prazo.

PONTOS-CHAVE

1. A adoção da vacinação HPV será um processo gradual, adaptado às políticas de saúde específicas de cada país.
2. A vacinação acarretará uma diminuição das infecções por HPV.
3. A vacinação levará a uma redução das anomalias e das lesões pré-cancerosas do colo uterino.
4. A vacinação irá reduzir os custos do sistema de saúde (redução do número de mulheres com acompanhamento médico, colposcopia, biópsia etc.).
5. O impacto da vacinação a curto prazo dependerá da cobertura vacinal e do tempo exigido para as mulheres vacinadas para chegar à idade no rastreio.
6. A vacinação vai acarretar, a longo prazo, uma diminuição do fardo relativo ao câncer do colo uterino (não antes, ao menos, de vários anos seguindo a vacinação, considerando o período de latência entre o surgimento de lesões de alto grau [HSIL] e a progressão para um câncer invasivo).
7. O rastreio será necessário após a vacinação, mas deveria ser modificado para uma melhor relação custo/eficácia, integrando o teste de HPV como instrumento de rastreio primário.
8. A vacinação acarretará uma diminuição das habilidades profissionais para a leitura dos preventivos (em razão de uma grande diminuição da prevalência das lesões) e, portanto, uma diminuição da sensibilidade da citologia.
9. A vacinação vai levar a uma diminuição do valor preditivo positivo da citologia em razão da baixa de prevalência das lesões.
10. O teste de HPV constitui o instrumento ideal para o rastreio em um contexto de pequena prevalência das lesões (teste de HPV a ser usado em primeiro lugar, pois sua sensibilidade é alta).
11. O exame de Papanicolaou deveria ser reservado como instrumento de rastreio secundário (teste a ser usado em segundo lugar nas mulheres HPV positivas, pois especificidade alta).

Introdução

A prevenção primária do câncer do colo uterino se tornou possível agora com o recente desenvolvimento de vacinas profiláticas que oferecem uma proteção contra as infecções com os tipos de HPV de muito alto risco de câncer. Entre essas duas vacinas, há a vacina bivalente Cervarix® (GSK), que visa aos tipos HPV 16 e 18, e a vacina quadrivalente Gardasil® (Merck), que protege contra os tipos 16, 18, 6 e 11. Ainda que esta última ofereça, além disso, uma proteção contra os tipos responsáveis pelas verrugas genitais (tipos 6 e 11), essas duas vacinas visam aos tipos de HPV mais fortemente oncogênicos (tipos 16 e 18), que causam aproximadamente 75% do total dos casos de cânceres do colo uterino (1). Os resultados iniciais dos experimentos clínicos randomizados indicam que, depois de 5 anos de acompanhamento, essas vacinas são capazes de prevenir quase 100% das infecções persistentes com os tipos 16 e 18 (2-6). Ademais, é possível que essas vacinas ofereçam uma proteção cruzada contra outros tipos que são filogeneticamente semelhantes aos tipos-alvo, ou o tipo 31 que pertence à mesma espécie que o HPV 16 (alfa-9) e o tipo 45 que pertence à mesma espécie (alfa-7) do HPV 18 (4).

Se se formula a hipótese de que a vacinação HPV se torna uma abordagem privilegiada para a prevenção primária do câncer do colo uterino, torna-se obrigatório considerar suas conseqüências a curto e a longo prazos e adaptar as práticas de rastreio atuais em função dessa nova via científica. Ainda que o desenvolvimento dessas vacinas seja promissor, o rastreio do câncer do colo será necessário depois de uma vacinação em massa. Inicialmente, as duas vacinas profiláticas HPV não protegem contra a totalidade dos tipos de HPV que causam o câncer, apesar de uma possível proteção cruzada em relação aos tipos 31 e 45. Os outros tipos diferentes de HPV 16 e 18 classificados entre aqueles de alto risco de câncer (33, 35, 39, 51, 52, 56, 58 etc.) (7) continuarão atingindo as mulheres, apesar de sua prevalência muito menor. Além disso, a eficácia vacinal continua devendo ser medida na escala populacional. Também é teoricamente possível que a imunidade diminua de modo gradual a longo prazo. Os estudos mostraram uma eficácia de quase 100% após 5 anos de acompanhamento, mas a imunidade poderia diminuir para além desse prazo. Alguns mencionam igualmente a possibilidade de ver uma mudança gradual na distribuição dos tipos de HPV conforme a eliminação dos tipos 16 e 18, ainda que esse fenômeno continue devendo ser provado. E mais particularmente, as vacinas profiláticas previnem as infecções após uma primeira exposição (e não as infecções nas mulheres já expostas ao HPV). Essas vacinas visam, portanto, às adolescentes e às jovens que ainda não iniciaram sua vida sexual. Nesse contexto, as mulheres com mais idade vão continuar a contar com o rastreio.

Conseqüências potenciais da vacinação HPV a curto e a longo prazos

Os resultados iniciais dos experimentos clínicos randômicos indicam que as vacinas HPV são muito promissoras para a prevenção das infecções com os tipos 16 e 18 (2-6). Mesmo que a eficácia dessas vacinas ainda deva ser confirmada a longo prazo e em escala populacional, a vacinação vai acarretar uma redução das infecções HPV sintomáticas e assintomáticas e uma diminuição da incidência das lesões do colo uterino. A vacinação permitirá, assim, reduzir os custos de administração do sistema de saúde. Por exemplo, estima-se que 20-30% das lesões de baixo grau (LSIL) e das atipias de Malpighi de origem indeterminada (ASC-US) são devidas ao HPV 16 ou 18 (8-10). Em vários países ocidentais, a vacinação universal poderá diminuir em quase 60% o número de mulheres envolvidas em colposcopia (8). Além disso, com a vacina quadrivalente Gardasil® (já aprovada em vários países), que oferece uma proteção contra os tipos 6 e 11 responsáveis pelos condilomas, poder-se-ia reduzir em 10% a mais o número de citologias anormais que são mencionadas em colposcopia em razão de infecção com HPV de baixo risco de câncer (11).

A amplitude da redução do número de lesões dependerá de dois fenômenos importantes. Primeiramente, vai depender da cobertura vacinal atingida nos grupos visados. Ainda que a maioria das pessoas acolha positivamente a vacinação HPV, algumas serão reticentes diante desse tipo de prevenção. Com as novas correntes "biológica e natural", várias pessoas e pais não acreditam nos benefícios da vacinação e a recusam a vacinação para seus filhos. Se há pais que recusam contra a rubéola, doença grave, que fez quase 1 milhão de mortes no mundo em 2000 (12), será difícil então convencê-los da pertinência da vacinação HPV de sua filha adolescente. A isso, acrescenta-se a percepção dos pais de que a vacinação HPV provocará uma atitude permissiva diante do comportamento sexual de suas adolescentes (13-14). Portanto, a educação sobre os benefícios importantes e os fundamentos da vacinação é essencial para se chegar a uma cobertura máxima e obter assim uma redução máxima do número de lesões do colo uterino. Além disso, em países como os Estados Unidos, onde não há sistema de saúde centralizado, será difícil obter uma grande cobertura vacinal sem esforços consideráveis feitos através da educação dos indivíduos e dos interventores da saúde. Em segundo lugar, a redução do número de lesões vai depender do tempo necessário aos grupos de mulheres imunizadas para atingir a idade exigida para o rastreio. Será preciso esperar alguns anos para ver os efeitos da vacinação nas adolescentes. O impacto da vacinação nas mulheres com idade entre 10 e 18 anos, aproximadamente, só será máximo, em termos de redução das lesões, uma vez em que esses grupos tiverem passado da idade da iniciação das relações sexuais e tiverem sido visados pelo rastreio. Em compensação, nos jovens adultos, a redução do número de lesões e dos custos ocorrerá quase imediatamente, em razão do curto período de tempo exigido para o desenvolvimento de lesões de baixo grau ou de anormalidades do colo uterino depois da infecção pelo HPV.

Em contrapartida, considerando o longo período de tempo necessário a uma lesão de alto grau (HSIL) para progredir para um câncer invasivo, os benefícios da vacinação HPV que dizem respeito à incidência e à mortalidade associadas ao câncer do colo uterino não poderão ser obtidos antes de 10 anos ou talvez mais. A Figura 60-1 mostra os impactos da vacinação em função da escala do tempo. As conseqüências mais importantes (baixa da incidência dos cânceres invasivos e da mortalidade) serão aquelas a serem obtidas mais tardiamente. Daqui a 10 anos ao menos, continuaremos a ver casos de cânceres do colo invasores nos grupos de mulheres não vacinadas. Os benefícios da vacinação nos primeiros grupos de mulheres imunizadas com base nesses indicadores começarão a ser notados passado o período de latência entre a infecção e o desenvolvimento de câncer invasivo. A longo prazo, é provável também pensar que vacinação terá um impacto sobre a incidência e a mortalidade dos outros tipos de câncer relacionados com o HPV. Com efeito, estima-se que, aproximadamente, 85% dos cânceres anais, 50% dos cânceres da vulva, da vagina e do pênis, 20% dos cânceres da orofaringe, 10% dos cânceres da laringe e do sistema aerodigestivo superior e uma parte dos cânceres da pele, além dos melanomas, sejam atribuídos ao HPV (15). A vacinação HPV, tendo como objetivo proteger as mulheres contra o câncer do colo uterino, poderá ter, portanto, uma repercussão secundária positiva: a de reduzir, a longo prazo, a incidência dos outros tipos de câncer devidos ao HPV. A Figura 60-1 pode ser aplicada, desse modo, certamente aos outros tipos de câncer relacionados com o HPV.

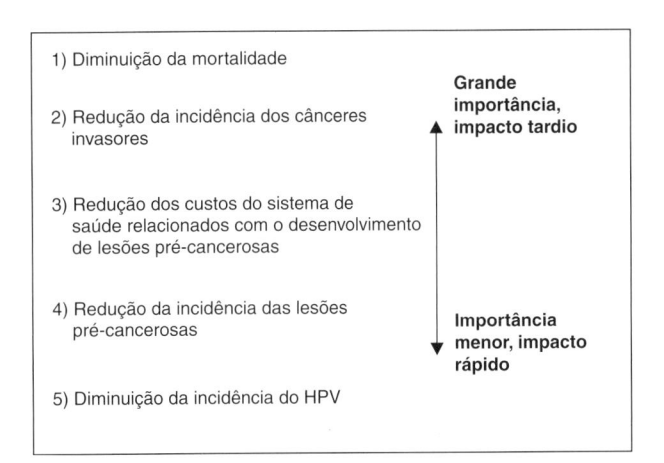

Fig. 60-1. Impacto potencial da vacinação a curto e a longo prazos.

■ Conseqüências da vacinação para o exame de Papanicolaou

Ao diminuir a prevalência das lesões do colo uterino, a vacinação deveria acarretar uma degradação da formação e do desempenho do pessoal quanto ao que depender da leitura dos exames citológicos cervicais. O diagnóstico feito com o exame de Papanicolaou é subjetivo. A taxa muito menor de anomalias pré-invasoras do colo deveria acarretar uma falta de experiência para a leitura dos exames e assim provocar uma diminuição da sensibilidade da citologia. A superestimação dos diagnósticos anormais não será, portanto, uma solução, já que, nesse caso, é a especificidade que deveria diminuir. Por outro lado, uma baixa da prevalência das lesões ocasionará, necessariamente, uma redução do valor preditivo positivo (VPP) da citologia. Estima-se que o VPP da citologia vá passar de 50-70% (como se sabe hoje) para 10-20% com a vacinação (16). A colposcopia, a repetição do exame de Papanicolaou, o teste HPV para a triagem (ASC-US) causariam, então, grandes situações de estresse às pacientes e à sua família e custos altos para o sistema de saúde.

■ Repensar os programas de rastreio em função da vacinação

As ações de prevenção empreendidas em relação ao câncer do colo foram, entre as intervenções de prevenção do câncer, aquelas que alcançaram maior sucesso. Os programas de exame do colo uterino com o teste de Papanicolaou permitiram reduzir em aproximadamente 75% a morbidade e a mortalidade relativas ao câncer do colo uterino nos países industrializados. No entanto, a carga econômica do rastreio com o teste de Papanicolaou é muito grande. Por exemplo, nos Estados Unidos, estima-se em 40-50 milhões o número de testes de Papanicolaou por ano com o objetivo de rastrear o câncer do colo e seus precursores. Aproximadamente 10% do total dos testes apresentam resultado ASC-US ou lesões pré-cancerosas de baixo e de alto graus (LSIL, HSIL), o que impõe uma carga econômica grande (17). Os custos das patologias do colo uterino devidas ao HPV foram estimados em US$ 3,4 bilhões (18, 19).

Ainda que o teste de Papanicolaou tenha desempenhado um papel central na queda da incidência e da mortalidade do câncer do colo uterino, a forte probabilidade de encontrar falsos negativos entre os resultados constitui uma limitação significativa. Uma metanálise mostrou que o exame citológico de Papanicolaou tem uma sensibilidade de 51% e uma especificidade de 98% (20). O uso da citologia líquida não é uma solução para o fenômeno, pois altera pouco os valores de sensibilidade. Mesmo que a sensibilidade aumente em níveis aceitáveis com a multiplicação dos exames de Papanicolaou com o passar do tempo nos indivíduos que têm um diagnóstico previamente normal, a observância e o acompanhamento dessas mulheres constituem limitações significativas. A busca do vírus HPV no colo uterino contribuiria para melhorar o rastreio desse câncer. Considerando uma diminuição do valor preditivo positivo do teste de Papanicolaou (devida à diminuição da prevalência das lesões que decorrerá da vacinação), seria útil usar o teste HPV como elemento de rastreio primário, reservando o teste de Papanicolaou para os casos HPV positivos. Os estudos que comparam o teste HPV com o teste de Papanicolaou mostraram um aumento interessante da sensibilidade, associado a uma queda aceitável de especificidade (21-22). O teste HPV possui uma sensibilidade maior, em média de 20-40%, e uma especificidade menor, de, aproximadamente, 5-10%, do que o teste de Papanicolaou para rastrear as lesões de alto grau ou os cânceres (21-23). O problema com o uso do teste HPV provém da diminuição da especificidade em relação àquela da citologia tradicional. Desse modo, o número de mulheres submetidas à colposcopia é maior. No entanto, o teste HPV é um teste objetivo e padronizado que não apresenta tantos problemas quanto o exame citológico. A baixa prevalência que afetaria o desempenho da citologia também afetaria o desempenho do teste HPV, porém em uma proporção menor, já que não depende da subjetividade relativa à interpretação da citologia de Papanicolaou. Ele vai manter, portanto, seu desempenho mesmo em contexto de pequena prevalência. Assim, o VPP do teste HPV será proporcionalmente maior do que o da citologia de Papanicolaou (16). O que tornaria, dessa forma, mais eficaz usar o teste HPV como instrumento de rastreio primário. Há vários outros exemplos de triagem nos programas de rastreio. É o caso da sífilis ou do HIV, por exemplo, em que se utiliza, primeiro, um teste primário cuja sensibilidade é alta para, depois, seguir com um teste secundário cuja especificidade é elevada.

■ Outros benefícios e questões práticas

Outra vantagem em se incorporar o teste HPV como instrumento primário de rastreio é criar um sistema de acompanhamento para a epidemiologia do HPV na população. Esse sistema poderia permitir, entre outras coisas, a criação de um registro de infecção pelo HPV e a possibilidade de fazer um paralelo entre os resultados dos diferentes exames de uma mesma mulher, o que permitiria, por exemplo, comparar as infecções por HPV entre as mulheres vacinadas e avaliar a eficácia da vacina a longo prazo e em escala populacional. Deve-se considerar também de forma muito positiva que os custos relativos ao uso do teste HPV vão diminuir consideravelmente com a generalização de seu uso.

A Figura 60-2 mostra as intervenções que se tornaram possíveis agora a cada uma das etapas da carcinogênese do câncer do colo uterino. A vacinação, intervenção primária, permitirá interromper a cadeia de progressão agindo diretamente na eliminação da transmissão do HPV nos indivíduos visados pela vacinação. A prevenção secundária poderá ser, então, adaptada a essa nova realidade. Considerando uma diminuição significativa do VPP da citologia, o teste HPV, que tem uma sensibilidade maior, poderia servir como teste primário, ao passo que a citologia (que tem uma especificidade maior) poderá servir para as mulheres que obtiveram previamente um teste HPV positivo. Os procedimentos em vários países industrializados incorporaram recentemente o teste HPV (Captura™ Híbrida) como instrumento de triagem para as mulheres com ASC-US. Para permitir uma redução eficaz dos custos e da carga relacionados com o câncer do colo uterino, o rastreio deve ser adaptado agora às novas conquistas e realidades científicas, integrando o teste HPV como elemento de rastreio primário e a citologia de Papanicolaou como instrumento secundário. A implantação de tal programa, porém, não será fácil. É preciso considerar as questões logísticas como, por exemplo, a formação dos profissionais de saúde de intervenção. Será preciso esperar alguns anos antes de se obter a experiência necessária à boa gestão desse sistema que está mudando.

■ Implantação da vacinação

A implantação da vacinação HPV será feita de forma diferente em cada país e será o reflexo das políticas de saúde próprias a cada uma delas. Mesmo que certas questões ainda devam ser resolvidas (p. ex., a idade mais apropriada para a vacinação), não se deve perder de vista certos exemplos, como o da vacinação da rubéola, em que se fez a implanta-

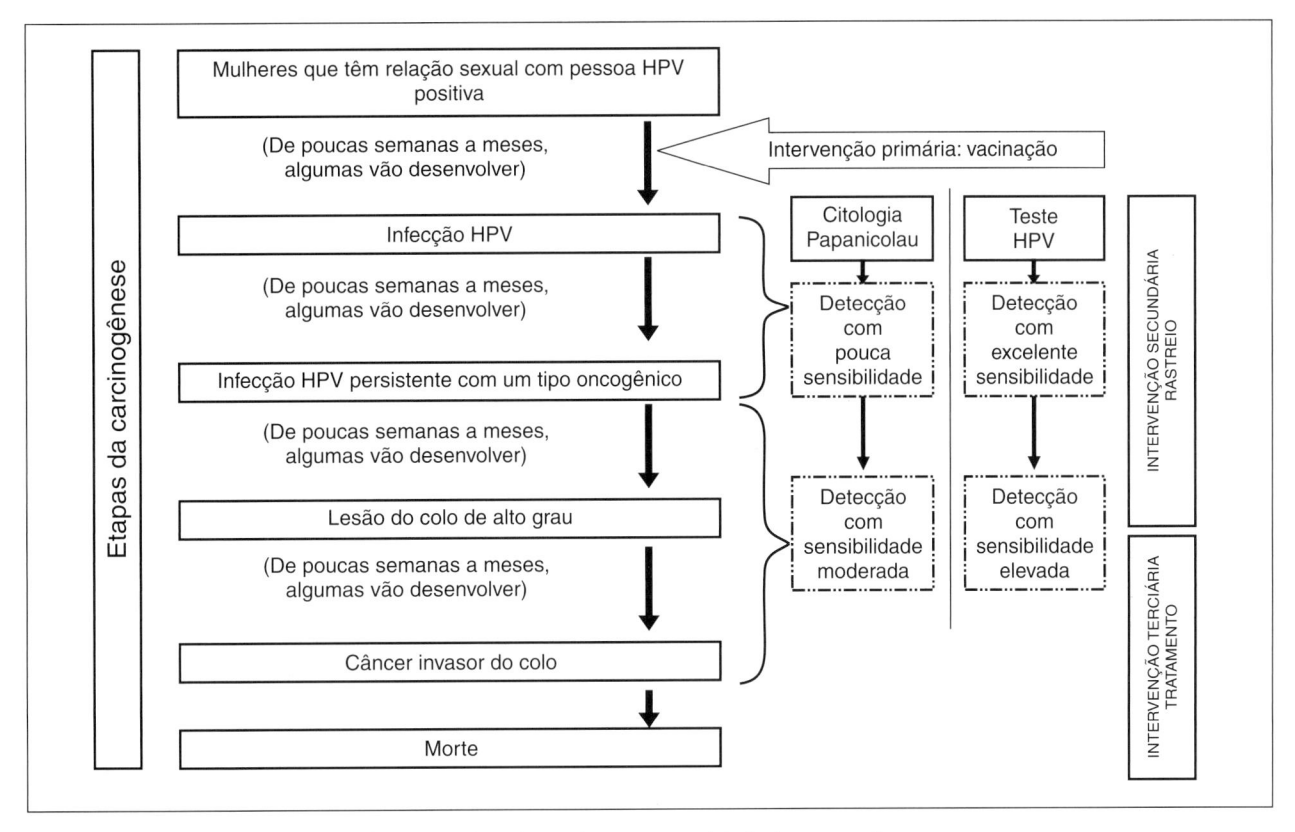

Fig. 60-2. Etapas da carcinogênese do câncer do colo uterino e oportunidade de prevenção.

ção, e várias questões continuaram em aberto. Muitas perguntas surgem igualmente, como, por exemplo, se os homens deveriam ser vacinados ou não. Em alguns lugares, a vacinação HPV poderia ser adotada de forma universal para as jovens (e incluir talvez os jovens rapazes) e ser incluída assim nos programas de vacinação já existentes. Com efeito, talvez fosse útil (e justo) vacinar também os homens não somente com o objetivo de proteger as mulheres (como ocorre com a rubéola), mas para protegê-los igualmente contra os tipos de câncer devidos ao HPV que os atingem. Em outros lugares, os custos poderiam ser divididos entre os setores privado e público. Parece também que certos países não cobrirão os custos da vacinação e deixarão a decisão para os profissionais e para os indivíduos, e outros ainda julgarão que a vacinação HPV não constitui uma prioridade. Deve-se considerar, porém, que a parte das economias engendradas pela diminuição da incidência das ASC-US e SIL poderia permitir cobrir os custos relativos à vacinação. As ações empreendidas em cada país dependerão de sua crença referente à relação custo/eficácia ligada à vacinação.

■ Conclusão

Ao longo do último século, a vacinação permitiu salvar milhares de vidas e diminuir enormemente a morbidade relativa às seqüelas provocadas por certas infecções. Na verdade, a vacinação está entre as intervenções de saúde pública menos custosas e que, sobretudo, apresentam os melhores resultados em saúde pública. A educação sobre as IST, que teria como objetivo retardar a idade das primeiras relações sexuais ou ainda favorecer o espaçamento dos parceiros sexuais para diminuir a propagação do HPV, não constitui um método de intervenção eficaz e não tem nenhuma chance de se equiparar à vacinação. Promover o uso dos preservativos, como a camisinha, também não é um método primário de intervenção eficaz. Na verdade, nenhum método de intervenção primária seria mais eficaz do que a vacinação para frear a propagação do HPV. Além disso, os modelos de simulações matemáticas mostram um efeito benéfico muito importante da vacinação HPV (24-26).

A pesquisa ao longo dos dez últimos anos progrediu muito no que diz respeito à prevenção do câncer do colo uterino. Para permitir uma relação custo-eficácia máxima e uma gestão mais eficaz do câncer do colo uterino, os instrumentos de intervenção atualmente disponíveis (vacinação, citologia de Papanicolaou, teste HPV, tratamento e acompanhamento) deverão ser integrados eficazmente. A citologia de Papanicolaou foi, ao longo das últimas décadas, a pedra angular do controle do câncer do colo uterino. Com a chegada da era vacinal, os programas de rastreio devem refletir as evidências científicas e serem ajustados conforme a pesquisa realizada nos últimos anos. O teste HPV como instrumento de rastreio primário combinado com o teste de Papanicolaou constitui a melhor abordagem de rastreio nessa nova era de vacinação. Os próximos anos garantirão a implantação dessas mudanças na prática.

Agradecimentos

A pesquisa sobre o câncer do colo uterino realizada na Divisão de epidemiologia sobre o câncer da Universidade McGill foi financiada por verbas da Sociedade de pesquisa sobre o câncer e por diversas subvenções de pesquisa provenientes dos Institutos de pesquisa em saúde do Canadá (IRSC), do Instituto Nacional do Câncer do Canadá (INCC) e pelos US National Institutes of Health. E.-L. Franco recebeu também uma bolsa de apoio salarial (científica emérita) dos IRSC e um recurso do Fonds de la recherche en santé du Québec (FRSQ) (pesquisador nacional). Um apoio financeiro complementar também foi atribuído de forma incondicional à divisão por Merck-Frosst e Glaxo Smithkline.

Referências

1. Munoz N, Bosch FX, Castellsague X et al. (2004) Against which human papillomavirus types shall we vaccinate and screen? The international perspective. Int J Cancer 111:278-85
2. Koutsky LA, Ault KA, Wheeler CM et al. (2002) A control-led trial of a human papillomavirus type 16 vaccine. NEJM 347:1645-51
3. Harper DM, Franco EL, Wheeler C et al. (2004) Efficacy of a bivalent LI virus-like particle vaccine in prevention of infection with human papillomavirus types 16 and 18 in young women: a randomised controlled trial. Lancet 364:1757-65
4. Harper DM, Franco EL, Wheeler CM et al. (2006) Sustained efficacy up to 4.5 years of a bivalent LI virus-like particle vaccine against human papillomavirus types 16 and 18: follow-up from a randomised control trial. Lancet 367:1247-55
5. Villa LL, Costa RL, Petta CA et al. (2005) Prophylactic quadrivalent human papillomavirus (types 6, 11, 16, and 18) L1 virus-like particle vaccine in young women: a randomised double-blind placebo-controlled multicentre phase II efficacy trial. Lancet Oncol 6:271-8
6. Mao C, Koutsky LA, Ault KA et al. (2006) Efficacy of human papillomavirus-16 vaccine to prevent cervical intraepithelial neoplasia: a randomized controlled trial. Obstet Gynecol 107:18-27
7. Munoz N, Bosch FX, de Sanjose S et al. (2003) Epidemiologic classification of human papillomavirus types associated with cervical cancer. N Engl J Med 348:518–27
8. Clifford GM, Rana RK, Franceschi S (2005) Human papillomavirus genotype distribution in low-grade cervical lesions:comparison by geographic region and with cervical cancer. Cancer Epidemiol Biomarkers Prev 14:1157-64
9. Castle PE, Solomon D, Schiffman M, Wheeler CM (2005) Human papillomavirus type 16 infections and 2-year absolute risk of cervical precancer in women with equivocal or mild cytologic abnormalities. J Natl Cancer Inst 97:1066-71
10. Schiffman M, Herrero R, Desalle R et al. (2005) The carcinogenicity of human papillomavirus types reflects viral evolution. Virology 337:76-84
11. Franco EL, Mayrand MH, Trottier H (2006) Cervical cancer prevention. Promises and perils in a changing landscape. Oncology exchange 5:9-13, 40
12. WHO. The World Health Report 2001. Mental Health: New Understanding, New Hope. World Health Organization, Geneva. 2001
13. Zimet GD (2005) Improving adolescent health: focus on HPV vaccine acceptance. J Adolesc Health 37(6 Suppl):S17-23
14. Zimet GD (2006) Understanding and overcoming barriers to human papillomavirus vaccine acceptance. Curr Opin Obstet Gynecol 18 Suppl 1:s23-8
15. WHO. The current status of development of prophylactic vaccines against human papillomavirus infection. Report of a technical meeting; 1999 Feb 16-18; Geneva: Department of Vaccines and Other Biologicals, May 1999
16. Franco EL, Cuzick J, Hildesheim A, de Sanjose S (2006) Chapter 20: Issues in planning cervical cancer screening in the era of HPV vaccination. Vaccine 24 Suppl 3:S171-7
17. CDC. Results from the National Breast and Cervical Cancer Early Detection Program, October 31, 1991 – September 30, 1993. MMWR 1994;43:530-4
18. Insinga RP, Glass AG, Rush BB (2004) The health care costs of cervical human papillomavirus-related disease. Am J Obstet Gynecol 191:114-20
19. Insinga RP, Glass AG, Rush BB (2004) Pap screening in a US health plan. Cancer Epidemiol Biomarkers Prev 13:355-60
20. Nanda K, McCrory DC, Myers ER et al. (2000) Accuracy of the Papanicolaou test in screening for and follow-up of cervical cytologic abnormalities: a systematic review. Ann Intern Med 132:810-9
21. Franco EL (2003) Chapter 13: Primary screening of cervical cancer with human papillomavirus tests. J Natl Cancer Inst Monogr 31:89-96
22. Cuzick J, Clavel C, Petry K-U et al. (2006) Overview of the European and North American Studies on HPV

Testing in Primary Cervical Cancer Screening, Int J Cancer; Published Online (DOI: 10.1002/ijc.21955)

23. Mayrand MH, Duarte-Franco E, Coutlee F *et al.* (2006) Randomized controlled trial of human papillomavirus testing versus Pap cytology in the primary screening for cervical cancer precursors: Design, methods and preliminary accrual results of the Canadian cervical cancer screening trial (CCCaST). Int J Cancer 11:615-23

24. Kulasingam SL, Myers ER (2003) Potential health and economic impact of adding a human papillomavirus vaccine to screening programs. JAMA 290:781-9

25. Goldie SJ, Kohli M, Grima D (2004) Projected clinical benefits and cost-effectiveness of a human papillomavirus 16118 vaccine. J Natl Cancer Inst 96:604-15

26. Taira AV, Neukermans CP, Sanders GD (2004) Evaluating human papillomavirus vaccination programs. Emerg Infect Dis 10:1915-23

Índice Remissivo

A

Abordagem
  psicológica, 37-40
Ácido(s)
  nucléicos
    amplificação dos, 48
      baseada nas seqüências de, *ver NASBA*
      testes de, *ver NAAT*
  nucléicos-alvos, 48
    amplificação dos, 48
Acompanhamento
  das pacientes tratadas, 257-262
    por lesões de alto grau, 257-262
      do colo uterino, 257-262
        métodos de, 259
        recidivas, 258
        recorrências, 258
        técnicas atuais de, 259
  melhora do, 168
    após preventivo anormal, 168
  teste de HPV no, 76
    na presença de NIC, 76
    no resultado histológico, 76
      ambíguo, 76
    na metaplasia de Malpighi, 76
      imatura, 76
    na NIC 1 discordante, 76
      com citologia, 76
      com colposcopia, 76
Adenocarcinoma
  de células claras, 83
  do colo, 371-377
    aspectos colposcópicos, 372
    anomalias, 373
      sugerindo NIC, 373
      sugerindo patologia glandular, 373
    descoberta, 372
      circunstância de, 372
    fatores de risco, 372
    manejo dos, 373
  endometrióide, 83
  in situ, *ver AIS*
  infiltrante, 108
  invasor, 189
  mesonéfrico, 83
  microinvasivo, 84
  mucinoso, 83
  papilar, 83
    seroso, 83
    variantes, 83
AGC (Atipias de Células Glandulares)
  esfregaço, 227

  colposcopia após, 227
  tomada de decisão nas, 251-255
    AIS, 255
      indicações nos, 255
    conduta, 254
    freqüência, 252
    patologias possíveis, 253
    revisão, 252
      classificação de Bethesda 2001, 252
AIS (Adenocarcinoma *in Situ*), 84, 108, 189
  indicações nos, 255
  manejo dos, 373
Alça
  térmica, 271
  eletrorressecção por, 271
Amplicor®
  contribuição do, 47-52
    ao método PCR, 47-52
  teste, 231
Amplificação
  baseada nas seqüências de ácidos
    nucléicos, *ver NASBA*
  dos ácidos, 48
    nucléicos, 48
      testes de, *ver NAAT*
    nucléicos-alvos, 48
  produtos de, 50
    análise dos, 50
    detecção dos, 50
ANAES (Agência Nacional de Autoridade e Avaliação em Saúde Francesa)
  recomendações da, 159-164
    futuras orientações, 159-164
      de 1998, 160
      de 2002, 160
      de 2004, 162
      plano câncer, 163
Análise
  dos produtos, 50
  de amplificação, 50
Apoptose, 66
Armadilha(s)
  em colposcopia, 335-340
    como escapar das, 335-340
      aspectos colposcópicos, 337
      falhas de avaliação, 336
      fisiopatologia, 336
      subavaliações, 336
      superavaliações, 336
ASC-H (Anomalias Citológicas que não exclui HSIL)
  esfregaço, 221, 227
    colposcopia após, 227

  interpretação, 222
  resultados, 221
ASC-US (Anomalias Citológicas de Significação Indeterminada)
  distribuição nos pacientes com, 98
    dos tipos de HPV, 98
    em Genebra, 98
  e exames de Papanicolaou, 59
    equivocados, 73
      teste de HPV na triagem dos, 73
    normais, 59
  esfregaço, 219, 226
    colposcopia após, 226
    interpretação, 221
    resultados, 221

B

Bethesda
  classificação de 2001, 252
    nas AGC, 252
  terminologia de, 218
  relação da, 218
    células endometriais benignas, 218
      para paciente acima dos 40, 218
    esfregaço negativo pra lesão, 218
      intra-epitelial, 218
      maligna, 218
Biologia
  o essencial para o clínico, 3-8
    carcinogênese, 7
      integração da, 7
    HPV, 5
      modelos de estudo dos, 5
      multiplicação viral, 6
        ciclo de, 6
    papilomavírus, 4
      classificação dos, 4
      família dos, 4
      integração dos, 7
      organização, 5
        estrutural, 5
        genômica, 5
Bisturi
  frio, 272
    conização com, 272
Bowen
  doença de, 406
  papulose de, 407
Braquiterapia
  do carcinoma invasor, 280
  do colo uterino, 280

C

C. trachomatis
  detecção da, 99
    aspectos técnicos, 100
      métodos de detecção, 100
      origem da amostra, 100
    questões genéricas, 99
CAG (Condiloma Acuminado Genital)
  conselhos práticos, 419-422
    aconselhamento, 420
    conhecimento, 420
      baixo nível de, 420
    impacto psicológico, 420
CAGE (Condilomas Acuminados Genitais Externos), 235, 393-402
  na prática cotidiana, 394
    diagnóstico, 396
    história natural dos, 394
    investigação dos, 394, 396
    modo de transmissão, 394
    prevalência dos, 394
    prevenção, 400
      vacinação profilática, 400
    sintomatologia, 395
    tratamento dos, 394, 395, 396
      casos especiais, 398
      escolha do, 398
      esquemas terapêuticos, 399
      físicos, 396
      generalidades, 395
      médicos, 397
Câncer(es)
  do colo uterino, 119-134, 137-143, 145-150, 270, 291-302, 322, 515-520
    detecção do, 119-134
      exame de rastreio, 124
        aperfeiçoamento da sensibilidade, 127
        forças, 124
        limites, 124
      na França, 120
      no resto do mundo, 120
      perspectivas, 119-134
      progressos recentes, 119-134
      teste de HPV, 129
        rastreio primário, 129
    papel do HPV no, 270
    prevenção do, 322
    rastreio do, 322, 515-520
      impacto potencial no, 515-520
        da vacinação HPV, 515-520
    rastreio na França, 145-150
      desempenho do, 145-150
      limites do, 145-150
    situação atual do, 137-143
      epidemiologia, 138
      história natural, 139
      infecção por HPV, 139
      rastreio na França, 137-143
    tratamento conservador nos, 291-302
      complicações, 297
      critérios de elegibilidade, 292
      recidivas, 297
      taxas de fertilidade, 297
      técnicas cirúrgicas, 285
      vigilância após TR, 301
  do condiloma ao, 319-325
    acompanhamento, 324
    biopsia, 323
    câncer do colo uterino, 322
      prevenção do, 322
      rastreio do, 322
    carcinogênese, 320
      mecanismos da, 320
    discussão diagnóstica, 324
    HPV oncogênico, 324
      portador assintomático, 324
    infecção pelos HPV, 320
      epidemiologia, 320
      localização colposcópica, 323
      patologias HPV, 321
        induzidas, 321
      ração imunológica, 321
      tratamento, 324
    fator de risco do, 72
    papilomavírus, 72
  HSIL e, 59
  invasivo, 270
    evolução para, 270
      da NIC 1, 270
  plano, 163, 165-170
    orientações na França, 165-170
      aumento da participação, 166
        das populações, 166
      melhora do acompanhamento, 168
        após preventivo anormal, 168
      outras ações do, 169
Carcinogênese
  do colo uterino, 437
    molo etiológico da, 437
  integração da, 7
  e dos papilomavírus, 7
  mecanismo de, 22, 320
Carcinoma
  de Malpighi, 82
  epidermóide, 82, 107
    infiltrante, 107
  invasor, 277-288, 365-368, 425-430
    cânceres assintomáticos, 366
      sinais colposcópicos dos, 366
    colposcopia, 367
      confiabilidade da, 367
    contexto clínico, 366
      sugestivo, 366
    da vulva, 425-430
      acompanhamento, 430
      apresentação clínica, 426
      epidemiologia, 426
      estádios, 426, 429
        IA, 429
        IB, 429
        II, 429
        III, 429
        IV, 429
      fatores de risco, 426
      modos de disseminação, 426
      recidiva, 430
      sintomatologia, 426
      sobrevida, 430
      tratamento, 427
    do colo uterino, 277-288
      manejo atual do, 277-288
        avaliação, 278
        exceto recidiva, 277-288
        fatores prognósticos, 278
        meios terapêuticos, 279
        protocolos terapêuticos, 280
        sobrevida, 278
        valor da cirurgia, 287
    orientação da citologia, 366
    importância da, 366
  microinvasor, 365-368
    cânceres assintomáticos, 366
      sinais colposcópicos dos, 366
    colposcopia, 367
      confiabilidade da, 367
    contexto clínico, 366
      sugestivo, 366
    orientação da citologia, 366
      importância da, 366
CBL (Citologia em Base Líquida) ou exame PC, 89
Célula(s)
  anomalias de, 218
    epiteliais, 218
      de Malpighi, 218
      glandulares, 218
  claras, 83
    adenocarcinoma de, 83
  endometriais, 218
    citologicamente benignas, 218
      para paciente acima dos 40, 218
  glandulares
    atipias de, *ver AGC*
CH (Captura Híbrida), 68
CH2 (Captura Híbrida 2), 230
  tecnologia de, 43-45
  teste de, 44, 97
    HPV AR, 44, 97
      automatização do, 45
      indicações do, 44
      pesquisas em andamento, 45
      na prática clínica, 97
Ciclo
  celular, 65
    do DNA, 65
      pontos de controle do, 65
    entrada de, 65
  de multiplicação viral, 6
    clearance, 7
    entrada celular, 6
    latência da infecção, 7
    replicação do DNA viral, 7
Cirurgia
  do carcinoma invasor, 279
    do colo uterino, 279
      conservadora, 279
      radical, 279
Citologia
  clínica, 88
  do colo uterino, 190
    p16 e, 190
  em base líquida, *ver CBL*
  em fase líquida, 87-92
    esclarecimentos sobre, 87-92
      futuro, 91
      invenção do microscópio, 88
  em rastreio primário, 199
    teste HPV AR e, 199
      interesse de, 199
  NIC 1 discordante da, 76
    acompanhamento da, 76
    teste de HPV na, 76
  no acompanhamento, 259
    nas NIC, 259
      de alto grau, 259
  padrão de qualidade em, 217-222
    classificações histológicas, 218
      relação das, 218
    correlações cito-histológicas, 217-222
      causas de discordância, 222
      interpretação, 221

Índice Remissivo

resultados, 221
definições cito-histológicas, 219
esfregaço, 219
ASC-H, 221
ASC-US, 219
HSIL, 220
LSIL, 219
NIC, 219, 220
de alto grau, 220
de baixo grau, 219
terminologia de Bethesda, 218
relação da, 218
Citomegalovírus (CMV)
detecção do, 101
Classificação(ões)
colposcópicas, 313-318
atuais, 314
alemã, 315
de Coppleson, 315
francesa da SFCPCV, 316
internacional, 315
TAG 1, 316
TAG 2, 317
histórico, 314
de Bethesda, 252
de 2001, 252
nas AGC, 252
Clearance
viral, 7
Colo
adenocarcinoma do, 371-377
aspectos colposcópicos, 372
anomalias, 373
sugerindo NIC, 373
sugerindo patologia glandular, 373
descoberta, 372
circunstância de, 372
fatores de risco, 372
manejo dos, 373
doença do, 350
nas mulheres HIV positivas, 350
câncer do colo uterino, 353
fatores de risco, 351
história natural, 352
incidência das NIC, 350
persistência, 352
prevalência das NIC, 350
progressão das NIC, 352
regressão, 352
tratamento das NIC, 353
na gravidez, 362
normal, 362
alterações histológicas, 362
ressecção de, 295
simples, 295
uterino, 106, 119-134, 137-143, 145-150, 169, 190, 257-262, 291-302, 322, 348, 437, 515-520
cânceres do, 291-302, 322, 515-520
impacto potencial no rastreio do, 515-520
da vacinação HPV, 515-520
prevenção do, 322
rastreio do, 322
tratamento conservador nos, 291-302
complicações, 297
critérios de elegibilidade, 292
recidivas, 297
taxas de fertilidade, 297
técnicas cirúrgicas, 285
vigilância após TR, 301

carcinogênese do, 437
molo etiológico da, 437
citologia do, 190
p16 e, 190
detecção do câncer de, 119-134
exame de rastreio, 124
aperfeiçoamento da sensibilidade, 127
forças, 124
limites, 124
na França, 120
no resto do mundo, 120
perspectivas, 119-134
progressos recentes, 119-134
teste de HPV, 129
rastreio primário, 129
lesões de alto grau do, 257-262
acompanhamento dos tratamentos, 257-262
métodos de, 259
recidivas, 258
recorrências, 258
técnicas atuais de, 259
patologia do, 348
infecção por HPV, 348
nas mulheres HIV positivas, 348
pré-cancerosos, 106
classificações histológicas, 106
prevenção do, 169
ações do Plano Câncer na, 169
rastreio na França, 145-150
desempenho do, 145-150
futuro, 149
melhoras impensáveis, 149
limites do, 145-150
futuro, 149
melhoras impensáveis, 149
situação atual do câncer do, 137-143
epidemiologia, 138
história natural, 139
infecção por HPV, 139
rastreio na França, 137-143
Colposcopia
aporte da, 223-238
na prática clínica, 223-238
no tratamento, 224
dos esfregaços anormais, 224
após esfregaço, 226, 248
anormal, 226
AGC, 227
ASC-H, 227
ASC-US, 226
HSIL, 228
líquido, 228
LSIL, 227
HSIL, 248
inadequados, 229
não satisfatórios, 229
armadilhas em, 335-340
como escapar das, 335-340
aspectos colposcópicos, 337
falhas de avaliação, 336
fisiopatologia, 336
subavaliações, 336
superavaliações, 336
da zona, 310
de transformação, 310
de rastreamento, 236
e gravidez, 361-364
aspectos colposcópicos, 362
do colo, 362

colo normal, 362
alterações histológicas, 362
deciduose, 363
ectrópio gravídico, 363
particularidades da, 362
técnica, 362
transformações atípicas, 363
epiteliais, 363
e teste HPV, 229
de rastreamento, 229
positivo, 229
por segunda intenção, 230
limites da, 225
nas situações particulares, 236
NIC 1 discordante da, 76
acompanhamento da, 76
teste de HPV na, 76
no acompanhamento, 259
nas NIC, 259
de alto grau, 259
para acompanhamento, 234
das ASC-US/LSIL, 234
com NIC 1, 234
após tratamento, 234
não tratada, 234
variabilidade da, 225
Condiloma(s)
acuminados, 235, 385-390, 393-402
epidemiologia, 385-390
na França, 387
rastreio dos, 388
tratamento dos, 388
genitais, *ver CAG*
impacto econômico dos, 385-390
na França, 387
rastreio dos, 388
tratamento dos, 388
manejo terapêutico dos, 385-390
na França, 387
rastreio dos, 388
tratamento dos, 388
ao câncer, 319-325
acompanhamento, 324
biopsia, 323
câncer do colo uterino, 322
prevenção do, 322
rastreio do, 322
carcinogênese, 320
mecanismos da, 320
discussão diagnóstica, 324
HPV oncogênico, 324
portador assintomático, 324
infecção pelos HPV, 320
epidemiologia, 320
localização colposcópica, 323
patologias HPV, 321
induzidas, 321
ração imunológica, 321
tratamento, 324
cervical, 106
Conização, 295
com bisturi frio, 272
com *laser* CO_2, 272
Controle
pontos de, 65
da reparação, 65
do DNA, 65
da transcrição, 65
do DNA, 65
do ciclo celular, 65
do DNA, 65

Coppleson
  classificação de, 315

D

Deciduose, 363
Detecção
  das doenças sexualmente transmissíveis, 99
    e citologia em meio líquido, 99
      C. trachomatis, 99, 100
      CMV, 101
      HSV, 101
      Myscoplasma, 101
        hominis, 101
        genitalium, 101
      N. gonorrhoeae, 99, 101
      questões genéticas, 99
      técnicas NAAT, 101
      Ureaplasma urealyticum, 101
  das proteínas, 67
  do câncer do colo uterino, 119-134
    exame de rastreio, 124
      aperfeiçoamento da sensibilidade, 127
      forças, 124
      limites, 124
    na França, 120
    no resto do mundo, 120
    perspectivas, 119-134
    progressos recentes, 119-134
    teste de HPV, 129
      rastreio primário, 129
  do HPV, 64
  do *pool* de HPV, 50
    por hibridização, 50
      em microplaca, 50
  dos HPV AR, 198
    teste de, 198
      interesse do, 199
        para acompanhamento das NIC 2/3, 200
        restrições impostas, 198
  dos marcadores moleculares, 67
  dos produtos, 50
    de amplificação, 50
  formato de, 194
    nos novos testes, 194
      de HPV, 194
  genotipagem na, 75
    contribuição da, 75
  primária, 74
    teste HPV na, 74
      contribuição dos estudos, 74
Digitalização
  de imagens, 327-333
    aporte da informática, 327-333
    equipamentos, 328
    inconvenientes, 332
    inovações tecnológicas, 331
    vantagens das, 331
Displasia(s)
  glandulares, 190
    endocervicais, 190
  grave, 106
  leve, 106
  moderada, 106
DNA
  ciclo celular do, 65
    pontos de controle do, 65
  marcas de, 51
    genotipagem por, 51
  reparação do, 65
    pontos de controle do, 65
  trasncrição do, 65
    pontos de controle do, 65
  viral, 7
    replicação do, 7
Doença(s)
  de Bowen, 406
  sexualmente transmissíveis, 99
    detecção das, 99
      e citologia em meio líquido, 99

E

Ectrópio
  gravídico, 363
  no início, 309
    da metaplasia, 309
    de Malpighi, 309
Educação, 479-484
  comunicação, 480
    com os profissionais de saúde, 480
      informação sobre vacinação, 480
      prática da vacinação, 481
    junto aos atores, 480
    junto aos responsáveis, 480
    pela saúde pública, 480
    visando à população, 481
    em gral, 481
Eficácia
  vacinal, 445, 448, 475-478
    acompanhamento da, 475-478
      âmbito individual, 476
      nível das populações, 476
    avaliação da, 445, 475-478
      âmbito individual, 476
      nível das populações, 476
Eletrorressecção
  por alça térmica, 271
ELISA (Ensaio de um Imunoabsorvente Ligado às Enzimas), 67
Endocérvice
  exploração da, 341-345
    meios de, 342
      diretos, 342
      indiretos, 343
Endométrio
  lesão do, 190
Epidemiologia, 11-28
  dados epidemiológicos, 12
    transmissão, 12
      infecção por HPV, 12, 15
      neoplasias cervicais, 14, 15
  de condilomas acuminados, 385-390
    na França, 387
      rastreio dos, 388
      tratamento dos, 388
        custos, 389
  do carcinoma, 426
    invasor, 426
    da vulva, 426
  infecção por HPV, 16, 25, 27
    de alto risco, 25, 27
    de baixo risco, 25, 27
    de risco, 16
      indicadores prognósticos da, 16
    respostas imunológicas, 24
      anti-HPV, 24
Epitélio
  acetobranco, 337

Esfregaço(s)
  AGC, 227
    colposcopia após, 227
  anormal, 223-238
    manejo do, 223-238
      aporte na prática clínica, 223-238
        da colposcopia, 223-238
        do teste do HPV, 223-238
        dos marcadores moleculares, 223-238
      na papulose bowenóide, 235
      nas populações de risco, 235
      no condilomas acuminados, 235
        genitais externos, 235
      no rastreamento, 236
      parceiros com lesões por HPV, 235
      sintomas persistentes, 236
        leucorréias, 236
        metrorragias, 236
        situações particulares, 236
  ASC-H, 221, 227
    colposcopia após, 227
    interpretação, 222
    resultados, 221
  ASC-US, 219, 221, 226
    colposcopia após, 226
    interpretação, 221
    resultados, 221
  cervicouterinos, 246
    utilidade dos, 246
      no rastreio, 246
  HSIL, 220, 228, 245-250
    avaliação após, 245-250
      diagnóstico citológico, 246
      lesões a rastrear, 246
      utilidade dos, 246
    colposcopia após, 228
      lógica da, 228
    conduta após, 245-250
      colposcopia, 248
      diagnóstico final, 248
      discussão diagnóstica, 248
      procedimento diagnóstico, 248
    interpretação, 222
    resultados, 221
  LSIL, 219, 227, 241-244
    colposcopia após, 227
    interpretação, 222
    manejo dos, 241-244
      defesa do exame, 242
      genotipagem, 243
      HPV oncogênicos, 242
        importância da pesquisa de, 242
      lesões de baixo grau, 242
      progressão da NIC de baixo grau, 242
    resultados, 221
  negativo, 218
    para lesão, 218
      intra-epitelial, 218
      maligna, 218
Estenose(s)
  no tratamento, 273
    das NIC, 273
    de alto grau, 273
Exame(s)
  citológico, 84
    regras do, 84
  de Papanicolaou, 59, 73, 75
    equivocados, 73
      teste de HPV na triagem dos, 73
    normais, 59

Índice Remissivo

substituição do, 75
   pelo teste de HPV, 75
de rastreio, 121, 124
   avaliação do, 121
   do câncer de colo uterino, 124
      forças, 124
      limites, 124
PC, 88
   CBL ou, 89
preventivos, 124, 126, 127, 166
   acesso ao, 166
      melhorar o, 166
   do câncer invasivo, 124
      do colo uterino, 124
   em suspensão líquida, 127
   limites do, 126
      pelo exame de Papanicolaou, 126
Exploração
   da endocérvice, 341-345
      meios de, 342
         diretos, 342
         indiretos, 343

F

Fertilidade
   após TR, 300
      celiovaginal, 300
   após TRA, 301
   taxas de, 297
   tratamento conservador da, 298
      resultados carcinológicos após, 298
         óbito, 298
         recidivas, 298
         sobrevida, 298

G

Genital(ais)
   externos
      condiloma acuminados, *ver CAGE*
Genotipagem
   contribuição da, 133
      no exame preventivo, 133
   na detecção, 75
      contribuição da, 75
   no esfregaço LSIL, 243
   por hibridização, 51
      reversa, 51
      em tiras, 51
   por marcas, 51
      de DNA, 51
   por técnica Luminex, 52
   utilidade clínica da, 181-184
      completa, 184
      específica, 182
         de tipo viral, 182
      população vacinada, 184
      tipos de HPV, 182
      tratamento com base na, 183
         clínico, 183
GOG *(Gynecologic Oncology Group)*
   ensaio do, 283, 284, 285
      120, 284
      123, 285
Gravidez
   colposcopia e, 361-364
      aspectos colposcópicos, 362
         do colo, 362
         colo normal, 362
            alterações histológicas, 362
         deciduose, 363

ectrópio gravídico, 363
   particularidades da, 362
      técnica, 362
   transformações atípicas, 363
      epiteliais, 363
GS (Gânglio Sentinela)
   no tratamento, 427
      do carcinoma invasor, 427
      da vulva, 427

H

Halo(s)
   orifícios com, 337
      glandulares, 337
Hemorragia(s)
   no tratamento, 273
      das NIC, 273
      de alto grau, 273
Hibridização
   em microplaca, 50
      detecção por, 50
         do *pool* de HPV, 50
   reversa, 51
      em tiras, 51
      genotipagem por, 51
HIS (Hibridização *in situ*), 69
Histologia
   da junção escamocolunar, 308
      a junção, 308
      os dois colos, 308
História
   natural, 11-28
      carcinogênese, 22
         mecanismo de, 22
      da infecção por HPV, 20, 21
      de risco, 21
      das NIC, 20
HIV (Vírus da Imunodeficiência Humana)
   mulheres positivas, 347-356
      infecção por HPV nas, 347-356
         patologia genital ligada à, 347-356
            canal anal, 355
            colo uterino, 348
            vulvovaginal, 355
HPV (Papilomavírus Humano)
   de alto risco, *ver HPV AR*
   detecção do, 64
   detectados, 195
      espectro de, 195
      no novos testes, 195
   diferentes tipos de, 98
      distribuição dos, 98
      nas ASC-US, 98
   DNA, 56
      teste, 56
   estudo dos, 5
      modelos de, 5
   genitais, 470
      vacinas profiláticas, 470
   infecção por, 12, 15, 16, 20, 32, 56, 139, 320, 347-356
      co-fatores virais, 140
      dados epidemiológicos, 12
      transmissão, 12
      de risco, 16, 17, 18, 19, 21
         história natural da, 21
         indicadores prognósticos da, 16
            carga viral, 19
            hospedeiro, 19
            idade, 17

persistência viral, 18
   tipo viral, 18
e neoplasias cervicais, 15
   epidemiologia da, 320
   fatores, 140
      ambientes, 140
      endógenos, 140
      exógenos, 140
   história natural da, 20
   lesões citológicas, 140
      cervicais, 140
   nas mulheres HIV positivas, 347-356
      patologia genital ligada à, 347-356
         canal anal, 355
         colo uterino, 348
         vulvovaginal, 355
   resposta imunológicas à, 32
integração do, 64
interferência dos, 64
   nos processos celulares, 64
      básicos, 64
lesões associadas ao, 379-382
   aspectos colposcópicos das, 379-382
lesões por, 235
   parceiro com, 235
nas lesões, 266
   de baixo grau, 266
oncogênicos, 242, 324
   importância da pesquisa de, 242
   no esfregaço LSIL, 242
   portador assintomático, 324
papel do, 270
   no câncer do colo, 270
patologias induzidas, 321, 411-417
   vulvar pré-neoplásica, 411-417
      circunstância do diagnóstico, 412
      decisão terapêutica, 416
      diagnóstico, 413
      diferencial, 415
      etiológico, 414
pool de, 50
   detecção por hibridização do, 50
      em microplaca, 50
teste, 56, 57, 71-77, 95-102, 129, 151-157, 193-196, 205-210, 229, 259, 266
   colposcopia e, 229, 230
      por segunda intenção, 230
      positivo de rastreamento, 229
   com o líquido dos preventivos, 95-102
      diagnóstico, 97
      por PCR, 97
      validação, 96
   contribuição do, 129, 151-157
      limites, 153
         do PCCU, 153
         do rastreio atual, 153
      rastreio primário virológico, 155
      resultados do teste viral, 153
         em rastreio primário, 153
   e rastreio primário, 129
      consenso, 132
      contribuição, 129, 131, 133
         da genotipagem, 133
         dos estudos, 129, 131
         evitando desvios, 131
         exame preventivo ou, 131
         problemas não resolvidos, 131
         relatórios disponíveis, 132
         vacinas profiláticas, 133
   especificidade do, 56
      aumentar a, 56

indicações do, 205-210
interpretação do, 205-210
na prática clínica, 71-77
  indicações do, 71-77
    circunstâncias de uso, 73
    fator de risco do câncer, 72
    na detecção primária, 74
    no acompanhamento, 76
    no ASC-US, 73
    recomendações atuais, 76
  lugar do, 71-77
    circunstancias de uso, 73
    fator de risco do câncer, 72
    na detecção primária, 74
    no acompanhamento, 76
    no ASC-US, 73
    recomendações atuais, 76
no acompanhamento, 259
  nas NIC, 259
  de alto grau, 259
novas gerações de, 193-196
  caminhos possíveis, 194
  elementos de reflexão, 194
  objetivos dos, 194
RNA, 57
  tecnologia, 57
tipagem do, 64
tipos de, 182
  na genotipagem, 182
vacina, 505-514
  e saúde pública, 505-514
    antecipação das polêmicas, 512
    elementos comparativos, 506
    estratégias vacinais, 512
    lições da hepatite B, 505-514
    vacinação HBV, 511
      causas do fracasso, 511
vacinação profilática para, 435-468, 497-503
  conhecimentos atuais, 435-468
    carcinogênese do colo uterino, 437
      modelo etiológico da, 437
    eficácia vacinal, 448
    história natural da infecção, 437
    mecanismos de ação dos, 436
    papilomavírus, 436
  modalidades práticas, 435-468
    ações complementares, 456
    avaliação da eficácia das, 445
    benefícios maiores, 457
    das mulheres adultas, 458
    estudos clínicos, 447
    histórico da, 442
    na infecção prevalente, 458
    prevenção sinérgicas, 456
    princípios da, 443
    rastreio, 456
    VLP L1, 447
  novos desafios, 435-468
  o que já sabemos, 497-503
    câncer do colo uterino, 498
    constituição das vacinas, 499
    epidemiologia, 498
    mecanismos, 499, 500
      de ação das vacinas, 500
      imunológicos, 499
    questões em aberto, 497-503
      implementação, 502
      vacinação de certos grupos, 500
vacinação, 487-495, 515-520
  impacto potencial da, 515-520

  no rastreio do câncer do colo uterino, 515-520
    conseqüências, 516, 517
    implantação da, 518
    outros benefícios, 518
    repensar os programas, 517
  integrar aos outros programas, 487-495
    aceitabilidade das vacinas HPV, 487-495
    autorização européia de comercialização, 488
    calendário vacinal, 488
    especificidades da, 490
HPV AR (HPV de Alto Risco)
  detecção dos, 198
    teste de, 198
    interesse do, 199
  teste de, 44, 97, 200
    CH2, 44, 97
      automatização do, 45
      indicações, 44
      pesquisas em andamento, 45
    para acompanhamento, 200
      das NIC 2/3 tratadas, 200
  rastreio dos, 201
    instrumentos virológicos de, 201
HSIL (Lesão Intra-epitelial Escamosa de Auto Grau)
  ASC que não exclui uma, ver ASC-H
  e cânceres, 59
  esfregaço, 220, 222, 228, 245-250
    avaliação após, 245-250
      diagnóstico citológico, 246
      lesões a rastrear, 246
      utilidade dos, 246
    colposcopia após, 228
      lógica da, 228
    conduta após, 245-250
      colposcopia, 248
      diagnóstico final, 248
      discussão diagnóstica, 248
      procedimento diagnóstico, 248
    interpretação, 222
    para NIC 2/3, 222
      biopsia negativa e, 222
    resultados, 221
HSV (Vírus do Herpes Simples)
  detecção do, 101

I

Identificação
  das proteínas, 67
Imagem(ns)
  digitalização de, 327-333
    aporte da informática, 327-333
    equipamentos, 328
    inconvenientes, 332
    inovações tecnológicas, 331
      vantagens das, 331
  em mosaico, 338
  pontilhado, 338
Impacto
  da terapia antiviral, 354
    combinada, 354
  econômico, 385-390
    dos condilomas acuminados, 385-390
Imunoabsorvente
  ligado às enzimas
    ensaio de um, ver ELISA

Imunoblot, 67
Imunocitoquímica
  p16 e, 232
Imunogenicidade, 469-472
  das vacinas, 471
    antipapilomavírus, 471
  HPV genitais, 470
    vacinas profiláticas, 470
Imunoistoquímica, 67
Imunologia
  comparada, 31-34
    infecção por HPV, 32
      respostas imunológicas à, 32
Imunomarcação
  de moléculas, 187-191
    marcadores de proliferação, 187-191
    p16, 187-191
      e citologia do colo uterino, 190
      e lesão ectocervical, 188
      o que é, 188
Imunoprecipitação, 68
Infecção(ões)
  latência da, 7
  no tratamento, 273
    das NIC, 273
      de alto grau, 273
  por HPV, 12, 15, 16, 20, 32, 56, 139, 320, 347-356
    co-fatores virais, 140
    dados epidemiológicos, 12
      transmissão, 12
    de risco, 16, 17, 18, 19, 21
      história natural da, 21
      indicadores prognósticos da, 16
        carga viral, 19
        hospedeiro, 19
        idade, 17
        persistência viral, 18
        tipo viral, 18
    e neoplasias cervicais, 15
    epidemiologia da, 320
    fatores, 140
      ambientes, 140
      endógenos, 140
      exógenos, 140
    história natural da, 20
    lesões citológicas, 140
      cervicais, 140
    nas mulheres HIV positivas, 347-356
      patologia genital ligada à, 347-356
        canal anal, 355
        colo uterino, 348
        vulvovaginal, 355
    resposta imunológicas à, 32
  por papilomavírus, 27, 197-202
    de alto risco, 27
    de baixo risco, 27
    testes diagnósticos da, 197-202
      poderes em biologia médica dos, 197-202
        análise, 201
        HPV AR, 198
        instrumentos virológicos de rastreio, 201
        pós-análise, 202
      restrições em biologia médica dos, 197-202
        análise, 201
        HPV AR, 198
        instrumentos virológicos de rastreio, 201

pós-análise, 202
pré-analíticas, 201
Informação
　comunicação, 480
　　com os profissionais de saúde, 480
　　　informação sobre vacinação, 480
　　　prática da vacinação, 481
　　junto aos atores, 480
　　junto aos responsáveis, 480
　　pela saúde pública, 480
　　visando à população, 481
　　em gral, 481
Integração
　do HPV, 64
　dos papilomavírus, 7
　e da carcinogênese, 7
Iodo-negatividade
　em colposcopia, 340

J

Junção
　escamocolunar, 307-312
　　avaliação da, 307-312
　　　embriologia, 308
　　　histologia da, 308
　　　localização da, 311
　　　metaplasia de Malpighi, 309
　　　não visualizada, 312
　　　quando avaliar, 311

L

Laser
　CO_2, 272
　　conização com, 272
Lesão(ões)
　ablação da, 271
　associadas ao HPV, 379-382
　　aspectos colposcópicos das, 379-382
　cervicais, 105-113
　　diagnóstico histopatológico das, 105-113
　　　armadilhas diagnósticas, 109
　　　diagnóstico diferencial, 109
　　　terminologia, 106
　de alto grau, 257-262
　　do colo uterino, 257-262
　　　acompanhamento dos tratamentos, 257-262
　　　　métodos de, 259
　　　　recidivas, 258
　　　　recorrências, 258
　　　　técnicas atuais de, 259
　de baixo grau, 266
　　HPV nas, 266
　de Malpighi, 106
　　carcinoma epidermóide, 107
　　　infiltrante, 107
　　condiloma cervical, 106
　　　microinvasão, 107
　do endométrio, 190
　ectocervical, 188
　　de alto grau, 188
　　　comum, 188
　　　muito inflamatória, 189
　　　tipo basalóide, 189
　　　ulcerada, 189
　　diagnóstico de, 188
　　　p16 e, 188
　　infiltrante, 189
　　　ou não, 189
　　marcações que coexistem com, 189

metaplasia, 189
　da zona de transformação, 189
　imatura atípica, 189
　urotelial, 189
encodervical, 189
　adenocarcinoma, 189
　invasor, 189
　AIS, 189
escamosas, 366
　invasora, 366
　　acetobranqueamento, 366
　　deformação do orifício externo do colo, 367
　　extensão da, 367
　　halo perilesional, 367
　　mudanças, 366
　　　de relevo, 366
　　　vasculares, 366
　　orifícios glandulares espessados, 367
　　ulceração, 366
　extensão das, 339
　　circunferencial, 339
　glandulares, 108, 111, 367
　　adenocarcinoma, 108
　　　infiltrante, 108
　　AIS, 108
　　benignas, 112
　　　diagnóstico diferencial, 112
　　infiltração, 112
　　　diagnóstico de, 112
　　invasoras, 367
　　precursores, 111
　intra-epitelial, 218
　　escamosa
　　　de auto grau, *ver HSIL*
　　　de baixo grau, *ver LSIL*
　　esfregaço negativo para, 218
　　　organismos, 218
　　　outros, 218
　maligna, 218
　　esfregaço negativo para, 218
　　　organismos, 218
　　　outros, 218
　nomenclatura das, 82
　　tumores, 82
　　　de Malpighi, 82
　　　glandulares, 83
　　　mesenquimatosos, 84
　　　neuroendócrinos, 84
　por HPV, 235
　　parceiro com, 235
　pré-cancerosas, 106
　　do colo uterino, 106
　　　classificações histológicas, 106
　pseudotumorais, 190
Linear
Array, 231
　teste, 231
LSIL (Lesão Intra-epitelial Escamosa de Baixo Grau)
　e exames de Papanicolaou, 59
　　normais, 59
　esfregaço, 219, 227, 241-244
　　colposcopia após, 227
　　interpretação, 222
　　manejo dos, 241-244
　　　defesa do exame, 242
　　　genotipagem, 243
　　　HPV oncogênicos, 242
　　　　importância da pesquisa de, 242
　　　lesões de baixo grau, 242

　　　progressão da NIC de baixo grau, 242
Luminex
　técnica, 52
　　genotipagem por, 52

M

Malpighi
　carcinoma de, 82
　　epidermóide, 82
　células de, 218
　　epiteliais, 218
　　　anomalias de, 218
　lesões de, 83, 106, 109
　　benignas, 83
　　carcinoma epidermóide, 107
　　　infiltrante, 107
　　condiloma cervical, 106
　　pré-cancerosas, 106
　　　do colo uterino, 106
　　　　classificações histológicas, 106
　　microinvasão, 107
　metaplasia de, 76, 309
　　imatura, 76
　　　teste de HPV na, 76
　　início, 309
　tumores de, 82
　　e precursores, 82
Manejo
　atual, 277-288
　　do carcinoma invasor, 277-288
　　　do colo uterino, 277-288
　　　　avaliação, 278
　　　　exceto recidiva, 277-288
　　　　fatores prognósticos, 278
　　　　meios terapêuticos, 279
　　　　protocolos terapêuticos, 280
　　　　sobrevida, 278
　do esfregaço, 223-238, 241-244
　　anormal, 223-238
　　　aporte na prática clínica, 223-238
　　　da colposcopia, 223-238
　　　do teste do HPV, 223-238
　　　dos marcadores moleculares, 223-238
　　na papulose bowenóide, 235
　　nas populações de risco, 235
　　no condilomas acuminados, 235
　　　genitais externos, 235
　　no rastreamento, 236
　　parceiros com lesões por HPV, 235
　　sintomas persistentes, 236
　　　leucorréias, 236
　　　metrorragias, 236
　　situações particulares, 236
　　LSIL, 241-244
　　　defesa do exame, 242
　　　genotipagem, 243
　　　HPV oncogênicos, 242
　　　　importância da pesquisa de, 242
　　　lesões de baixo grau, 242
　　　progressão da NIC de baixo grau, 242
　modalidades de, 265-268
　　das NIC de baixo grau, 265-268
　　　aperfeiçoamento do manejo, 267
　　　HPV nas, 266
　　　lesões de baixo grau, 266
　　　manejo atual, 267
　　　teste de HPV, 266
　terapêutico, 385-390
　　dos condilomas acuminados, 385-390

na França, 387
  rastreio dos, 388
  tratamento dos, 388
Marcador(es)
  de proliferação, 187-191
  moleculares, 63-69, 205-210
    apoptose, 66
    CH, 68
    ciclo celular, 65
      entrada de, 65
      pontos de controle do, 65
    detecção dos, 67
    ELISA, 67
    HIS, 69
    HPV, 64
      detecção do, 64
      integração do, 64
      tipagem do, 64
    imunoblot, 68
    imunoistoquímica, 67
    imunoprecipitação, 68
    indicações dos, 205-210
      informações às pacientes, 208
    interpretação dos, 205-210
      informações às pacientes, 208
    NASBA, 69
    nucleotídeos, 68
      detecção dos, 68
      identificação dos, 68
    PCR, 68
      técnica de, 68
    processos celulares básicos, 64
      HPV interfere nos, 64
    proliferação celular, 65
      alta regulação da, 65
    proteínas, 67
      detecção das, 67
      identificação das, 67
    reparação, 65
      pontos de controle do, 65
    técnica de transferência, 68
      Northern Blot, 68
      Southern Blot, 68
      Western Blot, 68
    transcrição do DNA, 65
      pontos de controle do, 65
Metaplasia
  da zona de transformação, 189
  de Malpighi, 76, 309
    imatura, 76
      teste de HPV na, 76
    início, 309
  imatura, 189
    atípica, 189
  urotelial, 189
Método(s)
  de PCR, 47-52
    amplificação, 48
      dos ácidos nucléicos-alvos, 48
    coleta, 48
      características da, 48
    contribuição, 47-52
      da genotipagem, 47-52
      do amplicor, 47-52
    extração, 48
      dos ácidos nucléicos, 48
    produtos de amplificação, 50
      análise dos, 50
      detecção dos, 50

Microscópio
  invenção do, 88
    começo com a, 88
    da citologia, 88
Molécula(s)
  imunomarcação de, 187-191
    marcadores de proliferação, 187-191
    p16, 187-191
      e citologia do colo uterino, 190
      e lesão ectocervical, 188
      o que é, 188
Multiplicação
  viral, 6
    ciclo de, 6
      clearance, 7
      entrada celular, 6
      latência da infecção, 7
      replicação do DNA viral, 7
Mycoplasma
  genitalium, 101
    detecção do, 101
  hominis, 101
    detecção do, 101

N

N. gonorrhoeae
  detecção da, 99, 101
  questões genéricas, 99
NAAT (Testes de Amplificação dos Ácidos Nucléicos)
  técnicas, 101
    aplicação das, 101
      ao material citológico residual, 101
      em meio líquido, 101
NASBA (Amplificação Baseada nas Seqüências de Ácidos Nucléicos)
  tecnologia, 58
    RNA HPV, 58
Neoplasia(s)
  intra-epiteliais
    cervicais, *ver NIC*
    vulvares, *ver NIV*
  malignas, 218
  outras, 218
NIC (Neoplasias Intra-epiteliais Cervicais), 82
  de alto grau, 220, 257-262, 269-275
    pacientes tratadas por, 257-262
      acompanhamento das, 257-262
        métodos de, 259
        recidivas, 258
        recorrências, 258
        técnicas atuais de, 259
    tratamento das, 269-275
      câncer do colo, 270
        história natural do, 270
      complicações, 273
      evolução para câncer invasivo, 270
      indicações terapêuticas, 272
      por que tratar, 270
      vigilância pós-terapeutica, 274
  de baixo grau, 219, 242, 265-268
    modalidades de manejo das, 265-268
      aperfeiçoamento do manejo, 267
      HPV nas, 266
      lesões de baixo grau, 266
      manejo atual, 267
      teste de HPV, 266
    progressão da, 242
  2, 106
  2/3, 222

biopsia negativa para, 222
esfregaço HSIL e, 222
fatores de risco, 351
história natural das, 20, 352
incidência das, 350
persistência das, 352
presença de, 76
  mulheres tratadas por, 76
  teste de HPV no acompanhamento, 76
prevalência das, 350
progressão das, 352
regressão das, 352
tratamento das, 353
  3, 106
  1, 76, 106
discordante, 76
  da citologia, 76
  da colposcopia, 76
NIV (Neoplasias Intra-epiteliais Vulvares)
  clássica, 406
    dados evolutivos, 408
    diagnósticos diferenciais, 408
    doença de Bowen, 406
    papulose de Bowen, 407
  diagnóstico de, 405-409
    definição das, 406
  diferenciada, 406, 409
    diagnósticos difrenciais, 409
  vulvar pré-neoplásica, 411-417
    por HPV, 411-417
      circunstância do diagnóstico, 412
      decisão terapêutica, 416
      diagnóstico, 413
        diferencial, 415
        etiológico, 414

O

Orifício(s)
  glandulares, 337
  com halos, 337

P

Padrão de Qualidade
  em anatomia, 217-222
    classificações histológicas, 218
      relação das, 218
    correlações cito-histológicas, 217-222
    causas de discordância, 222
    interpretação, 221
    resultados, 221
    terminologia de Bethesda, 218
  relação da, 218
  em citopatologia, 217-222
    classificações histológicas, 218
      relação das, 218
    correlações cito-histológicas, 217-222
    causas de discordância, 222
    interpretação, 221
    resultados, 221
    definições cito-histológicas, 219
      esfregaço, 219
        ASC-H, 221
        ASC-US, 219
        HSIL, 220
        LSIL, 219
        NIC, 219, 220
          de alto grau, 220
          de baixo grau, 219

terminologia de Bethesda, 218
    relação da, 218
Papanicolaou
    exame de, 59, 73, 75, 126
        equivocados, 73
            teste de HPV na triagem dos, 73
        limites com base no, 126
            do exame preventivo, 126
        normais, 59
        substituição do, 75
            pelo teste de HPV, 75
Papilomavírus, 436
    classificação dos, 4
    família dos, 4
    fator de risco, 72
        do câncer, 72
    humano, *ver HPV*
    infecção por, 197-202
        testes diagnósticos da, 197-202
            poderes em biologia médica dos, 197-202
                análise, 201
                HPV AR, 198
                instrumentos virológicos de rastreio, 201
                pós-análise, 202
            restrições em biologia médica dos, 197-202
                análise, 201
                HPV AR, 198
                instrumentos virológicos de rastreio, 201
                pós-análise, 202
                pré-analíticas, 201
    organização, 5
        estrutural, 5
        genômica, 5
    papel do, 128
        no câncer, 128
            de colo uterino, 128
Papulose
    bowenóide, 235
    de Bowen, 407
PC (Preventivo Clássico)
    exame, 89
        CBL ou, 89
PCCU (Preventivo de Câncer Cervicouterino)
    limites do, 153
    normal, 155
        teste viral positivo com, 155
PCR (Reação em Cadeia da Polimerase)
    detecção por, 51
        em tempo real, 51
    métodos de, 47-52
        amplificação, 48
            dos ácidos nucléicos-alvos, 48
        coleta, 48
            características da, 48
        contribuição, 47-52
            da genotipagem, 47-52
            do amplicor, 47-52
        extração, 48
            dos ácidos nucléicos, 48
        produtos de amplificação, 50
            análise dos, 50
            detecção dos, 50
    teste tipo, 97, 98
        de HPV, 97
        e prática clínica, 98
        para tipagem de HPV, 97

Plano
    câncer, 163
        orientações na França, 165-170
            aumento da participação, 166
                das populações, 166
            melhora do acompanhamento, 168
                após preventivo anormal, 168
            outras ações do, 169
Preventivo
    anormal, 168
        acompanhamento após o, 168
        melhora do, 168
    clássico, *ver PC*
    de câncer cervicouterino, *ver PCCU*
    exames, 124, 126, 127, 166
        acesso ao, 166
            melhorar o, 166
        do câncer invasivo, 124
            do colo uterino, 124
        em suspensão líquida, 127
        limites do, 126
            pelo exame de Papanicolaou, 126
Problema(s)
    médico-legais, 173-177
        diagnóstico, 174
            responsabilidade médica, 174
        precaução, 177
            bom uso pelo médico, 177
        profissional de saúde, 174
            aplicação da responsabilidade do, 174
Processo(s)
    celulares, 64
        básicos, 64
            interferência do HPV nos, 64
Proliferação
    celular, 65
        alta regulação da, 65
Proteína(s)
    detecção das, 67
    identificação das, 67
    p16, 187-191, 232
        e citologia, 190
            do colo uterino, 190
        e diagnóstico de lesão, 188, 189
            cervical, 188
            do endométrio, 190
            endocervical, 189
            pseudotumorais, 190
        e imunocitoquímica, 232

Q

Q-RT-PCR (*Reverse Transcriptase Polymerase Chain Reaction* – Quantitativa)
    tecnologia, 57
        RNA HPV, 57
Quimioterapia
    do carcinoma invasor, 280
    do colo uterino, 280

R

Radioterapia
    do carcinoma invasor, 280
    do colo uterino, 280
Rastreio
    do câncer do colo uterino, 121, 137-143, 515-520
        exame de, 121
            avaliação do, 121
            forças, 124
            limites, 124
            problemática do, 124

impacto potencial no, 515-520
        da vacinação HPV, 515-520
            conseqüências, 516, 517
            implantação da, 518
            outros benefícios, 518
            questões práticas, 518
            repensar os programas, 517
    na França, 137-143
        espontânea, 141
        individual, 141
        organizado, 142
dos conilomas acuminados, 388
    na França, 388
fazer o, 167
    estimular a população a, 167
limites do, 153
primário, 129, 153, 155
    resultados em, 153
        do teste viral, 153
    testes de HPV e, 129
        consenso, 132
        contribuição da genotipagem, 133
        estudos, 129, 131
            atuais, 129
            econômicos, 131
        evitando desvios, 131
        pelo exame preventivo, 131
        problemas não resolvidos, 131
        relatórios disponíveis, 132
        vacinas de HPV profiláticas, 133
    virológico, 155
        problema do, 155
sensibilidade do, 127
    aperfeiçoamento da, 127
        contribuição do teste de HPV, 129
        exame preventivo, 127
        papel dos papilomavírus, 128
Reação
    em cadeia da polimerase, *ver PCR*
    imunológica, 321
Recidiva(s)
    das lesões, 258
        de alto grau, 258
        do colo uterino, 258
    das NIC, 258
        de alto grau, 258
    do carcinoma invasor, 430
        da vulva, 430
    dos cânceres, 297
        do colo uterino, 297
            características, 299
            fatores de risco, 299
            taxa de, 298
Reparação
    do DNA, 65
        pontos de controle do, 65
Replicação
    do DNA viral, 7
Responsabilidade
    do profissional de saúde, 174
        aplicação da, 174
        civil, 174
        ordinária, 176
        penal, 175
    médica, 174
        fonte de, 174
        diagnóstico, 174
Resposta(s)
    imunológicas, 24, 32
        à infecção, 32
            por HPV, 32
        anti-HPV, 24

Ressecção
 do colo, 295
 simples, 295
RNA
 HPV, 57
  teste, 57
   coletas, 57
   NASBA, 58
   Q-RT-PCR, 57
   RT-PCR, 57
   TMA, 58
 mensageiro, 55-61
  tecnologia voltada ao, 55-61
  resultados obtidos, 59
RTOG (Radiation Therapy Oncology Group)
 ensaio do, 283
RT-PCR (Reverse Transcriptase Polymerase Chain Reaction)
 quantitativa, ver Q-RT-PCR
 tecnologia, 57
  RNA HPV, 57

S

SFCPCV (Sociedade Francesa de Colposcopia e de Patologia Cervicovaginal)
 classificação de, 316

T

TAG 1 (Transformação Atípica de Grau 1)
 estagio constitucional, 316
 período, 316
  de estado, 316
  de início, 316
  reparação ativa, 316
TAG 2 (Transformação Atípica de Grau 2)
 estado, 317
  de rearranjo, 317
   destrutivo, 317
   período de, 317
 estágio constitucional, 317
  imaturo, 317
  pouco maduro, 317
Técnica
 de PCR, 68
 de transferência, 68
  Northern Blot, 68
  Southern Blot, 68
  Western Blot, 68
 Luminex, 52
  genotipagem por, 52
Tecnologia
 de CH2, 43-45
  HPV AR, 44
   teste de, 44
 RNA HPV, 57
  coletas, 57
  NASBA, 58
  Q-RT-PCR, 57
  RT-PCR, 57
  TMA, 58
 voltada ao RNA, 55-61
  mensageiro, 55-61
   resultados obtidos, 59
   teste HPV RNA, 57
Terapia
 anti-retroviral, 354
  combinada, 354
   impacto da, 354

Terminologia
 anatomopatológica, 81-86
 exame citológico, 84
  regras do, 84
 nomenclatura das lesões, 82
  tumores, 82
   de Malpighi, 82
   glandulares, 83
   mesenquimatosos, 84
   neuroendócrinos, 84
 de Bethesda, 218
  relação da, 218
   células endometriais benignas, 218
    para paciente acima dos 40, 218
   esfregaço negativo pra lesão, 218
   intra-epitelial, 218
   maligna, 218
Teste(s)
 de CH2, 44, 97
  HPV AR, 44, 97
   automatização do, 45
   indicações do, 44
   pesquisas em andamento, 45
  na prática clínica, 97
 de HPV, 56, 57, 71-77, 95-102, 151-157, 193-196, 205-210, 229, 259, 266
  colposcopia e, 229, 230
   por segunda intenção, 230
   positivo de rastreamento, 229
  com o líquido dos preventivos, 95-102
   diagnóstico, 97
   por PCR, 97
   validação, 96
  contribuição do, 151-157
   limites, 153
    do PCCU, 153
    do rastreio atual, 153
   rastreio primário virológico, 155
   resultados do teste viral, 153
   em rastreio primário, 153
  DNA, 56
   especificidade do, 56
    aumentar a, 56
  indicações do, 205-210
   contribuições a prática clínica, 206
   de segunda intenção, 207
   informações as pacientes, 208
  interpretação do, 205-210
   contribuições à prática clínica, 206
   de segunda intenção, 207
   informações as pacientes, 208
  na prática clínica, 71-77
   indicações do, 71-77
    circunstâncias de uso, 73
    fator de risco do câncer, 72
    na detecção primária, 74
    no acompanhamento, 76
    no ASC-US, 73
    recomendações atuais, 76
   lugar do, 71-77
    circunstancias de uso, 73
    fator de risco do câncer, 72
    na detecção primária, 74
    no acompanhamento, 76
    no ASC-US, 73
    recomendações atuais, 76
  no acompanhamento, 259
   nas NIC, 259
   de alto grau, 259
  novas gerações de, 193-196
   caminhos possíveis, 194

   elementos de reflexão, 194
   objetivos dos, 194
  RNA, 57
   tecnologia, 57
 disponíveis, 95-102
  com o líquido dos preventivos, 95-102
   CHS, 97
    na prática clínica, 97
   de PCR, 98
    para tipagem de HPV, 98
    prática clínica, 98
   HPV AR CH2, 97
   validação, 96
Tipagem
 do HPV, 64
TMA (Transcription-Mediated Amplification)
 tecnologia, 58
  RNA HPV, 58
Tolerância
 das vacinas, 471
  antipapilomavírus, 471
 HPV genitais, 470
  vacinas profiláticas, 470
TR (Traquelectomia Radical)
 abdominal, ver TRA
 celiovaginal, 300
  fertilidade após, 300
 vaginal, ver TRV
 vigilância após, 301
TRA (Traquelectomia Radical Abdominal), 296
 fertilidade após, 301
Transcrição
 do DNA, 65
  pontos de controle do, 65
Transferência
 técnica de, 68
  Northern Blot, 68
  Southern Blot, 68
  Western Blot, 68
Transformação(ões)
 atípica, 363
  de grau 1, ver TAG 1
  de grau 2, ver TAG 2
 epiteliais, 363
Traquelectomia
 ampliada, 297
  vaginal, 297
   complicações da, 297
 radical, ver TR
TRV (Traquelectomia Radical Vaginal) 295
 complicações da, 297
  em longo prazo, 298
 taxa de, 297
  pós-operatórias, 298
  pré-operatórias, 297
Tumor(es)
 de estádio, 280
  IB1, 280
   protocolos terapêuticos, 280
  IB2, 282
   protocolos terapêuticos, 282
  II, 282
   protocolos terapêuticos, 282
 de Malpighi, 82
  e precursores, 82
   carcinoma de Malpighi, 82
   lesões de Malpighi benignas, 83
   NIC, 82
 glandulares, 83
  e precursores, 83
   adenocarcinoma, 83

mesenquimatosos, 84
neuroendócrinos, 84

U

Ureaplasma
　urealyticum, 101
　　detecção do, 101

V

Vacina(s)
　antipapilomavírus, 471
　contra HPV, 438
　de HPV, 133, 505-514
　　e saúde pública, 505-514
　　　antecipação das polêmicas, 512
　　　elementos comparativos, 506
　　　estratégias vacinais, 512
　　　lições da hepatite B, 505-514
　　　vacinação HBV, 511
　　　　causas do fracasso, 511
　profiláticas, 133
Vacinação
　HPV, 487-495, 515-520
　　impacto potencial da, 515-520
　　　no rastreio do câncer do colo uterino, 515-520
　　　conseqüências, 516, 517
　　　implantação da, 518
　　　outros benefícios, 518
　　　questões práticas, 518
　　　repensar os programas, 517
　　integrar aos outros programas, 487-495
　　　aceitabilidade das vacinas HPV, 487-495
　　　autorização européia de comercialização, 488
　　calendário vacinal, 488
　　especificidades da, 490
　profilática para HPV, 435-468, 497-503
　　conhecimentos atuais, 435-468
　　　carcinogênese do colo uterino, 437
　　　　modelo etiológico da, 437
　　　eficácia vacinal, 448
　　　história natural da infecção, 437
　　　mecanismos de ação dos, 436
　　　papilomavírus, 436
　　modalidades práticas, 435-468
　　　ações complementares, 456
　　　avaliação da eficácia das, 445
　　　benefícios maiores, 457
　　　das mulheres adultas, 458
　　　estudos clínicos, 447
　　　histórico da, 442
　　　na infecção prevalente, 458
　　　prevenção sinérgicas, 456
　　　princípios da, 443
　　　rastreio, 456
　　　VLP L1, 447
　　novos desafios, 435-468
　　　por que uma vacina, 438
　　o que já sabemos, 497-503
　　　câncer do colo uterino, 498
　　　constituição das vacinas, 499
　　　epidemiologia, 498
　　　mecanismos, 499, 500
　　　　imunológicos, 499
　　　　de ação das vacinas, 500
　　　questões em aberto, 497-503
　　　　implementação, 502
　　　　vacinação de certos grupos, 500
Vírus
　da imunodeficiência humana, *ver HIV*
　do herpes simples, *ver HSV*

HPV, 324
　oncogênico, 324
　portador assintomático, 324
Vulva
　carcinoma invasor da, 425-430
　　acompanhamento, 430
　　apresentação clínica, 426
　　epidemiologia, 426
　　estádios, 426, 429
　　　IA, 429
　　　IB, 429
　　　II, 429
　　　III, 429
　　　IV, 429
　　fatores de risco, 426
　　modos de disseminação, 426
　　recidiva, 430
　　sintomatologia, 426
　　sobrevida, 430
　　tratamento, 427
　　　cirurgia conservadora, 429
　　　complicações, 430
　　　GS, 427

Z

Zona(s)
　de transformação, *(ZT)*
　　normal, 307-312
　　　através dos anos, 307-312
　　　colposcopia da, 310
　　　embriologia, 308
　　　metaplasia de Malpighi, 309
　　　tribulações da, 309
　　patológicas, 338
　　　disposição geográfica das, 338
　　vermelhas, 338